YEARBOOK OF TRADITIONAL CHINESE MEDICINE OF CHINA

2023

中国中医药

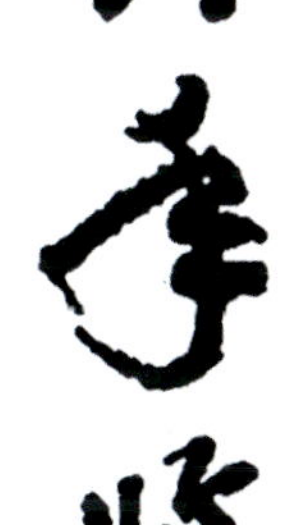

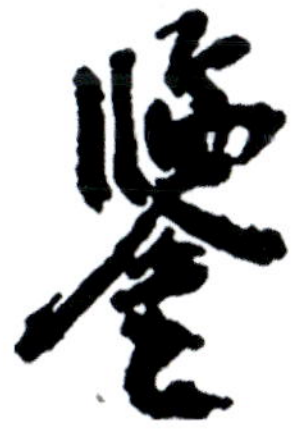

周谷城题

总41卷

（行政卷）

国家中医药管理局 主办
中国中医药出版社 承办
《中国中医药年鉴（行政卷）》编委会 编

中国中医药出版社
·北京·

图书在版编目（CIP）数据

中国中医药年鉴．行政卷．2023 卷/《中国中医药年鉴（行政卷）》编委会编．—北京：中国中医药出版社，2024.4

ISBN 978－7－5132－8623－7

Ⅰ.①中…　Ⅱ.①中…　Ⅲ.①中国医药学—2023—年鉴　Ⅳ.①R2－54

中国国家版本馆 CIP 数据核字（2023）第 251372 号

责任编辑：高　欣　胡　楠

数字编辑：雷　畅　胡佳琳　李祖民

融合出版说明

本书为融合出版物，微信扫描右侧二维码，即可观看《2023 卷中国中医药年鉴（行政卷）》地方中医药宣传视频。

中国中医药出版社出版

北京经济技术开发区科创十三街 31 号院二区 8 号楼

邮政编码　100176

传真　010－64405721

北京盛通印刷股份有限公司印刷

各地新华书店经销

开本 889×1194　1/16　印张 35.75　彩插 2.5　字数 1497 千字

2024 年 4 月第 1 版　2024 年 4 月第 1 次印刷

书号　ISBN 978－7－5132－8623－7

定价　450.00 元

网址　www.cptcm.com

服务热线　010－64405510

购书热线　010－89535836

维权打假　010－64405753

微信服务号　zgzyycbs

微商城网址　https://kdt.im/LIdUGr

官方微博　http://e.weibo.com/cptcm

天猫旗舰店网址　https://zgzyycbs.tmall.com

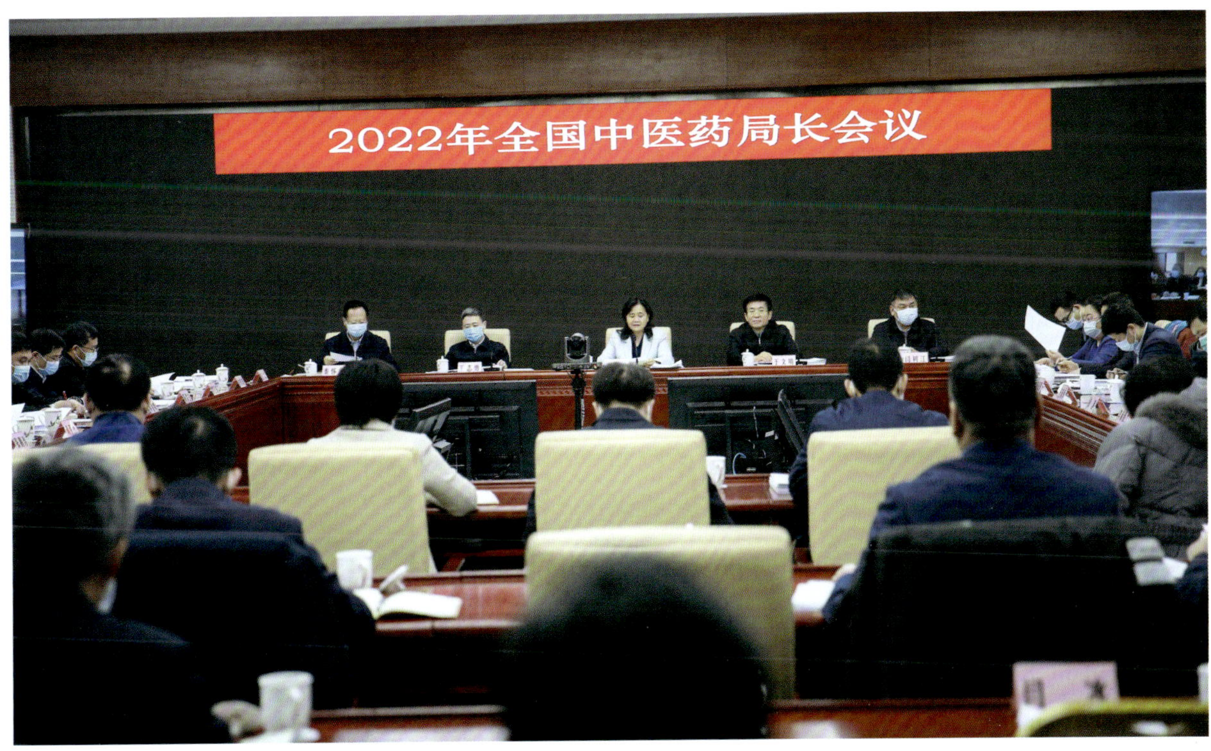

▲ 2022 年 1 月 29 日，2022 年全国中医药局长会议在北京召开

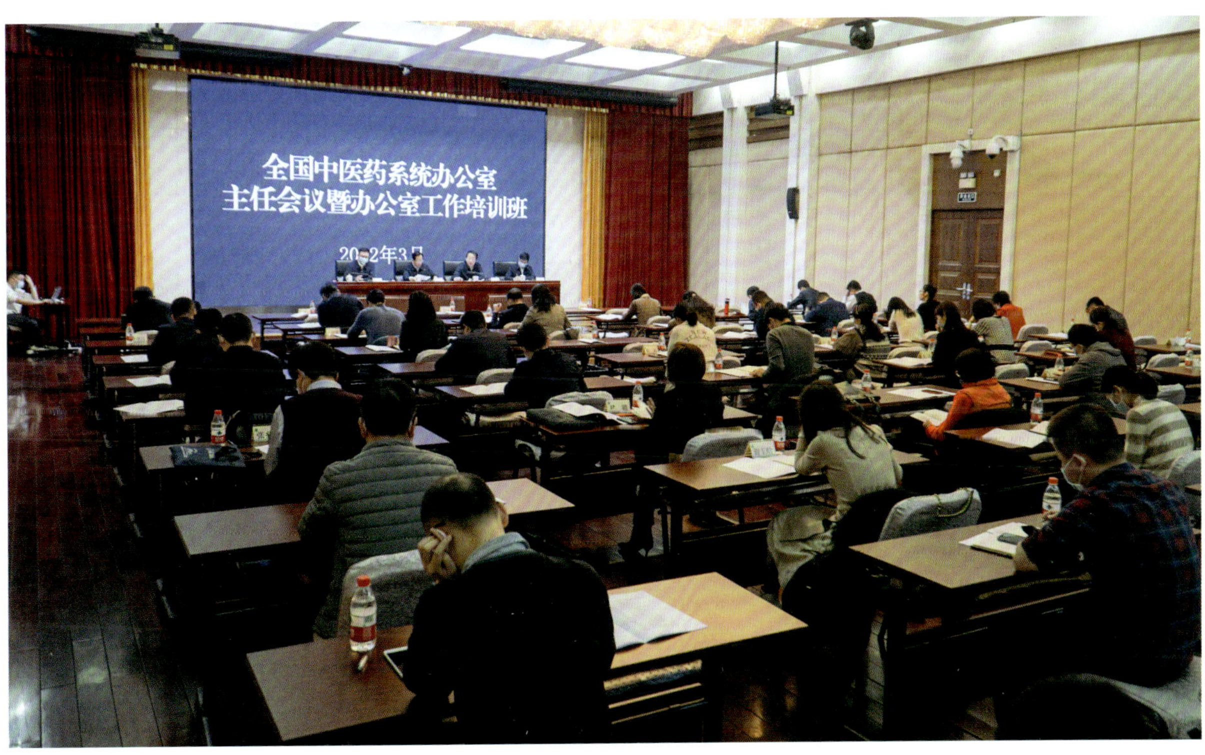

▲ 2022 年 3 月 3 日，全国中医药系统办公室主任会议暨办公室工作培训班在北京召开

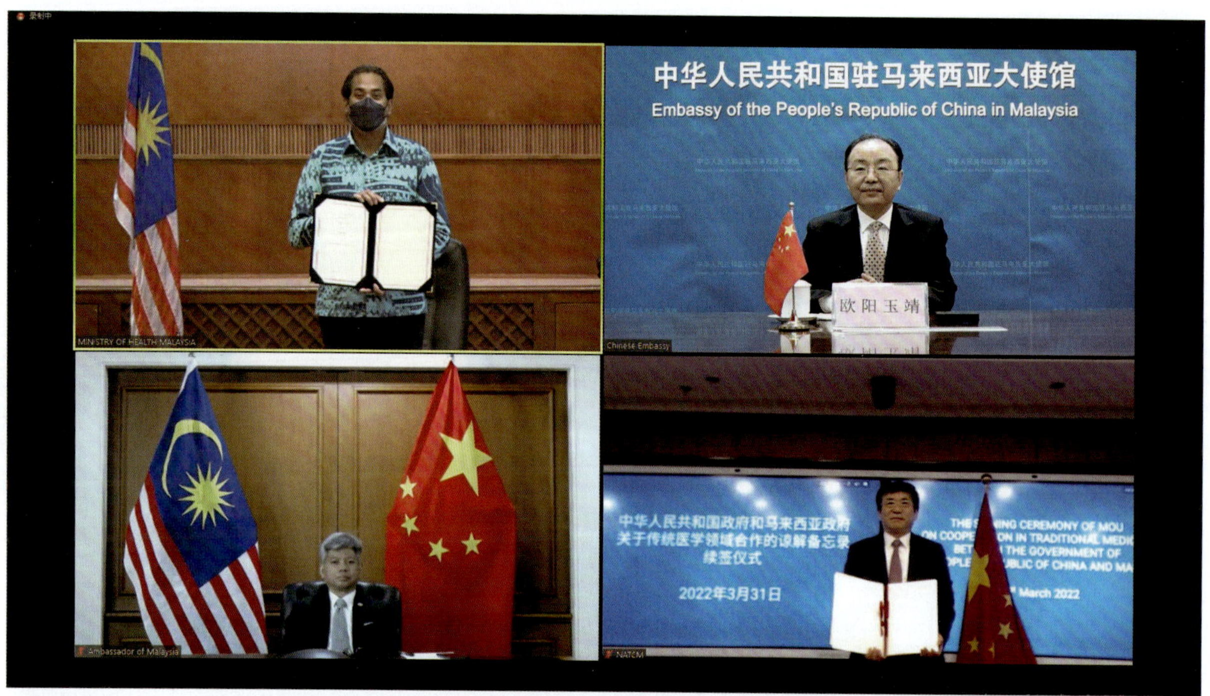

▲2022 年 3 月 31 日，《中华人民共和国政府和马来西亚政府关于传统医学领域合作的谅解备忘录》续签仪式以视频连线形式举行

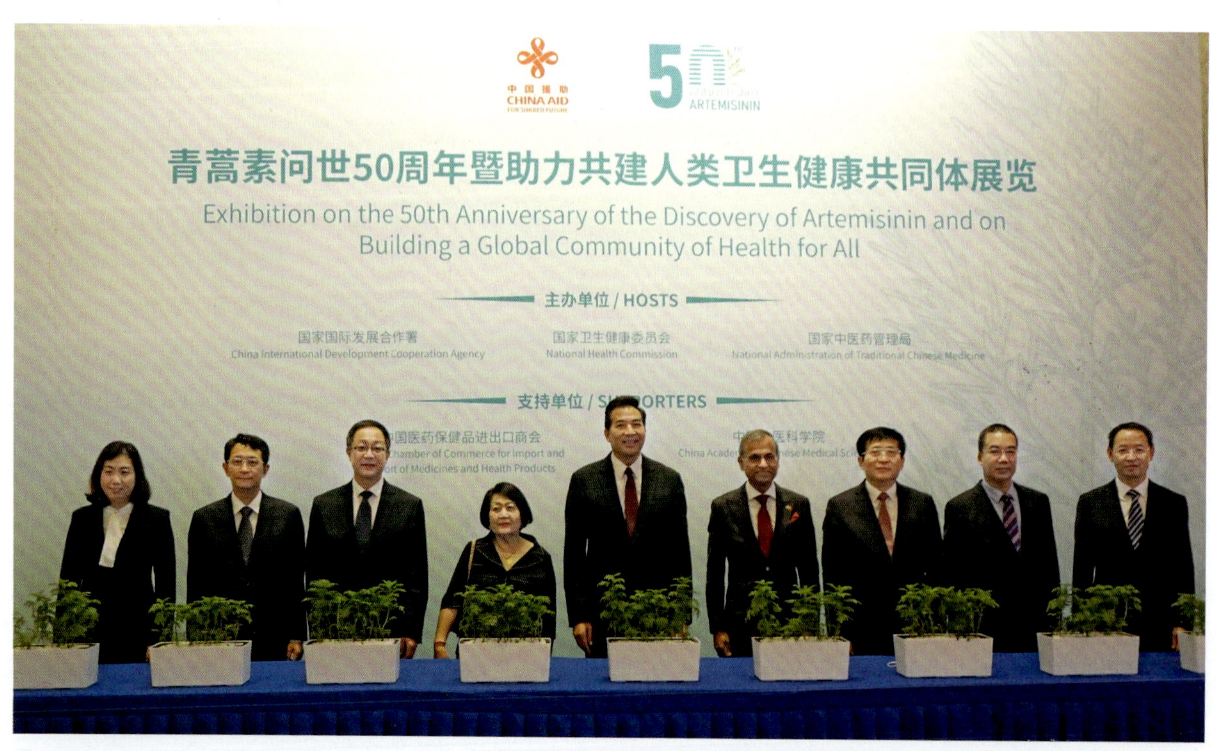

▲2022 年 4 月 25 日，国家国际发展合作署、国家卫生健康委、国家中医药管理局在北京举办青蒿素问世 50 周年暨助力共建人类卫生健康共同体国际论坛

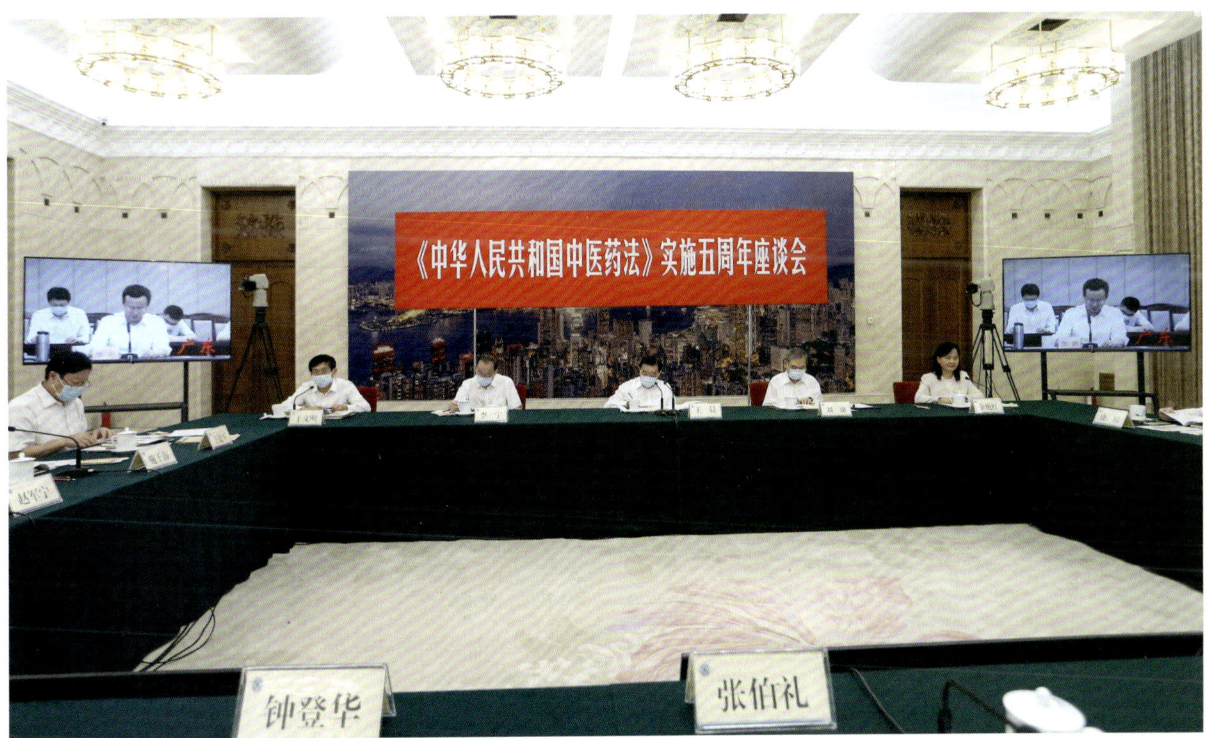

▲2022年6月27日，由国家中医药管理局主办的《中华人民共和国中医药法》实施五周年座谈会在北京召开

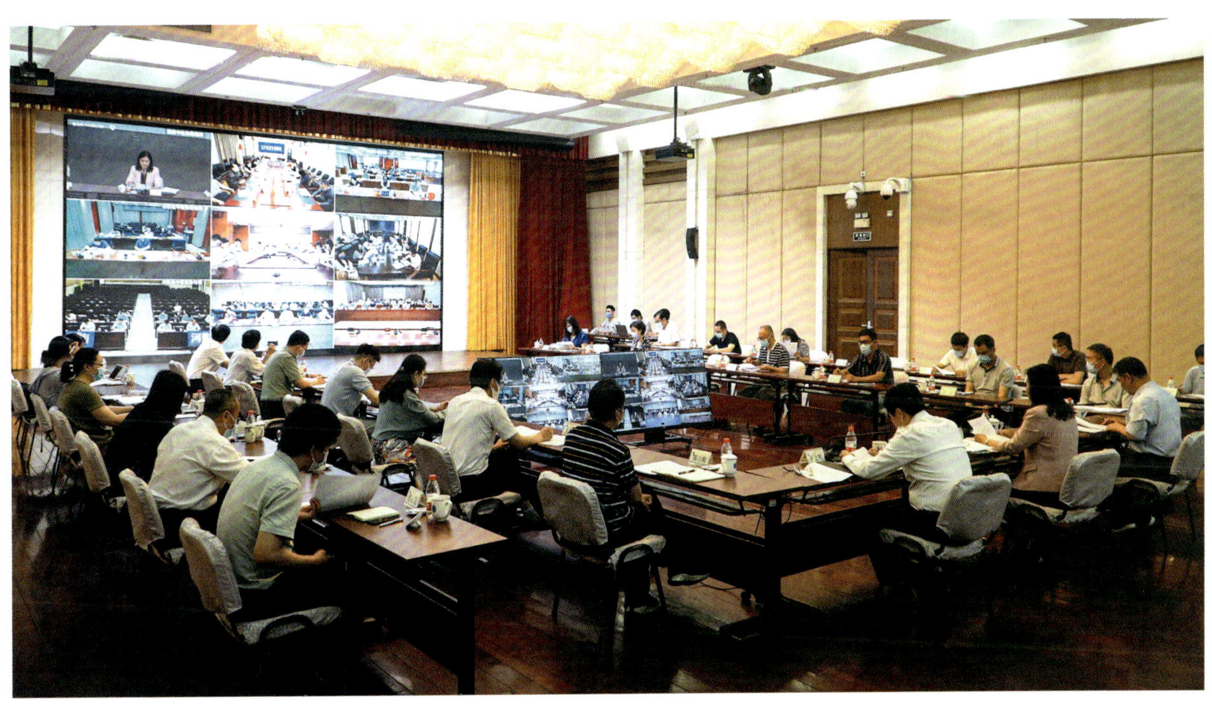

▲2022年7月7日，国家中医药管理局在北京以线上线下相结合的方式召开基层中医药服务能力提升工程"十四五"行动计划推进视频会议

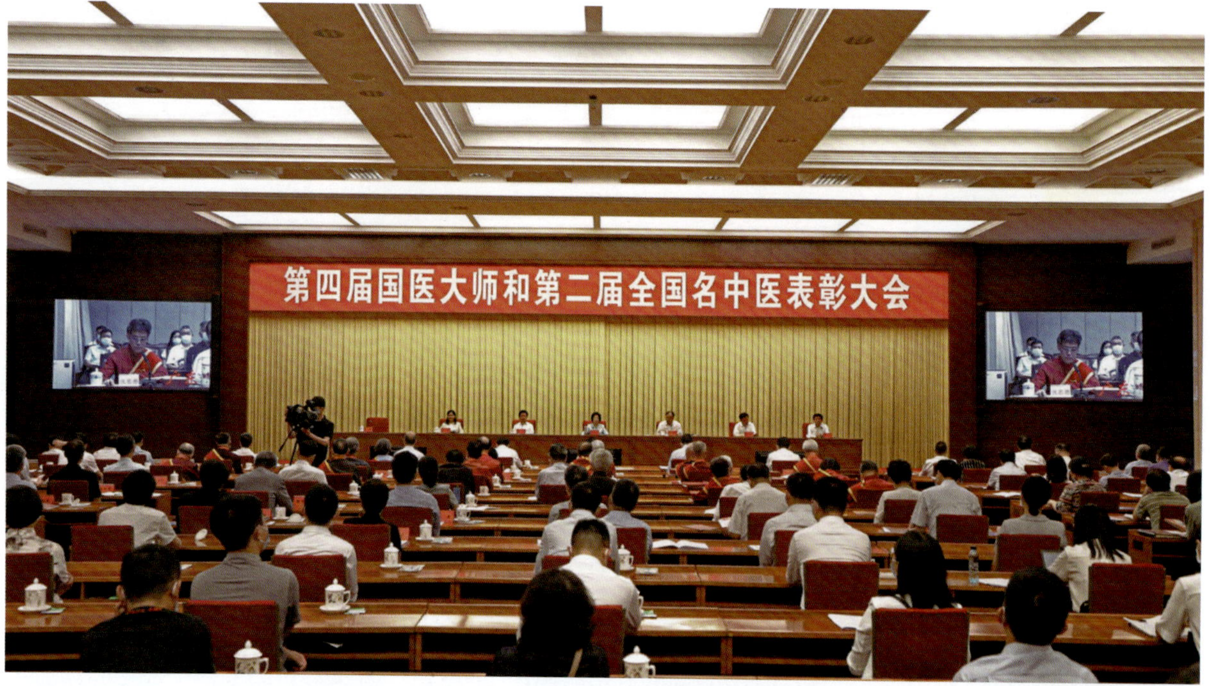

▲2022年7月20日，国家中医药管理局、人力资源社会保障部、国家卫生健康委在北京召开第四届国医大师和第二届全国名中医表彰大会

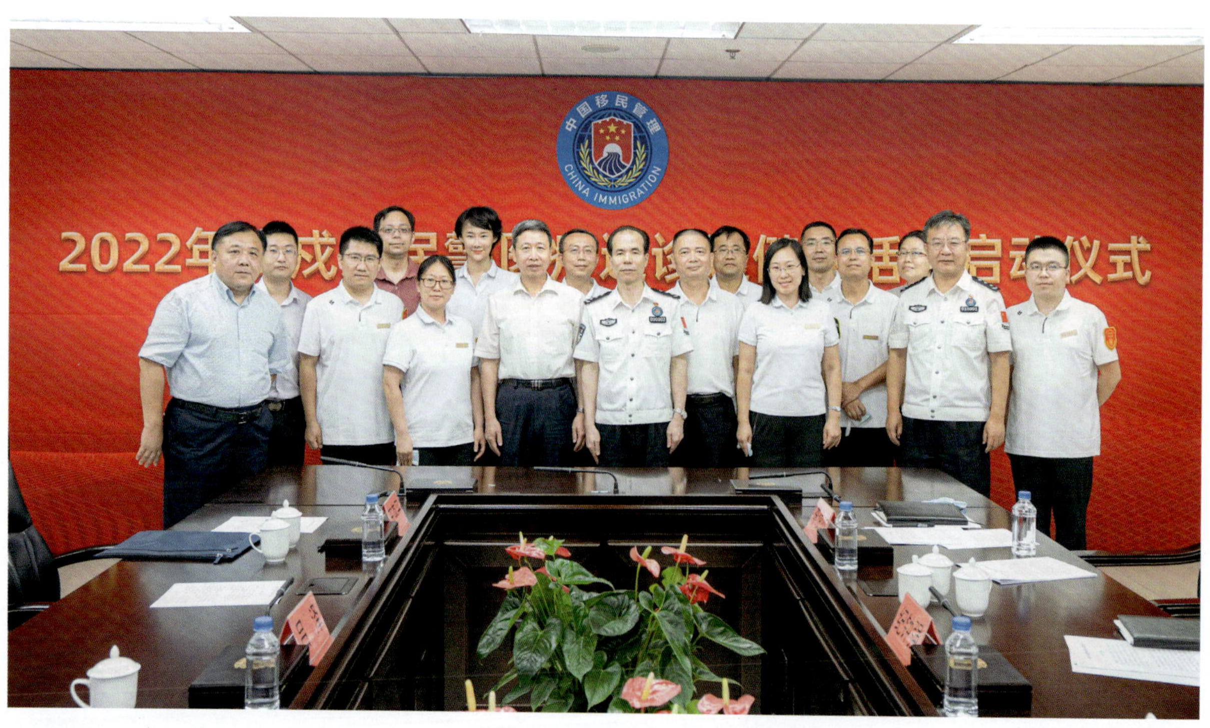

▲2022年7月22日，国家移民管理局、国家中医药管理局在北京举行2022年度戍边民警医疗巡诊送健康活动启动仪式

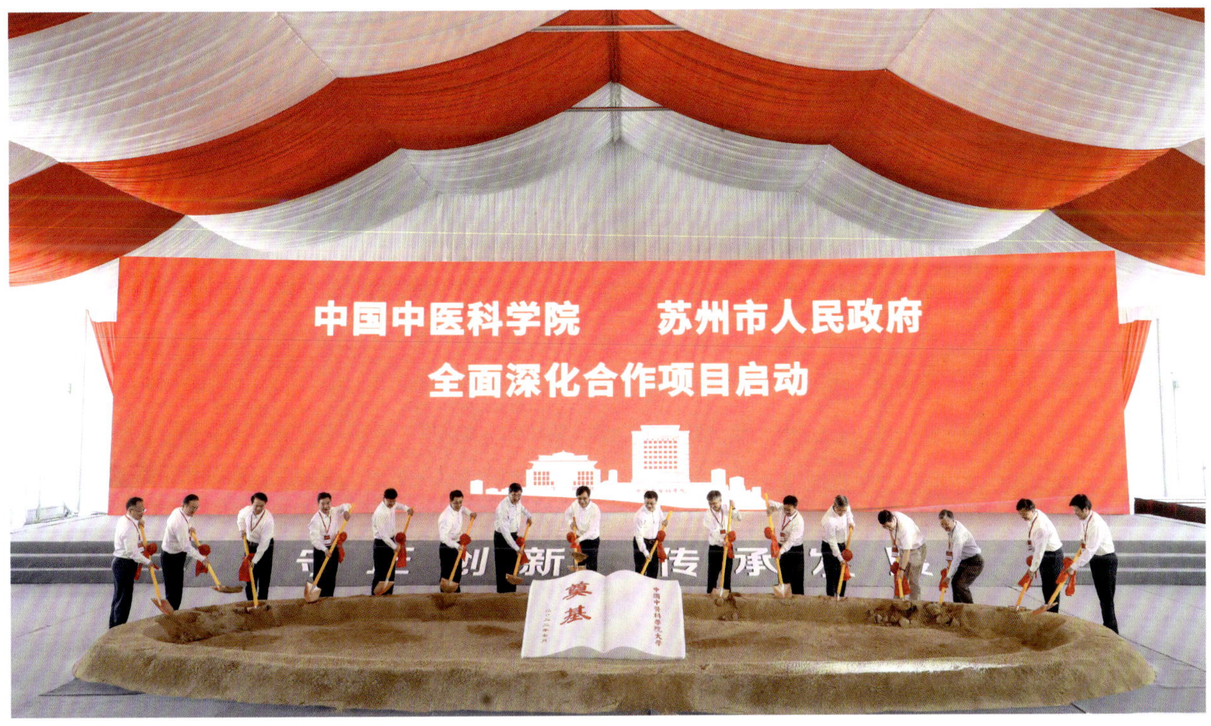

▲2022年7月25日，中国中医科学院与苏州市人民政府联合召开深化合作大会，中国中医科学院大学正式奠基动工

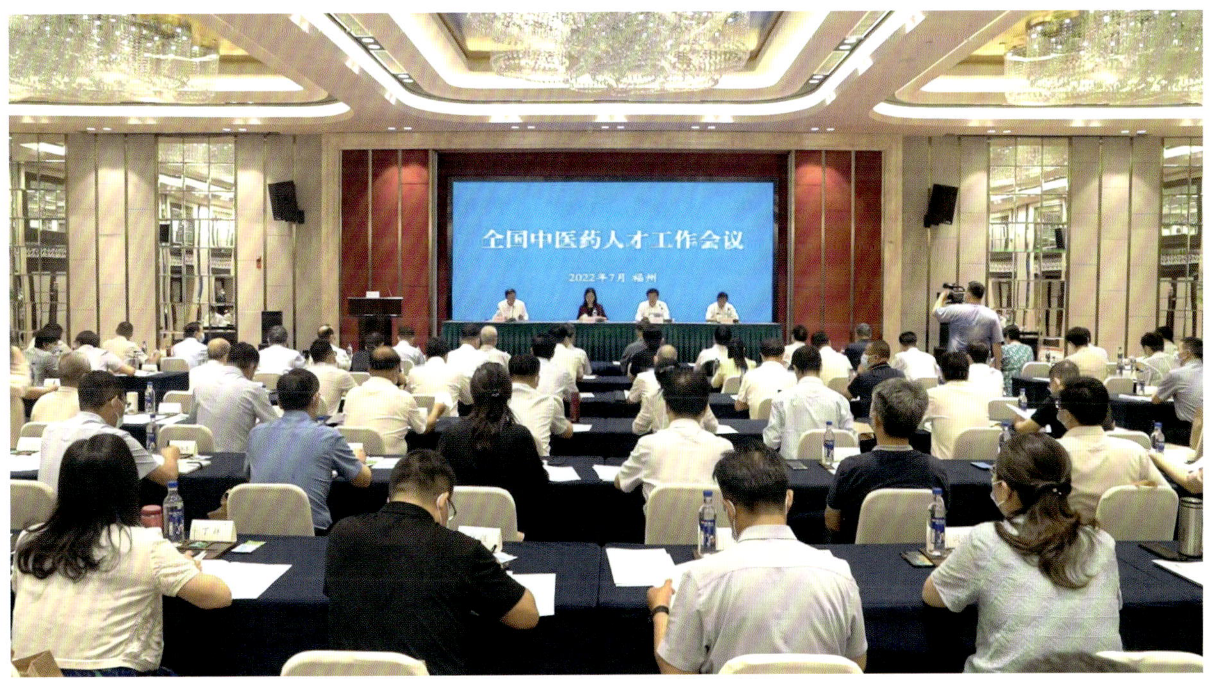

▲2022年7月28日，全国中医药人才工作会议在福建福州召开，这是新中国成立以来首次召开的人才工作会议

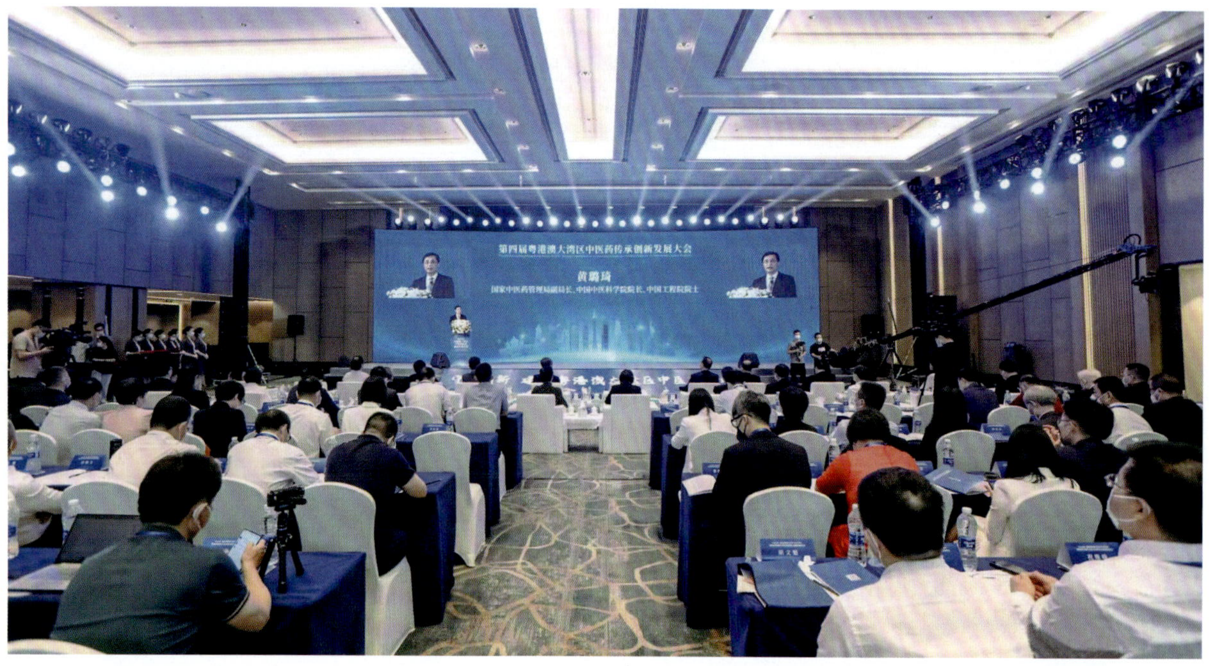

▲ 2022 年 8 月 25—26 日，由国家中医药管理局支持，广东省中医药局、香港特别行政区政府医务卫生局、澳门特别行政区政府卫生局、中山市人民政府主办的第四届粤港澳大湾区中医药传承创新发展大会在广东中山召开

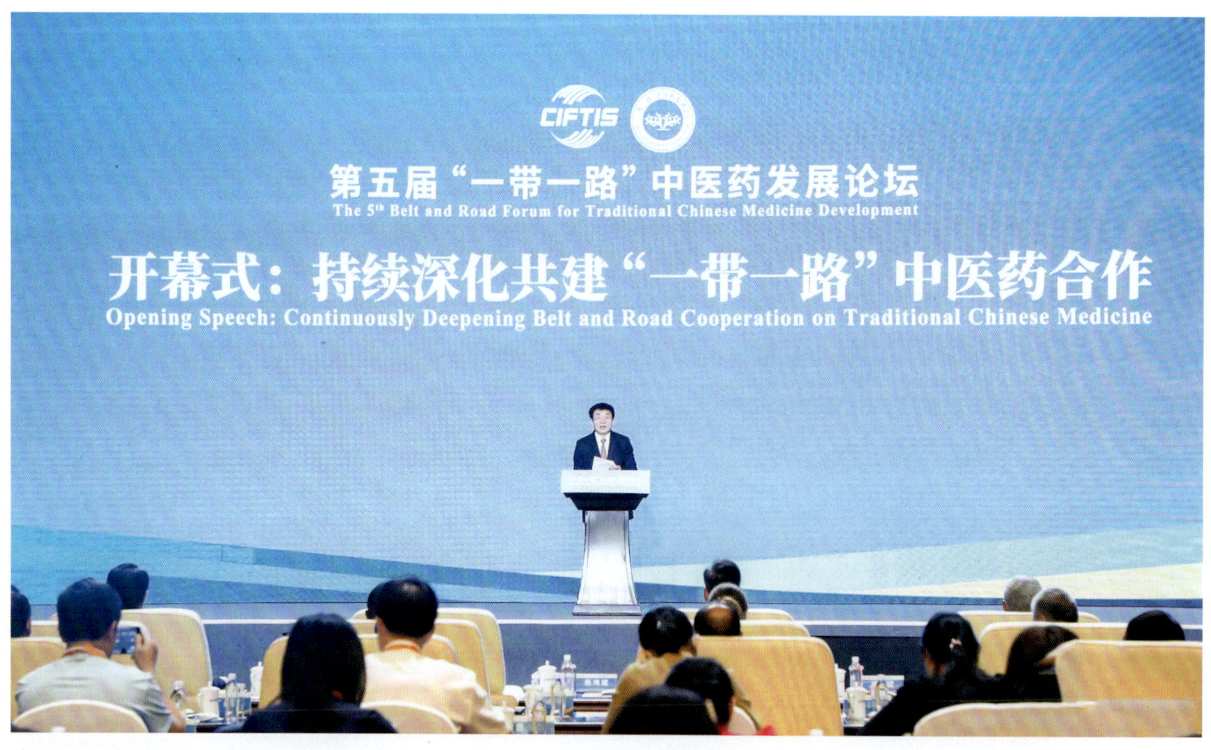

▲ 2022 年 9 月 2 日，由中国国际贸易促进委员会、国家中医药管理局、中国人民对外友好协会、北京市人民政府联合主办的第五届“一带一路”中医药发展论坛于 2022 年中国国际服务贸易交易会期间在北京召开

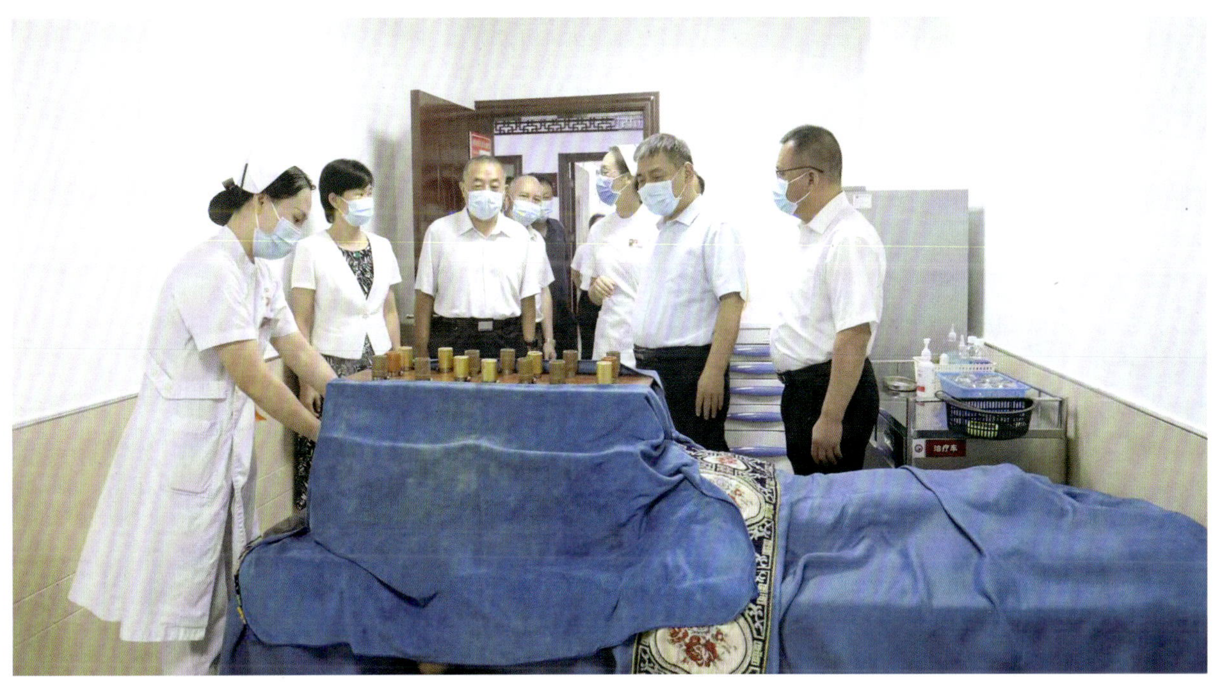

▲2022 年 9 月 6—7 日，国家中医药管理局领导调研百色市及平果市、田东县部分中医医疗机构、乡镇卫生院中医馆等

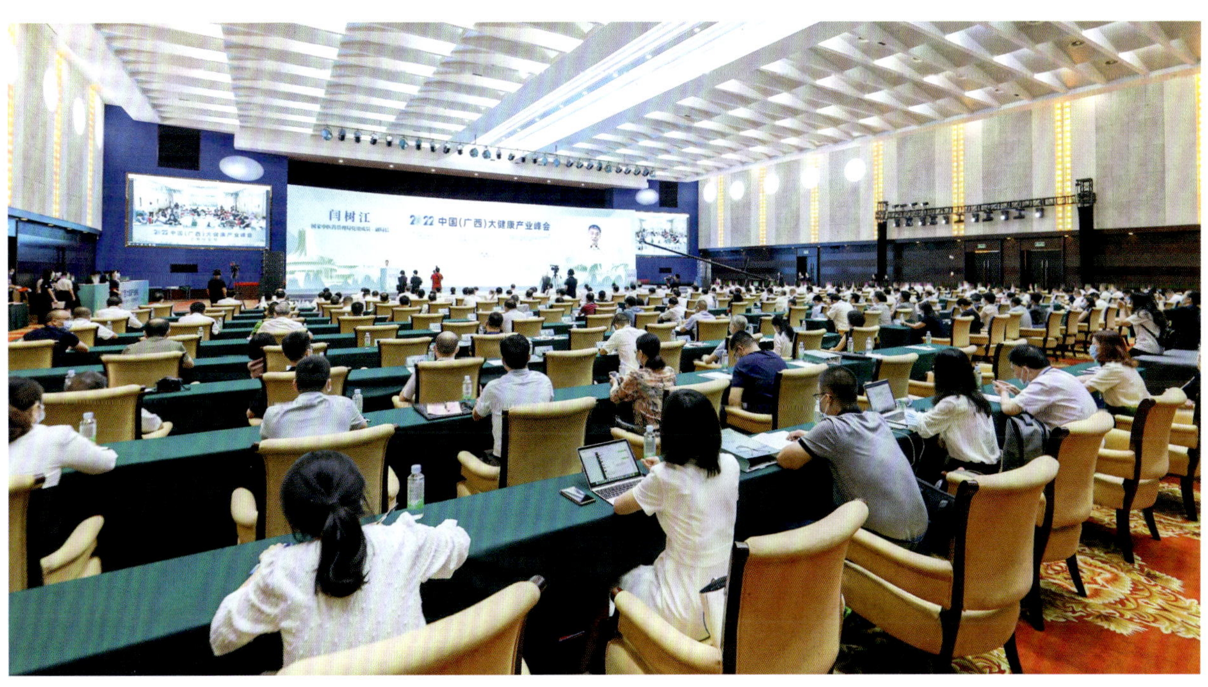

▲2022 年 9 月 8 日，由中国农工民主党中央委员会、国家中医药管理局、广西壮族自治区人民政府主办的 2022 中国（广西）大健康产业峰会在广西南宁召开

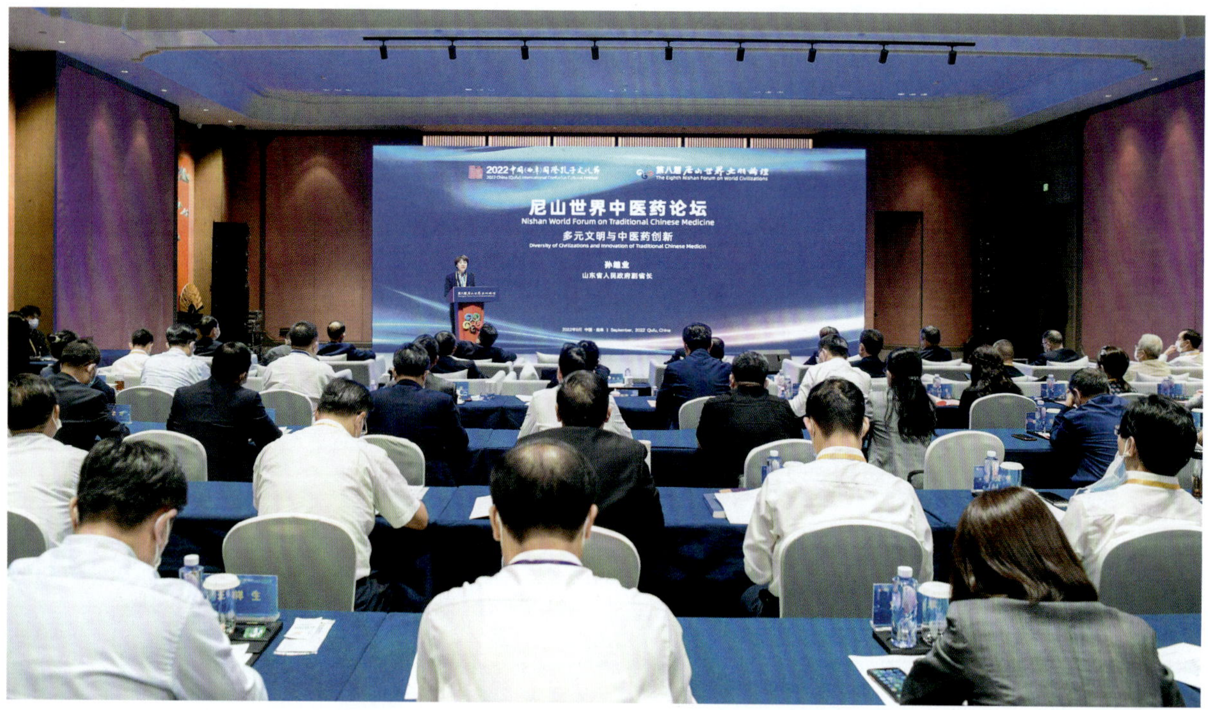

▲2022 年 9 月 27 日，由国家中医药管理局、山东省人民政府主办，山东省卫生健康委（山东省中医药管理局）、济宁市人民政府和山东中医药大学承办的第二届尼山世界中医药论坛在山东曲阜举办

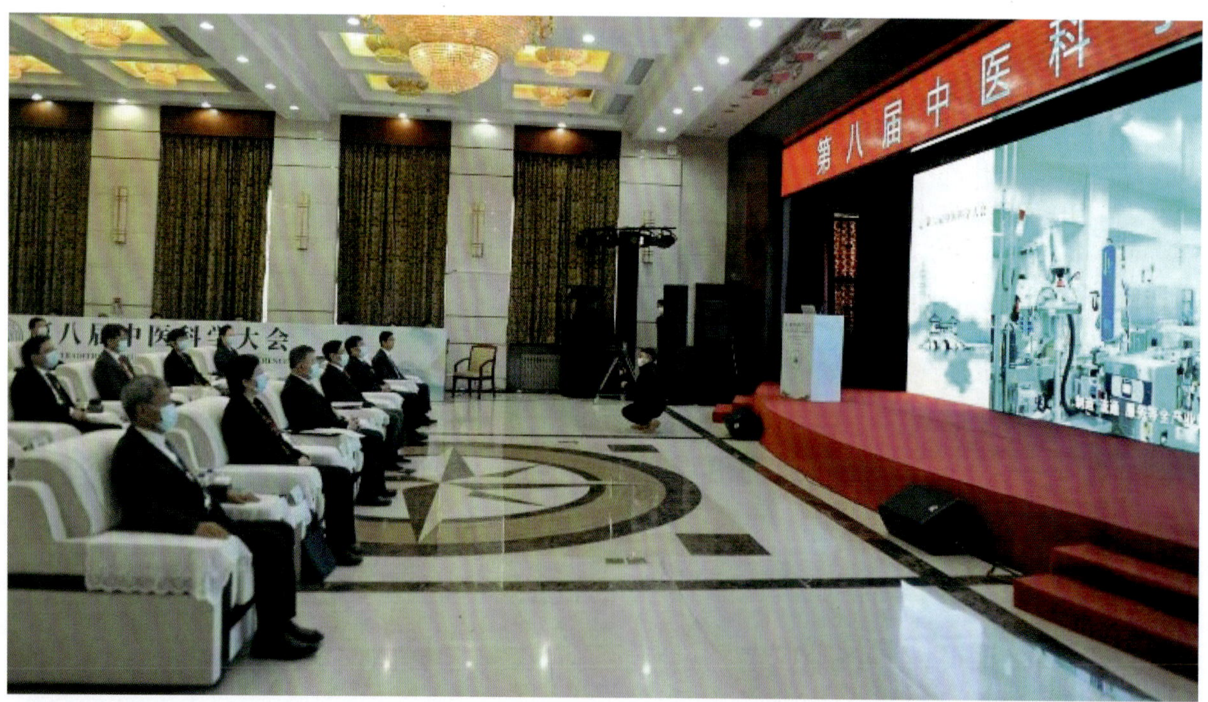

▲2022 年 11 月 5—6 日，由中国农工民主党中央委员会、国家中医药管理局主办的第八届中医科学大会采取线上线下相结合的方式召开，在北京、广东惠州分别设立线下会场，图为北京会场

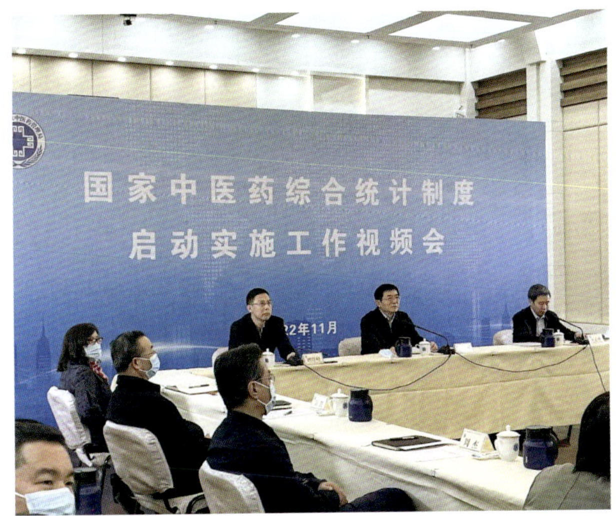

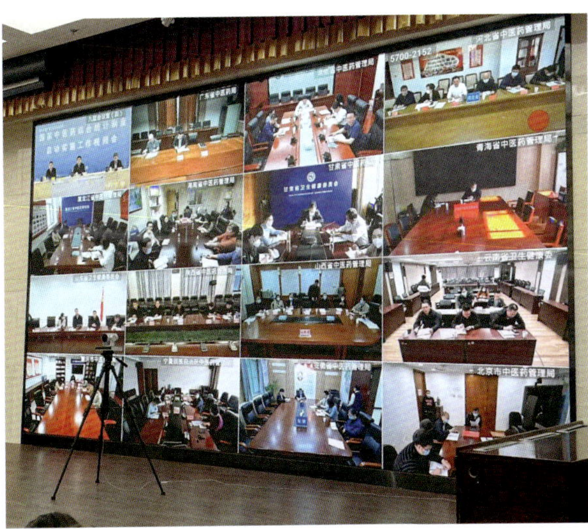

▲ 2022 年 11 月 10 日，国家中医药管理局在北京召开国家中医药综合统计制度启动实施工作视频会议

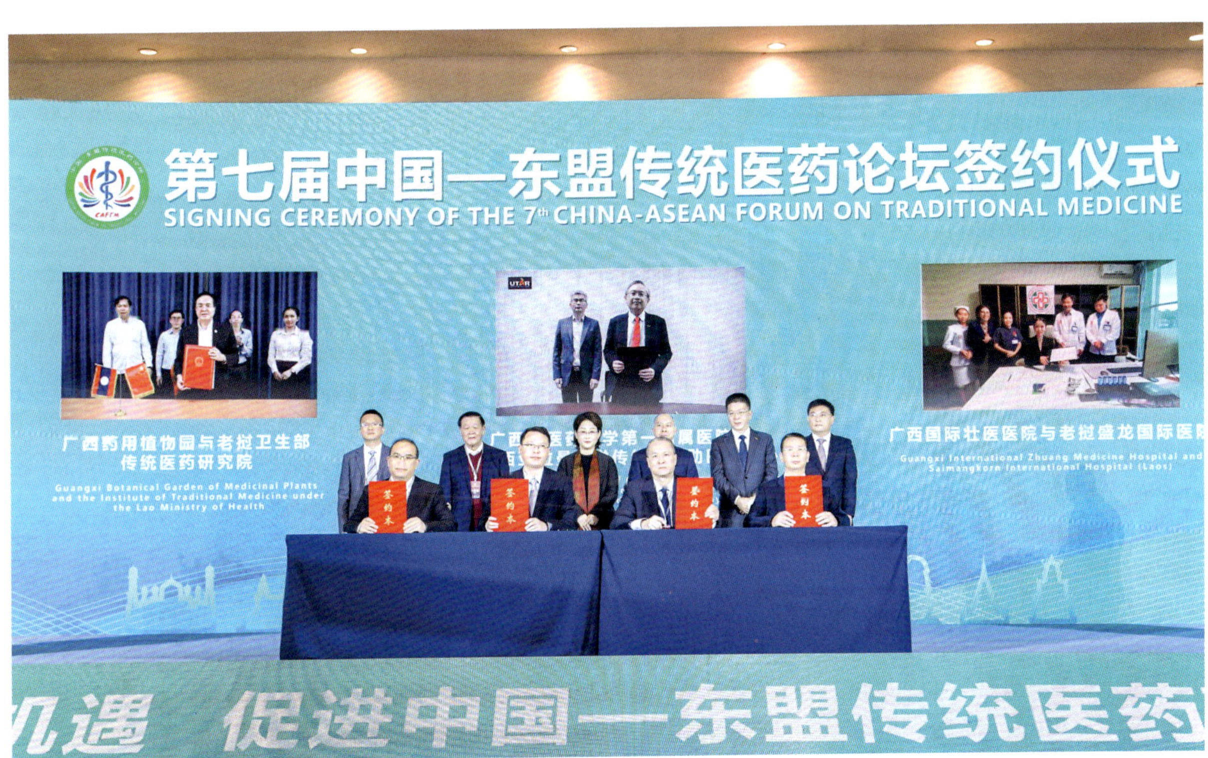

▲ 2022 年 12 月 12 日，由国家卫生健康委、国家中医药管理局、广西壮族自治区人民政府共同主办的第七届中国－东盟传统医药论坛在广西防城港召开，会议分别就深入进行传统医药研究合作、共建中医药国际医疗服务体系等内容举行签约仪式

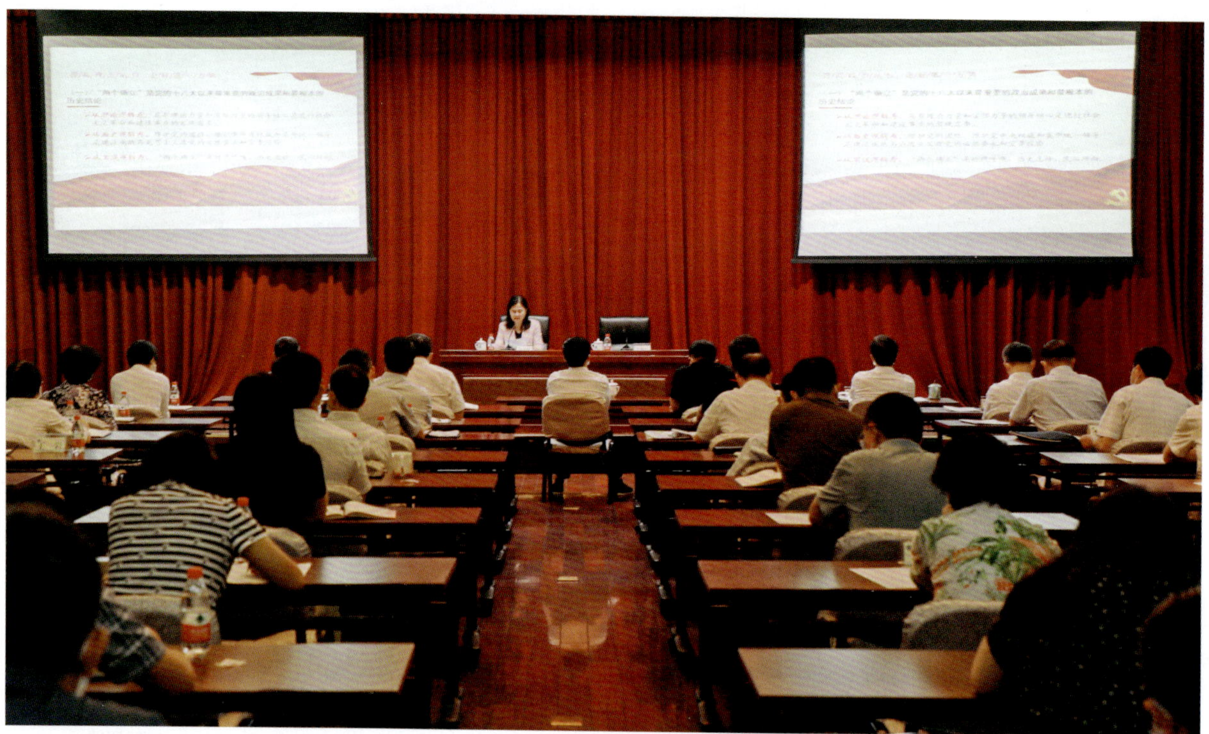

▲2022年7月7日，国家卫生健康委党组成员、国家中医药管理局党组书记余艳红围绕“走好第一方阵，我为二十大作贡献”主题，为国家中医药管理局直属机关党员干部讲专题党课

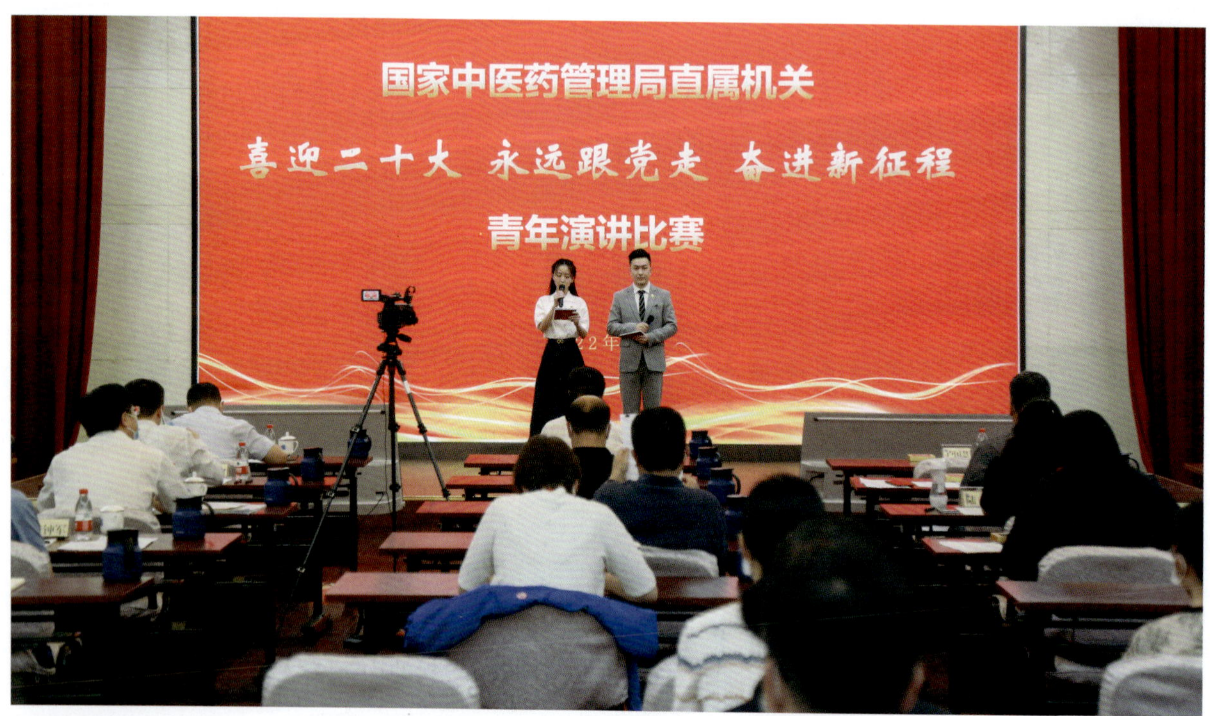

▲2022年9月21日，国家中医药管理局举办2022年“读讲一本书”活动暨“喜迎二十大 永远跟党走 奋进新征程”青年演讲比赛

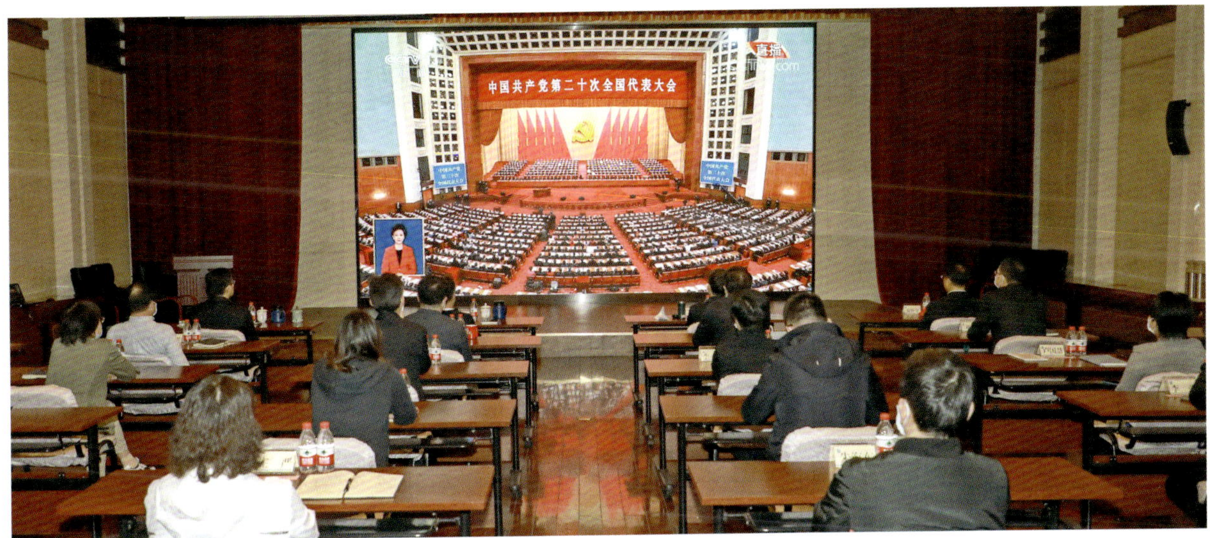

▲2022年10月16日，中国共产党第二十次全国代表大会在北京人民大会堂隆重开幕。国家中医药管理局组织局直属机关党员干部职工收听收看学习

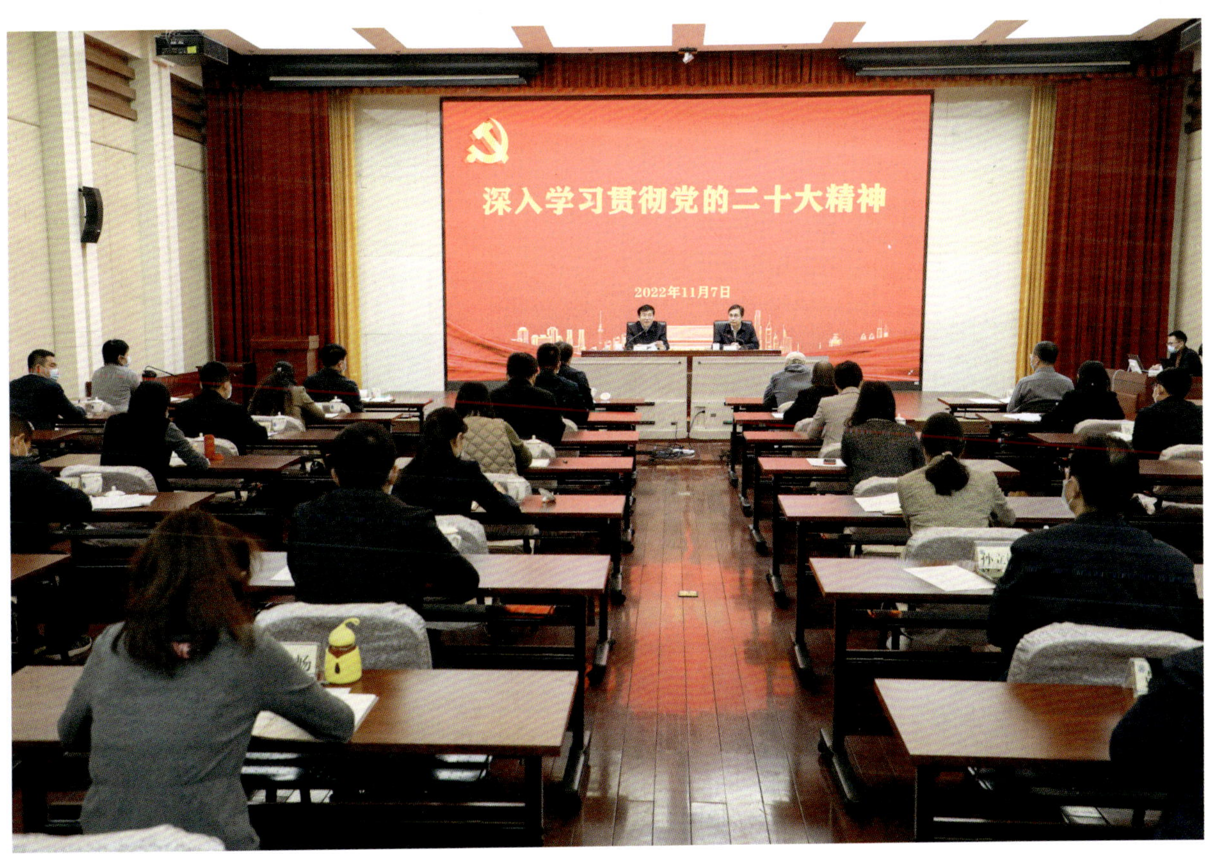

▲2022年11月7日，国家中医药管理局召开党员干部大会，专题学习贯彻党的二十大精神，学习领会《中共中央关于认真学习宣传贯彻党的二十大精神的决定》精神

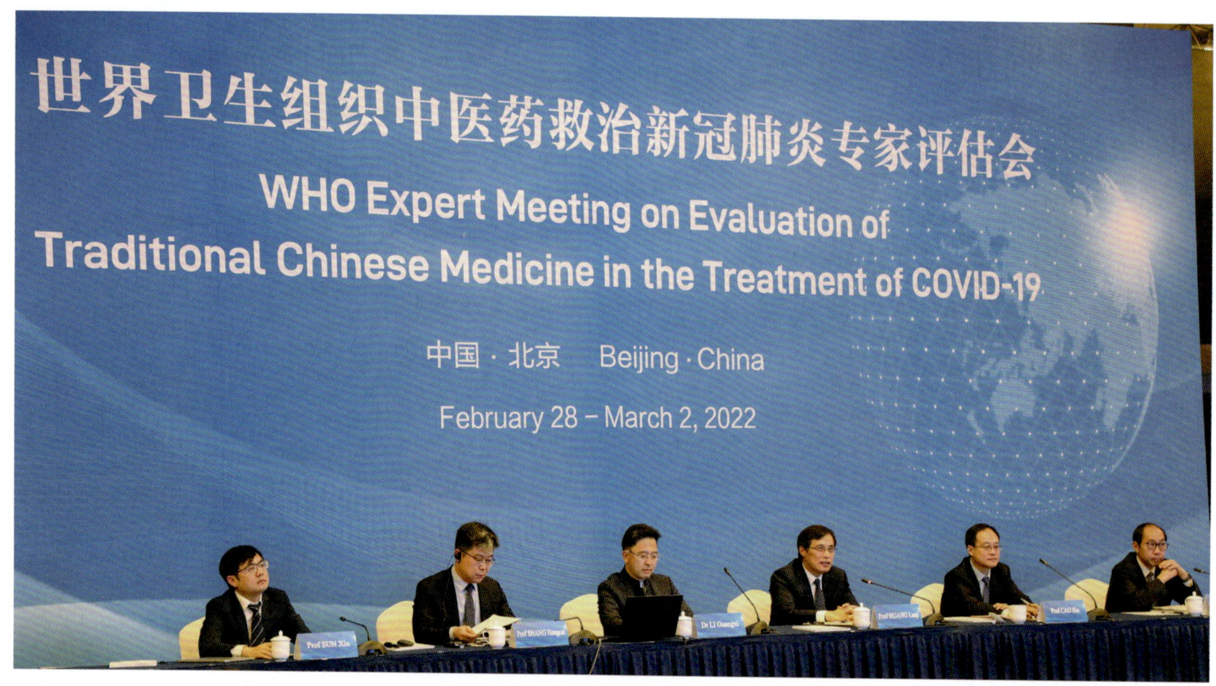

▲ 2022 年 2 月 28 日—3 月 2 日，世界卫生组织召开中医药救治新冠肺炎专家评估会，明确肯定了中医药救治新冠的有效性和安全性，同时鼓励成员国考虑中国形成并应用的整合医学模式（中西医结合模式）

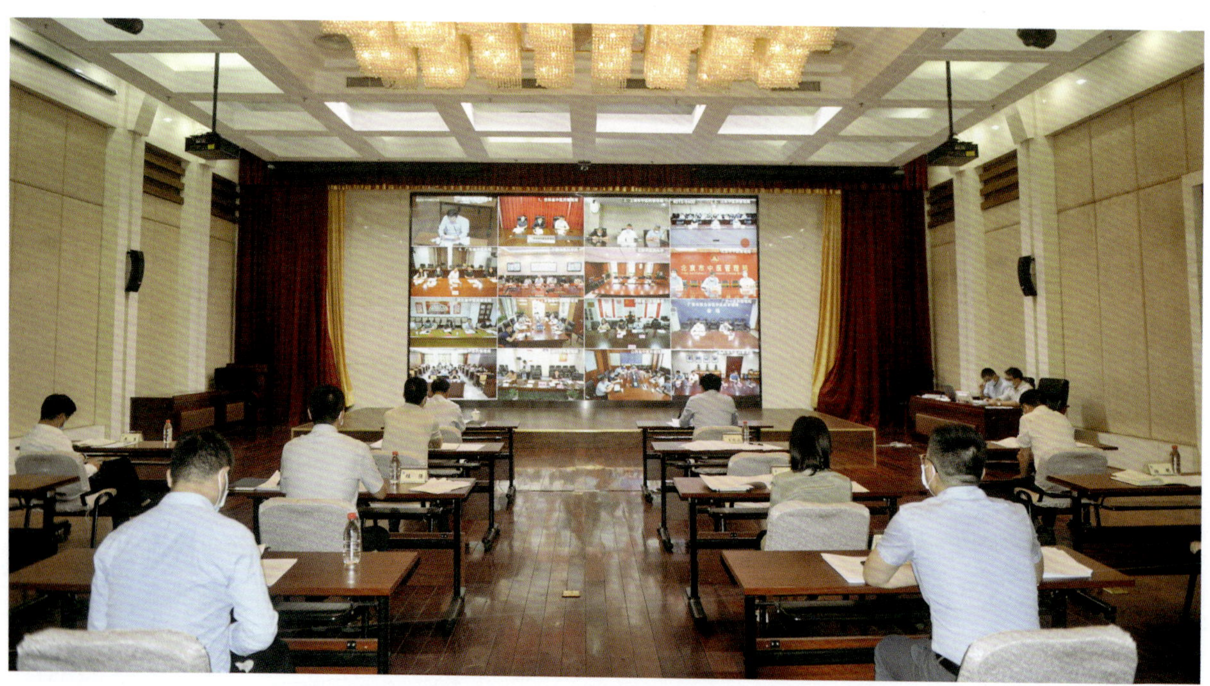

▲ 2022 年 6 月 9 日，国家中医药管理局在北京以线上线下相结合的方式召开中医药系统新冠肺炎疫情防控工作视频会议

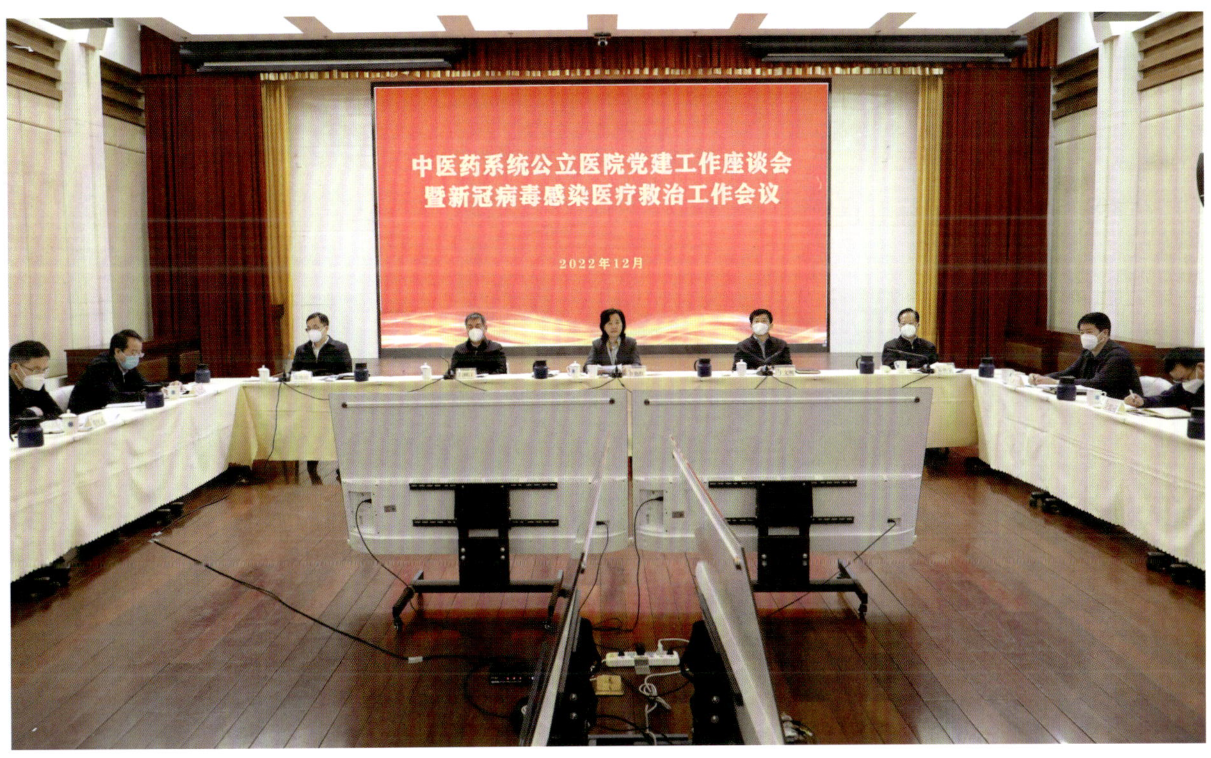

▲2022年12月27日，国家中医药管理局在北京以线上线下相结合的方式召开中医药系统公立医院党建工作座谈会暨新冠病毒感染医疗救治工作会议

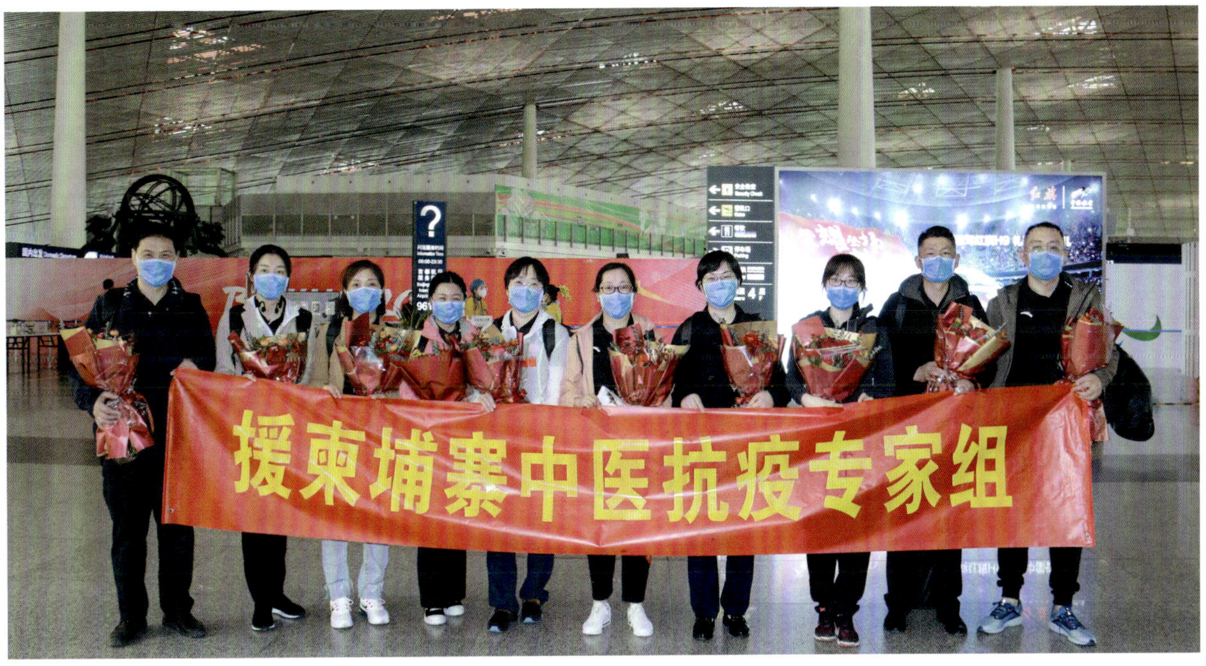

▲2022年3月15日，中国中医科学院组建的援柬埔寨中医抗疫专家组出征

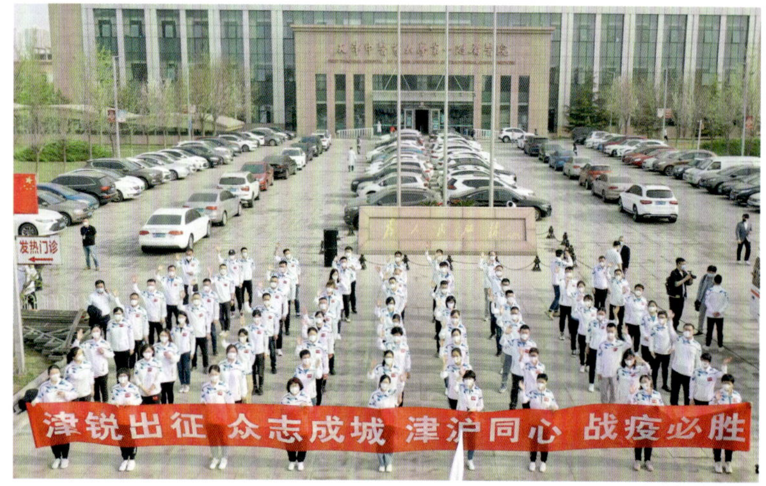

◀2022 年 4 月 11 日，天津中医药大学第一附属医院增派中医医疗队驰援上海

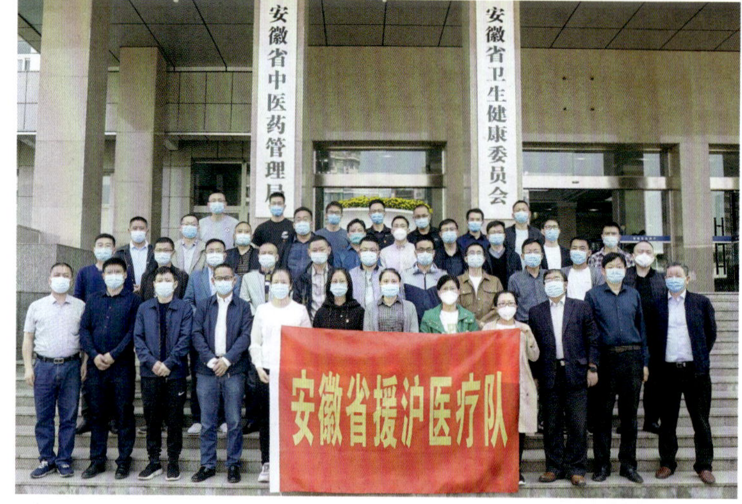

2022 年 4 月 10 日，安徽省第二批援沪中医医疗队在合肥集结，驰援上海▶

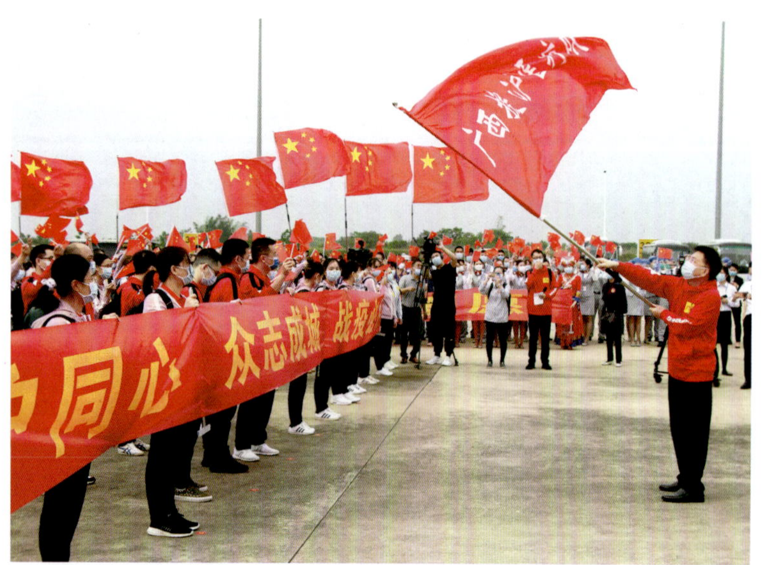

◀2022 年 4 月 15 日，广西援沪医疗队在南宁吴圩国际机场举行出征仪式，296 名医疗队员乘包机奔赴上海抗疫

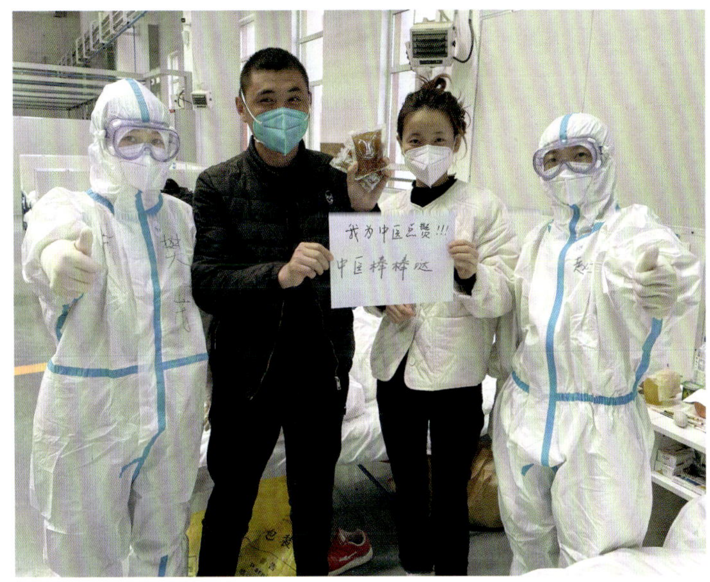

重庆市中医管理局参与重庆市新冠病毒感染方舱医院的规划、建设、运行。2022年11月16日，方舱患者为重庆中医点赞

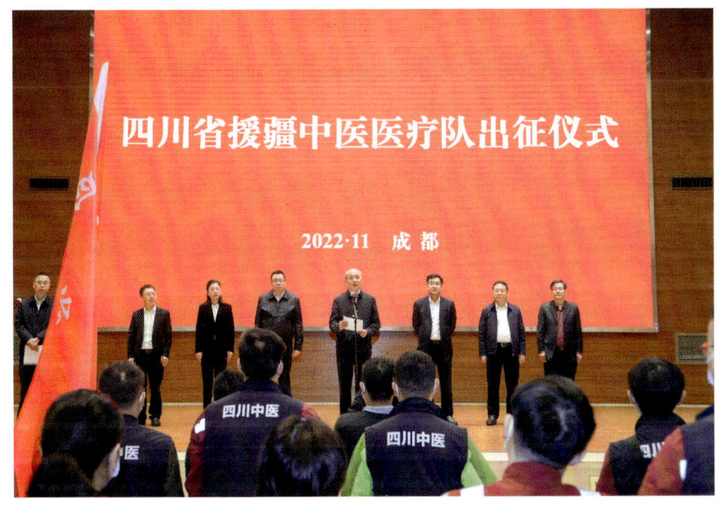

2022年11月4日，四川省中医药管理局在成都举行四川省援疆中医医疗队出征仪式

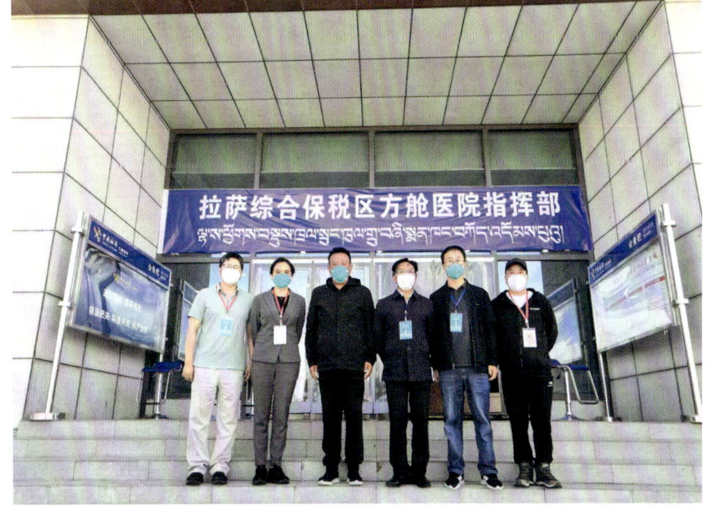

2022年8月9日，由国家中医药管理局派驻西藏自治区的首批专家抵达拉萨综合保税区方舱医院指挥部，参与新冠病毒感染疫情防控工作

中医药文化弘扬工程及《中医药法》实施五周年宣传工作

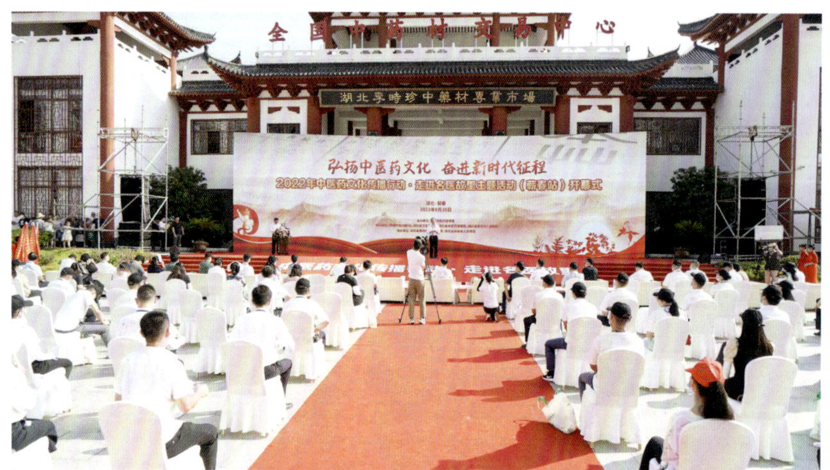

◀2022 年 8 月 26 日，由国家中医药管理局主办的以“弘扬中医药文化 奋进新时代征程”为主题的 2022 年中医药文化传播行动·走进名医故里主题活动启动，活动首站走进李时珍故里——湖北蕲春

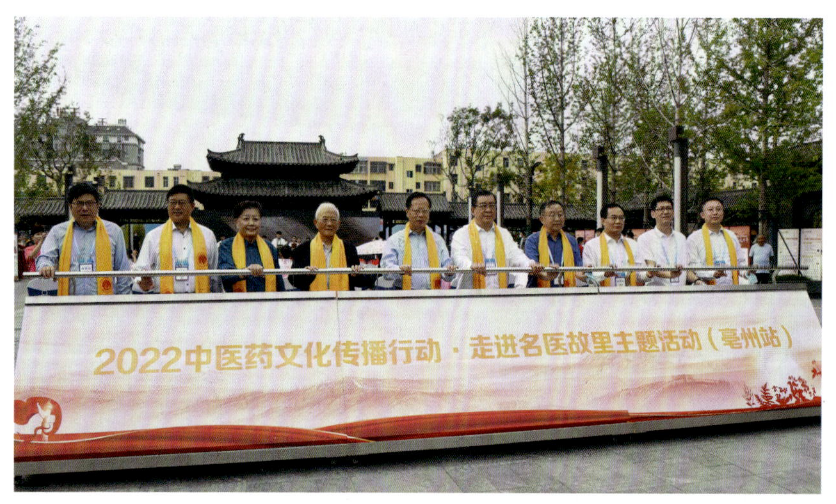

◀2022 年 9 月 9 日，由国家中医药管理局主办的 2022 中医药文化传播行动·走进名医故里主题活动第二站走进华佗故里——安徽亳州

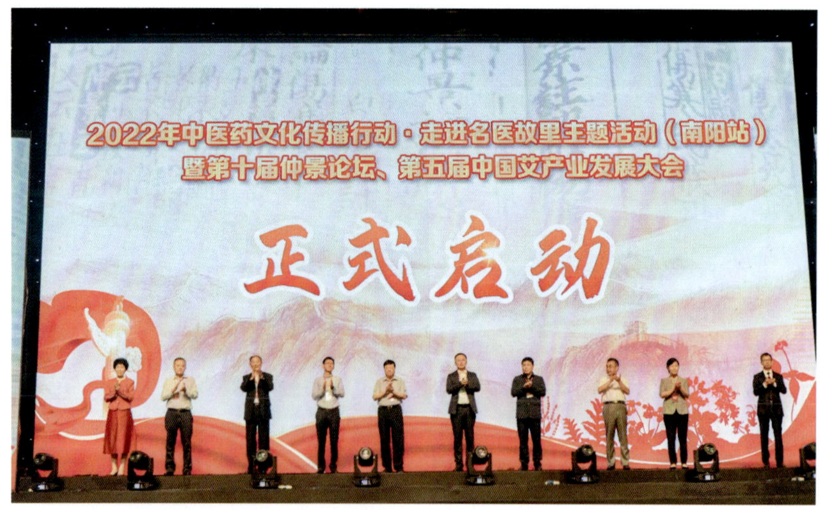

◀2022 年 9 月 26 日，2022 年中医药文化传播行动·走进名医故里主题活动第三站走进张仲景故里——河南南阳，同期召开第十届仲景论坛、第五届中国艾产业发展大会

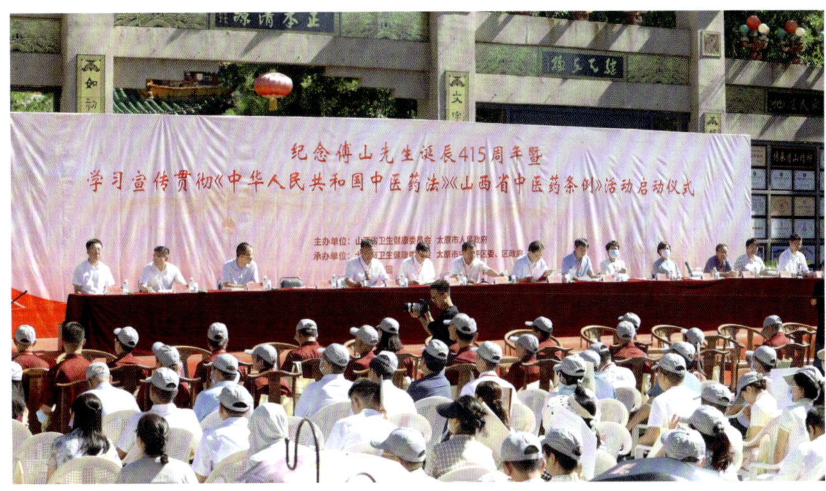

2022年7月17日，由山西省卫生健康委、太原市人民政府主办的纪念傅山先生诞辰415周年暨学习宣传贯彻《中华人民共和国中医药法》《山西省中医药条例》活动启动仪式在山西太原举行

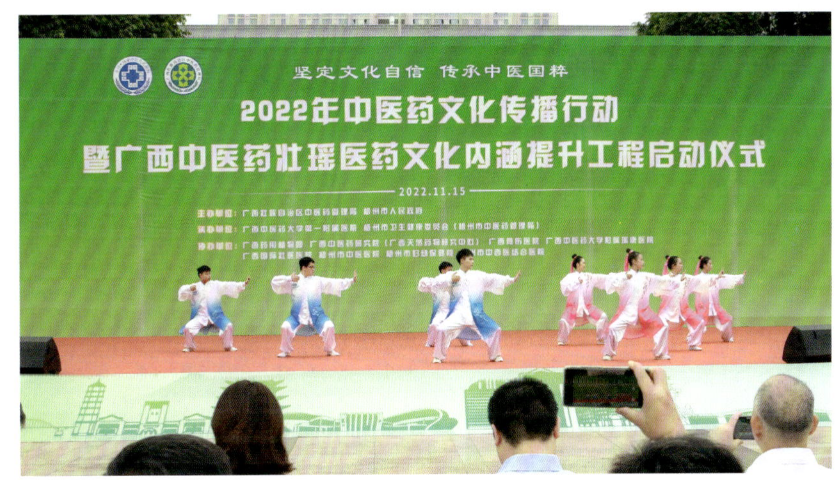

2022年11月15日，由广西壮族自治区中医药管理局、梧州市人民政府主办的2022年中医药文化传播行动暨广西中医药壮瑶医药文化内涵提升工程启动仪式在广西梧州举行

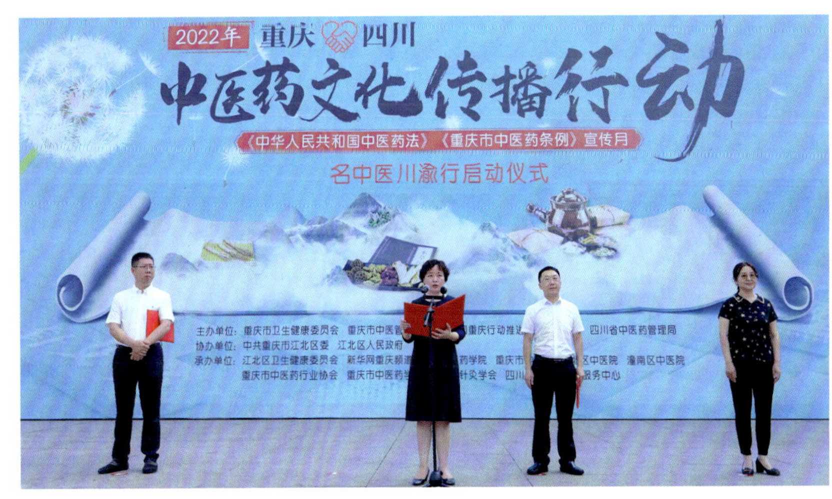

2022年6月25日，由重庆市卫生健康委、重庆市中医管理局、四川省中医药管理局等主办的中医药文化传播行动《中华人民共和国中医药法》《重庆市中医药条例》宣传月名中医川渝行启动仪式在重庆举行

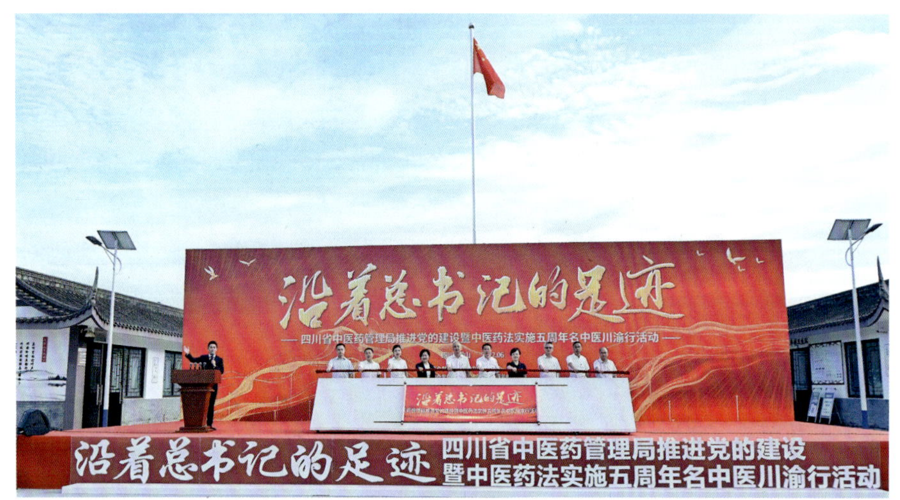

2022年6月27日，由四川省中医药管理局主办的沿着总书记的足迹——四川省中医药管理局推进党的建设暨《中医药法》实施五周年名中医川渝行活动在四川眉山举行

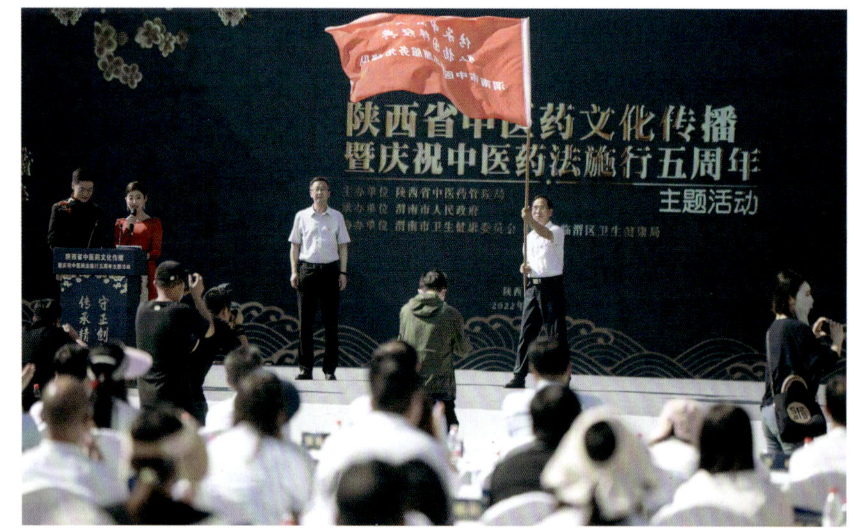

2022年7月1日，由陕西省中医药管理局主办的陕西省中医药文化传播暨庆祝《中医药法》施行五周年主题活动在陕西渭南举行

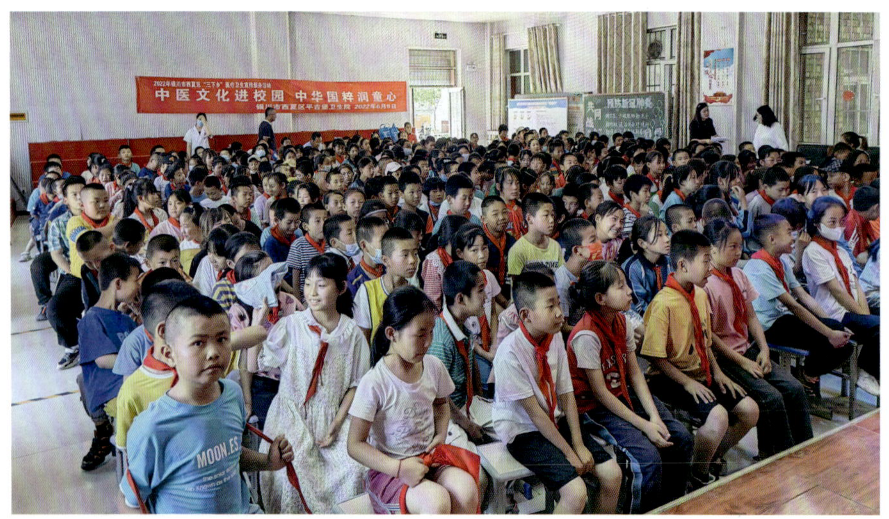

2022年6月9日，宁夏银川市卫生健康委开展“中医文化进校园 中华国粹润童心”主题活动

2023卷《中国中医药年鉴（行政卷）》编委会

伏瑞峰　内蒙古自治区卫生健康委员会党组成员、副主任、一级巡视员

杨鸫祥　辽宁省卫生健康委员会党组成员、副主任，辽宁省中医药管理局局长

林天慕　吉林省卫生健康委员会党组成员、副主任，吉林省中医药管理局党组书记、局长

徐　峰　黑龙江省卫生健康委员会党组成员，黑龙江省中医药管理局党组书记、局长

闻大翔　上海市卫生健康委员会党组书记、主任，上海市中医药管理局局长

朱　岷　江苏省卫生健康委员会副主任、党组成员，江苏省中医药管理局局长

曹启峰　浙江省卫生健康委员会党委委员、副主任，浙江省中医药管理局副局长

马　勇　安徽省卫生健康委员会党组成员、副主任

黄　昱　福建省卫生健康委员会党组成员、副主任

谢光华　江西省卫生健康委员会党组成员，江西省中医药管理局党组书记、局长

万书臻　山东省卫生健康委员会一级巡视员、山东省保健办副主任兼省保健局局长

王福伟　河南省卫生健康委员会党组成员、副主任

邓小川　湖北省卫生健康委员会党组成员、副主任，湖北省中医药管理局局长

肖文明　湖南省中医药管理局局长

柯　忠　广东省中医药局党组成员、副局长

黎甲文　广西壮族自治区卫生健康委员会党组成员，广西壮族自治区中医药管理局党组书记、局长

李钟军　海南省卫生健康委员会党委委员、海南省医改办副主任

张维斌　重庆市卫生健康委员会党委书记、主任，重庆市中医管理局局长

田兴军　四川省中医药管理局党组书记、局长，四川省卫生健康委员会党组成员

安仕海　贵州省卫生健康委员会党组成员、副主任，贵州省中医药管理局党组书记、局长

周洪梅　云南省卫生健康委员会党组成员、副主任，云南省中医药管理局局长

格桑玉珍　西藏自治区卫生健康委员会党组副书记、主任

刘　峰　陕西省卫生健康委员会党组成员、陕西省中医药管理局局长

刘伯荣　甘肃省卫生健康委员会党组成员、副主任，甘肃省中医药管理局局长

端　智　青海省卫生健康委员会党组成员、副主任

吕金捍　宁夏回族自治区卫生健康委员会党组书记、主任，宁夏回族自治区中医药管理局局长

邹小广　新疆维吾尔自治区卫生健康委员会党组成员、副主任

艾麦尔江·吐尼牙孜　新疆生产建设兵团卫生健康委员会党组副书记、主任

2023卷《中国中医药年鉴（行政卷）》特约编辑

张　松　国家中医药管理局综合司综合处（信访保密处）四级调研员

孙斯恒　国家中医药管理局人事教育司干部处一级主任科员

黄橙紫　国家中医药管理局规划财务司综合与审计处副处长

王　笑　国家中医药管理局政策法规与监督司法规与标准处二级主任科员

李　素　国家中医药管理局医政司综合处三级调研员

董云龙　国家中医药管理局中西医结合与少数民族医药司副司长

王　庆　国家中医药管理局科技司（中药创新与发展司）综合处处长

陈淑娟　国家中医药管理局国际合作司（港澳台办公室）港澳台处处长

郭丹丹　国家中医药管理局机关党委办公室一级主任科员

庄　严　国家中医药管理局机关纪委巡视工作领导小组办公室专职副主任（正处长级）、二级巡视员

李爱军　中国中医科学院院长办公室副主任

康　宁　中华中医药学会办公室主任

闫　锐　《中国中医药报》社有限公司办公室主任

杨正夫　中国中医药出版社有限公司经理办公室副主任（主持工作）

杨　健　中国中医药科技发展中心（国家中医药管理局人才交流中心）党政办公室主任

吴潇湘　国家中医药博物馆展览策划部主任

穆利华　国家中医药管理局监测统计中心党政办公室主任

吴　桐　国家中医药管理局中医师资格认证中心（国家中医药管理局职业技能鉴定指导中心）综合处七级职员

王　剑　国家中医药管理局机关服务中心综合处副处长

李　琳　中央军委后勤保障部卫生局医疗管理处助理

高　彬　北京市中医管理局办公室主任

王　莉　天津市卫生健康委员会中医处干部

王艳波　河北省中医药管理局综合处干部

闫秀梅　山西省卫生健康委员会中医药管理局一级调研员

岳红娟　内蒙古自治区卫生健康委员会中医药（蒙医药）综合处干部（内蒙古自治区中蒙医药研究院副院长）

徐振东　辽宁省卫生健康委员会中医药综合处处长

冯　健　吉林省中医药管理局办公室主任

李辉杰　黑龙江省中医药管理局综合处处长

周　瑶　上海市卫生健康委员会中医药传承发展处二级主任科员

张小凡　江苏省卫生健康委员会中医综合处副处长

陈良敏　浙江省卫生健康委员会中医药传承创新处二级调研员

祝劲松　安徽省卫生健康委员会中医药发展处三级调研员

张锦丰　福建省卫生健康委员会中医处四级调研员

刘中惠　江西省中医药管理局综合处四级主任科员

马　涛　山东省卫生健康委员会（山东省中医药管理局）中医药发展规划处二级主任科员

姜方方　河南省卫生健康委员会中医处三级主任科员

余　瑶　湖北省卫生健康委员会中医药综合处副处长

唐吉君　湖南省中医药管理局规划综合处四级主任科员

刘占峰　广东省中医药局办公室主任

刘丽娟　广西壮族自治区中医药管理局办公室副主任

昝青锋　海南省中医药管理局一级主任科员
赵学良　重庆市卫生健康委员会中医综合处一级主任科员
赵忠明　四川省中医药管理局办公室主任
张青锋　贵州省中医药管理局综合处副处长
柴本福　云南省卫生健康委员会中医综合处二级调研员
刘伟伟　西藏自治区卫生健康委员会藏医药管理局副局长
陈朋辉　陕西省中医药管理局综合处一级主任科员
刘正锁　甘肃省卫生健康委员会（甘肃省中医药管理局）中医药一处三级调研员
余　静　青海省中藏医药管理局副局长
张　涛　宁夏回族自治区卫生健康委员会中医药管理处处长
纪　蓓　新疆维吾尔自治区卫生健康委员会中医药管理处二级调研员
马　坤　新疆生产建设兵团卫生健康委员会医政医管处三级主任科员
张　悦　沈阳市卫生健康委员会中医综合医疗服务处三级调研员
张　晶　长春市卫生健康委员会中医处二级主任科员
贾　颖　哈尔滨市卫生健康委员会中医药健康产业处三级调研员
李　勇　南京市卫生健康委员会中医处副处长
潜　平　杭州市卫生健康委员会中医处四级调研员
李　兰　济南市卫生健康委员会中医药综合协调处处长
刘小敏　武汉市卫生健康委员会中医处副处长
王　璇　广州市卫生健康委员会中医药管理处一级主任科员
赵春晓　成都市卫生健康委员会中医处处长、一级调研员
高　宁　西安市卫生健康委员会中医药管理局一级主任科员
宋慧洁　大连市卫生健康委员会中医处四级主任科员
褚小翠　宁波市卫生健康委员会中医药管理局二级调研员
吴康妮　厦门市卫生健康委员会中医科教处处长
孙　宇　青岛市卫生健康委员会中医药政策规划处科员
刘冬云　深圳市卫生健康委员会中医处处长、一级调研员

编写说明

《中国中医药年鉴》是由国家中医药管理局主办，综合反映中国中医药工作各方面情况、进展、成就的史料性工具书。《中国中医药年鉴》前身为《中医年鉴》，1989年更名为《中国中医药年鉴》，自1983年起已连续出版40卷。2003卷起，《中国中医药年鉴》分为行政和学术两卷出版。本卷《中国中医药年鉴（行政卷）》（以下简称《年鉴》）为2023卷（总41卷），收编内容截至2022年底。

2023卷《年鉴》分为10个篇目：①重要文选；②大事记；③专题工作；④国家中医药工作；⑤地方中医药工作；⑥军队中医药工作；⑦港澳台地区中医药工作；⑧直属单位及社会组织；⑨机构与人物；⑩附录。

重要文选篇目下设2个栏目：①中共中央、国务院文件；②部门重要文件与领导讲话。

专题工作篇目下设11个栏目：①深入学习宣传贯彻党的二十大精神；②新冠病毒感染疫情防控中医药工作；③深化中医药综合改革；④重大专项规划编制；⑤《中医药法》实施五周年；⑥第四届国医大师和第二届全国名中医评选表彰；⑦全国中医药人才工作会议；⑧中医药特色人才培养工程（岐黄工程）；⑨中医药文化弘扬工程；⑩中医药促进乡村振兴工作；⑪中医药高质量融入共建“一带一路”。

国家中医药工作篇目下设3个栏目：①2022年中医药工作综述；②中医药业务进展；③会议与活动。其中，会议与活动栏目内容排序以时间为序。

直属单位及社会组织篇目下设2个栏目：①直属单位；②社会组织。社会组织收录全国性社会组织、总部或秘书处设在中国的中医药国际组织、地方性社会组织。

机构与人物篇目下设4个栏目：①管理机构；②管理干部；③教育机构；④获奖机构与人物。

附录篇目下设3个栏目：①国外中医药发展；②2022年度发文目录；③省市中医药优秀机构与人物。

全文统一简称“中华人民共和国中医药法”为“中医药法”（原文件名称、原会议名称本身含有“中华人民共和国中医药法”者除外）。

《中国中医药年鉴（行政卷）》编辑部

2023年12月

目　录

重要文选

大事记

专题工作

一、深入学习宣传贯彻党的二十大精神

二、新冠病毒感染疫情防控中医药工作

三、深化中医药综合改革

四、重大专项规划编制

五、《中医药法》实施五周年

六、第四届国医大师和第二届全国名中医评选表彰

七、全国中医药人才工作会议

八、中医药特色人才培养工程（岐黄工程）

九、中医药文化弘扬工程

十、中医药促进乡村振兴工作

十一、中医药高质量融入共建"一带一路"

国家中医药工作

一、2022 年中医药工作综述

二、中医药业务进展

（一）政策法规与监督工作

（二）医政工作

（三）中西医结合与少数民族医药工作

（四）人才培养工作

地方中医药工作

军队中医药工作

港澳台地区中医药工作

直属单位及社会组织

一、直属单位

二、社会组织

（一）全国性社会组织

（二）总部或秘书处设在中国的中医药国际组织

（三）地方性社会组织

机构与人物

一、管理机构

二、管理干部

三、教育机构

四、获奖机构与人物

附录

一、国外中医药发展

二、2022 年度发文目录

（一）2022 年国家中医药管理局联合印发文件

（二）2022 年国家中医药管理局印发文件

三、省市中医药优秀机构与人物

重要文选

一、中共中央、国务院文件

国务院办公厅关于印发“十四五”中医药发展规划的通知

国办发〔2022〕5号

各省、自治区、直辖市人民政府，国务院各部委、各直属机构：

《“十四五”中医药发展规划》已经国务院同意，现印发给你们，请认真贯彻执行。

国务院办公厅
2022年3月3日

附

“十四五”中医药发展规划

为贯彻落实党中央、国务院关于中医药工作的决策部署，明确“十四五”时期中医药发展目标任务和重点措施，依据《中华人民共和国国民经济和社会发展第十四个五年规划和2035年远景目标纲要》，制订本规划。

一、规划背景

“十三五”期间，中医药发展顶层设计加快完善，政策环境持续优化，支持力度不断加大。2017年，《中医药法》施行。2019年，中共中央、国务院印发《关于促进中医药传承创新发展的意见》，国务院召开全国中医药大会。中医药服务体系进一步健全，截至2020年底，全国中医医院达到5482家，每千人口公立中医医院床位数达到0.68张，每千人口卫生机构中医类别执业（助理）医师数达到0.48人，99%的社区卫生服务中心、98%的乡镇卫生院、90.6%的社区卫生服务站、74.5%的村卫生室能够提供中医药服务，设置中医临床科室的二级以上公立综合医院占比达到86.75%，备案中医诊所达到2.6万家。中医药传承发展能力不断增强，中医药防控心脑血管疾病、糖尿病等重大慢病及重大传染性疾病临床研究取得积极进展，屠呦呦研究员获得国家最高科学技术奖，中医药人才培养体系持续完善，中成药和中药饮片产品标准化建设扎实推进，第四次全国中药资源普查基本完成，公民中医药健康文化素养水平达20.69%。中医药开放发展取得积极成效，已传播到196个国家和地区，中药类商品进出口贸易总额大幅增长。特别是新冠肺炎疫情发生以来，坚持中西医结合、中西药并用，中医药全面参与疫情防控救治，作出了重要贡献。

当前，全球新冠肺炎疫情仍处于大流行状态，新发传染病不断出现，我国慢性病发病率总体呈上升趋势，传统传染病防控形势仍然严峻。随着经济社会发展和生活水平提高，人民群众更加重视生命安全和健康质量，健康需求不断增长，并呈现多样化、差异化特点。有效应对多种健康挑战、更好满足人民群众健康需求，迫切需要加快推进中医药事业发展，更好发挥其在健康中国建设中的独特优势。同时也应看到，中医药发展不平衡不充分问题仍然突出，中医药优质医疗服务资源总体不足，基层中医药服务能力仍较薄弱，中西医协同作用发挥不够，中医药参与公共卫生和应急救治机制有待完善，传承创新能力有待持续增强，中药材质量良莠不齐，中医药特色人才培养质量仍需提升，符合中医药特点的政策体系需进一步健全。

二、总体要求

（一）指导思想

以习近平新时代中国特色社会主义思想为指导，深入贯彻党的十九大和十九届历次全会精神，统筹推进“五位一体”总体布局，协调推进“四个全面”战略布局，认真落实党中央、国务院决策部署，坚持稳中求进工作总基调，立足新发展阶段，完整、准确、全面贯彻新发展理念，构建新发展格局，坚持中西医并重，传承精华、守正创新，实施中医药振兴发展重大工程，补短板、强弱项、扬优势、激活力，推进中医药和现代科学相结合，推动中医药和西医药相互补充、协调发展，推进中医药现代化、产业化，推动中医药高质量发展和走向世界，为全面推进健康中国建设、更好保障人民健康提供有力支撑。

（二）基本原则

坚持以人民为中心。把人民群众生命安全和身体健康放在第一位，加强服务体系和人才队伍建设，提升中医药服务能力，充分发挥中医药在治未病、重大疾病治疗、疾病康复中的重要作用，全方位全周期保障人民健康。

坚持遵循发展规律。正确把握继承与创新的关系，坚持中医药原创思维，坚持创造性转化、创新性发展，注重利用现代科学技术和方法，深入发掘中医药精华，在创新中形成新特色新优势，促进中医药特色发展。

坚持深化改革创新。破除体制

机制和政策障碍，完善政策举措和评价标准体系，持续推进中医药领域改革创新，建立符合中医药特点的服务体系、服务模式、管理模式、人才培养模式，推动中医药事业和产业高质量发展。

坚持统筹协调推进。坚持中西医并重，提升中西医结合能力，促进优势互补，共同维护人民健康。统筹谋划推进中医药服务、人才、传承创新、产业、文化、开放发展、深化改革等工作，形成促进中医药事业发展的合力。

（三）发展目标

到2025年，中医药健康服务能力明显增强，中医药高质量发展政策和体系进一步完善，中医药振兴发展取得积极成效，在健康中国建设中的独特优势得到充分发挥。

中医药服务体系进一步健全。融预防保健、疾病治疗和康复于一体的中医药服务体系逐步健全，中医药基层服务能力持续提升，中西医结合服务水平不断提高，中医药参与新发突发传染病防治和公共卫生事件应急处置能力显著增强。

中医药特色人才建设加快推进。中医药教育改革深入推进，具有中医药特色的人才培养模式逐步完善，人才成长途径和队伍结构持续优化，队伍素质不断提升，基层中医药人才数量和质量进一步提高。

中医药传承创新能力持续增强。中医药传承创新体系进一步健全，有利于传承创新的政策机制逐步完善，基础理论和重大疾病防治研究取得积极进展，临床与科研结合更为紧密，多学科融合创新持续推进。

中医药产业和健康服务业高质量发展取得积极成效。中药材质量水平持续提升，供应保障能力逐步提高，中药注册管理不断优化，中药新药创制活力增强。中医药养生保健服务有序发展，中医药与相关业态持续融合发展。

中医药文化大力弘扬。中医药文化产品和服务供给更为优质丰富，中医药博物馆事业加快发展，文化传播覆盖面进一步拓宽，公民中医药健康文化素养水平持续提高，中医药文化影响力进一步提升。

中医药开放发展积极推进。中医药积极参与重大传染病防控国际合作，助力构建人类卫生健康共同体的作用更加显著。中医药高质量融入“一带一路”建设，国际交流不断深化，服务贸易积极发展。

中医药治理水平进一步提升。中医药领域改革持续深化，遵循中医药发展规律的治理体系逐步完善，中医药信息化、综合统计、法治、监管等支撑保障不断加强，中医药治理水平持续提升。

主要发展指标

主要指标	2020年	2025年	指标性质
1. 中医医疗机构数（万个）	7.23	9.50	预期性
2. 中医医院数（个）	5482	6300	预期性
3. 每千人口公立中医医院床位数（张）	0.68	0.85	预期性
4. 每千人口中医类别执业（助理）医师数（人）	0.48	0.62	预期性
5. 每万人口中医类别全科医生数（人）	0.66	0.79	预期性
6. 二级以上公立中医医院中医类别执业（助理）医师比例（%）	51.58	60	预期性
7. 二级以上中医医院设置康复（医学）科的比例（%）	59.43	70	预期性
8. 三级公立中医医院和中西医结合医院（不含中医专科医院）设置发热门诊的比例（%）	—	100	约束性
9. 二级以上公立中医医院设置老年病科的比例（%）	36.57	60	预期性
10. 县办中医医疗机构（医院、门诊部、诊所）覆盖率（%）	85.86	100	预期性
11. 公立综合医院中医床位数（万张）	6.75	8.43	预期性
12. 二级以上公立综合医院设置中医临床科室的比例（%）	86.75	90	预期性
13. 二级妇幼保健院设置中医临床科室的比例（%）	43.56	70	预期性
14. 社区卫生服务中心和乡镇卫生院设置中医馆的比例（%）	81.29	力争到2022年全部设置	预期性
15. 公民中医药健康文化素养水平（%）	20.69	25	预期性

注：1. 中医医疗机构包括中医医院（含中西医结合医院、少数民族医医院）、中医门诊部（含中西医结合门诊部、少数民族医门诊部）、中医诊所（含中西医结合诊所、少数民族医诊所）。

2. 二级以上公立中医医院中医类别执业（助理）医师比例统计范围不含中西医结合医院和少数民族医医院。

三、主要任务

（一）建设优质高效中医药服务体系

1. 做强龙头中医医院。

依托综合实力强、管理水平高的中医医院，建设一批国家中医医学中心，在疑难危重症诊断与治疗、高层次中医药人才培养、高水平研究与创新转化、解决重大公共卫生问题、现代医院管理、传统医学国际交流等方面代表全国一流水平。将全国高水平中医医院作为输出医院，推进国家区域医疗中心建设项目，在优质中医药资源短缺或患者转外就医多的省份设置分中心、分支机构，促进优质中医医疗资源扩容和均衡布局。

2. 做优骨干中医医院。

加强各级各类中医医院建设，强化以中医药服务为主的办院模式和服务功能，规范科室设置，推进执行建设标准，补齐资源配置不平衡的短板，优化就医环境，持续改善基础设施条件。建设一批中医特色重点医院。提升地市级中医医院综合服务能力。支持中医医院牵头组建医疗联合体。

3. 做实基层中医药服务网络。

实施基层中医药服务能力提升工程“十四五”行动计划，全面提升基层中医药在治未病、疾病治疗、康复、公共卫生、健康宣教等领域的服务能力。持续加强县办中医医疗机构建设，基本实现县办中医医疗机构全覆盖。加强基层医疗卫生机构中医药科室建设，力争实现全部社区卫生服务中心和乡镇卫生院设置中医馆、配备中医医师，100%的社区卫生服务站和80%以上的村卫生室能够提供中医药服务。实施名医堂工程，打造一批名医团队运营的精品中医机构。鼓励有资质的中医专业技术人员特别是名老中医开办中医诊所。鼓励有条件的中医诊所组建家庭医生团队开展签约服务。推动中医门诊部和诊所提升管理水平。

4. 健全其他医疗机构中医药科室。

强化综合医院、专科医院和妇幼保健机构中医临床科室、中药房建设，有条件的二级以上公立综合医院设立中医病区和中医综合治疗区。鼓励社会办医疗机构设置中医药科室。

专栏1　高质量中医药服务体系建设
1. 国家中医医学中心建设。依托综合实力强、管理水平高的中医医院建设国家中医医学中心，推动解决重大问题，引领国家中医学术发展方向。 2. 国家区域医疗中心建设。将优质医疗资源富集地区的全国高水平中医医院作为输出医院，实施国家区域医疗中心建设项目，促进优质中医医疗资源均衡布局。 3. 中医特色重点医院建设。以地市级中医医院为重点，建设130个左右中医特色突出、临床疗效显著、示范带动作用明显的中医特色重点医院。 4. 县级中医医院建设。加强县级中医医院能力建设。支持脱贫地区、“三区三州”、原中央苏区、易地扶贫搬迁安置地区县级中医医院基础设施建设。 5. 名医堂工程。按照品牌化、优质化、规范化、标准化的要求，分层级规划布局建设一批名医堂，创新机制，打造可推广、可复制、可持续的示范性名医堂运营模式。 6. 基层中医馆建设。加强基层医疗卫生机构中医馆建设。鼓励有条件的地方完成15%的社区卫生服务中心和乡镇卫生院中医馆服务内涵建设；在10%的社区卫生服务站和村卫生室开展“中医阁”建设。

（二）提升中医药健康服务能力

1. 彰显中医药在健康服务中的特色优势。

提升疾病预防能力。实施中医药健康促进行动，推进中医治未病健康工程升级。开展儿童青少年近视、脊柱侧弯、肥胖等中医适宜技术防治。规范二级以上中医医院治未病科室建设。在各级妇幼保健机构推广中医治未病理念和方法。继续实施癌症中西医结合防治行动，加快构建癌症中医药防治网络。推广一批中医治未病干预方案，制定中西医结合的基层糖尿病、高血压防治指南。在国家基本公共卫生服务项目中优化中医药健康管理服务，鼓励家庭医生提供中医治未病签约服务。持续开展0～36个月儿童、65岁以上老年人等重点人群的中医药健康管理，逐步提高覆盖率。

增强疾病治疗能力。开展国家中医优势专科建设，以满足重大疑难疾病防治临床需求为导向，做优做强骨伤、肛肠、儿科、皮肤科、妇科、针灸、推拿及脾胃病、心脑血管病、肾病、肿瘤、周围血管病等中医优势专科专病，巩固扩大优势，带动特色发展。制订完善并推广实施一批中医优势病种诊疗方案和临床路径，逐步提高重大疑难疾病诊疗能力和疗效水平。加强中药药事管理，落实处方专项点评制度，促进合理使用中药。鼓励依托现有资源建设中医医疗技术中心，挖掘整理并推广应用安全有效的中医医疗技术。大力发展中医非药物疗法，充分发挥其在常见病、多发病和慢性病防治中的独特作用。加强护理人员中医药知识与技能培训，开展中医护理门诊试点。

强化特色康复能力。实施中医药康复服务能力提升工程。依托现有资源布局一批中医康复中心，二级以上中医医院加强康复（医学）科建设，康复医院全部设置传统康复治疗室，其他提供康复服务的医疗机构普遍能够提供中医药服务。探索有利于发挥中医药优势的康复服务模式。促进中医药、中华传统体育与现代康复技术融合，发展中国特色康复医学。针对心脑血管病、糖尿病、尘肺病等慢性病和伤残等，制订推广中医康复方案，推动研发中医康复器具。大力开展培训，推动中医康复技术进社区、进家庭、进机构。

专栏2　中医药服务“扬优强弱补短”建设
1. 国家中医优势专科建设。建设一批国家中医优势专科，强化设备配置，优化完善中医诊疗方案，提升中医临床疗效。

2. 地市级中医医院综合服务能力建设。推动地市级中医医院加强专科和中医综合治疗区建设，全面提升医院综合服务能力。

3. 基层中医药服务能力提升。推动县级中医医院加强特色优势专科建设，将县级中医医院建设成县域中医适宜技术推广中心。实施对口支援提升项目，提高被支援单位综合诊疗能力。加强三级中医医院对口帮扶国家乡村振兴重点帮扶县中医医院工作，推动30万人口以上国家乡村振兴重点帮扶县的中医医院达到二级甲等水平。开展国家中医医疗队巡回医疗。

4. 中医治未病服务能力建设。针对重点人群和重大疾病，制订并推广20个中医治未病干预方案。

5. 重点人群中医药健康促进项目。开展儿童青少年近视防治中医适宜技术试点，推广运用中医适宜技术干预儿童青少年近视。依托现有资源，推动省级老年人中医药健康中心建设，推广应用老年期常见疾病中医诊疗方案和技术。针对妇女围绝经期、孕育调养、产后康复、亚健康状态和儿童生长发育、脊柱侧弯、肥胖等，开展中医药适宜技术和方法试点。

6. 中医药康复服务能力提升工程。依托现有资源布局一批中医康复中心。加强中医医院康复（医学）科和康复医院中医科室建设。

2. 提升中医药参与新发突发传染病防治和公共卫生事件应急处置能力。

完善中医药参与应急管理的制度。在传染病防治法、突发公共卫生事件应对法等法律法规制修订中，研究纳入坚持中西医并重以及中西医结合、中西药并用、加强中医救治能力建设等相关内容，推动建立有效机制，促进中医药在新发突发传染病防治和公共卫生事件应急处置中发挥更大作用。

加强中医药应急救治能力建设。依托高水平三级甲等中医医院，建设覆盖所有省份的国家中医疫病防治基地，依托基地组建中医疫病防治队伍，提升中医紧急医学救援能力。三级公立中医医院和中西医结合医院（不含中医专科医院）全部设置发热门诊，加强感染性疾病、急诊、重症、呼吸、检验等相关科室建设，提升服务能力。

强化中医药应急救治支撑保障。加强中医药应急科研平台建设，合理布局生物安全三级水平实验室。加大国家中医药应对重大公共卫生事件和疫病防治骨干人才培养力度，形成人员充足、结构合理、动态调整的人才库，提高中医药公共卫生应急和重症救治能力。完善中药应急物资保障供应机制。

专栏3　中医药应急服务能力建设

1. 国家中医疫病防治基地建设。建设35个左右国家中医疫病防治基地，提升中医药应急服务能力。

2. 中医医院应急救治能力建设。推动三级中医医院提高感染性疾病科、呼吸科、重症医学科服务能力，建成生物安全二级以上水平实验室。二级中医医院设置感染性疾病科、急诊科、呼吸科等。开展人员培训，加强院感防控管理，按照要求配备管控人员，提升新发突发传染病防治和公共卫生事件应急处置能力。

3. 发展少数民族医药。

加强少数民族医医疗机构建设，提高民族地区基层医疗卫生机构少数民族医药服务能力。改善少数民族医医院基础设施条件，加强少数民族医医院专科能力、制剂能力和信息化能力建设。建立符合少数民族医医疗机构自身特点和发展规律的绩效评价指标体系。加大少数民族医药防治重大疾病和优势病种研究力度，有效传承特色诊疗技术和方法。鼓励和扶持少数民族医药院校教育、师承教育和继续教育。加大对少数民族医药的传承保护力度，持续开展少数民族医药文献抢救整理工作，推动理论创新和技术创新。

专栏4　少数民族医医院能力建设项目

少数民族医医院能力建设。推动建设一批少数民族医重点专科，提高少数民族医医院制剂能力。推动地市级以上少数民族医医院信息化能力建设。在部分少数民族医医院开展以双语电子病历为核心的信息化能力建设。

4. 提高中西医结合水平。

推动综合医院中西医协同发展。在综合医院推广“有机制、有团队、有措施、有成效”的中西医结合医疗模式，将中医纳入多学科会诊体系，加强中西医协作和协同攻关，制订实施“宜中则中、宜西则西”的中西医结合诊疗方案。将中西医协同发展工作纳入医院评审和公立医院绩效考核。推动三级综合医院全部设置中医临床科室，设立中医门诊和中医病床。打造一批中西医协同“旗舰”医院、“旗舰”科室，开展重大疑难疾病、传染病、慢性病等中西医联合攻关。

加强中西医结合医院服务能力建设。建立符合中西医结合医院特点和规律的绩效评价指标体系，修订中西医结合医院工作指南。加强中西医结合医院业务用房等基础设施建设，强化设备配置。开展中西医结合学科和专科建设，促进中西医联合诊疗模式改革创新。

提升相关医疗机构中医药服务水平。引导专科医院、传染病医院、妇幼保健机构规范建设中医临床科室、中药房，普遍开展中医药服务，创新中医药服务模式，加强相关领域中医优势专科建设。优化妇幼中医药服务网络，提升妇女儿童中医药预防保健和疾病诊疗服务能力。

专栏5　中西医结合能力提升项目

1. 中西医协同“旗舰”医院、“旗舰”科室建设。支持建设50个左右中西医协同“旗舰”医院，建设一批中西医协同“旗舰”科室，加强基础设施建设和设备配置。

2. 中西医临床协作能力建设。持续开展中西医临床协作，围绕重大疑难疾病、传染病和慢性病等进行中西医联合攻关，逐步建立中西医结合临床疗效评价标准，遴选形成优势病种目录，形成100个左右中西医结合诊疗方案或专家共识。

5. 优化中医医疗服务模式。

完善以病人为中心的服务功能，优化服务流程和方式，总结推广中医综合诊疗模式、多专业一体化诊疗模式和集预防、治疗、康复于一体的全链条服务模式。推进智慧医疗、智慧服务、智慧管理“三位一体”的智慧中医医院建设。建设中医互联网医院，发展远程医疗和互联网诊疗。持续推进“互联网+医疗健康”“五个一”服务行动。构建覆盖诊前、诊中、诊后的线上线下一体化中医医疗服务模式，让患者享有更加便捷、高效的中医药服务。

（三）建设高素质中医药人才队伍

1. 深化中医药院校教育改革。

深化医教协同，进一步推动中医药教育改革与高质量发展。建立以中医药课程为主线、先中后西的中医药类专业课程体系，优化专业设置、课程设置和教材组织，增设中医疫病课程，增加经典课程内容，开展中医药经典能力等级考试。强化中医思维培养，建立早跟师、早临床学习制度，将师承教育贯穿临床实践教学全过程。加大对省（部）局共建中医药院校改革发展的支持力度，推动建设100个左右中医药类一流本科专业建设点。加强中医临床教学能力建设，提升高校附属医院和中医医师规范化培训基地教学能力。实施卓越中医药师资培训计划。依托现有资源，支持建设一批中医药高水平高等职业学校和专业（群）。

2. 强化中医药特色人才队伍建设。

实施中医药特色人才培养工程（岐黄工程）。打造岐黄学者品牌，持续开展岐黄学者培养、全国中医临床优秀人才研修等项目，做强领军人才、优秀人才、骨干人才梯次衔接的高层次人才队伍。建设一批高水平中医药重点学科。构建符合中医药特点的人才培养模式，发展中医药师承教育，建立高年资中医医师带徒制度，与职称评审、评优评先等挂钩，持续推进全国名老中医药专家传承工作室、全国基层名老中医药专家传承工作室建设。将综合医院、妇幼保健院等医疗机构中医药人才纳入各类中医药人才培养项目。按照“下得去、留得住、用得上”的要求，加强基层中医药人才队伍建设，根据需求合理确定中医专业农村订单定向免费培养医学生规模，在全科医生特岗计划中积极招收中医医师。推广中医药人员“县管乡用”，探索推进轮岗制与职称评审相衔接。适当放宽长期服务基层的中医医师职称晋升条件，表彰奖励评优向基层一线和艰苦地区倾斜，引导中医药人才向基层流动。

3. 完善落实西医学习中医制度。

开展九年制中西医结合教育试点。增加临床医学类专业中医药课程学时，将中医药课程列为本科临床医学类专业必修课和毕业实习内容，在临床类别医师资格考试中增加中医知识。落实允许攻读中医专业学位的临床医学类专业学生参加中西医结合医师资格考试和中医医师规范化培训的政策要求。在高职临床医学类专业中开设中医基础与适宜技术必修课程。临床、口腔、公共卫生类别医师接受必要的中医药继续教育，综合医院对临床医师开展中医药专业知识轮训，使其具备本科室专业领域的常规中医诊疗能力。加强中西医结合学科建设，培育一批中西医结合多学科交叉创新团队。实施西医学习中医人才专项，培养一批中西医结合人才。

专栏6　中医药特色人才培养工程（岐黄工程）

1. 高层次人才计划。

“国医大师”和“全国名中医”表彰奖励项目。表彰30名国医大师和100名全国名中医。

中医药领军人才支持项目。遴选50名岐黄学者和200名青年岐黄学者，遴选组建10个左右国家中医药多学科交叉创新团队和一批国家中医药传承创新团队。

中医药优秀人才研修项目。培养1200名中医临床、少数民族医药、西医学习中医等优秀人才。

中医药骨干人才培养项目。持续开展全国老中医药专家学术经验继承工作，遴选指导老师，培养一批继承人。为二级以上中医医疗机构培养一批骨干师资及中药、护理、康复、管理等骨干人才。支持一批中医医师开展规范化培训。

综合医院中医药高层次人才支持项目。面向省级以上综合医院、妇幼保健院等医疗机构，开展西医学习中医高级人才培养和全国老中医药专家学术经验继承工作，建设一批传承工作室，培养一批中医药骨干人才。

2. 基层人才计划。

基层中医药人才培训项目。招录一定数量的中医专业农村订单定向免费培养医学生。支持一批中医类别全科医生开展规范化培训、转岗培训。支持一批中医医师开展中医助理全科医生培训。为中医馆培训一批骨干人才。

革命老区等中医药人才振兴项目。在革命老区、国家乡村振兴重点帮扶县等地区，加大中医专业农村订单定向免费培养医学生支持力度；支持建设一批全国基层名老中医药专家传承工作室。

3. 人才平台建设计划。

高水平中医药重点学科建设项目。重点建设一批中医基础类、经典类、疫病防治类、中药类和多学科交叉重点学科，加强学科内涵建设，培养一批学科团队和学科带头人。

中医临床教学基地能力建设。支持一批中医医师规范化培训基地加强培训能力建设，遴选若干个标准化规范化培训实践技能考核基地。

传承工作室建设。新增建设一批国医大师、全国名中医及全国名老中医药专家传承工作室。新增建设一批全国基层名老中医药专家传承工作室，覆盖二级以上中医医院。启动建设一批老药工传承工作室。

（四）建设高水平中医药传承保护与科技创新体系

1. 加强中医药传承保护。

实施中医药古籍文献和特色技

术传承专项，编纂出版《中华医藏》，建立国家中医药古籍和传统知识数字图书馆。加强对名老中医学术经验、老药工传统技艺等的活态传承，支持中医学术流派发展。推动出台中医药传统知识保护条例，建立中医药传统知识数据库、保护名录和保护制度。

2. 加强重点领域攻关。

在科技创新2030—重大项目、重点研发计划等国家科技计划中加大对中医药科技创新的支持力度。深化中医原创理论、中药作用机理等重大科学问题研究。开展中医药防治重大、难治、罕见疾病和新发突发传染病等诊疗规律与临床研究。加强中医药临床疗效评价研究。加强开展基于古代经典名方、名老中医经验方、有效成分或组分等的中药新药研发。支持儿童用中成药创新研发。推动设立中医药关键技术装备项目。

3. 建设高层次科技平台。

依托现有资源，建设一批国家级中医药研究平台，研究布局全国重点实验室、国家临床医学研究中心、国家工程研究中心和国家技术创新中心；推进国家中医药传承创新中心、国家中医临床研究基地和中国中医药循证医学中心建设。发挥中国中医科学院“国家队”作用，实施中医药科技创新工程。

4. 促进科技成果转化。

建设一批中医药科技成果孵化转化基地。支持中医医院与企业、科研机构、高等院校等加强协作、共享资源。鼓励高等院校、科研院所、医疗机构建立专业化技术转移机构，在成果转化收益分配、团队组建等方面赋予科研单位和科研人员更大自主权。

专栏7　国家中医药传承创新平台工程

1. 培育和建设国家重大科技创新平台。

全国重点实验室。支持在中医理论、中药资源、中药创新、中医药疗效评价等重要领域方向建设多学科交叉融合的全国重点实验室或全国重点实验室培育基地。

国家临床医学研究中心。围绕心血管疾病、神经系统疾病、恶性肿瘤、代谢性疾病等重大慢性病，妇科、骨伤、免疫等优势病种，以及针灸、其他非药物疗法等特色疗法，建设一批中医类国家临床医学研究中心及其协同创新网络。

深化建设国家工程研究中心。对已建的中医药国家工程研究中心和国家工程实验室明确功能定位，优化运行，符合条件的纳入国家工程研究中心序列管理。围绕制约中医药发展的关键技术和核心装备，在中医药标准化、中医药临床疗效与安全性评价、中药质量控制等方向深化研究。

培育国家技术创新中心。围绕中药现代化重大共性技术突破、产品研发和成果转化应用示范，培育建设一批中医药国家技术创新中心。

2. 国家中医药传承创新中心。建设30个左右国家中医药传承创新中心。

3. 做大做强中国中医科学院专项工程。实施中国中医科学院中医药科技创新工程，做强一批在国内外有影响力的优势学科，加强科技创新平台建设，打造成为中医药科技创新核心基地和创新人才高地。

4. 国家中医药管理局重点实验室。优化整合国家中医药管理局重点研究室、三级实验室，建设一批国家中医药管理局重点实验室，形成相关领域关键科学问题研究链。

5. 中医药活态传承工程。开展当代名老中医药专家学术经验、技术方法和临证方药挖掘整理和应用推广。开展老药工鉴定、炮制、制药技术传承。开展民间中医药技术方法整理和利用。开展中医理论、技术、方法原态保护和存续。

6. 中医药科技研究项目。实施中医药现代化研究重点专项，开展中医药循证评价研究，推进中医药理论创新。开展经典名方类中药复方制剂研发、应用。推动设立中医药关键技术装备项目。

（五）推动中药产业高质量发展

1. 加强中药资源保护与利用。

支持珍稀濒危中药材人工繁育。公布实施中药材种子管理办法。制定中药材采收、产地加工、野生抚育及仿野生栽培技术规范和标准。完成第四次全国中药资源普查，建立全国中药资源共享数据集和实物库，并利用实物样本建立中药材质量数据库，编纂中国中药资源大典。

2. 加强道地药材生产管理。

制定发布全国道地药材目录，构建中药材良种繁育体系。加强道地药材良种繁育基地和生产基地建设，鼓励利用山地、林地推行中药材生态种植，优化生产区域布局和产品结构，开展道地药材产地和品质快速检测技术研发，集成创新、示范推广一批以稳定提升中药材质量为目标的绿色生产技术和种植模式，制定技术规范，形成全国道地药材生产技术服务网络，加强对道地药材的地理标志保护，培育一批道地药材知名品牌。

3. 提升中药产业发展水平。

健全中药材种植养殖、仓储、物流、初加工规范标准体系。鼓励中药材产业化、商品化和适度规模化发展，推进中药材规范化种植、养殖。鼓励创建以中药材为主的优势特色产业集群和以中药材为主导的农业产业强镇。制定实施全国中药饮片炮制规范，继续推进中药炮制技术传承基地建设，探索将具有独特炮制方法的中药饮片纳入中药品种保护范围。加强中药材第三方质量检测平台建设。研究推进中药材、中药饮片信息化追溯体系建设，强化多部门协同监管。加快中药制造业数字化、网络化、智能化建设，加强技术集成和工艺创新，提升中药装备制造水平，加速中药生产工艺、流程的标准化和现代化。

4. 加强中药安全监管。

提升药品检验机构的中药质量评价能力，建立健全中药质量全链条安全监管机制，建设中药外源性有害残留物监测体系。加强中药饮片源头监管，严厉打击生产销售假劣中药饮片、中成药等违法违规行为。建立中成药监测、预警、应急、召回、撤市、淘汰的风险管理长效机制。加强中药说明书和标签管理，提升说明书临床使用指导效果。

专栏8　中药质量提升工程

1. 全国中药资源普查成果转化。完善全国中药资源普查数据库及中药资源动态监测数据，建设重点区域常态化管理机制。

2. 中药材种质资源保护和发展。支持国家药用植物种质资源库建设。加强道地药材良种繁育基地建设。

3. 中药材规范化种植提升行动。加快中药材品种培优、品质提升、品牌打造和标准化生产，集成推广中药材标准化种植模式。开展适宜品种林下种植示范研究，形成生态种植技术体系。建设一批道地药材标准化生产基地。

4. 中药智能制造提升行动。研发中药材种植、采收、产地加工装备，中药饮片自动化、智能化生产装备，以及中成药共性技术环节数字化、网络化生产装备，提高中药生产智能化水平。

（六）发展中医药健康服务业

1. 促进和规范中医药养生保健服务发展。

促进中医健康状态辨识与评估、咨询指导、健康干预、健康管理等服务规范开展。推广太极拳、八段锦等中医药养生保健方法和中华传统体育项目，推动形成体医结合的健康服务模式。鼓励中医医疗机构为中医养生保健机构提供技术支持，支持中医医师依照规定提供服务。

2. 发展中医药老年健康服务。

强化中医药与养老服务衔接，推进中医药老年健康服务向农村、社区、家庭下沉。逐步在二级以上中医医院设置老年病科，增加老年病床数量，开展老年病、慢性病防治和康复护理。推动二级以上中医医院与养老机构合作共建，鼓励有条件的中医医院开展社区和居家中医药老年健康服务。鼓励中医医师加入老年医学科工作团队和家庭医生签约团队，鼓励中医医师在养老机构提供保健咨询和调理服务。推动养老机构开展中医特色老年健康管理服务。在全国医养结合示范项目中培育一批具有中医药特色的医养结合示范机构，在医养结合机构推广中医药适宜技术。

3. 拓展中医药健康旅游市场。

鼓励地方结合本地区中医药资源特色，开发更多体验性强、参与度高的中医药健康旅游线路和旅游产品，吸引境内外消费者。完善中医药健康旅游相关标准体系，推动中医药健康旅游高质量发展。

4. 丰富中医药健康产品供给。

以保健食品、特殊医学用途配方食品、功能性化妆品、日化产品为重点，研发中医药健康产品。鼓励围绕中医养生保健、诊疗与康复，研制便于操作、适于家庭的健康检测、监测产品及自我保健、功能康复等器械。

（七）推动中医药文化繁荣发展

1. 加强中医药文化研究和传播。

深入挖掘中医药精华精髓，阐释中医药文化与中华优秀传统文化的内在联系。加强中医药学与相关领域协同创新研究。实施中医药文化传播行动，推动建设体验场馆，培育传播平台，丰富中医药文化产品和服务供给。推动中医药文化贯穿国民教育始终，进一步丰富中医药文化教育。加强中医药机构文化建设。加大对传统医药类非物质文化遗产代表性项目的保护传承力度。加强中医药科普专家队伍建设，推动中医医疗机构开展健康讲座等科普活动。建设中医药健康文化知识角。开展公民中医药健康文化素养水平监测。

2. 发展中医药博物馆事业。

开展国家中医药博物馆基本建设，建成国家中医药数字博物馆。促进中医药博物馆体系建设，强化各级各类中医药博物馆收藏研究、社会教育、展览策划和文化服务功能，加强数字化建设，组织内容丰富的中医药专题展览。

3. 做大中医药文化产业。

鼓励引导社会力量通过各种方式发展中医药文化产业。实施中医药文化精品行动，引导创作一批质量高、社会影响力大的中医药文化精品和创意产品。促进中医药与动漫游戏、旅游餐饮、体育演艺等融合发展。培育一批知名品牌和企业。

专栏9　中医药文化弘扬工程及博物馆建设

1. 中医药文化研究阐释。深入挖掘中医药精华精髓，做好研究阐释。编写若干种针对不同受众的中医药文化读物。

2. 中医药文化传播行动。广泛开展群众性中医药文化活动。充分依托地方现有资源，推动一批中医药文化体验场馆、中医药文化宣传教育基地达到国家级建设标准。推动开展中医药文化教育活动。持续开展公民中医药健康文化素养水平监测。

3. 中医药文化精品行动。扶持创作一批中医药文学、影视和网络视听优秀作品，支持制作一批中医药新媒体产品。

4. 国家中医药博物馆建设。开展国家中医药博物馆基本建设，打造中医药文化重要高地。建成国家中医药数字博物馆，建立中医药资源藏品信息数据库。开展各级中医药博物馆能力建设。

5. 中医药科普项目。推出一批中医药科普节目、栏目、读物及产品。建设中医药健康文化知识角。加强中医药文化科普巡讲专家队伍建设。推广中医药传统保健体育运动，举办全国中医药院校传统保健体育运动会。

（八）加快中医药开放发展

1. 助力构建人类卫生健康共同体。

积极参与全球卫生健康治理，推进中医药参与新冠肺炎等重大传染病防控国际合作，分享中医药防控疫情经验。在夯实传播应用基础上，推进中医药高质量融入“一带一路”建设，实施中医药国际合作专项，推动社会力量提升中医药海外中心、中医药国际合作基地建设质量，依托现有机构建设传统医学领域的国际临床试验注册平台。指导和鼓励社会资本设立中医药“一带一路”发展基金。推进在相关国家实施青蒿素控制疟疾项目。

2. 深化中医药交流合作。

巩固拓展与有关国家的政府间中医药合作，加强相关政策法规、人员资质、产品注册、市场准入、质量监管等方面的交流。鼓励和支持有关中医药机构和团体以多种形式开展产学研用国际交流与合作。促进中医药文化海外传播与技术国际推广相结合。鼓励和支持社会力量采用市场化方式，与有合作潜力和意愿的国家共同建设一批友好中医医院、中医药产业园。加强与港澳台地区的中医药交流合作，建设粤港澳大湾区中医药高地，打造高水平中医医院、中医优势专科、人才培养基地和科技创新平台。

3. 扩大中医药国际贸易。

大力发展中医药服务贸易，高质量建设国家中医药服务出口基地。推动中医药海外本土化发展，促进产业协作和国际贸易。鼓励发展“互联网＋中医药贸易”。逐步完善中医药“走出去”相关措施，开展中医药海外市场政策研究，助力中医药企业“走出去”。推动中药类产品海外注册和应用。

专栏10 中医药开放发展工程

1. 中医药国际抗疫合作计划。组织中医药国际抗疫学术交流活动，举办中医药防控重大传染病等培训班，组建中医药国际抗疫合作专家团队，完善中医药国际疫情防控线上指导平台。

2. 中医药开放发展平台建设。在共建“一带一路”国家的重要节点城市，鼓励社会力量持续建设一批高质量中医药海外中心。依托国内中医药机构，拓展建设一批高质量中医药国际合作基地。鼓励和支持社会力量采用市场化方式，与有合作潜力和意愿的国家共同建设一批友好中医医院、中医药产业园。

3. 中医药国际影响力提升计划。扩大中医药学术期刊的国际影响力。在跨国科研合作计划中加大中医药参与力度。

4. 中医药国际贸易促进计划。高质量建设国家中医药服务出口基地，努力形成一批中医药服务知名品牌。建设中医药服务贸易统计体系。

5. 粤港澳大湾区中医药高地建设工程。支持粤港澳大湾区建设成为国际中医医疗先行区，建成多学科融合的科研平台，建立中医药人才协同培养机制。支持建设香港中医医院、粤澳合作中医药科技产业园，推进中医药产品创新研发。

（九）深化中医药领域改革

1. 建立符合中医药特点的评价体系。

建立完善科学合理的中医医疗机构、特色人才、临床疗效、科研成果等评价体系。健全公立中医医院绩效考核机制，常态化开展三级和二级公立中医医院绩效考核工作。完善各类中医临床教学基地标准和准入制度。建立完善符合中医药特点的人才评价体系，强化中医思维与临床能力考核，将会看病、看好病作为中医医师的主要评价内容。研究建立中医药人才表彰奖励制度。研究优化中医临床疗效评价体系，探索制定符合中医药规律的评价指标。通过同行评议、引进第三方评估等方式，完善有利于中医药创新的科研评价机制。

2. 健全现代医院管理制度。

建立体现中医医院特点的现代医院管理制度，落实党委领导下的院长负责制，推动公立中医医院发展方式从规模扩张转向提质增效和中医内涵式特色发展，运行模式从粗放管理转向精细化管理，资源配置从注重物质要素转向更加注重人才技术要素。推进公立中医医院人事管理制度和薪酬分配制度改革，落实“两个允许”要求。落实公立中医医院总会计师制度。建立完善中医医疗质量管理与控制体系，推进中医病案质量控制中心和中药药事管理质控中心建设。完善中医医院院感防控体系。构建和谐医患关系，改善中医医务人员工作环境和条件，在全社会营造尊重中医的良好氛围。

3. 完善中医药价格和医保政策。

建立以临床价值和技术劳务价值为主要依据、体现中医药特点的中医医疗服务卫生技术评估体系，优化中医医疗服务价格政策。在医疗服务价格动态调整中重点考虑中医医疗服务项目。医疗机构炮制使用的中药饮片、中药制剂实行自主定价，符合条件的按程序纳入基本医疗保险支付范围。改善市场竞争环境，引导形成以质量为导向的中药饮片市场价格机制。将符合条件的中医医疗服务项目和中药按程序纳入基本医疗保险支付范围。探索符合中医药特点的医保支付方式，遴选和发布中医优势病种，鼓励实行中西医同病同效同价。一般中医诊疗项目可继续按项目付费。继续深化中医药参与按床日付费、按人头付费等研究。支持保险公司、中医药机构合作开展健康管理服务，鼓励商业保险机构开发中医治未病等保险产品。

4. 改革完善中药注册管理。

优化中药临床证据体系，建立中医药理论、人用经验和临床试验“三结合”的中药注册审评证据体系，积极探索建立中药真实世界研究证据体系。探索中药饮片备案、审批管理，优化医疗机构中药制剂注册管理。推进古代经典名方目录制定发布，加快收载方剂的关键信息考证。

5. 推进中医药领域综合改革。

建设10个左右国家中医药综合改革示范区，鼓励在服务模式、产业发展、质量监管等方面先行先试，打造中医药事业和产业高质量发展高地。开展全国基层中医药工作示范市（县）创建工作。开展医疗、医保、医药联动促进中医药传承创新发展试点，发扬基层首创精神，完善更好发挥中医药特色优势的医改政策。

（十）强化中医药发展支撑保障

1. 提升中医药信息化水平。

依托现有资源持续推进国家和省级中医药数据中心建设。优化升级中医馆健康信息平台，扩大联通范围。落实医院信息化建设标准与规范要求，推进中医医院及中医馆健康信息平台规范接入全民健康信息平台。加强关键信息基础设施、数据应用服务的安全防护，增强自主可控技术应用。开展电子病历系统应用水平分级评价和医院信息互联互通标准化成熟度测评。鼓励中医辨证论治智能辅助诊疗系统等具有中医药特色的信息系统研发应用。

2. 建立国家中医药综合统计制度。

逐步完善统计直报体系，建立与卫生健康统计信息共享机制。加强综合统计人才队伍建设，构建统一规范的国家中医药数据标准和资源目录体系，建设国家、省级中医药综合统计信息平台，建立统计数据定期发布机制，稳步推动数据资源共享开放。

3. 加强中医药法治建设。

深入推进中医药法贯彻实施，完善中医药法相关配套制度。推动制修订相关法律法规和规章，加强对地方性法规建设的指导。进一步推进全国人大常委会中医药法执法检查报告及审议意见落实工作。建立不良执业记录制度，将提供中医药健康服务的机构及其人员诚信经营和执业情况依法依规纳入全国信用信息共享平台。强化中医药监督执法工作，健全长效机制，落实执法责任，加强人员培训，完善监督执法规范，全面提高中医药监督能力和水平。

4. 深化中医药军民融合发展。

加强军地双方在中医药学科建设、科技创新、人才培养等方面的合作，完善工作机制和政策措施，畅通信息交流渠道，加快军事中医药学科全面建设与发展，提高军队中医药整体保障水平。

专栏11　中医药支撑保障建设
1. 基层中医药信息化能力提升项目。推动中医馆健康信息平台升级改造，扩大中医馆联通范围。以县级中医医院为重点，提升基层中医医疗机构信息化水平。 2. 中医药综合统计体系建设。依托现有机构建设国家、省级中医药综合统计平台，构建统一规范的国家中医药数据标准和资源目录体系，加强人才队伍建设，构建中医药综合统计体系。 3. 新兴信息技术与中医药结合应用研究项目。支持中医医院应用人工智能、大数据、第五代移动通信（5G）、区块链、物联网等新兴信息技术，推动中医辨证论治智能辅助诊疗系统、名老中医经验传承系统等临床应用。 4. 中医药监督能力建设。开展虚假违法中医医疗广告监测，建立健全会商机制，提高有关突发事件处置能力。加强人员培训，提高专业水平和业务能力。

四、强化组织实施

（一）加强组织领导

强化国务院中医药工作部际联席会议办公室统筹职能，加强工作协调，及时研究和推动解决中医药发展重要问题。各省（自治区、直辖市）要完善中医药工作跨部门协调机制，支持和促进中医药发展，推动将中医药相关工作纳入政府绩效考核。建立健全省、市、县级中医药管理体系，合理配置人员力量。

（二）强化投入保障

各级政府通过现有资金渠道积极支持中医药发展，落实对公立中医医院的办医主体责任。支持通过地方政府专项债券等渠道，推进符合条件的公立中医医院建设项目。引导社会投入，打造中医药健康服务高地和学科、产业集聚区。鼓励金融机构依法依规为符合条件的中医药领域项目提供金融支持，进一步完善中医药发展多元化投入机制。

（三）健全实施机制

加强国家和省（自治区、直辖市）两级规划衔接。强化规划编制实施的制度保障，建立监测评估机制，监测重点任务、重大项目、重大改革举措的执行情况，进行中期、末期评估，及时发现并解决重要问题，确保本规划顺利实施。

（四）注重宣传引导

做好政策解读和培训，加强正面宣传和科学引导，大力宣传中医药传承创新发展成效，及时回应群众关切，营造良好社会氛围。及时总结提炼地方好的做法和经验，加强典型报道，发挥示范引领作用。充分发挥各方面积极作用，形成全社会共同关心和支持中医药发展的良好格局。

二、部门重要文件与领导讲话

（一）联合印发文件

关于印发基层中医药服务能力提升工程“十四五”行动计划的通知

国中医药医政发〔2022〕3号

各省、自治区、直辖市及新疆生产建设兵团卫生健康委、中医药管理局、发展改革委、教育厅（局）、财政厅（局）、人力资源社会保障厅（局）、文化和旅游厅（局）、医疗保障局、药品监督管理局，军队各有关大单位卫生管理部门：

为贯彻落实《中共中央　国务院关于促进中医药传承创新发展的意见》《“健康中国2030”规划纲要》《关于加快中医药特色发展的若干政策措施》《中共中央　国务院关于实现巩固拓展脱贫攻坚成果同乡村振兴有效衔接的意见》，进一步提升基层中医药服务能力，在总结“十三五”基层中医药服务能力提升工程实施工作基础上，国家中医药管理局、国家卫生健康委、国家发展改革委、教育部、财政部、人力资源社会保障部、文化和旅游部、国家医保局、国家药品监督管理局、中央军委后勤保障部卫生局联合制订了《基层中医药服务能力提升工程“十四五”行动计划》。现印发给你们，请认真贯彻执行。

国家中医药管理局
国家卫生健康委
国家发展改革委
教育部
财政部
人力资源社会保障部
文化和旅游部
国家医保局
国家药品监督管理局
中央军委后勤保障部卫生局
2022年3月8日

附　　基层中医药服务能力提升工程“十四五”行动计划

基层中医药（含少数民族医药，下同）服务是中医药发展的根基，是维护人民群众健康的基础保障。“十三五”时期，在党中央、国务院坚强领导下，各地区、各部门全面贯彻《中华人民共和国中医药法》，全面落实中央关于促进中医药发展的各项政策要求，加大基层中医药工作力度，基层中医药服务能力明显提升，人民群众看中医的公平性、可及性和便利性得到明显改善。截至2020年底，99%的社区卫生服务中心、98%的乡镇卫生院、90.6%的社区卫生服务站、74.5%的村卫生室能够提供中医药服务，85.38%的社区卫生服务中心和80.14%的乡镇卫生院设立中医综合服务区，中医药为缓解群众看病就医问题发挥了重要作用。

为贯彻落实《中共中央　国务院关于促进中医药传承创新发展的意见》《“健康中国2030”规划纲要》《国务院办公厅印发关于加快中医药特色发展若干政策措施的通知》《中共中央　国务院关于实现巩固拓展脱贫攻坚成果同乡村振兴有效衔接的意见》，持续推进基层中医药高质量发展，持续提升基层中医药服务能力，在总结“十三五”基层中医药服务能力提升工程实施情况的基础上，编制本行动计划。

一、总体要求

（一）指导思想

以习近平新时代中国特色社会主义思想为指导，深入贯彻党的十九大和十九届历次全会精神以及习近平总书记关于中医药工作的重要论述，立足新发展阶段，贯彻新发展理念，构建新发展格局，推动基层中医药事业高质量发展。坚持以人民健康为中心，落实新时期卫生健康工作方针，补短板、强弱项、固根基，着力健全基层中医药服务网络，全面提升基层中医药在治未病、医疗、康复、公共卫生、健康教育等领域的服务能力，持续提高基层中医药服务的可及性、便捷性、公平性，为健康中国建设和乡村振兴做出新贡献。

（二）主要目标

到2025年，融预防保健、疾病治疗和康复于一体的基层中医药服务网络更加健全，服务设施设备更加完善，人员配备更加合理，管理更加规范，提供覆盖全民和全生命周期的中医药服务，中医药服务能力有较大提升，较好地满足城乡居民对中医药服务的需求，为实现“一般病在市县解决，日常疾病在基层解决”提供中医药保障。

具体目标是，到2025年，基层中医药实现5个“全覆盖”：

县办中医医疗机构（医院、门诊部、诊所）基本实现全覆盖，80%以上的县级中医医院达到“二级甲等中医医院”水平；

社区卫生服务中心和乡镇卫生院中医馆实现全覆盖，鼓励有条件的地方对15%的社区卫生服务中心和乡镇卫生院中医馆完成服务内涵建设；

基层中医药服务提供基本实现全覆盖，100%社区卫生服务中心、乡镇卫生院能够规范开展10项以上中医药适宜技术，100%社区卫生服务站、80%以上村卫生室能够规范开展6项以上中医药适宜技术；

基层中医药人才配备基本实现全覆盖，社区卫生服务中心和乡镇卫生院中医类别医师占同类机构医师总数比例超过25%，100%社区卫生服务站、80%以上的村卫生室至少配备1名能够提供中医药服务的医务人员；

基层中医药健康宣教实现全覆盖，所有县级区域依托县级医院设置中医健康宣教基地，推动中医药健康知识普及。

二、重点任务

（一）完善基层中医药服务网络

1. 发挥县级中医医院龙头带动作用。落实《中华人民共和国中医药法》和《中共中央 国务院关于促进中医药传承创新发展的意见》要求，原则上每个县办好1所县级中医类医院，有效承担县域居民常见病、多发病中医诊疗和急危重症抢救与疑难病转诊任务。支持县级中医医院能力建设，提升县级综合医院、专科医院、妇幼保健机构中医药服务设施配置，中医临床科室、中药房、煎药室设置达到医院中药房、医疗机构中药煎药室等国家标准，鼓励县级妇幼保健机构设置中医妇科、中医儿科。

2. 改善基层医疗卫生机构中医药服务条件。推进基层医疗卫生机构中医馆建设，提升乡镇卫生院、社区卫生服务中心中医药综合服务区（中医馆）综合服务能力。在社区卫生服务中心和乡镇卫生院全部设置符合标准中医馆的基础上，对部分社区卫生服务中心和乡镇卫生院中医馆开展服务内涵建设，重点加强中医药人员配备、中医药技术服务提供和中医设备配备。改善社区卫生服务站、村卫生室中医药服务条件，在全部社区卫生服务站和80%以上的村卫生室具备提供中医药服务条件的基础上，探索在部分社区卫生服务站和村卫生室设置“中医阁”，打造区域相对独立、中医服务更加丰富的中医药服务场所。

3. 鼓励社会力量在基层办中医。鼓励社会力量在县域举办中医类别医疗机构，发展具有中医特色的康复医院、护理院（站），支持社会力量举办以中医特色为主的医养结合机构，鼓励中医医院举办互联网医院，支持名老中医举办诊所，支持企业举办连锁中医医疗机构，保证社会办非营利性中医医疗机构和政府办中医医疗机构在准入、执业等方面享有同等权利。

专栏1 基层中医药服务体系建设

名医堂建设：以中国中医科学院等优势中医机构和团队为依托，创新政策措施，发挥示范带动作用，分层级规划布局建设一批名医堂，推动名医团队入驻，服务广大基层群众。

县级中医医院建设：围绕脱贫地区、易地搬迁安置点、原中央苏区等地区支持县级中医医院加强基本建设，改善业务用房条件，更新换代医疗设备。

社区卫生服务中心、乡镇卫生院中医馆建设：推进社区卫生服务中心、乡镇卫生院中医馆设置全覆盖，鼓励有条件的地方对15%的中医馆完成服务内涵建设。

社区卫生服务站、村卫生室中医阁建设：开展“中医阁”建设，完善中医药场地、中医药诊疗服务设施，10%的社区卫生服务站、村卫生室设置“中医阁”。

（二）推进基层中医药人才建设

4. 扩大基层中医药人才有效供给。根据需求合理确定本科层次中医专业农村订单定向免费医学生培养规模，持续开展中医类别全科医生规范化培训、助理全科医生培训、转岗培训等，鼓励开展专科层次农村订单定向免费医学生培养，为基层培养一批高素质中医药人才。开展基层西医学习中医人才培养和培训，鼓励西学中人员开展中医药服务。对现有基层中医药人员通过岗位培训、外出进修、跟师学习等方式，提高岗位技能和服务能力。鼓励退休中医医师和中医医术确有专长医师到基层执业服务。

5. 畅通基层中医药人才使用途径。完善基层中医药人才配置和岗位标准，优化基层中医药人才招聘、使用机制，在全科医生特设岗位计划中积极招收中医医师，吸引一批中医药人才服务基层。畅通基层中医药人才流动途径，推广“县管乡用”“乡管村用”等人才管理模式，建立完善县域内中医药人才流动机制。实施基层中医临床优秀人才研修项目，为县级及以下医疗机构培养一批能看病、看好病的中医临床优秀人才。到2025年，基本实现城乡每万居民有0.6~0.8名合格的中医类别全科医生，社区卫生服务中心和乡镇卫生院中医类别医师占同类机构医师总数比例超过25%，社区卫生服务站至少配备1名中医类别医师或能够提供中医药服务的临床类别医师，80%以上的村卫生室至少配备1名能够提供中医药服务的医务人员。鼓励中医临床人才到医养结合机构执业。

6. 改善基层中医药人员发展环境。在职称晋升、薪酬待遇、进修学习等方面给予优惠政策，提升基层中医药岗位吸引力。落实“两个允许”，建立有利于中医药服务供给提升的绩效分配机制，激发中医药人员提供中医药服务动力。县级及以下医疗机构聘用卫生技术人员应包括一定比例基层中医药人员。

专栏2 基层中医药人才建设

开展基层中医药人才培养培训：招录7500名中医专业农村免费订单定向医学生，对1.25万名左右中医类别全科医生开展规范化培训、转岗培训，培训一批基层中医临床优秀人才、基层中医馆骨干人才。

革命老区中医药人才振兴项目：在原中央苏区等革命老区及乡村振兴重点帮扶县，加大中医专业农村订单定向免费医学生培养力度，建设一批全国基层名老中医药专家传承工作室，培养一批中医馆骨干人才。支持全国名老中医药专家传承工作室通过对口帮扶形式建设传承工作站，培养一批骨干人才。

（三）推广基层中医药适宜技术

7. 加强中医药适宜技术推广平台建设。完善省级中医医院中医药适宜技术推广中心设置，提升原县级常见病多发病中医药适宜技术推广基地能力，建成县域中医药适宜技术推广中心，省、县两级中心应具备符合规范要求的师资、设施、设备，设置有符合标准的适宜技术示教和实训场地，具备远程培训示教能力。全面完善适宜技术推广工作机制，各中心要落实适宜技术推广责任制，按要求配置适宜技术推广人员，负责县域、乡镇、村级卫生机构适宜技术推广，做到人员相对固定。到2025年，原则上所有县域均应设置符合标准的中医药适宜技术推广中心。

8. 加大适宜技术推广力度和考核力度。每个省级中医药适宜技术推广中心推广10类60项以上中医药适宜技术，为每个县培训至少15名县级师资，每人掌握8类以上中医药适宜技术；每个县级中医药适宜技术中心能够按照中医药技术操作规范开展45项以上中医药适宜技术。各县依托县级中心5年内面向基层医疗卫生机构推广10类40项以上中医药适宜技术，每个社区卫生服务中心、乡镇卫生院能够按照中医药技术操作规范开展6类10项以上中医药适宜技术，每个社区卫生服务站、80%以上村卫生室能够按照中医药技术操作规范熟练开展4类6项以上中医药适宜技术。在医养结合机构积极推广中医药适宜技术。各级中医药主管部门应建立中心考核和管理制度，完善中心设置、管理和考核标准；中医药行业学会（协会）应主动参与中医药适宜技术推广，完善相关专业学术组织，提升中医药适宜技术学术水平。

专栏3 中医药适宜技术推广

省域中医药适宜技术发掘与推广：各省中医药主管部门依托省级中医药适宜技术推广中心，深入研究，发掘和推广省域内的中医药适宜技术。

县级中医药适宜技术推广中心建设：每个县建设1个中医药适宜技术推广中心，提升培训、实训、实习能力，指导、规范、优化基层中医药服务提供。

中医药适宜技术师资培训：整理完善常见病多发病中医药适宜技术筛选，推动开展中医药适宜技术师资人员培训。

（四）提升基层中医药服务能力

9. 加强县级医疗机构中医医疗服务能力建设。开展县级中医医院"两专科一中心"建设，即每个县级中医医院建成两个中医特色优势专科和1个县域中医药适宜技术推广中心。加强县级中医医院临床薄弱专科、医技科室建设，提高医院综合服务能力。加强基层名老中医药专家传承工作室建设，培养基层中医药人才。提升基层中医医疗机构传染病防治能力，县级中医医院设置符合规范的发热门诊，具备规范的预检分诊能力。加强县级中医医院基层指导科建设，负责全县中医药技术指导和业务培训。推进中西医协同诊疗服务，提升综合医院、妇幼保健机构中医药综合服务能力和专科诊疗能力。到2025年，全部县级中医医院达到《县级中医医院医疗服务能力基本标准》。

10. 提升基层医疗卫生机构中医药诊疗能力。提升乡镇卫生院、社区卫生服务中心中药饮片、中医非药物疗法诊疗能力，扩大中医药服务规模。推动社区卫生服务站、村卫生室应用中医药适宜技术开展医疗服务。基层医疗卫生机构中医诊疗量在"十四五"期间稳步提升。

11. 发展基层中医治未病服务和中医康复服务。加强县级中医医院治未病科规范化建设和科学管理，提高中医治未病服务水平和能力，强化基层医疗卫生机构中医馆中医治未病服务。加强二级以上中医医院老年病科与康复科建设，提高中医康复和老年健康服务能力。到2025年，60%的二级以上县级中医医院设置老年病科，70%的二级以上县级中医医院设置康复科，鼓励在社区卫生服务中心和乡镇卫生院设置中医康复诊室和康复治疗区。

12. 完善中医药公共卫生服务能力。优化中医药健康管理服务，加强中医药健康管理服务规范和技术规范培训和指导，围绕儿童、老人、慢病管理等提升中医药健康管理服务能力，提高中医药健康管理率，扩大目标人群覆盖面。加强签约团队中医药人员配置和中医药服务能力建设，制定推广适宜的中医药签约服务包，提高中医药签约服务的数量与质量，提供全生命周期的中医药签约服务。在国家基本公共卫生服务项目中，针对高血压、糖尿病等慢性病强化医防融合，优化中医药健康管理服务内容。到2025年，老年人和儿童中医药健康管理率分别达到75%和85%。

13. 切实做好中医药城乡对口帮扶工作。严格落实过渡期"四个不摘"要求，按照乡村振兴政策要求，三级中医医院继续做好对口帮扶工作，继续采取驻点帮扶、人员培训、技术指导、巡回医疗、学科建设、合作管理等方式，加强脱贫地区政府举办的中医医院能力建设，提高受援单位中医药服务能力、综合服务能力及管理水平并达到国家考核标准。

专栏4 中医药服务能力提升
县级中医医院服务能力建设：每个县级中医医院建成两个中医特色优势专科，提升肺病、脑病、心病、骨伤、皮科、肿瘤等专科专病能力。新增建设一批全国基层名老中医药专家传承工作室。 提升基层中医药康复能力：完善县级中医医院康复科设置，加强基层医疗机构中医康复技术培训和推广，提升中医康复技术应用比重。 县级中医医院应急和救治能力建设：加强县级中医医院感染性疾病科等科室特别是发热门诊建设，加强院感防控管理，提高县级中医医院对传染病的筛查、预警和防控能力及对突发公共卫生事件的应急能力。 对口帮扶工作：实施对口帮扶提升项目建设，加强被帮扶单位人才培养、重点专科、远程诊疗、人才培训、管理能力等建设，提升被帮扶单位综合诊疗能力。开展国家中医医疗队巡回医疗，深入巡回地区基层送医下乡。

（五）加强基层中医药管理能力

14. 加强基层中医药服务管理和质量监管。推进县级中医药行政管理机构规范设置，综合医院、专科医院、妇幼保健机构应当有院领导相对固定分管中医药工作，督促中医药政策措施的落实，并在医疗管理部门中明确责任人员，负责中医药各方面管理。提升社区卫生服务中心、乡镇卫生院中医药管理能力。

加强基层中医药服务质量的评估和监管，完善有关规章制度，重点对基层医疗卫生机构执行中医药行业标准和技术规范、合理用药、落实核心制度等进行监督检查，提高服务质量，保证医疗安全。

15. 加快基层中医医疗服务信息化建设。落实《全国基层医疗卫生机构信息化建设标准与规范》和《全国医院信息化建设标准与规范》要求，提升基层医疗卫生机构中医药信息化水平，推进以电子病历和医院管理为重点的信息系统建设，支撑县级中医医院、基层中医馆、村卫生室实现信息共享和远程支持，丰富中医馆健康信息平台服务种类，扩大平台涵盖范围。鼓励三级中医医院牵头组建互联网医共体，为社区卫生服务中心中医馆中医药服务提供信息化支持。2025年，所有中医馆接入中医馆健康信息平台，实现县级中医医院牵头的医共体内信息互通和管理信息共享。

专栏5 中医药管理能力建设
基层中医药信息化建设：升级改造中医馆健康信息平台，扩大中医馆联通范围。以县级中医医院为重点，提升基层中医药机构信息化水平。

（六）深化基层中医药健康宣教和文化建设

16. 广泛推动中医药健康知识普及。所有县级区域依托县级医院设置中医健康宣教基地，将中医药科普知识和《中国公民中医养生保健素养》作为健康教育重要内容加以推广。充分利用网络化、智能化、数字化等方式，扩大中医药优质科普内容的覆盖面。在社区卫生服务中心、乡镇卫生院、社区居委会、乡村群众活动场所等，建设中医药健康文化知识角。鼓励支持优秀中医药科普图书、展览、新媒体产品等的创作。推动基层医疗机构通过电子屏、海报、宣传栏等经常性展示科普内容，开展健康讲座等科普活动。加强中医药科普专家队伍建设，鼓励中医药医务人员、科研人员面向社会开展科普服务。

专栏6 广泛推动中医药健康知识普及
中医药健康文化知识角建设：推动在社区卫生服务中心、基层中医馆、社区居委会、乡村群众活动场所等，建设一批中医药健康文化知识角，帮助群众更加经常接触到规范的中医药养生保健知识。 制作中医药科普产品：制作推出一批易于传播推广的中医药科普微视频等新媒体产品，支持优秀中医药科普图书等的创作，编写若干种针对不同受众的中医药读物。 建设中医药科普专家队伍：持续开展中医药文化科普巡讲专家遴选，培训一批中医药科普人才，组织开展线上线下等多种形式的中医药科普巡讲、健康讲座。

（七）稳步推进基层中医药改革

17. 做好中医医院牵头的县域紧密型医共体建设。落实国家医改政策要求，在全国基层中医药工作示范市（县）地区，政府举办的县级中医医院全部牵头组建紧密型医共体，在开展县域医共体建设的其他地区，鼓励政府举办的县级中医医院牵头组建紧密型医共体，中医医院牵头的医共体覆盖人口原则上不低于县域人口的30%。建立医共体内中医药服务标准、服务质量评价和督查标准，推进不同医共体内中医药服务提供的质量和比重持续提升。探索符合县域特点、有利于中医药优势发挥的总额付费和补偿机制，引导医共体向以健康为中心的服务方式转变。

18. 开展全国基层中医药工作示范市（县）建设。制定全国基层中医药工作示范市（县）管理办法和建设标准，完善创建程序，在有序衔接全国基层中医药工作先进单位评审工作的基础上，创建一批全国基层中医药工作示范市（县）。充分发挥典型示范和带动作用，推动基层中医药工作实现新发展。

19. 加大医保对基层中医药服务的政策支持。建立健全中医药质量和治疗优势的评价体系，发布权威评价结果，为落实相关支持政策提供技术依据。建立符合基层中医药诊疗特点的医保支付模式。各省（区、市）均遴选发布中医优势病种，开展支付方式改革。鼓励实行中西医同病同效同价。通过对部分慢性病病种等实行按人头付费、完善相关技术规范等方式，鼓励引导基层医疗卫生机构提供适宜的中医药服务。积极将适宜的中医医疗服务项目和中药按规定纳入医保范围。

三、保障措施

（一）加强组织领导

提升工程行动计划是贯彻落实《中共中央 国务院关于促进中医药

传承创新发展的意见》重要举措，涉及面广、政策性强，地方各级中医药工作领导小组要加强组织领导，统筹协调卫生健康、中医药管理、发展改革、教育、财政、人力资源社会保障、文化和旅游、医疗保障、药品监督管理和军队卫生部门，将其作为重要任务纳入本部门工作总体安排，要定期听取提升工程行动计划推进落实情况，加强对实施工作的宏观指导和督促检查，研究协调解决实施过程中的困难和问题。地方各级卫生健康行政部门根据提升工程行动计划考核评价指标协同同级中医药主管部门加强对辖区内基层医疗卫生机构的考核。

（二）明确责任分工

在各级中医药工作领导小组领导下，各地区各有关部门要切实履行职责，分工协作、密切配合，合力推进提升工程行动计划实施。

中医药主管部门要把提升工程行动计划作为一把手工程抓细抓实抓好，指定专门的处室和人员负责工作任务的落实和组织协调工作，对各项工作目标和任务进行细化分解，明确任务分工和责任人。加强对实施工作的指导、协调和监督。

卫生健康行政部门将提升工程行动计划纳入卫生健康各项管理评价指标，统筹规划、医改、基层卫生、医政、妇幼健康、应急、宣传等领域，抓好中医药建设任务的落实。

发展改革部门负责将提升工程行动计划纳入所在地经济社会发展规划，加大对中医医院基础设施建设项目的支持，将中医医院基础建设、环境改造、重大业务建设纳入项目支持范围给予重点支持。

教育部门负责支持符合条件的普通高校、职业院校设置中医药专业，加强中医药人才培养。

财政部门要按规定落实政府投入政策，围绕提升工程行动计划明确的重点任务和国家实施的建设项目，合理安排资金投入，确保各项工作任务顺利完成。

人力资源社会保障部门负责落实职称评聘、人才招聘、薪酬待遇的政策。

文化和旅游部门要鼓励支持中医药文化作品和产品制作、中医药文化基地建设、传统医药类非物质文化遗产保护、中医药健康旅游发展，提升中医药传统文化自信和影响力。

医疗保障部门要将符合条件的中药（含中药饮片、中成药、中药制剂）和中医诊疗项目按规定纳入基本医疗保险基金支付范围，制定和推广适合中医特点的支付政策，开展中医优势病种按病种付费等。

药品监管部门会同中医药主管部门负责加强医疗机构中药制剂监督管理、优化完善医疗机构中药制剂调剂使用的政策措施，保证中药质量，确保用药安全。

提升工程行动计划纳入地方各级中医药工作领导小组绩效考核目标，实行领导小组组长负责制，对各地提升工程行动计划落实负总责，各部门负责人对部门责任分工分别负责。军队系统实施提升工程“十四五”行动计划相关任务由中央军委后勤保障部卫生局组织实施。

（三）强化考核督查

各地要将提升工程行动计划纳入本地区“十四五”发展规划和年度医改重点任务，将其重点指标纳入地方各级卫生健康行政部门的年度责任目标考核。

各省（区、市）要围绕提升工程行动计划确定的主要目标和重点任务以及考核评价指标进行“对账盘点”，加强督促检查，5年内省级督查覆盖辖区内所有的市（地）和60%的县（市、区），市级督查覆盖辖区内所有的县（市、区）和60%的基层医疗卫生机构。国家中医药管理局、国家卫生健康委将协同各部门适时对各省（区、市）提升工程行动计划实施情况进行督查。军队系统督查工作由中央军委后勤保障部卫生局组织实施。

（四）强化宣传引导

加强提升工程行动计划的正面宣传和典型宣传，增强社会对中医药工作的普遍认知，大力宣传中医药有关法律、法规、政策和改革发展成效，动员各部门、社会各界、广大群众参与和支持，营造有利于中医药事业振兴发展的良好舆论氛围和社会环境。

基层中医药服务能力提升工程行动计划考核评价指标

序号	分类	指标内容
1	基层中医药服务覆盖面	100%的社区卫生服务中心、乡镇卫生院能够按照中医药技术操作规范开展6类10项以上中医药适宜技术
2		100%的社区卫生服务站、80%以上的村卫生室能够按照中医药技术操作规范熟练开展4类6项以上中医药适宜技术
3		100%的社区卫生服务站和80%以上的村卫生室能够提供中医药服务
4	基层中医药服务能力建设	基本实现县办中医医疗机构全覆盖
5		社区卫生服务中心和乡镇卫生院全部设置中医馆、配备中医医师
6		所有县级区域依托县级医院设置中医健康宣教基地
7		80%以上的县级中医医院达到“二级甲等中医医院”水平，县级中医医院均达到《县级中医医院医疗服务能力基本标准》

（续表）

序号	分类	指标内容
8	基层中医药服务能力建设	15%的社区卫生服务中心和乡镇卫生院的中医馆完成服务内涵建设
9		10%的社区卫生服务站和村卫生室设置“中医阁”
10		70%的二级以上县级中医医院设置康复科
11		60%的二级以上县级中医医院设置老年病科
12		各县（市、区）老年人和儿童中医药健康管理率分别达到75%和85%
13	基层中医药人才队伍建设	基本实现城乡每万居民有0.6~0.8名合格的中医类别全科医生
14		社区卫生服务中心和乡镇卫生院中医类别医师占同类机构医师总数比例达到25%以上
15		社区卫生服务站至少配备1名中医类别医师或能够提供中医药服务的临床类别医师
16		80%以上的村卫生室至少配备1名能够提供中医药服务的医务人员
17	基层中医药管理能力建设	所有中医馆全部接入中医馆健康信息平台，实现县级中医医院牵头的医共体内信息互通和管理信息共享
18	县域紧密型医共体建设	鼓励政府举办的县级中医医院牵头组建紧密型医共体，中医医院牵头的医共体覆盖人口原则上不低于县域人口的30%

备注：除特别说明外，完成指标要求的截止时间均为2025年。

国家中医药管理局　教育部　人力资源社会保障部　国家卫生健康委关于加强新时代中医药人才工作的意见

国中医药人教发〔2022〕4号

各省、自治区、直辖市卫生健康委、中医药管理局、教育厅（教委）、人力资源社会保障厅（局），新疆生产建设兵团卫生健康委、教育局、人力资源社会保障局，中国中医科学院，北京中医药大学：

人才是中医药发展的第一资源。党的十八大以来，以习近平同志为核心的党中央把中医药工作摆在更加突出的位置，深入推进中医药人才队伍建设，推动构建院校教育、毕业后教育、继续教育有机衔接、师承教育贯穿始终的人才培养体系，实施人才工程，中医药人才规模快速增长，结构布局逐步优化，人才质量和使用效能显著增强。但也要看到，中医药人才还存在着总体规模不大、领军人才不足、基层人才缺乏、体制机制不活等问题，迫切需要采取有力措施，培养造就大批德才兼备的中医药人才，充分发挥人才的基础性、战略性、决定性作用。为全面加强新时代中医药人才工作，根据中央人才工作会议精神和《中共中央　国务院关于促进中医药传承创新发展的意见》等有关要求，现提出如下意见。

一、总体要求

（一）指导思想

以习近平新时代中国特色社会主义思想为指导，深入贯彻党的十九大和十九届历次全会精神，全面贯彻习近平总书记关于做好新时代人才工作的重要思想和中医药工作的重要论述，立足新发展阶段，贯彻新发展理念，服务构建新发展格局，推动高质量发展，深入实施人才优先发展战略，遵循中医药人才成长规律，着力创新人才发展体制机制，着力优化人才结构布局、强化人才能力素质，着力推动高层次和基层人才队伍建设，着力营造有利于人才脱颖而出的社会环境和发展氛围，为中医药振兴发展提供坚强的人才支撑和智力保障。

（二）基本原则

坚持党管人才。健全党管人才领导体制和工作格局，创新党管人才方式方法，坚持为党育人、为国育才，将党的领导贯穿中医药人才工作全过程，为把握人才工作方向、全面推进人才兴业提供根本保证。

坚持服务需求。面向健康中国战略，面向中医药振兴发展重大需求，面向中医药特色优势领域，面向人民生命健康，重点加强中医医疗服务、教育教学、科学研究、产业发展、文化传播、对外交流与合作等相关领域战略人才、领军人才和青年拔尖人才队伍建设，强化基层人才队伍建设，充分发挥人才的引领保障作用。

坚持遵循规律。传承精华与守正创新并举，立德树人与能力提升并重，思维培养与技能培训结合，注重“读经典、跟名师、重实践、强素养”，注重吸收和融合先进科学技术和人文思想，注重事业造就人才、人才推动事业，着力培养造就德才兼备的新时代中医药人才。

坚持深化改革。着力破除中医药人才培养、引进、使用、评价、激励、流动、保障等方面的体制机制障碍，加快形成有利于人才成长的培养机制，有利于人尽其才的使用机制，有利于人才各展其能的激励机制，有利于人才脱颖而出的竞争机制，努力营造人才发展的良好环境，激发人才积极性和创新创造活力。

（三）主要目标

到2025年，符合中医药特点的人才培养、评价体系基本建立，人才规模总量快速增长，区域布局、专业结构更趋合理，促进人才成长、吸引集聚的制度环境明显优化，培养造就一支基本满足中医药发展需求的人才队伍。实现二级以上公立中医医院中医医师配置不低于本机构医师总数的60%，全部社区卫生服务中心和乡镇卫生院设置中医馆、配备中医医师。

到2030年，中医药人才发展体制机制改革取得重大进展，人才梯队更加合理，高层次人才规模显著增加，基层人才队伍更加稳固，中医药人才中心和创新高地逐步建成，适应中医药高质量发展的人才制度体系基本形成。

到2035年，符合中医药特点的人才制度体系更加完善，中医药领域战略科学家、领军人才、创新团队不断涌现，人才对中医药振兴发展的引领支撑作用更加突出，对健康中国建设的贡献度显著提升。

二、加快培养集聚中医药高层次人才

（四）培养造就中医药领域战略科学家

在院士评选、国家重大人才工程等高层次人才评选中，探索中医药人才单列计划、单独评价，注重发现和推介中医药优秀人才。面向国家重大项目、国家实验室、全国重点实验室、国家重大人才计划等，吸引、发现、造就若干站在科技发展最前沿，在中医药相关领域具有权威性，能够进行方向性、全局性、前瞻性思考，具有卓越科技组织领导才能的战略科学家，引领发挥中医药科技原创优势，勇攀医学高峰。

（五）培育壮大领军人才队伍

实施中医药领军人才支持计划，持续支持岐黄学者等各类高层次人才培养项目，对领军人才实行人才梯队配套、科研条件配套、管理机制配套等特殊政策，培养造就一批中医临床大家和科技领军人才。实施多学科交叉创新团队建设专项，实行“揭榜挂帅”等立项机制，吸引汇聚行业内外和海内外相关学科优秀人才、团队，开展中医药重点领域、关键问题联合攻关，打造一批多学科交叉创新团队，培养一批多学科交叉创新人才。加强中医药重点学科建设，推动学科领域内外的学术交流协作与资源共享，打造一批高层次学科带头人和学科梯队。加强与人工智能、生物医学、哲学社会科学等相关领域的学科交叉融合，培育高层次复合型中医药人才。

（六）促进青年人才脱颖而出

把人才队伍建设重心放在青年人才上，建立健全对青年人才普惠性支持措施，在重点人才项目、重大科技立项等工程计划中设立青年人才支持专项，扩大支持规模，优化支持方式，促使更多青年人才快速成长、早担大任。加大优秀中医临床人才、青年岐黄学者等青年人才培养力度。充分发挥国医大师、全国名中医等名老中医药专家作用，扩大师带徒范围和数量，加强传承工作室建设，支持其招收有潜力的青年人才传承培养。加大中医药类专业博士后科研工作站布局和建设力度，加快培养青年科技人才。健全青年人才发现机制，为青年人才搭建干事创业平台。

（七）打造中医药人才发展高地

支持京津冀、长三角、粤港澳大湾区、黄河流域等中医药优势资源较为集中的区域建设中医药高层次人才中心和创新高地。国家中医药综合改革示范区应制订吸引集聚人才平台的布局方案，开展人才政策综合改革试点，打造具有国际竞争力和吸引力的人才示范区。充分发挥“双一流”建设高校、省部局共建高校和国家重大科研平台、医学中心等作用，调动高校、医院、科研院所和企业积极性，建设一批人才吸引集聚培育中心。实施中国中医科学院人才强院计划，深化人事制度、科研管理综合改革，高标准高水平建设创新型中医药科研院所和高等院校，发现和培养科技领军人才，培育青年拔尖人才。

三、夯实基层中医药人才队伍

（八）扩大基层人才供给

逐步扩大本科层次中医专业农村订单定向免费医学生招生规模。支持地方开展专科层次中医专业农村订单定向免费医学生培养和乡村医生学历提升。持续开展全国基层名老中医药专家传承工作室建设，到2025年，为每个二级以上县级中医医疗机构建立1～2个传承工作室，培养一批基层人才。面向基层医疗机构医师和乡村医生开展中医药知识技能全员培训，用5年左右时间实现人员培训全覆盖，培训一批“能中会西”的基层医生。

（九）推动人才向基层流动

强化基层医疗卫生机构中医药人员配备，在全科医生特设岗位计划中积极招收中医医师，鼓励退休中医医师和中医专长医师在基层执业。推广“县管乡用”“乡管村用”等人才管理模式，鼓励县域医共体、医联体内人才柔性流动，形成上级医院医师定期到医共体、医联体内基层医疗机构服务的长效机制。落实服务基层制度，中医医师晋升副高级职称应当有累计1年以上县级以下或对口支援的医疗机构提供服务的经历。到2025年，社区卫生服务站至少配备1名中医类别医师或能够提供中医药服务的临床类别医师，80%以上的村卫生室至少配备1名能够提供中医药服务的医务人员。

（十）改善基层人才发展环境

各地应完善基层中医药人才薪酬分配和待遇保障机制，完善基层医疗机构绩效工资总量调整机制，保障县乡医务人员合理待遇。增加基层医疗卫生机构中医药中高级专业技术岗位比例，各地可单独设立基层职称评审委员会或评审组，对基层一线中医药专业技术人员实行“定向评价、定向使用”。对本科及以上学历、经中医全科专业规范化培训合格并到基层医疗卫生机构工作的，可直接参加中级职称考试，考试通过的直接聘任中级职称。

四、大力推进西医学习中医

（十一）完善西医学习中医制度

逐步扩大临床医学类专业毕业生攻读中医专业学位招生规模。支持各地遴选建设西医学习中医培训基地，组织开展不同层级的西学中培训。综合医院、专科医院、传染病医院、妇幼保健等机构应支持西医医师接受中医药专业知识培训，逐步做到“能西会中”。允许经过系统培训且考核合格的西医医师，在执业活动中采用与其专业相关的中医药技术方法，参加中西医结合职称评聘。

（十二）实施西医学习中医专项

国家举办西医学习中医高级人才研修班，吸引相关领域院士、长江学者、杰青等高层次人才开展中医药研修学习；举办西医学习中医领军人才、骨干人才培训班，以中西医协同“旗舰”医院、“旗舰”科室为重点，面向综合医院、专科医院等医疗机构培养一批西学中领军人才和青年拔尖人才。省级卫生健康、中医药主管部门结合区域需求，分期分批开展本地西学中专项培训。力争用5～10年时间，培养一批高层次中西医结合人才。

五、统筹推进中医药重点领域人才队伍建设

（十三）强化中药专业技术人才培养

支持建设一批省级以上中药炮制等中药传统技术传承基地、工作室。加快中药材种植栽培、质量检测、品种鉴定、资源普查、产品研发、产业经营等中药产业人才培养，实现中药生产全链条人才培养。鼓励中药企业与高校合作培养应用型中药专业人才。探索建立中医中药融通学科、专业，培养医药融通人才。

（十四）加强中医技师队伍建设

完善中医医学技术人员队伍体系，制定中医技师岗位标准和队伍建设措施，建立健全中医技师管理制度，在中医药专业技术人员职称序列中增设中医技师职称专业。各级中医医疗机构应根据临床需要，配备中医技师。支持全国有条件的地区先行先试。加强中医技师转岗培训和在职培训，逐步建成一支理论扎实、技术精良的中医技师队伍。

（十五）加快急需紧缺人才队伍建设

强化中医疫病相关学科专业建设，打造高水平的中医疫病防治队伍。紧密对接公共卫生、全科、精神科等紧缺医学人才，加快中医药相关领域人才培养。加强少数民族医药人才培养，国家和有关地方在制定实施中医药人才相关政策、重点项目时应向少数民族医药人才倾斜。加强中医护理人才队伍建设，强化中医医疗机构护理人员中医护理知识与技能培训。对接医（康）养结合、养老服务等领域，加快中医药技术技能人才培养。建强中医药传播人才队伍。推动中医药英才海外培养合作项目，培养造就一批外向型领军人才。加强中医药对外教育，发展各层次中医药留学生教育，吸引更多外国留学生学习中医药。

（十六）强化中医药管理人才队伍建设

建立中医药高端人才国情咨询研修长效机制，组建中医药发展战略智库。实施卫生健康、中医药主管部门管理干部培训计划，开展中医药治理能力提升轮训、高级研修。持续实施中医医院院长、科主任职业化培训，提升综合管理能力和业务水平。

六、医教协同深化中医药教育改革

（十七）改革中医药院校教育

突出中医药发展和区域经济社会发展需求导向，调整优化中医药学科专业和区域布局。推进中医药课程教材教法改革，强化学生中医思维、实践能力和创新能力培养。支持中医药院校加强中医药传统文化功底深厚、热爱中医的优秀学生选拔培养。加大中西部、省部局共建中医药院校支持力度，引导有条件高校稳步扩大中医药类专业博士招生计划。推进中医药类中国特色高水平高职学校和专业群建设。强化中医医院育人职能，核增临床师资、教育管理岗位，实施中医临床教学基地建设专项，支持建设一批国家中医临床教学培训示范中心。实施卓越中医药师资培训计划，以中医药经典理论教师、临床带教教师为重点，培养造就一批教学名师和优秀教学团队。

（十八）完善中医药人才培养模式

面向中医学类专业全面推行院校－师承教育相结合的教育模式，建立早跟师、早临床学习制度。制定中医师承教育管理办法，强化师承教育激励约束机制，实施多层次的师承教育项目。改革中医医师规范化培训模式，强化中医临床能力训练。完善中医药继续教育制度，加快知识更新，提升专业水平。

七、深化人才发展体制机制改革

（十九）拓宽中医医疗服务岗位

各级医疗机构按照机构设置基本要求，配齐配强中医药专业技术人员。三级综合医院按照要求设置中医门诊和中医病房，床位数不低于医院标准床位数的5%；有条件的医疗机构应建立中西医联合查房和会诊制度，鼓励临床科室配备一定数量的中医医师，允许中医医师在临床科室按照注册执业范围开展与其执业范围相符的诊疗活动。鼓励专科医院、传染病医院、妇幼保健等机构设置中医药相关科室，配备中医药专业技术人员。持续开展确有专长人员医师资格考核，支持有条件的医疗机构设置中医（专长）医师岗位，促进民间特色技术疗法的传承发展。

（二十）落实用人自主权

充分发挥用人单位主体作用，在人才培养、引进和使用等方面用好用足国家人才政策，加大高校、医疗机构、科研院所等企事业单位和社会组织的用人自主权。积极推进公立中医医院职称评审改革，稳慎下放职称评审权限。建立急需紧缺人才引进特殊支持政策，探索高层次人才、急需紧缺专业人才招聘绿色通道和职称直聘办法。

（二十一）加大薪酬激励力度

深化公立中医医院薪酬制度改革，完善薪酬水平核定机制，落实“两个允许”，合理确定人员支出占公立医院业务支出的比重，内部分配应鼓励使用中医药技术方法，建立体现中医药人员技术劳务价值的服务价格和医保支付方式。落实国家科研经费管理改革、科研成果转化等政策，完善科研项目经费拨付机制，支持高校、医疗机构、科研院所构建体现知识、技术等创新要素价值的科研成果转化机制，提高科研人员成果转移转化收益比例，对职务科技成果完成人和为成果转化作出重要贡献的其他人员按照有关规定给予奖励。支持和鼓励中医药机构科研人员按照有关规定离岗创业。鼓励开展基础研究，建立基础人才培养长期稳定支持机制，高校、科研院所应加强中医药基础理论、中医医史文献、中医经典等中医药基础学科建设和基础研究人才培养，在人才引进、学科建设、科研立项等方面给予优先支持，在薪酬分配、评先评优等方面予以倾斜和保障。

（二十二）完善人才评价体系

坚持破“四唯”与立“新标”相结合，以创新价值、能力、贡献为导向，分类建立中医临床、基础、科研人才评价标准。临床人才重点评价其临床疗效，把诊断准确率、治疗方案、病例分析、合理用药、诊疗质量、病人满意度、带徒情况等作为评价要素；基础人才重点评价其中医药基础理论研究和原创能力，把重大理论创新、重要学术专著、古典医籍挖掘成果等作为评价要素；科研人才重点评价其探索疾病规律、解决临床问题、用现代科学解读中医药学原理能力等，将主持重大科研项目、创新性代表作、科研成果产出及转化等作为重要评价要素。深化中医医师资格考试改革，强化中医思维和临床能力考核。各地人力资源社会保障、卫生健康、中医药主管部门要结合实际制定本地中医药人才分类评价标准，体现价值导向。

（二十三）健全表彰奖励机制

建立健全符合中医药行业特点、国家表彰和社会褒奖相结合的激励机制，加大向基层一线和艰苦地区倾斜力度。完善国医大师、全国名中医周期性评选表彰机制，定期评选表彰一批国医大师、全国名中医。

八、强化组织实施

（二十四）加强组织领导

各级中医药主管部门应完善党委统一领导，有关部门各司其职、密切配合，社会力量发挥作用的中医药人才工作新格局。各级教育、人力资源社会保障、卫生健康部门应加大对中医药教育改革、人才评价、人才队伍建设等方面的指导支持，会同中医药主管部门推动有关政策落实。国务院和地方中医药工作跨部门协调机制相关部门应在各自职责范围内健全和落实对中医药人才发展的政策保障机制，共同研究解决中医药人才工作的重点难点问题。坚持和加强党对公立中医医院的全面领导，加强公立中医医院领导班子和干部人才队伍建设。

（二十五）完善投入保障机制

建立持续稳定的中医药人才发展多元投入机制，加强人才发展经费支持力度。国家组织实施中医药特色人才培养工程（岐黄工程），支持开展领军人才、青年拔尖人才、基层人才培养和平台建设。各省、市、县应结合本地优势特色实施中医药人才队伍建设专项，培养满足区域中医药发展需求的各类中医药人才。

（二十六）营造良好氛围

坚持正确政治方向，强化思想政治引领，教育引导中医药人才弘扬崇高职业精神、恪守职业道德、遵守执业规范。选树中医药行业优秀人才模范和工作典型，加大宣传力度，增强中医药人才职业荣誉感，营造识才爱才敬才用才的良好发展环境。

国家中医药管理局
教育部
人力资源社会保障部
国家卫生健康委
2022年4月8日

国家中医药管理局　中央宣传部　教育部　商务部　文化和旅游部　国家卫生健康委　国家广电总局　国家文物局关于印发《“十四五”中医药文化弘扬工程实施方案》的通知

国中医药综发〔2022〕10号

各省、自治区、直辖市及新疆生产建设兵团卫生健康委、中医药局、党委宣传部、教育厅（教委）、商务厅（局）、文化和旅游厅（局）、广电局、文物局：

为贯彻落实《中共中央　国务院关于促进中医药传承创新发展的意见》《中共中央办公厅　国务院办公厅关于实施中华优秀传统文化传承发展工程的意见》，大力弘扬中医药文化，推动中医药成为群众促进健康的文化自觉，国家中医药管理局、中央宣传部、教育部、商务部、文化和旅游部、国家卫生健康委、国家广电总局、国家文物局研究制订了《“十四五”中医药文化弘扬工程实施方案》，现印发给你们，请认真贯彻落实。

国家中医药管理局
中央宣传部
教育部
商务部
文化和旅游部
国家卫生健康委
国家广电总局
国家文物局
2022年11月9日

附　“十四五”中医药文化弘扬工程实施方案

为贯彻落实《中共中央　国务院关于促进中医药传承创新发展的意见》《中共中央办公厅　国务院办公厅关于实施中华优秀传统文化传承发展工程的意见》，根据《“十四五”中医药发展规划》《中华优秀传统文化传承发展工程“十四五”重点项目规划》，“十四五”期间实施中医药文化弘扬工程，方案如下。

一、指导思想

以习近平新时代中国特色社会主义思想为指导，认真贯彻党的二十大精神，围绕举旗帜、聚民心、育新人、兴文化、展形象的使命任务，深入挖掘中医药文化的精神内涵和时代价值，充分发挥其作为中华文明宝库“钥匙”的独特作用，加大中医药文化保护传承和传播推广力度，推动中医药文化贯穿国民教育，融入群众生产生活，为中医药振兴发展厚植文化土壤，为健康中国建设注入源源不断的文化动力，为铸就社会主义文化新辉煌贡献力量。

二、基本原则

（一）坚持党的全面领导

把党的领导落实到中医药文化工作方方面面，为实现中医药文化高质量发展提供根本保障。坚持中国特色社会主义文化发展道路，推进文化自信自强，坚持马克思主义在意识形态领域指导地位的根本制度，传承发展中华优秀传统文化，弘扬社会主义核心价值观，充分发挥中医药文化特色优势，助力建设社会主义文化强国。

（二）坚持以人为本

以人民为中心，尊重人民主体地位，满足人民群众对中医药的健康需求和精神需求，注重文化熏陶和实践养成，推动中医药成为群众促进健康的文化自觉，不断增强人民群众的中医药文化参与感、获得感和认同感。

（三）坚持传承创新

遵循中医药自身发展规律，突出原创性、保持民族性、延续传统性、体现时代性，传承精华，守正创新，弘扬富有中华文明魅力、具有时代价值的中医药文化，推动创造性转化和创新性发展。

（四）坚持交流互鉴

坚守中华文化立场，加快推动中医药文化海外传播，满足各国民众对中医药文化的多层次需求，积极参与世界传统医学的对话交流，互学互鉴，助力中华文明传播力影响力增强，为推动构建人类命运共同体搭建沟通桥梁。

（五）坚持统筹协调

推动形成政府主导、部门联动、社会参与、多元投入的中医药文化工作格局，推动形成有利于中医药文化传承发展的体制机制和社会环境。

三、总体目标

到2025年，中医药文化产品和服务供给更为优质丰富，中医药博物馆事业加快发展，中医药文化传播体系趋于健全，打造一批中医药文化品牌活动、精品力作、传播平台，中医药文化传播队伍不断壮大，公民中医药健康文化素养水平提升至25%左右，中医药海外传播半径不断延伸，中医药“走出去”步伐更加坚实。

四、重点任务

（一）提炼中医药文化精神标识

按照时代特点和要求，对中医药文化的内涵精髓进行挖掘研究，进一步厘清中医药文化的历史渊源、发展脉络、时代影响、价值理念，深刻阐释中医药学与中华优秀传统文化的内在联系，挖掘整理中医药蕴含的中华文化内涵元素，加强研究并凝练中医药文化精神标识，进行宣传推广。

（二）加强中医药文化时代阐释

实施中医药经典普及化项目，挖掘阐释名医名家、经典医籍、传世名方、道地药材、非遗项目等中医药经典元素，采用群众喜闻乐见、易于接受的参与形式和表达方式，推出一批品牌活动和优质产品。实施中医药文化精品图书支持计划，鼓励引导对中医药文化内涵理念进行时代化、大众化、创新性的阐释，推出一批面向不同受众的精品图书和数字读物。

（三）加强中医药典籍保护传承

充分发挥中医药典籍的文化载体作用，系统保护、研究和利用中医药古籍，实施中医药古籍文献和特色技术传承专项，编纂出版《中华医藏》。培养中医药古籍整理专业人才，改善中医药古籍保护条件，依托现有数字平台建设中医药古籍数字图书馆，推动中医古籍数字化挖掘，打造中医药古籍数字化服务应用产品。

（四）推动中医药博物馆事业发展

推进国家中医药博物馆基本建设，建成国家中医药数字博物馆。鼓励新建改建省级中医药博物馆，条件成熟的支持申报国家一、二级博物馆。加强中医药博物馆和文化场馆建设，梳理中医药文化遗存，强化收藏研究、社会教育、展览策划和文化服务功能，面向青少年等群体开展内容丰富的专题展览等活动，开发中医药文化创意产品。加强数字化建设，建立中医药资源藏品信息数据库，逐步开放共享藏品资源信息。

（五）打造中医药文化传播平台

充分发挥中医药院校、中医医疗和科研机构在中医药文化传播中的作用。建设高标准中医药文化传播平台。遴选建设中医药文化宣传教育基地和中医药文化体验场馆，全国中医药文化宣传教育基地增至150个，建设50个国家级中医药文化体验场馆，推动网上场馆建设，实现“云游基地”“云观展”，强化中医药文化传播和文化服务功能。加大对传统医药类非物质文化遗产代表性项目保护传承力度。

（六）加大中医药文化活动和产品供给

每年度打造一组中医药文化传播专题活动，广泛开展中医药健康知识大赛、文创大赛、短视频征集、文化精品遴选、悦读中医等系列活动。支持中医药动漫精品创作，打造以“灸童”为代表的中医药动漫IP，推出系列产品。引导中医药题材文艺作品创作，推出一批优质的中医药题材文学作品、舞台艺术作品、美术作品以及纪录片、专题片、影视剧等广播电视和网络视听节目。支持中央和地方广播电视台策划制作中医药专题节目。

（七）丰富中小学中医药文化教育校园活动

将中医药文化相关内容有机融入教师培训课程中，提高教师相关知识水平。推动各地开展内容丰富、形式多样的中医药文化进校园活动，建设校园中医药文化角和中医药文化学生社团，引导学生了解有关中医药文化的常识。

（八）广泛开展中医药科普工作

组织开展“千名医师讲中医”、中医药科普巡讲、优秀科普作品评选推介等活动，充分利用网络化、智能化、数字化等方式，扩大优质中医药科普内容的覆盖面。在乡镇卫生院、社区卫生服务中心、基层中医馆、社区居委会、乡村群众活动场所等，普遍建设中医药健康文化知识角，方便群众便捷获取正确、规范的中医药养生保健知识。推动中医药高等学校、科研院所和企业等提高科普产品研发能力，综合医院中医科、中医医疗机构等经常性开展中医药科普活动，所有县级区域依托县级医院设置中医健康宣教基地。

（九）实施中医药健康文化素养调查制度

构建中医药健康文化素养知识库，每年度开展中医药健康文化素养调查，掌握全国中医药健康文化知识普及情况基础信息和公民素养水平，为中医药健康文化的传播推广提供数据支撑。

（十）推动中医药医教研产彰显文化特色

推动将中医药文化建设与党建工作紧密结合，以中医药文化涵养行业文化，深化行业作风建设和中医医疗机构、教育机构、科研机构、其他医疗机构中医科、中药企业文化建设。加强对中医药从业人员文化熏陶，大力宣传和践行以“大医精诚”为核心的职业精神，开展先进典型风采宣传活动。将中医药文化融入现代生产生活，推动中医药行业老字号创新发展，鼓励引导企业把中医药文化有机嵌入道地药材和老字号产业链全过程，不断提升文化特色、品牌信誉和市场竞争力。

（十一）培养建立中医药文化传播队伍

发挥中医药行业中央文化企业和协会学会作用，引导中医药医务人员、科研人员主动面向社会开展文化和科普服务，鼓励引进培养文化创意、市场营销、公关推广等方面专业人才，以中医药科普巡讲专家为主体，打造一支政治过硬、专业突出、求实创新的中医药文化传播工作队伍，构建能力突出、结构合理、梯次分明的人才体系。

（十二）促进中医药文化海外交流

依托中医药海外中心、海外中国文化中心、海外高水平医疗机构等，广泛发挥海外华人华侨的作用，举办形式丰富的中医药文化宣传活动。编制中医药文化图书，拍摄高水平纪录片、宣传片和专题片，打造一批有传播度和美誉度的中医药对外宣传产品。加强中医药文化海外传播与技术国际推广相结合，提增中医药在海外认可度和接受度。

五、保障措施

（一）加强统筹协调

在中华优秀传统文化传承发展工程的总体框架下，完善中医药主管部门牵头组织、有关部门协同推进、社会力量共同参与的联动机制和工作格局。中医药主管部门将中医药文化工作摆在中医药全局工作的重要位置，成立领导机构，主要领导负责，精心组织实施中医药文化弘扬工程。

（二）加大投入力度

加大对中医药文化弘扬工程专项资金的支持力度，进一步完善和优化投入机制，统筹利用现有资金渠道，支持重点项目。鼓励社会力量参与，依法依规推动政府和社会资本合作，发挥企业、基金会和有关单位的积极作用，建立健全社会力量参与中医药文化工作长效机制。

（三）做好评估考核

中医药主管部门牵头定期对本地中医药文化弘扬工程开展评估考核，对重点任务进展进行评估，对重大项目资金使用开展监测评估，及时总结工程实施情况，报送评估考核报告，发现重大问题及时报告。

关于规范医疗机构中医医疗技术命名加强中医医疗技术临床应用管理的通知

国中医药办医政函〔2022〕33 号

各省、自治区、直辖市卫生健康委、中医药管理局，新疆生产建设兵团卫生健康委：

中医医疗技术是中医临床服务的重要手段，对于彰显特色，提高疗效发挥着重要作用。目前，医疗机构中医医疗技术命名方法繁杂随意，存在“一技多名”等问题。为进一步规范中医医疗技术命名，加强中医医疗技术临床应用管理，现就有关要求通知如下：

一、规范中医医疗技术命名

中医医疗技术命名应符合中医理论、科学规范、简短准确，体现中医学术特点，采用中医专业术语。不得采用夸大、自诩、不切实际的用语，不得采用误导患者的用语，不得采用庸俗或有封建迷信色彩的用语。

医疗机构开展与《中医医疗技术手册（普及版）》（以下简称《手册》）和《全国医疗服务价格项目规范（2012 版）》（以下简称《规范》）中操作方法、内涵相同的中医医疗技术，应使用《手册》和《规范》中的中医医疗技术名称，不得自行命名。

二、加强中医医疗技术临床应用

医疗机构应当按照《医疗技术临床应用管理办法》及其他法律法规和规章制度的要求，开展与其技术能力相适应的中医医疗技术服务，保障临床应用安全，降低医疗风险。医疗机构对本机构中医医疗技术临床应用和管理承担主体责任。

医疗机构应建立并落实本机构中医医疗技术临床应用论证和评估等管理制度。开展评估和论证，应侧重审查医疗机构实施该技术的条件（场所、设备、人员能力、技术能力和管理制度、流程、规范等）。医疗机构首次应用《手册》和《规范》外的中医医疗技术，还应审查该技术的成熟度。对本机构首次应用的中医医疗技术，应当组织开展本机构技术能力和安全保障能力论证，通过论证的方可开展临床应用。

医疗机构要为医务人员建立中医医疗技术临床应用管理档案，纳入个人专业技术档案管理，并实行动态管理。要研究制定本机构内技术操作规范和管理要求，明确管理规定和风险防范措施。要加强对技术操作人员的培训和考核，规范人员操作行为，严格按照技术操作规范开展技术操作，遵守院感控制等相关要求。

三、严格中医医疗技术监管

各级卫生健康行政部门和中医药主管部门要高度重视中医医疗技术临床应用管理工作，按照“属地化”管理原则，加强管理和监督。要充分运用信息化等手段加强对中医医疗技术应用的事中事后监管，保证医疗质量，防范医疗风险。要尽快推动建立中医医疗技术质控体系，完善中医医疗技术管理各项制度，加强质量控制，对开展时间短、风险较高的中医医疗技术临床应用情况进行日常监测与定期评估，及时向医疗机构反馈质控和评估结果，持续改进中医医疗技术临床应用质量。要充分发挥行业学（协）会的作用，开展中医医疗技术评估，及时总结中医医疗技术的效果。

国家中医药管理局办公室
国家卫生健康委办公厅
2022年1月4日

国家中医药管理局办公室　国家药品监督管理局综合和规划财务司关于发布《古代经典名方关键信息表（25首方剂）》的通知

国中医药办科技发〔2022〕3号

各有关单位：

为贯彻落实《中医药法》《中共中央　国务院关于促进中医药传承创新发展的意见》，加快推动古代经典名方中药复方制剂简化注册审批，国家中医药管理局、国家药品监督管理局积极组织推进古代经典名方关键信息考证研究工作，现将《古代经典名方关键信息表（25首方剂）》予以公布。

附件：古代经典名方关键信息表（25首方剂）

国家中医药管理局办公室
国家药品监督管理局综合和规划财务司
2022年9月16日

附件　　古代经典名方关键信息表（25首方剂）

（一）桃核承气汤

基本信息		现代对应情况					
出处	处方、制法及用法	药味名称	基原及用药部位	炮制规格	折算剂量	用法用量	功能主治
《伤寒论》（汉·张仲景）	桃仁五十个（去皮尖），大黄四两，桂枝二两（去皮），甘草二两（炙），芒硝二两。 上五味，以水七升，煮取二升半，去滓，内芒硝，更上火，微沸下火，先食温服五合，日三服	桃仁	蔷薇科植物山桃 *Prunus davidiana*（Carr.）Franch. 的干燥成熟种子	燀桃仁	13.50g	上五味，加水1400mL，煮取500mL，去药渣后加入芒硝，再加热至沸腾。饭前温服100mL，日3次	【功效】逐瘀泻热。 【主治】下焦蓄血证。症见少腹急结，小便自利，甚则烦躁谵语，神志如狂，至夜发热，以及血瘀经闭，痛经，脉沉实而涩者
		大黄	蓼科植物掌叶大黄 *Rheum palmatum* L.、唐古特大黄 *Rheum tanguticum* Maxim. ex Balf. 或药用大黄 *Rheum officinale* Baill. 的干燥根及根茎	生品	55.20g		
		桂枝	樟科植物肉桂 *Cinnamomum cassia* Presl 的干燥嫩枝	生品	27.60g		
		甘草	豆科植物甘草 *Glycyrrhiza uralensis* Fisch. 的干燥根和根茎	炒甘草	27.60g		
		芒硝	硫酸盐类矿物芒硝族芒硝，经加工精制而成的结晶体。主含含水硫酸钠（$Na_2SO_4 \cdot 10H_2O$）	生品	27.60g		

（续表）

基本信息	现代对应情况
备注	1. 据原方中煎煮法“煮取二升半”“温服五合”，可知本方每服量为煎出总量的1/5。故本方每次的服药量为：桃仁2.70g，大黄11.04g，桂枝5.52g，甘草5.52g，芒硝5.52g。根据张仲景方剂服药法中“不必尽剂”、随证变化、灵活施用的特点，日服用次数建议1～3次，根据临床实际遵医嘱使用。 上述折算剂量系依汉代度量衡直接折算，若与当今主流用量严重不符，在固定原方比例和每服量的基础上，结合安全性评价结果及临床用药实际确定日服总量。 2. 炒甘草建议参考《中华人民共和国药典》2020年版中清炒法，“将甘草原药材除去杂质，洗净，润透，切厚片，炒至微黄”

（二）芍药甘草汤

基本信息		现代对应情况					
出处	处方、制法及用法	药味名称	基原及用药部位	炮制规格	折算剂量	用法用量	功能主治
《伤寒论》（汉·张仲景）	白芍药、甘草各四两（炙）。 上二味，以水三升，煮取一升五合，去滓，分温再服	白芍	毛茛科植物芍药 *Paeonia lactiflora* Pall. 的干燥根	生品	55.20g	上二味，以水600mL，煮取300mL，温服，日2次	【功效】益阴养血，缓急止痛。 【主治】阴血不足，筋脉失养所致挛急疼痛诸证，症见腿脚挛急，腹中疼痛
		甘草	豆科植物甘草 *Glycyrrhiza uralensis* Fisch. 的干燥根和根茎	炒甘草	55.20g		
备注	1. 据原方中煎煮法“煮取一升五合”“分温再服”，可知本方每服量为煎出总量的1/2。故本方每次的服药量为：白芍27.60g，甘草27.60g。根据张仲景方剂服药法中“不必尽剂”、随证变化、灵活施用的特点，日服用次数建议1～2次，根据临床实际遵医嘱使用。 上述折算剂量系依汉代度量衡直接折算，若与当今主流用量严重不符，在固定原方比例和每服量的基础上，结合安全性评价结果及临床用药实际确定日服总量。 2. 炒甘草建议参考《中华人民共和国药典》2020年版中清炒法，“将甘草原药材除去杂质，洗净，润透，切厚片，炒至微黄”						

（三）半夏泻心汤

基本信息		现代对应情况					
出处	处方、制法及用法	药味名称	基原及用药部位	炮制规格	折算剂量	用法用量	功能主治
《伤寒论》（汉·张仲景）	半夏半升（洗），黄芩、干姜、人参、甘草（炙）各三两，黄连一两，大枣十二枚（擘）。	半夏	天南星科植物半夏 *Pinellia ternata* (Thunb.) Breit. 的干燥块茎	清半夏	34.50g		
		黄芩	唇形科植物黄芩 *Scutellaria baicalensis* Georgi 的干燥根	生品	41.40g		

（续表）

基本信息		现代对应情况					
出处	处方、制法及用法	药味名称	基原及用药部位	炮制规格	折算剂量	用法用量	功能主治
《伤寒论》（汉·张仲景）	上七味，以水一斗，煮取六升，去滓，再煎取三升，温服一升，日三服	干姜	姜科植物姜 *Zingiber officinale* Rosc. 的干燥根茎	生品	41.40g	上七味，以水2000mL，煮取1200mL，去药渣，再浓缩至600mL，温服200mL，日 3 次	【功效】寒热平调，散结除痞。【主治】寒热互结之痞证。症见心下痞，但满而不痛，或呕吐，肠鸣下利，舌苔腻而微黄
		人参	五加科植物人参 *Panax ginseng* C. A. Mey. 的干燥根和根茎	生品	41.40g		
		甘草	豆科植物甘草 *Glycyrrhiza uralensis* Fisch. 的干燥根和根茎	炒甘草	41.40g		
		黄连	毛茛科植物黄连 *Coptischinensis*Franch.、三角叶黄连 *Coptisdeltoidea*C. Y. ChengetHsiao 或云连 *Coptisteeta* Wall. 的干燥根茎	生品	13.80g		
		大枣	鼠李科植物枣 *Ziziphus jujuba* Mill. 的干燥成熟果实	生品	36.00g		
备注	1. 据原方中煎煮法“煎取三升，温服一升”，可知本方每服量为煎出总量的 1/3。故本方每次的服药量为：半夏 11.50g，黄芩 13.80g，干姜 13.80g，人参 13.80g，甘草 13.80g，黄连 4.60g，大枣 12.00g。根据张仲景方剂服药法中“不必尽剂”、随证变化、灵活施用的特点，日服用次数建议 1～3 次，根据临床实际遵医嘱使用。 上述折算剂量系依汉代度量衡直接折算，若与当今主流用量严重不符，在固定原方比例和每服量的基础上，结合安全性评价结果及临床用药实际确定日服总量。 2. 炒甘草建议参考《中华人民共和国药典》2020 年版中清炒法，“将甘草原药材除去杂质，洗净，润透，切厚片，炒至微黄”						

（四）真武汤

基本信息		现代对应情况					
出处	处方、制法及用法	药味名称	基原及用药部位	炮制规格	折算剂量	用法用量	功能主治
《伤寒论》（汉·张仲景）	茯苓、芍药、生姜（切）各三两，白术二两，附子一枚（炮，去皮，破八片）	茯苓	多孔菌科真菌茯苓 *Poria cocos*（Schw.）Wolf 的干燥菌核	生品	41.40g		
		白芍	毛茛科植物芍药 *Paeonia lactiflora* Pall. 的干燥根	生品	41.40g		
		生姜	姜科植物姜 *Zingiber officinale* Rosc. 的新鲜根茎	鲜品	41.40g		

（续表）

基本信息		现代对应情况					
出处	处方、制法及用法	药味名称	基原及用药部位	炮制规格	折算剂量	用法用量	功能主治
《伤寒论》（汉·张仲景）	上五味，以水八升，煮取三升，去滓，温服七合，日三服	白术	菊科植物白术 *Atractylodes macrocephala* Koidz. 的干燥根茎	生品	27.60g	上五味，以水1600mL，煮取600mL，去药渣，每次温服140mL，日3次	【功能】温阳利水。【主治】阳虚水泛证。症见小便不利，畏寒肢冷，头目眩晕，心下悸动不宁，身体筋肉瞤动，四肢沉重疼痛，浮肿，腰以下为甚；或腹痛泄泻；或呕逆咳喘。舌质淡胖，边有齿痕，舌苔白滑，脉沉细
		附子	毛茛科植物乌头 *Aconitum carmichaelii* Debx. 的子根的加工品	黑顺片	15.00g		
备注	据原方中煎煮法“煮取三升”“温服七合”，可知本方每服量为煎出总量的7/30。故本方每次的服药量为：茯苓9.66g，白芍9.66g，生姜9.66g，白术6.44g，附子3.50g。根据张仲景方剂服药法中“不必尽剂”、随证变化、灵活施用的特点，日服用次数建议1～3次，根据临床实际遵医嘱使用。上述折算剂量系依汉代度量衡直接折算，若与当今主流用量严重不符，在固定原方比例和每服量的基础上，结合安全性评价结果及临床用药实际确定日服总量						

（五）黄芪桂枝五物汤

基本信息		现代对应情况					
出处	处方、制法及用法	药味名称	基原及用药部位	炮制规格	折算剂量	用法用量	功能主治
《金匮要略》（汉·张仲景）		黄芪	豆科植物蒙古黄芪 *Astragalus membranaceus* (Fisch.) Bge. var. *mongholicus* (Bge.) Hsiao 或膜荚黄芪 *Astragalus membranaceus* (Fisch.) Bge. 的干燥根	生品	41.40g		
		白芍	毛茛科植物芍药 *Paeonia lactiflora* Pall. 的干燥根	生品	41.40g		

（续表）

<table>
<tr><th colspan="2">基本信息</th><th colspan="6">现代对应情况</th></tr>
<tr><th>出处</th><th>处方、制法及用法</th><th>药味名称</th><th>基原及用药部位</th><th>炮制规格</th><th>折算剂量</th><th>用法用量</th><th>功能主治</th></tr>
<tr><td rowspan="3">《金匮要略》（汉·张仲景）</td><td rowspan="3">黄芪三两，芍药三两，桂枝三两，生姜六两，大枣十二枚。
上五味，以水六升，煮取二升，温服七合，日三服</td><td>桂枝</td><td>樟科植物肉桂 Cinnamomum cassia Presl 的干燥嫩枝</td><td>生品</td><td>41.40g</td><td rowspan="3">上五味，以水 1200mL，煮取400mL，温服140mL，日3次</td><td rowspan="3">【功效】益气温经，和血通痹。
【主治】血痹证。症见肌肤麻木不仁，微恶风寒，舌淡苔白，脉微涩而紧</td></tr>
<tr><td>生姜</td><td>姜科植物姜 Zingiber officinale Rosc. 的新鲜根茎</td><td>鲜品</td><td>82.80g</td></tr>
<tr><td>大枣</td><td>鼠李科植物枣 Ziziphus jujuba Mill. 的干燥成熟果实</td><td>生品</td><td>36.00g</td></tr>
<tr><td>备注</td><td colspan="7">据原方中煎煮法“煮取二升，温服七合”，可知本方每服量为煎出总量的7/20。故本方每次的服药量为：黄芪14.49g，白芍14.49g，桂枝14.49g，生姜28.98g，大枣12.60g。根据张仲景方剂服药法中“不必尽剂”、随证变化、灵活施用的特点，日服用次数建议1～3次，根据临床实际遵医嘱使用。
上述折算剂量系依汉代度量衡直接折算，若与当今主流用量严重不符，在固定原方比例和每服量的基础上，结合安全性评价结果及临床用药实际确定日服总量</td></tr>
</table>

（六）瓜蒌薤白半夏汤

<table>
<tr><th colspan="2">基本信息</th><th colspan="6">现代对应情况</th></tr>
<tr><th>出处</th><th>处方、制法及用法</th><th>药味名称</th><th>基原及用药部位</th><th>炮制规格</th><th>折算剂量</th><th>用法用量</th><th>功能主治</th></tr>
<tr><td rowspan="4">《金匮要略》（汉·张仲景）</td><td rowspan="4">瓜蒌实一枚，薤白三两，半夏半斤，白酒一斗。
上四味，同煮，取四升，温服一升，日三服</td><td>瓜蒌</td><td>葫芦科植物栝楼 Trichosanthes kirilowii Maxim. 的干燥成熟果实</td><td>生品</td><td>60.00g</td><td rowspan="4">加入黄酒 2000mL，煎至800mL，温服200mL，日3次</td><td rowspan="4">【功效】通阳散结，祛痰宽胸。
【主治】胸痹痰浊壅塞证。症见胸痛彻背，不能安卧，喘息咳嗽，短气者</td></tr>
<tr><td>薤白</td><td>百合科植物小根蒜 Allium macrostemon Bge. 的干燥鳞茎</td><td>生品</td><td>41.40g</td></tr>
<tr><td>半夏</td><td>天南星科植物半夏 Pinellia ternata (Thunb.) Breit. 的干燥块茎</td><td>清半夏</td><td>34.50g</td></tr>
<tr><td>黄酒</td><td>参考国家标准 GB/T 13662－2018 传统型黄酒（以糯米 Oryza sativa var. glutinosa 为原料）</td><td></td><td>2000ml</td></tr>
<tr><td>备注</td><td colspan="7">据原方中煎煮法“取四升，温服一升”，可知本方每服量为煎出总量的1/4。故本方每次的服药量为：瓜蒌15.00g，薤白10.35g，半夏8.63g。根据张仲景方剂服药法中“不必尽剂”、随证变化、灵活施用的特点，日服用次数建议1～3次，根据临床实际遵医嘱使用。
上述折算剂量系依汉代度量衡直接折算，若与当今主流用量严重不符，在固定原方比例和每服量的基础上，结合安全性评价结果及临床用药实际确定日服总量</td></tr>
</table>

（七）大建中汤

基本信息		现代对应情况					
出处	处方、制法及用法	药味名称	基原及用药部位	炮制规格	折算剂量	用法用量	功能主治
《金匮要略》（汉·张仲景）	蜀椒二合（去汗），干姜四两，人参二两。 上三味，以水四升，煮取二升，去滓，内胶饴一升，微火煮取一升半，分温再服；如一炊顷，可饮粥二升，后更服。当一日食糜，温覆之	花椒	芸香科植物花椒 *Zanthoxylum bungeanum* Maxim. 的干燥成熟果皮	炒花椒	9.00g	上三味药，以水 800mL，煮取 400mL，去药渣，加入饴糖 200mL，小火煮取300mL，每次温服150mL，日2次	【功效】温中补虚，降逆止痛。 【主治】中阳衰弱，阴寒内盛证。症见心胸中大寒痛，呕不能食，腹中寒，甚则可上冲皮起如有形，腹痛拒按，痛无定处，或腹中辘辘有声，手足厥冷，舌质淡，苔白滑，脉细紧，或脉沉伏而迟
		干姜	姜科植物姜 *Zingiber officinale* Rosc. 的干燥根茎	生品	55.20g		
		人参	五加科植物人参 *Panax ginseng* C. A. Mey. 的干燥根和根茎	生品	27.60g		
		胶饴	参考国家标准 GB/T20883－2017 麦芽糖（以糯米 *Oryza sativa* var. *glutinosa*、大麦 *Hordeum vulgare* L. 为原料）		200ml		
备注	据原方中煎煮法“微火煮取一升半，分温再服”，可知本方煎出总量为2次服量。故本方每次的服药量为：花椒4.50g，干姜27.60g，人参13.80g。根据张仲景方剂服药法中“不必尽剂”、随证变化、灵活施用的特点，日服用次数建议1～2次，根据临床实际遵医嘱使用。 上述折算剂量系依汉代度量衡直接折算，若与当今主流用量严重不符，在固定原方比例和每服量的基础上，结合安全性评价结果及临床用药实际确定日服总量						

（八）麦门冬汤

基本信息		现代对应情况					
出处	处方、制法及用法	药味名称	基原及用药部位	炮制规格	折算剂量	用法用量	功能主治
《金匮要略》（汉·张仲景）		麦冬	百合科植物麦冬 *Ophiopogon japonicus* (L. f) Ker－Gawl. 的干燥块根	生品	212.00g		
		半夏	天南星科植物半夏 *Pinellia ternata* (Thunb.) Breit. 的干燥块茎	清半夏	69.00g		
		人参	五加科植物人参 *Panax ginseng* C. A. Mey. 的干燥根和根茎	生品	27.60g		

（续表）

基本信息		现代对应情况					
出处	处方、制法及用法	药味名称	基原及用药部位	炮制规格	折算剂量	用法用量	功能主治
《金匮要略》（汉·张仲景）	麦门冬七升，半夏一升，人参二两，甘草二两，粳米三合，大枣十二枚。 上六味，以水一斗二升，煮取六升，温服一升，日三夜一服	甘草	豆科植物甘草 *Glycyrrhiza uralensis* Fisch. 的干燥根和根茎	生品	27.60g	上六味药，以水2400mL，煮取1200mL，每次温服200mL，日3夜1次	【功效】滋养肺胃，降逆下气。 【主治】虚热肺痿或胃阴不足证。症见咳唾涎沫，短气喘促，或呃逆呕吐，咽干口燥，舌干红少苔，脉虚数
		粳米	禾本科植物粳稻 *Oryza sativa* L. subsp. *japonica* Kato 的干燥成熟种仁	生品	52.80g		
		大枣	鼠李科植物枣 *Ziziphus jujuba* Mill. 的干燥成熟果实	生品	36.00g		
备注	麦门冬汤在《古代经典名方目录（第一批）》的处方出处中，麦冬为七升，麦冬一升约为106g，远超常规用量。考证多个版本的《金匮要略》以及记载仲景方剂的《外台秘要》《千金方》等书，麦门冬汤中的麦冬剂量均有所不同。《外台秘要》所载麦门冬汤中麦冬为二升，更接近临床常用量，领域专家亦推荐本方中麦冬应取二升为宜。故建议本方中麦冬按二升进行折算，折合约212g。 据原方中煎服法“煮取六升，温服一升”，可知本方每服剂量为煎出总量的1/6，故本方每次的服药量为：麦冬35.33g，半夏11.50g，人参4.60g，甘草4.60g，粳米8.80g，大枣6.00g。根据张仲景方剂服药法中“不必尽剂”、随证变化、灵活施用的特点，日服用次数建议1～4次，根据临床实际遵医嘱使用。 上述折算剂量系依汉代度量衡直接折算，若与当今主流用量严重不符，在固定原方比例和每服量的基础上，结合安全性评价结果及临床用药实际确定日服总量						

（九）温胆汤

基本信息		现代对应情况					
出处	处方、制法及用法	药味名称	基原及用药部位	炮制规格	折算剂量	用法用量	功能主治
《备急千金要方》（唐·孙思邈）		半夏	天南星科植物半夏 *Pinellia ternata* (Thunb.) Breit. 的干燥块茎	清半夏	27.60g		
		竹茹	禾本科植物淡竹 *Phyllostachys nigra* (Lodd.) Munro var. *henonis* (Mitf.) Stapf ex Rendle 的茎秆的干燥中间层	生品	27.60g		
		枳实	芸香科植物酸橙 *Citrus aurantium* L. 及其栽培变种的干燥幼果	麸炒枳实	27.60g		

（续表）

基本信息		现代对应情况					
出处	处方、制法及用法	药味名称	基原及用药部位	炮制规格	折算剂量	用法用量	功能主治
《备急千金要方》（唐·孙思邈）	半夏、竹茹、枳实各二两，橘皮三两，生姜四两，甘草一两。右六味，㕮咀，以水八升，煮取二升，分三服	陈皮	芸香科植物橘 *Citrus reticulata* Blanco 及其栽培变种的干燥成熟果皮	生品	41.40g	上六味药粉碎成粗粒，以水1600mL，煮取400mL，分3次服用	【功效】理气化痰，和胃利胆。【主治】胆胃不和，胆郁痰扰证。症见胆怯易惊，虚烦不眠，惊悸多梦；或呕恶，呃逆，口苦，眩晕。苔白腻，脉弦滑
		生姜	姜科植物姜 *Zingiber officinale* Rosc. 的新鲜根茎	鲜品	55.20g		
		甘草	豆科植物甘草 *Glycyrrhiza uralensis* Fisch. 的干燥根和根茎	炒甘草	13.80g		
备注	1. 唐代方药计量传承了汉代的度量衡制度，服法亦参考汉代方剂处理。据原方中煎服法“煮取二升，分三服”，可知本方每服剂量为煎出总量的1/3，故本方每次的服药量为：半夏9.20g，竹茹9.20g，枳实9.20g，陈皮13.80g，生姜18.40g，甘草4.60g。日服用次数建议1～3次，根据临床实际遵医嘱使用。 上述折算剂量系依汉代度量衡直接折算，若与当今主流用量严重不符，在固定原方比例和每服量的基础上，结合安全性评价结果及临床用药实际确定日服总量。 2. 鉴于《备急千金要方·卷一·序例》“合和”篇提及诸多药物炮制要求，如“凡用甘草、厚朴、枳实、石南、茵芋、藜芦、皂荚之类，皆炙之……凡半夏，热汤洗去上滑，一云十洗四破，乃称之，以入汤。”以此建议采用与古代炮制工艺最为接近的清半夏、麸炒枳实、炒甘草规格。炒甘草建议参考《中华人民共和国药典》2020年版中清炒法，“将甘草原药材除去杂质，洗净，润透，切厚片，炒至微黄”						

（十）小续命汤

基本信息		现代对应情况					
出处	处方、制法及用法	药味名称	基原及用药部位	炮制规格	折算剂量	用法用量	功能主治
《备急千金要方》（唐·孙思邈）		麻黄	麻黄科植物草麻黄 *Ephedra sinica* Stapf 的干燥草质茎	生品	13.80g		
		防己	防己科植物粉防己 *Stephania tetrandra* S. Moore 的干燥根	生品	13.80g		
		人参	五加科植物人参 *Panax ginseng* C. A. Mey. 的干燥根和根茎	生品	13.80g		
		黄芩	唇形科植物黄芩 *Scutellaria baicalensis* Georgi 的干燥根	生品	13.80g		

（续表）

<table>
<tr><th colspan="2">基本信息</th><th colspan="6">现代对应情况</th></tr>
<tr><th>出处</th><th>处方、制法及用法</th><th>药味名称</th><th>基原及用药部位</th><th>炮制规格</th><th>折算剂量</th><th>用法用量</th><th>功能主治</th></tr>
<tr><td rowspan="8">《备急千金要方》（唐 · 孙思邈）</td><td rowspan="8">麻黄、防己、人参、黄芩、桂心、甘草、芍药、川芎、杏仁各一两，附子一枚，防风一两半，生姜五两。右十二味，㕮咀，以水一斗二升，先煮麻黄三沸，去沫，内诸药，煮取三升。分三服，甚良。不瘥，更合三、四剂，必佳</td><td>肉桂</td><td>樟科植物肉桂 Cinnamomum cassia Presl 的干燥树皮</td><td>生品</td><td>13.80g</td><td rowspan="8">上十二味药粉碎成粗粒，以水 2400mL，先煮麻黄，去上沫，加入其他药物，煮取 600mL，分 3 次服用</td><td rowspan="8">【功效】祛风散寒，益气温阳。【主治】阳气不足，风中经络证。症见口眼歪斜，语言不利，筋脉拘急，半身不遂，或神志闷乱等。亦治风湿痹痛</td></tr>
<tr><td>甘草</td><td>豆科植物甘草 Glycyrrhiza uralensis Fisch. 的干燥根和根茎</td><td>炒甘草</td><td>13.80g</td></tr>
<tr><td>白芍</td><td>毛茛科植物芍药 Paeonialactiflora Pall. 的干燥根</td><td>生品</td><td>13.80g</td></tr>
<tr><td>川芎</td><td>伞形科植物川芎 Ligusticum chuanxiong Hort. 的干燥根茎</td><td>生品</td><td>13.80g</td></tr>
<tr><td>苦杏仁</td><td>蔷薇科植物杏 Prunus armeniaca L. 的干燥成熟种子</td><td>焯苦杏仁</td><td>13.80g</td></tr>
<tr><td>附子</td><td>毛茛科植物乌头 Aconitum carmichaelii Debx. 子根的加工品</td><td>黑顺片</td><td>15.00g</td></tr>
<tr><td>防风</td><td>伞形科植物防风 Saposhnikovia divaricata (Turcz.) Schischk. 的干燥根</td><td>生品</td><td>20.70g</td></tr>
<tr><td>生姜</td><td>姜科植物姜 Zingiber officinale Rosc. 的新鲜根茎</td><td>鲜品</td><td>69.00g</td></tr>
<tr><td>备注</td><td colspan="7">1. 唐代方药计量传承了汉代的度量衡制度，服法亦参考汉代方剂处理。据原方中煎服法“煮取三升，分三服”，可知本方每服剂量为煎出总量的 1/3，故本方每次的服药量为：麻黄 4.60g，防己 4.60g，人参 4.60g，黄芩 4.60g，肉桂 4.60g，甘草 4.60g，白芍 4.60g，川芎 4.60g，杏仁 4.60g，附子 5.00g，防风 6.90g，生姜 23.00g。日服用次数建议 1～3 次，根据临床实际遵医嘱使用。
2. 上述折算剂量系依汉代度量衡直接折算，若与当今主流用量严重不符，在固定原方比例和每服量的基础上，结合安全性评价结果及临床用药实际确定日服总量。
3. 鉴于《备急千金要方 · 卷一 · 序例》之“合和”篇中提及诸多药物的炮制要求，如“凡用甘草、厚朴、枳实、石南、茵芋、藜芦、皂荚之类，皆炙之。”以此建议采用与古代炮制工艺最为接近的炒甘草规格。炒甘草建议参考《中华人民共和国药典》2020 年版中清炒法，“将甘草原药材除去杂质，洗净，润透，切厚片，炒至微黄”</td></tr>
</table>

（十一）开心散

<table>
<tr><th colspan="2">基本信息</th><th colspan="6">现代对应情况</th></tr>
<tr><th>出处</th><th>处方、制法及用法</th><th>药味名称</th><th>基原及用药部位</th><th>炮制规格</th><th>折算剂量</th><th>用法用量</th><th>功能主治</th></tr>
<tr><td>《备急千金要方》（唐 · 孙思邈）</td><td></td><td>远志</td><td>远志科植物远志 Polygala tenuifolia Willd. 或卵叶远志 Polygala sibirica L. 的干燥根</td><td>生品</td><td>13.80g</td><td></td><td></td></tr>
</table>

（续表）

基本信息		现代对应情况					
出处	处方、制法及用法	药味名称	基原及用药部位	炮制规格	折算剂量	用法用量	功能主治
《备急千金要方》（唐·孙思邈）	远志、人参各四分，茯苓二两，菖蒲一两。右四味治下筛，饮服方寸匕，日三	人参	五加科植物人参 *Panax ginseng* C. A. Mey. 的干燥根和根茎	生品	13.80g	上四味药粉碎成细粉，每次冲服方寸匕，日3次	【功效】益气养心，安神定志。【主治】心气不足证，症见神志不宁，健忘失眠，心悸怔忡等
		茯苓	多孔菌科真菌茯苓 *Poria cocos*（Schw.）Wolf 的干燥菌核	生品	27.60g		
		石菖蒲	天南星科植物石菖蒲 *Acorus tatarinowii* Schott 的干燥根茎	生品	13.80g		
备注	因“方寸匕”的容量折算标准受药材比重等因素影响，剂量折算结果差异较大。结合征求意见中研发单位提供的安全性评价研究结果，建议每次冲服1～3g，临床遵医嘱服用。在固定原方比例的基础上，结合安全性评价结果及临床用药实际确定具体服用剂量						

（十二）当归饮子

基本信息		现代对应情况					
出处	处方、制法及用法	药味名称	基原及用药部位	炮制规格	折算剂量	用法用量	功能主治
《严氏济生方》（宋·严用和）	当归（去芦）、白芍药、川芎、生地黄（洗）、白蒺藜（炒，去尖）、防风（去芦）、荆芥穗各一两，何首乌、黄芪（去芦），甘草（炙）各半两。右㕮咀，每服四钱，水一盏半，姜五片，煎至八分，去滓温服。不拘时候	当归	伞形科植物当归 *Angelica sinensis*（Oliv.）Diels 的干燥根	生品	41.30g	上药粉碎为粗粒，每服16.52g，加水450mL，加入生姜5g，煮取240mL，去滓温服	
		白芍	毛茛科植物芍药 *Paeonia lactiflora* Pall. 的干燥根	生品	41.30g		
		川芎	伞形科植物川芎 *Ligusticum chuanxiong* Hort. 的干燥根茎	生品	41.30g		
		地黄	玄参科植物地黄 *Rehmannia glutinosa* Libosch. 的干燥块根	生品	41.30g		
		蒺藜	蒺藜科植物蒺藜 *Tribulus terrestris* L. 的干燥成熟果实	炒蒺藜	41.30g		
		防风	伞形科植物防风 *Saposhnikovia divaricata*（Turcz.）Schischk. 的干燥根	生品	41.30g		
		荆芥穗	唇形科植物荆芥 *Schizonepeta tenuisfolia* Briq. 的干燥花穗	生品	41.30g		

（续表）

基本信息		现代对应情况					
出处	处方、制法及用法	药味名称	基原及用药部位	炮制规格	折算剂量	用法用量	功能主治
《严氏济生方》（宋·严用和）		何首乌	蓼科植物何首乌 *Polygonum multiflorum* Thunb. 的干燥块根	生品	20.65g		【功效】养血润燥，祛风止痒。【主治】心血凝滞，内蕴风热证，症见皮肤疮疥，或肿或痒，或脓水浸淫，或发瘾疹；或皮肤瘙痒，入夜尤甚，舌淡红，苔薄，脉细弦
		黄芪	豆科植物蒙古黄芪 *Astragalus membranaceus* (Fisch.) Bge. var. *mongholicus* (Bge.) Hsiao 或膜荚黄芪 *Astragalus membranaceus* (Fisch.) Bge. 的干燥根	生品	20.65g		
		甘草	豆科植物甘草 *Glycyrrhiza uralensis* Fisch. 的干燥根和根茎	炒甘草	20.65g		
		生姜	姜科植物姜 *Zingiber officinale* Rosc. 的新鲜根茎	鲜品			
备注	1. 本方直接折算剂量并非每日服量，结合方剂组成及每服量，按日服3次计算，则本方的日服总量为49.56g，各药的日服量折算如下：当归5.84g，白芍5.84g，川芎5.84g，生地黄5.84g，蒺藜5.84g，防风5.84g，荆芥穗5.84g，何首乌2.92g，黄芪2.92g，甘草2.92g。另加生姜15g。 2. 专家共识意见为：生姜1片约为1~3g，可根据不同方剂的剂量确定生姜用量。本方建议生姜5g。 3. 炒甘草建议参考《中华人民共和国药典》2020年版中清炒法，“将甘草原药材除去杂质，洗净，润透，切厚片，炒至微黄”						

（十三）泻白散

基本信息		现代对应情况					
出处	处方、制法及用法	药味名称	基原及用药部位	炮制规格	折算剂量	用法用量	功能主治
《小儿药证直诀》（宋·钱乙）	地骨皮（洗去土，焙）、桑白皮（细锉炒黄）各一两，甘草（炙）一钱。上锉散，入粳米一撮，水二小盏，煎七分，食前服	地骨皮	茄科植物枸杞 *Lycium chinense* Mill. 的干燥根皮	地骨皮（焙）	41.30g	上药粉碎成粗粒，每次取6.20g，加粳米2g，以水300mL，煎取180mL，饭后温服	【功效】清泻肺热，止咳平喘。【主治】小儿肺热咳喘证。症见气喘咳嗽，皮肤蒸热，日晡尤甚，舌红苔黄，脉细数
		桑白皮	桑科植物桑 *Morus alba* L. 的干燥根皮	炒桑白皮	41.30g		
		甘草	豆科植物甘草 *Glycyrrhiza uralensis* Fisch. 的干燥根和根茎	炒甘草	4.13g		
		粳米	禾本科植物粳稻 *Oryza sativa* L. subsp. *japonica* Kato. 的干燥成熟种仁	生品			

（续表）

基本信息	现代对应情况
备注	1. 泻白散在《古代经典名方目录（第一批）》中的原出处《小儿药证直诀》版本中无每服量，故无法确定实际使用剂量。根据《小儿药证直诀》“四库纂修武英殿本”版本记载“为细末，每服一二钱，水一中盏，入粳米百粒，同煎至六分，食后温服”确定以上剂量和煎服法。每服量取“一二钱”的中间值，即6.20g。 本方直接折算剂量并非每日服量，结合方剂组成及每服量，按日服3次计算，则本方的日服总量约为18.60g，各药的日服量折算如下：桑白皮8.86g，地骨皮8.86g，甘草0.89g。另加粳米6.00g。 2. 本方中地骨皮除杂处理后注明焙的操作，其目的为使药材质地酥脆，便于后续粉碎，因此建议尊重原方炮制方法，可参考地方标准如《安徽省中药炮制规范》2005年版中的焙法。炒甘草建议参考《中华人民共和国药典》2020年版中清炒法，“将甘草原药材除去杂质，洗净，润透，切厚片，炒至微黄”

（十四）清心莲子饮

基本信息		现代对应情况					
出处	处方、制法及用法	药味名称	基原及用药部位	炮制规格	折算剂量	用法用量	功能主治
《太平惠民和剂局方》（宋·太平惠民和剂局）	黄芩、麦门冬（去心）、地骨皮、车前子、甘草（炙）各半两，石莲肉（去心）、白茯苓、黄芪（蜜炙）、人参各七钱半。 右剉散。每三钱，麦门冬十粒，水一盏半，煎取八分，去滓，水中沉冷，空心，食前服	黄芩	唇形科植物黄芩 *Scutellaria baicalensis* Georgi 的干燥根	生品	20.65g	上药粉碎成粗粒，每服12.39g，麦冬3g，加水450mL，煎取240mL，去药渣，饭前冷服	【功效】益气养阴，清心泻火，止淋化浊。 【主治】心火偏旺，气阴两虚，湿热下注证。症见遗精淋浊，血崩带下，遇劳则发，或腰膝酸软，或消渴，失眠多梦，口干舌燥，烦躁发热，倦怠乏力
		麦冬	百合科植物麦冬 *Ophiopogon japonicus* (L. f) Ker - Gawl. 的干燥块根	生品	20.65g		
		地骨皮	茄科植物枸杞 *Lycium chinense* Mill. 的干燥根皮	生品	20.65g		
		车前子	车前科植物车前 *Plantago asiatica* L. 的干燥成熟种子	生品	20.65g		
		甘草	豆科植物甘草 *Glycyrrhiza uralensis* Fisch. 的干燥根和根茎	炒甘草	20.65g		
		莲子	睡莲科植物莲 *Nelumbo nucifera* Gaertn. 的干燥成熟种子	生品	30.98g		
		茯苓	多孔菌科真菌茯苓 *Poria cocos* (Schw.) Wolf 的干燥菌核	生品	30.98g		
		黄芪	豆科植物蒙古黄芪 *Astragalus membranaceus* (Fisch.) Bge. var. *mongholicus* (Bge.) Hsiao 或膜荚黄芪 *Astragalus membranaceus* (Fisch.) Bge. 的干燥根	炙黄芪	30.98g		

（续表）

基本信息		现代对应情况					
出处	处方、制法及用法	药味名称	基原及用药部位	炮制规格	折算剂量	用法用量	功能主治
《太平惠民和剂局方》（宋·太平惠民和剂局）		人参	五加科植物人参 *Panax ginseng* C. A. Mey. 的干燥根和根茎	生品	30.98g		
备注	1. 本方直接折算剂量并非每日服量，结合方剂组成及每服量，按日服3次计算，则本方的日服总量约为37.17g，各药的日服量折算如下：黄芩3.38g，麦冬3.38g，地骨皮3.38g，车前子3.38g，甘草3.38g，莲子5.07g，茯苓5.07g，黄芪5.07g，人参5.07g。另加麦冬9.00g。 2. 麦冬传统去心，为历代所沿用，延续至今，如《中华人民共和国药典》1963年版麦冬炮制项内明确“润透后抽去心”，自《中华人民共和国药典》1977年版起不再要求去心。当前麦冬不同产地生产方式有较大区别，不同栽培年限所致性状、气味及内在成分含量均有差异，品质差异较大，栽培年限过短者中柱细小，有鉴于此，建议参考《浙江省中药炮制规范》2015年版所规定的浙麦冬饮片规格入药；《中华人民共和国药典》2020年版莲子炮制项内已做去心要求，因此按现行标准不再单独加注。 3. 炒甘草建议参考《中华人民共和国药典》2020年版中清炒法，“将甘草原药材除去杂质，洗净，润透，切厚片，炒至微黄”						

（十五）羌活胜湿汤

基本信息		现代对应情况					
出处	处方、制法及用法	药味名称	基原及用药部位	炮制规格	折算剂量	用法用量	功能主治
《内外伤辨惑论》（金·李东垣）	羌活、独活各一钱，藁本、防风、甘草（炙）、川芎各五分，蔓荆子三分。 上㕮咀，都作一服，水二盏，煎至一盏，去渣，大温服，空心食前	羌活	伞形科植物羌活 *Notopterygium incisum* Ting ex H. T. Chang的干燥根茎和根	生品	4.13g	上药粉碎为粗粒，加水600mL，煎至300mL，去药渣，饭前温服	【功效】祛风，胜湿，止痛。 【主治】风湿在表之痹证。症见肩背痛不可回顾，头痛身重，或腰脊疼痛，难以转侧，苔白，脉浮
		独活	伞形科植物重齿毛当归 *Angelica pubescens* Maxim. f. *biserrata* Shan et Yuan 的干燥根	生品	4.13g		
		藁本	伞形科植物藁本 *Ligusticum sinense* Oliv. 或辽藁本 *Ligusticum jeholense* Nakai et Kitag. 的干燥根茎和根	生品	2.06g		
		防风	伞形科植物防风 *Saposhnikovia divaricata* (Turcz.) Schischk. 的干燥根	生品	2.06g		
		甘草	豆科植物甘草 *Glycyrrhiza uralensis* Fisch. 的干燥根和根茎	炒甘草	2.06g		

（续表）

基本信息		现代对应情况					
出处	处方、制法及用法	药味名称	基原及用药部位	炮制规格	折算剂量	用法用量	功能主治
《内外伤辨惑论》（金·李东垣）		川芎	伞形科植物川芎 *Ligusticum chuanxiong* Hort. 的干燥根茎	生品	2.06g		
		蔓荆子	马鞭草科植物单叶蔓荆 *Vitex trifolia* L. var. *simplicifolia* Cham. 或蔓荆 *Vitex trifolia* L. 的干燥成熟果实	生品	1.24g		
备注	1. 本方各药直接折算剂量总和17.74g为1次服量，按日服3次计算，则本方的日服总量为53.22g，各药的日服量折算如下：羌活12.39g，独活12.39g，藁本6.18g，防风6.18g，甘草6.18g，川芎6.18g，蔓荆子3.72g。 2. 炒甘草建议参考《中华人民共和国药典》2020年版中清炒法，“将甘草原药材除去杂质，洗净，润透，切厚片，炒至微黄”						

（十六）当归补血汤

基本信息		现代对应情况					
出处	处方、制法及用法	药味名称	基原及用药部位	炮制规格	折算剂量	用法用量	功能主治
《内外伤辨惑论》（金·李东垣）	黄芪一两，当归二钱（酒洗）。 上件㕮咀，都作一服。水二盏，煎至一盏，去渣，温服，空心食前	黄芪	豆科植物蒙古黄芪 *Astragalus membranaceus* (Fisch.) Bge. var. *mongholicus* (Bge.) Hsiao 或膜荚黄芪 *Astragalus membranaceus* (Fisch.) Bge. 的干燥根	生品	41.30g	上药粉碎为粗粒，加水600mL，煎至300mL，去药渣，饭前温服	【功效】补气生血。 【主治】血虚发热证。症见肌热，燥热，烦渴引饮，目赤面红，昼夜不息，脉洪大而虚，重按无力
		当归	伞形科植物当归 *Angelica sinensis* (Oliv.) Diels 的干燥根	酒当归	8.26g		
备注	本方各药直接折算剂量总和49.56g为1次服量，按日服3次计算，则本方的日服总量为148.68g，各药的日服量折算如下：黄芪123.90g，当归24.78g。 鉴于本方与其他宋金元煮散方剂不同，所有药物为一服量，其服量较其他方剂明显偏大。在固定原方比例和每服量的基础上，结合安全性评价结果及临床用药实际确定日服总量，建议日服1～3次遵医嘱使用						

（十七）地黄饮子

<table>
<tr><th colspan="2">基本信息</th><th colspan="6">现代对应情况</th></tr>
<tr><th>出处</th><th>处方、制法及用法</th><th>药味名称</th><th>基原及用药部位</th><th>炮制规格</th><th>折算剂量</th><th>用法用量</th><th>功能主治</th></tr>
<tr><td rowspan="11">《黄帝素问宣明论方》（金·刘完素）</td><td rowspan="11">熟干地黄、巴戟（去心）、山茱萸、石斛、肉苁蓉（酒浸，焙）、附子（炮）、五味子、官桂、白茯苓、麦门冬（去心）、菖蒲、远志（去心）各等分。右为末，每服三钱，水一盏半，生姜五片，枣一枚，薄荷，同煎至八分，不计时候</td><td>熟地黄</td><td>玄参科植物地黄 Rehmannia glutinosa Libosch. 的干燥块根的炮制加工品</td><td>熟地黄（蒸法）</td><td>1.03g</td><td rowspan="11">上药粉碎为粗粒，每次服12.39g，加水450mL，生姜5g，枣3g，薄荷1g，煎煮至240mL</td><td rowspan="11">【功效】滋肾阴，补肾阳，开窍化痰。
【主治】喑痱证。症见舌强不能言，足废不能用，口干不欲饮，足冷面赤，脉沉细弱</td></tr>
<tr><td>巴戟天</td><td>茜草科植物巴戟天 Morinda officinalis How 的干燥根</td><td>生品</td><td>1.03g</td></tr>
<tr><td>山茱萸</td><td>山茱萸科植物山茱萸 Cornus officinalis Sieb. et Zucc. 的干燥成熟果肉</td><td>生品</td><td>1.03g</td></tr>
<tr><td>石斛</td><td>兰科植物铁皮石斛 Dendrobium officinale Kimura et Migo 或霍山石斛 Dendrobium huoshanense C.Z. Tang et S.J. Cheng 的干燥茎</td><td>生品</td><td>1.03g</td></tr>
<tr><td>肉苁蓉</td><td>列当科植物肉苁蓉 Cistanche deserticola Y. C. Ma 的干燥带鳞叶的肉质茎</td><td>酒苁蓉</td><td>1.03g</td></tr>
<tr><td>附子</td><td>毛茛科植物乌头 Aconitum carmichaelii Debx. 的子根的加工品</td><td>黑顺片</td><td>1.03g</td></tr>
<tr><td>五味子</td><td>木兰科植物五味子 Schisandra chinensis (Turcz.) Baill. 的干燥成熟果实</td><td>生品</td><td>1.03g</td></tr>
<tr><td>肉桂</td><td>樟科植物肉桂 Cinnamomum cassia Presl 的干燥树皮</td><td>生品</td><td>1.03g</td></tr>
<tr><td>茯苓</td><td>多孔菌科真菌茯苓 Poria cocos (Schw.) Wolf 的干燥菌核</td><td>生品</td><td>1.03g</td></tr>
<tr><td>麦冬</td><td>百合科植物麦冬 Ophiopogon japonicus (L. f) Ker - Gawl. 的干燥块根</td><td>生品</td><td>1.03g</td></tr>
<tr><td>石菖蒲</td><td>天南星科植物石菖蒲 Acorus tatarinowii Schott 的干燥根茎</td><td>生品</td><td>1.03g</td></tr>
</table>

（续表）

基本信息		现代对应情况					
出处	处方、制法及用法	药味名称	基原及用药部位	炮制规格	折算剂量	用法用量	功能主治
《黄帝素问宣明论方》（金·刘完素）		远志	远志科植物远志 *Polygala tenuifolia* Willd. 或卵叶远志 *Polygala sibirica* L. 的干燥根	生品	1.03g		
		薄荷	唇形科植物薄荷 *Mentha haplocalyx* Briq. 的干燥地上部分	生品	1.00g		
		生姜	姜科植物姜 *Zingiber officinale* Rosc. 的新鲜根茎	鲜品	5.00g		
		大枣	鼠李科植物枣 *Ziziphus jujuba* Mill. 的干燥成熟果实	生品	3.00g		
备注	1. 本方直接折算剂量并非每日服量，结合方剂组成及每服量，按日服3次计算，则本方的日服总量约为37.17g，各药的日服量折算如下：熟地黄3.10g，巴戟天3.10g，山茱萸3.10g，石斛3.10g，肉苁蓉3.10g，附子3.10g，五味子3.10g，肉桂3.10g，茯苓3.10g，麦冬3.10g，石菖蒲3.10g，远志3.10g。另加薄荷3.00g，生姜15.00g，大枣9.00g。 2. 专家共识意见为：生姜1片约为1~3g，可根据不同方剂的剂量确定生姜用量。本方建议生姜5g。 3.《中华人民共和国药典》2020年版巴戟天、远志饮片炮制已做去心要求，因此按现行标准不再单独加注；麦冬传统去心，为历代所沿用，延续至今，如《中华人民共和国药典》1963年版麦冬炮制项内明确“润透后抽去心”，自《中华人民共和国药典》1977年版起不再要求去心。当前麦冬不同产地生产方式有较大区别，不同栽培年限所致性状、气味及内在成分含量均有差异，品质差异较大，栽培年限过短者中柱细小，有鉴于此，建议参考《浙江省中药炮制规范》2015年版所规定的浙麦冬饮片规格入药						

（十八）清金化痰汤

基本信息		现代对应情况					
出处	处方、制法及用法	药味名称	基原及用药部位	炮制规格	折算剂量	用法用量	功能主治
《医学统旨》（明·叶文龄）		黄芩	唇形科植物黄芩 *Scutellaria baicalensis* Georgi 的干燥根	生品	5.60g		
		栀子	茜草科植物栀子 *Gardenia jasminoides* Ellis 的干燥成熟果实	生品	5.60g		
		桔梗	桔梗科植物桔梗 *Platycodon grandiflorum* (Jacq.) A. DC. 的干燥根	生品	7.46g		
		麦冬	百合科植物麦冬 *Ophiopogon japonicus* (L. f) Ker - Gawl. 的干燥块根	生品	3.73g		

（续表）

基本信息		现代对应情况					
出处	处方、制法及用法	药味名称	基原及用药部位	炮制规格	折算剂量	用法用量	功能主治
《医学统旨》（明·叶文龄）	黄芩、山栀各一钱半，桔梗二钱，麦门冬（去心）、桑皮、贝母、知母、瓜蒌仁（炒）、橘红、茯苓各一钱，甘草四分。 水二盅，煎八分，食后服	桑白皮	桑科植物桑 *Morus alba* L. 的干燥根皮	生品	3.73g	上药加水400mL，煎至160mL，饭后服用	【功效】清热润肺，化痰止咳。 【主治】痰热郁肺证。症见咳嗽气息粗促，或喉中有痰声，痰多、质黏厚或稠黄，咯吐不爽，咽喉干痛，或有热腥味，或吐血痰，胸胁胀满，咳时引痛，面赤，鼻出热气，或有身热，口干欲饮，舌红，舌苔薄黄腻，脉滑数
		浙贝母	百合科植物浙贝母 *Fritillaria thunbergii* Miq. 的干燥鳞茎	生品	3.73g		
		知母	百合科植物知母 *Anemarrhena asphodeloides* Bge. 的干燥根茎	生品	3.73g		
		瓜蒌子	葫芦科植物栝楼 *Trichosanthes kirilowii* Maxim. 的干燥成熟种子	炒瓜蒌子	3.73g		
		橘红	芸香科植物橘 *Citrus reticulata* Blanco 及其栽培变种的干燥外层果皮	生品	3.73g		
		茯苓	多孔菌科真菌茯苓 *Poria cocos*（Schw.）Wolf 的干燥菌核	生品	3.73g		
		甘草	豆科植物甘草 *Glycyrrhiza uralensis* Fisch. 的干燥根和根茎	生品	1.49g		
备注	1. 麦冬传统去心，为历代所沿用，延续至今，如《中华人民共和国药典》1963年版麦冬炮制项内明确“润透后抽去心”，自《中华人民共和国药典》1977年版起不再要求去心。当前麦冬不同产地生产方式有较大区别，不同栽培年限所致性状、气味及内在成分含量均有差异，品质差异较大，栽培年限过短者中柱细小，有鉴于此，建议参考《浙江省中药炮制规范》2015年版所规定的浙麦冬饮片规格入药。 2. 本方未明确是日服量还是单次服量，建议结合临床实际，日1～3剂遵医嘱使用						

（十九）金水六君煎

基本信息		现代对应情况					
出处	处方、制法及用法	药味名称	基原及用药部位	炮制规格	折算剂量	用法用量	功能主治
《景岳全书》（明·张景岳）		当归	伞形科植物当归 *Angelica sinensis*（Oliv.）Diels 的干燥根	生品	7.46g		
		熟地黄	玄参科植物生地黄 *Rehmannia glutinosa* Libosch. 的干燥块根的炮制加工品	熟地黄（蒸制法）	14.92g		

（续表）

基本信息		现代对应情况					
出处	处方、制法及用法	药味名称	基原及用药部位	炮制规格	折算剂量	用法用量	功能主治
《景岳全书》（明・张景岳）	当归二钱，熟地三、五钱，陈皮一钱半，半夏二钱，茯苓二钱，炙甘草一钱。水二盅，生姜三、五、七片，煎七、八分，食远温服	陈皮	芸香科植物橘 *Citrus reticulata* Blanco 及其栽培变种的干燥成熟果皮	生品	5.60g	上药加水400mL，生姜5g，煎至150mL，温服	【功效】滋养肺肾，祛湿化痰。【主治】肺肾阴虚，湿痰内盛证。症见咳嗽呕恶，喘急多痰，痰带咸味，或咽干口燥，自觉口咸，舌质红，苔白滑或薄腻
		半夏	天南星科植物半夏 *Pinellia ternata*（Thunb.）Breit. 的干燥块茎	清半夏	7.46g		
		茯苓	多孔菌科真菌茯苓 *Poria cocos*（Schw.）Wolf 的干燥菌核	生品	7.46g		
		甘草	豆科植物甘草 *Glycyrrhiza uralensis* Fisch. 的干燥根和根茎的炮制加工品	炒甘草	3.73g		
		生姜	姜科植物姜 *Zingiber officinale* Rosc. 的新鲜根茎	鲜品	5.00g		
备注	1. 剂量为区间者，取中间值。方中熟地取四钱，生姜取5片。 2. 专家共识意见为：生姜1片约为1~3g，可根据不同方剂的剂量确定生姜用量。本方建议生姜5g。 3. 本方未明确是日服量还是单次服量，建议结合临床实际，日1~3剂遵医嘱使用。 4. 炒甘草建议参考《中华人民共和国药典》2020年版中清炒法，“将甘草原药材除去杂质，洗净，润透，切厚片，炒至微黄”。						

（二十）济川煎

基本信息		现代对应情况					
出处	处方、制法及用法	药味名称	基原及用药部位	炮制规格	折算剂量	用法用量	功能主治
《景岳全书》（明・张景岳）	当归三、五钱，牛膝二钱，肉苁蓉（酒洗去咸）二、三钱，泽泻一钱半，升麻五分、七分或一钱，枳壳一钱。水一盅半，煎七八分，食前服	当归	伞形科植物当归 *Angelica sinensis*（Oliv.）Diels 的干燥根	生品	14.92g	上药，以水300mL煎煮，煎至约150mL。饭前服	
		牛膝	苋科植物牛膝 *Achyranthes bidentata* Bl. 的干燥根	生品	7.46g		
		肉苁蓉	列当科植物肉苁蓉 *Cistanche deserticola* Y. C. Ma 的干燥带鳞叶的肉质茎	酒苁蓉	9.33g		
		泽泻	泽泻科植物东方泽泻 *Alisma orientale*（Sam.）Juzep. 或泽泻 *Alisma plantago-aquatica* Linn. 的干燥块茎	生品	5.60g		

（续表）

基本信息		现代对应情况					
出处	处方、制法及用法	药味名称	基原及用药部位	炮制规格	折算剂量	用法用量	功能主治
《景岳全书》（明·张景岳）		升麻	毛茛科植物大三叶升麻 *Cimicifuga heracleifolia* Kom.、兴安升麻 *Cimicifuga dahurica*（Turcz.）Maxim. 或毛茛科植物升麻 *Cimicifuga foetida* L. 的干燥根茎	生品	2.61g		【功效】温肾益精，润肠通便。【主治】肾虚便秘证。症见大便秘结，小便清长，腰膝酸软，头目眩晕，舌淡苔白，脉沉迟
		枳壳	芸香科植物酸橙 *Citrus aurantium* L. 及其栽培变种的干燥未成熟果实	生品	3.73g		
备注	1. 剂量为区间者，取其中间值。方中当归取四钱，肉苁蓉取二钱半，升麻取七分。本方未明确是日服量还是单次服量，建议结合临床实际，日1～3剂遵医嘱使用。 2. 鉴于古代长期推崇四川等地所产升麻 *Cimicifuga foetida* L.，建议人工栽培优先选择该基原						

（二十一）清肺汤

基本信息		现代对应情况					
出处	处方、制法及用法	药味名称	基原及用药部位	炮制规格	折算剂量	用法用量	功能主治
《万病回春》（明·龚廷贤）	黄芩（去朽心）一钱半，桔梗（去芦）、茯苓（去皮）、陈皮（去白）、贝母（去心）、桑白皮各一钱，当归、天门冬（去心）、山栀、杏仁（去皮尖）、麦门冬（去心）各七分，五味子七粒，甘草三分。 上锉，生姜、枣子煎，食后服	黄芩	唇形科植物黄芩 *Scutellaria baicalensis* Georgi 的干燥根	生品（枯芩）	5.60g	水煎服	【功效】清热润肺，降气化痰。【主治】痰热咳嗽。症见咳嗽，气喘息粗，喉中痰鸣，咯痰黄稠量多，或久嗽声哑，舌红苔黄腻，脉滑数
		桔梗	桔梗科植物桔梗 *Platycodon grandiflorum*（Jacq.）A. DC. 的干燥根	生品	3.73g		
		茯苓	多孔菌科真菌茯苓 *Poria cocos*（Schw.）Wolf 的干燥菌核	生品	3.73g		
		橘红	芸香科植物橘 *Citrus reticulata* Blanco 及其栽培变种的干燥外层果皮	生品	3.73g		
		浙贝母	百合科植物浙贝母 *Fritillaria thunbergii* Miq. 的干燥鳞茎	浙贝片	3.73g		
		桑白皮	桑科植物桑 *Morus alba* L. 的干燥根皮	生品	3.73g		

（续表）

基本信息		现代对应情况					
出处	处方、制法及用法	药味名称	基原及用药部位	炮制规格	折算剂量	用法用量	功能主治
《万病回春》（明·龚廷贤）		当归	伞形科植物当归 *Angelica sinensis* (Oliv.) Diels 的干燥根	生品	2.61g		
《万病回春》（明·龚廷贤）		天冬	百合科植物天冬 *Asparagus cochinchinensis* (Lour.) Merr. 的干燥块根	生品	2.61g		
		栀子	茜草科植物栀子 *Gardenia jasminoides* Ellis 的干燥成熟果实	生品	2.61g		
		苦杏仁	蔷薇科植物杏 *Prunus armeniaca* L. 的干燥成熟种子	焯苦杏仁	2.61g		
		麦冬	百合科植物麦冬 *Ophiopogon japonicus* (L.f) Ker-Gawl. 的干燥块根	生品	2.61g		
		五味子	木兰科植物五味子 *Schisandra chinensis* (Turcz.) Baill. 的干燥成熟果实	生品	1.00g		
		甘草	豆科植物甘草 *Glycyrrhiza uralensis* Fisch. 的干燥根和根茎	生品	1.12g		
		生姜	姜科植物姜 *Zingiber officinale* Rosc. 的新鲜根茎	鲜品	2.00g		
		大枣	鼠李科植物枣 *Ziziphus jujuba* Mill. 的干燥成熟果实	生品	6.00g		
备注	1. 麦冬传统去心，为历代所沿用，延续至今，如《中华人民共和国药典》1963 年版麦冬炮制项内明确“润透后抽去心”，自《中华人民共和国药典》1977 年版起不再要求去心。当前麦冬不同产地生产方式有较大区别，不同栽培年限所致性状、气味及内在成分含量均有差异，品质差异较大，栽培年限过短者中柱细小，有鉴于此，建议参考《浙江省中药炮制规范》2015 年版所规定的浙麦冬饮片规格入药；浙贝母现行《中华人民共和国药典》2020 年版产地加工项内“浙贝片”明确“除去芯芽”，因此建议使用此规格。 2. 本方未明确是日服量还是单次服量，建议结合临床实际，日 1~3 剂遵医嘱使用						

（二十二）保元汤

基本信息		现代对应情况					
出处	处方、制法及用法	药味名称	基原及用药部位	炮制规格	折算剂量	用法用量	功能主治
《简明医彀》（明·孙志宏）	人参一钱，黄芪二钱，甘草五分，肉桂二分。 右加生姜一片，水煎服	人参	五加科植物人参 *Panax ginseng* C. A. Mey. 的干燥根和根茎	生品	3.73g	水煎服	【功效】补气温阳。 【主治】元气不足证。症见倦怠乏力，面色㿠白，少气畏寒，不欲饮食
		黄芪	豆科植物蒙古黄芪 *Astragalus membranaceus* (Fisch.) Bge. var. *mongholicus* (Bge.) Hsiao 或膜荚黄芪 *Astragalus membranaceus* (Fisch.) Bge. 的干燥根	生品	7.46g		
		甘草	豆科植物甘草 *Glycyrrhiza uralensis* Fisch. 的干燥根和根茎	生品	1.87g		
		肉桂	樟科植物肉桂 *Cinnamomum cassia* Presl 的干燥树皮	生品	0.75g		
		生姜	姜科植物姜 *Zingiber officinale* Rosc. 的新鲜根茎	鲜品	3.00g		
备注	1. 本方未明确是日服量还是单次服量，建议结合临床实际，日1~3剂遵医嘱使用。 2. 专家共识意见为：生姜1片约为1~3g，可根据不同方剂的剂量确定生姜用量。本方建议生姜3g						

（二十三）半夏白术天麻汤

基本信息		现代对应情况					
出处	处方、制法及用法	药味名称	基原及用药部位	炮制规格	折算剂量	用法用量	功能主治
《医学心悟》（清·程国彭）	半夏一钱五分，天麻、茯苓、橘红各一钱，白术三钱，甘草五分。 生姜一片，大枣二枚，水煎服	半夏	天南星科植物半夏 *Pinellia ternata* (Thunb.) Breit. 的干燥块茎	清半夏	5.60g	水煎服	【功效】化痰熄风，健脾祛湿。 【主治】风痰上扰证。症见眩晕，头痛，胸膈痞闷，恶心呕吐，舌苔白腻，脉弦滑
		天麻	兰科植物天麻 *Gastrodia elata* Bl. 的干燥块茎	生品	3.73g		
		茯苓	多孔菌科真菌茯苓 *Poria cocos* (Schw.) Wolf 的干燥菌核	生品	3.73g		
		橘红	芸香科植物橘 *Citrus reticulata* Blanco 及其栽培变种的干燥外层果皮	生品	3.73g		

（续表）

基本信息		现代对应情况					
出处	处方、制法及用法	药味名称	基原及用药部位	炮制规格	折算剂量	用法用量	功能主治
《医学心悟》（清·程国彭）		白术	菊科植物白术 *Atractylodes macrocephala* Koidz. 的干燥根茎	生品	11.19g		
		甘草	豆科植物甘草 *Glycyrrhiza uralensis* Fisch. 的干燥根和根茎	生品	1.87g		
		生姜	姜科植物姜 *Zingiber officinale* Rosc. 的新鲜根茎	鲜品	3.00g		
		大枣	鼠李科植物枣 *Ziziphus jujuba* Mill. 的干燥成熟果实	生品	6.00g		
备注	1. 本方未明确是日服量还是单次服量，建议结合临床实际，日 1～3 剂遵医嘱使用。 2. 专家共识意见为：生姜 1 片约为 1～3g，可根据不同方剂的剂量确定生姜用量。本方建议生姜 3g						

（二十四）易黄汤

基本信息		现代对应情况					
出处	处方、制法及用法	药味名称	基原及用药部位	炮制规格	折算剂量	用法用量	功能主治
《傅青主女科》（清·傅山）	山药一两（炒），芡实一两（炒），黄柏二钱（盐水炒），车前子一钱（酒炒），白果十枚（碎）。 水煎服	山药	薯蓣科植物薯蓣 *Dioscorea opposita* Thunb. 的干燥根茎	清炒山药	37.30g	水煎服	【功效】固肾止带，清热祛湿。 【主治】肾虚湿热带下证。症见带下黏稠量多，色黄如浓茶汁，其气腥秽，舌红，苔黄腻
		芡实	睡莲科植物芡 *Euryale ferox* Salisb. 的干燥成熟种仁	清炒芡实	37.30g		
		黄柏	芸香科植物黄皮树 *Phellodendron chinense* Schneid. 的干燥树皮	盐黄柏	7.46g		
		车前子	车前科植物车前 *Plantago asiatica* L. 的干燥成熟种子	酒车前子	3.73g		
		白果	银杏科植物银杏 *Ginkgo biloba* L. 的干燥成熟种子	生品	10.00g		
备注	山药、芡实参考《中华人民共和国药典》2020 年版炮制通则清炒法，车前子参考酒炙法						

（二十五）宣郁通经汤

<table>
<tr><th colspan="2">基本信息</th><th colspan="6">现代对应情况</th></tr>
<tr><th>出处</th><th>处方、制法及用法</th><th>药味名称</th><th>基原及用药部位</th><th>炮制规格</th><th>折算剂量</th><th>用法用量</th><th>功能主治</th></tr>
<tr><td rowspan="10">《傅青主女科》（清·傅山）</td><td rowspan="10">白芍五钱（酒炒），当归五钱（酒洗），丹皮五钱，山栀子三钱（炒），白芥子二钱（炒研），柴胡一钱，香附一钱（酒炒），川郁金一钱（醋炒），黄芩一钱（酒炒），生甘草一钱。
水煎服</td><td>白芍</td><td>毛茛科植物芍药 Paeonia lactiflora Pall. 的干燥根</td><td>酒白芍</td><td>18.65g</td><td rowspan="10">水煎服</td><td rowspan="10">【功效】疏肝泻火，理气养血。
【主治】肝郁化火之经前腹痛证。症见经前腹痛，少腹尤甚，经来多紫黑瘀块者</td></tr>
<tr><td>当归</td><td>伞形科植物当归 Angelica sinensis（Oliv.）Diels 的干燥根</td><td>酒当归</td><td>18.65g</td></tr>
<tr><td>牡丹皮</td><td>毛茛科植物牡丹 Paeonia suffruticosa Andr. 的干燥根皮</td><td>生品</td><td>18.65g</td></tr>
<tr><td>栀子</td><td>茜草科植物栀子 Gardenia jasminoides Ellis 的干燥成熟果实</td><td>炒栀子</td><td>11.19g</td></tr>
<tr><td>白芥子</td><td>十字花科植物白芥 Sinapis alba L. 的干燥成熟种子</td><td>炒芥子</td><td>7.46g</td></tr>
<tr><td>柴胡</td><td>伞形科植物狭叶柴胡 Bupleurum scorzonerifolium Willd. 或柴胡 Bupleurum chinense DC. 的干燥根</td><td>生品</td><td>3.73g</td></tr>
<tr><td>香附</td><td>莎草科植物莎草 Cyperus rotundus L. 的干燥根茎</td><td>酒香附</td><td>3.73g</td></tr>
<tr><td>姜黄</td><td>姜科植物姜黄 Curcuma longa L. 的干燥根茎</td><td>醋姜黄</td><td>3.73g</td></tr>
<tr><td>黄芩</td><td>唇形科植物黄芩 Scutellaria baicalensis Georgi 的干燥根</td><td>酒黄芩</td><td>3.73g</td></tr>
<tr><td>甘草</td><td>豆科植物甘草 Glycyrrhiza uralensisFisch. 的干燥根和根茎</td><td>生品</td><td>3.73g</td></tr>
<tr><td>备注</td><td colspan="7">历代郁金的来源根据所记载的产地、花期、花亭着生方式、根部形态特征、颜色以及历代所绘药图等可以明确为今姜科植物 Curcuma longa L. 的干燥根茎，本属其他多种植物的根茎则根据不同的加工方式分为莪术、姜黄和片姜黄，互有演变，但药用部位均为根茎，未见块根；自清代中后期以来受产量、交通等因素影响，逐步将本属多种植物的卵形或纺锤形块根作为郁金使用，而 Curcuma longa L. 的干燥根茎则逐步称为“姜黄”。本属多种植物的根茎因疗效明确，自唐代以来纳入本草沿用至今，而块根与根茎成分差异极大，有鉴于此，建议本方川郁金以姜科植物 Curcuma longa L. 的干燥根茎为来源，然因目前《中华人民共和国药典》2020 年版已将该来源定为姜黄，并将本属多种植物的块根定为郁金来源，为避免名称混乱，因此将药味名称表述为姜黄，原方标注醋炒，可参考《中华人民共和国药典》2020 年版炮制通则中醋炙法</td></tr>
</table>

关于印发加强中医药老年健康服务工作实施方案的通知

国中医药综结合函〔2022〕351号

各省、自治区、直辖市及新疆生产建设兵团卫生健康委、中医药管理局：

为深入贯彻习近平总书记关于老龄工作的重要指示精神，贯彻落实全国老龄工作会议精神和《中共中央 国务院关于加强新时代老龄工作的意见》《中共中央 国务院关于促进中医药传承创新发展的意见》《“十四五”中医药发展规划》有关要求，我们制订了《加强中医药老年健康服务工作实施方案》。现印发给你们，请结合各地、各部门工作实际，认真贯彻执行。

国家中医药管理局综合司
国家卫生健康委办公厅
2022年12月30日

附　　加强中医药老年健康服务工作实施方案

为深入贯彻习近平总书记关于老龄工作的重要指示精神，贯彻落实全国老龄工作会议精神和《中共中央 国务院关于加强新时代老龄工作的意见》《中共中央 国务院关于促进中医药传承创新发展的意见》《“十四五”中医药发展规划》有关要求，在健康老龄化工作中进一步发挥中医药作用，现就加强中医药老年健康服务工作制订本实施方案。

一、总体要求

以习近平新时代中国特色社会主义思想为指导，全面贯彻党的二十大精神，深入贯彻习近平总书记关于老龄工作的重要指示精神，落实全面推进健康中国建设和积极应对人口老龄化国家战略，加强党对老龄工作的全面领导，充分发挥中医药在老年人健康维护、疾病预防和康复中的积极作用，持续增加老年人中医药健康服务供给，推进中医药健康服务能力提升，满足老年人养生保健和看病就医等健康需求，更好地将中医药融入健康养老全过程，在经济社会发展中作出新贡献。

二、工作措施

（一）实施老年人中医药健康促进活动

针对各地老年人的实际情况，在健康中国行动中医药健康促进专项活动中，设立并实施老年人中医药健康促进活动专项，发挥中医药在老年人健康促进中的积极作用，推动提高老年人健康水平，加强老年人中医药服务管理，持续打击借保健等名义侵害老年人合法权益的违法行为。

（二）开展省级老年中医药健康中心建设试点

启动开展老年中医药健康中心建设试点，探索完善老年中医药健康服务模式，提升临床、康复、护理、科学研究、健康管理能力。加强中医药老年健康服务能力建设，制定相关标准规范，培训推广中医适宜技术，提升中医药特色服务能力。研究制定省级老年中医药健康中心设置标准。

（三）提升中医医院老年健康服务能力

加强二级以上公立中医医院治未病科、老年病科、康复科等科室建设，为老年人提供全周期健康服务。到2025年，二级以上公立中医医院设置老年病科比例达到60%以上。实施中医药康复服务能力提升工程，开展中医康复中心建设，逐步增加中医康复服务资源，到2025年，三级公立中医医院设置康复科的比例达到85%，二级公立中医医院设置康复科的比例达到70%。加强老年病学中医特色专科建设，在中医优势专科建设中，强化老年病科建设，加强内涵建设，提升诊疗服务能力。支持依托老年病国家中医优势专科，组建中医老年病专科联盟，提升老年病学医疗服务能力。

（四）提升基层中医药老年健康服务能力

积极发挥乡镇卫生院、社区卫生服务中心中医药综合服务区（中医馆）为老年人提供优质中医药服务的作用，提升综合服务能力，在社区卫生服务中心和乡镇卫生院全部设置符合标准中医馆的基础上，对部分社区卫生服务中心和乡镇卫生院中医馆开展服务内涵建设。鼓励基层医疗卫生机构开展社区和居家中医药健康服务，促进优质中医药资源向社区、家庭延伸。鼓励中医医师积极参与家庭医生签约服务，为老年人提供中医基本医疗、基本公共卫生服务和中医治未病服务。

（五）提升综合医院中医药老年健康服务能力

提高综合医院中医临床科室老年病诊疗水平和服务能力，鼓励有条件的三级综合医院设置中医老年医学科或专业组。强化综合医院老年医学科中医类别医师配备，共同打造中西医结合团队，开展中西医联合诊疗，充分发挥中医药的独特优势和作用。将中医纳入综合医院老年医学科会诊体系中，研究制订实施“宜中则中、宜西则西”的中西医结合诊疗方案。

（六）提升妇幼保健机构更老年期人群健康服务能力

加强妇幼保健机构中医临床科室建设，大力发展中医药专科服务。到2025年，三级和二级妇幼保健院开展中医药专科服务的比例达到90%和70%。提升更老年期保健科中医药服务提供能力，制订推广更老年期保健中医药诊疗方案，发挥中医药对更年期综合征等更老年期女性常见疾病和健康问题防治的独特作用，促进更年期女性健康，关口前移，预防和减少老年常见病、慢性病的发生。加强妇幼保健机构妇幼中医药特色单位建设，充分发挥示范引领作用。

（七）加快推进老年友善医疗机构建设

推进中医医疗机构全面落实老年人医疗服务优待政策，按照老年友善医疗机构建设相关要求，完善中医医疗机构各项制度措施，优化老年人就医流程，提供老年友善服务，建立老年人就医绿色通道，解决老年人就医在智能技术方面遇到的困难。到2025年，85%以上的二级以上公立中医医院建设成为老年友善医疗机构。

（八）加强更老年期疾病中医药防治工作

针对老年性痴呆、脑梗死、糖尿病、高血压、关节炎、白内障、冠心病、骨质疏松、肺气肿、更年期综合征、盆底功能障碍、便秘等老年常见病，发挥中医药防治优势和作用，制定并推广一批中西医结合诊疗指南，提高老年病的预防、治疗、科研水平，为老年人提供治疗期住院、康复期护理、稳定期调养以及安宁疗护一体化等中医药服务。支持国家老年医学中心中医药服务能力建设，积极参与老年医学专科联盟建设，提升中医老年病医疗服务和管理水平。

（九）做好老年人中医药健康管理和宣传教育

优化中医药健康管理服务，加强中医药健康管理服务规范和技术规范培训和指导，围绕老年人、慢病管理等提升中医药健康管理服务能力，提高中医药健康管理率，扩大目标人群覆盖面。根据国家基本公共卫生服务项目要求，针对高血压、糖尿病等慢性病强化医防融合，加强中医药健康管理服务。到2025年，65岁以上老年人中医药健康管理率达到75%。在中医药知识普及中统筹做好面向老年人群体的相关工作。积极宣传适宜更老年期人群的中医养生保健知识、技术和方法，促进更老年期人群形成健康科学的生活方式和理念。做好60~69岁老年人中医药健康文化素养水平监测。

（十）积极推进中医药特色医养结合工作

开展全国医养结合示范机构创建活动，推动创建一批具有中医药特色的医养结合示范机构，为老年人提供中医体质辨识、诊断治疗、康复护理、养生保健、健康管理等中医药服务。二级以上中医医院均与养老机构开展不同形式的合作协作，有条件的中医医院托管或举办养老机构，为机构、社区和居家养老提供技术支持，促进优质中医药资源向社区、家庭延伸辐射。鼓励基层积极探索相关机构养老床位和医疗床位按需规范转换机制。持续提升医养结合机构中医医疗卫生服务能力和服务质量。

（十一）强化老年健康中医药人才培养和科研工作

主动适应国家老龄工作要求，加强中医药老年健康相关专业人才培养。指导有关院校设置中医养生保健、中医康复等专科专业和中医养生学、中医康复学等本科专业，加强中医老年病相关专业人员的培训力度，提高中医药服务水平。支持老年健康中医药科研工作，在中医药科技创新工作中支持中医临床研究基地、中医药传承创新中心等平台开展老年相关疾病研究。

三、组织实施

（一）加强组织领导

各级中医药主管部门要加强老年健康中医药工作的组织领导，主要负责同志要亲自抓、负总责，研究部署推进老年健康中医药工作，将相关工作纳入中医药重点工作。细化工作任务分工，明确责任人和完成时限，抓好督导落实，确保各项工作取得实效。

（二）完善保障措施

强化部门协同，积极出台相关扶持政策。积极参与长期护理保险制度试点，探索长期护理保险支持中医药老年健康服务提供的政策措施。鼓励保险公司开发中医药健康养老类保险产品，支持商业保险机构与中医药机构合作开展健康管理服务，创新中医药健康养老保障模式。

（三）加强宣传推广

广泛动员各方力量参与老年健康工作，及时总结中医药老年健康服务中的好经验好做法，加强先进经验宣传、强化示范引领。相关情况及时报国家中医药管理局，国家中医药管理局将适时组织开展全国老年健康中医药工作示范典型经验交流活动。

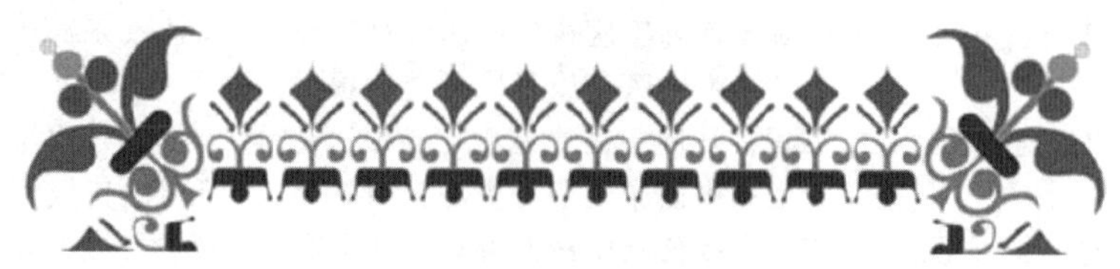

关于印发“十四五”健康老龄化规划的通知

国卫老龄发〔2022〕4号

各省、自治区、直辖市、新疆生产建设兵团卫生健康委、教育厅（教委、局）、科技厅（委、局）、工业和信息化主管部门、财政厅（局）、人力资源社会保障厅（局）、住房和城乡建设厅（委、局）、退役军人事务厅（局）、市场监管局（厅、委）、广播电视局、体育行政部门、医保局、中医药局、残联，各银保监局：

为贯彻落实全国老龄工作会议精神，协同推进健康中国战略和积极应对人口老龄化国家战略，不断满足老年人健康需求，稳步提升老年人健康水平，促进实现健康老龄化，根据《中华人民共和国国民经济和社会发展第十四个五年规划和2035年远景目标纲要》《中共中央 国务院关于加强新时代老龄工作的意见》《国家积极应对人口老龄化中长期规划》《“健康中国2030”规划纲要》《健康中国行动（2019－2030年）》，我们制定了《“十四五”健康老龄化规划》。现印发给你们，请结合各地、各部门工作实际，认真贯彻执行。

附件：“十四五”健康老龄化规划

国家卫生健康委

教育部

科技部

工业和信息化部

财政部

人力资源社会保障部

住房和城乡建设部

退役军人事务部

市场监管总局

广电总局

体育总局

国家医保局

银保监会

国家中医药局

中国残疾人联合会

2022年2月7日

附件

“十四五”健康老龄化规划

“十四五”时期是我国全面建设社会主义现代化国家新征程的第一个5年，也是积极应对人口老龄化的重要窗口期，促进健康老龄化将进入新的发展阶段。为协同推进健康中国战略和积极应对人口老龄化国家战略，不断满足老年人健康需求，稳步提升老年人健康水平，根据《中华人民共和国国民经济和社会发展第十四个五年规划和2035年远景目标纲要》《中共中央 国务院关于加强新时代老龄工作的意见》《国家积极应对人口老龄化中长期规划》《“健康中国2030”规划纲要》《健康中国行动（2019—2030年）》等要求，制定本规划。

一、规划背景

（一）“十三五”时期取得的主要成就

“十三五”时期，在以习近平同志为核心的党中央的坚强领导下，卫生健康等部门砥砺创新，积极推进老龄健康事业，深化体制机制改革，各项工作取得了新的进展，为进一步提高老年人健康水平奠定了坚实基础。健康中国行动老年健康促进行动全面启动，各项工作顺利推进。包括健康教育、预防保健、疾病诊治、康复护理、长期照护、安宁疗护6个环节的老年健康服务体系初步建立，医养结合稳步发展。老年健康与医养结合服务纳入国家基本公共卫生服务，老年人基本医疗保障进一步加强，长期护理保险制度试点顺利推进，老龄健康产业规模不断扩大，智慧健康养老、中医药养生养老、森林康养等新模式、新业态不断涌现，科技助推老龄健康事业发展的动力强劲。截至2020年底，全国设有1个国家老年医学中心和6个国家老年疾病临床医学研究中心，2642个二级及以上综合性医院设有老年医学科，设有安宁疗护科的医院510个，全国安宁疗护试点扩大到91个市（区），两证齐全（具备医疗卫生机构资质，并进行养老机构备案）的医养结合机构达到5857家，床位数达158万张。2020年，我国人均预期寿命提高至77.9岁。老年人新冠肺炎疫情防控工作成效明显，充分体现了中国特色社会主义制度的优越性。

（二）“十四五”时期的形势挑战

我国是世界上老年人口规模最大的国家，也是世界上老龄化速度最快的国家之一。“十四五”时期，我国人口老龄化程度将进一步加深，60岁及以上人口占总人口比例将超过20%，进入中度老龄化社会。老年人健康状况不容乐观，增龄伴随的认知、运动、感官功能下降以及营养、心理等健康问题日益突出，78%以上的老年人至少患有一种以上慢性病，失能老年人数量将持续增加。相比老年人的健康需求，与健康老龄化相关的机构、队伍、服务和政策支持不足。老年健康促进专业机构缺乏，老年期重点疾病防控力量薄弱。老年医疗卫生机构发展不充分，康复医院、护理院、安宁疗护中心数量严重不足，存在较大的城乡、区域差距；医疗卫生机构的老年友善程度不高，老年人就医体验有待改善；老年医学及相关学科发展滞后，老年综合评估、老年综合征管理和多学科诊疗等老年健康服务基础薄弱；老年健康服务人员尤其是基层人员缺乏，老年人居家医疗以及失能老年人照护服务能力亟待加强；医养结合服务供给不足，居家、社区医养结合发展不充分；老年健康保障机制尚不完善，稳定的长期照护费用支付机制尚未全面建立。

（三）“十四五”时期的发展机遇

“十四五”时期，低龄老年人比重增加，老年人受教育水平提高，健康需求日益旺盛，健康产品和服务消费能力不断增强。党的十九届五中全会作出实施积极应对人口老龄化国家战略的重大部署，为实现健康老龄化提供了根本遵循和行动指南。我国转向高质量发展阶段，经济实力显著增强，为实现健康老龄化提供了一定的物质基础。国家把保障人民健康放在优先发展的战略位置，深入实施健康中国行动，为实现健康老龄化提供了有利发展环境。我国促进健康老龄化的制度安排不断完善，医药卫生体制改革持续深入推进，疾控体系改革不断深化，医疗卫生领域科技创新能力持续增强，人工智能应用日益深入，互联网等信息技术快速发展，持续推动健康老龄化具备多方面优势和条件。

二、总体要求

（一）指导思想

以习近平新时代中国特色社会主义思想为指导，全面贯彻党的十九大和十九届历次全会精神，准确把握新发展阶段，深入贯彻新发展理念，加快构建新发展格局，落实全面推进健康中国建设和积极应对人口老龄化国家战略要求，坚持新时期卫生健康工作方针，从提高全人群、全生命周期健康水平出发，以满足老年人对健康的基本需求、兼顾多层次和多样化需求为目的，以体制机制的改革创新为根本动力，大力推进老龄健康服务供给侧结构性改革，把积极老龄观、健康老龄化理念融入经济社会发展全过程，深入开展老年健康促进行动，持续发展和维护老年人健康生活所需要的内在能力，促进实现健康老龄化。

（二）基本原则

1. 健康优先，全程服务。坚持健康至上，以老年人健康为中心，提供包括健康教育、预防保健、疾病诊治、康复护理、长期照护、安宁疗护等在内的老年健康服务。

2. 需求导向，优质发展。以老年人健康需求为导向，优化供给侧改革，推动老年健康服务高质量发展，增量与提质并重。构建优质高效的整合型医疗卫生服务体系，加大医养结合服务供给，促进医疗卫生与养老服务深度结合。

3. 政府主导，全民行动。发挥政府在促进健康老龄化工作中的主导作用，鼓励社会资本参与，构建多层次、多样化的老年健康服务体系。倡导个人和家庭积极参与，共同构建老年友好型社会。

4. 公平可及，共建共享。以保障全体老年人健康权益为出发点，不断深化体制机制改革，积极推动城乡、区域老年健康服务均衡发展，确保老年健康服务公平可及，由全体老年人共享。

（三）发展目标

到2025年，老年健康服务资源配置更加合理，综合连续、覆盖城乡的老年健康服务体系基本建立，老年健康保障制度更加健全，老年人健康生活的社会环境更加友善，老年人健康需求得到更好满足，老年人健康水平不断提升，健康预期寿命不断延长。

——老年健康服务机构数量增加，服务能力大幅提升，相关学科专业建设不断加强，服务队伍更加壮大，服务内容更加丰富，老年人享有健康服务的可及性进一步提高。

——居家社区机构健康服务协调推进，医养结合服务供给不断增加，供需均衡程度不断提高，服务质量不断提升，老年人健康生活质量持续改善。

——医疗卫生机构适老化水平不断提高，老年人看病就医服务流程不断优化，老年人就医体验不断改善，有利于老年人“就近就便”就医的环境基本建立。

——老年健康保障机制不断增强，科技和信息化支撑能力明显提升，相关制度、标准、规范基本建立，老年健康产业有序发展，老年健康产品市场提质扩容。

表 主要指标

序号	主要指标	单位	2020年	2025年	性质
1	老年人健康素养水平	%	—	有所提高	预期性
2	65~74岁老年人失能发生率	%	—	有所下降	预期性
3	65岁及以上老年人城乡社区规范化健康管理服务率	%	—	≥65	预期性
4	65岁及以上老年人中医药健康管理率	%	68.4	≥75	预期性
5	二级及以上综合性医院设立老年医学科的比例	%	31.8	≥60	预期性
6	综合性医院、康复医院、护理院和基层医疗卫生机构中老年友善医疗卫生机构占比	%	—	≥85	约束性
7	三级中医医院设置康复（医学）科的比例	%	78.0	≥85	约束性

三、主要任务

（一）强化健康教育，提高老年人主动健康能力

1. 拓展老年健康教育内容。在全社会开展人口老龄化国情教育，树立积极老龄观。引导老年人将“维护机体功能，保持自主生活能力”作为健康目标，树立“自己是健康第一责任人”的意识，强化“家庭是健康第一道关口”的观念，促进老年人及其家庭践行健康生活方式。普及营养膳食、运动健身、心理健康、疾病预防、合理用药、康复护理、生命教育、应急救助等老年健康知识，宣传维护感官功能、运动功能和认知功能的预防措施，不断提高老年人健康核心信息知晓率和健康素养水平。广泛开展关爱失智老年人的社会宣传与公共教育活动，提升公众的失智预防和失智照护水平。普及智能技术知识和技能，提升老年人对健康信息的获取、识别和使用能力。加强对老年健康政策、服务和产品的科普宣传。（卫生健康委、教育部、体育总局、中医药局按职责分工负责）

2. 形成多元化的老年健康教育服务供给格局。支持各类教育机构将老年健康教育纳入课程内容。鼓励开办医学专业的院校、医疗卫生机构等设置老年健康教育专属阵地，面向老年人及家属、照护者开设养生保健、照护技能培训等课程。依托全国开放大学、老年教育机构、社区教育机构、老年协会、城乡社区党群服务中心、基层医疗卫生机构、文化体育场馆等，提高城乡老年健康教育服务覆盖率。（卫生健康委、教育部、体育总局、中医药局按职责分工负责）

3. 创新老年健康教育服务提供方式。组织开展全国老年健康宣传周、世界阿尔茨海默病日等主题宣传活动。开发科普视频，建设开放共享的数字化国家级老年健康教育科普资源库。充分利用传统媒体、短视频、微信公众号、微博、移动客户端等多种方式和媒体媒介，传播老年健康相关知识，宣传老年健康达人典型案例。鼓励各地探索可行模式，充分发挥老年人在老年健康教育中的示范引领作用，增强健康教育效果。（卫生健康委、教育部、广电总局、体育总局、中医药局按职责分工负责）

专栏1　老年健康教育专项工程
实施老年健康素养促进项目。监测老年人健康素养和中医药健康文化素养状况，开展有针对性的健康教育活动，不断提高老年人健康核心信息知晓率和老年人健康素养水平。 开展老年健康宣传周活动。针对老年人主要健康问题，每年确定一个主题，在全国城乡组织开展老年健康宣传周活动，营造有利于老年人健康生活的社会环境。

（二）完善身心健康并重的预防保健服务体系

4. 提高基本公共卫生服务促进老年人健康的能力。建立综合、连续、动态的老年人健康管理档案，鼓励各地整合老年人健康体检信息，优化老年人健康体检项目，提升健康评估和健康指导能力。推动地方积极开展老年健康与医养结合服务。将失能、高龄、残疾、计划生育特殊家庭等老年人作为家庭医生签约服务重点人群，拓展签约服务内涵，提高服务质量。到2025年，65岁及以上老年人城乡社区规范化健康管理服务率达到65%以上，65岁及以上老年人中医药健康管理率达到75%以上。（卫生健康委、中医药局按职责分工负责）

5. 完善老年人预防保健服务体系。依托疾病预防控制机构和各级各类医疗卫生机构，健全三级预防体系，构建慢性疾病综合防治服务体系。加强老年人群高血压病、糖尿病、冠心病等重点慢性病以及阿尔茨海默病、帕金森病等神经退行性疾病的早期筛查、干预、分类管理和健康指导。推动老年人高发恶性肿瘤早期筛查，加强癌症早诊早治。实施老年口腔健康行动，开展口腔健康知识宣传和老年口腔健康公益活动。实施老年营养改善行动，制定老年人营养健康状况评价指南，指导各地制定为老助餐机构营养健康相关标准，启动老年人营养风险筛查试点。鼓励各地开展老年人视觉、听觉、骨骼健康管理服务。开展失能（智）预防与干预工作，减少、延缓老年人失能（智）发生。实施老年痴呆防治行动，制订《国家应对老年痴呆行动计划》，推动老年人认知功能筛查干预试点工作，建立老年痴呆早筛查、早诊断、早干预的综合防控机制。建立老年人突发公共卫生事件应急处置机制，加强老年艾滋病、结核病等重大传染病防控。加快无障碍环境建设和住宅适老化改造。推动在老年人集中场所安装自动体外除颤仪（AED）。（卫生健康委、住房和城乡建设部、中医药局按职责分工负责）

6. 开展老年人心理关爱服务。完善精神障碍类疾病早期预防及干预机制，扩大老年人心理关爱行动覆盖范围，针对抑郁、焦虑等老年人常见精神障碍和心理行为问题，开展心理健康状况评估、早期识别和随访管理，为老年人特别是有特殊困难的老年人提供心理辅导、情绪纾解、悲伤抚慰等心理关怀服务。鼓励设置心理学相关学科专业的院校、心理咨询机构等开通老年人心理援助热线，为老年人提供心理健康服务。加强全国社会心理服务体系建设试点地区的基层社会心理服务平台建设，提升老年人心理健康服务能力，完善老年人心理健康服务网络。（卫生健康委、教育部按职责分工负责）

专栏2　老年预防保健专项工程
开展老年人失能预防与干预工作。针对导致老年人失能的高风险因素，如衰弱、肌少症、营养不良、心脑血管疾病等，实施积极预防和干预。 实施老年心理关爱行动。总结推广老年人心理关爱工作经验，持续扩大覆盖范围，原则上每个县（市、区）都设有老年人心理关爱点。 实施老年营养改善行动。开展老年人营养风险筛查试点工作，对低体重高龄老年人进行营养干预。

实施老年口腔健康行动。开展老年口腔健康科普宣传，针对基层和偏远地区专业人员进行专业培训，开展老年口腔健康公益活动。

7. 推进体卫融合。加强城乡社区、医养结合机构健身设施建设，提高适老化程度。研究推广适合老年人的体育健身休闲项目、方式和方法，发布老年人体育健身活动指南。将运动干预纳入老年人慢性病防控与康复方案。充分发挥各级老年人体育协会的作用，指导老年人科学健身，组织开展适合老年人的赛事活动。（体育总局、卫生健康委、住房和城乡建设部按职责分工负责）

（三）以连续性服务为重点，提升老年医疗服务水平

8. 增强老年疾病诊治能力。在医疗机构推广多学科诊疗模式，加强老年综合征管理，对住院老年患者积极开展营养不良、跌倒、肺栓塞、误吸和坠床等高风险筛查，在二级及以上综合性医院、康复医院、优抚医院、护理院、医养结合机构开展老年综合评估服务，推动老年医疗服务从单病种模式向多病共治模式转变。强化基层医疗卫生机构老年人常见病、多发病和慢性病诊治能力，为老年人提供综合、连续、协同、规范的基本医疗服务。推进老年医学专科联盟建设，通过专科共建、教育培训协同合作、科研和项目协作、中医与西医协作等多种方式，提升老年医疗服务能力和管理水平。（卫生健康委、中医药局按职责分工负责）

9. 加强康复和护理服务。充分发挥康复医疗在老年健康服务中的作用，为老年患者提供早期、系统、专业、连续的康复医疗服务，促进老年患者功能恢复。鼓励各地以基层医疗卫生机构为依托，积极开展社区和居家康复医疗服务。增强中医药康复服务能力，到2025年，三级中医医院设置康复（医学）科的比例达到85%以上。推广康复医师、康复治疗师、康复辅具配置人员团队协作模式。建立覆盖老年人群疾病急性期、慢性期、康复期、长期照护期、生命终末期的护理服务体系，完善以机构为支撑、社区为依托、居家为基础的老年护理服务网络。鼓励有条件的基层医疗卫生机构为老年患者提供居家护理、日间护理服务。（卫生健康委、中医药局按职责分工负责）

10. 发展安宁疗护服务。稳步扩大安宁疗护试点，完善安宁疗护多学科服务模式，提高临终患者生命质量。根据医疗卫生机构的功能和定位，推动相应医疗卫生机构合理开设安宁疗护病区或床位，按照“充分知情、自愿选择”原则，为疾病终末期患者提供疼痛及其他症状控制、舒适照护等服务，对患者及家属提供心理支持和人文关怀。发展社区和居家安宁疗护服务。建立医院、基层医疗卫生机构和家庭相衔接的安宁疗护工作机制和转诊流程。建立健全安宁疗护服务涉及的止痛、麻醉等药物配备和监管制度。（卫生健康委负责）

专栏3　安宁疗护服务发展专项工程

深入开展全国安宁疗护试点工作。稳步扩大全国安宁疗护试点，支持有条件的省市全面开展安宁疗护工作，完善安宁疗护服务模式，建立安宁疗护服务制度体系，提高老年人和疾病终末期患者生命质量。

建设安宁疗护培训基地。通过加强组织管理、完善培训制度、充实教学设施、壮大师资队伍、优化培训机构等措施促进安宁疗护培训向专业化、规范化迈进。

11. 创新连续性服务模式。鼓励康复护理机构、安宁疗护机构纳入医联体网格管理，建立畅通合理的转诊机制，为网格内老年人提供疾病预防、诊断、治疗、康复、护理等一体化、连续性医疗服务。加大居家医疗服务支持力度，鼓励有条件的医院和基层医疗卫生机构为有医疗服务需求且行动不便的高龄或失能老年人，慢性病、疾病康复期或终末期、出院后仍需医疗服务的老年患者提供家庭病床、上门巡诊等居家医疗服务，健全居家医疗服务的风险防控机制，完善价格等相关政策。鼓励医疗卫生机构应用互联网等信息技术拓展医疗、护理、康复等服务空间和内容。（卫生健康委、医保局、中医药局按职责分工负责）

（四）健全居家、社区、机构相协调的失能老年人照护服务体系

12. 支持居家（社区）照护服务。支持社区、机构为失能老年人家庭提供家庭照护者培训和“喘息”服务，组织协调志愿者对居家失能老年人开展照护服务。鼓励社会力量利用社区配套用房或闲置用房开办护理站，为失能老年人提供居家健康服务。鼓励社区卫生服务中心与相关机构合作，增加照护功能，为居家老年人提供短期照护、临时照护等服务。（卫生健康委负责）

13. 促进机构照护服务发展。在有条件的社区卫生服务中心、乡镇卫生院等基层医疗卫生机构增设护理床位或护理单元。支持医养结合机构开展失能老年人照护服务工作。支持具备服务能力和相应资质的机构将照护服务向社区和家庭延伸，辐射居家失能老年人。推进照护机构老年痴呆患者照护专区和社区老年痴呆患者照护点建设，满足老年痴呆患者照护服务需求。（卫生健康委负责）

（五）深入推进医养结合发展

14. 增加医养结合服务供给。以需求为导向，合理规划、建设和改建医养结合机构。支持规模较大的养老机构设置医疗卫生机构，并按规定纳入医保定点范围。激发市场活力，引导社会资本举办医养结合机构，推动建设一批百姓住得起、质量有保证的集团化、连锁化医养结合机构。鼓励医疗资源富余的基层医疗卫生机构利用现有资源开展医养结合服务。（卫生健康委、医保局按职责分工负责）

15. 提升医养结合服务质量。健全医养结合标准规范体系。提升医养结合信息化水平，发展面向居家、社区和机构的智慧医养结合服务，开展老龄健康医养结合远程协同服务试点，为老年人提供优质高效的远程医疗服务。持续开展医养结合机构服务质量提升行动，推动医养结合机构规范开展医疗卫生服务和

养老服务。在全国开展医养结合示范省、示范县（市、区）和示范机构创建活动。提升医养结合机构传染病防控能力，保障老年人生命安全和身体健康。（卫生健康委、工业和信息化部、市场监管总局、中医药局按职责分工负责）

（六）发展中医药老年健康服务

16. 提升老年人中医药健康管理水平。进一步发挥中医药健康管理在基本公共卫生服务项目实施中的独特优势，积极推进面向老年人的中医药健康管理服务项目，发挥中医药在老年预防保健、综合施治、老年康复、安宁疗护方面的独特作用。鼓励中医医师积极参与家庭医生签约服务，为老年人提供个性化中医药服务。不断丰富老年人中医健康指导的内容，加强老年人养生保健行为干预和健康指导。（卫生健康委、中医药局按职责分工负责）

17. 加强中医药健康养老服务能力建设。加快二级及以上中医医院老年医学科建设，加强中医药健康养老服务能力、人才培养能力、技术推广能力建设，提升老年人常见病多发病的中医药服务能力和水平。加强各省级中医治未病中心中医药老年健康服务能力建设，制定相关标准规范，培训推广中医适宜技术，提升中医药特色服务能力。（卫生健康委、中医药局按职责分工负责）

18. 加大中医药健康养生养老文化宣传。积极宣传适宜老年人的中医养生保健知识、技术和方法，推动优质中医药服务进社区、进农村、进家庭。积极开展中医健康体检、健康评估、健康干预以及药膳食疗科普等活动，推广太极拳、八段锦、五禽戏等中医传统运动项目，培养树立健康科学的生活方式和理念。（卫生健康委、广电总局、体育总局、中医药局按职责分工负责）

专栏4　中医药老年健康服务专项工程
中医医院老年医学科建设。推动二级及以上中医医院开设老年医学科，完善老年医学科科室基础设施设备，提供老年健康服务。 中医药特色医养结合机构建设。在全国医养结合示范机构创建活动中，推动建设一批具有中医药特色的医养结合示范机构，为老年人提供中医体质辨识、诊断治疗、康复护理、养生保健、健康管理等中医药特色服务。

（七）加强老年健康服务机构建设

19. 加强老年医疗卫生机构建设。支持国家老年医学中心发展，布局若干区域老年医疗中心，加强国家老年疾病临床医学研究中心建设，打造老年健康促进、诊疗、科研高地。通过新建改扩建、转型发展，加强老年医院、康复医院、护理院（中心、站）以及优抚医院建设，鼓励公共医疗资源丰富的地区将部分公立医疗机构转型为康复、护理机构。提高基层医疗卫生机构的康复、护理床位占比。支持农村地区接续性医疗卫生机构建设，支持农村医疗卫生机构利用空置的编制床位开设康复、护理、安宁疗护床位。在城市社区建设以老年人为主要服务对象的护理站，为行动不便的失能、残疾、高龄、长期患病老年人提供上门医疗护理服务。支持社会力量参与社区护理站建设。加快安宁疗护机构标准化、规范化建设。开展老年健康服务机构（科室）规范化建设。（卫生健康委、科技部、退役军人事务部、中医药局按职责分工负责）

专栏5　老年医疗卫生机构建设专项工程
康复医院建设。原则上，每个省会城市、常住人口超过300万的地级市至少设置1所二级及以上康复医院；常住人口超过30万的县至少有1所县级公立医院设置康复医学科；常住人口30万以下的县至少有1所县级公立医院设置康复医学门诊。 护理院（中心）建设。原则上每个县（市、区）建成1个护理院（中心）。 安宁疗护服务网络建设。在每个国家安宁疗护试点市（区），每个县（市、区）至少设立1个安宁疗护病区，在有条件的社区卫生服务中心和乡镇卫生院设立安宁疗护病床。 老年健康服务机构（科室）规范化建设。在疾病预防控制机构、综合性医院、康复医院、护理院、安宁疗护机构等医疗卫生机构和老年医学科、康复医学科、安宁疗护科等相关科室中开展老年健康服务机构（科室）规范化建设。

20. 加强医疗卫生机构老年医学科建设。推动老年医学科临床专科能力建设。推动二级及以上综合性医院设立老年医学科，“十四五”期末，二级及以上综合性医院设立老年医学科的比例达到60%以上。启动老年医学科建设试点工作，遴选一批老年医学科建设试点医院，发挥示范带动作用，推动医疗卫生机构老年医学科高质量发展。（卫生健康委、中医药局按职责分工负责）

21. 建设老年友善医疗机构。加强老年友善医疗机构建设，从文化、管理、服务、环境等方面推进医疗卫生机构全面落实老年人医疗服务适老政策，切实解决老年人在运用智能技术就医方面遇到的困难，为老年人提供友善服务。到2025年，85%以上的综合性医院、康复医院、护理院和基层医疗卫生机构成为老年友善医疗机构。（卫生健康委、中医药局按职责分工负责）

（八）提升老年健康服务能力

22. 加强老年医学及相关学科专业建设。支持开办医学专业的院校和医疗卫生机构加强老年医学及相关学科专业建设，在人才引进、科研经费、教学经费等方面给予政策倾斜。引导普通高校、职业院校（含技工学校）、开放大学开设老年医学、药学、老年护理、康复、心理、安宁疗护等相关专业和课程，开展覆盖中、专、本、硕、博各阶段的学历教育，扩大招生规模。在公共卫生、临床医学、中医药等专业中开展老年医学内容的学习，加强老年健康相关复合型人才培养。

（教育部、卫生健康委、中医药局按职责分工负责）

23. 加大老年健康专业人才培训力度。在内科和全科住院医师规范化培训中强化老年医学学科内容，继续推进老年医学专科医师规范化培训。组织开展全国老年健康专业人才培训，加强对老年医学科、安宁疗护科和医养结合机构卫生健康专业人才培训，加强老年护理专业护士培训，提升高水平老年医学专业人才在老年健康队伍中的比例。到2025年，培训老年医学科医师不低于2万人，培训老年护理专业护士不低于1万人，每名老年医学科医护人员、安宁疗护试点地区从事安宁疗护服务的医护人员至少接受一次专业培训。普遍加强临床医务人员的老年医学知识和技能培训，提升临床医务人员为老服务能力。实施老年医学领军人才支持项目，加强老年健康高层次人才培养。加强院校与医疗卫生机构人才培养培训合作，遴选一批国家级和省级老年健康人才培训基地。（卫生健康委、教育部、中医药局按职责分工负责）

24. 强化老年健康照护队伍建设。增加从事老年护理工作的医疗护理员数量，加大培训力度，开展职业技能培训和就业指导服务，培训一批老年方向的医疗护理员，充实老年健康特别是长期照护服务队伍。健全老年健康相关职业人才评价制度，完善以技术技能价值激励为导向的薪酬分配体系。加快培养服务于老年健康的社会工作者、志愿者队伍，通过入户、社区活动等形式为老年人提供便利可及、针对性强的健康服务。（卫生健康委、人力资源社会保障部、中医药局按职责分工负责）

专栏6　老年健康队伍建设专项工程
实施全国老年医学人才培训项目。对全国二级及以上综合性医院老年医学科和医养结合机构的1万名骨干医护人员，开展线下线上相结合的诊疗知识和技能培训。 实施安宁疗护服务能力提升培训项目。对国家安宁疗护试点市（区）从事安宁疗护工作的5000名骨干医护人员开展在线培训，对2000名骨干医护人员开展线下培训。 实施全国医养结合人才能力提升培训项目。对全国医养结合机构的医护人员开展在线培训，拟培训20万人次。 实施老年医疗护理员培训项目。对一批相关人员开展以失能（智）照护知识和技能为主的培训。

25. 健全老年健康标准规范体系。发挥国家卫生健康标准委员会老年健康标准专业委员会作用，健全老年健康基础标准、老年医疗服务标准、老年公共卫生标准、老年社会支持标准、医养结合服务管理标准等。制定老年常见疾病诊疗指南和临床操作技术规范。（卫生健康委、中医药局按职责分工负责）

（九）促进健康老龄化的科技和产业发展

26. 加强老年健康科学研究。加强衰老机制的基础性研究，加强老年慢性病和共病诊疗技术、老年康复护理技术、老年功能维护技术等应用性研究，提升老年重大疾病防治水平。加强适宜技术研发推广，定期发布老年健康适宜技术产品目录，发展老年神经、睡眠等监测与干预相关技术及产品，发展适宜居家、社区应用的老年健康促进评估、诊断、监测技术与产品。支持老年健康技术研发基地和科研应用转化平台建设。（科技部、工业和信息化部、卫生健康委、中医药局按职责分工负责）

27. 推动老龄健康产业可持续发展。推动老年健康与养老、养生、文化、旅游、体育、教育等多业态深度融合发展，大力推动老年健康领域新产业、新业态、新商业模式发展。支持新兴材料、人工智能、虚拟现实技术等在老年健康领域的深度集成应用与推广。支持医疗卫生机构、企业、科研院所加强医工协同发展，研发老年人医疗辅助、家庭照护、安防监控、残障辅助、情感陪护、康复辅具等智能产品和可穿戴设备，提升产品的适老化水平，推进老年产品市场提质扩容。发展健康管理与服务、健康检测与监测等智慧健康养老服务。建立健全相关标准，规范老年用品和为老服务市场。加大监管力度，切实维护老年人权益。（科技部、工业和信息化部、卫生健康委、市场监管总局、中医药局、中国残联按职责分工负责）

28. 强化信息化支撑。建立老年健康数据的收集和发布机制。充分运用互联网、物联网、大数据等信息技术手段，创新服务模式，提升老年健康智能化服务质量和效率。依托国家全民健康信息平台，完善全国老龄健康信息管理系统，整合各类老年健康相关数据，实现信息共享，为服务老年人提供信息化支撑。（卫生健康委、工业和信息化部、中医药局按职责分工负责）

四、保障措施

（一）加强组织领导

各地要认真贯彻落实全面推进健康中国建设、积极应对人口老龄化国家战略部署，广泛宣传促进健康老龄化的重要意义，把“十四五”健康老龄化规划纳入经济社会发展总体规划，把推动老龄健康事业和产业发展作为深化供给侧结构性改革、改进民生福祉的重要抓手，健全党委领导、政府主导、部门协同、社会参与的工作机制，积极出台相关扶持政策，全面完成“十四五”健康老龄化规划的各项目标任务。各地要结合实际制定本地区的“十四五”健康老龄化规划实施办法。

（二）加大投入力度

按照事权和支出责任相适应的原则，把促进健康老龄化必要经费列入本级预算。拓宽经费筹资渠道，充分发挥彩票公益金、慈善捐助等多元资金的作用，提供普惠性老年健康和医养结合服务，促进城乡老年健康服务均等化。（财政部、卫生健康委按职责分工负责）

（三）完善保障体系

完善高血压病、糖尿病门诊用药保障机制。将患慢性病需长期服药或患重特大疾病需长期门诊治疗导致自负费用较高且基本生活出现困难的老年人按规定纳入医疗救助范围。稳妥推进长期护理保险制度试点，建立适合我国国情的长期护理保险制度框架。鼓励商业保险公司开发老年人疾病保险、长期护理保险、意外伤害保险等专属保险产品。推进社保卡（含电子社保卡）在老年人就医服务领域应用。（人力资源社会保障部、医保局、银保监会按职责分工负责）

（四）强化督导考核

充分发挥全国老龄办的综合协调作用，把促进健康老龄化的政策措施作为评价全国老龄委成员单位履职尽责情况的重要内容。完善信息统计和需求反馈机制，加强对规划实施的动态跟踪监测。建立健全监测检查评估评价机制，督查重大项目、重大工程实施情况，组织开展规划实施进度和实施效果的全面检查评估。（卫生健康委负责）

国家卫生健康委　国家中医药管理局关于表彰第二届全国名中医的决定

国中医药人教发〔2022〕5号

各省、自治区、直辖市卫生健康委、中医药局，新疆生产建设兵团卫生健康委，中国中医科学院，北京中医药大学：

近年来，全国中医药系统广大干部职工在党中央、国务院的正确领导下，坚持以习近平新时代中国特色社会主义思想为指导，全面贯彻党的十九大和十九届历次全会精神，深入学习贯彻习近平总书记关于中医药工作的重要论述，按照党中央、国务院关于中医药工作的决策部署，传承精华、守正创新，中医药事业发展成效显著，涌现出一大批医德高尚、技术精湛的名医名家。

为表彰他们的重要贡献，营造名医辈出的良好氛围，调动广大中医药工作者的积极性和创造性，国家卫生健康委、国家中医药管理局决定，授予丁丽仙等101位同志全国名中医称号。希望受表彰的同志再接再厉，谦虚谨慎，不断为中医药事业作出新的更大贡献。

全国卫生健康和中医药系统干部职工要以受表彰的同志为榜样，高举中国特色社会主义伟大旗帜，紧密团结在以习近平同志为核心的党中央周围，增强“四个意识”、坚定“四个自信”、做到“两个维护”，认真贯彻落实习近平总书记关于中医药工作的重要指示批示精神，坚定信心、扎实工作，不断树立和弘扬大医精诚的医德医风，保持和发扬中医药特色优势，积极推进中医药学术的继承创新，推动中医药振兴发展，为建设健康中国和实现中华民族伟大复兴的中国梦作出新的更大贡献！

附件：第二届全国名中医名单

国家卫生健康委
国家中医药管理局
2022年3月21日

附件　第二届全国名中医名单

（按姓氏笔画排序）

丁丽仙（女）	贵州中医药大学第一附属医院主任医师
王　阶	中国中医科学院广安门医院主任医师、教授
王　檀	长春中医药大学附属医院主任医师
王毅刚	重庆市中医院主任医师
尤昭玲（女）	湖南中医药大学教授
牛兴东	内蒙古自治区中医医院主任医师
毛静远	天津中医药大学第一附属医院主任医师、教授

（续表）

邓尔禄	青海省中医院主任医师
艾儒棣	成都中医药大学附属医院教授
石印玉	上海中医药大学附属曙光医院主任医师、教授
卡　洛（藏族）	果洛州藏医院主任医师
卢化平	银川市中医医院主任医师
旦松扎巴（藏族）	索县藏医院副主任医师
田振国	辽宁中医药大学附属第三医院主任医师
田维柱	辽宁中医药大学附属医院主任医师
史载祥	中日友好医院主任医师
乐德行	新疆医科大学附属中医医院主任医师、研究员
冯五金	山西省中医院主任医师
吕志平	南方医科大学主任医师、教授
吕绍光	福建省立医院主任医师
刘光珍	山西省中医院主任医师
刘华为	陕西省中医药研究院（陕西省中医医院）主任医师
刘华宝	重庆市中医院主任医师
米烈汉	陕西省中医药研究院（陕西省中医医院）主任医师
孙同郊（女）	西南医科大学附属中医医院教授
孙伟正	黑龙江中医药大学附属第一医院教授
孙国杰	湖北中医药大学教授
买买提·哈斯木（维吾尔族）	新疆维吾尔自治区维吾尔医医院主任医师
苏木亚（蒙古族）	内蒙古自治区国际蒙医医院主任医师
杜惠兰（女）	河北中医学院主任医师、教授
李　冀	黑龙江中医药大学教授
李曰庆	北京中医药大学东直门医院主任医师、教授
李兴培	新疆医科大学第二附属医院主任医师、教授
李应东	甘肃中医药大学主任医师、教授
李灿东	福建中医药大学教授
李乾构	首都医科大学附属北京中医医院主任医师
杨　华	海南省中医院主任医师
杨　骏	安徽省中医院主任医师、教授
杨积武	辽宁中医药大学附属医院主任医师
连　方（女）	山东中医药大学附属医院主任医师
连建伟	浙江中医药大学主任医师、教授
肖定远	福建中医药大学附属第二人民医院主任医师
吴以岭	河北以岭医院主任医师、教授
吴荣祖	昆明市中医医院主任医师

（续表）

吴勉华	南京中医药大学主任医师、教授
何念善	新疆生产建设兵团医院主任医师
何晓晖	江西中医药大学主任医师、教授
何嘉琳（女）	杭州市中医院主任医师
张志明	甘肃省中医院主任医师
张良英（女）	云南中医药大学教授
张奇文	潍坊市中医院主任医师
张忠德	广州中医药大学第二附属医院主任医师、教授
张佩青（女）	黑龙江省中医药科学院主任医师
张炳厚（满族）	首都医科大学附属北京中医医院主任医师、教授
张洪春	中日友好医院主任医师、教授
陈　意	浙江省中医院主任医师
陈日新	江西中医药大学主任医师、教授
陈抗生	香港注册中医学会
陈宝田	南方医科大学主任医师、教授
林　兰（女）	中国中医科学院广安门医院主任医师、研究员
杭盖巴特尔（蒙古族）	内蒙古自治区国际蒙医医院主任医师
郁仁存	首都医科大学附属北京中医医院主任医师、教授
罗　铨	云南省中医医院主任医师
罗颂平（女）	广州中医药大学第一附属医院教授
周天寒	重庆医药高等专科学校主任医师
周超凡	中国中医科学院中医基础理论研究所主任医师
庞国明	开封市中医院主任医师
郑玉玲（女）	河南中医药大学第一附属医院主任医师、教授
赵文海	长春中医药大学附属医院主任医师
赵文霞（女）	河南中医药大学第一附属医院主任医师、教授
赵继福	长春市中医院主任医师
胡国俊	安徽中医药大学第一附属医院主任医师
俞　瑾（女）	复旦大学附属妇产科医院教授
姜惠中（女）	湖北省中医院主任医师
洛桑罗布（藏族）	西藏自治区藏医院主任医师
袁长津	湖南中医药大学第二附属医院主任医师
袁金声（女）	贵州中医药大学第二附属医院主任医师、教授
莫　蕙（女）	澳门卫生局社区医疗服务范畴主任医师、教授
贾英杰	天津中医药大学第一附属医院主任医师、教授
凌昌全	中国人民解放军海军军医大学主任医师、教授
凌湘力（女）	贵州医科大学附属医院主任医师、教授

（续表）

高树中	山东中医药大学教授
高思华	北京中医药大学主任医师、教授
郭维琴（女）	北京中医药大学东直门医院主任医师、教授
唐蜀华	江苏省中医院主任医师、教授
黄　煌	南京中医药大学教授
黄汉儒（壮族）	广西国际壮医医院主任医师
黄光英（女）	华中科技大学同济医学院附属同济医院主任医师、教授
黄鼎坚（壮族）	广西中医药大学第一附属医院主任医师
萨　仁（女，蒙古族）	三亚市中医院主任医师
梅建强	河北中医学院第一附属医院主任医师、教授
曹利平（女，满族）	陕西省中医药研究院（陕西省中医医院）主任医师
曹恩泽	安徽中医药大学第一附属医院主任医师
龚千锋	江西中医药大学教授
崔应麟	河南省中医院主任医师
阎小萍（女，回族）	中日友好医院主任医师、教授
童安荣	宁夏回族自治区中医医院暨中医研究院主任医师
蔡　钢	石河子大学医学院第一附属医院主任医师、教授
廖志峰	甘肃省中医院主任医师
熊大经	成都中医药大学教授
冀来喜	山西中医药大学教授

人力资源社会保障部　国家卫生健康委　国家中医药管理局关于表彰第四届国医大师的决定

人社部发〔2022〕19号

各省、自治区、直辖市人力资源社会保障厅（局）、卫生健康委、中医药局，新疆生产建设兵团人力资源社会保障局、卫生健康委，中国中医科学院，北京中医药大学：

近年来，全国中医药系统广大干部职工在党中央、国务院的正确领导下，坚持以习近平新时代中国特色社会主义思想为指导，全面贯彻党的十九大和十九届历次全会精神，深入学习贯彻习近平总书记关于中医药工作的重要论述，按照党中央、国务院关于中医药工作的决策部署，传承精华、守正创新，中医药事业发展成效显著，涌现出一大批德高望重、医术精湛的名医名家。

为表彰他们的杰出贡献，营造名医辈出的良好氛围，调动广大中医药工作者的积极性和创造性，人力资源社会保障部、国家卫生健康委、国家中医药管理局决定，授予丁樱等30位同志国医大师称号，享受省部级表彰奖励获得者待遇。希望受表彰的同志再接再厉，谦虚谨慎，不断为中医药事业作出新的更大贡献。

全国卫生健康和中医药系统干部职工要以受表彰的同志为榜样，高举中国特色社会主义伟大旗帜，紧密团结在以习近平同志为核心的党中央周围，增强“四个意识”、坚定“四个自信”、做到“两个维护”，认真贯彻落实习近平总书记关于中医药工作的重要指示批示精神，坚定信心、扎实工作，不断树立和弘扬大医精诚的医德医风，保持和发扬中医药特色优势，积极推进中医药学术的继承创新，推动中医药振兴发展，为建设健康中国和实现中华民族伟大复兴的中国梦作出新的更大贡献！

附件：第四届国医大师名单

人力资源社会保障部

国家卫生健康委

国家中医药管理局

2022 年 3 月 29 日

附件

第四届国医大师名单

（按姓氏笔画排序）

丁　樱（女）	河南中医药大学第一附属医院主任医师、教授
王永钧	杭州市中医院主任医师
王自立	甘肃省中医院主任医师
王庆国	北京中医药大学主任医师、教授
王晞星	山西省中医院主任医师
王新陆	山东中医药大学教授
皮持衡	江西中医药大学主任医师、教授
孙申田	黑龙江中医药大学附属第二医院主任医师、教授
严世芸	上海中医药大学教授
李文瑞	北京医院主任医师
杨　震	西安市中医医院主任医师
肖承悰（女）	北京中医药大学东直门医院主任医师、教授
何成瑶（女）	贵州中医药大学第二附属医院主任医师、教授
余瀛鳌	中国中医科学院中国医史文献研究所主任医师、研究员
张伯礼	天津中医药大学教授
张静生	辽宁中医药大学附属医院主任医师、教授
陈民藩	福建中医药大学附属人民医院主任医师、教授
陈彤云（女，回族）	首都医科大学附属北京中医医院主任医师
陈绍宏	成都中医药大学附属医院主任医师
林　毅（女）	广州中医药大学第二附属医院主任医师
林天东	海南省中医院主任医师
旺　堆（藏族）	西藏藏医药大学主任医师、教授
南　征（朝鲜族）	长春中医药大学附属医院教授
涂晋文	湖北中医药大学主任医师、教授
施　杞	上海中医药大学主任医师、教授
姚希贤	河北医科大学第二医院主任医师、教授
翁维良	中国中医科学院西苑医院主任医师、研究员
黄瑾明（壮族）	广西中医药大学第一附属医院教授
韩明向	安徽中医药大学第一附属医院主任医师、教授
潘敏求	湖南省中医药研究院主任医师

科技部　国家中医药管理局
关于印发《“十四五”中医药科技创新专项规划》的通知

国科发社〔2022〕234号

各省、自治区、直辖市及计划单列市科技厅（委、局）、中医药局，新疆生产建设兵团科技局、卫生健康委，各有关单位：

为加强中医药科技创新，根据《中华人民共和国国民经济和社会发展第十四个五年规划和2035年远景目标纲要》《中共中央　国务院关于促进中医药传承创新发展的意见》《中医药发展战略规划纲要（2016—2030年）》等文件精神，科技部、国家中医药管理局制订了《“十四五”中医药科技创新专项规划》。现印发给你们，请认真贯彻执行。

科技部

国家中医药管理局

2022年9月2日

附　　“十四五”中医药科技创新专项规划

为加强中医药科技创新，依据《中华人民共和国国民经济和社会发展第十四个五年规划和2035年远景目标纲要》《中医药发展战略规划纲要（2016—2030年）》，制订本规划。

一、形势与需求

（一）战略意义

中医药是中华民族的瑰宝，也是打开中华文明宝库的钥匙，蕴涵着深厚的科学内涵。党的十八大以来，以习近平同志为核心的党中央把中医药工作摆在更加突出的位置，出台了一系列推进中医药事业发展的重要政策和措施。2019年10月，中共中央、国务院发布《关于促进中医药传承创新发展的意见》，为新时代传承创新发展中医药事业进行系统布局。在抗击新冠肺炎疫情中，中医药发挥了不可替代的作用，再次彰显中医药的战略价值。科技创新是促进中医药传承创新发展的关键。贯彻落实中央有关精神和新时期国家战略，迫切需要加强科技创新，支撑中医药事业和产业高质量发展。

（二）科技创新发展成效显著

“十三五”以来，在多部门的协同推进下，中医药科技创新能力持续提升。科技创新成果不断转化应用，为提高中医临床疗效、保障中药质量、促进中医药产业高质量发展提供了重要科技支撑。

1. 在挖掘和传承方面，抢救、保护、整理、出版了800余种中医药古籍文献，整理了150余部少数民族医药文献，中医药信息化标准、名词术语系统、文献库和知识库取得积极进展；将中医药信息、知识、病例、成果数据化，开发用于辅助中医传承与医案分析的信息系统，完成一批名老中医的现代传承挖掘研究，中医药挖掘和传承的数字化、信息化水平显著提升。

2. 在重大疾病治疗方面，在慢性心力衰竭、中风、糖尿病、慢性肾病、脏器纤维化等重大慢病领域，中医药临床研究取得重大进展；针刺治疗慢性功能性便秘、妇女压力性及混合型尿失禁、偏头痛、过敏性鼻炎等方面获得高级别循证医学证据；中医药全面深度介入新冠肺炎的防控救治，在预防、治疗、康复等方面均发挥重要作用，成为抗疫中国方案的亮点之一。

3. 在中药资源保障和药物研发方面，雪莲、人参等药用植物资源规模化培养、产业化生产等共性关键技术获得突破，120种大宗或道地药材实现规范化种植，超过60种中药材开展生态种植，全国中药材生产技术体系基本形成；桑枝总生物碱片等创新中药，“抗疫三方”清肺排毒颗粒、化湿败毒颗粒、宣肺败毒颗粒获批上市，中药新药创制取得新进展。

4. 在标准化研究方面，中医药标准体系初步建立，中医药国际标准制定的主导权与话语权有了较好体现，“十三五”期间国际标准化组织（ISO）颁布了37项中药国际质量标准，中药国际注册持续有效推进。

5. 在平台基地建设方面，建设中医类国家临床医学研究中心两个、国家级中医临床研究基地40个，持续推进国家工程（技术）研究中心、国家工程实验室建设，中医药科技创新体系进一步完善。

6. 在少数民族医药创新方面，持续推进少数民族医药文献整理与适宜技术筛选推广，少数民族医药产业竞争力日益提升。

（三）科技创新需求更加迫切

当前，新技术不断融入，为适合中医药的方法学体系创建提供新契机，为中医药科技创新的重大突破带来新希望，也为促进传统中医学和西医学的互融共通提供新机遇。

但是，中医药发展仍面临着传承不足、创新不够的局面。长期应用的中医药疗法缺乏高质量循证证据，用现代科学解读中医药学原理的能力不足；部分优势病种的中医疗效优势凸显不够；中药材质量良莠不齐；中药新药创制存在瓶颈，上市中药产品改良创新不够；中医药人才队伍比较薄弱。迫切需要我们加强创新突破，加快推进中医药现代化进程。

二、指导思想与基本原则

（一）指导思想

以习近平新时代中国特色社会主义思想为指导，深入贯彻落实党的十九大和十九届历次全会精神，按照创新、协调、绿色、开放、共享的发展理念，深入实施创新驱动发展战略和健康中国战略，扎实推动《中共中央　国务院关于促进中医药传承创新发展的意见》落地见效，坚持“四个面向”，着眼世界医学科技前沿和我国人民健康的需求，聚焦重大科学问题、重大疾病难题、关键技术节点、自身发展瓶颈，遵循中医药发展规律和特点，传承精华，守正创新，推动中医药事业与产业高质量发展，全面提升中医药的临床价值、科技价值、经济价值，推动中医药原创优势转化为中国特色医疗卫生服务模式和健康产业的核心竞争力。

（二）基本原则

1. 遵循规律。坚持理论自信，遵循中医药发展规律，围绕“传承精华、守正创新”的核心任务，既要充分发挥中医药原创思维优势，又要广泛运用前沿技术，实现创新路径多元化，加快推进中医药现代化、产业化。

2. 强化协同。立足“四个面向”，聚焦我国卫生健康领域的重大需求，瞄准世界医学科技前沿，加强中西医协同，切实提升中医药重大疾病诊疗水平。

3. 汇聚资源。充分释放各类中医药创新主体的创新活力，融汇创新要素优化中医药科技资源配置，着力突破战略性重大科学问题和技术难题，促进中医药科技创新成果转化与应用。

4. 统筹部署。广泛动员、系统谋划、科学规划、全面论证、统筹部署，协调相关创新主体，创新组织模式，加强绩效评估，动态调整、有序推进。

三、发展目标

（一）总体目标

到2025年，基本形成符合中医药自身发展规律和特点的中医药科技创新体系，取得一批引领中医药创新发展的重大成果，形成一批彰显中医药优势的诊疗方案，突破一批提升中药质量水平的关键核心技术，研发一批具有示范作用的中医药关键技术装备，进一步提升中医药防治重大疾病能力，促进中医药产业升级，为提高国民健康水平、助推健康中国建设提供科技支撑。

（二）具体目标

推动中医原创理论系统化诠释与创新。传承发展中医药理论体系，开展中医核心原创理论科学内涵的实证研究；系统诠释代表性中药功效的物质基础；建立中医药特色的创新研究方法与评价关键技术。

加强中医药精华传承与利用。深化中医古籍文献挖掘与利用；建设集成化的名老中医诊疗智慧平台；发掘、整理名老中医传统诊疗经验。

提高中医药疾病防治能力。重点阐释心脑血管疾病等重大疾病的核心病机，形成具有临床优势的创新疗法；形成5～8个中医药防治重大疾病的优化方案，取得临床循证证据并进入高级别的临床指南；储备一批重大疫病中医药防治技术，筛选一批有效中药处方/中成药；研发中医治未病评测技术，丰富中医治未病服务技术体系；阐明中医康复的作用优势，形成中医康复技术规范及相关指南；推动现代针灸理论创新发展，完善2～3种非传统疗法的循证评价与理论阐释。

促进中药质量提升和产业发展。优化中药材生产技术，构建生态种植技术体系；阐明一批中药活性成分的生物合成途径；开展中药材全过程质量控制体系示范性研究；建立数字化中药标准物质数据库等中药质量大数据平台，提升中药质量控制水平。

加强中药新药创制与产品研发。建立中药有效性及安全性标准化评价技术平台；开展中药新药转化关键技术、改良型新药研发关键技术研究；立足区域性优势中药材，构建中药饮片大品种的分级标准、品质溯源、生产过程控制技术体系；开展中药大健康产品研发和关键技术研究。

强化中医药关键技术装备研发。研制中药农业、饮片加工、中成药制造、仓储流通、中药调剂等关键研制智能装备；研制中医诊疗、健康管理仪器设备。

推进中医药创新基地平台建设。统筹推进中医药领域全国重点实验室、国家技术创新中心、国家临床医学研究中心等创新平台建设，打造中医药领域战略科技力量。

推动少数民族医药创新发展。开展少数民族医药特色诊疗技术整理、评价与规范化示范应用；开展特色民族药资源发掘与综合开发利用研究，提升少数民族医药产业核心竞争力。

四、重点任务

（一）中医药理论诠释与创新研究

1. 中医原创理论诠释与创新。

大力开展中医原创理论的实证研究，搭建方法学平台，丰富和发展藏象、证候等中医特色理论。开展源于临床实践的中医理论研究，创新重大疾病的病机理论和治法。

专栏1　中医原创理论诠释与创新
1. 中医原创理论传承发展。深入研究中医对生命、健康、疾病认知的新理论，推动包括藏象、精气血津液、经络、病因病机、体质、养生等理论的传承发展；深化中医原创理论应用研究，总结与提炼中医名家、学派的创新理论；挖掘中医理论传承与创新发展规律，发挥中医理论对临床实践和产品研发的指导作用。 2. 中医原创理论的现代诠释。开展以藏象理论为核心的人体生理病理规律研究，推动中医理论的原始创新，为生命科学贡献中医智慧；

开展证候的现代科学内涵、诊断与疗效评价标准研究，探索以证候为核心的疾病分类体系，助力临床精准诊疗。

3. 重大疾病的病机和治法创新。基于临床实践，遵循中医思维开展疾病诊疗规律研究，在病因病机、治则治法等方面提出创新观点，并进行临床验证，揭示科学内涵，创新心脑血管、肿瘤、代谢病、呼吸病、消化病等重大疾病的理法方药，提高临床疗效。

2. 中药核心功效与配伍的科学表征研究。

采用多学科交叉研究手段阐释中药核心功效与配伍机制的科学内涵，开发中药药性、功效表征新技术。开展复杂疾病的中药多系统、多靶点干预体系研究，创新中药配伍研究的方法。

专栏2 中药核心功效与配伍的科学表征研究

1. 中药核心功效科学表征技术。集成人工智能、系统生物学等前沿技术，以代表性中药功效为切入点，开展中药功效复杂效应多维表征研究，建立中药功效的多成分-多靶点-多效应关联规律解析技术，揭示代表性中药功效的生物学基础。

2. 复杂疾病的中药多系统多靶点干预机理研究。以临床有效方药为工具，开展中药（方剂）干预复杂疾病的优势及机制研究；以药钓靶，开展复杂疾病的新靶点及其整合效应机制研究；以靶选方，开展针对多靶点的成分组合优化研究，创新中医组方配伍理论；构建适用于多系统、多靶点整合干预模式研究的创新方法。

3. 中医药循证医学方法学体系优化。

建立并完善具有中医药特色、国际公认的临床评价方法学体系和关键支撑技术；夯实中医药标准化基础，完善中医药证据分级标准，形成国际认可的疗效评价标准，制定临床实践指南、临床研究报告规范和指南评价体系；在符合中医药临床实际的真实世界中整合循证医学与叙事医学，在特定临床情境中开展共同决策和疗效评价的实践模式与流程研究。

专栏3 中医药循证医学方法学体系优化

1. 中医药特色方法学体系与临床评价关键技术的建立。吸纳当前国际临床评价方法学成果，建立临床研究实施过程的相关标准规范，加强临床研究信息化建设，探索与建立中医药临床研究设计方法和评价指标，开展高质量临床研究，形成中医药特色临床评价的关键技术。

2. 构建并完善中医药特色的临床实践指南规范及评价体系。遵循规范标准，突出中医药理论特色，完善中医药证据分级标准，推动国际认可。建立并优化中医药临床实践指南及评价标准体系，研制系列临床研究报告规范并推广使用。

3. 中医循证医学与叙事医学的整合。整合循证医学与叙事医学优势，开展医疗决策及疗效评价模式的方法学研究，优化治疗方案，促进临床诊治和研究方法学体系的规范化和标准化。

（二）中医药精华传承与利用研究

1. 中医药古典医籍挖掘与利用。

加强古籍的普查与回归，推动对中医药国际化传播的历史考证；开展本草考古研究；开展面向临床需求的中医古籍文献整理、挖掘和出版，促进中医古籍的现代转化利用；利用人工智能等现代技术手段，开展源于古籍的中医经典理论现代重构研究，全面提升中医药古籍保护能力、挖掘与利用水平。

专栏4 中医药古典医籍挖掘与利用

1. 开展本草考古研究。开展古代药物基原研究，揭示药物起源的背景以及在不同地区与文化体系之间的传播和交流；阐明古代先民对药物的利用历史，复原先民的用药经验；重建中医药文化遗存的时空框架，厘清中医药发展的历史脉络。

2. 开展传统医学古籍、文物调查研究。推动对中医药国际化传播、演变的历史考证，挖掘整理具有中医药特色的诊疗技术与方案。

3. 面向临床需求的中医古籍文献挖掘利用。开展重大疾病或优势病种的中医古籍文献整理与出版；构建中医经典理论知识库，基于大数据、人工智能等技术，将隐性知识显性化，揭示中医知识领域的动态发展规律，发现疾病的新治疗策略。

2. 名老中医诊疗经验集成与智慧诊疗系统开发。

基于名老中医临证经验与学术思想，结合人工智能、大数据等信息技术，模拟名老中医临床辨证论治的思维过程，挖掘其诊疗规律。集成名老中医诊疗智慧，开发辅助青年医师传承名老中医经验的辅助系统，提升传承效率。

专栏5 名老中医诊疗经验集成与智慧诊疗系统开发

1. 开发名老中医智慧共享系统。利用人工智能、大数据等信息技术，建立大规模、多样化、综合性的名老中医经验传承知识中心，形成中医诊疗智慧共享系统，提高名老中医经验传承效率，向基层卫生医疗机构推广。

2. 名老中医经验的临床评价与推广。采用混合研究方法，评价名老中医临床经验的可靠性、有效性和稳定性，形成数据库、治疗方案，并在临床上推广应用。

3. 中医各家学说与学术流派研究。深入研究具有代表性的中医学术流派，对其渊源和特色进行梳理，建立中医各家学说与学术流派知识库，构建学术流派谱系。

3. 中医药特色诊疗技术整理与利用。

加强对民间医药及特色诊疗技术的挖掘整理与利用，形成中医药传统知识评价体系，探索传统知识成果转化模式，建立保护、评价与转化体系。

专栏6　中医药特色诊疗技术整理与利用

1. 民间医药及特色诊疗技术的保护与利用研究。针对临床需求，开展民间医药及特色诊疗技术、方法、方药、器械等挖掘整理，对其有效性及安全性进行评价，形成技术应用规范，建立民间医药与特色诊疗技术的筛选与评价体系。

2. 开展中医药传统知识评价体系建设与疗效验证研究。构建中医药传统知识评价标准，对中医药传统知识保护数据库中收集的内容进行科学评价，形成有效运行的评价体系，对适宜技术开展临床疗效验证研究。

4. 少数民族医药传承与创新。

加强少数民族医药传承保护与理论研究；开展民族医药临床疗效评价，制定特色诊疗技法规范与标准；持续开展少数民族药用资源品种整理，促进综合开发利用和新药研制。

专栏7　少数民族医药传承与创新

1. 少数民族医药传承保护与理论研究。立足体系较为完整的少数民族医药，开展理论梳理、诊疗技术、特色用药等研究，体系化提升少数民族医药学的研究水平。

2. 少数民族医药医疗服务能力提升关键技术研究。以具有临床优势、特色突出的少数民族医药优势病种为重点，开展临床疗效评价技术研究；建立少数民族医药特色诊疗数据库，遴选一批少数民族医药特色诊疗技法并开展评价研究，形成特色诊疗技法规范与操作规程，促进示范推广。

3. 少数民族药资源整理与标准研究。遴选少数民族医药临床常用特有品种、成方制剂常用原料，重点厘清药材品种基原、规范相关名词术语，并制定质量标准；在民族药数据库与信息网络化共享平台基础上，开展少数民族药用资源可持续利用评估、替代资源发掘与评价研究。

4. 少数民族药资源再生技术研究。完善少数民族药材生产与生态保护，开展特色、常用民族药资源再生技术研究，形成药材生产与生态保护协同发展模式，推动少数民族药资源产业发展。

5. 少数民族药新药研究。基于临床优势、特色突出的少数民族医疗机构制剂以及少数民族特色药用资源，开发新药。

6. 少数民族药制药产业技术提升。以已上市少数民族药制剂大品种为对象，开展原料控制、制药工艺、制剂技术、质量标准研究，提升少数民族药产业核心竞争力。

（三）中医药防治疾病关键技术研究

1. 重大疾病中西医结合防治关键技术研究。

聚焦肿瘤、代谢相关疾病、心脑血管病、免疫相关疾病、慢性肾脏病、感染性疾病等重大疾病，充分发挥中医药、中西医结合的优势特色，系统开展中医药临床疗效评价及机制研究，切实提高中医药防治重大疾病能力。

专栏8　重大疾病中西医结合防治关键技术研究

1. 重大疾病中医药/中西医治疗方案的临床及转化研究。围绕中医/中西医诊疗方案成熟、具备一定前期基础的重大疾病，针对优势环节开展科学合理的临床疗效评价，规范留取生物样本，开展多组学研究，客观评价有效性和安全性，探索疗效机制的相关生物标志物，制定若干循证实践指南。

2. 重大疾病中医专病队列研究。围绕重大疾病，按统一标准和规范，系统整合大样本人群社区队列和临床队列，进行长期随访，观察远期疗效及预后，建立样本库，整合中西医临床信息，建立可开展预后研究的随访数据库。

3. 重大疾病中医预防研究。针对重大疾病的一级预防，基于“家庭-社区-医院”联动模式，在中医治未病理论指导下，开展健康状态监测、疾病风险预警示范研究，有效控制疾病风险因素，通过便携式设备及软件系统，实现便捷、高效的健康管理。

4. 重大疾病中西医结合诊疗模式创新研究。针对重大疾病，融合中医证候阶段性认识与西医对疾病全过程认识，在“病”与“证”之间，寻求实现中西医诊疗对接的路径，构建中西医优势互补的诊疗方案，并开展临床循证研究，获得体现中西医优势互补的高质量循证证据，发布诊疗指南。

2. 重大疫病中医药和中西医结合防治关键技术研究。

针对新冠肺炎等新发突发重大疫病，以提高应急能力和临床防治水平为目标，系统开展监测预警、理论创新、临床评价及阐释疗效机制等研究，切实提高中医药防治疫病的能力和水平。

专栏9　重大疫病中医药和中西医结合防治关键技术研究

1. 重大疫病应急能力提升。结合气象学、流行病学、人工智能等，开展基于中医理论的疫病监测预警研究；针对疫病特点，开展中西医结合综合救治关键技术研究，制订疫病“家庭-社区-医院”的联合应对预案，并跟踪随访疫病患者的长期预后，形成中医药应对新发突发传染病的一体化技术体系。

2. 重大疫病的临床疗效评价及作用机制研究。选择研究基础扎实的中医/中西医结合诊疗方案，采用多中心、大样本的临床随机对照试验或大样本的真实世界研究，开展若干重大疫病的临床疗效评价，客观评价有效性和安全性，为中医干预疫病提供高质量证据；以中医理论为指导，以“证”“核心病机”为切入点，利用系统生物学技术，解析中医药疗效机制科学内涵。

3. 优势病种与疑难疾病中医诊

疗规律系统化研究。

针对现代医学尚缺乏理想治疗方法的疑难疾病，深入挖掘名老中医临床经验和经典名方，充分发挥中医药的潜在优势；针对中医优势病种，开展临床循证研究并获得高级别临床证据，形成中医优势病种临床诊疗路径。

专栏10　优势病种与疑难病中医诊疗规律系统化研究
1. 开展疑难疾病中医研究。针对多发性硬化、运动神经元病、重症肌无力等疑难疾病，充分挖掘名老中医经验，开展注册登记研究，探讨疑难病的中医诊疗规律，进行中药制剂与产品研发，提高防治疑难病的临床疗效。 2. 开展中医药防治优势病种或优势环节的临床研究。针对消化、妇科、免疫性等疾病，充分发挥中医药特色优势，开展基于循证的临床研究，凸显中医药临床疗效优势。 3. 中医药防治优势疾病的临床与基础整合研究。围绕中医药优势疾病或疾病的优势环节，融合中医四诊信息和人类表型组学信息，阐释疗效机制，确定客观化用药指征，促进临床推广与应用。

4. 中医治未病评测技术升级与服务示范研究。

聚焦重大疾病预防和特定健康状态干预，立足中医治未病理论，围绕理论挖掘整理、共性技术研究、健康干预等关键问题，充分利用人工智能、物联网、大数据等技术，提升中医治未病的能力和水平。

专栏11　中医治未病评测技术升级与服务示范研究
1. 建立人体健康状态辨识评测指标及评价方法。借助生物电磁、多参数传感等技术，针对中医“平人”状态和代谢类慢病指标异常状态，构建宏微观结合、多维度整合的人体健康状态辨识评测指标及评价方法。 2. 构建“平人－未病－欲病－已病”动态监测和管理信息平台。面向医院、基层社区和家庭治未病服务应用场景，构建动态监测和管理信息平台，以系列中医治未病服务包为形式，开展体质辨识、养生保健和医养结合应用示范与推广。 3. 研制儿童青少年近视中西医结合防控方案。在治未病理论指导下，深入挖掘防控技术，搭建近视防控诊疗策略、机制、方案于一体的具有中医特色的技术体系，形成儿童青少年近视中西医一体化综合防控方案。

5. 中医药康复方案优化与临床评价。

围绕常见致残性疾病开展中医康复临床及机制研究，获得高质量临床循证证据，形成可复制、可推广的中医康复诊疗方案。

专栏12　中医药康复方案优化与临床评价
1. 开展中医核心康复技术的循证评价。围绕神经系统疾病、心肺疾病、骨骼肌肉疾病、代谢病等所导致的主要功能障碍，从介入时点、功能改善、康复病程、成本效益等方面阐明中医康复的治疗优势，优化形成临床指南、技术规范等并推广应用。 2. 开展中医康复的结局评价方法研究。研制敏感度和特异度较高的中医康复评价工具，探索建立符合中医临床需求的结局评价方法。

（四）现代针灸理论与循证医学研究

围绕针灸学科与学术发展的核心问题，对针灸理论进行现代表达与系统构建，阐明针灸诊疗规律，构建符合中医针灸特点且国际公认的针灸临床评价体系和证据体系，揭示针灸穴位对机体功能的调控规律及其科学机制。

专栏13　现代针灸理论与循证医学研究
1. 针灸对机体调节效应规律的系统研究。以体表刺激对机体稳态的调控为突破点，研究针灸对神经－内分泌－免疫网络等多系统、多环节调节作用，揭示针灸等体表刺激对脏腑功能、免疫－炎症、内分泌－代谢等方面的调节效应及机制，全面阐明针灸不同穴位对机体调节效应的规律。 2. 针灸理论内涵的现代表达研究。系统梳理与深入考辨针灸理论的科学内涵，完善传统针灸理论体系，运用现代语言表达传统针灸理论的内涵与结构，纳入现代临床、基础科研成果，丰富理论内涵。 3. 针灸证据体系构建及临床疗效评价研究。遵循循证医学基本规范，综合古代文献、专家经验、现代临床研究及卫生经济学评估等多维度证据，形成针灸优势病种证据体系，为临床决策和指南制定提供有效证据。

（五）中药全链条质量保障技术研究

1. 中药资源保护与利用关键技术研究。

深度挖掘中药资源普查数据、标本实物和文献资料的科学价值，建立中药资源基础信息平台，开展珍稀濒危资源的人工繁育或替代品研究，服务中药资源保护、开发和利用。

专栏14　中药资源保护与利用关键技术研究
1. 建设中药资源基础信息平台，开展中药材生产布局研究。依托全国中药资源普查数据和实物资料，构建支撑中药资源评估、监测、中药材生产统计的基础信息平台，开展中药资源的空间分布规律研究、中药材主产区变迁的驱动因素研究、空间分布格局形成的机理研究、中药资源和产业发展空间格局研究，指导中药材生产布局。 2. 珍稀濒危中药资源人工繁育或替代品研究。开展珍稀濒危中药资源的种质资源收集，对繁育和种植养殖技术无法快速突破的品种开展替代品种挖掘与开发研究。开展珍稀濒危中药资源的生长发育、繁殖特性等生物学特征研究，研制出具有突出特征的品种或品系，并形成相应生产示范基地。

3. 关键中药活性成分的生物合成研究。针对有临床应用前景、化学结构独特的中药活性成分，运用结构生物学、生物信息学、合成生物学等技术方法，开展生物合成途径解析及生物合成酶的催化机制研究，实现中药活性成分的体外高效制备。

2. 道地药材品质特征及质量保障研究。

开展大宗、典型道地药材的特征鉴别、形成机制、保护及利用等研究，揭示道地药材的特征物质基础和形成原因，建立道地药材鉴别、评价标准及质量控制体系，促进道地药材资源保护和利用。

专栏15　道地药材品质特征及质量保障研究

1. 道地药材特征物质基础研究。开展道地药材化学成分变化规律及其影响因素研究，明确道地药材化学成分的特征配比或独特化学生态型，建立道地药材化学成分数据库及特征指纹图谱库，构建基于种内多样性的评价标准和质量控制体系。

2. 道地药材成因及品质保障。针对遗传为主因的道地药材，研究其品质形成的表观遗传规律及机理，形成生产及品质调控技术指南及示范应用。针对环境为主因的道地药材，构建产地真实性溯源数据集，形成产地溯源系统。

3. 道地药材鉴别及品种选育。建立中药材基因组、转录组等数据库，指导道地药材鉴别，辅助中药材新品种的选育。建立分子育种和传统选育相结合的综合技术，加快中药材的选育进程，促进道地药材的保护与利用。

3. 中药材生态种植技术体系研究。

针对中药材种植中存在的瓶颈问题，开展中药材生态种植技术、土壤保育和修复技术，中药材品质形成机制，主要病虫害发生的生物学机制及生物防治技术研究，集成创新中药材生态种植标准化技术模式，面向适生地区示范推广。

专栏16　中药材生态种植技术体系研究

1. 中药材生态种植技术研究和推广。以生产高品质中药材为目标，选择适宜地区规模化种植的中药材，系统构建以农艺措施、生物防治、拟境栽培、资源循环等各种综合技术为主体的生态种植模式及配套技术，及基于产地加工的外源污染物控制技术，形成参数优化的道地药材生态种植技术模式，并面向适生地区示范推广。

2. 主要病虫害发生的生物学机制及生物防治研究。开展主要病虫害成灾规律和机制研究，探索有害生物与中药材互作的机理；开展中药材病虫害综合防治技术和绿色高效防控关键技术研究。

3. 中药材栽培土壤的保育技术研究。研究土壤微生物多样性及其对中药材品质的影响，解析土壤菌群失衡机制，挖掘土壤病原菌和益生菌，开展以土壤保育和生态修复为主线的中药材绿色肥料及配套技术研制。

4. 中药质量提升及保障体系研究。

针对中药生产、流通和监管的现实需求，以全面提高中药质量稳定性和可控性为目标，探索大数据、云计算、物联网和人工智能等新技术应用，重点突破现场预检、质量溯源等中药质量过程管控的关键技术，推动中药监管科学研究，促进中药质量提升。

专栏17　中药质量提升及保障体系研究

1. 中药材、饮片现场预检技术研究。基于中药传统经验鉴别与现代科技深度融合，借助分子鉴定、化学评价、生物效应评价技术，实现传统经验鉴别的信息化、客观化，建立中药现场预检技术方法，满足中药监管在第一现场初步预判中药产品质量概况的现实需求。

2. 中药质量信息规范化、标准化、数字化研究。面向中药智能化生产、全过程质量溯源的现实需求，求，建立中药性状、遗传、化学、物理等多维质量信息的全面规范化、标准化规则，实现质量信息的全面数字化；建设中药质量信息大数据平台和中药标准品数字化平台；建立和完善可追溯体系配套技术，实现中药全程可溯源监管。

3. 中药监管科学研究。重点围绕市场质量问题突出的中药品种，针对其掺杂使假问题，针对性地建立快速、便捷、低成本的检测技术方法。针对中药分析检测瓶颈技术问题，如多糖、蛋白等生物大分子检测，开展分析方法研究。

5. 中药标准化研究。

研究制定一批国际、国内认可的中药国家标准、行业标准、团体标准。选择临床应用广泛、国际认可度高、出口份额大的常用中药材、配方颗粒及中成药大品种，开展质量标准研究，提升中药标准化水平。

专栏18　中药标准化研究

1. 道地药材质量标准提升研究。加强道地药材质量标准的基础研究，突破基于道地性和生产规范性的中药材及饮片质量优劣评价方法，开展50～100种常用道地药材及饮片现代质量标准研究，形成道地药材认证技术规范，健全完善道地药材质量标准体系。

2. 中药材标准体系技术研究。修订完善中药材种子种苗、土壤、道地药材、中药材生产加工技术规范、中药材生态种植技术规范、中药材商品规格等级等系列标准，建立健全优质中药材标准体系，实现中药材优质标准从生产到使用全链条覆盖。

3. 中药质量标准国际化研究。以临床应用广泛、国际认可度高、出口份额大的中药材为切入点，按照符合国际主流药典和国际标准化组织相关技术要求，开展中药质量标准研究，推动标准的国际化。

（六）中药新药创制与产品研发

1. 中药有效性及安全性标准化评价技术平台。

针对中药多成分、多靶点整合起效的作用特点，开展分子、细胞、器官、整体动物多层次的有效性及安全性评价关键技术研究，构建多维度评价指标体系，建立中药有效性及安全性标准化评价技术平台，解析中药及方剂的作用原理及效应特点，实现以临床用药为导向的有效性、安全性评价。

专栏19　中药有效性及安全性标准化评价技术平台

1. 中药多层次生物效应评价关键技术研究。选取确有疗效的中药方剂，以高通量分子本草筛选平台为基础，开展中药多层次生物效应评价关键技术研究，构建中药有效性及安全性标准化评价技术平台，揭示中药多层次生物活性谱与临床疗效的关联性，形成中药药效与毒性标准化、规范化评价新方法。

2. 中药抗衰老效应多层次评价与作用解析示范研究。重点围绕干细胞活性调控、氧化－还原稳态失衡、代谢紊乱－免疫炎症等环节，系统评价中药抗多器官衰老的作用，发现关键靶标，为中药多层次生物效应评价提供示范应用。

3. 中药安全性评价示范研究。以临床真实世界为基础，选取3～5种国内外高度关注的药源性损害可疑中药品种，开展相关中药安全风险信号发现、因果关系评价、损害机制和风险防控对策研究；构建中药安全风险早期预测和防控体系，实现具有潜在安全风险中药的科学认知、客观评价、安全使用和有效防控。

2. 中药新药设计与研发关键技术。

充分发挥中药新药源于临床实践与传统知识的优势，以临床价值为导向，围绕处方发现、临床定位、组分优化等关键环节开展中药新药设计技术研究，形成具有原创性的中药新药研发模式，为研制临床价值明确的创新中药与改良型新药提供支撑。

专栏20　中药新药设计与研发关键技术

1. 从临床经验向新药转化的关键技术。以古代经典名方、名老中医方、医疗机构制剂为抓手，形成临床经验评价技术，支撑处方临床价值评价，服务新药审评，突破制约处方转化为新药的瓶颈问题。

2. 中药活性成分（组分）的制备技术。构建中药活性成分（组分）富集－粗分－精制－纯化－多级程序化制备技术，突破中药高效、绿色分离制备的技术瓶颈，为工艺优化、质量控制等新药研发关键环节提供技术支撑。

3. 临床重定位的改良型新药研发关键技术。构建“中医理论－临床实践－基础研究”三维整合的中成药临床重定位关键技术，将中医理论、专家经验、临床实践等与生物大数据计算分析、实验室评价等相结合，促进上市中成药临床价值发挥。

4. 青蒿素新适应证拓展及抗疟新药储备。以弓形虫病、登革热、红斑狼疮、类风湿性关节炎及肿瘤为目标，开展青蒿素类药物新适应证的评估；开展以双氧桥独特结构为基础的衍生物合成研究，构建独有的过氧桥基团化合物库，探索其增效作用，促进新药发现。

3. 中药制剂生产控制及创新技术研究。

通过工艺优化、装备研制等方式推进中药绿色智能制造，为已上市中成药工艺变更、质量提升提供解决方案。开展中药制剂新技术研究，加强中药制剂给药装置研究、推广和应用，满足个性化、特殊化用药需求。

专栏21　中药制剂生产控制及创新技术研究

1. 中成药生产工艺过程优化研究。对影响中成药生产的关键影响因素（原辅料、技术方法及设备）进行研究，明确各品种生产工艺关键环节以及工艺变更对产品质量的影响程度，优化工艺，确保中成药质量的一致性。

2. 中药工程化共性关键技术研究。为推动中药制剂生产的高效、绿色、节能减排生产，重点对符合中药特点的浸提技术、精制技术、浓缩技术等开展应用基础研究，解决中药实际生产过程中能耗高、自动化程度低、连续生产困难等问题。

3. 新型辅料及创新给药装置研究。针对鼻腔、肺部、关节等特殊部位以及儿童、老年人等特殊用药需求，基于释药部位的生理特性，开展安全、高效、便捷的释药技术、新型辅料及给药装置的研究，满足特殊用药需求的可及性与便利性。

4. 中药炮制智能化与饮片大品种研究。

立足区域性优势饮片大品种，开展质量溯源、生产过程控制技术研究，实现饮片生产关键环节在线质量检测与反馈控制，为饮片生产自动化、智能化提供关键技术支撑。

专栏22　中药炮制智能化与饮片大品种研究

1. 中药饮片大品种质量提升。以中药材产地加工与炮制一体化生产模式为切入点，开展生、制饮片质－效内涵的差异性和关联性研究，揭示中药材－炮制过程－饮片产品质量传递规律，明确饮片关键质量属性，建立优质饮片标准。

2. 开展中药饮片智能化生产技术研究。继承传统炮制技术及老药工经验，融合装备技术、自动化控制技术和在线检测技术，开展饮片智能化生产装备接口及规范化标准化研究，为中药饮片生产智能化奠定基础。

3. 中药配方颗粒质量标准、稳定性及智能生产工艺研究。以潜在安全性风险的中药品种为切入点，研究传统中药饮片与配方颗粒剂量与效应、安全性关系。完善常用中药配方颗粒质量标准体系，开展配方颗粒智能化生产技术及稳定性研究。

5. 中药材大品种深度开发及产品创制。

以临床价值、市场需求为导向，系统阐述中药功效对不同人群的影响，选择代表性中药材大品种进行深度开发和健康产品创制，构建中药资源循环利用产业链，促进中药大健康产业提质增效，向高端化、国际化发展。

专栏23 中药材大品种深度开发及产品创制
1. 中药相关功效的现代科学诠释及功能因子发现。通过多学科交叉研究，科学诠释中药"补气""补血"等传统功效，阐述对健康人群生命周期、易感人群免疫力提升、慢病风险人群体质改善的影响，发现功能因子作用靶点，解析效应机制，为中药大健康产品研发提供科技支撑。 2. 多元化中药健康产品创制和关键技术研究。以养生保健和干预疾病风险因素为重点，围绕保健食品、特医食品等，开发功能因子明确、作用机制清楚的中药健康产品；开展鲜药材综合利用、生物转化等关键技术攻关，开展大规模制备产业化示范研究。

（七）中医药关键装备研发

1. 中医诊疗关键技术与装备。

围绕中医治未病、诊断、治疗与康复仪器研发关键技术，整合大数据、人工智能、物联网、云计算、新材料、先进制造等新技术，研制突显中医特色优势的装备，提升中医健康服务能力。

专栏24 中医诊疗关键技术与装备
1. 中医诊断装备研发。融合人工智能、大数据、云计算等工具，研发中医预警装备，实现疾病早期预警；研发便携式智能脉诊仪、舌诊仪等诊断装备，实现中医诊断智能化、个体化、精准化。 2. 中医治疗及康复装备研发。通过医工结合研发数字化、小型化、集成化和智能化的中医治疗装备；研发具有中医特色的推拿、康复机器人和老年康复辅具等装备。 3. 中医健康管理装备研发。研发便于操作使用、适于家庭或个人的中医健康数据采集、检测/监测、分析装备，应用于中医健康管理。

2. 中药制造关键技术与装备。

以共性关键技术、先进制造技术、现代工程技术为主攻方向，突破一批中药生产制造关键核心技术，研发标志性的中药关键装备，实现技术、工艺和装备的更新迭代，助推中药产业转型升级。

专栏25 中药制造关键技术与装备
1. 中药农业关键技术装备。重点突破自动播种、幼苗移栽、精确施肥、土壤智能监测与改良、药材产收/初加工一体化及全周期信息追溯等关键技术，研发种植、养护、采收、加工的中药农业装备。 2. 中药智能制造关键技术装备。重点突破中药循环高效提取、膜分离、动态灭菌、节能乙醇回收、过程数字模拟、传感器和在线检测等技术装备。 3. 中药定制化服务关键技术装备。构建符合中药特点的医院制剂技术体系，形成柔性化的智能制造装备协同体，搭建基于"理法方药"的制造大数据云平台，满足个性化定制服务需求。

五、保障措施

（一）加强领导，协同推进

充分发挥国务院中医药工作部际联席会议制度的作用，强化联席会议办公室统筹协调职责，会同各有关部门及时研究解决中医药科技创新工作中的重大问题，加强政策研究与制定的计划性和协调性。重点加强科教卫协同和中央－地方协同，优化重点学科和重点科研平台布局，构建开放共享互动的中医药科技创新网络，统筹中医药科技创新体系建设。

（二）优化评价，完善体系

充分发挥科技成果评价的"指挥棒"作用，构建科技创新质量、绩效、贡献为核心的评价导向，科学分类、多维度评价，创新评价工具和模式，健全高等院校、科研机构、医疗机构和企业协同创新机制，以中医药科研基地（平台）为支撑，形成多学科、跨行业共同参与的中医药协同创新体系，完善中医药产学研一体化创新模式。

（三）完善平台，强化支撑

持续改善科研条件，强化需求导向，将中医药科技创新平台充分融入国家科技创新基地体系，加强中医药领域全国重点实验室、国家技术创新中心、国家临床医学研究中心等多学科融合的科研平台建设，支撑中医药创新发展。

（四）培养人才，创新机制

聚焦中医药科技创新发展需求，面向全球，立足国内，选拔、培育一批国际顶尖水平的战略科学家和科技领军人才，打造一支具备国际视野、引领中医药科技创新变革的专家队伍。坚持产学研结合，鼓励和支持企业同高等院校、科研机构建立多渠道、多形式的紧密合作关系，共同培养创新人才。构建国际科技合作网络体系，积极开展国际传统医药科技合作和交流，以国际化促进中医药现代化发展。

（五）加强科普，促进传播

形成推动中医药科普与文化传播的强大合力，建立政府主导、部门协作、专家把关、媒体参与的工作机制，加大对中医药文化的宣传力度，加强和规范中医药知识普及，营造珍视、热爱、发展中医药的社会氛围。

关于印发公立医院高质量发展评价指标（试行）的通知

国卫办医发〔2022〕9号

各省、自治区、直辖市及新疆生产建设兵团卫生健康委、中医药局：

为进一步推动公立医院高质量发展，按照《国务院办公厅关于推动公立医院高质量发展的意见》（国办发〔2021〕18号，以下简称《意见》）要求，我们研究制定了《公立医院高质量发展评价指标（试行）》和《公立中医医院高质量发展评价指标（试行）》（以下统称《评价指标》），供地方按照属地原则对辖区内公立医院高质量发展情况进行评价。现印发给你们，并就有关事项通知如下。

一、总体要求

开展公立医院高质量发展评价工作，应当以习近平新时代中国特色社会主义思想为指导，认真贯彻落实党的十九大和十九届历次全会精神，完整、准确、全面贯彻新发展理念，坚持以人民健康为中心，围绕《意见》要求，有机结合全国二级和三级公立医院（含中医医院，下同）绩效考核工作，综合考虑县级医院服务能力、区域医疗服务能力评价等内容，按照指标精炼、可操作、可衡量的原则设置评价指标，引导二级及以上公立医院全面贯彻落实公立医院高质量发展的各项要求。

二、评价内容

在公立医院绩效考核相关指标基础上，按照公立医院高质量发展要求，充分考虑公立医院资源消耗、专科服务能力建设等内容，围绕党建引领、能力提升、结构优化、创新增效、文化聚力等五方面内容建立指标体系。

（一）党建引领。全面落实党委领导下的院长负责制，充分发挥公立医院党委把方向、管大局、作决策、促改革、保落实的领导作用，充分发挥基层党组织战斗堡垒作用和党员先锋模范作用，不断提升干部人才队伍和党员队伍建设质量，夯实党建工作责任，以党建引领公立医院高质量发展。衔接《意见》中“坚持和加强党对公立医院的全面领导”的工作要求。

（二）能力提升。引导公立医院持续提升医疗服务能力，不断改进医疗质量，补齐专业专科短板，构建优质高效整合型医疗卫生服务体系。衔接《意见》中“构建公立医院高质量发展新体系”与“引领公立医院高质量发展新趋势”的工作要求。

（三）结构优化。推动公立医院发展方式从规模扩张转向提质增效，运行模式从粗放管理转向精细化管理，资源配置从注重物质要素转向更加注重人才技术要素，引导公立医院落实功能定位。衔接《意见》中“引领公立医院高质量发展新趋势”与“激活公立医院高质量发展新动力”的工作要求。

（四）创新增效。强化公立医院运营管理科学化、规范化、精细化，加强智慧医院建设，推进医学技术创新。衔接《意见》中“引领公立医院高质量发展新趋势”和“提升公立医院高质量发展新效能”的工作要求。

（五）文化聚力。引导公立医院持续为人民群众提供安全、适宜、优质、高效的医疗卫生服务，建立保护关心爱护医务人员长效机制，改善医务人员工作环境和条件。衔接《意见》中“建设公立医院高质量发展新文化”的工作要求。

三、组织实施

（一）统筹部署评价工作。公立医院高质量发展评价工作与公立医院绩效考核工作同步推进。省级卫生健康行政部门（含中医药主管部门，下同）可以结合经济社会发展水平和重点工作，适当补充反映本地区公立医院高质量发展的特色指标。

（二）科学实施评价工作。除特殊说明外，公立医院高质量发展评价对象为二级及以上公立医院，评价工作按照年度实施，数据时间范围为上一年度1月1日至12月31日。国家卫生健康委将拓展“公立医院绩效考核管理平台”功能，升级形成“公立医院绩效考核与高质量发展评价平台”（以下简称评价平台），嵌入《评价指标》所需数据，与公立医院绩效考核相关数据同步采集、质控、计算、分析、反馈，减轻医院填报压力并提升工作效率。各省份可根据反馈数据，按照属地化管理原则对辖区内公立医院高质量发展情况进行评价，按年度将辖区内二级及以上公立医院评价结果上传至评价平台，并可针对不同类别和级别的公立医院提出差异化要求。

（三）分步推进评价工作。2022年起，国家卫生健康委使用《评价指标》对公立医院高质量发展试点医院的高质量发展成效进行评价分析，其他医院的评价工作由各省级卫生健康行政部门组织开展。国家卫生健康委会同国家中医药局结合各地工作进展，研究适用于各级各类公立医院高质量发展成效评价的指标体系和参考指标值。

四、工作要求

（一）切实加强组织领导。各地要充分认识做好公立医院高质量发展评价工作的重要意义，做到与绩效考核等工作有机结合。在评价过程中，继续健全数据质量控制体系，形成数据质量追踪机制，发挥大数据分析优势，持续提升公立医院高质量评价工作的准确性和可比性。

（二）形成改革发展合力。各地、各单位要把公立医院高质量发展作为推动深化医改政策落地、将改革政策传导至医院和医务人员的重要抓手，通过深化改革破解体制机制问题。切实加强综合监管，形成推动公立医院改革发展合力，为公立医院健康有序发展提供良好政策环境。

（三）充分运用评价结果。各地要建立公立医院高质量发展信息和结果的部门共享机制，强化结果应用。通过评价结果有针对性地指导医院优化学科布局、强化专科建设、提升工作效果、改进医疗服务、提升管理能力。

（四）加大总结宣传指导。各地要加强宣传引导，及时总结经验、挖掘典型，结合工作实际不断推动落实公立医院高质量发展要求，以点带面推动全国公立医院高质量发展取得实效。国家卫生健康委将会同相关部门，按照职责分工加强对各地公立医院高质量发展评价工作的指导和监督。

附件：1. 公立医院高质量发展评价指标（试行）

2. 公立中医医院高质量发展评价指标（试行）

国家卫生健康委办公厅
国家中医药管理局办公室
2022 年 6 月 29 日

附件 1　公立医院高质量发展评价指标（试行）

维度	序号	指标名称	指标属性	指标说明
一、党建引领（3 个）	1	党委领导下的院长负责制落实情况	定性	提供医院全面执行和落实党委领导下的院长负责制相关情况
	2	党组织和党员队伍建设情况	定性	提供医院实施党支部书记“双带头人”培育工程、建立健全“双培养”机制以及党支部和党员发挥作用的相关情况
	3	党建工作责任落实情况	定性	提供医院党委落实党建工作主体责任的相关情况
二、能力提升（5 个）	4	专科能力指数	定量	计算方法：基于疾病病种的医院相关专科能力综合指数。 数据来源：病案首页；国家卫生健康委公立医院绩效考核管理平台
	5	住院患者重点监测病种覆盖率	定量	计算方法：住院患者重点监测病种覆盖率 = 重点监测病种出院人数/同期出院人数 × 100% 数据来源：病案首页；国家卫生健康委公立医院绩效考核管理平台
	6	医疗质量指数	定量	计算方法：基于择期手术患者并发症发生率、I 类切口手术部位感染率、低风险组病例死亡率、RW 值和 CMI 值、抗菌药物使用强度（DDDs）等，计算公立医院医疗质量综合指数。 数据来源：病案首页；国家卫生健康委公立医院绩效考核管理平台
	7	时间消耗指数	定量	计算方法：时间消耗指数 = ∑（医院各 DRG 组平均住院日与区域同 DRG 组平均住院日比值 × 医院该 DRG 组病例数）/医院分析病例数 数据来源：病案首页；国家卫生健康委公立医院绩效考核管理平台
	8	住院医师规范化培训制度落实效果	定量	计算方法：住院医师规范化培训质量和相关政策落实情况等综合计算结果。 数据来源：住院医师规范化培训管理平台等
三、结构优化（4 个）	9	出院手术患者三级/四级手术占比	定量	计算方法：①出院手术患者三级手术占比 = 出院手术患者三级手术人数/同期出院患者手术人数 × 100%；②出院手术患者四级手术占比 = 出院手术患者四级手术人数/同期出院患者手术人数 × 100% 数据来源：病案首页；国家卫生健康委公立医院绩效考核管理平台
	10	出院手术患者微创手术占比	定量	计算方法：出院手术患者微创手术占比 = 出院患者微创手术人数/同期出院患者手术人数 × 100% 数据来源：病案首页；国家卫生健康委公立医院绩效考核管理平台

（续表）

维度	序号	指标名称	指标属性	指标说明
三、结构优化（4个）	11	医疗服务收入（不含药品、耗材、检查检验收入）占医疗收入的比例	定量	计算方法：医疗服务收入占比=医疗服务收入/医疗收入×100% 指标来源：全国卫生健康财务年报；国家卫生健康委公立医院绩效考核管理平台
	12	人员经费占比	定量	同时计算人员经费占比和固定薪酬占比。计算方法：人员经费占比=人员经费/医疗活动费用×100%；固定薪酬占比=固定薪酬/人员经费×100% 数据来源：全国卫生健康财务年报；国家卫生健康委公立医院绩效考核管理平台
四、创新增效（4个）	13	智慧医院建设成效	定量	计算方法：公立医院电子病历系统功能应用水平分级评价和公立医院智慧服务分级 评估等综合计算结果 数据来源：国家卫生健康委医院管理研究所智慧医院分级评价平台；国家卫生健康委公立医院绩效考核管理平台
	14	每百名卫生技术人员科研项目经费	定量	计算方法：每百名卫生技术人员科研项目经费=本年度科研项目立项经费总金额/同期卫生技术人员总数×100 数据来源：国家卫生健康委公立医院绩效考核管理平台
	15	万元收入能耗占比	定量	计算方法：万元收入能耗占比=年总能耗/年总收入×10000 指标来源：全国卫生健康财务年报（其中“年总能耗”数据由医院填报）；国家卫生健康委公立医院绩效考核管理平台
	16	费用消耗指数	定量	计算方法：费用消耗指数=∑（医院各DRG组患者住院例均费用与区域同DRG组住院例均费用比值×医院该DRG组病例数）/院分析病例数 数据来源：病案首页；国家卫生健康委公立医院绩效考核管理平台
五、文化聚力（2个）	17	患者满意度	定量	计算方法：门诊患者、住院患者在就医过程中对医患沟通、医务人员回应性、环境 与标识等方面满意程度的综合计算结果。 数据来源：公立医院满意度调查平台；国家卫生健康委公立医院绩效考核管理平台
	18	医务人员满意度	定量	计算方法：医务人员对于薪酬福利、发展晋升、工作内容与环境、上下级关系、同级关系等方面满意程度的综合计算结果。 数据来源：公立医院满意度调查平台；国家卫生健康委公立医院绩效考核管理平台

注：1. 指标“住院医师规范化培训制度落实效果”的评价对象为被遴选为住院医师规范化培训基地的公立医院。指标“每百名卫生技术人员科研项目经费”的评价对象为三级公立医院。其余指标评价对象为二级及以上公立医院。

2. 评价二级及以上公立专科医院高质量发展情况时，可根据专科特点从中选用部分评价指标。

附件2　公立中医医院高质量发展评价指标（试行）

维度	序号	指标名称	指标属性	指标说明
一、党建引领（3个）	1	党委领导下的院长负责制落实情况	定性	提供医院全面执行和落实党委领导下的院长负责制相关情况
	2	党组织和党员队伍建设情况	定性	提供医院实施党支部书记“双带头人”培育工程、建立健全“双培养”机制以及党支部和党员发挥作用的相关情况
	3	党建工作责任落实情况	定性	提供医院党委落实党建工作主体责任的相关情况

（续表）

维度	序号	指标名称	指标属性	指标说明
二、能力提升（8个）	4	专科能力指数	定量	计算方法：基于疾病病种的医院相关专科能力综合指数。 数据来源：病案首页；公立医院绩效考核管理平台
	5	中医医师规范化培训制度落实效果	定量	计算方法：中医医师规范化培训质量和相关政策落实情况等综合计算结果。 数据来源：中医医师规范化培训管理平台等
	6	住院手术患者围手术期中医治疗比例	定量	计算方法：住院手术患者围手术期中医治疗比例＝住院手术患者围手术期应用中医治疗人次数/同期住院手术患者人次数×100% 数据来源：病案首页；公立医院绩效考核管理平台
	7	医疗质量指数	定量	计算方法：基于理法方药使用一致的出院患者比例、手术患者并发症发生率、I类切口手术部位感染率、抗菌药物使用强度（DDDs）等，计算公立中医医院医疗质量综合指数。 数据来源：病案首页；公立医院绩效考核管理平台
	8	住院患者中医优势病种覆盖率	定量	计算方法：住院患者中医优势病种覆盖率＝中医优势病种出院人数/同期出院人数×100% 数据来源：病案首页；公立医院绩效考核管理平台
	9	中药饮片使用率	定量	计算方法：中药饮片使用率由门诊和住院两部分组成。 ①门诊患者中药饮片使用率＝门诊患者应用中药饮片的人次数/门诊总人次数×100% ②出院患者中药饮片使用率＝出院患者应用中药饮片的人次数/出院患者总人次数×100% 数据来源：病案首页；公立医院绩效考核管理平台
	10	门诊散装中药饮片和小包装中药饮片处方比例	定量	计算方法：门诊散装中药饮片和小包装中药饮片处方比例＝门诊散装中药饮片和小包装中药饮片处方数/门诊处方总数×100% 数据来源：病案首页；公立医院绩效考核管理平台
	11	中医非药物疗法使用比例	定量	计算方法：中医非药物疗法使用率由门诊和住院两部分组成。 门诊患者中医非药物疗法比例＝门诊患者使用中医非药物疗法总人次数/同期门诊总人次数×100% 出院患者使用中医非药物疗法比例＝出院患者使用过中药非药物疗法的人次数/出院患者总人次数×100% 数据来源：病案首页；公立医院绩效考核管理平台
三、结构优化（8个）	12	中医类别执业（助理）医师占比	定量	计算方法：中医类别执业（助理）医师人数/执业（助理）医师总人数×100% 数据来源：公立医院绩效考核管理平台
	13	以中医为主治疗的出院患者比例	定量	计算方法：①出院患者的中医药治疗费用比例＝中医药治疗费用/住院治疗费用×100% ②以中医为主治疗的出院患者比例＝以中医为主治疗的出院患者人次数/同期出院患者总人次数×100% 数据来源：病案首页；公立医院绩效考核管理平台
	14	出院手术患者三级/四级手术占比	定量	计算方法：①出院手术患者三级手术占比＝出院手术患者三级手术人数/同期出院患者手术人数×100% ②出院手术患者四级手术占比＝出院手术患者四级手术人数/同期出院患者手术人数×100% 数据来源：病案首页；公立医院绩效考核管理平台

（续表）

维度	序号	指标名称	指标属性	指标说明
三、结构优化（8个）	15	出院手术患者微创手术占比	定量	计算方法：出院手术患者微创手术占比=出院患者微创手术人数/同期出院患者手术人数×100% 数据来源：病案首页；公立医院绩效考核管理平台
	16	医疗服务收入（不含药品、耗材、检查检验收入）占医疗收入的比例	定量	计算方法：医疗服务收入占比=医疗服务收入/医疗收入×100% 指标来源：全国卫生健康财务年报；公立医院绩效考核管理平台
	17	中医医疗服务项目收入占医疗收入比例	定量	计算方法：中医医疗服务项目收入占医疗收入比例=中医医疗服务项目收入/医疗收入×100% 指标来源：全国卫生健康财务年报；公立医院绩效考核管理平台
	18	中药饮片收入占药品收入比例	定量	计算方法：中药饮片收入占药品收入比例=中药饮片收入/药品收入×100% 指标来源：全国卫生健康财务年报；公立医院绩效考核管理平台
	19	人员经费占比	定量	同时计算人员经费占比和固定薪酬占比。计算方法：人员经费占比=人员经费/医疗活动费用×100%；固定薪酬占比=固定薪酬/人员经费×100% 数据来源：全国卫生健康财务年报；国家卫生健康委公立医院绩效考核管理平台
四、创新增效（3个）	20	智慧医院建设成效	定量	计算方法：公立医院电子病历系统功能应用水平分级评价和公立医院智慧服务分级 评估等综合计算结果 数据来源：国家卫生健康委医院管理研究所智慧医院分级评价平台；公立医院绩效考核管理平台
	21	万元收入能耗占比	定量	计算方法：万元收入能耗占比=年总能耗/年总收入×10000 指标来源：全国卫生健康财务年报（其中“年总能耗”数据由医院填报）；公立医院绩效考核管理平台
	22	每百名卫生技术人员中医药科研项目经费	定量	计算方法：每百名卫生技术人员中医药科研项目经费=本年度中医药科研项目立项经费总金额/同期卫生技术人员总数×100 数据来源：公立医院绩效考核管理平台
五、文化聚力（2个）	23	患者满意度	定量	计算方法：门诊患者、住院患者在就医过程中对医患沟通、医务人员回应性、环境 与标识等方面满意程度的综合计算结果。数据来源：公立医院满意度调查平台；公立医院绩效考核管理平台
	24	医务人员满意度	定量	计算方法：医务人员对于薪酬福利、发展晋升、工作内容与环境、上下级关系、同级关系等方面满意程度的综合计算结果。 数据来源：公立医院满意度调查平台；公立医院绩效考核管理平台

注：1. 二级及以上公立中医医院、中西医结合医院应采用上述全部指标进行评价。评价公立民族医医院、中医专科医院高质量发展情况时，可根据医院特点选用部分考核指标。

2. 指标“中医师规范化培训制度落实效果”的评价对象为被遴选为中医医师规范化培训基地的公立中医医院。指标“出院手术患者微创手术占比”“出院手术患者三级手术占比、四级手术占比”“每百名卫生技术人员中医药科研项目经费”的评价对象为三级公立中医医院。其余指标评价对象为二级及以上公立中医医院。

3. 用于公立中医医院高质量评价的微创手术目录、三级手术目录和四级手术目录与公立医院绩效考核所用目录一致，以国家统一规定纳入监测的手术目录为准。

4. 住院患者中医优势病种，指国家中医药管理局和中华中医药学会推荐使用的中医诊疗方案和临床路径涉及病种。

关于印发诊所备案管理暂行办法的通知

国卫医政发〔2022〕33号

各省、自治区、直辖市及新疆生产建设兵团卫生健康委、中医药管理局：

为贯彻落实《国务院关于深化“证照分离”改革进一步激发市场主体发展活力的通知》（国发〔2021〕7号）有关要求，进一步规范诊所备案管理，满足人民群众多层次、多样化医疗服务需求，国家卫生健康委和国家中医药局联合制定了《诊所备案管理暂行办法》。现印发给你们，请遵照执行。

国家卫生健康委
国家中医药管理局
2022年12月20日

诊所备案管理暂行办法

第一章 总 则

第一条 为做好诊所备案管理工作，根据《中华人民共和国基本医疗卫生与健康促进法》《中华人民共和国医师法》《医疗机构管理条例》等法律法规和规定，制定本办法。

第二条 诊所是为患者提供门诊诊断和治疗的医疗机构，主要提供常见病和多发病的诊疗服务，不设住院病床（产床）。本办法所指的诊所，不含按照《中医诊所备案管理暂行办法》有关规定进行备案的中医诊所。

第三条 国务院卫生健康行政部门负责指导全国普通诊所、口腔诊所及医疗美容诊所的备案管理工作；县级以上地方人民政府卫生健康行政部门负责本行政区域内普通诊所、口腔诊所及医疗美容诊所的监督管理工作；县级人民政府卫生健康行政部门负责本行政区域内普通诊所、口腔诊所及医疗美容诊所的备案工作。

国务院中医药主管部门负责指导全国中医（综合）诊所及中西医结合诊所的备案管理工作；县级以上地方人民政府中医药主管部门负责本行政区域内中医（综合）诊所及中西医结合诊所的监督管理工作；县级人民政府中医药主管部门负责本行政区域内中医（综合）诊所及中西医结合诊所的备案工作。

第二章 备 案

第四条 单位或者个人设置诊所应当报拟设置诊所所在地县级人民政府卫生健康行政部门或中医药主管部门备案，取得诊所备案凭证后即可开展执业活动。

第五条 设置诊所应当同时具备下列条件：

（一）个人设置诊所的，须经注册后在医疗卫生机构中执业满五年；单位设置诊所的，诊所主要负责人应当符合上述要求。

（二）符合诊所基本标准。

（三）诊所名称符合《医疗机构管理条例实施细则》等相关规定。

（四）能够独立承担民事责任。

《医疗机构管理条例实施细则》规定不得申请设置医疗机构的单位和个人，不得设置诊所。

第六条 诊所备案应当提交下列材料：

（一）诊所备案信息表。

（二）诊所房屋平面布局图（指诊所使用房屋按照比例标识，注明功能分布和面积大小）。

（三）诊所用房产权证件或租赁使用合同。

（四）诊所法定代表人、主要负责人有效身份证明和有关资格证书、执业证书复印件。

（五）其他卫生技术人员名录、有效身份证明和有关资格证书、执业证书复印件。

（六）诊所规章制度。

（七）诊所仪器设备清单。

（八）附设药房（柜）的药品种类清单。

（九）诊所的污水、污物、粪便处理方案，诊所周边环境情况说明。

（十）按照法律法规要求提供的其他相关材料。

法人或其他组织设置诊所的，还应当提供法人或其他组织的资质证明、法定代表人身份证明或者其他组织代表人身份证明。

第七条 县级人民政府卫生健康行政部门或中医药主管部门收到备案材料后，对材料齐全且符合备案要求的予以备案，当场发放诊所备案凭证；材料不全或者不符合备案要求的，应当当场或者在收到备案材料之日起5日内一次性告知备案人需要补正的全部材料。

第八条 诊所应当将诊所备案凭证、卫生技术人员执业注册信息在诊所的明显位置公示，接受社会监督。

第九条 诊所的名称、地址、法定代表人或者主要负责人、所有制形式、诊疗科目、服务方式等实际设置应当与诊所备案凭证记载事项相一致，以上备案信息发生变动的，必须向原备案机关备案。

第十条 诊所歇业，必须向原备案机关备案。

诊所非因改建、扩建、迁建原因停业超过1年的，视为歇业。

第十一条 诊所备案凭证不得伪造、涂改、出卖、转让、出借。

诊所备案凭证遗失的，应当及时申明，并向原备案机关申请补发。

第十二条　诊所应当按照备案的诊疗科目开展诊疗活动，并加强对工作人员、诊疗活动、医疗质量、医疗安全等方面的管理。开展医疗技术服务应当符合《医疗技术临床应用管理办法》的有关规定。

诊所未经备案，不得开展诊疗活动。

第十三条　诊所应当严格遵守《中华人民共和国传染病防治法》等法律法规关于医疗机构感染预防与控制的有关规定。

第三章　监督管理

第十四条　县级人民政府卫生健康行政部门和中医药主管部门应当加强对诊所执业活动、医疗质量、医疗安全等情况的监督管理。县级人民政府卫生健康行政部门和中医药主管部门应当在发放诊所备案凭证之日起20日内，向社会公开诊所备案信息，便于社会查询、监督。

县级人民政府卫生健康行政部门或中医药主管部门应当及时向上级卫生健康行政部门或中医药主管部门报送本辖区内诊所备案信息，上级卫生健康行政部门或中医药主管部门发现不符合本办法规定的备案事项，应当责令县级人民政府卫生健康行政部门或中医药主管部门予以纠正。

第十五条　县级人民政府卫生健康行政部门和中医药主管部门应当对新设置的诊所自发放诊所备案凭证之日起45日内进行现场核查，对不符合备案条件的应当限期整改，逾期拒不整改或者整改后仍不符合条件的，撤销其备案并及时向社会公告。

第十六条　县级人民政府卫生健康行政部门和中医药主管部门应当充分利用信息化、大数据等手段提升监管效能，将诊所纳入本地医疗质量管理控制体系，确保医疗质量安全。

诊所应当与备案机关所在地诊所信息化监管平台对接，及时上传执业活动等相关信息，主动接受监督。

第十七条　县级人民政府卫生健康行政部门和中医药主管部门应当每年对辖区内诊所开展至少一次现场监督检查，利用信息化监管平台进行日常监管和月度执业活动分析，至少每半年形成一份辖区内诊所执业活动监管分析报告。县级人民政府卫生健康行政部门和中医药主管部门有权要求诊所提供监管所需材料，诊所不得拒绝、隐匿或者隐瞒。

第十八条　地方各级卫生健康行政部门和中医药主管部门在监督管理过程中，发现诊所存在违法违规情节的，应当依照相关法律、法规及规定处理。

第十九条　有下列情形之一的，诊所应当向所在县级人民政府卫生健康行政部门或中医药主管部门报告，或者卫生健康行政部门和中医药主管部门在监督管理过程中发现有下列情形之一的，原备案机关应当撤销其备案并及时向社会公告：

（一）诊所歇业的。

（二）诊所自愿终止执业活动的。

（三）使用虚假材料备案的。

（四）出现《医疗机构管理条例》等法律法规规定的应当责令其停止执业活动的情形。

第二十条　诊所应当按照《中华人民共和国网络安全法》《中华人民共和国数据安全法》《中华人民共和国个人信息保护法》《医疗卫生机构网络安全管理办法》等有关法律法规和规定加强网络安全管理和个人信息保护等工作，发生患者个人信息、医疗数据泄露等网络安全事件时，应当及时向有关部门报告，并采取有效应对措施。

第二十一条　诊所执业人员应当积极参加专业技术培训、继续教育等活动，提高专业技术水平。

第二十二条　诊所应当建立完善的医疗质量、医疗安全等相关管理制度，加强医疗质量及医疗安全管理。

第四章　附　则

第二十三条　诊所备案信息表和诊所备案凭证样式由国务院卫生健康行政部门和中医药主管部门统一规定，各省、自治区、直辖市及新疆生产建设兵团卫生健康行政部门、中医药主管部门自行印制。

诊所应当符合医疗机构电子证照工作有关规定。

第二十四条　本办法施行前已取得《医疗机构执业许可证》的诊所直接予以备案，过渡时限为1年。新备案的诊所，按照本办法及最新版诊所基本标准进行备案。

第二十五条　中外合资、合作诊所，港澳台资诊所的管理按照有关规定执行。

第二十六条　本办法规定的期限以工作日计算。

第二十七条　各省、自治区、直辖市及新疆生产建设兵团卫生健康行政部门、中医药主管部门可根据实际情况制定管理细则。

第二十八条　本办法及附录中的诊所基本标准自印发之日起施行。《卫生部关于下发〈医疗机构基本标准（试行）〉的通知》（卫医发〔1994〕第30号）中的中西医结合诊所基本标准、《卫生部关于印发〈诊所基本标准〉的通知》（卫医政发〔2010〕75号）中的诊所和口腔诊所基本标准以及《国家卫生计生委、国家中医药管理局关于印发〈中医诊所基本标准和中医（综合）诊所基本标准的通知》（国卫医发〔2017〕55号）中的中医（综合）诊所基本标准同时废止。

附录：

1. 诊所基本标准（2022年版）
2. 诊所备案信息表
3. 诊所备案凭证（样证）

附录1　诊所基本标准（2022年版）

普通诊所

一、诊疗科目

诊疗科目应当与注册于该诊所执业医师的执业范围相一致。

二、人员

（一）诊所从业人员需身体健康，能够胜任相关工作。

（二）每一诊疗科目下至少有1名医师经注册后在医疗卫生机构中执业满5年。

（三）至少有1名注册护士。

（四）设医技科室的，每个医技科室至少有1名相应专业的卫生技术人员。

三、房屋

（一）建筑面积不少于40平方米。

（二）至少设有诊室、治疗室、处置室。

（三）每室独立且符合卫生学布局及流程，充分满足诊疗科目医疗需求。其中治疗室、处置室的使用面积均不少于10　平方米；如设观察室，其使用面积不少于15平方米。

四、设备

（一）基本设备。诊桌、诊椅、诊察床/诊察凳、方盘、纱布罐、听诊器、血压计、体温表、压舌板、药品柜、紫外线消毒灯、污物桶、高压灭菌设备、处置台等。

（二）急救设备。氧气瓶（袋）、开口器、牙垫、口腔通气道、人工呼吸器等。

（三）有与开展的诊疗科目相应的其他设备。其中，医学检验、医学影像、病理、消毒供应等与其他医疗机构签订相关服务协议、由其他机构提供服务的，可不配备相关设备。

五、具有国家统一规定的各项规章制度和技术操作规范，制定诊所人员岗位职责。

六、具备门诊电子病历系统，与所在地诊所信息化监管平台对接。

七、医疗美容诊所在符合上述标准基础上，还应当符合《美容医疗机构、医疗美容科（室）基本标准（试行）》等文件要求。

口腔诊所

一、诊疗科目

诊疗科目应当与注册于该诊所执业医师的执业范围相一致。

二、口腔综合治疗台

至少设口腔综合治疗台1台。

三、人员

诊所从业人员需身体健康，能够胜任相关工作。

（一）医师。

1. 至少有1名医师取得口腔类别执业医师资格，经注册后在医疗卫生机构中执业满5年。

2. 每增设2台口腔综合治疗台，至少增加1名口腔医师。

3. 设4台以上口腔综合治疗台的，至少有1名具有口腔主治医师以上专业技术职务任职资格的人员。

（二）护士。

1. 至少有1名注册护士。

2. 每增加3台口腔综合治疗台，至少增加1名注册护士。

四、房屋

（一）设1台口腔综合治疗台的，建筑面积不少于30平方米；设2台以上口腔综合治疗台的，每台建筑面积不少于25平方米。

（二）诊室中每口腔综合治疗台净使用面积不少于9平方米。

（三）房屋设置要符合卫生学布局及流程，充分满足医疗需求。

五、设备

（一）基本设备。光固化灯、超声洁治器、空气净化设备、高压灭菌设备等。

（二）急救设备。氧气瓶（袋）、开口器、牙垫、口腔通气道、人工呼吸器等。

（三）每口腔综合治疗台单元设备。牙科治疗椅（附手术灯1个、痰盂1个、器械盘1个）1台，高速和低速牙科切割装置1套，吸唾装置1套，三用喷枪1支，医师座椅1张，病历书写桌1张，口腔检查器械1套。诊疗器械符合一人一用一消毒配置。

（四）有与开展的诊疗科目相应的其他设备。其中，医学检验、医学影像、病理、消毒供应等与其他医疗机构签订相关服务协议、由其他机构提供服务的，可不配备相关设备。

六、具有国家统一规定的各项规章制度和技术操作规范，制定诊所人员岗位职责。

七、具备门诊电子病历系统，与所在地诊所信息化监管平台对接。

中医（综合）诊所

中医（综合）诊所是指以提供中医药门诊诊断和治疗为主的诊所，中医药治疗率不低于85%。

一、诊疗科目

中医科、中西医结合科、民族医学科。配备中医（专长）医师的，应当在诊疗科目下明确中医（专长）医师的执业范围。设医技科室的，应当核增相应诊疗科目。

二、人员

（一）诊所从业人员需身体健康，能够胜任相关工作。

（二）个人设置中医（综合）诊所的，须取得中医类别执业医师资格，经注册后在医疗卫生机构中执业满5年。单位设置中医（综合）诊所的，诊所主要负责人应当符合上述要求。

（三）可聘用具有《中医（专长）医师资格证书》，经注册依法执业的医师执业。

（四）开展中药饮片调剂活动的，至少有1名中药专业技术人员。

（五）设医技科室的，每医技室至少有1名相应专业的卫生技术人员。

三、房屋

诊所的建筑面积不少于40平方米，建筑布局应当满足诊疗科目医疗需求。

四、设备

（一）基本设备。诊桌、诊椅、诊察床/诊察凳、方盘、纱布罐、脉枕、听诊器、血压计、体温计、压舌板、药品柜、高压灭菌设备、处置台、污物桶、紫外线消毒设备等。

（二）有与开展诊疗范围相适应的其他设备（包括中医诊疗设备）和必要的急救设备。

其中，医学检验、医学影像、病理、消毒供应等与其他医疗机构签订相关服务协议，由其他机构提供服务的，可不配备相关设备。

五、具有国家统一规定的各项规章制度和技术操作规范，制定诊所人员岗位职责。

六、具备门诊电子病历系统，与所在地诊所信息化监管平台对接。

中西医结合诊所

中西医结合诊所是指使用中西医两种方法为患者提供门诊诊断和治疗的诊所，中医药治疗率不低于60%。

一、诊疗科目

中医科、中西医结合科、民族医学科。配备中医（专长）医师的，应当在诊疗科目下明确中医（专长）医师的执业范围。配备西医医师的，应当核增与其执业范围相一致的诊疗科目。设医技科室的，应当核增相应诊疗科目。

二、人员

（一）诊所从业人员需身体健康，能够胜任相关工作。

（二）个人设置中西医结合诊所的，须取得中医类别中西医结合专业执业医师资格，经注册后在医疗卫生机构中执业满5年。单位设置中西医结合诊所的，诊所主要负责人应当符合上述要求。

（三）可聘用以下三类医师执业：中医类别执业医师；具有《中医（专长）医师资格证书》，经注册依法执业的医师；按照国家有关规定，经培训和考核合格，在执业活动中可以采用与其专业相关的中医药技术方法的西医医师。

（四）开展中药饮片调剂活动的，至少有1名中药专业技术人员。

（五）至少配备1名注册护士。

（六）设医技科室的，每医技室至少有1名相应专业的卫生技术人员。

三、房屋

诊所的建筑面积不少于40平方米，建筑布局应当满足诊疗科目医疗需求。

四、设备

（一）基本设备。诊桌、诊椅、诊察床/诊察凳、方盘、纱布罐、脉枕、听诊器、血压计、体温计、压舌板、药品柜、高压灭菌设备、处置台、污物桶、紫外线消毒设备等。

（二）有与开展诊疗范围相适应的其他设备（包括中医诊疗设备）及必要的急救设备。

其中，医学检验、医学影像、病理、消毒供应等与其他医疗机构签订相关服务协议，由其他机构提供服务的，可不配备相关设备。

五、具有国家统一规定的各项规章制度和技术操作规范，制定诊所人员岗位职责。

六、具备门诊电子病历系统，与所在地诊所信息化监管平台对接。

附录2 诊所备案信息表

备案编号：

诊所名称				
诊所地址				
设置单位名称				
设置单位资质证明	资质证明名称			
	编号			
设置人	姓名		联系电话	
	身份证号			
诊所法定代表人	姓名		联系电话	
	身份证号			
	医师资格证书编码			
	医师执业证书编码			
	执业类别		执业范围	
诊所主要负责人	姓名		联系电话	
	身份证号			
	医师资格证书编码			
	医师执业证书编码			
	执业类别		执业范围	

（续表）

其他医师（可另附页）	姓名		执业类别		执业范围	
	身份证号					
	医师资格证书编码					
	医师执业证书编码					
护士（可另附页）	姓名	专业	身份证号		执业证书编码	
药学人员（可另附页）	姓名	专业	身份证号		执业证书编码（或其他资质证书编码）	
医技人员（可另附页）	姓名	专业	身份证号		资格证书编码	
所有制形式	□全民 □集体 □股份制 □私人 □其他					
经营性质	□营利性 □非营利性（政府办）□非营利性（非政府办）					
诊所类型	□普通诊所				□中医（综合）诊所	
	□口腔诊所				□中西医结合诊所	
	□医疗美容诊所					
诊疗科目						
服务方式						
设置人签字（盖章）	本人承诺所填报的信息和所附材料真实、有效。 设置人签字（盖章）： 年 月 日					
委托办理人签字	签 字： 年 月 日					
备案机关意见	备案机关盖章： 审核人签字： 年 月 日					

注：1. 按照诊所备案信息表说明（附后）填写。

2. 本表一式3份，分别由诊所、备案机关、备案机关所在地地市级人民政府卫生健康行政部门或中医药主管部门留存。

诊所备案信息表说明

诊所备案信息表是诊所备案时应当提交的材料之一，个人或单位设置诊所，均应按《诊所备案管理暂行办法》要求，填写并提交此表。

一、备案编号

备案编号（以下简称“编号”）应与《诊所备案证》上编号一致。按原卫生部印发《卫生机构（组织）分类与代码》（WS218－2002）的规则进行编号（22位）。其中，编号中反映卫生机构（组织）类别的代码（4位）新增5类，分别为D219普通诊所（备案）、D220口腔诊所（备案）、D221医疗美容诊所（备案）、D222中医（综合）诊所（备案）、D223中西医结合诊所（备案）。

二、项目填写说明

（一）诊所名称。应符合《医疗机构管理条例实施细则》关于医疗机构命名的要求。

（二）诊所地址。为诊所所在的具体地址。

（三）设置单位名称。单位有关资质证明登记的名称；个人设置诊所，不填写此项。

（四）设置单位资质证明。包括事业单位法人证书、企业法人营业执照、企业法人证书和工商登记执照、社会和行业组织登记证书等证件名称及编号；个人设置诊所，不填写此项。

（五）设置人。

1. 个人设置诊所，填写个人信息。

2. 法人或者其他组织设置诊所，其代表人为设置人。

3. 两人以上合伙设置诊所，合伙人共同为设置人。

（六）诊所法定代表人。按实际情况填写。

（七）诊所主要负责人。按实际情况填写，如与诊所法定代表人为同一人，在该项目姓名下方填写“同诊所法定代表人”。

（八）其他医师、护士、药学人员、医技人员按照实际在诊所执业的医务人员填写，也可另附页。如无上述人员，在该项目姓名下方填写“无”。

（九）所有制形式。

1. 个人设置诊所，所有制形式为私人；

2. 单位设置诊所，所有制形式应与单位所有制形式一致。

（十）经营性质。分为营利性、非营利性（政府办）和非营利性（非政府办）三类，按实际情况填写。

（十一）诊所类型。分为普通诊所、口腔诊所、医疗美容诊所、中医（综合）诊所和中西医结合诊所五类，按实际情况填写。

（十二）诊疗科目。按照《医疗机构诊疗科目名录》要求填写一级科目，诊疗科目应与注册于该诊所执业医师的执业范围相一致。

（十三）服务方式。按实际情况填写。

（十四）设置人签字。由本说明第（五）项所填写的设置人签字。

（十五）委托办理人签字。诊所备案不是由设置人办理，而是委托他人办理的，需提供委托书，应包括委托人和受托人的姓名、身份证号码，委托人须亲笔签名。

（十六）备案机关意见。

1. 备案机关盖章：可以是卫生健康行政部门或中医药主管部门公章，也可以是备案专用章。

2. 审核人指受理备案并对备案材料进行审核的工作人员。

附录3

诊所备案凭证

（样证）

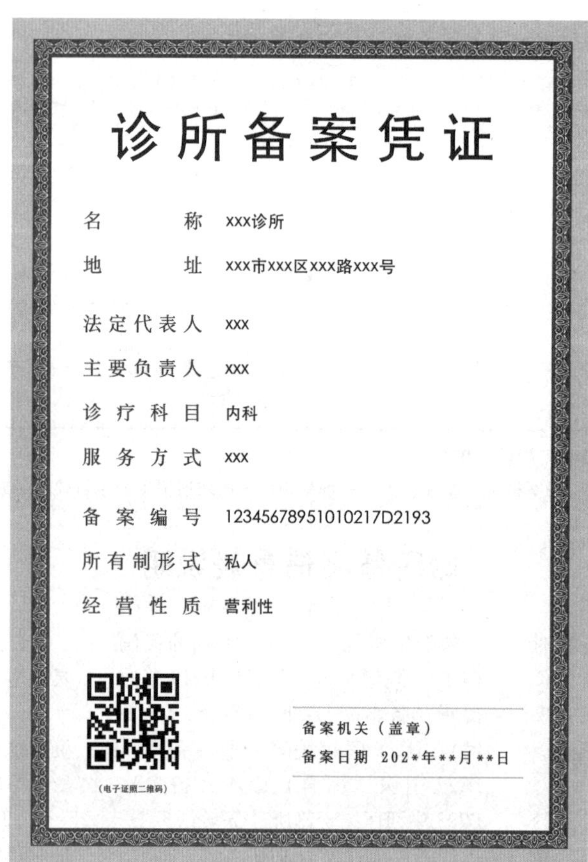

诊所备案凭证

名　称　xxx诊所

地　址　xxx市xxx区xxx路xxx号

法定代表人　xxx

主要负责人　xxx

诊疗科目　内科

服务方式　xxx

备案编号　12345678951010217D2193

所有制形式　私人

经营性质　营利性

（电子证照二维码）

备案机关（盖章）

备案日期　202*年**月**日

注：使用纸张180克合资胶版；长29.7厘米，宽21厘米（A4）；印刷分辨率：300dpi。

（二）国家中医药管理局印发文件

国家中医药管理局关于公布第五批全国中医临床优秀人才研修项目培养对象名单的通知

国中医药人教函〔2022〕1号

各有关省、自治区、直辖市卫生健康委、中医药管理局，中国中医科学院：

为推进高层次中医临床人才培养，根据《国家中医药管理局办公室关于印发〈第五批全国中医临床优秀人才研修项目实施方案〉的通知》（国中医药办人教函〔2021〕271号）（以下简称《实施方案》）要求，经有关省级中医药主管部门及中国中医科学院遴选推荐、我局组织全国中医理论选拔考试等程序，按照择优录取的原则，确定孙占学等400人为第五批全国中医临床优秀人才研修项目培养对象（以下简称培养对象），现予公布（附件1），并将有关事项通知如下：

一、各有关省级中医药主管部门和中国中医科学院要做好研修项目的管理和组织实施工作，组织培养对象认真学习《实施方案》，根据《实施方案》要求开展培养工作，确保研修项目的顺利实施。

二、培养对象所在单位要为培养对象营造良好的学习环境，积极支持培养对象参加中医药经典理论集中学习、强化临床实践、跟名师学习及强素养封闭式住读学习等各种研修学习活动，并做好研修项目日常管理和平时考核工作。

三、培养对象要根据“读经典、做临床、跟名师、强素养”的研修要求，结合自身实际需求，合理安排研修学习时间，明确研修目标和任务，填写《第五批全国中医临床优秀人才研修项目任务书》（附件2，以下简称《任务书》），保证按期完成各项培养任务。

四、其他事项

（一）本项目自2022年2月启动，研修周期3年。中医药经典理论培训、强素养封闭式住读学习等集中研修学习安排另文通知。

（二）各有关省级中医药主管部门及中国中医科学院应于2022年2月10日前将《任务书》（一式4份）报送我局人事教育司，电子版发至指定邮箱。

（三）联系人及联系电话。

国家中医药管理局人事教育司

联系人：王杰鹏、曾兴水

联系电话：010－59957636

电子邮箱：scjjc@natcm.gov.cn

通讯地址：北京市东城区工体西路1号国家中医药管理局人事教育司（邮编：100027）

附件：1. 第五批全国中医临床优秀人才研修项目培养对象名单

2. 第五批全国中医临床优秀人才研修项目任务书（编者略）

国家中医药管理局

2022年1月7日

附件1　第五批全国中医临床优秀人才研修项目培养对象名单

北京市（37人）

孙占学、孙文军、薛武更、黄文玲、王　军、李春颖、刘玉超、孙丽蕴、李　杰、刘宝利、秦建国、董　微、李小黎、肖永华、李　博、杜宏波、王海隆、谢连娣、马小娜、刘　宁、方　金、李玲玲、李　敏、尚菊菊、马洪明、王建明、吴建军、梁腾霄、李　彬、潘国凤、潘　芳、徐旭英、周静威、于　洁、赵永烈、张永生、田　伟

天津市（13人）

崔俊波、何海波、刘　岩、王东强、张喜莲、刘　靖、唐丽明、张红霞、王　敏、周　震、郝文立、杨向东、耿连岐

河北省（13人）

柴　仪、庄克生、林　燕、姜利国、王茂生、贾庆宇、霍永利、陈雪清、陈分乔、刘玉兰、刘洪德、曹清慧、王　强

山西省（10人）

姚宏军、郝志红、李新玲、吕小燕、张海生、李兰英、张蓉芳、郭晓霞、钱雅玉、边红萍

内蒙古自治区（5人）

宋光明、任　磊、李国华、杨永生、武俊兰

辽宁省（34人）

姚　娓、徐　丽、李忻红、石绍顺、姜兆荣、沈　会、郑　忻、李冬梅、孙明祎、李国林、赵　政、付　晓、佟晓哲、陈志刚、李　鑫、王文丽、高允海、赵克明、石　磊、梁秀宇、宋婷婷、回世洋、卢正华、李　岩、

李玉锋、武跃华、赵　用、张松兴、杜　毅、王　祺、宫成军、王丽敏、马　进、田明健

吉林省（9人）

罗　威、尹凤英、刘艳华、陈　曦、赵立爽、赵东凯、于明成、朴铁花、牟宗毅

黑龙江省（18人）

郑丽红、张鸿婷、隋博文、王海强、王立范、刘　娜、谈太鹏、李丽琦、孟长君、吴华慧、马斯风、李红艳、于　卓、张宜默、周海纯、胥风华、吴屹波、佟　颖

上海市（25人）

唐苾芯、赵　琳、尚德师、李　霞、刘淑清、薛鸿浩、毕丽娟、岳小强、胡明辉、曹　敏、付晓伶、李利清、王松坡、田建辉、王佑华、龚亚斌、张勤华、费晓燕、聂红明、商斌仪、肖秀丽、麦静愔、侯风刚、肖姝雲、石　瑛

江苏省（34人）

李　峻、徐　静、刘　振、宋德胤、郑晓丹、沈杰枫、朱　翔、骆守真、王　勇、谢圣芳、杨德富、陈　琰、王忠良、王　猛、周　莉、徐传花、刘增巍、徐陆周、李　民、王素芹、朱红俊、章　匀、徐丽霞、王国方、陈美云、刘　健、袁雪晶、金春晖、王媛媛、周腊梅、张　侃、张桂才、董　华、屈长宏

浙江省（34人）

李孝文、王春林、张红波、王翀敏、包自阳、宋丰军、何　飞、陈明显、李志军、王瑞明、董　晶、牟　新、艾宗耀、韩德雄、彭草云、黄继勇、张婷素、赵元琛、王彬彬、郑国庆、顾赞华、朱黎红、蔡新建、支英豪、陈秀芳、朱俊岭、龚文波、钟连江、赵天喜、吴春华、刘　芳、史国军、高　涛、徐海虹

安徽省（6人）

袁爱红、涂元宝、孙培养、邵子杰、费爱华、杨顺利

福建省（14人）

王可文、丘余良、叶明华、叶钢福、李雪琴、吴冬梅、王　英、章　亭、陈四文、王芸素、陈　硕、邱明山、许正锦、陈淑娇

江西省（7人）

钟　丹、王丽华、李志明、黄　港、黄春华、何　凌、楚瑞阁

山东省（24人）

朱文浩、滕　晶、马玉侠、梁文慧、蔡平平、周　霞、刘寨东、赵曼丽、庄步辉、刘丽清、马海燕、刘文琼、阎小燕、牟淑敏、孙灵芝、李光善、赵　龙、王新伟、韩　英、冉雪梦、袁　泉、张大伟、司廷林、赵　林

河南省（14人）

韩伟锋、陈文霞、赵　璐、吴秀霞、孙维旭、李满意、王文娟、赵金岭、杨　洸、王永霞、上官新红、范立华、王志强、刘光伟

湖北省（7人）

黄艳辉、曾宪玉、施　斌、龙剑文、邹新蓉、镇树清、董　慧

湖南省（17人）

童亮明、彭素娟、张　希、陈　斌、郭艳波、罗书跃、王岐黄、杨　新、唐　涛、刘向阳、易　群、周　芳、颜　旭、贺小梅、胡金辉、郭永红、陶贤意

广东省（20人）

刘清平、贺　君、刘　浩、娄　勍、苏巧珍、马春玲、王　明、明康文、林海波、孟繁甦、张　伦、陈全福、黄桂琼、孟丽琴、赵锋利、曾江涛、萧焕明、朱晓峰、李　颖、聂晓莉

广西壮族自治区（6人）

孟立锋、姜俊玲、石清兰、刘旭东、刘　锐、戴小良

海南省（2人）

朱　叶、钟军华

重庆市（7人）

张国铎、周小莉、邱　敏、程　永、聂　慧、冉传生、唐　军

四川省（14人）

雷　雨、陈艳辉、李雪萍、张传涛、高　泓、陈太全、谢　利、陈贵全、李　陈、刘　艺、黄　建、张泽学、吴建英、雷行华

贵州省（2人）

周素芳、安祯祥

云南省（3人）

钱　锐、张春艳、杨春艳

陕西省（8人）

唐　勇、崔　翔、孙　洁、徐鹏刚、张玉龙、刘小燕、杨明丽、刘运磊

甘肃省（2人）

吴　荣、李玉霞

新疆维吾尔自治区（3人）

严兴海、胡金霞、糟玉琴

中国中医科学院（12人）

蒋跃绒、徐建龙、周育平、张翠珍、刘世巍、吴　敏、杨怡坤、张兰凤、张大武、唐今扬、付长庚、李海霞

国家中医药管理局办公室关于印发《2020年中医药事业发展统计提要报告》的通知

国中医药办规财函〔2022〕11号

各省、自治区、直辖市卫生健康委、中医药管理局，新疆生产建设兵团卫生健康委，局机关各部门、直属各单位：

现将《2020年中医药事业发展统计提要报告》印发给你们，供工作中研究和参考。

国家中医药管理局办公室
2022年1月13日

附　2020年中医药事业发展统计提要报告

2020年中医药行业积极贯彻落实《中医药法》《中共中央 国务院关于促进中医药传承创新发展的意见》《中医药发展战略规划纲要（2016—2030年）》《中医药发展"十三五"规划》和全国中医药大会精神，推动落实传承创新发展中医药的各项决策部署，深入实施健康中国战略，深化医药卫生体制改革，中医类医疗卫生机构数增幅达9.9%，中医总诊疗量达10.6亿人次，基层医疗卫生机构中医药服务可及性不断增强，中医药教育稳步发展，中医药科研产出持续增长。

一、中医医疗资源

（一）中医类医疗卫生机构总数

2020年医疗卫生机构中中医类医疗卫生机构（包括中医类医院、中医类门诊部、中医类诊所、及隶属于卫生部门的中医类研究机构）达到72355个，与2019年的65809个相比，增加了6546个，增幅为9.9%。占全国医疗卫生机构总数的7.1%，高于2019年的6.5%。

2020年全国中医类医院总计5482个，比2019年的5232个增加了250个。按机构类型看，中医医院4426个、中西医结合医院732个、民族医医院324个，分别比2019年增加205个、33个和12个，增幅分别为4.9%、4.7%、3.8%（2019年中医医院4221个、中西医结合医院699个、民族医医院312个）。其中，公立中医医院2332个，民营中医医院2094个，比2019年分别增长0.9%、9.6%（2019年公立中医医院2311个，民营中医医院1910个）；公立中西医结合医院162个，民营中西医结合医院570个，与2019年相比分别增长6.6%、4.2%（2019年公立中西医结合医院152个，民营中西医结合医院547个）；公立民族医医院248个、民营民族医医院76个，与2019年相比，分别增长1.6%、11.8%（2019年公立民族医医院244个、民营民族医医院68个）。

2020年全国中医类门诊部总计3539个，比2019年的3267个增加了272个，增幅为8.3%。中医类诊所总计63291个，比2019年的57268个增加了6023个（见表1），增幅为10.5%。近年来，中医类诊所发展迅速，增速较快，2015—2020年，中医类诊所环比增幅分别为6.5%、6.0%、9.0%、11.8%、8.5%、10.5%。

（二）中医类床位总数

2020年全国中医类床位数为1432900张，比2019年的1328752张增加了104148张，增幅达7.8%（见图1）。目前，中医类床位总数占全国总床位数的15.7%，高于2019年的15.1%。

2020年全国每万人口中医类床位数达10.1张，比2019年的9.5张，增加了0.6张。2020年全国每万人口中医类医院床位数达8.1张，全国中医类医院实有床位达1148135张，相对于2019年的1091630张增加了56505张，增幅为5.2%。目前，中医类医院实有床位占全国医院实有床位数的比例达到16.1%，比上年增长0.2个百分点。其中：中医医院981142张、中西医结合医院124614张、民族医医院42379张，分别比2019年增加了48564张、6942张、999张，增幅为5.2%、5.9%、2.4%（2019年中医医院932578张、中西医结合医院117672张、民族医医院41380张）（见表1）。

2020年综合医院中医类临床科室床位数达133628张，比2019年的115551张增加了18077张，增幅为15.6%。

表1　**全国中医类医疗卫生机构及床位数**

机构分类	机构数（个）		床位数（张）	
	2020年	2019年	2020年	2019年
总计	**72 355**	**65 809**	**1 432 900**	**1 328 752**
中医类医院	5 482	5 232	1 148 135	1 091 630
中医医院	4 426	4 221	981 142	932 578
按经济类型分				
公立医院	2 332	2 311	843 867	808 825
民营医院	2 094	1 910	137 275	123 753
按医院级别分				
三级医院	535	476	398 921	361 544
三级甲等医院	368	352	315 926	297 379
二级医院	1 926	1 906	489 999	484 133
一级医院	1 155	986	49 422	41 572
中西医结合医院	732	699	124 614	117 672
民族医医院	324	312	42 379	41 380
中医类门诊部	3 539	3 267	438	536
中医门诊部	3 000	2 772	294	402
中西医结合门诊部	508	468	142	124
民族医门诊部	31	27	2	10
中医类诊所	63 291	57 268	—	—
中医诊所	53 560	48 289	—	—
中西医结合诊所	9 090	8 360	—	—
民族医诊所	641	619	—	—
中医类研究机构	43	42	—	—

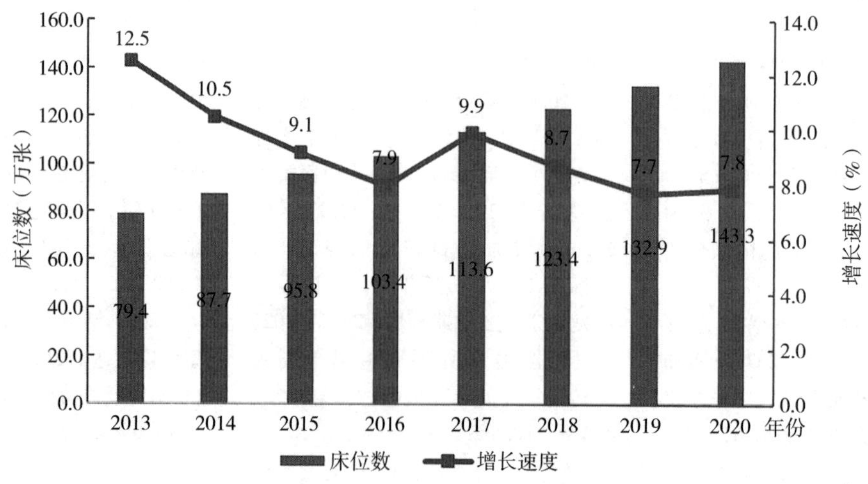

图1　全国中医类医疗卫生机构床位数

（三）中医药人员数

1. 中医药人员总数

2020年全国卫生机构中中医类医疗卫生机构人员数为1513024人，比2019年的1421203人增长了91821人，增幅达6.5%。

全国卫生机构中，中医药人员总数为830627人，比2019年的767239人，增加了63388人，增幅8.3%。目前，全国中医药人员数占全国卫生技术人员数比例为7.8%，比2019年增长0.2个百分点；全国中医药人员占全国医药人员的比例达17.4%，略高于2019年的16.9%。

在中医药人员构成中，中医类别执业医师579847人、中医类别执业助理医师104679人、中药师（士）131163人、见习中医师14938人，与2019年相比，中医类别执业医师、中医类别执业助理医师和中药师（士）分别增加了46227人、13516人、4009人，增幅分别为8.7%、14.8%、3.2%；见习中医师减少了364人，降幅为2.4%（见“表2－1”、图2）。

2020年全国每万人口中医类别执业（助理）医师数达4.8人，比上年增加0.3人。全国中医类医院人员数达1321390人，相对于2019年的1250689人，增加了70701人。中医类医院人员数占全国医院人员数的比例为16.3%，比2019年的16.1%增长0.2个百分点。从医院类型来看，中医医院1127425人、中西医结合医院149371人、民族医医院44594人，分别比2019年增加57944人、10406人、2351人，增幅分别为5.4%、7.5%和5.6%。

表2－1　全国中医药人员数

人员分类	2020年	2019年
中医药人员总数	**828 871**	**767 239**
中医类别执业（助理）医师	682 770	624 783
见习中医师	131 163	127 154
中药师（士）	828 871	767 239
中医药人员占同类人员总数的%	17.2	16.9
中医类别执业（助理）医师	16.5	16.2
见习中医师	8.2	7.9
中药师（士）	26.4	26.3
每万人口中医类执业（助理）医师（人）	4.8	4.5

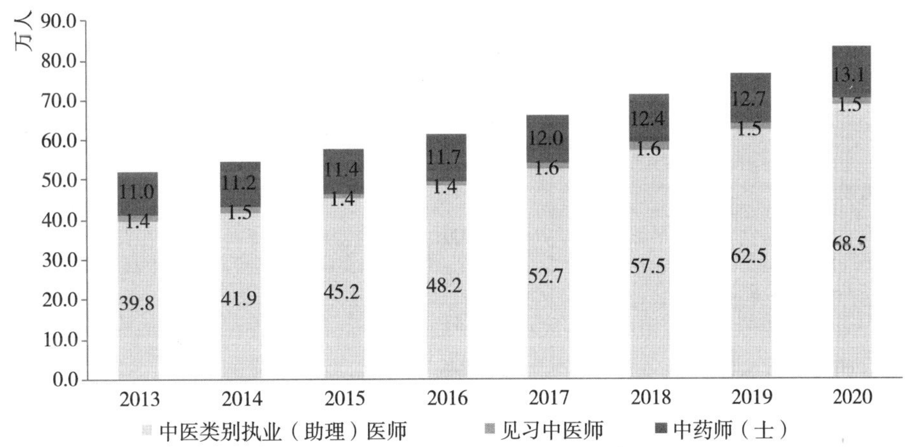

图2　全国中医药人员数

2. 基层中医类人员数

2020年全国基层中医类别执业（助理）医师达183912人，比2019年增加18603人，增幅为11.3%；社区卫生服务中心、社区卫生服务站、乡镇卫生院和村卫生室分别较2019年增长3212、1252、8182和5957人，增幅分别为9.3%、8.9%、9.9%和17.7%。2020年基层中医类别执业（助理）医师占同类机构执业（助理）医师总数的18.8%，较2019年增加1.2个百分点；社区卫生服务中心、社区卫生服务站、乡镇卫生院、村卫生室分别较2019年增加0.5、1.4、1.0和1.8个百分点。

2020年全国基层中药师（士）达29410人，比2019年增加183人，增幅为0.6%；社区卫生服务中心和社区卫生服务站分别较2019年增加352人和55人，增幅分别为4.2%和3.1%，乡镇卫生院的中药师（士）较2019年减少224人，降幅为1.2%。2020年基层中药师（士）占中药师（士）总数的24.6%，较2019年下降0.4个百分点；社区卫生服务中心和乡镇卫生院分别较2019年下降0.4和0.5个百分点，社区卫生服务站增加1.4个百分点。（见表2－2）

表2－2

基层中医类人员数

机构分类	中医类别执业（助理）医师（人）		占同类机构执业（助理）医师总数的%		中药师（士）（人）		占同类机构药师（士）总数的%	
	2020年	2019年	2020年	2019年	2020年	2019年	2020年	2019年
总计	**183 912**	**165 309**	**18.8**	**17.6**	**29 410**	**29 227**	**24.6**	**25.0**
社区卫生服务中心	37 753	34 541	20.8	20.3	8 706	8 354	25.2	25.6
社区卫生服务站	15 337	14 085	29.5	28.1	1 807	1 752	33.0	31.6
乡镇卫生院	91 167	82 985	17.5	16.5	18 897	19 121	23.8	24.3
村卫生室	39 655	33 698	17.6	15.8	—	—	—	—

3. 综合医院中医类人员数

2020年综合医院中医执业（助理）医师达123263人，比2019年增加了8823人，增幅为7.7%；中药师（士）31118人，比2019年的31519人减少了401人，降幅为1.3%。

二、中医医疗服务

（一）门诊及住院服务量

2020年全国中医总诊疗量10.6亿人次，比上年减少1.1亿人次，下降9.1%，与新型冠状病毒肺炎疫情有关；中医总诊疗量占全国总诊疗量的16.8%，较2019年上升0.4%。其中：中医医疗机构7.9亿人次（中医类医院6.0亿人次、中医类门诊部及诊所1.9亿人次）、其他医疗卫生机构中医类临床科室2.7亿人次。

2020年全国中医出院人数3504.2万人，比上年减少354.7万人，下降9.2%；中医出院人数占全国总出院人数比重为15.3%。其中：中医类医院2907.1万人；中医类门诊部0.3万人；其他医疗卫生机构中医类临床科室596.8万人。（见表3、图3、图4）

表3

全国中医类医疗机构医疗服务量

机构分类	诊疗人次（万人次）		出院人数（万人）	
	2020年	2019年	2020年	2019年
中医医疗服务量	105 764.1	116 390.0	3 504.2	3 858.9
中医类医院	59 699.2	67 528.2	2 907.1	3 274.0
中医医院	51 847.8	58 620.1	2 552.2	2 866.6
中西医结合医院	6 542.4	7 456.6	276	311.5
民族医医院	1 309.1	1 451.5	78.9	96.0
中医类门诊部	3 113.6	3 182.7	0.3	0.6
中医门诊部	2 741	2 816.6	0.2	0.5
中西医结合门诊部	368.2	360.8	0.1	0.1
民族医门诊部	4.4	5.3	—	—
中医类诊所	15 738.2	16 469.8	—	—
中医诊所	12 808.7	13 363.2	—	—
中西医结合诊所	2 816.8	2 987.6	—	—
民族医诊所	112.7	119.0	—	—
其他医疗卫生机构中医类临床科室	27 213.2	29 209.2	596.8	584.3
中医医疗服务量占医疗服务总量的%	16.8	16.4	15.3	14.6

注：本表不含村卫生室中医类诊疗量。

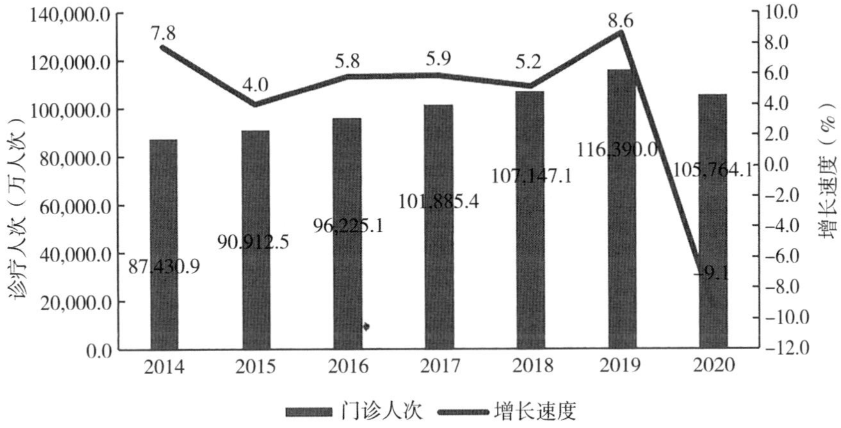

图3 全国中医类医疗机构门诊诊疗人数

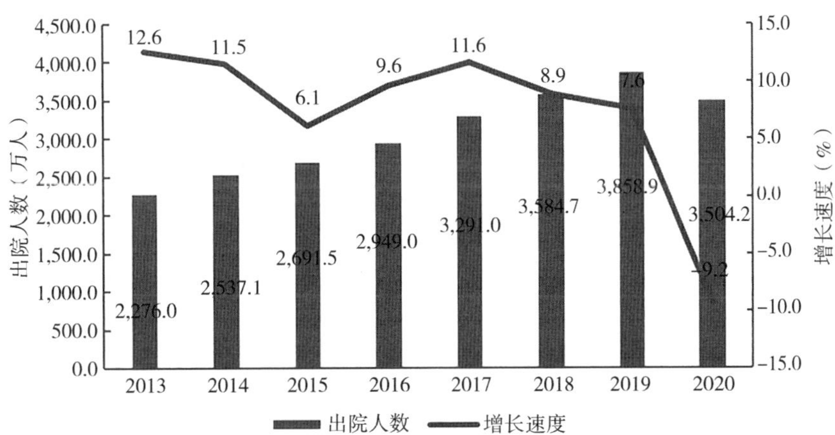

图4 全国中医医疗机构出院人数

（二）中医类医院医师工作负荷及病床使用情况

2020年中医类医院医师日均担负门诊诊疗5.9人次、住院1.9床日，其中：公立中医医院医师日均担负门诊诊疗6.3人次、住院2.0床日。公立中医医院医师日均担负诊疗人次与全国公立医院持平，而担负的住院床日比全国公立医院低0.2。

2020年全国中医类医院病床使用率为71.4%，其中：公立中医医院75.2%。与上年比较，中医类医院病床使用率下降11个百分点（其中公立中医医院下降12.0个百分点，民营中医医院下降4.1个百分点）（见表4）。2020年中医类医院出院者平均住院日为9.6，比2019年增加0.2。

表4　中医医院医师担负工作量及病床使用情况

机构分类	医师日均担负诊疗人次（人次）		医师日均担负住院床日（床日）		病床使用率（%）	
	2020年	2019年	2020年	2019年	2020年	2019年
中医类医院	5.9	7.1	1.9	2.3	71.4	82.4
中医医院	6.0	7.1	2.0	2.3	72.3	83.5
按经济类型分						
公立医院	6.3	7.6	2.0	2.4	75.2	87.2
民营医院	4.0	4.6	1.6	1.7	52.7	56.8
按等级分						
三级医院	6.8	8.3	2.0	2.4	79.7	94.2
二级医院	5.6	6.7	2.1	2.4	70.7	80.6
一级医院	4.1	5.3	1.1	1.1	43.8	46.7

（三）基层中医药服务

2020年提供中医服务的社区卫生服务中心、社区卫生服务站、乡镇卫生院、村卫生室分别为7201个、10868个、34068个、423492个，所占同类机构比重分别为99.0%、90.6%、

98.0%、74.5%，与2019年相比，社区卫生服务中心、社区卫生服务站分别、乡镇卫生院、村卫室分别增长0.7、4.7、0.9、3.2个百分点（见表5）。

2020年村卫生室中医诊疗量达60326.5万人次，占村卫生室诊疗量的42.3%，中医诊疗量比2019年减少6028.3万人次，但占比增长0.9个百分点（见表6）。

表5 基层中医药服务情况

机构分类	2020年	2019年
社区卫生服务中心（个）	7 271	6 995
提供中医类服务的机构（个）	7 201	6 878
所占比重（%）	99.0	98.3
社区卫生服务站（个）	11 995	11 615
提供中医类服务的机构（个）	10 868	9 981
所占比重（%）	90.6	85.9
乡镇卫生院（个）	34 757	35 154
提供中医类服务的机构（个）	34 068	34 148
所占比重（%）	98.0	97.1
村卫生室（个）	568 590	573 186
提供中医类服务的机构（个）	423 492	408 588
所占比重（%）	74.5	71.3

表6 村卫生室中医药服务情况

项目	2020年	2019年
中医诊疗量（万人次）	60 326.5	66 354.8
以中医为主	4 444.3	4 956.1
以中西医结合为主	55 882.2	61 398.7
中医占村卫生室诊疗量比重（%）	42.3	41.4

（四）中医药特色服务

2020年设置治未病科的中医类医院2851个，占52%，比2019年增长0.6个百分点；治未病人次数达2087.3万人次，比2019年增长75.8万人次（见表7）。

2020年设置康复医学科的中医类医院2390个，占43.6%，比上年增长4.2个百分点；康复医学科床位数6.7万张、门急诊人次数为1025.2万人次、出院人数为112.3万人，床位数比2019年增长了0.8万张、门急诊人次、出院人数分别比2019年减少152.3万人次、5.6万人（见表7）。

2020年设置老年病科的中医类医院1107个，占20.2%，比上年增长3.3个百分点；老年病科床位数3.2万张、门急诊人次数为853.2万人次、出院人数为72.6万人，床位数、门急诊人次、出院人数分别比2019年增长了0.6万张、43.6万人次、2.9万人（见表7）。

表7 中医药特色服务

项目	2020年	2019年
设置治未病科的中医类医院数（个）	2 851	2 690
设置治未病科的中医类医院占比（%）	52.0	51.4
中医类医院治未病人次数（万人次）	2 087.3	2 011.5
设置康复医学科的中医类医院数（个）	2 390	2 062
设置康复医学科的中医类医院占比（%）	43.6	39.4
康复医学科实有床位数（万张）	6.7	5.9
康复医学科门急诊人次数（万人次）	1 025.2	1 177.5
康复医学科出院人数（万人）	112.3	117.9
设置老年病科的中医类医院数（个）	1 107	882
设置老年病科的中医类医院占比（%）	20.2	16.9
老年病科实有床位数（万张）	3.2	2.6
老年病科门急诊人次数（万人次）	853.2	809.6
老年病科出院人数（万人）	72.6	69.7

（五）中医类医院病人医药费用

2020年中医类医院次均门诊费用291.5元，按当年价格比上年上涨11.2%，按可比价格上涨7.9%；人均住院费用8631.7元，按当年价格比上年上涨7.3%，按可比价格上涨4.2%。日均住院费用902.6元（见表8）。

2020年中医类医院次均门诊药费（153.6元）占52.7%，比上年下降1.3个百分点；人均住院药费（2366.6元）占27.4%，比上年下降1.9个百分点。

2020年各级公立中医类医院中，三级公立中医类医院次均门诊费用上涨10.1%（当年价格，下同），人均住院费用上涨5.6%，低于公立中医类医院病人费用涨幅（见表8）。

表8　中医类医院病人医药费用

指标	中医类医院		公立中医类医院					
					三级		二级	
	2020年	2019年	2020年	2019年	2020年	2019年	2020年	2019年
次均门诊费用（元）	291.5	262.2	287.6	258.6	343.4	312.1	219.3	195.2
上涨%（当年价格）	11.2	5.1	11.2	5.0	10.1	4.6	12.3	4.4
上涨%（可比价格）	7.9	2.1	8.0	1.9	6.8	1.6	9.0	1.4
次均门诊药费（元）	153.6	141.5	150.8	139.3	185.6	173.6	107.5	97.9
上涨%（当年价格）	8.5	4.8	8.3	4.8	6.9	2.2	9.8	4.1
上涨%（可比价格）	5.4	1.8	5.1	1.8	3.8	-0.7	6.6	1.0
人均住院费用（元）	8 631.7	8 044.3	8 799.0	8 201.2	12 068.0	11 431.7	5 854.7	5 480.2
上涨%（当年价格）	7.3	4.8	7.3	4.8	5.6	2.2	6.8	4.1
上涨%（可比价格）	4.2	1.8	4.2	1.8	2.5	-0.7	3.7	1.0
人均住院药费（元）	2 366.6	2 355.6	2 367.8	2 363.4	3 223.8	3 250.1	1 595.7	1 611.8
上涨%（当年价格）	0.5	4.8	0.2	4.8	-0.8	2.2	-1.0	4.1
上涨%（可比价格）	-2.5	1.8	-2.7	1.8	-3.7	-0.7	-3.9	1.0
日均住院费用（元）	902.6	855.3	918.0	867.3	1 154.2	1 097.6	666.5	634.9
上涨%（当年价格）	5.5	7.1	5.8	7.0	5.2	6.4	5.0	5.0
上涨%（可比价格）	2.5	4.0	2.8	3.9	2.1	3.3	1.9	2.0

注：①费用绝对数按当年价格计算；②次均门诊费用指门诊病人次均医药费用，人均住院费用指出院病人人均医药费用，日均住院费用指出院病人日均医药费用。③2020年居民消费价格指数为102.5。

三、中医药教育

（一）高等中医药院校

1. 院校数量

2020年全国高等中医药院校44所，与2019年高等中医药院校数持平；设置中医药专业的高等西医药院校150所，比2019年增加17所；设置中医药专业的高等非医药院校250所，比2019年增加23所。

2. 学生数量

2020年全国高等中医药院校毕业生数211303人、招生数261920人、在校学生数834777人、预计毕业生数248514人。与2019年相比分别增加10517人、13162人、57955人、32276人，增幅分别为5.2%、5.3%、7.5%、14.9%（见表9）。

表9　全国高等中医药院校（统招）学生规模

类别	2020年（人）	2019年（人）
毕业生数	211 303	200 786
招生数	261 920	248 758
在校学生数	834 777	776 822
预计毕业生数	248 514	216 238

3. 留学生数量

2020年全国高等中医药院校招收外国留学生总数为1164人，在校留学生数8187人，当年毕（结）业生数1702人，授予学位数819人。分别比2019年减少1051人、590人、641人、110人，降幅分别为47.4%、6.7%、27.4%、11.8%。

4. 教职工数量

2020年全国高等中医药院校教职工总数达53746人，其中专任教师32567人，较2019年增加了1416人，增幅为4.5%。专任教师中高学历者所占比例增加明显，2020年专任教师中博士学历、硕士学历分别较2019年增加11.2%、4.2%；本科、专科及以下分别减少0.6%、40.0%（见图5）。

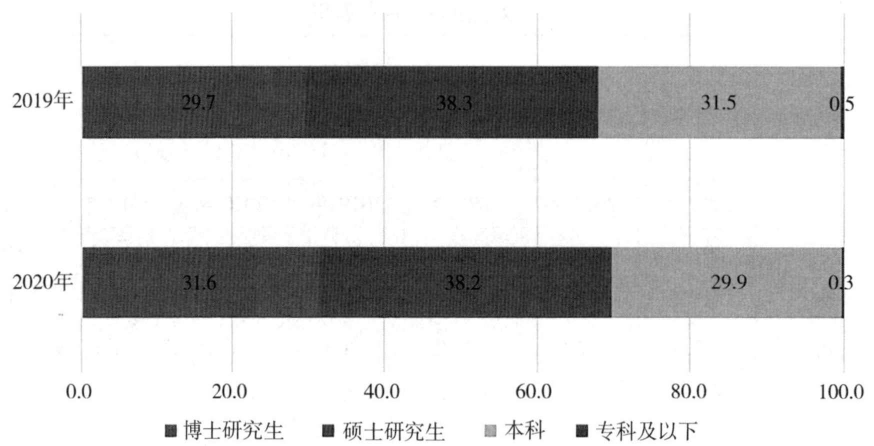

图5　全国高等中医药院校专任教师学历情况

2020年全国高等中医药院校研究生指导教师共计18371人。其中博士研究生指导教师918人，比2019年减少23人，降幅为2.4%；硕士研究生指导教师15295人，博士、硕士研究生指导教师2158人，比2019年分别增加1327人、291人，增幅分别为9.5%、15.6%。

（二）中等中医药学校

1. 学校数量

2020年全国中等中医药学校共39所，比2019年增加1所；设置中医药专业的中等西医药学校135所，比2019年增加11所；设置中医药专业的中等非医药院校204所，比2019年增加15所。

2. 学生数量

2020年全国中等中医药学校毕业生数32060人、招生数31793人、在校学生数92368人、预计毕业生数29499人。与2019年相比，毕业生数和预计毕业生数均有所减少，降幅分别为11.7%和3.1%；招生数和在校学生数均有所增加，增幅分别为4.8%和2.0%（见表10）。

表10　全国中等中医药院校学生规模

类别	2020年（人）	2019年（人）
毕业生数	32 060	36 314
招生数	31 793	30 348
在校学生数	92 368	90 553
预计毕业生数	29 499	30 449

3. 教职工数量

2020年全国中等中医药学校教职工数共计4411人，其中专任教师3201人，分别比2019年增加577人、525人，增幅分别为15.0%、19.6%。

四、中医药科研

（一）中医药科研机构数

2020年全国中医药科研机构共96个，其中：科学研究与技术开发机构72个；科学技术信息和文献机构两个；县属研究与开发机构7个；其他事业单位11个；其他单位4个。机构数比2019年增长1个（见表11）。

（二）中医药科研机构人员数

2020年全国中医药科研机构从业人员共计23132人，与2019年相比减少了758人。

按机构类别统计，科学研究与技术开发机构从业人员21274人；科学技术信息和文献机构从业人员148人；县属研究与开发机构从业人员456人；其他事业单位从业人员2053人；其他单位从业人员31人（见表11）。

表 2－12　全国中医药科研机构数和人员数

类别	机构数（个）		人员数（人）	
	2020 年	2019 年	2020 年	2019 年
总计	**96**	**95**	**23 132**	**23 890**
科学研究与技术开发机构	72	72	21 274	21 274
科学技术信息和文献机构	2	2	148	148
县属研究与开发机构	7	10	456	471
其他事业单位	11	—	2 053	—
其他单位	4	—	31	—

（三）中医药科研机构科技产出

2020 年全国中医药科研机构在研课题共 4056 个，比 2019 年的 3978 个增加了 78 个，增幅 2.0%。发表科技论文 7222 篇，其中国外发表 1448 篇，出版科技著作 417 种。比 2019 年全国中医药科研机构发表的 6612 篇科技论文增加了 610 篇，增幅为 9.2%。

2020 年全国中医药科研机构专利申请受理数 522 件、专利授权数 631 件、专利所有权转让及许可数 21 件、专利所有权转让与许可收入 1339 万元。与 2019 年相比，全国中医药科研机构专利申请受理数增加了 63 件，专利授权数增加了 291 件，专利所有权转让及许可数减少了 26 件，专利所有权转让与许可收入增加了 263.6 万元。

2020 年全国中医药科研机构参加对外科技服务活动工作量共 1698 人年，与 2019 年 1832 人年相比，全国中医药科研机构参加对外科技服务活动工作量减少了 134 人年（见表 12）。

表 12　全国中医药科研机构科技产出情况

类别	2020 年	2019 年
在研课题（个）	4 056	3 978
发表科技论文（篇）	7 222	6 612
国外发表（篇）	1 448	1 142
出版科技著作（种）	417	341
专利申请受理数（件）	522	459
专利授权数（件）	631	340
专利所有权转让及许可数（件）	21	47
专利所有权转让与许可收入（万元）	1 339.0	1 075.4
对外科技服务活动工作量（人年）	1 698	1 832

（四）中医药科研机构重点发展学科数

2020 年全国中医药科研机构重点发展学科数共计 188 个，其中：中医学 69 个、中西医结合医学 5 个、中药学 77 个、中医学与中药学其他学科 10 个。与 2019 年相比，全国中医药科研机构重点发展学科数增加了 13 个，其中：中医学增加了 9 个、中西医结合医学减少了 3 个、中药学增加了 8 个、中医学与中药学其他学科增加了两个（见表 13）。

表 13　全国中医药科研机构重点发展学科情况

	2020 年（个）	2019 年（个）
总计	**188**	**175**
中医学	69	60
中西医结合医学	5	8
民族医学	0	0
中药学	77	69
中医学与中药学其他学科	10	8

五、中医财政拨款

2020年中医机构财政拨款981.9亿元，与2019年573.6亿元相比，增长了408.3亿元，增幅为71.2%，占卫生健康部门财政拨款13331.5亿元的7.4%，比2019年的6.5%有所增加。卫生健康部门财政拨款的增幅为51.8%，中医机构财政拨款增幅为71.2%，中医机构财政拨款增幅高于卫生健康部门财政拨款19.4个百分点。

中医机构981.9亿元的财政拨款中，694.2亿元用于卫生健康，比2019年的483.0亿元，增加了211.2亿元，增幅为43.7%（见表14）。

表14　2020年国家财政支出及卫生健康部门卫生健康财政拨款情况

项目	绝对数（亿元）	占国家财政支出比重（%）
国家财政支出	245 588.00	100.00
其中：卫生健康	19 201.20	7.82
卫生健康部门财政拨款	13 331.50	5.43
其中：卫生健康	10 151.78	4.13
中医机构财政拨款	981.85	0.40
其中：卫生健康	694.15	0.28

六、中医药文化

2020年全国中医药健康文化知识普及水平保持高位，普及率达94.2%，较2019年增长了1.7%；阅读率达92.6%，较2019年增长了2.5%；信任率达92.9%，较2019年增长了1.9%；行动率达62.2%，较2019年增长了4.0%。2020年中国公民中医药文化素养水平达到了20.7%，较2019年增长了5.1%（见表15）。

表15　全国中医药健康文化知识普及工作和中国公民中医药健康文化素养水平情况

项目	2020年	2019年
全国中医药健康文化知识普及工作		
普及率	94.2%	92.5%
阅读率	92.6%	90.1%
信任率	92.9%	91.0%
行动率	62.2%	58.2%
中国公民中医药健康文化素养水平	20.7%	15.6%

注解：

1. 中医类医疗卫生机构包括中医、中西医结合、民族医的医院、门诊部、诊所及科研机构。
2. 中医类医疗机构包括中医、中西医结合、民族医的医院、门诊部、诊所。
3. 中医类床位数：包括中医类医疗机构床位数和其他医疗卫生机构中医类临床科室床位数。
4. 卫生人员包括卫生技术人员、乡村医生和卫生员、其他技术人员、管理人员、工勤技能人员。按在岗职工数统计，包括在编、合同制、返聘和临聘半年以上人员。
5. 中医药人员数指中医执业（助理）医师、见习中医师、中药师（士）数合计。
6. 执业（助理）医师指取得医师执业证书且实际从事临床工作的人员，不含取得医师执业证书但实际从事管理工作的人员。
7. 其他医疗卫生机构指除中医类医疗卫生机构外的综合医院、专科医院、社区卫生服务中心（站）、乡镇卫生院等机构，不包括村卫生室。
8. 中医类临床科室包括中医科各专业、中西医结合科、民族医学科。
9. 政府办指卫生健康、教育、民政、公安、司法、兵团等行政部门举办的医疗卫生机构。
10. 公立医院指经济类型为国有和集体办的医院（含政府办医院）。
11. 民营医院指公立医院以外的其他医院，包括联营、股份合作、私营、台港澳投资和外国投资等医院。
12. 基层医疗卫生机构包括社区卫生服务中心（站）、街道卫生院、乡镇卫生院、村卫生室、门诊部、诊所（医务室）。
13. 每万人口执业（助理）医师数、医疗卫生机构床位数按常住人口计算。
14. 高等中医药院校：经教育部或省、自治区、直辖市人民政府批准，并在教育部或省级教育行政部门备案实施高等中医药教育的学校；中等中医药学校：按国家规定设置标准和审批程序批准成立，并在教育行政部门备案的实施中等中医药职业教育的学校。
15. 中医药科研机构中，科学研究与技术开发机构、科学技术信息和文献机构、县属研究与开发机构、其他事业单位为非企业单位，其他单位为转制为企业的研究机构。

国家中医药管理局关于公布 2021 年岐黄学者支持项目人选名单的通知

国中医药人教函〔2022〕6 号

各省、自治区、直辖市卫生健康委、中医药管理局，中国中医科学院，北京中医药大学：

根据《国家中医药管理局关于印发〈2021 年岐黄学者支持项目实施方案〉的通知》（国中医药人教函〔2021〕203 号）要求，经逐级推荐、专家遴选、公示等程序，确定丁霞等 50 人为 2021 年岐黄学者支持项目人选，现予公布。

附件：2021 年岐黄学者支持项目人选名单

国家中医药管理局

2022 年 1 月 14 日

附件 2021 年岐黄学者支持项目人选名单

（按姓氏笔画排序）

丁　霞　北京中医药大学

王金贵　天津中医药大学第一附属医院

王振国　山东中医药大学

乌　兰　内蒙古医科大学

布仁巴图　内蒙古民族大学附属医院

白彦萍　中日友好医院

冯晓玲　黑龙江中医药大学附属第一医院

毕宏生　山东中医药大学

吕文良　中国中医科学院广安门医院

朱明军　河南中医药大学第一附属医院

刘中秋　广州中医药大学

刘存志　北京中医药大学

闫咏梅　陕西中医药大学

花宝金　中国中医科学院广安门医院

苏友新　福建中医药大学

李　萍　中国药科大学

李廷荃　山西中医药大学附属医院

杨　明　江西中医药大学

杨　柱　贵州中医药大学

杨炳友　黑龙江中医药大学

肖　伟　江苏康缘药业股份有限公司

冷向阳　长春中医药大学

张卫东　中国人民解放军海军军医大学

张军平　天津中医药大学第一附属医院

张声生　首都医科大学附属北京中医医院

张忠德　广州中医药大学

张学智　北京大学第一医院

苗明三　河南中医药大学

林　谦　北京中医药大学东直门医院

林定坤　广州中医药大学第二附属医院

冼绍祥　广州中医药大学第一附属医院

房繄恭　中国中医科学院针灸研究所

赵　琰　北京中医药大学

荣培晶　中国中医科学院针灸研究所

战丽彬　辽宁中医药大学

贾立群　中日友好医院

徐云生　山东中医药大学第二附属医院

徐安龙　北京中医药大学

高月求　上海中医药大学附属曙光医院

郭　军　中国中医科学院西苑医院

唐志书　中国中医科学院研究生院

谈　勇　南京中医药大学附属医院

商洪才　北京中医药大学东直门医院

梁爱华　中国中医科学院中药研究所

彭清华　湖南中医药大学

温成平　浙江中医药大学

谢　恬　杭州师范大学

谢春光　成都中医药大学附属医院

谢雁鸣　中国中医科学院中医临床基础医学研究所

熊　磊　云南中医药大学

国家中医药管理局关于公布 2022 年度中医药创新团队及人才支持计划项目入选团队名单的通知

国中医药人教函〔2022〕8 号

有关省（区、市）卫生健康委、中医药管理局，中国中医科学院：

根据《国家中医药管理局关于印发中医药创新团队及人才支持计划项目实施方案的通知》（国中医药人教函〔2021〕205 号）要求，经相关单位推荐、专家遴选、公示等程序，确定中医药治疗新冠肺炎临床疗效评价和机理研究创新团队等 10 个团队为国家中医药多学科交叉创新团队，心衰的中医病机与治法研究传承创新团队等 10 个团队为国家中医药传承创新团队，现予以公布（见附件）。

附件：1. 国家中医药多学科交叉创新团队名单

2. 国家中医药传承创新团队名单

国家中医药管理局

2022 年 1 月 17 日

附件 1　国家中医药多学科交叉创新团队名单

（按团队带头人姓氏笔画排序）

序号	项目编号	团队带头人	团队名称	牵头单位	联合单位
1	ZYYCXTD—D—202201	刘清泉	中医药治疗新冠肺炎临床疗效评价和机理研究创新团队	首都医科大学附属北京中医医院	广州医科大学附属第一医院、首都医科大学附属北京朝阳医院、东南大学附属中大医院、北京市疾病预防控制中心、成都中医药大学、哈尔滨医科大学附属第一医院、武汉市金银潭医院、博奥生物集团有限公司、北京大学
2	ZYYCXTD—D—202202	李宏义	组织液循环创新团队	北京医院	中国医学科学院基础医学研究所、中国中医科学院针灸研究所、中国科学院计算技术研究所
3	ZYYCXTD—D—202203	张忠德	中医疫病多学科交叉创新团队	广东省中医院	东南大学附属中大医院、中山大学附属第一医院、北京蛋白质组研究中心、暨南大学、上海中医药大学附属龙华医院、广州医科大学附属第一医院、广东省疾病预防控制中心、湖北中医药大学、北京中医药大学、江苏康缘药业股份有限公司
4	ZYYCXTD—D—202204	张俊华	中医药疗效证据智能生产与转化创新团队	天津中医药大学	国家超级计算天津中心、中国科学院自动化研究所、南开大学、天津大学、上海明品医学数据科技有限公司
5	ZYYCXTD—D—202205	陈学东	中医药智能设备开发创新团队	国机集团科学技术研究院有限公司	中国中医科学院、郑州大学、中国农业大学、中国中医科学院西苑医院、中国中医科学院广安门医院
6	ZYYCXTD—D—202206	贾振华	肺络病防治研究多学科交叉创新团队	河北省中西医结合医药研究院	广州医科大学附属第一医院、上海交通大学、厦门大学、江南大学

（续表）

序号	项目编号	团队带头人	团队名称	牵头单位	联合单位
7	ZYYCXTD—D—202207	高　月	中药研制与中药安全性创新团队	中国人民解放军军事科学院军事医学研究院	天津中医药大学、江西中医药大学
8	ZYYCXTD—D—202208	曹　彬	急性呼吸道感染及新发呼吸道传染病中西医结合创新团队	中日友好医院	中国医学科学院北京协和医学院、中国疾病预防控制中心病毒病预防控制所、清华大学、北京中医药大学、上海中医药大学附属龙华医院、中国科学院微生物研究所、中国人民解放军陆军军医大学、南京医科大学附属儿童医院、沈阳药科大学、河南中医药大学第一附属医院、江苏省中医院、北京中医药大学第三附属医院、山东润中药业有限公司
9	ZYYCXTD—D—202209	彭　成	西南特色中药资源多维评价多学科交叉创新团队	成都中医药大学	四川大学、华润三九（雅安）药业有限公司、成都华神科技集团股份有限公司、成都第一制药有限公司、好医生药业集团有限公司
10	ZYYCXTD—D—202210	程　京	心力衰竭中医药多学科交叉创新团队	博奥生物集团有限公司	中国中医科学院广安门医院、中国科学院上海药物研究所、清华大学

附件2　国家中医药传承创新团队名单

（按团队带头人姓氏笔画排序）

序号	项目编号	团队带头人	团队名称	牵头单位	联合单位
1	ZYYCXTD—C—202201	王　伟	心衰的中医病机与治法研究传承创新团队	广州中医药大学	北京中医药大学、中国科学院微电子研究所
2	ZYYCXTD—C—202202	王拥军	中医“肾主骨”传承创新团队	上海中医药大学附属龙华医院	复旦大学、上海交通大学、中国科学院上海生命科学研究院、中国科学院上海有机化学研究所
3	ZYYCXTD—C—202203	毛静远	中医药防治心血管疾病传承创新团队	天津中医药大学第一附属医院	中国医学科学院阜外医院、天津中医药大学、天津市胸科医院、天津中医药大学第二附属医院
4	ZYYCXTD—C—202204	卢传坚	中医药治疗难治性自身免疫病传承创新团队	广东省中医院（广州中医药大学第二附属医院）	澳门科技大学、北京蛋白质组研究中心、上海生物芯片工程研究中心、广州悦康生物制药有限公司
5	ZYYCXTD—C—202205	花宝金	基于调气解毒学说的中医肿瘤传承创新团队	中国中医科学院广安门医院	中国中医科学院中药研究所、中国医学科学院生物技术研究所

（续表）

序号	项目编号	团队带头人	团队名称	牵头单位	联合单位
6	ZYYCXTD—C—202206	李建生	呼吸疾病中医药防治国家中医药传承创新团队	河南中医药大学第一附属医院	华中科技大学同济医学院附属同济医院
7	ZYYCXTD—C—202207	杨思进	中医药防治心脑血管重大疑难疾病传承创新团队	西南医科大学附属中医医院	成都中医药大学附属医院、四川大学、重庆华森制药股份有限公司
8	ZYYCXTD—C—202208	程海波	癌毒病机理论防治胃肠恶性肿瘤传承创新团队	南京中医药大学	上海中医药大学、广州中医药大学、南京大学
9	ZYYCXTD—C—202209	谢春光	中医药防治糖尿病大血管病变传承创新团队	成都中医药大学附属医院	四川大学、四川大学华西医院、上海伯豪生物技术有限公司、重庆医科大学
10	ZYYCXTD—C—202210	魏　玮	中医药防治消化道癌前疾病传承与创新团队	中国中医科学院望京医院	广东省中医院、北京大学第一医院、北京大学、中国医学科学院药用植物研究所、清华大学

国家中医药管理局关于印发《2022年中医药工作要点》的通知

国中医药办发〔2022〕2号

各省、自治区、直辖市及计划单列市卫生健康委、中医药管理局，新疆生产建设兵团卫生健康委，局机关各部门、直属各单位：

现将《2022年中医药工作要点》印发给你们，请结合本地区、本单位实际，认真贯彻落实，并及时将工作进展情况报告我局。

国家中医药管理局
2022年2月15日

附

2022年中医药工作要点

2022年是党的二十大召开之年，是进入全面建设社会主义现代化国家、向第二个百年奋斗目标进军新征程的重要一年。中医药工作总体要求是：坚持以习近平新时代中国特色社会主义思想为指导，深入贯彻落实党的十九大和十九届历次全会精神，认真贯彻落实习近平总书记关于中医药工作的重要论述，深刻认识“两个确立”的决定性意义，增强“四个意识”、坚定“四个自信”、做到“两个维护”，立足新发展阶段、贯彻新发展理念、构建新发展格局，统筹疫情防控和传承创新发展，以实施中医药振兴发展重大工程和“十四五”规划为抓手，聚焦高质量发展这条主线，着力深化中医药综合改革，着力构建优质高效中医药服务体系，着力打造特色人才队伍，着力加快中医药科技创新，确保完成《中共中央　国务院关于促进中医药传承创新发展的意见》提出的阶段性目标，为健康中国建设、全面建设社会主义现代化国家作出新贡献，以优异成绩迎接党的二十大胜利召开。

一、坚持把党的政治建设摆在首位，加强党对中医药工作的全面领导

1. 持续深入学习贯彻党的十九届六中全会精神，迎接党的二十大胜利召开。坚持不懈用习近平新时代中国特色社会主义思想武装头脑、指导实践、推动工作，推进习近平总书记关于中医药工作的重要论述摘编立项出版，编辑出版党一百年领导中医药工作的成就和启示。持续深入学习贯彻党的十九届六中全会精神，巩固拓展党史学习教育成果，自觉运用党的百年奋斗历史经验，弘扬伟大建党精神。全力做好迎接党的二十大胜利召开和学习宣传贯彻。

2. 扎实推进政治机关建设，发挥引领示范作用。坚持把党的政治建设摆在首位，坚持“两个确立”，做到“两个维护”，深化模范机关创建，切实走好“第一方阵”。注重加强思想政治建设，从严落实组织生活制度，持续推动党支部标准化规范化建设。用好全国公立中医医院党建工作座谈会和中国卫生健康思想政治工作促进会中医药分会等平台，强化对中医药系统党建的引领和指导，实现机关党建和系统党建同步推进，构建党建工作大格局。

3. 坚定不移推动全面从严治党走向深入。持之以恒坚持严的主基调，认真落实全面从严治党主体责任清单。深入贯彻落实中央八项规定及其实施细则精神，深化运用监督执纪“四种形态”，力戒形式主义、官僚主义，严肃查处违规违纪问题。紧盯抓实中央巡视组反馈意见的整改落实，推动体制机制更加完善，整改成效更加巩固深化。高质量推动局党组巡视全覆盖，强化成果运用。加强内部审计工作。拓展对“一把手”监督和重大项目、资金管理、医药采购等重点领域监督新路径。

4. 加强中医药系统行风建设。制订《2022年中医药系统行风建设工作方案》。深入贯彻《医疗机构工作人员廉洁从业九项准则》，加强对药品采购程序、中药处方点评、中药饮片合理使用等重点环节监督。继续开展大型中医医院巡查工作，加强行业作风建设。编写大医精诚——国医大师谈医德。

二、实施中医药振兴发展重大工程，坚持依法发展中医药，加快推动中医药特色发展

5. 实施中医药振兴发展重大工程。推动印发中医药振兴发展重大工程实施方案，全面实施“十四五”中医药发展规划，编制印发一系列专项规划。开展《中共中央　国务院关于促进中医药传承创新发展的意见》和全国中医药大会精神贯彻实施情况评估。深化国家中医药综合改革示范区建设，推出一批可复制可推广的成果。

6. 坚持依法发展中医药。组织开展中医药法实施五周年系列活动。运用好全国人大常委会执法检查成果，配合全国人大常委会做好落实中医药法执法检查相关政策举措进展情况调研，推动其余16个省份开展省级人大常委会中医药法执法检查。加快《中医药传统知识保护条例》立法进程。做好《中华人民共和国医师法》相关配套文件修订工作。深入实施中医药行业法治宣传教育规划。

7. 充分发挥中医药在疫情防控中的独特优势。健全中医药深度融入全链条精准防控机制，推动中医药早期干预、全程使用、全面覆盖。在定点医院深化“有机制、有团队、有措施、有成效”中西医结合医疗模式，推进中西医专家协同，联合制订完善诊疗方案，联合在一线开展救治，联合进行查房会诊和病例讨论。推进国家中医应急医疗队伍、国家中医疫病防治和紧急医学救援基地建设，完善信息管理平台，组织开展跨省演练。加强中医医院发热门诊、感染性疾病科等科室建设，对医务人员开展疫病防治、传染病防控知识的全员培训和应急演练。推进疫情防控科研攻关，深入挖掘分析中医药治疗新冠肺炎证据，系统总结中医证候和救治经验，加强中医药临床疗效评价。

8. 持续推动中医药特色发展。落实《“十四五”优质高效医疗卫生服务体系建设实施方案》，实施促进中医药传承创新工程，推进中医特色重点医院、名医堂工程试点建设。启动中医优势专科3124专项行动，遴选和建设国家中医优势专科。印发加强医疗机构中药药事管理和中药合理使用的意见，推进中药临床合理使用。开展中医特色服务模式创新试点，鼓励在中医护理门诊、中医医院综合科设置管理、中医日间医疗服务等方面积极探索。制定《县级中医医院（基本）建设指导意见》，推动县级中医医疗机构全覆盖。

三、优化中医药健康服务供给，提升人民群众的中医药获得感

9. 深入实施中医药健康促进行动。印发健康中国行动中医药健康促进专项行动方案。普及中医药健康知识、推广中医药适宜技术，提供覆盖全民和全生命周期的中医药健康服务。开展中医适宜技术防控儿童青少年近视试点。筛选中医适宜技术，组织妇幼保健机构妇科骨干人才中医药技能培训，推进妇幼健康领域中医药工作。

10. 打造“三医”联动新格局。制定深化医改中医药工作指导意见，开展深化医改中医药工作（“三医”联动）试点。会同国家医保局实施医保支持中医药传承创新发展的指导意见。配合国家医保局研究制定全国医疗服务价格项目规范。会同国家医保局研究发布一批中医优势病种，选择部分地区开展医保支持中医药发展试点，探索实行中医病种按病种分值付费。

11. 推动公立中医医院高质量发展。落实《国务院办公厅关于推动公立医院高质量发展的意见》，组织开展公立中医医院高质量发展试点。持续推进公立中医医院绩效考核工作，引导中医医院强化以中医药服务为主的办院模式和服务功能。完善《中医医疗技术手册》，加强中医医疗技术管理。

12. 强化中医药服务体系建设。持续推进国家中医医学中心和区域中医医疗中心试点。印发《中医康复中心建设标准》，开展中医康复中心遴选和建设。修订中医类诊所基本标准，落实诊所备案管理各项要求，促进中医类诊所规范发展。

13. 提升基层中医药服务能力。实施《基层中医药服务能力提升工程“十四五”行动计划》，开展县级中医医院“两专科一中心”建设，制定乡镇卫生院、社区卫生服务中心中医馆服务内涵建设标准。提升中医药健康管理服务能力和质量，继续提高老年人和儿童中医药健康管理率，推广基层高血压、糖尿病防治管理指南中医药内容。开展全国基层中医药工作示范市（县）创建工作。

14. 加强“一老一小”中医药特色服务。继续做好“一老一小”中医药健康管理项目，召开中医药健康管理服务推进会，力争65岁以上老年人和0～36个月儿童中医药健康管理覆盖率分别达到70%和77%。

15. 推进中西医协同。印发综合医院中医药工作指南，开展综合医院中西医协同发展推进行动。启动中西医协同“旗舰”医院遴选和建设工作，试点开展中西医协同“旗舰”科室建设。完善西医学习中医制度，面向综合医院、妇幼保健机构临床医师开展西学中系统培训，举办西医学习中医高级人才班。

16. 做好新时代少数民族医药发展工作。会同国家民委调研少数民族地区少数民族医药工作，研究提出“十四五”期间促进少数民族医药发展的政策措施。支持10个少数民族医医院开展制剂能力建设。持续优化少数民族医医师资格考试工作。

四、强化中医药特色人才队伍建设，加快形成人才发展新格局

17. 加强中医药特色人才培养。制定加强新时代中医药人才工作意见，印发“十四五”中医药人才发展规划，召开全国中医药人才工作会议。表彰第四届国医大师和第二届全国名中医。实施中医药特色人才培养工程（岐黄工程），持续推进岐黄学者支持项目、中医药创新团队、第五批全国中医临床优秀人才研修项目、第七批全国名老中医药专家学术经验继承工作、传承工作室建设等项目。启动新一轮中医药重点学科建设。持续抓好中医专业农村订单定向免费医学生培养、中医全科医生规范化培训和转岗培训、骨干人才培训等项目，强化基层中医药人才队伍建设。

18. 协调推动中医药教育综合改革。会同教育部、国家卫生健康委深入落实中医药教育改革与高质量发展实施意见，指导推进中医药类本科一流专业点建设，开展中医药类专业课程体系改革研究和试点，制订中医药经典能力等级考试实施方案。加强中医临床教学能力建设，完善各类中医临床教学基地标准，认定审核临床教育基地，遴选建设一批国家中医临床教学培训中心。协调推动省（部）局共建中医药院校，开展共建措施落实情况总结评估。完善中医医师规范化培训模式，强化中医临床能力训练和中医思维培养。

19. 继续强化医师资格管理。开展中医医术确有专长人员考核注册管理政策研究。修订《传统医学师承和确有专长人员医师资格考核考试办法》，指导各省稳妥开展中医医术确有专长人员医师资格考核工作。做好2022年中医类别医师资格考试工作。

五、坚持创新驱动发展，推进中医药传承和创新

20. 推进中医药古籍相关工作。继续实施《中华医藏》项目，影印出版第一批古籍。开展《中华医藏》编纂项目技术培训。启动国家中医药古籍和传统知识数字图书馆建设。推进中医药古籍文献和特色技术传承专项实施，出版50本中医药古籍。

21. 加强中医药科研和创新。深化国家中医临床研究基地建设，强化重点病种研究。遴选一批国家中医药传承创新中心。优化国家重点研究室布局。

22. 研究阐释中医药疗效。持续推进中医药循证医学中心建设，完成50个中医治疗优势病种和100项适宜技术，100个疗效独特的中药品种筛选工作。扩大重大疑难疾病中西医临床协作试点，形成50个中西医结合诊疗方案。

23. 推动中药质量提升工作。总结发布第四次全国中药资源普查成果，建立中药资源监测长效机制。发布《古代经典名方目录（第二批）》，加快推动古代经典名方关键信息考证工作。完善中医药传统知识保护体系建设。协同实施中药质量保障项目。发布《全国道地药材目录（第一批）》，引导各地有序规范发展道地药材。建设一批中药炮制技术传承基地，制定管理办法。

六、深化中医药对外交流合作，加快推动中医药“走出去”

24. 推动构建人类卫生健康共同体。落实习近平总书记对外倡议，推动成立上海合作组织传统医药产业联盟，举办金砖国家传统医学领域活动。发挥国务院联防联控机制外事组机制作用，持续推动世界卫生组织客观评价中医药防治新冠肺炎作用，推动建设世界卫生组织传统医学临床试验注册平台。发挥中国－东盟中医药行业合作委员会秘书处作用，举办中国－东盟传统医药论坛等系列交流活动。支持开展中药国际多中心临床研究，探讨推动国际大科学计划有关事项。

25. 推进中医药高质量融入共建“一带一路”。实施《推进中医药高质量融入共建“一带一路”发展规划（2021—2025年）》。实施2022年度中医药国际合作专项，做好2022年度中医药英才海外培养项目的选派推荐工作。推动中医药参与中白工业园建设，推进中国－印尼药用植物保护研究创新基地项目建设。持续推进中医药对外援助等相关工作。

26. 深化中医药双多边合作。加强与大国、周边发展中国家，特别是共建“一带一路”重点国家双边合作。落实2021年亚洲合作资金项目执行工作。加强与世界卫生组织、国际标准化组织等合作，充分发挥世界中医药学会联合会、世界针灸学会联合会等社会组织作用，借助上海合作组织、金砖国家、中国－中东欧国家合作机制等重要区域性国际组织平台，提升中医药影响力。

27. 促进中医药对外贸易发展。搭建高质量中医药进出口贸易平台，组织中医药企业参与广交会、服贸会等大型交易会，支持“三药”相关企业开展海外注册。高质量建设中医药服务出口基地，加强中医药与文化、旅游、康养等产业融合发展，推进中医药服务贸易统计体系建设。提升中医药“走出去”市场化程度，探索指导和鼓励社会资本设立中医药“一带一路”发展基金。

28. 深化中医药国际标准化。支持国际标准化组织中医药技术委员会秘书处和国内技术对口单位工作，制定发布更多高质量的中医药国际标准，对已制定标准开展国际应用和推广工作。

29. 加强对港澳台地区合作。实施《粤港澳大湾区中医药高地建设方案（2021—2025年）》，支持香港首家中医医院和中药检测中心、横琴粤澳合作中医药科技产业园建设。开展对台中医药工作。

七、强化中医药文化弘扬和宣传工作，营造中医药发展的良好氛围

30. 加大中医药宣传力度。聚焦迎接和学习宣传贯彻党的二十大精神、中医药防治新冠肺炎疫情的独特优势和作用、中医药振兴发展重大工程、“十四五”中医药发展规划、中医药法实施五周年、中医药综合改革等主题，充分运用召开新闻发布会、刊发重点稿件等形式，强化正面宣传报道和舆论引导，营造良好舆论氛围。开展中医药新闻传播领导能力培训，做好局属媒体平台规范管理，守好管住中医药领域意识形态阵地。

31. 大力弘扬中医药文化。实施中医药文化弘扬工程。加大中医药文化精髓挖掘传承，推出中医药文化精神标识研究成果，鼓励引导中医药文化精品创作，策划制作中医药专题宣传片，打造“灸童”系列动漫传播产品和文创产品，举办“名医故里”、悦读中医、“千名医师讲中医”等活动，上线全国中医药文化宣传教育基地网上展馆。做好公民中医药健康文化素养水平监测。

八、强化工作统筹，协调推进其他重点工作

32. 发挥中医药在促进乡村振兴中的重要作用。落实中央单位定点帮扶工作要求，持续做好五寨县医疗队驻点帮扶、消费帮扶、党建帮扶并促进中药材产销对接。推动明溪县对口支援方案全面实施。持续组织好三级中医医院对口支援、国家中医医疗队巡回诊疗等活动，促进道地药材生态种植和中药材质量保障提升，推动中医药全面参与乡村振兴战略实施工作。

33. 强化中医药标准化管理。开展基础通用等国家标准制定，推进行业标准修订，规范、引导和监督中医药团体标准发展。印发《中医药标准管理办法》《中医药团体标准管理办法》。加强《中医病证分类与代码》《中医临床诊疗术语》等28项新发布国家标准的推广应用。

34. 提升中医药综合统计和数字便民能力。完成国家中医药综合统计制度申报，开展相关调查制度申报，推动构建中医药综合统计体系。印发实施《“十四五”中医药信息化发展规划》，推动互联网与中医药融合发展。

35. 提升中医药监督能力。推进中医药监督执法实训基地建设，推动中医药监督执法教材编写，完成中医药监督执法案例编纂。开展中医医疗机构药事管理调研。加大对发布虚假违法广告的中医医疗机构的监管力度。会同国家卫生健康委等部门开展医疗乱象专项治理，推动国家卫生健康监督信息报告系统完善中医药监督执法统计查询功能。

36. 推进局机关和事业单位改革。协调中央编办，持续跟进局机关内设机构调整、局中医师资格认证中心机构改革和两家医院增编申请等相关工作。指导中国中医药科技发展中心、局监测统计中心、国家中医药博物馆3家单位做好机构改革后续工作。推进规范中国中医药国际合作中心机构设置有关工作。

37. 加强局直属机关干部队伍建设。选好配强局机关和直属单位各级领导干部。强化干部综合培养，加强对党员干部的思想淬炼、政治历练、实践锻炼、专业训练，以提高政治判断力、政治领悟力、政治执行力为重点，落实干部教育培训规划，分级分类开展中医药管理干部治理能力提升培训。推动干部交流轮岗，统筹做好干部挂职选派，加强年轻干部递进式锻炼和实践磨炼，搭建好干部队伍梯次。严格干部日常监督管理，督促指导直属单位抓好局党组巡视选人用人专项检查问题整改。

国家中医药管理局办公室关于印发首批中医适宜技术防控儿童青少年近视试点县（市、区）名单（2022—2023年度）的通知

国中医药办医政函〔2022〕47号

各省、自治区、直辖市卫生健康委、中医药管理局，新疆生产建设兵团卫生健康委：

为深入贯彻落实习近平总书记关于学生近视问题的系列重要指示批示精神，推动落实《儿童青少年近视防控光明行动工作方案（2021—2025年）》，国家中医药管理局、国家卫生健康委在全国组织开展了中医适宜技术防控儿童青少年近视试点工作。

经审核，确定北京市海淀区等60个县（市、区）为首批中医适宜技术

防控儿童青少年近视试点县（市、区），请按照试点工作要求组织实施。

附件：首批中医适宜技术防控儿童青少年近视试点县（市、区）名单（2022—2023年度）

国家中医药管理局办公室
2022年2月21日

附件　首批中医适宜技术防控儿童青少年近视试点县（市、区）名单（2022—2023年度）

（共60个）

北京市（2个）
海淀区、大兴区
天津市（2个）
武清区、东丽区
河北省（2个）
石家庄市新华区、邯郸市馆陶县
山西省（2个）
运城市芮城县、临汾市霍州市
内蒙古自治区（2个）
呼和浩特市赛罕区、赤峰市红山区
辽宁省（2个）
沈阳市皇姑区、鞍山市铁东区
吉林省（1个）
吉林市蛟河市
黑龙江省（1个）
哈尔滨市南岗区
上海市（2个）
浦东新区、长宁区
江苏省（2个）
无锡市江阴市、盐城市东台市
浙江省（2个）
湖州市长兴县、杭州市拱墅区
安徽省（2个）
合肥市蜀山区、安庆市怀宁县
福建省（2个）
泉州市南安市、南平市建瓯市
江西省（2个）
赣州市于都县、南昌市进贤县
山东省（2个）
临沂市平邑县、烟台市莱州市
河南省（2个）
新乡市原阳县、平顶山市舞钢市
湖北省（2个）
武汉市江汉区、武汉市武昌区
湖南省（2个）
长沙市浏阳市、永州市祁阳县
广东省（2个）
深圳市罗湖区、东莞市茶山镇
广西壮族自治区（2个）
南宁市青秀区、河池市宜州区
海南省（1个）
琼中黎族苗族自治县
重庆市（2个）
永川区、江津区
四川省（2个）
成都市金牛区、成都市青羊区
贵州省（2个）
贵阳市乌当区、贵阳市云岩区
云南省（2个）
大理州祥云县、红河州弥勒市
西藏自治区（2个）
昌都市卡若区、日喀则市桑珠孜区
陕西省（2个）
宝鸡市眉县、铜川市耀州区
甘肃省（2个）
华亭市、酒泉市肃州区
青海省（2个）
海东市乐都区、海南藏族自治州共和县
宁夏回族自治区（1个）
银川市贺兰县
新疆维吾尔自治区（2个）
巴州库尔勒市、昌吉州昌吉市
新疆生产建设兵团（2个）
第一师阿拉尔市一团、十三师新星市红星一场

国家中医药管理局关于公布2022年全国基层名老中医药专家传承工作室建设项目专家名单的通知

国中医药人教函〔2022〕28号

有关省、自治区、直辖市卫生健康委、中医药管理局：

根据《国家中医药管理局办公室关于印发〈2022年全国基层名老中医药专家传承工作室建设项目实施方案〉的通知》（国中医药办人教函〔2021〕302号）要求，我局面向革命老区、乡村振兴重点帮扶县组织开展了2022年全国基层名老中医药专家传承工作室建设项目。在有关省（区、市）遴选推荐的基础上，经审核，确定赛音毕力格等339人为2022年全国基层名老中医药专家传承工作室建设项目专家（附件1），现予公布。并将有关要求通知如下：

一、重点支持革命老区、乡村振兴重点帮扶县开展基层名老中医药专家传承工作室建设，对提升基层中医

药服务能力，巩固拓展脱贫攻坚成果、推动乡村振兴具有重要意义。各有关省级中医药主管部门要高度重视，加大支持力度，加强过程管理，及时掌握建设进展，指导项目依托单位按时保质完成项目任务，为革命老区、乡村振兴重点帮扶县培养一批基层实用型中医药骨干人才。

二、各项目依托单位要认真学习《2022年全国基层名老中医药专家传承工作室建设项目实施方案》，明确建设目标、任务及要求，认真组织实施，加强管理，每年向省级中医药主管部门报告建设进展，保证建设项目达到预期的目标。

三、各有关省级中医药主管部门和依托单位要签订《全国基层名老中医药专家传承工作室建设项目任务书》（附件2），于2022年3月31日前将任务书寄送至我局人事教育司备案，同时发送电子版至 scjjc@natcm.gov.cn。

四、联系方式

国家中医药管理局人事教育司师承继教处

联系人：王杰鹏、曾兴水

联系电话：010－59957636

通信地址：北京市东城区工体西路1号

邮政编码：100027

附件：1.2022年全国基层名老中医药专家传承工作室建设项目专家名单

2.全国基层名老中医药专家传承工作室建设项目任务书（编者略）

国家中医药管理局

2022年2月21日

附件1　2022年全国基层名老中医药专家传承工作室建设项目专家名单

内蒙古自治区（7人）

赛音毕力格　正镶白旗蒙医院

杜培君　武川县蒙医中医医院

尚晓良　五原县中蒙医院

杨呼格吉力图　杭锦旗蒙医综合医院

马志德　四子王旗蒙中医院

任晓林　鄂伦春自治旗中蒙医院

吴金刚　科尔沁右翼中旗蒙医医院

安徽省（13人）

杜兆雄　霍山县中医院

郑弼芳　六安市第四人民医院

李　捷　安庆市第三人民医院

韩仁贵　潜山市中医院

项先早　宿松县中医院

黄　茂　安庆市第八人民医院

汤　宏　舒城县中医院

陈俊林　六安市裕安区妇幼保健院

朱家义　太湖县中医院

许劲师　岳西县中医院

唐开军　霍邱县中医院

李孝忠　怀宁县中医医院

吴思荣　六安市叶集区第二人民医院

福建省（26人）

邱贵水　将乐县总医院

吴汀寿　云霄县中医院

黄祝伟　建瓯市中西医结合医院

葛跃华　上杭县中医院

曾金陵　平和县医院

连长相　大田县中医院

邹万雄　华安县中医院

黄朝晖　南靖县中医院

彭　强　福建省宁化县中医院

邱晓虎　龙岩人民医院

张士定　漳平市中医院

杨根福　清流县总医院

白剑峰　安溪县中医院

高天辉　漳州市龙海区第一医院

陈古树　漳浦县中医院

陈永根　三明市三元区徐碧街道社区卫生服务中心

王慧铭　三明市三元区富兴堡街道社区卫生服务中心

潘　震　南平市延平区医院

陈树鑫　诏安县中医院

周辉亮　南平市建阳中医院

郑发斌　明溪县总医院

邓家富　三明市沙县区中医医院

曾先贵　建宁县总医院

张飞宇　光泽县中医院

周荣长　连城县医院

饶伟英　武平县中医院

江西省（38人）

陈根生　萍乡市安源区妇幼保健院

邹兴明　崇义县中医医院

桂建平　弋阳县人民医院

何发荣　会昌县中医院

黄志华　全南县中医院

古庆荣　寻乌县中医院

邓　斌　宁都县中医院

王剑刚　吉安县人民医院

谢震华　吉安市第一人民医院

刘理进　吉安市青原区人民医院

蔡伟华　上犹县中医院

朱珍才　莲花县中医院

杨柏林　赣州市立医院

张曦阳　横峰县中医院

胡化明　定南县中医院

陈贱平　江西省樟树市中医医院

徐晓明　永丰县中医院

甘俊林　江西省宜春市第二人民医院

徐永辉　江西省大余县人民医院

王鹏飞　江西省金溪县中医院

谢林发　资溪县中医院

吴朝晖　铅山县中医院

吴　俊　鹰潭市余江区中医院

刘福生　安远县人民医院

温添生　石城县中医院

周高龙　永新县中医院

黄红梅　渝水兆恩中医医院

钟义晶　龙南市第一人民医院

彭　望　安福县中医院

张宇峰　宜黄县人民医院

黄志美　贵溪市中医院

陈　禄　赣州市南康区中医院

杨永忠　泰和县中医院

段峻青　井冈山市中医院

吴均华　崇仁县中医院

郭义然　吉水县中医医院

杨赞海　赣州市赣县区中医院

张群峰　广昌县中医院

河南省（16人）

李超玉　确山县中医院

王志伟　新县中医院

崔　杰　固始县中医院

敬满芳 西平县中医院
田献忠 平舆县中医院
管荣朝 光山县中医院
李建成 遂平县中医院
刘 鹏 泌阳县中医院
郑春霞 信阳市第二中医院
涂 凡 商城县中医院
付立功 汝南县中医院
熊军清 桐柏县人民医院
王 茅 淮滨县第二人民医院
黄廷耀 新蔡县人民医院
尤 伟 罗山县中医院
盛 伟 信阳市平桥区中医院

湖北省（11人）

张政兴 团风县中医医院
梅 芬 英山县中医医院
吴绵祺 随州市曾都医院
陈新德 武穴市中医医院
张显明 孝昌县中医医院
尹国东 孝感市中医医院
童晓南 黄冈市黄州区脑血管病医院
范成喜 蕲春县李时珍医院
曾文新 通城县中医医院
涂育明 大悟县中医医院
付学文 枣阳市中医医院

广东省（6人）

刘小平 大埔县中医医院
陈展荫 五华县中医医院
冯华坚 梅州市梅县区中医医院
刘 阳 丰顺县中医院
潘计调 连平县中医院
陈标新 平远县中医医院

广西壮族自治区（42人）

杨再全 龙胜各族自治县中医医院
黄锴钧 凤山县中医医院
曹照华 三江侗族自治县中医医院
颜廷辉 那坡县中医医院
黄杜宁 大新县中医医院
李德峰 横州市中医医院
何 星 融水苗族自治县中医医院
莫亚宁 恭城瑶族自治县中医医院
李小勇 灵川县中医医院
陈 斌 容县中西医结合骨科医院
陈琼英 凌云县中医医院
覃同昌 环江毛南族自治县人民医院
黄修楚 柳城县中医医院
夏蔚林 龙胜各族自治县中医医院
吴 奎 钦州市钦北区中医医院
杨秀荣 富川瑶族自治县民族医医院
韦晓勇 田东县中医医院
杨万全 灌阳县中医医院
梁菊清 岑溪市中医医院
韦 斌 罗城仫佬族自治县中医医院
唐奇瑞 都安瑶族自治县中医医院
韦世杰 鹿寨县中医医院
徐新华 融安县中医医院
李志春 平乐县中医医院
檀少强 灵山县中医医院
许忠康 靖西市中医医院
唐秀江 河池市宜州区中医医院
袁 锋 南丹县中医医院
李 敏 象州县中医医院
李福勇 隆安县中医医院
覃桂革 上林县中医医院
唐建新 全州县中医医院
张光昇 浦北县中医医院
林成伟 陆川县中西医结合骨科医院
陈贵才 昭平县中医医院
廖江芹 金秀瑶族自治县瑶医医院
李 康 武宣县中医院
陈怡秀 凭祥市中医医院
李孝锦 蒙山县中医医院
谢秋烨 北流市中医院
韦克鲁 柳州市柳江区中医医院
蒋建玲 兴安县中医医院

重庆市（3人）

范天斌 巫溪县人民医院
田亮渝 酉阳土家族苗族自治县人民医院
刘苦舟 彭水苗族土家族自治县中医院

四川省（38人）

徐明森 喜德县人民医院
泽 多 石渠县藏医院
李怀富 青川县中医医院
粟高国 金阳县中彝医院
刘明清 丹巴县中藏医医院
姚仕君 西充县中医医院
杨 林 仪陇县中医医院
秋 里 炉霍县藏医院
拉 姆 新龙县中藏医院
罗 布 乡城县藏医院
柴凤奎 广元市朝天区中医医院
胡志红 旺苍县中医医院
杨 洪 平武县中医医院
乔玉芬 美姑县人民医院
覃景富 南充市嘉陵区中医医院
敬 博 盐亭县中医医院
曹吉宪 大竹县中医院
蒲首良 南江县中医医院
次郎三真 阿坝县藏医院
某色日打 昭觉县中彝医院
钟 鸣 营山县中医医院
斯郎翁姆 理塘县藏医院
贾德广 绵阳市游仙区人民医院
涂 斌 绵阳市安州区中医院
李向中 越西县中彝医医院
王修他 红原县藏医院
张明嵩 广元市昭化区中医医院
沈君华 平昌县中医医院
李克文 壤塘县藏医院
唐 进 汶川县中医医院
扎西多吉 白玉县藏医院
王祥双 三台县中医院
王贵友 盐源县中医医院
涂启发 布拖县中彝医医院
徐 毅 九寨沟县中藏医院
古明武 甘洛县中彝医院
彭 莉 木里藏族自治县中藏医院
白文康 雷波县中彝医院

贵州省（24人）

温亚平 荔波县中医医院
黄文林 安顺市西秀区人民医院
韦宗元 三都水族自治县中医院
杨明灯 黄平县中医医院
陈普庆 余庆县中医医院
陈 信 务川仡佬族苗族自治县中医医院
黄世珍 开阳县中西医结合医院
杨正勇 遵义市红花岗区骨科医院
陈 骥 正安县中医院
王勤勇 务川仡佬族苗族自治县人民医院
李飞舟 首钢水钢医院
王朝军 镇远县人民医院

罗方文　兴义市人民医院
李兴艳　望谟县人民医院
罗　勇　凤冈县中医医院
黄勤伟　道真仡佬族苗族自治县中医医院
张艳萍　盘州市中医医院
杨通神　从江县中医医院
汤忠泽　息烽县中医医院
沈智周　沿河土家族自治县人民医院
陈　波　贵州水矿控股集团有限责任公司总医院
杨朱洁　雷山县人民医院
陈辅群　遵义市汇川区中医医院
彭传荣　毕节市七星关区人民医院

云南省（27人）

金卫红　石林彝族自治县中医医院
冯　兵　砚山县中医医院
罗　勇　巧家县中医医院
张雁翎　彝良县中医医院
曹　勇　文山市人民医院
杨泽红　会泽县中医医院
蔡云峰　元阳县中医医院
艾正海　鲁甸县中医医院
潘廷军　广南县中医医院
陶荣菊　宣威市中医医院
朱建辉　姚安县中医医院
罗兴文　开远市中医医院
黄顺钦　马关县中医医院
彭兴明　武定县人民医院
周薇薇　宁蒗彝族自治县中医医院
魏鹏飞　昆明市官渡区人民医院
朱勤庄　禄劝彝族苗族自治县中医院
祁跃明　元江哈尼族彝族傣族自治县中医医院
殷国琼　丘北县中医医院
张树仁　澄江市中医医院
王海丹　新平彝族傣族自治县中医医院
朱丽华　澜沧拉祜族自治县中医医院
郑付华　昆明市东川区人民医院
李一亮　昭通市昭阳区中医医院
和生旺　兰坪白族普米族自治县中医医院
刘　斌　镇雄县中医院
尼玛次里　德钦县人民医院

陕西省（46人）

白满江　甘泉县中医医院
李　炜　吴起县中医医院
房志哲　商洛市商州区人民医院
雷俊生　黄陵县中医医院
刘清荣　清涧县中医院
黄志玉　旬邑县医院
徐学武　留坝县医院
魏有明　镇坪县医院
张金梅　延安市宝塔区人民医院
罗万英　洛南县中医医院
夏永纯　太白县中医医院
刘胜利　渭南市华州区中医医院
冯立生　延川县人民医院
雍善晴　洋县中医医院
黄卫华　宁强县中医医院
杭再存　神木市中医医院
李世有　米脂县中医院
张绍俭　柞水县中医医院
胥保华　汉中市南郑区人民医院
张林国　定边县中医院
马彦伟　子洲县人民医院
曹元存　延安市安塞区人民医院
韩彩珍　宜川县中医医院
王文锋　富平县中医医院
王棣洲　蓝田县中医医院
朱存成　山阳县中医医院
韩建信　洛川县中医医院
赵建国　佛坪县人民医院
宋鸿彦　周至县中医医院
赵恩惠　长武县人民医院
孙爱萍　彬州市中医医院
李玉玲　黄龙县中医医院
王金富　延长县中医医院
马志伟　子长市中医医院
余　牧　榆林市横山区妇幼保健院
刘红松　汉中市人民医院
胡英红　白河县中医医院
袁玉平　汉滨区中医医院
唐世利　旬阳市中医院
朱昌周　镇安县中医医院
乔志宏　铜川市耀州区孙思邈中医院
廖　华　宁陕县中医院
杨　艳　宜君县中医医院
侯治强　志丹县中医医院
叶　剑　石泉县中医医院
任宗春　紫阳县中医医院

甘肃省（23人）

魏乘东　通渭县人民医院
石吉全　临潭县中医院
刘耀杰　宕昌县中医院
独　炜　甘肃省礼县第一人民医院
张雷虹　岷县中医院
程永春　文县中医院
王旭东　秦安县中医医院
温廷铁　天水市麦积区中医医院
胡彩霞　镇原县中医医院
杨占入　舟曲县中藏医院
蒲如英　积石山保安族东乡族撒拉族自治县中西医结合医院
沈润辉　西和县中医院
漆生权　渭源县中医医院
李万立　甘肃省东乡族自治县人民医院
张金发　庄浪县中医医院
孔荣顺　甘肃省永靖县人民医院
王海升　陇南市武都区中医医院
刘开发　古浪县人民医院
马　平　环县中医医院
王顺民　会宁县中医医院
陈小平　靖远县中医院
厚　晔　静宁县中医院
许建新　张家川回族自治县中医医院

青海省（12人）

尕力登　乌兰县蒙医医院
开差落江　囊谦县藏医院
果　白　泽库县藏医院
当　增　青海省达日县藏医院
索南才仁　治多县藏医院
娘吉旦增　刚察县藏医院
完么项青　尖扎县藏医院
郭巴达杰　班玛县藏医院
李华东　西宁市城北区中医院
杨志明　共和县中医院
西口尖措　甘德县藏医院
闫国平　湟源县中医院

宁夏回族自治区（7人）

秦　英　青铜峡市中医医院
马长平　泾源县人民医院
辛　军　中卫市沙坡头区人民医院
张慎听　固原市原州区人民医院
石　宽　灵武市中医医院
王　兴　中宁县中医医院
慕　强　固原市原州区人民医院

国家中医药管理局关于公布2022年全国名老中医药专家传承工作室建设项目专家名单的通知

国中医药人教函〔2022〕75号

各省、自治区、直辖市中医药主管部门，新疆生产建设兵团卫生健康委，中国中医科学院，北京中医药大学：

为加强名老中医药专家学术经验传承，根据《国家中医药管理局办公室关于印发〈2021年全国名老中医药专家传承工作室建设项目实施方案〉的通知》(国中医药办人教函〔2021〕270号，以下简称《实施方案》）要求，经各省（区、市）中医药主管部门、新疆生产建设兵团卫生健康委、中国中医科学院等推荐部门遴选推荐和我局审定，确定于增瑞等544人为2022年全国名老中医药专家传承工作室（以下简称“传承工作室”）建设项目专家，现予公布（附件1），并将有关事项通知如下：

一、传承工作室是传承名老中医药专家学术经验、培养中医药传承人才的重要载体，各推荐部门要高度重视，认真做好项目的组织管理工作。

二、传承工作室依托单位要根据《实施方案》要求，加强过程管理，提供便利条件和必要支持，保证传承工作室建设项目的顺利实施。

三、传承工作室负责人为项目建设第一责任人，全面负责工作任务的落实和工作目标的实现，要合理分配、规范使用项目经费，按时完成各项建设任务。

四、其他事项

（一）本项目于2021年启动申报，于2022年开展建设工作，项目名称修改为2022年全国名老中医药专家传承工作室建设项目。

（二）各推荐部门要指导传承工作室依托单位按要求填报《全国名老中医药专家传承工作室建设项目任务书》（附件2，一式3份），并加盖公章，于2022年5月31日前寄送至我局人事教育司师承继教处，并同时发送电子版至指定邮箱。

（三）传承工作室应于2022年5月31日前申请建立全国名老中医药专家传承工作室信息网络平台账号（网址：http：//118.144.35.10：48081/expin/login)，在建设周期内按要求上传相关建设成果资料。

（四）其他未尽事宜，请与我局人事教育司师承继教处联系。

联系人：王杰鹏、曾兴水

联系电话：010－59957636

邮政编码：100027

通信地址：北京市东城区工体西路1号

电子邮箱：scjjc@ natcm. gov. cn

附件：1. 2022年全国名老中医药专家传承工作室建设项目专家名单

2. 全国名老中医药专家传承工作室建设项目任务书（编者略）

国家中医药管理局

2022年5月9日

附件1　2022年全国名老中医药专家传承工作室建设项目专家名单

北京市（15人）

于增瑞　北京市平谷区中医医院

岳沛芬　北京市海淀医院

佘继林　首都医科大学附属北京中医医院

崔德成　北京中医医院顺义医院

冯建春　北京同仁堂中医医院

王少杰　北京大学人民医院

崔述生　北京市鼓楼中医医院

王友仁　北京按摩医院

王京奇　北京市门头沟区中医医院

毛克臣　首都医科大学附属北京中医医院

王麟鹏　首都医科大学附属北京中医医院

支　楠　首都医科大学附属北京同仁医院

程海英　首都医科大学附属北京中医医院

高彦彬　首都医科大学

许　昕　首都医科大学附属北京中医医院

天津市（9人）

张智龙　天津市中医药研究院附属医院

刘　维　天津中医药大学第一附属医院

贾建伟　天津市第二人民医院

杜武勋　天津中医药大学第二附属医院

王保和　天津中医药大学第二附属医院

杨洪涛　天津中医药大学第一附属医院

王　军　天津中医药大学第一附属医院

吴深涛　天津中医药大学第一附属医院

王耀光　天津中医药大学第一附属医院

河北省（20人）

阎艳丽 河北中医学院

吴以岭 河北以岭医院

潘树和 承德市中医院

赵振兴 石家庄市中医院

范新发 保定市第一中医院

王长垠 邯郸市中医院

苏秀海 河北省沧州中西医结合医院

马艳东 衡水市中医医院

郭光业 石家庄市中医院

陈志强 河北省中医院

裴 林 河北省中医药科学院附属医院

王韶军 张家口市中医院

杨淑莲 廊坊市中医医院

贾春生 河北中医学院

梅建强 河北省中医院

杜惠兰 河北中医学院

刘 真 石家庄市中医院

方朝义 河北中医学院

解庆凡 邢台市人民医院

张子明 邯郸明仁医院

山西省（15人）

王怀义 山西省中医院

郭耀康 山西省中医院

吕国泰 榆次高校园区医院

胡兰贵 山西省中医院

李建仲 山西省中医院

刘光珍 山西省中医院

刘丽坤 山西省中医院

杜秀娟 山西省中医院

李玉兰 太原市中医医院

侯丽萍 太原侯丽萍风湿骨病中医医院有限公司

李 晶 榆次高校园区医院

王金权 晋中市中医院

焦黎明 山西省中医院

张永康 山西省人民医院

赵 杰 山西省中西医结合医院

内蒙古自治区（5人）

苏木亚 内蒙古自治区国际蒙医医院

斯 琴 内蒙古医科大学附属蒙中医院

常 虹 内蒙古医科大学附属医院

布仁达来 内蒙古医科大学附属蒙中医医院

苏 和 内蒙古自治区国际蒙医医院

辽宁省（37人）

郑洪新 辽宁中医药大学附属第四医院

王雪峰 辽宁中医药大学附属医院

陈苏宁 中国医科大学附属盛京医院

姜松鹤 大连大学附属新华医院

贾淑兰 丹东市中医院

孙洪卓 盘锦市中医医院

岳惠卿 沈阳市红十字会医院

洪家铁 辽宁省妇幼保健院

曹 林 鞍山市中医院

周升平 大连市中西医结合医院

尹小星 大连市中医医院

孔志凤 大连市中医医院

王 健 辽宁中医药大学附属医院

孙海波 辽宁中医药大学附属医院

尹远平 辽宁中医药大学附属第二医院

张 君 辽宁中医药大学附属医院

王垂杰 辽宁中医药大学附属医院

徐艳玲 辽宁中医药大学附属医院

陈以国 辽宁中医药大学附属医院

何学红 辽宁中医药大学附属医院

于世家 辽宁中医药大学附属医院

姜树民 辽宁中医药大学附属医院

陈 莹 辽宁中医药大学附属医院

殷东风 辽宁中医药大学附属医院

徐月英 辽宁中医药大学附属第二医院

魏 棣 沈阳市中医院

张 艳 辽宁中医药大学附属医院

高明利 辽宁中医药大学附属医院

卢秉久 辽宁中医药大学附属医院

侯德才 辽宁中医药大学附属医院

张 兰 辽宁中医药大学附属医院

张明雪 辽宁中医药大学附属医院

杨秀炜 辽宁中医药大学附属第二医院

王凤荣 辽宁中医药大学附属医院

马晓燕 辽宁中医药大学附属医院

庞 敏 辽宁中医药大学附属第二医院

王世轩 辽宁中医药大学附属第二医院

吉林省（13人）

宫晓燕 长春中医药大学附属医院

赵文海 长春中医药大学附属医院

赵建军 长春中医药大学附属医院

刘玉书 长春中医药大学附属医院

邓 悦 长春中医药大学附属医院

荣大奇 长春中医药大学附属医院

周建华 长春中医药大学附属医院

王富春 长春中医药大学附属第三临床医院

苏 颖 长春中医药大学附属第三临床医院

李立新 吉林省中医药科学院

项 颗 吉林省中医药科学院

蔡鸿彦 吉林省中医药科学院

高鹏翔 吉林大学第二医院

黑龙江省（14人）

匡海学 黑龙江中医药大学

张晓峰 黑龙江中医药大学附属第二医院

唐 强 黑龙江中医药大学附属第二医院

张雅丽 黑龙江省中医药科学院

徐惠梅 黑龙江省中医药科学院

潘 洋 黑龙江省中医药科学院

周亚滨 黑龙江中医药大学附属第一医院

孙　河　黑龙江中医药大学附属第一医院
宋立群　黑龙江中医药大学附属第一医院
苏恩亮　黑龙江省中医药大学附属第四医院
赵永厚　黑龙江神志医院
周　凌　黑龙江中医药大学附属第一医院
王雪华　黑龙江中医药大学附属第一医院
郑庆瑞　牡丹江市中医医院

上海市（13人）

徐振晔　上海中医药大学附属龙华医院
蒋　健　上海中医药大学附属曙光医院
陈建杰　上海中医药大学附属曙光医院
詹红生　上海中医药大学附属曙光医院
杨　巍　上海中医药大学附属曙光医院
蒋梅先　上海中医药大学附属曙光医院
周永明　上海中医药大学附属岳阳中西医结合医院
朱生樑　上海中医药大学附属岳阳中西医结合医院
黄素英　上海市中医文献馆
刘鲁明　复旦大学附属肿瘤医院
陈军力　上海市药材有限公司
张增良　上海市药材有限公司
曹烨民　上海市中西医结合医院

江苏省（28人）

杨　进　南京市中医院
吴承玉　南京市中医院
吴勉华　江苏省中医院
谈　勇　江苏省中医院
黄桂成　江苏省中医院
蔡宝昌　南京中医药大学
王育良　江苏省中医院
朱永康　江苏省中医院
沈　洪　江苏省中医院
周　珉　江苏省中医院
王佩娟　江苏省中西医结合医院
董其美　江苏省中西医结合医院
顾兆军　江苏省第二中医院
李果烈　南京市中医院
王业皇　南京市中医院
陈　霞　南京市中医院
钮晓红　南京市中西医结合医院
陆　曙　无锡市中医医院
顾植山　无锡市中医医院
徐　佚　徐州市中医院
张　琪　常州市中医医院
丰广魁　连云港市中医院
顾维超　淮安市第二人民医院
严　冰　淮安市中医院
朱新太　扬州市中医院
刘延庆　扬州市中医院
王　靖　泰州市中医院
石志乔　泗阳县中医院

浙江省（34人）

柴可群　浙江省立同德医院
陈永灿　浙江省立同德医院
罗秀素　浙江省中医院
郭　勇　浙江省中医院
周郁鸿　浙江省中医院
宣丽华　浙江省中医院
宣桂琪　浙江省中医院
蔡宛如　浙江中医药大学附属第二医院
施维群　浙江中医药大学附属第二医院
陈学奇　浙江中医药大学附属第三医院
王樟连　浙江中医药大学附属第三医院
金肖青　浙江医院
程锦国　温州医科大学附属第一医院
祝光礼　杭州市中医院
章　勤　杭州市中医院
朱彩凤　杭州市中医院
张志娣　杭州市中医院
郁加凡　杭州市中医院
陶筱娟　杭州市红十字会医院
崔　云　宁波市中医院
王建康　宁波市中医院
马伟明　余姚市中医医院
林吉品　慈溪市人民医院医疗健康集团
程　泾　温州中山医院
傅瑞阳　湖州市中医院
陈　峰　嘉兴市第一医院
沈元良　绍兴市中医院
沈钦荣　绍兴市中医院
徐　珊　绍兴第二医院
傅晓骏　金华市中医医院
李飞泽　舟山市中医院
牟重临　台州市第一人民医院
叶一萍　丽水市人民医院
吴瑞华　松阳县中医医院

安徽省（17人）

杨文明　安徽中医药大学第一附属医院
尚莉丽　安徽中医药大学第一附属医院
于庆生　安徽中医药大学第一附属医院
张国梁　安徽中医药大学第一附属医院
李伟莉　安徽中医药大学第一附属医院
储浩然　安徽中医药大学第二附属医院
曹　奕　安徽中医药大学第二附属医院
田丽颖　安徽中医药大学第二附属医院
李　平　安徽医科大学第一附属医院
周　兰　蚌埠医学院第一附属医院
李　艳　皖南医学院弋矶山医院
罗玉环　六安市中医院
陈先进　芜湖市中医医院
吴福宁　铜陵市中医医院
刘　苏　安庆市中医医院
杨言府　六安市中医院
于其华　太和县中医院

福建省（24人）

李灿东　福建中医药大学附属第三人民医院
张喜奎　福建中医药大学附属第二人民医院
阮诗玮　福建中医药大学附属人民医院
郑　健　福建中医药大学附属人民医院
杨叔禹　厦门大学附属第一医院
李学麟　福建中医药大学附属人民医院
郑则敏　福建中医药大学附属人民医院
潘丽贞　福建省南平市人民医院
苏　寅　宁德市中医院
黄俊山　福建省中医药科学院
吴耀南　厦门市中医院

周来兴　永春县中医院
郭为汀　晋江市医院
宋纬文　三明市中西医结合医院
严晓华　福建省立医院
章浩军　龙岩市中医院
张敏建　福建中医药大学附属人民医院
叶　玲　福建中医药大学附属第二人民医院
翁丽丽　厦门市中医院
陈国良　厦门市中医院
张雪梅　福建省立医院
黄熙理　福建省漳州市中医院
陈辉清　福建省福州儿童医院
孙家敏　福建省龙岩市第二医院

江西省（21人）

龚千锋　江西中医药大学
陈日新　江西中医药大学附属医院
刘中勇　江西中医药大学附属医院
万小明　江西中医药大学附属医院
杨凤云　江西中医药大学附属医院
江一平　江西中医药大学附属医院
梁瑞宁　江西中医药大学附属医院
彭太平　江西中医药大学附属医院
甘　淳　江西中医药大学第二附属医院
曹正柳　南昌大学第二附属医院
龚子夫　南昌大学第二附属医院
胡丽莎　江西省妇幼保健院
廖彩森　江西省妇幼保健院
熊　燕　南昌市洪都中医院
付细芳　南昌市洪都中医院
付　义　九江市中医医院
陈建章　抚州市第一中医医院
李远实　萍乡市芦溪县中医院
康　勇　吉安县中医院
郭　飞　吉安县中医院
刘　巧　江西中医药大学第二附属医院

山东省（27人）

丁元庆　山东中医药大学附属医院
李　峰　山东中医药大学
陈柏楠　山东中医药大学附属医院
钱秋海　山东中医药大学附属医院
徐展望　山东中医药大学附属医院
张　伟　山东中医药大学附属医院
王兴臣　山东中医药大学第二附属医院
王德敬　山东中医药高等专科学校附属医院
任绪东　济南市中西医结合医院
张红星　济南市中医医院
王　锋　济南市章丘区中医医院
董秀芝　济南市第四人民医院
谢旭善　青岛市中医医院
刘立安　青岛市中医医院
李　勇　淄博市中医医院
梁继荣　枣庄市中医医院
张万义　东营市中医院
马　胜　潍坊市益都中心医院
张伦忠　潍坊市中医院
常振森　济宁市中西医结合医院
张树泉　泰安市中医医院
杨茂清　山东省文登整骨医院
张志发　临沂市人民医院
高树迎　临沂市中医医院
陈　权　临沂市人民医院
高宝海　菏泽市中医医院
将立昶　菏泽市雷泽半夏研究所

河南省（26人）

郑玉玲　河南中医药大学第一附属医院
李建生　河南中医药大学第一附属医院
赵　坤　河南中医药大学第一附属医院
邵　静　河南中医药大学第一附属医院
王丽娜　河南中医药大学第一附属医院
刘永业　河南中医药大学第三附属医院
李庆海　河南中医药大学第三附属医院
庞玉琴　河南中医药大学第三附属医院
李郑生　河南中医药大学第三附属医院
崔应民　河南中医药大学第三附属医院
赵青春　南阳市中医院
李光荣　安阳市中医院
康进忠　安阳市中医院
吕　哲　驻马店市中医院
庞国明　开封市中医院
韩文朝　濮阳市中医医院
王晓燕　郑州市中医院
王宝亮　信阳市中医院
鲍铁周　河南省洛阳正骨医院
毛书歌　河南省洛阳正骨医院
马立人　平顶山市中医医院
李　鲜　河南省中医院
党中勤　河南省中医院
邓素玲　河南省中医院
何　华　河南省中医院
范军铭　河南省中医药研究院附属医院

湖北省（30人）

叶　松　湖北省中医院
巴元明　湖北省中医院
何承建　湖北省中医院
王　鹏　湖北省中医院
熊昌源　湖北省中医院
张赤志　湖北省中医院
沈忠源　湖北省中医院
王柏枝　湖北省中医院
金志春　湖北省妇幼保健院
张迎春　湖北省妇幼保健院
王　平　湖北省中医院
王　华　湖北中医药大学
李家庚　湖北省中医院
刘合钢　湖北中医药大学
陆付耳　华中科技大学同济医学院附属同济医院
宋恩峰　武汉大学人民医院
张莹雯　武汉大学中南医院
董晓俊　武汉市中医医院
张德忠　武汉市中医医院
薛　莎　武汉市中西医结合医院
何功明　黄石市中医医院
朱学明　襄阳市中医医院
段砚方　宜昌市中医医院
梅和平　宜昌市中医医院
赵和平　十堰市中医医院
黎志远　荆门市中医医院
周祖山　洪湖市中医医院
严光俊　荆州市中医医院
徐昌伟　荆州市中医医院

洪茂林　鄂州市中医医院

湖南省（25人）

朱　莹　湖南中医药大学第一附属医院

胡国恒　湖南中医药大学第一附属医院

杨志波　湖南中医药大学第二附属医院

陈新宇　湖南中医药大学第一附属医院

陈其华　湖南中医药大学第一附属医院

谭晓文　湘西土家族苗族自治州民族中医院

卜献春　湖南省中医药研究院附属医院

王孟清　湖南中医药大学第一附属医院

邵先舫　常德市第一中医医院

蒋益兰　湖南省中医药研究院附属医院

刘志军　常德市第一中医医院

柏正平　湖南省中医药研究院附属医院

黄瑞群　永州市中医医院

吴清明　湖南中医药大学第二附属医院

曹国立　益阳市第一中医医院

朱克俭　湖南省中医药研究院附属医院

田心义　湖南中医药大学第二附属医院

贺新民　衡阳市中医医院

戴　娟　湖南中医药高等专科学校附属第一医院

丁建国　湖南中医药高等专科学校附属第一医院

袁　力　湖南中医药高等专科学校附属第一医院

卢　敏　湖南中医药大学第一附属医院

王　萍　湖南中医药大学第二附属医院

袁尚锋　株洲市中医伤科医院

黄　云　衡阳市中医医院

广东省（29人）

王昌俊　广东省人民医院

张　蓓　中山大学肿瘤防治中心

杨宏志　中山大学附属第三医院

彭　康　南方医科大学中西医结合医院

杨钦河　暨南大学附属第一医院

曹　晖　暨南大学

罗颂平　广州中医药大学第一附属医院

冼绍祥　广州中医药大学第一附属医院

李赛美　广州中医药大学第一附属医院

黄　枫　广州中医药大学第一附属医院

樊粤光　广州中医药大学第一附属医院

孙晓生　广州中医药大学第一附属医院

陈达灿　广东省中医院

刘金文　广东省中医院

黄健玲　广东省中医院

陈志强　广东省中医院

李云英　广东省中医院

池晓玲　广东省中医院

莫　通　广东医科大学附属医院

郭　姣　广东药科大学附属第一医院

傅南琳　广东药科大学附属第一医院

刘月婵　广州医科大学附属第二医院

潘俊辉　广州医科大学附属第一医院

杨卓欣　深圳市中医院

李一明　深圳市第二人民医院

刘志龙　珠海市中西医结合医院

蔡立民　东莞市人民医院

伍劲华　江门市五邑中医院

周路山　广州采芝林药业有限公司

广西壮族自治区（14人）

黄汉儒　广西国际壮医医院

王力宁　广西中医药大学第一附属医院

林寿宁　广西中医药大学附属瑞康医院

邓家刚　广西国际壮医医院

黄智芬　广西医科大学附属肿瘤医院

黄瑞松　广西国际壮医医院

关建国　柳州市中医医院

蒙木荣　广西中医药大学附属瑞康医院

吕亚南　广西壮族自治区人民医院

肖振球　广西中医药大学第一附属医院

罗伟生　广西中医药大学附属瑞康医院

文黛薇　梧州市中医医院

庞宇舟　广西中医药大学附属瑞康医院

刘燕平　广西中医药大学第一附属医院

海南省（7人）

戴海青　海南省中医院

张汉洪　海南省中医院

陆江涛　三亚市中医院

韩　平　海南医学院第一附属医院

谈　平　海南省中医院

林月华　海口市中医医院

萨　仁　三亚市中医院

重庆市（6人）

马有度　重庆市中西医结合康复医院

王竹行　重庆市中医院

夏　斌　重庆市合川区中医院

曾朝芬　重庆市永川区中医院

杨国汉　中国人民解放军陆军特色医学中心

刘正宇　重庆市药物种植研究所

四川省（35人）

周建伟　四川省中医药科学院

吴　巍　四川省第二中医医院

王　超　四川省中西结合医院

田　理　成都中医药大学附属医院

魏绍斌　成都中医药大学附属医院

梁繁荣　成都中医药大学附属医院

刘福友　成都中医药大学附属医院

常　克　成都中医药大学附属医院

杨仁旭　成都中医药大学附属医院

虞亚明　四川省骨科医院

杨文信　西南医科大学附属中医医院

陈世国　西南医科大学附属中医医院

刘金龙　西南医科大学附属中医医院

马烈光　成都中医药大学附属医院

杨运宽　成都中医药大学

陆　华　成都中医药大学附属医院

吴　节　成都中医药大学附属医院

张　虹　成都中医药大学第三附属医院

降拥四郎　成都中医药大学

杨向东　成都肛肠专科医院

陈定潜　大邑望县中医医院

沈其霖　绵阳市中医医院

袁秀丽　绵阳市中医医院

尹华荣　德阳市中西医结合医院

侯平玺　泸州市中医医院

周智春　遂宁市中医院

杨　宇　成都中医药大学

张蜀武　成都中医药大学附属医院

忠登郎加　甘孜藏族自治州藏医院

杨宣舒　广元市中医医院

吴孝恺　广元市中医医院

邓世发　四川省第二中医医院

邵章祥　遂宁市中医院

牟希瑾　雅安市雨城区人民医院

舒光明　四川省中医药科学院

贵州省（7人）

丁丽仙　贵州中医药大学第一附属医院

贾　敏　贵州中医药大学第一附属医院

彭　玉　贵州中医药大学第二附属医院

朱祝生　贵州中医药大学第二附属医院

吴正石　贵州中医药大学第一附属医院

龙运光　贵州中医药大学第二附属医院

文明昌　贵州省黔南布依族苗族自治州中医医院

云南省（9人）

熊　磊　云南省中医医院

秦国政　云南省中医医院

叶建州　云南省中医医院

彭江云　云南省中医医院

林忆平　云南省中医医院

郭兆刚　云南省中医医院

帅　焘　云南省中医中药研究院

严继林　昆明市中医医院

郑　进　普洱市中医医院

西藏自治区（4人）

尼玛次仁　西藏藏医药大学

强巴卓嘎　西藏自治区藏医院

扎西次仁　山南市藏医医院

多　吉　山南市藏医医院

陕西省（15人）

韩祖成　陕西省中医医院

周永学　陕西中医药大学附属医院

贺丰杰　陕西中医药大学附属医院

闫咏梅　陕西中医药大学附属医院

刘智斌　陕西中医药大学附属医院

常占杰　陕西中医药大学附属医院

杨鉴冰　陕西中医药大学附属医院

宋虎杰　西安中医脑病医院

黄雅慧　西安市中医医院

郑清莲　西安交通大学第一附属医院

刘永惠　西安交通大学第一附属医院

刘艳巧　西安交通大学第二附属医院

张海福　汉中市中医医院

杭共存　榆林市中医医院

杨致芳　扶风县中医医院

甘肃省（7人）

李盛华　甘肃省中医院

李树君　甘肃省中医院

孙其斌　甘肃省中医院

李应东　甘肃中医药大学附属医院

张晓刚　甘肃中医药大学附属医院

杨锡仓　甘肃中医药大学附属医院

王志刚　天水市中医院

青海省（4人）

郑秋惠　青海省中医院

祁培宏　青海省中医院

杨本扎西　青海省藏医院

多　加　治多县藏医院

宁夏回族自治区（9人）

李培润　宁夏回族自治区中医医院暨中医研究院

李晓龙　宁夏回族自治区中医医院暨中医研究院

王晓红　宁夏回族自治区中医医院暨中医研究院

牛　阳　宁夏医科大学附属中医医院

马玉宝　宁夏医科大学总医院

刘建平　银川市中医医院

杨　东　银川市中医医院

孙　健　灵武市中医医院

张万昌　中宁县中医医院

新疆维吾尔自治区（4人）

胡晓灵　新疆医科大学附属中医医院

吕书勤　新疆医科大学附属中医医院

张星平　新疆医科大学附属中医医院

吐尔逊·乌甫尔　新疆维吾尔自治区维吾尔医医院

新疆生产建设兵团（2人）

蔡　钢　石河子大学医学院第一附属医院

何念善　新疆生产建设兵团医院

中国中医科学院（13人）

唐旭东　中国中医科学院西苑医院

史大卓　中国中医科学院西苑医院

徐凤芹　中国中医科学院西苑医院

王　阶　中国中医科学院广安门医院

仝小林　中国中医科学院广安门医院

朱立国　中国中医科学院望京医院

杨国华　中国中医科学院望京医院

肖永庆　中国中医科学院中药研究所

杨金洪　中国中医科学院针灸医院

魏雅川　中国中医科学院中医门诊部

谢雁鸣　中国中医科学院中医

门诊部

宋　军　中国中医科学院中医门诊部

许家松　中国中医科学院西苑医院

北京中医药大学（3 人）

张　冰　北京中医药大学

孙呈祥　北京中医药大学东直门医院

李乃卿　北京中医药大学东直门医院

国家卫生健康委员会直属单位（3 人）

张洪春　中日友好医院

白彦萍　中日友好医院

姚树坤　中日友好医院

国家中医药管理局关于公布第七批全国老中医药专家学术经验继承工作指导老师及继承人名单的通知

国中医药人教函〔2022〕76 号

各省、自治区、直辖市中医药主管部门，新疆生产建设兵团卫生健康委，中国中医科学院：

为进一步加强老中医药专家学术经验继承工作，根据《国家中医药管理局办公室关于印发〈第七批全国老中医药专家学术经验继承工作实施方案〉的通知》（国中医药办人教函〔2021〕272 号，以下简称《实施方案》）要求，我局组织开展了第七批全国老中医药专家学术经验继承工作（以下简称“第七批继承工作”）。经各省（区、市）中医药主管部门、中国中医科学院等推荐部门遴选推荐和我局审定，确定王文友等 1299 人为第七批继承工作指导老师，王静等 2605 人为第七批继承工作继承人，现予公布（附件 1），并将有关事项通知如下：

一、各推荐部门要认真落实《实施方案》相关要求，组织指导老师和继承人签订《第七批全国老中医药专家学术经验继承工作协议书》（以下简称《协议书》，附件 2），确保第七批继承工作顺利实施。

二、带教单位要加强过程管理，负责本单位继承工作的组织实施，加强继承人平时学习、跟师学习和独立临床（实践）情况的日常管理和考核。

三、指导老师和继承人要按照《实施方案》和《协议书》要求，保证带教跟师时间，如期完成规定的各项任务。

四、第七批继承工作各地统一进岗时间不得迟于 2022 年 5 月 31 日，继承教学周期 3 年。

五、其他未尽事宜，请与我局人事教育司师承继教处联系。

联系人：王杰鹏、曾兴水

联系电话：010－59957636

附件：1. 第七批全国老中医药专家学术经验继承工作指导老师及继承人名单

2. 第七批全国老中医药专家学术经验继承工作协议书（编者略）

国家中医药管理局

2022 年 5 月 9 日

附件 1　第七批全国老中医药专家学术经验继承工作指导老师及继承人名单

指导老师名单

北京市（77 人）

王文友、王成祥、王庆国、王国玮、王宪波、王　琦、王耀献、韦企平、田德禄、冯兴中、冯建春、曲剑华、刘红旭、刘金民、刘清泉、刘景源、闫慧敏、许　昕、孙光荣、李乃卿、李文泉、李军祥、李秀惠、李祥舒、杨晋翔、肖承悰、谷晓红、张　冰、张声生、陈淑长、武维屏、罗素兰、岳沛芬、金　玫、金　哲、赵吉平、赵进喜、姜良铎、耿建国、钱　英、徐春军、徐荣谦、高忠英、高思华、高益民、郭书文、郭维琴、唐启盛、崔述生、韩　宝、程海英、裴晓华、翟双庆、王麟鹏、王笑民、王　萍、贾竑晓、王少杰、李萍萍、邱礼新、庞　鹤、李元文、胡凯文、刘大新、陈　明、牛建昭、刘铜华、王素梅、朱跃兰、王国华、张立平、谷世喆、杜怀棠、王俊宏、林　谦、李海松、叶永安

天津市（34 人）

张伯礼、石学敏、张大宁、毛静远、武连仲、郭　义、韩景献、贾英杰、宋殿荣、李新民、王金贵、唐　方、郭利平、张军平、刘华一、赵　强、杜宇征、周振理、张曾譻、栗锦迁、谯凤英、雒明池、颜　红、杨文华、孙兰军、石建华、陈　宏、张朝晖、李忠廉、袁红霞、李慧臻、王　强、廖　辉、哈永琴

河北省（39 人）

方朝义、杜惠兰、贾春生、阎艳丽、吕志杰、李春花、孙宝惠、郭登洲、陈志强、李佃贵、刘启泉、杨　倩、

王丽璞、李福海、刘春龙、王元松、闫国强、高　慧、潘树和、白金尚、詹文彦、李领娥、刘　真、王永利、于晓东、刘玉洁、王九一、刘亚娴、姚希贤、马艳东、吴以岭、张学新、李瑞玉、杨洪娟、裴　林、李振彬、赵振兴、郭光业、刘建设

山西省（30人）

吕景山、王世民、王晞星、孙郁芝、贾六金、李　晶、冀来喜、郑学军、任顺平、秦艳虹、王丕敏、王维峰、贾文魁、赵　杰、刘光珍、刘丽坤、张淑芬、李建仲、魏孟玲、孙建民、李玉兰、陈宝明、赵永强、李祥林、马文辉、郭俊杰、郭凤荷、孙德仁、张朔生、马　华

内蒙古自治区（28人）

包金山、阿古拉、米子良、斯　琴、段迎喜、白　云、苏木亚、包长山、苏　和、张　铎、刘秉忠、刘春甫、牛兴东、李寿庆、白万福、吴占柱、乌　兰、常　虹、朱宗元、赵　力、张连岐、扎拉嘎白乙拉、纳贡毕力格、杭盖巴特尔、斯琴巴特尔、布赫巴雅尔、布仁巴图、阿其拉吐

辽宁省（43人）

张静生、石　岩、田维柱、杨积武、王雪峰、郭恩绵、刘元禄、张明雪、吕晓东、王文萍、战丽彬、王垂杰、王凤荣、陈　民、殷东风、于世家、曲妮妮、吕延伟、徐艳玲、卢秉久、孙海波、姜树民、陈　莹、卢益萍、郭振武、李国信、庞　敏、董　波、谷　松、王世轩、殷晓莉、焦富英、田振国、郑洪新、陈苏宁、齐清会、陈海龙、解建国、张明香、岳惠卿、韩首章、白长川、张有民

吉林省（35人）

王　烈、黄永生、南　征、纪青山、刘铁军、宫晓燕、赵文海、赵建军、刘玉书、邓　悦、荣大奇、周建华、张海莹、王　玉、李立新、李　莹、项　颗、蔡鸿彦、王富春、苏　颖、曲　生、赵继福、李吉平、李景华、吴　铁、赵树华、董宇翔、高鹏翔、刘平夫、相世和、孙　莉、原晓风、王　檀、王秀阁、景　瑛

黑龙江省（43人）

卢　芳、王喜军、孙申田、李　延、匡海学、李　冀、王　顺、唐　强、赵永厚、张晓峰、周亚滨、徐惠梅、潘　洋、王伟明、张雅丽、丛慧芳、李显筑、宋立群、陈　宏、刘树民、江柏华、梁　群、孙一鸣、孙　河、王有鹏、迟继铭、刘松江、苏恩亮、周　凌、刘　莉、马　建、张福利、徐　巍、姜益常、盛国滨、程为平、马　林、赵　钢、秦克力、戴晓霞、王振宇、刘延东、王晓婷

上海市（49人）

刘嘉湘、施　杞、严世芸、蔡　淦、方邦江、王拥军、蒋　健、吴焕淦、房　敏、凌昌全、蔡定芳、陆金根、徐振晔、苏　励、陈红风、王庆其、刘　平、詹红生、杨　巍、何立群、齐　聪、蒋梅先、东贵荣、周永明、朱生樑、虞坚尔、朱凌云、王文健、刘鲁明、李飞跃、徐敏华、范忠泽、张　仁、王文君、叶愈青、张秋娟、金义成、褚立希、邓跃毅、何立人、胡国华、黄素英、李　斌、沈小珩、石印玉、吴　敏、吴耀持、颜乾麟、俞　建

江苏省（64人）

夏桂成、徐福松、刘沈林、单兆伟、方祝元、沈　洪、汪受传、吴勉华、吴承玉、金　实、黄　煌、谈　勇、潘立群、唐蜀华、许芝银、盛灿若、李七一、周福贻、朱永康、王育良、朱秉宜、周　珉、奚肇庆、朱　佳、郑　亮、田耀洲、谢　林、霍介格、魏睦新、曾庆琪、樊志敏、钮晓红、王　钢、陆　曙、尤建良、王建伟、孙凤霞、申春悌、张　琪、张　曦、葛惠男、龚正丰、邵荣世、朱婉华、龚旭初、周克振、周　炜、丰广魁、严　冰、汪再舫、陈福来、李志山、黄福斌、朱新太、刘延庆、茆俊卿、史亚祥、王　靖、金亚明、刘灿康、石志乔、李志彬、胡曼青、邹燕勤

浙江省（59人）

柴可群、陈永灿、陈　华、叶新苗、万海同、王坤根、王晓鸣、宋　康、陈　意、郑敏霞、宣丽华、宣桂琪、徐志瑛、高祥福、郭　勇、楼丽华、潘智敏、蔡宛如、施维群、黄　平、范永升、方剑乔、范炳华、王樟连、姚新苗、连建伟、何若苹、陈学奇、林咸明、杨季国、金肖青、余国友、胡　臻、傅华洲、王永钧、何嘉琳、张永华、章　勤、全仁夫、张玉柱、王邦才、马大正、鲁光钱、傅瑞阳、方水林、沈元良、傅宏伟、傅云其、王宏献、吴国伟、李飞泽、李正祥、倪京丽、沈敏鹤、宋欣伟、林胜友、祝光礼、钦丹萍、华　江

安徽省（38人）

储全根、顾植山、胡　玲、张庆萍、徐经世、韩明向、杨文明、刘　健、方朝晖、查安生、王建民、张念志、戴小华、王亿平、鲍远程、郑日新、李伟莉、张道宗、蔡圣朝、刘德春、储浩然、曹　奕、张闻东、李业甫、李金虎、李　平、王　敏、李　艳、王　勇、孙　钰、尹安坤、范绍荣、张荣珍、李绍敏、黄韶芳、王永林、李道昌、项昌盛

福建省（40人）

杨春波、杜　建、陈民藩、吴　熙、张喜奎、李灿东、陈立典、邱志洁、黄　健、郑关毅、陈金水、阮诗玮、郑　健、李学麟、石　荣、陈志斌、吴明霞、王惠珍、王和鸣、吴炳煌、林　平、黄恒青、黄俊山、李　芹、李　丹、杨叔禹、黄源鹏、吴耀南、洪敏俐、陈坤福、孙伟芬、曾进德、白剑峰、颜少敏、温立新、彭　强、余天泰、潘丽贞、余庆阳、苏　寅

江西省（40人）

刘红宁、范崔生、伍炳彩、皮持衡、张小萍、陈日新、蒋小敏、杨凤云、梁瑞宁、龚千锋、刘英锋、钟国跃、刘良徛、邱桂荣、王万春、蒋力生、章文春、蒋贵林、洪恩四、肖慧荣、龚丽萍、万丽玲、罗　军、陈晓勇、夏晓健、于雪峰、张春馀、江　崛、陈胜辉、陈帮明、林家坤、易献春、陈建章、吉康生、郭祥鸿、文质金、周高龙、王剑刚、彭　望、彭学礼

山东省（54人）

王新陆、丁书文、张鸣鹤、高树中、连　方、郑　心、李　峰、王德敬、宋绍亮、张俊忠、薛一涛、孔　立、齐向华、齐元富、刘　明、徐云生、李　丽、司国民、师　彬、刘向红、刘方铭、孙立立、陈树泉、刘荣奎、朱维平、唐　明、胡　浩、李润东、卢思俭、张金波、张伦忠、王祥生、张树泉、谭远超、解乐业、张宪忠、赵良倩、关　涛、贾在金、范　平、

侯爱画、李　宏、徐　慧、王科先、王乐荣、刘明远、刘　波、张秀荣、李长生、袁成民、李　琪、李玉忠、于　波、赵桂琴

河南省（53 人）

崔公让、丁　樱、李建生、王新志、郑玉玲、李素云、赵文霞、何　英、高　萍、张晓丹、徐立然、李学林、张琳琪、马丙祥、李素领、朱明军、冯志海、钱仁义、蒋士卿、翟文生、李中玉、刘爱民、王振涛、郑福增、崔应麟、门　波、朱　珊、吴志洲、张大伟、张国海、许二平、周运峰、刘又文、孙永强、郭艳幸、田元生、蔡小平、王守富、冯　堃、李　颖、楚海波、娄玉钤、巩跃生、刘静宇、杨兴俊、郭世岳、闫　镛、韩冠先、李相中、刘同坤、李新德、杨　华、张连贵

湖北省（45 人）

梅国强、王　华、王　平、陈科力、谭子虎、左新河、邵冬珊、周仲瑜、林爱珍、刘　玲、王小琴、赵　焰、金劲松、涂胜豪、范　恒、王道春、陈焕朝、王汉明、黄晓桃、郑　莉、张建军、吕文亮、黄必胜、刘艳菊、向　楠、刘惠武、高　扬、余南才、谢沛霖、孙勤国、方晓明、黄　斌、张继红、杨松柏、邹如政、王兵娥、陈新胜、康旭卉、杨桂平、黄　缨、呙清临、柳朝阳、邵金阶、齐智勇、程铁兵

湖南省（37 人）

熊继柏、王行宽、潘敏求、常小荣、袁肇凯、程丑夫、林　洁、刘丽芳、孙克伟、章　薇、范伏元、舒　兰、王竹鑫、毛以林、孙绍裘、彭清华、何永恒、苏新平、喻正科、胡学军、秦裕辉、张水寒、夏建成、刘新文、欧阳紫婷、王东生、王云启、刘　鑫、杜革术、丁桃英、廖怀章、沈智理、杨征宇、汤芳生、周三保、王文革、邵湘宁

广东省（69 人）

刘　军、许学猛、戈　焰、王昌俊、魏成功、陈泽雄、李建军、赵国平、陈利国、张荣华、冼绍祥、林丽珠、李赛美、刘凤斌、黄培新、黄　燕、范冠杰、张忠德、邹　旭、何　伟、李坤寅、刘小斌、林培政、庄礼兴、周迎春、谢　炜、李　娟、罗　仁、魏连波、贾钰华、黄泽辉、傅南琳、韩　彬、刘月婵、潘俊辉、祝维峰、柯　青、李惠林、吴红彦、秦　鉴、袁少英、林创坚、田华琴、高修安、陈　洪、叶小汉、李燕林、余尚贞、许劲羽、蔡　柏、余恒旺、李力强、欧阳永红、林汉平、刘建卫、周岱翰、罗颂平、刘茂才、林　毅、陈达灿、卢传坚、王小云、郭　姣、邱健行、吕志平、李义凯、曾　胜、练伟东、温乃元

广西壮族自治区（28 人）

韦贵康、黄瑾明、陈慧依、姚　春、谢　胜、史　伟、黄贵华、黄锦军、刘燕平、刘　泰、黄　彬、林　江、陈　锋、秦祖杰、吴子辉、沈茂荣、吕军影、岳　进、刘兆宁、汤　莉、姚宝农、刘辉华、尹智功、洪定钢、荀建宁、李振东、潘育君、朱　英

海南省（14 人）

张永杰、林天东、邱晓堂、杨　华、卓进盛、黄宏敏、戴海青、宋曼萍、傅汝梅、闫兆东、陆江涛、冯志成、王家辉、周军怀

重庆市（24 人）

王辉武、张西俭、郭剑华、徐晓玉、叶秀英、王竹行、方勇飞、王洪白、毛得宏、刘仁毅、李延萍、朱明刚、杨国汉、郑卫琴、姜兴鹏、洪　铭、洪　蕾、徐　月、徐健众、夏　敏、晋献春、曾凌文、胡陵静、曾朝芬

四川省（65 人）

陈天然、刁本恕、何爱国、邱　宏、刘　刚、陈　新、王勇君、张定荣、陶春潮、刘　忠、王青松、杨莹洁、陈和金、李胜明、何孝洪、张金平、赵松梅、何俊安、王　勇、俄　尖、泽　多、某色日打、周建伟、张　毅、陈绍宏、张发荣、谢春光、常德贵、魏绍斌、沈　海、李　霞、王　超、陈淑涛、毛　红、苏　凯、魏　嵋、杨思进、夏　庆、刘敏如、廖品正、张之文、马烈光、张廷模、彭　成、梁繁荣、艾儒棣、陆　华、张　琦、庄　诚、唐学贵、蓝肇熙、樊均明、王　飞、何成诗、叶锐彬、杨向东、马　云、何浚治、何天祺、何　刚、王　刚、陈其剑、丰纪明、杨　林、蒲首良

贵州省（26 人）

刘尚义、彭　玉、葛正行、李天禹、黄　敏、杨　柱、凌湘力、卫　蓉、崔　瑾、孙　波、杨忠光、何　江、向开维、李　兰、庄田畋、唐海华、姜长贵、龙运光、王　政、丁丽仙、贾　敏、曹　波、王玉林、袁金声、张燕平、何成瑶

云南省（32 人）

王吉候、叶建州、叶　勇、江顺奎、吕光荣、李庆生、李　琦、李斯文、李　雷、何渝煦、沈光婵、沈红梅、陆家龙、陈林兴、林忆平、林亚明、林艳芳、郑　进、姜云武、姜丽娟、秦　竹、秦国政、夏惠明、徐　涟、彭江云、温伟波、管遵惠、熊　磊、景　明、普天强、饶忠明、杜义斌

西藏自治区（19 人）

米　玛（西藏藏医药大学）、顿　珠、扎　加、吉　宗、朗　嘉、占　堆、米　玛（西藏自治区藏医院）、索朗欧珠、格桑巴珠、扎西次仁、巴桑伦珠、格桑旺加、索朗次仁、多杰仁青、洛桑多吉、索朗旺堆、普布顿珠、旦松扎巴、明久多吉

陕西省（35 人）

贺丰杰、周永学、王希胜、马居里、贾成文、刘春莹、雷忠义、曹利平、辛智科、魏效荣、刘小英、刘永惠、乔成林、马　静、史恒军、杨　震、张晓峰、职利琴、孙银娣、衡　冲、李　军、王三虎、李志刚、付春爱、王金富、马志伟、曹利萍、杭共存、孙成军、文纪平、周正芳、王晓玲、柳传鸿、陈书存、张绍俭

甘肃省（33 人）

甘培尚、田旭东、李盛华、邱连利、米登海、王海东、裴正学、张慧芳、谢潇侠、史正刚、张士卿、武权生、王道坤、李应东、汪龙德、刘维忠、刘宝厚、王　锋、冯　蕾、马跃东、王志刚、曹生有、牛彦红、杨治洲、王自有、张吉玲、魏清琳、夏小军、戴恩来、李永寿、乔成栋、朱建新、张国忠

青海省（12 人）

王常绮、邓尔禄、吕　华、祁培宏、郑秋惠、李军茹、万　玛、万玛太、措　吉、多　果、加　肉、扎　西

宁夏回族自治区（16人）

高如宏、朱西杰、李培润、童安荣、齐玉珍、常红卫、武永利、马玉宝、党毓起、杨　东、刘建平、贾孟辉、杨仓良、孙　健、吴少东、韩继忠

新疆维吾尔自治区（23人）

沈宝藩、张星平、刘红霞、周铭心、安冬青、曾斌芳、辛效毅、许公平、张秀芬、胡晓灵、王建生、李风森、林　雪、李彦华、高　宏、王晓峰、李玉贤、王多让、阿依努尔·阿部都热依木、买买提艾力·阿木提、尼罗法·塞提瓦尔地、海拉提·哈力毛拉、买买提·哈斯木

新疆生产建设兵团（6人）

袁今奇、孙良佐、蔡　钢、何念善、杨百京、马友全

中国中医科学院（65人）

王永炎、黄璐琦、仝小林、路志正、刘志明、薛伯寿、翁维良、朴炳奎、孙树椿、余瀛鳌、张允岭、唐旭东、史大卓、徐凤芹、刘建勋、杨宇飞、胡元会、王　阶、赵瑞华、姜　泉、朱立国、李　浩、魏　玮、亢泽峰、陈士林、马　堃、苗　青、吴　煜、王书臣、魏子孝、房定亚、余仁欢、安效先、麻　柔、周绍华、聂莉芳、花宝金、田从豁、姚乃礼、饶向荣、高荣林、刘志顺、丁全茂、齐文升、冯兴华、林　兰、许　铣、林洪生、温建民、张洪美、安阿玥、杨国华、宋剑涛、王东红、巢国俊、林　娜、赵永刚、吴中朝、金香兰、于智敏、崔　蒙、刘剑锋、张雪亮、韩学杰、杨卫彬

国家卫生健康委员会直属单位（24人）

李　怡、张　剑、田丽芳、郭赛珊、孙　华、徐慧媛、晁恩祥、张洪春、李　平、贾立群、金　明、史载祥、白彦萍、姚树坤、阎小萍、黄　力、李佩文、张铁忠、陶庆文、张纾难、李友林、黄柳华、冯　利、马丽红

继承人名单

北京市（154人）

王　静、李汇博、程　森、孙慧媛、鲁　艺、朱　立、梁　琳、袁　梦、李　斌、任　婕、李　杰（北京中医药大学东直门医院）、李玲孺、郭淑贞、杨丽平、高　颖、夏燕婷、王文颖、聂里红、李步满、张　亮、马一明、赵双俏、王　倩、张永皓、来晓磊、李爱勇、常　青、王苏妹、吴彦青、叶晋生、陈　东、刘英杰、刘　畅（首都医科大学附属北京儿童医院）、侯　月、李　博、韩　强、李伯武、甘收云、张雪丹、庞海涛、安　丽、董珍宇、裴文婧、陈晓伟、谢玉兰、张　纯、葛杜鹃、王　娟、魏　玥、安　静、马丽然、陆义芹、柳红良、张　望、高　琰、张　蕊、王　帅、沈　晨、韩　雪、龚晓娟、班承钧、黄　茂、李志远、于　翔、王　颖、黄应鹏、蔡　朕、佟　丽、贡　欣、卜晓玲、杨丽鹍、季　杰、张　华、黄　山、姜尚上、吴彩军、陈玉静、姜　楠、刘增利、陈焱华、王　琮、李　杰（首都医科大学附属北京中医医院）、孙洮玉、李　燕、陶　睿、姜媛媛、张发明、李　娜、杨　坤、于秀利、臧冬梅、王　晶、刘　宇、陈　婧、许　芳、吴宇峰、李佃波、吴寿长、徐慧岩、郭继香、陈　鹏、姬　旭、张董晓、赵　乐、王红岩、王莉媛、王少松、张　帆、薛　娜、张　萃、陈维文、刘昱旻、尹冬青、赵静洁、郭　雁、何婷婷、冯　烨、刘　畅（北京市海淀区花园路社区卫生服务中心）、于　静、王　辉、张少辉、陈小均、姚　荣、萧　明、曹　芳、孙静宜、迟晨雨、李金飞、姚海强、刘忠杰、王亚娟、李真真、贾晓蕾、张丽萍、薛小娜、胡利军、刘小平、李方凯、杨纪珂、史梅莹、姚玉璞、宋莹莹、苑鸿雯、郑媛媛、安　鹏、朱德望、刘玲佳、樊燕萍、崔晓云、董巧稚、杨　勇、党　进、李小科、甘大楠

天津市（68人）

张　硕、田　盈、张　鹏、李孟汉、张兴坤、何学志、王　帅、刘金龙、赵　亮、郭颢龙、刘西贤、马　亮、贾玉洁、刘云鹤、孔凡铭、李　悦、张　崴、李立凤、韩耀巍、秦潞平、李华南、曹　龙、李　丹、冯凌燕、陈　磊、韩向莉、丁彬彬、杨　萃、李昱芃、魏　巍、王一洲、赵　萌、张　轶、聂鹏坤、郭　玮、单　涛、张秀君、任永丽、郭　涛、姜立根、杨仕蕊、宋军芬、李　芳、陈静子、高　雅、李　倩、王兴丽、张绍江、庞建中、刘蓉蓉、赵　琳、刘鸿泽、赵国栋、程晓蕾、徐　强、吴　芳、郝成飞、尚海涛、赵　强、施伟东、王晓静、马尚伟、冯利民、梁汝圣、谢平安、李佳汝、李　茜、陈　雪

河北省（78人）

边　莉、邢海娇、陈景伟、鲁　琴、李晓峰、张选平、班光国、王亚辉、葛美娜、朱小静、程　杰、宋军娜、侯芳洁、马亚玲、袁子薇、任美芳、边　东、刘晓冉、张素钊、王绍坡、景　璇、张晓利、徐伟超、贾文文、李轶璠、李志新、王　涛、瞿海龙、马远新、张　亮、李华君、张忠勇、董晶晶、张树旺、宋春侠、龙　森、纪品川、王　玉、朱　克、王　钊、张军华、陈葆康、胡素叶、王月美、梁　燕、刘晓艳、吴　丹、刘红国、张　莹、陈建权、孙辰莹、梁军霞、曾丽平、姚雪玲、李建波、张海涛、王苏霞、邱　贝、马　真、宋君宇、王　磊、安　航、杨环玮、范　鹏、郭炜亚、陈　娟、赵甫刚、常丽静、赵　静、彭云松、王永敏、王冠军、李　军、赵　蓉、张艳彬、朱欧鸽、张丽丽、张金燕

山西省（60人）

李　蕾、王　姝、郝高庭、聂优爱、高向军、高　宇、平高华、姚吉太、张慧媛、张丽琛、段正胜、贺　娟、高　芳、王　玉、李晓亮、耿爱爱、李　娜、李宝乐、赵　敏、钱来军、高小勇、成金枝、杨发明、药智婷、胡明丽、温　静、杨　晶、贾　敏、邢建月、张艳华、张福鹏、薛　瑞、宋莹莹、温晋英、杨　润、杨　飞、郭灵祥、宫建芳、朱永旺、张丽娜、杨　竞、张　凯、赵　晔、孙建功、秦小慧、王贝贝、王亚丽、王临青、姚　博、杨锐鹏、赵玉立、闫冬雪、韩　萍、张　艳、王建红、夏慧萍、孟祥龙、柴　智、马天成、田树杰

内蒙古自治区（56人）

刘金山、魏天虎、双　柱、丁　鑫、刘晓辉、娜日苏、高钰思、塔　娜（内蒙古国际蒙医医院）、白散丹、包国庆、王紫玄、马　尧、包秋香、李　峰、乌　兰、尹红斌、佐西洋、宋光明、王　权、刘嘉君、屈原明、郑雷刚、贾　磊、赵　莹、黄新生、

乌吉木、包迎春、孔伟光、母相聪、郝娅妮、才河拉、海青春、包青山、高小明、塔 娜（库伦旗蒙医医院）、王雄耀、张 锐、奥晓静、周双宝、那日苏、郝艳苓、金志杰、陈 亮、杜 敏、佟哈达、郃海珠、萨出拉、宝音德力格尔、呼格吉乐图、苏日古嘎、苏萨日娜、宝乌力吉、苏日力格、乌吉斯古冷、图木勒巴根、额尔敦都楞

辽宁省（86人）

谢伟峰、金 迪、胡 楠、刘庆阳、罗媛媛、吕美娟、姜 丹、王金梁、胡晓丽、谢 彬、卞 蓉、许 烨、康斯文、冯 雷、徐 刚、王 辰、王琳琳、焦 蕊、李晓斌、王华伟、朱凌云、王天娇、王 洋、历 飞、王 帅、李 峥、宋筱靓、张 立、邢向荣、周立江、都 静、唐春颖、杨 丽、束 沛、李世征、宋珊珊、王国力、王丽娜（辽宁中医药大学附属医院呼吸科）、郑佳连、李 莹、曲中源、马梽轩、王丽娜（辽宁中医药大学附属医院妇产科）、王 晶、王 宇、许春艳、冯常青、尹 莹、王鹏飞、郑 迪、侯晓倩、刘丽辉、高 静、高小明、阮 琳、焦 岩、李 佳、王一珂、李 浩、陈 宇、田 玉、孙 瑶、张 东、姚 亮、路 越、胡占起、邵洪伟、金成日、胡 莹、李宏升、谢明征、刘沐苍、张桂信、杨 阳、朱炜楷、王大鹏、齐文诚、王婧博、张 雷、曾雪姣、韩秀芬、孟青青、赵 亮、封 硕、刘 阳、唐 林

吉林省（70人）

荆 薇、王 巍、崔俊峰、王宏安、王国强、王艳艳、丁庆刚、齐 斌、邹文爽、王亚红、王银萍、匡 旭、周晓玲、李 海、吴大龙、付 强、赵海燕、冯金花、肖 雪、刘兆政、荣春书、刘 娣、支晨阳、李 惠、于绍卉、李长慧、周 杰、李 明、李 健、尤士军、史耀勋、白 云、赵梓斌、张水生、张晓华、王春兰、张 敏、白 伟、张 影、赵亚楠、高中山、罗春艳、马 翩、孙秀红、张蕴铮、李 良、付莉莉、陈北娇、陈晶岩、张海娇、王贤雅、张晓琳、黄静波、许 斌、丁 宏、李淑玲、樊美玲、崔光豪、罗 莹、丁颖迪、刘 寅、刘亚芬、张 慧、刘 爽、胡少丹、刘继民、于 晶、陈 鑫、孙 颖、郑松利

黑龙江省（86人）

杜 远、邹国良、张爱华、闫广利、王玉琳、祝鹏宇、王 琪、李远峰、匡东旭、张晓娟、毕珺辉、张宏伟、张一宁、孙 凯、张 杨、张永政、陈秋欣、柴剑波、刘泽霖、李虹霖、孙 静、杨建飞、崔希雷、姜小刚、闫晓明、徐 明、霍金海、杜虹韦、李丹丹、黄凤林、吴 丹、张天婵、范明明、马振旺、马晓鹏、代丽娟、闫晓坤、张丽丽、卢 芳、曲 苗、金冠男、王 涛、曹雪丹、王若晖、王旭玲、董云英、董霏雪、樊晓瑞、李志军、张春艳、郝迎秋、敖日娜、李 雨、张魁魁、马秉楠、胡 海、张竞飞、谢梁震、邓晓威、郅扶旻、刘春燕、徐洪涛、张 献、解 颖、夏 青、吴海艳、张大鹏、宋寒冰、刘 刚、吴 迪、宣 威、刘 鹏、孔连委、芦 然、王 珑、孙 秋、李 妍、张春兰、王 敏、徐 丹、路秀云、沈文娟、刘克刚、谢 昕、张晓楠、王君红

上海市（98人）

鹿振辉、姜 怡、叶 洁、王文炅、高俊杰、马子霖、顾志坚、季晓霞、屠亦文、陆逸莹、唐占英、王 晶、朱蕾蕾、李 威、杨 玲、胡晓颖、张 昊、陈 博、顾 伟、黄 念、张琦祺、陆征宇、姚一博、谈 军、苏 婉、鲁叶云、田 雨、潘 明、陈 豪、江 科、蔡玥娇、杜文静、蒋式骊、张 笑、沈知彼、杨佳裕、瞿 胤、胡 婕、章丽琼、张 玮、章晓乐、杨 红、贾美君、陈子洁、焦志华、万 怡、王 婕、张琦君、苏哲苓、郭召平、朴 香、李 文、张 蕾、高家治、何燕铭、陶乐维、花永强、沈 婕、万世元、李玉梅、胡 丹、邴守兰、陈 彬、张瑞娟、易 韬、胡艳美、黄书慧、徐莉莉、傅 颖、杨 勇、徐 川、张 娜、沈一菁、陆姬琼、马碧涛、吴绪波、张璐芸、岑 洁、沈梦雯、杨晔颖、张亚楠、徐海霞、沈明洁、姜 娜、姜文成、李 欣、陈敬贤、沈 萍、高宁阳、季 伟、姜科宇、陈燕妮、张峻峰、陈 威、颜琼枝、胡晓贞、孙 雯、杜琳麟

江苏省（128人）

陈 赟（江苏省中医院妇科）、郭红玉、陈 赟（江苏省中医院男科）、黄新飞、陈 敏、谷 雨、李秀源、杨 帆、徐奚如、方 媛、朱 磊、邢 敬、袁雪晶、李 辉、张 玉、於丙寅、章 迅、薛维伟、郭 峰、曹 晶、李海啸、许 波、邹奕洁、赵 娟、曹婷婷、景海波、朱贤慧、沈 乐、张 舒、贾 佳、裴丽霞、吴晓亮、李莲静、施荣伟、谷远洋、梅 伟、张 扬、唐 亮、左 晶、施立新、张 丹、贡钰霞、何 晶、宁丽琴、徐顺娟、窦 莉、王 谦、刘成勇、王媛媛、姜正艳、林 琳、张 伟、何伟东、席志鹏、胡灿红、李灵常、吕 涛、王 岚、陶方泽、夏 伟、薛雅红、徐大超、刘 玉、杨春睿、李卫婷、赵国臣、赵义纯、孔令晶、周留勇、袁可森、吴 毛、崔恒燕、马 琳、铉 力、梅伟英、沈春锋、孙 毅、王高超、高 俊、周 明、董宏利、郭金伟、陈 华、俞振翰、孙惠丽、杨 芳、蒋 恬、王鹤潼、陈海东、张允申、魏引廷、张 卿、孙玉红、林 洁、杨晓明、孙 娜、张芳芳、胡娟娟、李宝同、张曙光、王大光、蔡元培、马海龙、秦 玉、黄 河、张 阳、高友玲、张晨静、何正飞、赵 伟、张 蕾、陈永昶、于晓雯、吴桂梅、徐璐薇、陈 旸、季冬梅、陈 伟、陆 靓、孙 剑、姚业军、卢亚琼、伍 超、李骁男、刘红梅、侯 茜、刘利华、郭云柯

浙江省（118人）

陈 淼、施云福、吴黎艳、白 钰、王素丽、娇金玲、叶肖琳、段玉新、邱吕军、沈瑞雪、戴 金、沈淑华、陈雅琴、程 申、徐俪颖、郑兰芝、唐婷玉、杨洞洞、何佳奇、丁 科、虞彬艳、陈 姗、宣晓波、李 思、陆如凤、余亚平、瞿中洁、叶黎青、叶文怡、周 丽、胡袁媛、张 晨、罗科学、王 翰、郑继生、钱丽燕、田国燕、徐 磊、应敏丽、关 昊、杨科朋、何兆春、梁 宜、陈炜吉、

李增图、诸　波、詹明洁、马振宇、陈智能、应建伟、汪玲羽、徐嫚丽、叶　璐、刘会林、严　航、胡凤英、王　斌、周传龙、李鹏飞、钟翠萌、李志军、黄　振、陈　玖、卢雯雯、倪小芬、潘晓琼、石占利、许　浩、裘　怡、周柳沙、马　景、陈　赟、张　蕾、胡霖霖、钱海墨、沈　丹、洪　锋、韩　雷、孙　奇、邵　亮、魏冬梅、沈洁如、胡欣欣、徐道芬、李慧辉、林定华、李金霞、张　磊、朱成晟、陈　叶、公培强、朱观祥、沈洪梁、傅　强、谢鸿康、陈　登、杨　黎、黄　平、江　涛、程汀燕、余　达、赵金伟、李思斌、王海梁、陈海涛、时　晔、阮善明、宋巧玲、徐丽萍、俞夏莉、王　珏、陆金华、魏丽萍、周　凡、李　珍、魏　霞、何帮剑、黄杰烽

安徽省（76 人）

吴　婧、胡　慧、史玉虎、王时光、胡吴斌、郑保主、葛　侠、黄日龙、张东伟、王　欢、侯志峰、董　婷、何望生、魏涛华、曹云祥、万　磊、鲍陶陶、李家云、曹　静、欧阳劲光、唐　冉、唐　昆、程　玲、唐晓敏、梁国庆、王银燕、王　东、王立媛、马守亮、葛　青、金　龙、高士秀、沈玉莲、王　芳、王婧吉、孙培养、梁发俊、杨　坤、宋阳春、吴三兵、丁义侠、江　节、王保国、杨　佳、沈志强、倪　璐、张　燕、吴以诚、刘留留、徐媛媛、苏　丽、郭　涛、郝　群、宋明明、张　宏、胡怡芳、王松林、许富华、杨　可、刘刚刚、杨富华、赵阿旗、范如刚、徐小银、孙　军、毕梦非、童孝磊、储美丽、胡国栋、覃思毅、赵　波、姚永生、杨建业、杨照致、高　宝、黄振华

福建省（80 人）

黄铭涵、林燕玉、陈松怡、俞白帆、吴许雄、吴燕燕、吴涢婷、詹静芬、叶宝叶、黄丽丽、吴方真、代　莲、洪江从、高燕玲、耿振波、陈永忠、黄　山、杨　娟、林　侃、张修红、范柳芳、薛文娟、王建挺、郑登勇、邱彩霞、陈婧婧、陈文玲、郑泳冰、陈祖清、谢亚朦、魏　萍、涂思义、洪秀娥、张霖云、蒋红梅、周　霞、连晓文、刘金勇、方月龙、林　坚、王庆莲、施婧瑶、陈耀金、毛幸迪、张一帆、陈　成、周　文、洪美珠、林　娟、林玉桃、祁志娟、王丽英、王　敏、陆菁菁、陈丽凤、张冬英、刘燕鸿、郑伟彬、李　强、谢　飞、张旭岗、诸　晶、林传旭、钟秋娌、苏全贵、史秋实、刘凤萍、王晓梅、苏文理、张明妍、赖城灵、卢小华、曾　祺、林　晔、刘艳玲、何　姗、陈群华、殷　琴、蔡德正、缪晓晖

江西省（80 人）

聂　鹏、方建和、吴蜀瑶、李　洋、叶　超、伍曙光、薛　松、吴　敏、桂茜茹、容　超、谢丁一、熊　俊、赖俊宇、喻强强、杨文龙、江　摩、徐　玲、李佩双、祝　婧、于　欢、黄　波、万　松、慕泽泾、杜小浪、邱明亮、吴吉锋、唐　勇、吴燕瑜、梁　育、张乃忻、薛小虎、王海燕、陈俊杰、鲍晓雷、万　萍、琚文娟、朱素有、芦晓溪、谢昌营、吴成成、王建刚、吴云翔、徐　晖、胡平生、陈萍珊、胡著云、方　芳、陈莉莉、陈　瑾、彭　瑶、尹红波、王民政、杨彩云、谌建平、唐润科、闵振炜、张端军、王　安、车卫平、林雪菲、张炜华、张耀庭、陈　伟、聂玉环、傅　斌、周微红、陈文英、温辉文、王承良、蔡昌鑫、陈　艳、陈　莉、沈鹏鹏、曾江湖、阮晓军、刘　毅、邱水兰、康林华、郭　云、吴达文

山东省（108 人）

李　鑫、刘西花、王怡斐、彭　波、孙玉莉、李作强、韩兴军、刘晓岚、孙振高、孙金龙、姜　婷、李士涛、魏永利、曲远均、王大伟、祝英波、张艳艳、许　冰、薛景才、魏传付、郝　浩、吴　彤、李文强、杨　辉、闫　伟、许希迎、徐晓卿、夏　蕾、张玉冬、季　博、部　帅、李　檬、王　雷、高建勇、彭　敏、李秀丽、刘凡杰、王从安、孙世光、张玉娟、刘维菊、孙钦然、石典花、戴衍朋、魏　芹、燕彩霞、季秀丽、王　静、张茂全、张婷婷、安朋朋、梁　超、杨晓华、王红霞、焦恩虎、王克鹏、向　玮、梁梅荣、李史清、孙　丽、周　虹、嵇建刚、刘长伟、刘　璐、郭延林、侯　斌、于建林、刘　彬、朱伟宁、于　欣、隋晓琳、刘相静、王玉玲、李　玉、岳海振、刘晓之、贾建营、毛真真、曹培镇、孟令光、谭　松、戴玲玲、王玲玲、高　娟、陈思娟、唐　颖、李宏伟、张立群、卢加庆、王海龙、郭　亚、张秀杰、宋　磊、梁丽丽、徐鑫玉、姚妍妍、陈　超、刁雅静、杨　铂、刘　倩、薛彦霞、神和正、王　颖、王瑶瑶、王英淑、罗晓明、李国英、李媛媛

河南省（106 人）

张　榜、李　桓、张　博、范淑华、王明航、王慧娟、郭迎树、李纪高、陈召起、周超锋、李妍妍、崔青荣、聂山文、李华华、王文鹤、王宁丽、党　辉、崔学梯、李久现、张　娥、张　恒、岳静宇、孟　菲、刘　培、李西云、刘红亮、马晓俊、王　亮、刘江凯、段　飞、谢世阳、赵安社、车文生、单留峰、李　涛、刘会军、裴俊文、仕连军、张　建、李　广、安丽景、徐其锋、赵　冰、王庆兴、杨凤鸣、冯尧伟、周子朋、郭喜钦、关东升、罗文昭、李庆娟、夏如意、张辉果、田新磊、李严生、胡培森、赵　威、李　焱、杨惠杰、张珂珂、李伟峰、许向前、杨　涛、周　斌、贾宇东、韩崇涛、李帅垒、张　鹏、李　峰、夏厚纲、王新义、时明伟、张俊萍、魏　征、张富汉、于国俊、古兆森、赵志军、马仲丽、贾娟娟、付俊丽、徐晓妍、王颂歌、杨　英、刘全林、宋聚才、娄永亮、张云瑞、丁玉洁、王红军、郭陈鑫、臧江波、顾娟娟、付永祥、杨　柳、李治萌、张克清、付占宇、郗业奎、徐百鸿、郭　权、彭喜娜、程　涛、刘巧梅、唐宏伟、刘中友

湖北省（90 人）

梅　琼、陈　雨、陈　松、李　佳、黄攀攀、李　莉、朱田密、陈　新、杨　琼、向庆伟、田　曼、李　扬、蒋满红、黄晶晶、胡　锋、刘一然、孙光军、杜燕红、明淑萍、汤　琪、程　虹、王长江、周　晶、曹必伟、李　勇、曹秋实、王　玉、陈　哲、唐　庆、张丽娟、李　晨、卢永智、李　嫚、王绚璇、朱晓密、杨　超、梁少荣、王　璐、肖　瑞、马　哲、戴　丹、黄橘村、周姝含、徐　婧、雷　咪、郭　岚、许　康、颜春潮、

司银梅、周广文、代　琳、杜进军、王　松、周　凡、王晓仙、肖卫红、刘　颖、冯云霞、丁晓明、张贤梅、陈志伟、程　伟、张　滨、李　群、谈燕清、李浩然、聂　晨、叶　攀、李玉婷、胡　然、焦　玉、岳国超、李　玫、占华龙、柳治涛、祁宏伟、黄　蓓、周　聪、陈　怡、肖　苏、夏　辉、张在翔、龚靖渊、魏贤光、黄巧玲、王智慧、严明炎、夏北平、赵耀平、廖丽明

湖南省（74人）

蔡　蔚、徐文峰、彭亚平、邹译娴、邓天好、唐　蔚、王德军、石　佳、简维雄、梁　昊、谭　琦、卢　青、游　卉、易星星、祁　林、袁　博、张　涛、彭建平、石文英、曹　越、姚璐莎、徐豫湘、周　姗、陶　洪、周　宜、廖小娟、谭　雄、宾晓芳、董大立、李益亮、汤承辉、孙　洋、吴　哲、胡响当、罗海恩、何灿宇、赵　启、朱筱婧、邓秀娟、李仲普、颜家朝、付美林、刘　浩、李足意、赵　彬、成　键、吴万丰、姚　专、宁东红、谢锂岑、饶文娟、洪海燕、邹　蓉、周　琼、彭果然、薛　晓、张衡才、翟　伟、易冬花、罗宏茂、蒋　勇、赵　明、吴　会、朱元洁、肖国庆、曾梅芳、向剑锋、耿永智、张　平、李华兵、宋海林、钱　锋、王小军、汤　伟

广东省（139人）

吴　淮、董云鹏、李　慧、张　宇、尹建华、陈　垚、谭　为、于云红、段晨霞、赵媛媛、孙保国、周厚明、陈克芳、林玉洁、贾士杰、秦佳佳、欧阳明子、罗雪花、王攀攀、陈秋芳、袁天慧、赵新元、陈汉锐、余　玲、方志辉、王保华、李培武、庄昆海、翁銮坤、倪小佳、杨时鸿、詹乐昌、曾慧妍、宋　薇、金连顺、何焯根、姚耿圳、吴广平、陈雷雷、陈庆真、关永格、陈凯佳、李　娟（广州中医药大学第三附属医院）、江其龙、彭皓均、皮立宏、徐展琼、涂海涛、邹志明、余洁英、洪　雨、李　俊、盘晓燕、蒋春梅、聂晓莉、陈杰彬、汪东涛、戈　娜、孙晓敏、周凤华、曾纪媛、郝林端、陈　广、关宗耀、贾　真、邓浩庆、谭永振、肖　姬、武志娟、李　娟（广州医科大学附属第一医院）、雷　源、梁颖愉、曾辉锋、黄海恒、刘德亮、楚淑芳、李桂云、曾庆涛、陈洪达、陈贤华、覃　湛、杜　娟、陈国华、黄桂忠、陈学彰、王　斌、高志云、卿璐芝、黄桂琼、凌家生、连乐燊、王　婷、刘琳娜、杨文钦、朱连雨、金正龙、蒋　亮、罗立典、黄晓云、莫怡丰、颜冬润、易永杜、罗建君、胡钰颖、郑壁伟、王　瑞、廖丽媛、郑菊琼、柳锦华、刘远文、肖志伟、杨小兵、潘艳丽、郜　洁、曹　蕾、许浩游、张佛明、徐　飚、宋　雪、莫秀梅、林　颖、闫玉红、姚丹霓、黄旭春、成芳平、陈滢宇、范穗强、魏　东、孙正平、梁一超、宋雨鸿、陈　超、尚如国、谢立标、郑庆浩、林宇锋、郭诗晓、曾铄淇、黄文彬

广西壮族自治区（56人）

夏　天、蒋　文、李秀娟、杨　宇、赵　青、秦琴琴、王　萌、姚　凡、谢娟娟、刘园园、蓝　芳、谢永祥、曾飞剑、刘熙荣、甘　炜、沈小淞、黄　娜、李鸿玲、刘永辉、谭璐璐、刘振威、张红星、黄　秋、黄玉凤、刘万祥、覃　杰、蒋桂江、张伟国、王凯华、陈　炜、王鹏云、田　纲、李　凯、黄宗轩、陈　敏、曾　珊、门志涛、薛　鸿、孟俊玲、彭　云、林佳明、林利城、谢　武、全光辉、蒙息枝、覃佳成、吴盛许、杨红杰、陈　威、赵　云、黄伟毅、李喜政、施天宝、谢惠玲、陆英俊、周永喜

海南省（28人）

吴小翠、林称心、符颖颖、符　磊、符杨浠、符芸瑜、毛丽巧、张达坤、吕佳杰、王鸿燕、林晓伟、吴　亭、向丽娟、曾　根、桂树虹、冼冬炼、魏竞男、陈彦辛、林　慧、赖智君、关吉利、顾小生、黄宗文、邱　龙、李表清、吴彦佳、褚雪菲、云　冰

重庆市（48人）

邓赛男、陈　昕、唐海燕、江晓霁、汪　为、胡　晓、万柯希、唐　令、吕　君、代　秀、周　熙、周　源、石　颖、莫世祥、陈焕梅、郑琼飞、邓　娇、邹　波、谢　莹、秦　超、张　莹、孙景环、刘　阳、郭　琳、黄文强、刘　坤、刘文琴、高丽萍、谢　寒、刘东灵、熊　欣、陈　铭、杨艳梅、谭　涛、张　桢、陈莹璐、王　铭、周玉玲、刘恒炼、姚　瑶、肖黎辉、王　静、冉　轩、方　园、陈益周、韩章敏、陈伦音、毕　宁

四川省（131人）

闫　旭、张　利、庄　婷、梅　琳、罗飞燕、李　亮、罗　洁、杨金凯、刘　松、余宁生、陈　娟、段小玲、周菊蓉、刘有华、沈靖峰、杨　坤、胥海珠、曾　俊、张　航、王文佳、毛科丽、郑　娟、熊　丽、杜峣楠、罗永霞、李书靓、唐勇平、何红艳、何　勇、杨尚霖、喻娜娜、张秀辉、赵婷婷、康　靖、易　琼、岳宗相、鲁秀丽、吴雪梅、索朗华清、向　玛、普布扎西、泽　秋、陈史古、贵德强、冯睿智、王　敏、刘晶晶、赖　彪、张　宏、袁　杰、杨　矫、颜　薇、富晓旭、谢红艳、尤耀东、黄晓朋、曹亚芳、石　玲、王艳杰、王　一、易　松、唐承杰、王　罡、陈　扬、谭兴民、牟　菁、唐　平、杨军义、舒文韬、邹景霞、李　波、刘菊容、杨云芳、刘　平、邓力珲、姜　坤、黄叶芳、黄金珠、钟　文、余玲玲、刘小虎、郭尹玲、陈　竹、传　鹏、刘秀华、闵志强、瞿礼萍、敖　慧、黄立华、文　谦、杨佐琴、郭　静、方　明、冯　静、姜　迎、于海艳、吴巧凤、向　未、周绵莉、刘　芳、孔鹏飞、吴贤波、万　李、陈　林、朱海燕、杨　清、陈小梅、王玥莲、王艳梅、檀亚军、单继新、李艳羽、吴小玲、李国帅、羊　东、伍春梅、曹　帅、何靖川、陈海伟、高冬梅、徐　莱、李永佳、周　波、郑贵芝、张海燕、张永强、勾曦玲、孙大林、欧金涛、岳子渊、董知容

贵州省（52人）

王定雪、葛平玉、吴　敏、孙海鹏、李　波、吴琴琴、陈龙开、刘富丽、韦　敏、罗　莎、刘誉华、何远利、邓有金、凌　珑、刘　昕、杨红梅、卢春霞、赵　扬、周意园、黄宁川、叶燕妮、尹玉林、孔祥应、张登鹏、施杨婉玲、孙　珺、刘　涛、钟　黎、陈明辉、蒋纯萍、黄立胜、李永刚、叶　军、唐转波、姚血明、刘　恒、李　斌、石圣贤、孟昱琼、曾　扬、

霍文耀、马尊峰、董聿锟、杨　乐、谢　娟、王　叶、舒　华、胡　蓉、杨荣刚、姚　期、刘小古、刘正奇

云南省（64 人）

陈　洪、杨红萍、杨　瑾、赵丽娟、罗庆文、朱　达、王晓颖、施继玲、董有康、杨　隽、李妍霖、李谷坤、段艳蕊、郭双奋、李晓琳、王亮开、贾　涛、王　涛、张　琳、陈　鸿、陈小四、郑　晶、周映伽、黄　箐、陈　斌、吕锐萍、何　丹、张凤仙、潘　雷、方永江、李晓慧、张亚蓬、马　勇、玉　罕、王蓓蓓、李　媛、崔曼丽、赵燕菲、牛红萍、詹兴秀、范丽萍、邓　虹、董春来、魏永进、田启东、洪　岩、田　华、尹晓燕、刘维超、顾玲丽、李　杨、谢雪华、王花蕾、黄培冬、崔　瑾、王进进、江　涛、马雪虎、严定丰、李继磊、彭光露、黄玉梅、赵　义、王凤英

西藏自治区（38 人）

次旦南卓、白玛卓嘎、白玛次旦、白玛多吉、次仁德吉、措　吉、旦知才让、项吉措、藏周太、德吉卓嘎、土丹次仁、索南卓玛、扎西桑珠、当子杰、巴桑次仁、旦增论珠、扎西加措、普布扎西、曲尼边巴、旦增曲扎、旦增索南、卓玛拉宗、次仁扎西、旦正才郎、克　珠、扎西多吉、四郎嘎松、嘎玛扎巴、次仁吉姆、德吉旺姆、吉本才让、次仁彭措、卓玛草、多吉次仁、次旺顿珠、平措达杰、多吉占堆、松太吉

陕西省（70 人）

王海静、吉　娜、宁小康、马艳芳、穆美玲、康　超、李　宁、赵　莉、齐　婧、尚俊平、尚　乘、陈磊鑫、张晓凤、刘亚荣、杨栓柱、谢燕华、李　芳、黄　甫、魏文智、郭晓敏、付潇潇、蔡　蕊、常　靖、宋　瑞、叶冰玉、刘金连、周　倩、林　洁、丁井永、蒋　林、毛明华、魏少奔、董鹂芸、舒　瑾、徐卓婧、张芬红、王勇刚、何　佳、李粉艳、焦　英、侯　凯、张　钦、李兴国、王　欢、延艳斌、侯军辉、高　莉、王国军、崔晓璐、黄　蓉、高春芬、李　勇、郑　玲、石丽萍、杭　亮、王邠美、韩爱国、钞丁祥、孙菲菲、崔文宁、张立平、黄建伟、唐　勇、陈　亮、郭　军、何　赛、李亚宁、陈　英、杨登锋、徐兆郁

甘肃省（66 人）

李金花、伍建新、徐　中、郭　军、叶丙霖、周明旺、肖国民、陈淑彦、蔡玉亮、俞小艳、李伟青、金芳梅、张丑丑、彭艳艳、俞　澜、杨燕霞、魏千程、范　娥、陈　静、吕彩兰、李玉霞、任耀全、申　剑、张小花、杨晓轶、牟德海、赵信科、卢玉俊、张　晶、李雪嫣、马晓春、陈怀霞、张　茹、李永荣、崔佳宾、连昌梅、冯妙岚、谈文俊、毛存福、刘　春、董　丽、贾　军、柯文金、梁栋才、李巧林、郭　琦、郭宝仁、武晓宏、李亚锋、杨淑娟、郁　萍、闫　菲、刁振文、张晓凌、段　赟、雷旭东、李　赟、张　杰、梁丽娟、陈延平、张　炜、马志远、王　晶、李天赐、韩永昌、刘淑珍

青海省（24 人）

宁玉凤、王　娜、李　振、祁耀宇、唐万云、窦增娥、裴启福、李文裕、孙　芳、王燕虎、管昱鑫、李燕杉、周加太、周措吉、拉毛友、仁青吉、索太吉、杨　宗、索毛尖才扎西、尼玛才让、桑乾才让、索南达杰、彭毛才旦、加华多杰

宁夏回族自治区（32 人）

代　波、宿　艳、夏　铂、成映霞、王　刚、邓　静、杨小军、王晓云、王绍政、郭　涛、韩学真、严会娇、路宗志、张彦明、李建红、张小静、宋　丽、汪燕燕、李玉鹏、徐海锋、赵红波、金　礼、马立凤、付慧玲、黄　琪、贾青龙、马　存、石　晶、王　玮、刘利平、李忠孝、王应齐

新疆维吾尔自治区（46 人）

王晓腾、刘　芳、张婷婷、屈玉疆、李鹏英、李　斌、伊　凡、王　苗、李　超、曾　琳、王　雯、陈敬博、董文娟、张文佳、梁伟娟、彭　新、王　舸、王　敏、王贤娴、姚　雪、牛时季、苟斌虎、罗建江、马红霞、杨　娜、杨建波、邹广华、陈小兵、徐昌安、任玉汝、范　辉、汤菲菲、赵文雁、马　飞、郝振华、李　婷、海尼·阿迪力、艾沙·买买提、伟尼热·吐尔逊、瓦热斯江·若扎洪、布合丽其木·斯麦提、努尔曼古丽·卡马力、哈泥克孜·热沙提、加尼亚·卡克尔汗、塔吉古丽·麦麦提、哈布德热合曼·萨尼斯拜

新疆生产建设兵团（12 人）

张选明、周　云、王栋才、张思源、李　朕、严胜利、彭燕霞、焦　娜、盛　阳、张爱奇、图尔雄、张　丽

中国中医科学院（134 人）

范逸品、张莹莹、李建鹏、高　峰、詹志来、王　佳、刘扬扬、孙士鹏、田　雪、孔　屹、李　茜、汪艳丽、田　琳、谢　铮、吴华芹、赵宇平、毛超一、刘梦阳、王　辉、张明辉、金　添、王成远、史华新、孙清伟、刘　洋、祁江峡、卞立群、赵迎盼、白瑞娜、张　莹、张艳虹、张　萍、孟　硕、李　磊、张　彤、刘　剑、杜　柏、王连心、朱　丹、杨　涛、孙伟伟、刘　永、巩　勋、张柔曼、金哲峰、王立军、李琪琳、王晓燕、张旖晴、郑国银、宋　柯、王军杰、李西文、徐　江、高山凤、马丽爽、高金柱、刘秀健、梁碧颜、王连美、丛晓东、王佳兴、邵　鑫、张海艳、唐今扬、董　菲、郎　睿、梁　莹、蒋艳文、陈艳霞、杨秀鹏、宋宜宁、刘晓萌、黄小容、王耀巍、闫二萍、庞　博、刘　瑞、吴佳霓、孙少馨、马继征、姬航宇、张南南、郭　旸、祁雷磊、彭艳文、于金娜、丁玉龙、赵洪升、王轶稀、杨金亮、付　征、石　洁、罗成贵、杨川洲、冯春鹏、曾　雪、杨　佼、李道睿、刘娅宁、奚向宇、豆以彪、荆　琳、秦伟凯、白志勇、向晶晶、潘珺俊、董永丽、许　超、杨　佳、曹　茜、王　莹、高　君、柏　梅、张彦琼、刘春芳、王柳青、赵会灵、周劲草、霍　金、张　敏、赵江鹏、张立平、耿照静、徐丽丽、刘丽红、张丽君、国　华、邓　琼、申霖来、王丽颖、支英杰、梁　佳、孟宇航

国家卫生健康委员会直属单位（49 人）

乔琳琳、肖军财、陈雪楠、蒋　霞、郑　玲、胡彦群、孙　青、孟广松、徐　虹、陈素辉、刘　奕、王　艳、刘　剑、刘　璇、潘国凤、李　然、王　芳、贾英民、刘伟敬、柳　芳、刘　青、吴文婷、赵静如、邵明晶、朱婷婷、苏　婕、陈媛媛、张伟硕、

张　喆、刘春平、李世雨、李　琳、盛　雪、管斌斌、高　音、赵小鹏、刘　麟、徐　愿、罗　静、李　川、赵聪伶、史　琦、阎　玥、李　璐、孙庆琴、田爱平、于建华、殷仕洁、兰　玥

国家中医药管理局关于公布2022年全国中医护理骨干人才培训项目培养对象名单的通知

国中医药人教函〔2022〕78号

各有关省、自治区、直辖市中医药主管部门，新疆生产建设兵团卫生健康委，中国中医科学院：

为加强中医护理骨干人才培养，经有关省（区、市）中医药主管部门、新疆生产建设兵团卫生健康委、中国中医科学院等推荐部门遴选推荐和我局审核，确定刘晓光等724人为2022年全国中医护理骨干人才培训项目培养对象（附件1），现予公布，并将有关事项通知如下：

一、各推荐部门要组织培养对象及其所在单位认真学习项目实施方案，做好组织游学轮转、开展考核等相关管理工作。

二、国家中医药优势特色教育培训基地（中医护理）（以下简称“培训基地”）要严格按照培训方案及培训计划组织开展培训，不断优化培训内容与培训方式，并做好培养对象相关考核工作。

三、培养对象要明确培训任务与考核要求，根据自身专业特长及时间安排，参加南京中医药大学中医护理理论培训，并自主选择3个培训基地学习中医护理优势特色技术，按要求向培训基地提交《全国中医护理骨干人才培训项目培养对象轮转学习报告》（附件2）。

四、其他事项

（一）本项目于2021年启动申报，于2022年开展培训工作，项目名称修改为2022年全国中医护理骨干人才培训项目。

（二）其他未尽事宜，请与我局人事教育司联系。

联系人：王杰鹏、曾兴水

联系电话：010－59957636

附件：1. 2022年全国中医护理骨干人才培训项目培养对象名单

2. 全国中医护理骨干人才培训项目培养对象轮转学习报告（编者略）

国家中医药管理局

2022年5月17日

附件1　2022年全国中医护理骨干人才培训项目培养对象名单

北京市（25人）

刘晓光、孟祥辉、魏　峰、王　璐、王雪送、李玉叶、张　秘、闫秋艳、王文斌、唐　杰、郝良燕、朱彩红、潘雅红、邵　翠、胡海霞、杨金燕、蒯立闻、梁　媛、高　楠、刘晓莉、李玉娇、王晨娟、吴　梦、闫晓军、孙艳荣

天津市（12人）

杜　鑫、孔晓霞、刘　楠、付士芳、郭　昕、沈　悦、王长顺、青　莎、罗彩文、祁辅梅、季娅妹、石晶晶

河北省（25人）

王倩倩、米　慧、薛　丽、王璐鹏、卢玉梅、李程维、吕艳红、吴越男、赵爱杰、谢红梅、李　然、陈凤玲、李　珍（石家庄市中医院）、李凤燕、王义婷、苏杏丽、李　珍（迁安市中医医院）、李　丹、刘俊丽、李欣芳、张　倩、葛媛媛、李晨琛、李铭香、冯　雪

山西省（23人）

杨叶青、王　莹、李　云、李丽英、贺燕平、南莎莎、朱　琳、侯　俊、张　萍、何　静、许　鑫、冀丽娜、张科会、马春仙、陈丽霞、葛改香、白晶晶、张　森、杨　蕊、曹锋丽、李彩平、段云红、王冰心

内蒙古自治区（20人）

阿拉担苏布德、海　艳、娜仁高娃、杨　颖、包春华、姜　琨、辛英格、李爱珍、李　娜、海　棠、金丽丽、李晓燕、刘　洁、柳占玉、娜日苏、孙建峰、王春燕、王慧梅、刘　婷、杨静芳

辽宁省（22人）

王　杨、许海燕、李　聪、王　娜、王倩影、杨　帆、刘敬宇、孙微微、王艳双、宋　贺、李　娜、俞　莹、郝　倩、鲍鑫鑫、马继媛、邹　蕴、刘　硕、吕璐璐、顾　娇、丛玉超、赵秋波、韩　冰

吉林省（20人）

张储弋、赵　博、王玉凤、陈　阳、初晓晴、李春兰、张　月、王山山、赵欣宇、杨　琳、张丹娜、张　丽、曾　妍、李海燕、张　超、许　洋、李加芳、孙立杰、张宏敏、白雪娇

黑龙江省（20人）

姜晓光、杨　洋、井鑫鑫、石　沛、徐金涛、宋立媛、牛丽丹、明　静、赵媛媛、于　波、王　宏、郑梦函、韩艳萍、庞筱小、齐静静、张　丹、张金娇、张丽萍、李　鑫、丛　琳

上海市（12人）

陈芬荣、田超颖、杨育琳、董春玲、

林凡菊、陈雯佳、张　艳、赵　晶、徐赛琴、陈　燕、丁晨莉、李　丹

江苏省（41人）

金　姿、邱　静、成晶晶、张丽娟、丁　玲、高雪琴、庄保云、戎飞玲、朱艺韵、陈燕娟、薛　晴、仝　欣、刘　佳、吕　霞、盛海燕、孙　红、曹玲玲、陈　晗、朱文静、乔珊珊、刘　明、李　萌、赵　静、李爱娟、陈　莹、庄咪咪、谭华凤、朱　敏、王漫漫、张　冉、杨　敏、陈　晓、张　倩、王冬梅、吕文玲、茆文秀、李梅霞、陈　玲、陈倩倩、陈　明、沈　雪

浙江省（32人）

任伟洁、谭　欣、姚宇芬、楼银亚、瞿金飞、方　英、徐云云、徐乃翠、梁　波、李静颖、高　倩、谢双智、金志丽、潘　珍、吕珊珊、张礼娟、许霁霁、祝　佳、朱萍萍、蔡亚兰、梁盼盼、周方燕、吴晓燕、董虹丽、宁　欢、陈姬娜、崔海青、王　羽、丁世玲、吴炎玲、马春央、管伟君

安徽省（29人）

王晓翠、宋迎迎、刘蓓蓓、陆雷雷、汪真真、谢琼琼、王晶晶、张宏敏、周忠静、朱明霞、韦飞燕、吴　珊、张宽凤、周　燕、邓　炼、丁玲玲、袁　蕊、叶明芳、陈婷婷、李彩虹、程禾青、杨　敏、袁丽俐、马黎黎、童春红、陈永华、史秀丽、董金霞、葛　莹

福建省（22人）

谢晓华、林晓婷、李利美、沈超群、黄晓铭、刘丽敏、何素连、倪　姜、许锦珠、陈玉凤、陈金碰、林丽勤、邓梅华、肖　静、陈敏敏、张玲玲、安秀英、陈阿兰、黄　姗、孙红丽、林　晶、黄燕凤

江西省（27人）

侯　静、柯　颖、张　欢、熊海燕、万　菲、符思琴、李　婧、李颖芳、杨　梅、熊明洁、夏凤梅、占丽红、陈　潇、刘　丽、徐港连、刘琪慧、蔡冬华、刘珍玲、胥卫娥、阮丽玲、方莉飞、王　芳、郁丽琴、梁银兰、胡佩娟、邓　玲、勾晓雯

山东省（34人）

王小霞、杨　婷、秦慧慧、付飞飞、宋　静、黄　静、傅小美、田苗苗、王　雪、王丽丽、张　芸、齐　娜、徐橙橙、孙俊慧、张　娟、迟文肖、胡　静、刘　丽、郭　庆、刘　平、赵　玲、隋红叶、周玥彤、李晓芳、乔　丽、张　静、时晓敏、翟晓慧、任立者、杨冬霞、王　丽、张　燕、范玉梅、肖玉芝

河南省（32人）

董亚琴、张　丽、李玉梅、张　琰、郭利娟、王　茜、王晓莹、徐　丹、张　萍、赵　宁、金梦娜、亓媛媛、陈　颖、唐鲲鹏、孙海红、赵艳华、汤金敏、宋　艳、裴玲玲、马彩霞、张鸿鸽、陈文竞、申楠楠、张　雯、黄艳平、杨　洋、周　娟、郭秋红、黄　琴、贾艳平、范晓燕、苗金丽

湖北省（25人）

孙　晶、付庆蓉、梅艳丽、潘梦蝶、侯　莹、龚丽丽、张　迪、张林英、宗世琴、靳　艳、李　冰、秦　莉、王　群、杨　柳、刘　琴、郭　婧、孙　阳、贾秀莲、闵晶晶、徐　芳、孙小艳、张　莉、李　瑶、李萍萍、王朝春

湖南省（38人）

常　卫、戴想荣、石红梅、唐婕妤、夏玉香、张莎莎、张　彬、龙伟婷、文莹莹、陈　洁、蒋　丽、邹桃红、朱佳丽、王　瑶、廖秀娟、胡燕娇、朱海燕、王　萍、冯　晔、彭晓兰、张俐苹、管思思、李金姣、李　岚、罗巧艳、于建英、谢秀秀、陈　琛、杨　晶、李　杏、刘　彬、李　雅、张夏夏、梁萍萍、罗焕文、彭　艳、马红艳、肖咏乡

广东省（30人）

徐　臻、谷云青、林丽君、龚小珍、刘玉玲、李　楠、丁玲英、许春梅、张锦云、唐　烨、卢　芸、刘晓妮、吴奕琳、叶丽丽、欧丽娜、张秋华、康建琴、刘丽荣、赖丽君、陈秀英、叶传素、黄　霓、裴　姣、冯海燕、梁俭梅、邱少吒、王少珊、张秀琼、陈丽华、严永娴

广西壮族自治区（26人）

赵淋琪、唐琳芳、庞　春、冼晶晶、杨　爽、曾惠坤、邓梦萍、覃少华、张　洁、唐　娟、唐慧娟、宁阿妹、陈　晓、郑清红、黎　波、黄丽春、黄　珍、朱旭娟、秦会青、黄园园、罗凤想、何水文、文凤云、黄小美、梁俊美、唐盛芬

海南省（10人）

庞海清、苏晓琦、邱王燕、黄　晶、罗中梅、桂　萍、黄文灵、符多媛、张小阳、王隆芳

重庆市（27人）

刘绍燕、夏莲淑、付　燕、秦雅韵、黄小玲、向　平、胡　迪、蔡小容、黄玉萍、龙和平、刘　阳、曾　燕、文兰兰、李梓源、伍　姿、杨　敏、周　佳、李艳苹、傅宏琼、吕　琳、张　瑶、邹　瑜、黄　利、万　倩、何流冰、赵永红、卜亚群

四川省（30人）

文　娟、王文楠、唐　雯、胡莉梅、胡　菲、韩　丹、乔国凤、黄秋菊、刘婷婷、欧阳婕、方小兰、苏小兰、黄小慧、赵厶维、朱海霞、郑循达、陈　蕾、廖小静、杨　洁、钟　薇、程冬梅、徐虹霞、王　丽、韩诗雨、邱小文、谭君花、唐　健、秦晓洁、周　均、曾肃英

贵州省（21人）

陆　英、刘　平、姚　玲、单春雪、韩　飞、印雯雯、张嫚嫚、汪　丽、李勋琴、金　涛、杨胜红、肖长琴、杨秀锦、姜逢春、刘光秀、杨青青、段梅梅、许　萍、陈　静、李治兰、李　云

云南省（25人）

刘　倩、卯升月、缪　茸、朱海念、盘雪娇、廖文静、刘顺情、申　婷、刘　丽、钱艳飞、张丽红、丁　梅、李茂兰、李绍芬、刘晓梅、施金凤、白玉双、甘　瑞、杜　鹃、白雪梅、和　英、邓　丽、李应花、卢建洪、王　丛

陕西省（27人）

邵　香、刁童妍、陈莉华、毛　乔、郭　颖、李　莎、高晓婷、杨良勤、何　鑫、张玉希、韩小妮、王绞绞、段　佩、靳亮亮、高丽萍、高莎莎、演富兰、乔小娜、王婧娜、左仁俊、李津阳、董明霞、汪宣梅、刘　妍、张　婷、王小萌、周晓玲

甘肃省（20人）
李清花、吴云云、尹晓慧、余文娟、刘　静、韩国炜、拉毛草、贾淑琴、芮守红、陈　璐、包响玲、鲁红霞、杨　菊、梁　艳、何文娟、孙淑媛、赵婕妤、董　霞、崔艳荣、赵　婷
青海省（10人）
张淑兰、刘晓娟、王江天、祁　艳、曹　冕、党措吉、陈玉萍、徐海玉、李　倩、卢海清
宁夏回族自治区（10人）
贺俊娇、谭振秀、王　昊、赵莉娜、王雪艳、田亚丽、马丽娟、韩菊亮、陈文静、马海花
新疆维吾尔自治区（12人）
贺满菊、唐　燕、沈璐璐、曲　瑾、潘雪梅、张晋芳、魏　洁、康　媛、王会燕、陈　丽、姚玉红、田凌波
新疆生产建设兵团（5人）
张月鲜、张艳萍、杜明娟、刘　杰、杨晓芹
中国中医科学院（12人）
桑　迪、彭红梅、郭翠花、王　庆、李家珍、肖　雄、杨松柏、傅君兰、王　琛、李　达、刘　欣、殷　璇

国家中医药管理局关于发布《古代经典名方目录（第二批儿科部分）》的通知

国中医药科技函〔2022〕180号

各省、自治区、直辖市中医药主管部门，各有关单位：

为贯彻落实《中华人民共和国中医药法》《中共中央　国务院关于促进中医药传承创新发展的意见》，推动来源于古代经典名方的中药复方制剂研发，发挥中医药治疗儿科疾病的优势，国家中医药管理局会同国家药品监督管理局制定《古代经典名方目录（第二批儿科部分）》，现予以公布。

附件：古代经典名方目录（第二批儿科部分）

国家中医药管理局
2022年9月14日

附件　古代经典名方目录（第二批儿科部分）

序号	方名	原文			剂型
		出处	处方	制法及用法	
1	泻黄散	《小儿药证直诀》（宋·钱乙）“治脾热弄舌。”	藿香叶七钱，山栀子仁一钱，石膏五钱，甘草三两，防风四两（去芦，切焙）	右剉，同蜜酒微炒香，为细末，每服一钱至二钱，水一盏，煎至五分，温服清汁，无时	煮散
2	白术散	《小儿药证直诀》（宋·钱乙）“治脾胃久虚，呕吐泄泻，频作不止，精液苦竭，烦渴躁，但欲饮水，乳食不进，羸瘦困劣，因而失治，变成惊痫，不论阴阳虚实，并宜服。”	人参二钱五分，白茯苓五钱，白术五钱（炒），藿香叶五钱，木香二钱，甘草一钱，葛根五钱	右㕮咀，每服三钱，水煎	煮散
3	异功散	《小儿药证直诀》（宋·钱乙）“温中和气。治吐泻，不思乳食。凡小儿虚冷病，先与数服，以助其气。”	人参（切去顶）、茯苓（去皮）、白术、陈皮（剉）、甘草各等分	右为细末，每服二钱，水一盏，生姜五片，枣两个，同煎至七分，食前，温服，量多少与之	煮散
4	消乳丸	《婴童百问》（明·鲁伯嗣）“治温中快膈止呕吐，消乳食，脉沉者，乃伤食不化故也。”	香附一两（炒），甘草（炙）、陈皮各半两，缩砂仁、神曲（炒）、麦芽（炒）各一两	右为末，泡雪糕丸如黍米大，七岁以上绿豆大三十丸，食后姜汤下	丸剂

（续表）

序号	方名	原文			剂型
		出处	处方	制法及用法	
5	苏葶丸	《医宗金鉴》（清·吴谦）“小儿……若停饮喘急不得卧者，又当泻饮降逆，苏葶丸主之。”	南苏子（炒）、苦葶苈子（微炒）各等分	右为细末，蒸枣肉为丸，如麻子大。每服五丸至七丸，淡姜汤下	丸剂
6	人参五味子汤	《幼幼集成》（清·陈复正）“治久嗽脾虚，中气怯弱，面白唇白。”	官拣参一钱，漂白术五钱，白云苓一钱，北五味五分，杭麦冬一钱，炙甘草八分	生姜三片，大枣三枚，水煎，温服	汤剂
7	清宁散	《幼幼集成》（清·陈复正）“治心肺有热而令咳嗽，宜从小便利出。”	桑白皮（蜜炒），甜葶苈（微炒），赤茯苓（酒炒），车前子（炒），炙甘草减半	右为细末，每服五分，生姜、大枣煎汤调服	散剂

国家中医药管理局关于印发《“十四五”中医药人才发展规划》的通知

国中医药人教发〔2022〕7号

各省、自治区、直辖市和计划单列市卫生健康委、中医药管理局，新疆生产建设兵团卫生健康委，局机关各部门、直属各单位：

为深入贯彻习近平总书记关于中医药工作的重要论述，落实中央人才工作会议、全国中医药大会以及第四届国医大师和第二届全国名中医表彰大会等会议精神，加快推进中医药人才工作，建设高质量中医药人才队伍，为中医药传承创新发展提供坚强的人才保障，我局组织编制了《“十四五”中医药人才发展规划》。现印发给你们，请结合实际认真贯彻执行。

国家中医药管理局

2022年10月14日

附　“十四五”中医药人才发展规划

为深入贯彻习近平总书记关于中医药工作的重要论述，落实中央人才工作会议、全国中医药大会以及第四届国医大师和第二届全国名中医表彰大会精神，加快中医药人才队伍建设，以高质量人才队伍推动中医药振兴发展，根据《中共中央　国务院关于促进中医药传承创新发展的意见》《“十四五”中医药发展规划》《关于加强新时代中医药人才工作的意见》等文件要求，特制订本规划。

一、规划背景

“十三五”期间，中医药发展环境持续优化，中医药人才队伍建设加快推进，人才培养体系逐步完善，人才规模总量、服务效能等不断提升。

（一）发展基础

中医药人才规模总量稳步增长。2020年，我国医疗卫生机构中医药人员总量达到82.89万人，其中，中医类别执业（助理）医师达到68.3万人、中药师达到13.1万人。“十三五”期间，全国医疗卫生机构中医药人员数增长35.3%，每千人口中医类别执业（助理）医师由0.35人增长到0.48人，占全国执业（助理）医师总数的比例由15.1%增长到16.7%。我国中医医疗机构卫生技术人员数达到129.2万人、增长34.9%，其中注册护士数达到54.5万人、增长40.7%。医疗卫生机构中从事中医药服务相关卫生技术人员规模不断壮大。

中医药人才素质不断提高。截至2020年，中医类别执业（助理）医师本科及以上学历占55.1%，其中中医类别执业医师本科及以上学历占61.5%，中医医师学历层次和服务能力稳步提升。深入实施中医药传承与创新“百千万”人才工程（岐黄工程），遴选培养10名岐黄工程首席科学家、99名岐黄学者、100名青年岐黄学者、600名优秀人才、

5000余名骨干人才，形成领军人才、优秀人才、骨干人才梯次衔接的高层次人才队伍，引领推动中医药人才素质持续提升。

中医药人才结构分布不断优化。截至2020年，全国中医医疗机构中卫生技术人员占比达到85.5%。区域分布方面，东、中、西部地区中医类别执业（助理）医师占比分别为43.1%、27.0%、29.9%。乡镇卫生院、社区卫生服务中心（站）、村卫生室中医类别执业（助理）医师人数达到18.4万。

中医药人才服务能力显著提升。中医总诊疗人次从2016年的9.6亿人次提升到2020年的10.6亿人次，诊疗量稳步提升。99%的社区卫生服务中心、98%的乡镇卫生院、90.6%的社区卫生服务站、74.5%的村卫生室能够提供中医药服务，基层中医药服务可及性明显提升。特别是在新冠肺炎疫情防控中，中医药全程深入参与，筛选“三药三方”有效方药，为新冠肺炎救治贡献力量。

中医药人才发展机制不断完善。医教协同推动中医药教育改革持续深化，中医医师规范化培训制度基本建立，融入人才成长全过程的师承教育制度基本形成，继续教育持续提质增效。符合中医药人才特点的评价使用和激励机制逐步完善，建立国医大师、全国名中医周期性表彰奖励制度，推动在重大人才评选中对中医药领域单独分组、单列计划。中医药领域新增6位两院院士，评选表彰了30名第三届国医大师、100名全国名中医，各地评选表彰一批省级名中医。

（二）面临形势

当前，世界百年未有之大变局加速演进，面向生命健康领域的竞争博弈日趋激烈，作为具有原创优势的中医药迎来难得的发展机遇，迫切需要加快推进中医药振兴发展，更好发挥中医药在健康中国建设中的独特优势；迫切需要加快推进中医药人才队伍建设，为中医药振兴发展提供更加坚强的人才保障。

经过近年来的不懈努力，中医药人才队伍建设取得长足发展，但与党中央、国务院对中医药振兴发展的要求以及人民群众对中医药振兴发展的期盼相比，中医药人才工作还存在人才总体规模不够，结构布局不够优化，人才分布不均衡；具有国际影响力的中医药领军人才、创新团队不足；基层中医药人才总量质量不能充分满足人民群众就近享受优质中医药服务的需求；符合中医药特点的人才发展体制机制尚需健全完善等相关问题。

二、总体要求

（一）指导思想

以习近平新时代中国特色社会主义思想为指导，深入贯彻党的十九大和十九届历次全会精神，全面贯彻习近平总书记关于做好新时代人才工作的重要思想，落实中央人才工作会议、全国中医药大会及第四届国医大师和第二届全国名中医表彰大会精神，立足新发展阶段、贯彻新发展理念、服务构建新发展格局，推动高质量发展，遵循中医药发展规律和人才成长规律，以建立满足中医药传承创新发展需求的中医药人才队伍为目标，以实施中医药特色人才培养工程（岐黄工程）为抓手，以加强高层次和基层人才培养、加强人才培养平台建设为重点，不断完善人才发展体制机制，优化人才成长环境，提升人才能力素质，推动中医药人才高质量发展。

（二）基本原则

坚持党管人才。加强党对中医药人才工作的全面领导，将党的领导贯穿中医药人才工作全过程。健全党管人才领导体制和工作格局，创新党管人才方式方法，加强对人才工作的政治引领，全方位支持、保障、激励、服务、成就人才，培养造就德才兼备的高素质中医药人才队伍。

坚持需求导向。紧密对接“十四五”中医药发展重大任务，聚焦满足人民群众中医药健康服务需求，加强人才工作全局性谋划、整体性推进，重点加强中医医疗服务、教育教学、科学研究、产业发展、文化传播、对外交流与合作等相关领域人才队伍建设，着力夯实中医药传承创新发展的人才基础。

坚持分类施策。遵循中医药发展规律和人才成长规律，发挥中医药资源优势，造就一批中医药领域战略人才、领军人才和青年拔尖人才，培养大批基层中医药实用人才，扩大人才队伍规模，提升人才队伍效能，推动中医药人才队伍规模、结构、质量、效能协调发展。

坚持改革创新。聚焦中医药人才发展体制机制障碍，深化医教协同、科教融合、产教协作，改革完善人才培养、使用、评价和激励机制，构建人才脱颖而出的良好环境，增强人才职业荣誉感，激发人才活力，释放创新动能。

（三）发展目标

到2025年，符合中医药特点的中医药人才发展体制机制更加完善，培养、评价体系更加合理，人才规模快速增长，结构布局更趋合理，成长环境明显优化，培养和造就一支高素质中医药人才队伍，为中医药振兴发展提供更加坚强的人才支撑。

人才培养体系更加完善。院校教育、毕业后教育、继续教育有机衔接，师承教育贯穿始终的中医药人才培养体系更加完善。中医医师、中药师、中医护士和中医技师等中医药专业人才队伍基本建立。

人才规模快速增长。医疗卫生机构中医药人员总数突破100万人，每千人口中医类别执业（助理）医师数达到0.62人。中医药健康服务相关人才数量稳步增长，基本满足中医药健康服务需求。

人才质量显著提升。高层次人才数量不断增加，以中医药领域战略科学家、岐黄学者为引领，中医临床优秀人才、青年岐黄学者等青年拔尖人才为主体的高层次人才体系逐步形成，基层人才学历层次和服务能力稳步提升。

人才结构布局更加优化。东、中、西部中医药人才布局更加优化，基本满足服务需求。二级以上公立中医医院中医类别执业（助理）医师配置不低于本机构医师总数的

60%，基层医疗卫生机构中医类别执业（助理）医师占同类机构执业（助理）医师总数比例持续提升，100%的社区卫生服务站和80%以上的村卫生室能够提供中医药服务。

人才评价机制更加完善。符合中医药特点的人才评价标准和评价方式进一步健全，中医药人才分级分类评价机制初步形成，中医药人才表彰奖励长效机制基本建立。

“十四五”中医药人才发展主要指标

主要指标	2020年	2025年	指标性质
医疗卫生机构中医药人员总数（万人）	82.89	>100	预期性
每千人口中医类别执业（助理）医师数（人）	0.48	0.62	预期性
每万人口中医类别全科医生数（人）	0.66	0.79	预期性
二级以上公立中医医院中医类别执业（助理）医师比例（%）	51.58	60	预期性

注：二级以上公立中医医院中医类别执业（助理）医师比例统计范围不含中西医结合医院和少数民族医医院。

三、加强中医药高层次人才队伍建设

（一）壮大中医药领军人才

评选一批国医大师和全国名中医。持续推进中医药高层次人才培养计划，培养造就一批中医药领域战略科学家、岐黄学者等领军人才。对接国家重大战略需求，依托国家中医药重大平台和重大工程项目，培育形成一批中医药领军人才和创新团队。组织领军人才开展专题培训，提升综合素质和创新能力。完善领军人才选拔、培育、考核等机制，推动各地加大领军人才选拔培养力度。

（二）培育中医药青年拔尖人才

在中医药高层次人才培养计划中设立青年专项。在国家中医药重点建设项目、重大科技立项等项目中支持中医临床优秀人才、青年岐黄学者等青年拔尖人才挑大梁、当主角。加大中医临床等骨干人才培养项目实施力度，扩大项目规模，加强青年人才培养。建立健全对青年人才的普惠性支持措施，改善青年人才成长环境，促进中医药青年人才快速成长。

（三）集聚多学科交叉创新人才

实施多学科交叉创新团队建设专项，优化项目遴选机制，探索“揭榜挂帅”等立项机制，吸引中医药行业内外相关学科优秀人才和团队，聚焦中医药重点领域关键问题联合攻关，打造一批多学科交叉创新团队，培养一批多学科交叉创新人才。瞄准中医药重大战略发展需求，依托全国重点实验室等平台，强化有计划、有组织的科研攻关，推动更多中医药多学科交叉创新人才从国家科技创新主战场上涌现出来。

（四）培养高层次中西医结合人才

实施西医学习中医重大专项，培养培育一批高层次中西医结合人才。举办西医学习中医高级人才研修班，吸引相关领域高层次人才开展中医药研修学习。支持中西医协同“旗舰”医院、“旗舰”科室开展西医学习中医和中西医结合高层次人才培养。制定西医学习中医管理办法。鼓励省级卫生健康、中医药主管部门建设西医学习中医培训基地，面向相关科室西医医师开展西医学习中医系统培训。试点开展九年制中西医结合教育。

（五）实施中国中医科学院人才强院计划

支持中国中医科学院建立健全人才引进培养使用机制，制定有利于人才引进的激励政策，完善符合各类人才队伍发展需求的岗位管理体系与管理制度。探索人才流转和评价机制改革，并与职称晋升、研究生招生、出国进修等有效衔接，构建中医药科研人员潜心研究的宽松政策环境，激发科研人员的创新活力与积极性。支持中国中医科学院高标准高水平建设创新型中医药高等学校。

专栏1　中医药高层次人才队伍建设专项

1. 中医药领军人才支持项目。选拔50名岐黄学者，培养一批引领推动中医药传承创新发展的中医药领军人才。

2. 区域中医药高层次人才培养项目。支持沿黄9省遴选一批“黄河名医”发展计划支持对象。

3. 中医药青年人才培育项目。遴选200名青年岐黄学者，培养1200名左右中医临床、少数民族医药等青年优秀人才。培养一批中药、中医护理、中医康复等青年骨干人才。

4. 西医学习中医人才专项。举办国家西医学习中医高级人才研修班。组织开展西医学习中医高级人才研修项目，面向省级及以上综合医院、妇幼保健院等医疗机构培养一批高层次西学中人才。

5. 中医药创新团队及人才支持计划项目。遴选组建10个左右国家中医药多学科交叉创新团队和一批国家中医药传承创新团队，培养一批多学科交叉创新人才。

6. 中国中医科学院人才强院建设项目。探索有利于人才引进培养使用自主权改革的管理机制，培育引进5～10名杰出人才、30名领军人才和200名中青年骨干人才，组建2～3个重点领域创新团队。

四、加强基层中医药人才队伍建设

（一）加大基层人才供给力度

以全部社区卫生服务中心和乡

镇卫生院设置中医馆、配备中医医师为目标，有针对性地加大基层中医药人才供给。持续实施中医全科医生规范化培训和助理全科医生培训、转岗培训。在全科医生特岗计划中积极招收中医医师，鼓励退休中医医师在基层执业。支持确有专长医师到乡镇卫生院、社区卫生服务站等基层医疗机构开展服务。鼓励中医医师通过项目合作等方式到农村和基层短期执业，鼓励符合条件的中医医师在社区和乡村开办中医诊所。逐步扩大本科层次中医专业农村订单定向免费培养医学生规模，支持地方开展高职层次中医专业农村订单定向免费医学生培养。推广"县管乡用""乡管村用"等人才管理模式。加强中医药院校毕业生基层就业政策宣贯引导，提高毕业生下沉基层服务意愿。

（二）提升基层人才服务能力

开展基层中医临床优秀人才研修项目，培养一批基层中医临床优秀人才。加强中医馆骨干人才培训。实施基层卫生技术人员中医药培训行动计划，面向基层医疗机构医师和乡村医生开展中医药知识技能培训，培训一批"能中会西"的基层医生。鼓励乡村医生提升学历层次，逐步向中医类别执业（助理）医师转变。设立革命老区中医药人才振兴专项，支持国家乡村振兴重点帮扶地区、边疆民族地区和革命老区培养一批中医药人才。继续建设基层中医药适宜技术推广基地，培养一批中医药适宜技术推广师资和骨干人才。

专栏2　中医药基层人才队伍建设专项

1. 基层中医药人才培养项目。招录一定数量的中医专业农村订单定向免费医学生，支持一批中医类别全科医生开展规范化培训、转岗培训。支持一批中医医师开展中医助理全科医生培训。

2. 基层中医临床优秀人才研修项目。培育一批医德医风好、中医理论功底扎实、临床疗效优的基层中医临床优秀人才。

3. 中医馆骨干人才培训项目。培训一批中医馆骨干人才，提升中医药服务能力。

4. 基层卫生技术人员中医药培训行动计划。面向基层医疗机构执业（助理）医师和乡村医生开展中医药知识技能全员培训，用5年左右时间实现基层医生中医药知识技能培训全覆盖，培训一批"能中会西"的基层医生。

5. 革命老区中医药人才振兴项目。在原中央苏区和革命老区、国家乡村振兴重点帮扶县等加大中医专业农村订单定向免费医学生培养力度，支持每县建设1~2个全国基层名老中医药专家传承工作室。支持全国名老中医药专家传承工作室通过对口帮扶形式建设传承工作站。

五、推进中医药专业人才队伍建设

（一）加强中医医师队伍建设

提高中医医师配置水平，强化中医医师岗位设置，二级以上公立中医医院中医类别执业（助理）医师不低于本机构医师总数的60%，将中医类别执业（助理）医师占比作为主要核心指标列入三级中医医院评审标准，加大在三级公立中医医院绩效考核中的指标权重，强化中医医院以中医为主办院模式和服务功能。优化中医医师区域布局，指导中西部地区和每千人口中医医师数较低的省份，根据需求加快配置中医医师。强化中医医师公共卫生知识培训和疫情防控演练，提升中医医师队伍重大疫情应急处置和救治能力。实施国家级、省级等多层次多类型中医药继续教育项目，加快中医医师知识更新，提升专业水平。加大高年资中医医师带徒力度，持续推进名老中医药专家学术经验继承工作，扩大师带徒范围和数量。推动各级中医医疗机构加强中医医师培养培训，通过进修、访学等形式，提升中医医师服务能力。

（二）加强中药师队伍建设

加大医疗卫生机构中药师配备力度，中医医疗机构严格落实中药专业技术人员配备标准，到2025年，全国中药师达到15万人。强化医疗机构中药师专业能力建设，发挥中药师在中药供给、质量保障、用药安全和药学研究等方面的作用，加强中药师传统中药饮片鉴别和处方点评等能力培养。支持医疗机构开设中药师咨询门诊，设立临床中药师岗位并开展中药师查房。鼓励医疗机构中药师应用传统工艺进行中药临方炮制加工、研究开发医疗机构中药制剂，满足临床中医特色服务需求。加强国家中医药优势特色教育培训基地（中药）能力建设，持续开展中药特色技术传承骨干人才培训项目。

（三）加强中医护理队伍建设

建设一批中医护理重点学科，培养中医护理学科带头人和骨干人才。医疗卫生机构严格落实护士配备标准，保障临床一线护理岗位护士数量，提高公立中医医院中医护士配置比例，具有中医护理学历或参加中医护理系统培训的注册护士占比达到70%以上。实施中医护理骨干人才培训项目，开展中医护理知识技能培训，提高辨证施护和中医特色护理能力水平。

（四）加强中医技师队伍建设

建立健全中医技师管理等制度体系，明确中医技师服务范围。鼓励国家中医药综合改革示范区等省份在中医医疗机构探索增设中医技师岗位。各级医疗机构可根据临床需要，配备中医技师。开展中医技师转岗培训，对现有从事技师工作的人员进行中医技师在职培训。研究建立中医技师职称制度，探索开展中医技师职称考试和评审。

（五）加强少数民族医药人才队伍建设

设立少数民族医临床优秀人才研修等少数民族医药人才培养专项，培养一批少数民族医药领军人才、青年拔尖人才和骨干人才。鼓励支持少数民族医参加全科医生转岗培训，开展乡村医生少数民族医药知识与技能培训，夯实少数民族医药基层人才基础。加强少数民族医药传承工作，指导少数民族地区开展医术确有专长的少数民族医师考核，培养少数民族医药传承人。

专栏3　中医药专业人才队伍建设专项
1. 中医医师规范化培训项目。规范化培训一批中医医师，支持中医医师规范化培训基地加强教学条件建设，建设一批中医医师规范化培训示范基地、重点专业基地、实践技能考核基地。 2. 全国老中医药专家学术经验继承工作。遴选一批指导老师，通过师带徒形式，培养一批继承人。 3. 中药和中医护理人才培训项目。加强国家中医药优势特色教育培训基地（中药、中医护理）能力建设，培养一批中药、中医护理特色技术传承骨干人才。 4. 少数民族医临床优秀人才研修项目。遴选培养一批医德医风好、理论功底扎实、临床水平高且在本地区具有一定影响力的少数民族医药中青年拔尖人才。

六、统筹加强其他重点领域中医药人才培养

（一）培养中医药急需紧缺人才

依托国家中医疫病防治基地、中医紧急医学救援基地，打造中医疫病防治队伍和紧急医学救援队伍。持续推进中医药应对重大公共卫生事件和中医疫病防治骨干人才库建设。鼓励高等院校和科研院所等开展中医药宏观战略政策研究。服务中医药综合统计制度和信息化建设，加强中医药统计和信息化人员配备，实施中医药统计和信息化人才培养项目。

（二）培养中医药健康服务技术技能人才

鼓励职业院校设置健康服务相关专业，培养中药材种植养殖、中药鉴定、中药炮制、中药制剂、中医养生、中医康复、老年护理等中医药健康服务人才。推进高职中医药类高水平专业群建设，深化科教融合和产教协作，依托科研院所和中医药大中型企业建设产业人才培育平台，开展中医药高素质应用型、复合型、创新型、技能型产业人才培养。鼓励建立各级中医药健康服务人员培训基地，面向健康服务行业人员开展中医药技术技能培训。

（三）培养中医药管理人才

实施中医药主管部门管理干部培训计划，开展中医药治理能力提升轮训与高级研修，提升管理干部专业化水平。持续实施中医医院院长职业化培训项目，实现地级市以上的中医类医院院长培训基本全覆盖。加强中医类医院科室主任培训、管理人员培训，提升综合管理能力和业务水平。加强中医医院管理部门工作人员的培养，提升管理人员专业水平。实施中医药经济管理人才培训项目，强化财务、审计等专业技术人员培训，建设中医药经济管理队伍。

（四）培养中医药文化和国际化人才

持续实施中医药文化传播行动，培养一批中医药文化科普传播专业人才。建立动态调整和定期培训机制，加强中医药文化科普巡讲专家队伍建设，持续扩大国家级中医药文化科普巡讲专家规模，讲好中医药故事。实施中医药英才海外培养合作项目，建立中医药国际化骨干人才库和储备人才库，加大国际复合型中医药人才培养力度，培养一批专业过硬、通晓国际规则的中医药国际化人才。

（五）培养中医药师资人才

建设一批国家中医药教师教学发展示范中心。实施卓越中医药师资培训计划，培养造就一批教学名师和优秀教学团队。支持各地建设中医药师资人才库，鼓励国医大师、全国名中医等名老中医药专家作为优势师资资源开展中医药人才培养培训工作。支持中医药高水平高职学校与大中型企业共建“双师型”教师培养培训基地和教师企业实践基地。

（六）培养中医药标准化人才

加强中医药标准化人才培养的顶层设计，培养具有国际视野、掌握中医药和标准化知识的复合型领军人才。加大中医药标准化骨干人才培训力度，提高标准化业务能力。完善中医药标准成果认定机制，将参编相关标准成果纳入人才考评、职称评审中。

专栏4　其他重点领域中医药人才队伍建设专项
1. 国家中医药应对重大公共卫生事件和疫病防治骨干人才库建设项目。培训一大批运用中医思维开展中医药应急救治和疫病防治、掌握现代医学急救技术的中医应急和疫病防治人才。 2. 中医药统计和信息化人才培养项目。面向全国中医药管理部门和中医类医院，培养一批中医药信息管理和统计骨干人才。 3. 中医医院院长职业化培训项目。分期分批对地级市以上的中医医院院长开展职业化培训。 4. 中医药英才海外培养合作项目。遴选一批骨干人才留学访学，开拓国际视野，培养一批国际复合型中医药人才。 5. 卓越中医药师资培训计划。建设一批国家中医药教师教学发展示范中心，培训一批中医药基础、临床等专业骨干师资，提升师资教学能力和水平。鼓励在中医药院校建设中医药教学名师工作室。 6. 中医药标准化骨干人才培训项目。遴选培养一批中医基础好、熟练掌握标准化法律法规及相关政策的中医药标准化骨干人才。

七、加强高水平中医药人才发展平台建设

（一）建设中医药人才发展高地

围绕国家区域发展重大战略，支持京津冀、长三角、粤港澳大湾区等重大战略区域以及国家中医药综合改革示范区，整合区域内中医药教育、医疗、科研、产业等资源，强化资源共享和协同协作，打造中医药人才发展高地，形成“三区多点”的中医药人才发展高地格局。强化国家中医医学中心、区域中医医疗中心、中医药传承创新工程等重大平台对高水平临床、科研人才的培育功能。持续推进中医药高层次人才培养基地等中医药高层次人才培养平台建设。依托名医堂工程

项目，建设一批中医药人才培养重要平台。

（二）建设高水平中医药重点学科

开展高水平中医药重点学科建设项目，重点建设一批中医基础类、中医临床类、中药类、中西医结合类高水平学科，建设一批中医药交叉创新类学科，构建高水平中医药重点学科体系，培养一批学科带头人，打造一批高水平学科团队。

（三）持续建设名老中医药专家传承工作室

实施全国名老中医药专家传承工作室建设项目，扩大建设规模，丰富建设任务，培养更多传承团队和传承人才。加大基层名老中医药专家传承工作室建设力度，优先支持革命老区、国家乡村振兴重点帮扶县每个县建设1～2个全国基层名老中医药专家传承工作室。鼓励各级中医药主管部门、中医医疗机构开展相应层级的传承工作室建设。探索应用现代信息技术建设一批“数字化传承工作室”。支持传承工作室应用大数据、人工智能开展名老中医药专家经验传承研究和人才培养。探索建立全国名老中医药专家典型医案、影像资料、继承工作成果及资源网络共享平台。

（四）建设中医临床教学基地

完善各类中医临床教学基地标准，理顺中医药院校与附属医院、教学医院关系。强化附属医院、教学医院临床教学主体职能，发挥中医药院校附属医院在中医药临床教学、中医医师规范化培训中的示范引领作用，建设一批国家中医临床教学培训示范中心，带动提升中医临床教学基地实践教学能力。

专栏5　中医药人才平台建设专项

1. 名医堂工程人才平台建设项目。依托名医堂工程项目，建设一批中医药人才培养重要平台，培养一批中医临床人才。

2. 高水平中医药重点学科建设项目。重点建设一批中医基础类、中医临床类、中药类、中西医结合类高水平学科，建设一批中医药交叉创新类学科，加强学科内涵建设，培养一批学科团队和学科带头人。

3. 传承工作室建设项目。新增建设一批国医大师、全国名中医及全国名老中医药专家传承工作室，建设一批老药工传承工作室，每省（区、市）建立不少于两个妇幼领域全国名老中医药专家传承工作室。新增建设一批全国基层名老中医药专家传承工作室，覆盖二级以上中医医院，优先支持革命老区、国家乡村振兴重点帮扶县每个县建设1～2个全国基层名老中医药专家传承工作室。

4. 中医临床实践教学能力建设项目。建设一批国家中医临床教学培训示范中心和中医临床教学基地，提升中医临床实践教学能力。

八、完善中医药人才培养体系

（一）深化中医药教育改革

夯实中医药类专业主体地位，调整优化中医药院校学科专业，布局中医养生学、中医康复学等服务生命全周期的中医药专业，支持有条件的高校开办少数民族医药专业。整合中医药课程内容，优化中医药类专业培养方案，建立以中医药课程为主线、先中后西的本科中医药专业课程体系，加强中医药经典课程教学，强化学生中医思维培养。加强中医药专业课程教材建设，建立以中医经典课程为根基的课程体系，推出一批符合中医药教育规律的优秀教材。推动院校教育与师承教育融合，推进早跟师、早临床教学模式和方法改革，将师承教育贯穿临床实践教学全过程，明确师承指导教师，增加跟师学习时间。

（二）健全中医药毕业后教育

完善中医医师规范化培训模式，突出中医思维培养和临床实践能力训练。强化培训基地动态管理，加强内涵建设，改善培训条件，完善管理制度，提升培训质量。发挥师承教育在毕业后教育中的作用，加强培训基地师承指导老师队伍建设。健全考核制度，强化师承考核、过程考核、出科考核，完善结业考核试题库，严格实践技能考核标准。落实“两个同等对待”政策要求，加大中医药毕业后教育的投入，保障培训对象合理待遇。

（三）推进中医药继续教育

健全完善中医药继续教育体系和制度，修订中医药继续教育相关规定。持续推进岐黄工程国家中医药人才培训中心、中医药高层次人才培养基地、国家中医药优势特色教育培训基地建设，强化师资队伍培养，打造一批中医药继续教育平台。加强中医药继续教育信息化建设，推动建设国家－省级中医药继续教育信息化管理平台，支持中医药相关机构开展远程教育，建立中医药继续教育项目培训体系，扩大中医药继续教育项目可及性。

（四）深化中医药师承教育

制定中医药师承教育管理办法，建立健全中医药师承教育制度。支持各地开展多层次的师承教育项目，扩大师带徒范围和数量。推动医疗机构通过开展高年资中医医师带徒、传承工作室建设等师承教育项目，提高学术水平和服务能力。鼓励支持国医大师、全国名中医等名老中医药专家开展学术传承活动和培养学术传承人。充分发挥名医堂工程项目人才平台作用，以师承教育方式，培养一批中医临床人才。

九、强化组织实施

（一）加强组织领导

坚持党对人才工作的全面领导，发挥国务院中医药工作部际联席会议制度、国家中医药管理局人才工作领导小组作用，及时研究解决中医药人才工作的重点难点问题。各级中医药主管部门、单位应坚持人才优先发展，及时研究部署中医药人才工作，结合本地实际制订中医药人才发展规划和实施方案，发布人才需求信息，统筹推进中医药人才队伍建设。

（二）加大投入保障

健全以政府为主导的中医药人才发展保障机制，优先保障对人才发展的投入。国家组织实施中医药特色人才培养工程（岐黄工程）。各省级中医药主管部门应组织实施具有区域特色的中医药人才项目。各级医疗机构应支持本机构中医药人才参加进修、培训、访学等，保障学习培训时间和薪酬待遇。

（三）完善发展机制

坚持以创新价值、能力、贡献为导向，健全符合中医药行业特点的人才评价体系和激励机制，建立中医药人才分类评价标准。完善国医大师、全国名中医周期性评选表彰机制。在人才培养、引进和使用等方面用好用足国家人才政策，深化公立中医医院薪酬制度改革，健全中医药高校、科研院所绩效工资动态调整机制，提高中医药人才待遇。在职称考试等有关中医药人才考核评价工作中，突出中医药特色，加大中医经典考核力度。加大中医药高校、医疗机构、科研院所等企事业单位和社会组织的用人自主权。

（四）强化评估督导

建立监测评估指标体系，监测重点任务、重大项目、重大改革举措的执行情况。国家中医药管理局将会同有关部门不定期对各地执行情况进行抽查，组织开展中期、末期评估，及时总结经验、发现并解决问题，确保本规划顺利实施。

（五）加强宣传引导

坚持正确政治方向，强化人才思想政治引领，教育引导中医药人才弘扬崇高职业精神、恪守职业道德、遵守执业规范。选树中医药行业优秀人才模范和工作典型，加大宣传力度，增强中医药人才职业荣誉感，营造识才爱才敬才用才的良好发展环境。

国家中医药管理局关于印发《中医药统计工作管理办法（试行）》的通知

国中医药规财发〔2022〕9号

各省、自治区、直辖市中医药主管部门，新疆生产建设兵团卫生健康委，局机关各部门、直属（管）各单位：

为加强和规范中医药统计管理，保障中医药统计制度顺利实施，根据《中华人民共和国统计法》及其实施条例等法律法规及有关规定，我局制定了《中医药统计工作管理办法（试行）》，并经2022年第13次局长会议审议通过。现印发给你们，请遵照执行。

国家中医药管理局
2022年11月4日

附　中医药统计工作管理办法（试行）

第一章　总则

第一条　为科学有效开展中医药统计工作，保障中医药统计制度顺利实施，确保统计资料的真实性、准确性、完整性和及时性，充分发挥中医药统计工作在行业宏观管理和科学决策中的支撑作用，根据《中华人民共和国统计法》及其实施条例、《中华人民共和国中医药法》等法律法规及有关规定，制定本办法。

第二条　本办法适用于各级中医药主管部门依法组织开展的各项中医药统计活动。

第三条　中医药统计工作的基本任务是对我国中医药发展情况进行统计调查、数据分析，提供统计资料和信息咨询，实行统计监督，推动中医药高质量发展。

第四条　中医药统计工作实行统一领导、分级负责的管理体制。在国家卫生健康统计总体框架下，国务院中医药主管部门负责统筹规划和统一管理全国中医药统计工作。地方中医药主管部门负责管理本地区中医药统计工作。中医类医疗卫生机构、开展中医药服务的其他医疗卫生机构按照行业和属地管理原则，负责本机构的中医药统计工作。

第五条　各级中医药主管部门、中医药统计业务支撑机构和中医类医疗卫生机构、开展中医药服务的其他医疗卫生机构应当加强中医药统计基础能力建设，明确承担中医药统计任务的部门或岗位，为依法开展中医药统计工作提供必要的人员、经费、场地、设备等保障。各级中医药主管部门应当把统计工作经费列入财政预算。

第六条　本办法所称的中医药统计业务支撑机构指中医药主管部门委托开展中医药统计工作的相关机构；中医类医疗卫生机构指中医类医院、中医类门诊部、中医类诊所和中医类研究机构；其他医疗卫生机构指开展中医药服务的综合医院、专科医院、护理院、妇幼保健院、基层医疗卫生机构等。

第二章　机构与人员

第七条　国务院中医药主管部门的主要职责是：

（一）制定全国中医药统计工作政策、规划和规范，依法制（修）订国家中医药统计调查制度，推进统计数据资源共享和安全管理；

（二）发布中医药统计公报、提要、摘编及重点专项调查报告等；

（三）加强全国中医药统计人才队伍建设；

（四）监督检查各地中医药统计工作开展情况；

（五）其他法定职责和工作事项。

第八条　国务院中医药主管部门直属专业统计机构在国务院中医药主管部门的领导下，开展中医药统计工作，主要职责是：

（一）开展中医药统计调查项目研究，协助制（修）订国家中医药统计调查制度；

（二）承担国家中医药统计调查项目的组织实施，提供中医药统计调查技术指导和咨询服务；

（三）强化中医药统计数据质量管理，提高中医药统计质量；

（四）加强支撑中医药统计工作的信息化建设，强化网络和数据安全管理；

（五）管理全国中医药统计资料，协助推进数据共享；

（六）开展中医药统计人员培训，推进统计学术交流。

第九条　县级以上地方人民政府中医药主管部门的主要职责是：

（一）完成国务院中医药主管部门部署的各项统计调查任务；

（二）制定本地区中医药统计工作制度、计划、规划和实施细则，组织开展本地区中医药统计调查工作；

（三）管理本地区中医药统计资料，依法公布本地区中医药统计信息；

（四）加强本地区中医药统计工作信息系统建设和统计人才队伍建设，推动中医药统计业务支撑机构建设；

（五）其他法定职责和工作事项。

第十条　县级以上中医药统计业务支撑机构在本级中医药主管部门的领导下，承担本地区中医药统计工作，主要职责是：

（一）承担本地区中医药统计调查制度的组织实施，提供中医药统计调查技术指导和咨询服务；

（二）强化中医药统计数据质量管理，做好审核及上报工作，提高中医药统计数据质量；

（三）加强支撑本地区中医药统计工作的信息化建设，管理本地区中医药统计资料，协助做好统计数据共享；

（四）建立稳定的专职统计队伍，协助开展支撑本地区中医药统计的信息化建设工作、中医药统计人员培训和统计学术交流；

（五）协助做好中医药统计数据分析、应用等工作，加强网络和数据安全管理。

第十一条　中医类医疗卫生机构、开展中医药服务的其他医疗卫生机构负责建立健全本单位统计工作制度，执行中医药主管部门制定的中医药统计调查规章制度，依托中医药统计业务信息系统上报统计资料，管理本单位中医药统计数据及相关资料，提高源头数据真实性，加强统计数据分析利用。

第十二条　中医药统计人员依法独立行使中医药统计调查、统计报告和统计监督的职权不受侵犯。中医药统计人员应当具备统计专业知识和信息化素养。各级中医药统计业务支撑机构、中医类医疗卫生机构和开展中医药服务的其他医疗卫生机构应当配备专职或兼职统计人员，为其提供必要的工作条件，按照国家规定评定、聘任统计技术职称，经常性组织开展业务培训，保持统计人员队伍相对稳定。

第三章　统计调查项目管理

第十三条　中医药统计调查项目分为常规统计调查和专项统计调查。常规中医药统计调查包括综合性或有关业务工作年报和实时报告等。专项中医药统计调查包括定期调查和一次性调查。

第十四条　制定中医药统计调查项目应当符合本部门履职需要并突出中医药特色，体现精简效能原则，避免数据重复收集，减轻基层统计人员负担。可以通过已经批准实施的统计调查整理获得统计资料的，不得重复开展统计调查。抽样调查、重点调查可以满足需要的，不得开展全面统计调查。

第十五条　制定中医药统计调查项目，应当同时制定统计调查制度。统计调查制度内容包括总说明、报表目录、调查表式、分类目录、指标解释、指标间逻辑关系等，采用抽样调查方法的还应当包括抽样方案。统计调查制度总说明应当对调查目的、调查对象、统计范围、调查内容、调查频率、调查时间、调查方法、组织实施方式、质量控制、报送要求、信息共享、资料公布等作出规定。面向单位的统计调查，其统计调查对象应当取自国家基本单位名录库或者部门基本单位名录库。

第十六条　国家中医药统计调查项目由国务院中医药主管部门归口管理，按规定程序报国家统计局审批或备案。地方中医药主管部门制定的统计调查项目应报同级地方人民政府统计机构审批。县级以上地方人民政府中医药主管部门可根据本地区实际，依法制定补充性中医药统计调查项目，其主要内容不得与国家卫生健康统计调查项目、国家中医药统计调查项目的内容重复、冲突或影响其实施。

第十七条　各级中医药主管部门及中医药统计业务支撑机构应当严格按照批准的统计调查制度，采用统一规范的统计标准，充分运用信息技术开展统计调查。统计调查对象应当按照统计调查程序、上报日期和有关规定执行统计调查任务，不得拒报、迟报，更不得虚报、瞒报、伪造或篡改。除试填报或试点工作外，对未经批准或备案的统计调查项目以及无标识或者超过有效期限的调查表，统计调查对象有权拒绝填报。

第十八条　各级中医药主管部门及中医药统计业务支撑机构应当强化统计数据质量控制，制订完善质控方案，健全质控责任体系，明确质控标准要求，严格数据采集、传输、汇总、分析等环节的全流程管理，加强质量监督检查，定期组织开展统计数据质量评估和审核工作。

第四章 统计资料管理与统计信息服务

第十九条 统计调查中取得的统计调查对象的原始资料，应当至少保存2年，汇总性统计资料应当至少保存10年，重要的汇总性统计资料应当永久保存。法律法规另有规定的，从其规定。

第二十条 依照国家保密法律法规及统计调查制度有关规定，各级中医药主管部门及时公开中医药统计调查取得的统计结果及有关资料，供政府部门及社会各界查询使用。通过正式出版物、门户网站、政务服务平台等途径，发布统计提要、统计摘编以及其他可以公开的统计资料，做好数据解读说明，方便社会公众查询使用。中医药统计信息中的国家统计数据以国家统计局公布的数据为准，其他统计信息以中医药统计提要、统计摘编内容为准，统计口径及数据与其不一致的，须经同级中医药主管部门同意后方可发布。已公布的中医药统计信息按照国家有关规定需要进行修订的，中医药主管部门应当及时公布修订后的信息，并就修订依据和情况作出说明。

第二十一条 各级中医药主管部门应当按照国家有关要求，充分利用中医药工作联席会议机制，积极协调同级相关部门共同推动跨部门间中医药领域数据的调查、共享、交换和应用，并指导中医药统计业务支撑机构建立健全统计数据信息资源目录和统计信息共享机制，及时将各类中医药统计数据纳入统一数据信息资源目录体系，对统计数据实行共享管理、授权使用，避免基层重复报送、多头报送。

第二十二条 各级中医药主管部门应当充分运用中医药统计调查获取的统计数据，开展政策制定、规划编制、监测评估等工作。各级中医药统计业务支撑机构应当根据统计资料，对本地区中医药事业发展进行统计分析和监测，提供咨询意见和决策建议。

第五章 统计数据安全管理

第二十三条 各级中医药统计业务支撑机构和中医类医疗卫生机构、开展中医药服务的其他医疗卫生机构应当强化统计资料（含电子资料）管理责任，按照国家有关规定设置原始记录和统计台账，建立健全统计资料审核、查询、订正、签署、交接、归档等管理制度，确保统计数据的规范管理和安全使用。对在规定保存年限内的统计资料原始记录和统计台账，任何单位和个人不得擅自复制、隐匿、更改、毁弃。

第二十四条 各级中医药主管部门和中医药统计业务支撑机构应当严格执行《中华人民共和国网络安全法》《中华人民共和国数据安全法》《中华人民共和国个人信息保护法》等法律法规，实施网络安全等级保护制度，落实数据分类分级保护制度，加强统计业务信息系统和数据的安全建设和运维管理，对关键信息基础设施、重要数据资源实行重点保护。加强对统计业务信息系统承建者与运营者的安全保密管理，确保数据安全可控。

第二十五条 各级中医药主管部门、中医药统计业务支撑机构、中医类医疗卫生机构、开展中医药服务的其他医疗卫生机构和统计人员应当保护统计调查对象隐私，并贯穿统计工作全过程。统计调查中获得的能够识别或推断单个统计调查对象身份的资料，任何单位和个人不得对外提供、泄露，不得用于统计以外的目的。

第六章 统计监管与奖惩

第二十六条 上级中医药主管部门定期对下级中医药主管部门、中医药统计业务支撑机构及中医类医疗卫生机构、开展中医药服务的其他医疗卫生机构统计工作开展监督检查，并通报有关结果。监督检查的内容主要包括：

（一）统计法律、法规、规章和上级有关文件贯彻落实情况；

（二）上级部署的中医药统计调查任务完成情况；

（三）本单位中医药统计工作制度建设及实施情况；

（四）本单位负责统计工作的部门及岗位设置、人员配备情况；

（五）统计经费及统计工作保障情况；

（六）依法建立中医药统计数据质量监控和评估制度、责任体系情况，统计数据质量控制及统计资料管理情况；

（七）网络和数据安全管理及调查对象隐私保护情况；

（八）其他需要监督检查的内容。

第二十七条 各级中医药主管部门应当建立防范和惩治统计造假、弄虚作假责任制，坚持标本兼治、综合治理，坚持惩防并举、注重预防，坚持集体领导与个人分工负责相结合，按照谁主管谁负责、谁经办谁负责的原则，建立一级抓一级、层层抓落实的责任体系，并依法依规进行问责管理。

第二十八条 中医药统计工作中的统计违法行为，按照《中华人民共和国统计法》及其实施条例的规定予以查处。同时，各级中医药主管部门协助同级人民政府统计机构依法查处统计违法行为，按照规定及时移送有关材料。

第二十九条 各级中医药主管部门应当按照国家有关规定对下列单位和个人给予表彰和奖励：

（一）在中医药统计工作中做出突出贡献、取得显著成绩的；

（二）在抵制统计弄虚作假、纠正重大统计错误等方面做出突出贡献的。

第三十条 中医药统计违法行为涉嫌犯罪的，中医药主管部门应当将案件移送司法机关处理。

第七章 附则

第三十一条 本办法由国务院中医药主管部门负责解释。各省级中医药主管部门可根据本办法，结合本地区实际，制定或完善本地区中医药统计相关规章制度或工作细则并报送国家中医药管理局规划财务司备案。

第三十二条 本办法自发布之日起实施。

国家中医药管理局关于印发《国家中医药传承创新发展试验区建设管理办法》的通知

国中医药综函〔2022〕227号

各省、自治区、直辖市中医药管理局，新疆生产建设兵团卫生健康委，各国家中医药传承创新发展试验区，局机关各部门、直属各单位：

为深入贯彻落实《中共中央　国务院关于促进中医药传承创新发展的意见》，我局制定了《国家中医药传承创新发展试验区建设管理办法》，已经2022年第13次局长会议审议通过，现印发给你们，请认真贯彻执行。

国家中医药管理局

2022年11月8日

附　国家中医药传承创新发展试验区建设管理办法

第一章　总则

第一条　为深入学习贯彻习近平新时代中国特色社会主义思想和党的二十大精神，全面贯彻习近平总书记关于中医药工作的重要论述，贯彻落实《中华人民共和国中医药法》《中共中央　国务院关于促进中医药传承创新发展的意见》《中医药发展战略规划纲要（2016—2030年）》以及全国中医药大会精神，加强国家中医药传承创新发展试验区（以下简称“试验区”）建设，充分发挥对深化中医药改革的探索突破作用，促进中医药传承创新发展，特制定本办法。

第二条　本办法所称的试验区，是着眼中医药传承创新发展中的重点难点问题，由国家中医药管理局确定的在一定时期、一定区域内由地方政府聚焦试验主题开展的改革试点。

第三条　原国家中医药综合改革试验区经验收合格后，变更为国家中医药传承创新发展试验区。

第四条　试验区建设应当紧密结合党中央、国务院确定的重大发展战略，为中医药服务党和国家事业发展提供生动改革实践。试验区建设应坚持问题导向，以制度创新为核心，以深化改革为重点，以改革创新成果可复制、可推广为目标，围绕中医药重点难点工作开展探索，为完善中医药传承创新发展的体制机制提供实践依据。

推进试验区建设应遵循解放思想、创新机制，统筹规划、动态管理，统一指导、地方为主的原则，灵活设置试验主题和试验区域。

第二章　组织领导

第五条　国家中医药管理局负责统筹协调和指导试验区建设工作。主要职责是：

（一）负责制定相关政策和制度；

（二）负责试验区建设的总体布局；

（三）负责确定试验区及其试验主题、建设方案；

（四）负责试验区建设的指导、督促和评估；

（五）负责试验区探索经验的推广复制。

第六条　国家中医药管理局综合司承担试验区建设统筹协调的日常工作。主要职责是：

（一）负责与有关方面的沟通协调，做好情况汇总和通报工作；

（二）研究拟定试验区建设的有关制度及政策；

（三）承担试验区申报的受理工作；

（四）组织对试验区建设的督导、评估等工作；

（五）组织开展试验区建设经验交流工作；

（六）协助有关方面做好试验区探索成果总结、经验提炼、推广复制等工作。

第七条　国家中医药管理局机关有关部门负责联系试验区，分管该部门的局领导为联系领导。主要职责是：

（一）指导所联系的试验区完善建设方案、制订年度计划；

（二）指导所联系的试验区深化建设、大胆试验、总结经验、推广成果；

（三）优先在试验区安排本部门承担的深化中医药改革有关任务并落实工作经费；

（四）定期到试验区调研指导，参与对试验区建设的评估工作；

（五）审核试验区建设年度工作计划、工作报告和经验交流材料等；

（六）及时了解试验区建设中的重大问题；

（七）定期向联系局领导报告联系试验区工作情况；

（八）提出试验区退出的建议。

第八条　试验区所在地省级中医药主管部门，应当会同有关部门，负责辖区内试验区建设的组织协调工作。主要职责是：

（一）组织开展试验区申报工作；

（二）协调有关部门指导和支持试验区建设，协调解决试验区建设中的重大问题；

（三）指导试验区制订具体实施

方案和年度工作计划；

（四）指导试验区加强经验总结和成果报送；

（五）组织试验区改革成果在辖区内推广；

（六）参与对试验区建设的评估工作；

（七）及时向国家中医药管理局报送试验区建设进展。

第九条 试验区所在地人民政府是推进试验区建设的责任主体。主要职责是：

（一）拟定试验主题和建设方案并提出试验区建设申请；

（二）组织实施建设方案，制订年度工作计划，落实建设经费，定期研究解决试验区建设中的重大问题；

（三）及时总结试验区探索的改革经验；

（四）配合做好试验区建设评估工作；

（五）定期向国家中医药管理局、省级中医药主管部门报送试验区建设工作进展，并及时报送建设中的重大问题。

第三章 申报确定

第十条 试验区申报主体以地级市（含副省级城市）为主，兼顾部分基础工作好的县（市、区）。国家中医药管理局根据需要启动申报工作。

第十一条 申报试验区，由所在地人民政府向省级中医药主管部门提出申请。省级中医药主管部门审核同意后，向国家中医药管理局推荐。

第十二条 申报试验区应符合以下基本要求：

（一）党委政府传承创新发展中医药的积极性主动性高、改革创新意识强；

（二）在落实党中央、国务院关于中医药工作的各项重大决策部署方面走在前列；

（三）中医药工作基础较好，有较健全的中医药管理体系和服务体系；

（四）围绕拟申报的试验主题，取得一定改革探索成效；

（五）建设方案应当内容完备，主要包括：试验主题，所在地的基本情况，建设试验区的基础和条件，建设的总体目标、主要措施、预期成果、建设步骤、组织保障等。

试验主题由国家中医药管理局与所在地省级中医药主管部门共同协商确定，应具有一定前瞻性、创新性、针对性，契合当地资源禀赋，已具备较好工作基础，符合中医药改革发展实际需要；试验主题应鲜明突出，聚焦点上突破，避免面面俱到、方向不清；建设目标应当有定性和定量相结合的指标设计；建设措施应当具体可操作。

第十三条 国家中医药管理局综合司负责受理及审查省级中医药主管部门推荐的试验区申报资料。对符合基本条件的，组织国家中医药管理局机关有关部门、省级中医药主管部门和有关方面专家开展实地调研考察。

第十四条 国家中医药管理局综合司根据调研考察情况，提出具体意见建议，报请国家中医药管理局局长会议或党组会议审议。审议确定的试验区，由国家中医药管理局批复同意开展建设。试验区总数保持在一定规模。试验区建设周期为5年。

第十五条 国家中医药综合改革示范区内的市或县（区、市）申报试验区，应改革力度较大，改革举措较本示范区建设方案有较大突破。

第四章 建设管理

第十六条 试验区应当成立由人民政府负责同志任组长的试验区建设领导小组，把试验区建设纳入当地全面深化改革和经济社会发展大局，为试验区建设提供必要保障和支撑。

第十七条 试验区建设方案应当根据国家中医药管理局批复意见，经试验区所在地人民政府审议通过后以政府文件形式印发，并报送省级中医药主管部门、国家中医药管理局备案。

建设方案实施中如有重大调整，应当及时分别报送省级中医药主管部门、国家中医药管理局备案。

第十八条 试验区应当每年定期向省级中医药主管部门、国家中医药管理局报送工作计划和总结。

第十九条 试验区应当及时报告推进建设中采取的重大举措、取得的重大进展、形成的典型案例以及出现的重大问题和困难等。

第二十条 试验区应当及时总结建设中探索形成的经验和做法，报送省级中医药主管部门和国家中医药管理局。

省级中医药主管部门应当指导和组织试验区培育典型改革案例，凝练改革成效和经验，并组织在辖区内推广复制。

国家中医药管理局适时组织召开试验区建设经验交流会，推广复制试验区探索的改革经验。

第二十一条 试验区建设实行中期评估和终期评估。

评估采取第三方评估方式，由国家中医药管理局组织实施。

第二十二条 中期评估对象为建设满2年的试验区，评估内容重点为建设进展和阶段性成效。

第二十三条 国家中医药管理局和省级中医药主管部门应当对中期评估中改革典型突出、改革经验创新的试验区予以表扬并在资金和项目建设上给予倾斜。

第二十四条 终期评估对象为建设期满或建设期未满主动提出完成建设任务的试验区，评估内容重点为试验主题探索情况、建设方案执行情况以及建设成效等。

第二十五条 终期评估应当作出评估结论，评估结论分为合格和不合格。

终期评估结论为合格的，国家中医药管理局和省级中医药主管部门应予以表扬并在资金和项目建设上给予倾斜；可继续优先申报试验区，拟定新的试验主题和建设方案。

终期评估结论为不合格但建设期未满的继续作为试验区深化建设，待建设期满再开展终期评估。

第二十六条 出现下列情形之一，不再保留试验区资格：

（一）推进试验区建设工作不积

极、工作进展严重缓慢；

（二）中期评估不合格，且未按期整改到位；

（三）终期评估合格，且不再继续申报试验区；

（四）主动提出退出。

第二十七条　符合第二十六条（一）（二）（三）情形的，由国家中医药管理局通报不再保留资格。

第二十八条　主动提出退出试验区，履行以下程序：

（一）由所在地人民政府向省级中医药主管部门提出退出申请；

（二）省级中医药主管部门审核退出申请后，报送国家中医药管理局；

（三）国家中医药管理局研究通过后，通报不再保留资格。

第五章　附则

第二十九条　本办法自公布之日起实施。《国家中医药综合改革试验区建设管理办法》（国中医药办函〔2018〕160号）同时废止。

第三十条　本办法由国家中医药管理局综合司负责解释。

国家中医药管理局关于印发“十四五”中医药信息化发展规划的通知

国中医药规财函〔2022〕238号

各省、自治区、直辖市中医药主管部门，新疆生产建设兵团卫生健康委，局机关各部门、直属各单位：

根据《中华人民共和国国民经济和社会发展第十四个五年规划和2035年远景目标纲要》《“十四五”国家信息化规划》《“十四五”中医药发展规划》《“十四五”推进国家政务信息化规划》《“十四五”全民健康信息化规划》等文件精神，我局制订了《“十四五”中医药信息化发展规划》。现印发给你们，请结合实际认真贯彻执行。

国家中医药管理局

2022年11月25日

附　“十四五”中医药信息化发展规划

“十四五”时期，信息化进入加快数字化发展、建设数字中国的新阶段。习近平总书记强调，没有信息化就没有现代化。信息化为中华民族带来了千载难逢的机遇，是引领中医药传承创新发展的先导力量，为贯彻新发展理念，抢抓信息革命机遇，加快信息化建设，激发中医药行业新发展活力，为实施健康中国战略、推动中医药振兴发展提供强力支撑。根据《中华人民共和国国民经济和社会发展第十四个五年规划和2035年远景目标纲要》《“十四五”国家信息化规划》《“十四五”中医药发展规划》《“十四五”推进国家政务信息化规划》《“十四五”全民健康信息化规划》等文件精神，制订本规划。

一、规划背景

（一）发展基础

“十三五”时期，中医药行业贯彻落实国家信息化发展总体部署，坚持“融入、整合、跨越”发展思路，中医药信息化建设不断加强、水平不断提升，对中医药振兴发展的支撑保障作用日益凸显。一是顶层设计更加完善。国家卫生计生委印发实施《“十三五”全国人口健康信息化发展规划》，国家中医药管理局印发实施《中医药信息化发展“十三五”规划》，全面部署“十三五”信息化建设；国务院《中医药发展战略规划纲要（2016—2030年）》专章部署“推进中医药信息化建设”，信息化融入中医药各领域的顶层设计基本形成。二是中医药信息化基础设施水平得到提升。中医药行业重点实施全民健康保障信息化工程一期中医药项目、中医馆健康信息平台建设项目，依托现有资源初步建立了国家和省级中医馆健康信息平台、31个省级中医药数据中心，近1.62万家中医馆接入，部署了9个行业系统，基本建成局直属管中医医院信息集成平台，全国三级公立中医医院电子病历应用功能水平分级为3.23。三是数字便民惠民服务深入推进。国家中医药管理局印发实施《关于推进中医药健康服务与互联网融合发展的指导意见》，联合国家卫生健康委开展就医诊疗、结算支付等10项“互联网+医疗健康”便民惠民活动，门诊患者平均预约诊疗率逐年提升、预约后平均等待时间逐步缩短，截至2020年，81.96%的中医医院建立了中医电子病历系统，94.08%的建立了门（急）诊医生工作站，95.36%的建立了住院医生工作站，门诊患者平均预约诊疗率达46.53%；具有中医药特色的中医治未病、名老中医经验传承、中医辅助诊疗、中医临床研究分析等系统得到应用，互联网中医院、中医云诊间、智慧中药房、共享中药房以及中医远程医疗服务等不断发展；信息化支撑中医药在新冠肺炎疫情中发挥了重要作用。四是支撑保障能力进一步增强。成立国家中医药管理局监测统计中心，强化行业信息化建设与支撑；22 所中医药高等院校设立信息相关学院、开办中医药信息专业；标准体系逐步完善，制定中医药信息国际标准 18 项、国家标准 2 项、团体标准 94 项；行业协会、产业联盟对事业发展的参与度显著提高；网络和数据安全责任及防护能力进一步强化。

（二）发展形势

“十四五”时期是开启全面建设社会主义现代化国家新征程的重要开端，是信息化创新引领中医药高质量发展的重要机遇期。以数字化、网络化、智能化为特征的信息化浪潮蓬勃兴起，云计算、大数据、物联网、人工智能等新一代信息技术迅速发展应用，为中医药信息化高质量发展营造了强大势能、创造了广阔的发展空间，对“互联网 + 中医药”融合发展提出了更高要求，带来了更大可能。

同时也要清醒地认识到，中医药信息化发展不平衡、不协调、不深入等问题还比较突出，与数字中国、中医药传承创新发展、全民健康信息化要求存在较大差距，基础设施、数据应用等方面存在较大短板弱项，中医药政务信息化水平不高，中医医院信息化基础较差，中医药特色信息系统应用不够，便民惠民能力有待提高；国家中医药综合统计体系尚不健全，贯通行业的综合统计平台还未建成；数据要素价值潜力尚未激活，挖掘应用不够，“数据壁垒”依然存在；专业人才不足，标准应用尚需加强，网络安全防护体系亟待完善，中医药信息化发展整体水平仍不能满足需求。同时，中医药信息化管理职能相对薄弱、投入保障亟待加强，各级中医药主管部门普遍缺乏专门管理力量，顶层设计不足、推进落实乏力。

二、总体要求

（一）指导思想

以习近平新时代中国特色社会主义思想为指导，深入贯彻落实党的二十大精神，立足新发展阶段，完整、准确、全面贯彻新发展理念，构建新发展格局，以满足人民群众中医药健康需求为出发点，以高质量发展为主题，以信息化支撑中医药服务体系建设为主线，以数据资源为关键要素，以业务应用为核心，突出问题导向、需求导向、目标导向，统筹发展和安全，促进中医药信息化体系化、集约化、精细化发展，全面夯实基础设施，持续推动中医药业务与信息技术深度融合，以数字化、网络化、智能化促进行业转型升级，为推进中医药现代化、推动中医药事业和产业高质量发展、更好地保障人民健康提供有力的技术支撑。

（二）基本原则

坚持党的全面领导。充分发挥党总揽全局、协调各方的领导核心作用，坚持和完善党领导信息化发展的体制机制，将坚持和加强党的全面领导贯穿中医药信息化发展的各领域各环节，确保正确方向。

以人为本，统筹规划。坚持以人民为中心，遵循中医药发展规律，把握数字经济和信息技术发展新趋势，把信息化贯穿中医药传承创新发展全域，加强整体规划、统筹协调和集约建设，发展和推广普惠便捷的数字中医药服务，增进人民福祉。

融合发展，协同共享。深入推进中医药与信息技术全面融合，探索构建中医药与数字化融合的多元场景，充分发挥数据作为新生产要素的关键作用，强化技术融合、业务融合、数据融合，统筹推进中医药数据资源的治理、共享及创新应用。

安全可控，规范有序。全面落实总体国家安全观，切实守住网络安全底线，强化网络安全和数据安全，把安全治理贯穿中医药信息化建设管理应用全过程，全面提升安全保障能力。

（三）发展目标

到 2025 年，基本建成与中医药管理体制相适应、符合中医药自身发展规律、与医疗健康融合协同的中医药信息化体系，基础设施、人才、标准等发展基础全面夯实；完成中医药政务信息化网络建设，实现省级中医药管理部门互联互通，中医药综合统计体系健全完善；信息技术创新应用加速开展，形成一批可复制、可推广、有影响的试点示范；中医医疗智慧化水平明显提升，三级公立中医医院电子病历系统应用平均水平基本达到 4 级，数字便民惠民服务能力显著增强；中医药治理水平持续提升，信息化成为中医药传承创新发展的重要支撑。

三、主要任务

（一）夯实中医药信息化发展基础

1. 加快信息基础设施提档升级。以绿色集约、高效智能、应用驱动、可信可用为导向，依托现有资源加强国家和省级中医药数据中心建设，深度应用新一代信息技术，协助中医药主管部门开展信息化相关工作。加强全民健康保障信息化工程中医药业务平台应用及完善，鼓励各级中医医疗机构规范接入区域全民健康信息平台，探索构建与区域全民健康信息平台互联互通的中医药信息平台，畅通部门、区域、行业之间的数据共享通道，增强数据管理和应用能力。中医医院完善医院信息平台功能，整合医院内部信息系统，推进新一代医院数据中心建设，在保证网络安全与数据安全的前提下，探索医院信息系统云上部署。

2. 强化网络和数据安全防护。坚持安全和发展并重，全面贯彻《网络安全法》《数据安全法》《个人信息保护法》等法律法规，落实党委（党组）网络安全与数据安全责任制，压实主体责任。在国家卫生健康委网络安全和信息化工作领导小组框架下，推进落实关键信息基础设施保护、等级保护、数据分类分级安全管理、个人隐私保护、安全审查、数据风险评估、监测预警和应急处置等各项工作，强化网络安全态势感知、事件分析和快速恢复能力，支持发展社会化网络安全服务，形成多方共建的网络安全防线，全面提升中医药行业安全保障能力。

3. 推进中医药信息标准应用。健全中医药信息标准体系，优先制修订中医药分类编码、系统共享、数据治理、数据安全等信息标准及中医药统计指标元、中医医疗服务统计数据标准，加强与医疗健康信息标准协同对接，培育发展团体标准。发挥学术团体、行业协会的作用，多形式开展标准应用推广培训、实施咨询服务，强化中医病证分类与代码、中医医院信息化建设相关标准的应用。积极参与国际标准化组织和世界卫生组织的标准化活动，提升参与中医药信息国际标准化活动的能力。

专栏1　中医药信息化发展基础项目

中医药数据中心建设

依托现有资源建好国家、省级中医药数据中心，推动建立稳定的专业化技术团队，参与区域中医药信息化规划编制和实施、承担工程项目建设与管理、指导中医医院智慧化建设、研究和制定信息标准、开展统计调查、组织人才培训等。

中医药信息标准推广应用

组织开展中医药信息标准培训和推广应用。研究与制修订50项信息分类、系统建设、数据治理、数据共享等基础性标准，中医医疗服务统计标准以及与医疗健康信息共享标准。

（二）深化数字便民惠民服务

1. 加强中医医院智慧化建设。将信息化作为医院基本建设的优先领域，鼓励各地开展智慧中医医院建设，探索建立首席信息官制度，推进医疗业务协同、激活数据要素价值、实现精准决策，建成一批电子病历、智慧服务、智慧管理一体化的具有示范引领作用的智慧中医医院。鼓励各地研发应用中医电子病历、名老中医传承信息系统、中医智能辅助诊疗系统等中医药特色系统，推广智慧中药房等服务模式。加强中医医院数据质量体系建设，构建中医医院主数据管理系统，强化中医病案首页数据质量控制。推动各地加大对县级中医医院信息化支持力度，建设以医院管理和中医电子病历为重点的医院信息系统，涵盖便民服务、医疗服务、医疗管理、运营管理等功能，实现临床诊疗与患者服务的有机衔接，推进通用信息系统开发及试点应用。

2. 推动中医药健康服务与互联网深度融合。进一步贯彻落实国务院办公厅《关于促进“互联网＋医疗健康”发展的意见》，持续开展“互联网＋医疗健康”“五个一”服务行动，推进10项服务30条便民惠民措施落地落实，建设中医互联网医院，发展远程医疗和互联网诊疗，推动构建覆盖诊前、诊中、诊后的线上线下一体化中医医疗服务模式。加强信息化支撑中医药参与新发突发传染病防治和公共卫生事件应急处置力度。

3. 优化中医馆健康信息平台。继续推进中医馆健康信息平台建设，强化业务功能一体化集成，推进与基层医疗卫生机构信息系统集成应用，持续完善中医药知识库和视频课程内容，增强中医适宜技术、中药处方的智能推荐。鼓励各地发挥省级中医药数据中心引领作用，试点联通基层中医医疗机构，积极扩展本地化功能。

4. 做优智慧中医医联体。鼓励中医医院牵头组建的城市医疗集团、县域医共体开展智慧化建设，统一建设部署医院管理、医疗服务等信息平台，实现医联体内双向转诊、检查检验结果实时查阅互认共享等。医联体牵头中医医院发挥技术辐射带动作用，探索构建远程医疗中心、共享中药房，提供远程医疗服务和统一规范的中药药学服务。发挥移动互联网、大数据等在分级诊疗中的作用，推动中医医疗信息共享和服务协同。

专栏2　数字便民惠民服务项目

智慧中医医院试点建设

支持20家左右三级中医医院开展智慧医院建设，医院信息互联互通标准化成熟度测评、电子病历系统应用水平、智慧服务、智慧管理等级别达到国家要求。

中医药数字便民惠民试点建设

在二级以上中医医院遴选数字便民惠民应用场景，形成可推广、可复制的案例，发展普惠便捷的数字中医药便民服务。

中医馆健康信息平台提质升级

扩大中医馆健康信息平台覆盖范围，优化升级辨证论治、知识库、远程教育和治未病等核心功能。

智慧中医医共体建设试点

支持10家左右中医医共体开展远程医疗中心或共享中药房建设，实现中医医共体内医疗机构间双向转诊、检查检验结果互认共享、中药制剂共享、中药同质化服务等。

（三）加强中医药数据资源治理

1. 强化中医药政务服务和管理。根据国家政务信息化有关要求和标准，建设中医药政务信息化网络，推进跨地区跨部门业务应用管理。广泛运用互联网、大数据、区块链等新一代信息技术进行行政管理，有效提升国家中医药管理局直属机关及各级中医药主管部门的管理效能。坚持顶层设计与试点应用相结合，积极稳妥推动新一代信息技术广泛应用，按照应上尽上原则，推动行政管理业务网上办理，推进业务流程优化、行政管理模式创新，促进线上线下业务融合发展。强化公立中医医院绩效考核信息系统建设及应用，推动中医医院提升管理水平。

2. 实施国家中医药综合统计制度。贯彻实施国家中医药综合统计制度，加快建设制度完善、方法科学、过程可控的中医药综合统计体系，制定中医药综合统计调查指标体系、分析评价指标、管理制度等。加强中医药综合统计调查部署、数据采集、数据存储、数据处理、数据评估、统计分析、发布共享等全流程制度化、规范化管理。开展中医药相关专项统计试点和预调查。

3. 建设中医药综合统计信息平台。依托现有资源建设国家、省级中医药综合统计信息平台，逐步建立完善中医药统计直报系统。加强数据源头治理，建设数据采集报送、传输处理、存储管理、发布共享等信息系统，形成数据上下流通的循环体系。建立完善中医药综合统计数据质量控制、评估和反馈机制，开展统计数据质量评估、监督检查，防范和惩治统计造假、弄虚作假。

4. 推动中医药统计数据开放共享。构建统一规范的国家中医药数据资源目录体系，加强与业务应用系统协同共享，初步建成中医药综合统计数据资源库。探索建立中医药综合统计数据汇交、协同机制，与卫生健康等统计信息安全共享机制。研究中医药统计数据资源分类、分级、分域开放应用，开展深度分析挖掘，建立统计数据定期发布机制，稳步推动数据资源共享开放。

专栏3　中医药数据资源治理项目

中医药政务信息化网络建设

建设中医药政务信息化网络，推动核心业务线上流转、建设具有中医药政务信息化特色的跨地区跨部门应用，实现政务信息互联互通。

国家中医药综合统计制度

加强制度宣贯及人员培训，开展数据采集、数据汇总、分析研究、督导检查等工作，推动国家中医药综合统计制度落地实施。

全国一体化的中医药综合统计信息平台

建成国家－省级中医药综合统计信息平台，建立统一规范的中医药统计网络直报系统，构建统计设计、数据采集、加工处理、分析研究等统计生产流程，加强与业务应用系统互通衔接，实现统计渠道共建、数据集中共享。

（四）推进中医药数据资源创新应用

1. 加快中医药关键数字技术攻关。利用大数据、人工智能等新一代信息技术加强名老中医学术经验、老药工传统技艺等活态传承，支持中医学术流派发展。依托现有数字平台建设国家中医药古籍数字图书馆，建立中医药传统知识保护数据库，构建中医古籍人工智能技术应用平台和中医药知识服务系统。针对制约发展的关键问题，依托高水平研究机构、高等院校、中医医院以及中药创新企业，开展政产学研用协同创新，鼓励和支持智能中医设备研发及应用。支持建设国家中医药博物馆数字馆。

2. 助力中药质量控制水平提升。基于第四次全国中药资源普查，持续开展中药资源动态监测，不断充实全国中药资源基础数据库，有序推进中药资源基础信息共享应用。推进中药材、中药饮片、中成药信息化追溯体系建设，基本实现中药重点品种来源可查、去向可追、责任可究。加快中药制造业数字化、网络化、智能化建设，提升中药饮片、中成药自动化、智能化生产水平。

3. 创新中医药数字教育新模式。推动构建网络化、个性化、终身化中医药数字教育体系，完善中医药继续教育网络平台，推动中医药在线开放教育资源和移动教育应用软件开发，开设在线课堂和远程学堂。鼓励各地推动互联网技术与医教协同的融合应用，开发多样化在线开放课程。

4. 推动中医药文化数字化建设。鼓励中医药机构将中医药文化资源数据采集、加工、挖掘与数据服务纳入经常性工作。加强中医药领域数字出版、文化资源库、数字文化传播平台等建设，增强中医药数字内容的供给能力。加强网络原创优质内容建设，丰富中医药数字化文化产品创制，推动搭建数字化文化体验的线下场景，扩大中医药文化资源的开放范围。

专栏4　中医药数据资源创新应用项目

新一代信息技术与中医药结合应用研究

开展云计算、大数据、物联网、人工智能、5G、区块链、智能感知等新一代信息技术在中医药领域的集成应用研究，探索一批中医药数字化应用场景建设。

建设国家中医药古籍数字图书馆

组织实施名老中医学术经验、老药工传统技艺传承数字化、影像化，建立国家中医药古籍数字图书馆，推动中医古籍数字化。

建设国家中医药博物馆数字馆

从藏品的采集、保护、展陈以及藏品资源的数据挖掘，制作数字藏品，建立藏品数据库，以数字化的思维规划建设智慧型国家中医药博物馆。

中药资源基础数据库

持续开展中药资源动态监测，充实全国中药资源基础数据库，有序推进中药资源基础信息开放共享和应用创新。

中医药数字教育及管理示范

完善国家级中医药继续教育网络平台，开发一批以中医基础理论、中医临床实践为重点的慕课、微课、精品资源共享课和视频公开课。探索国家中医药考试数字化管理。

四、保障措施

以习近平总书记关于网络强国的重要思想为引领，始终把党的全面领导作为中医药信息化建设、提高中医药服务能力的根本保证，坚持正确政治方向，扎实推进各项任务落实，确保中医药信息化重大决策部署贯彻落实。

（一）加强组织领导

各省（自治区、直辖市）建立中医药跨部门协调机制，加强跨区域、跨部门工作联动，及时研究和推动解决中医药信息化发展的重要问题。加强和完善中医药信息化、综合统计管理职能，合理配置人员力量。

（二）强化资金保障

建立中医药信息化发展多元化投入机制。各级政府通过现有资金渠道积极支持中医药信息化发展。落实政府对公立中医医院的办医主体责任，引导社会投入，加大中医药信息化与统计投入保障，切实推动中医药信息化建设可持续发展。

（三）加强人才队伍建设

强化中医药信息学建设，依托相关机构建立中医药信息化及综合统计人才培养实训平台，培训1000名中医药信息管理与技术人员、1000名中医药统计人员，培养造就一批具有自主创新能力、掌握关键技术的数字化转型领军人才，一批熟知中医药、掌握数字技能的卓越工程师和“数字工匠”，一批掌握了解中医药综合统计的管理者和数据工程师，形成适应数字经济时代的高水平人才队伍。建立中医药信息化、综合统计专家智库，完善重大政策、重大项目专家咨询制度。

（四）完善实施评估机制

强化规划编制实施的制度保障，注重发挥社会组织作用，加强规划实施情况动态监测和评估，及时研究解决规划实施中出现的新情况、新问题，确保规划顺利实施。持续开展中医医院电子病历系统应用水平分级评价、医院信息互联互通标准化成熟度测评、医院智慧管理与智慧服务分级评估。

（五）注重宣传引导

加强正面宣传和科学引导，大力宣传中医药信息化与统计建设发展成效。及时总结提炼地方好的做法和经验，发挥示范引领作用。充分发挥各方面积极作用，形成利用数字技术支撑保障中医药发展的良好格局。

国家中医药管理局关于公布2022年第五批全国中医临床优秀人才研修项目培养对象名单的通知

国中医药人教函〔2022〕239号

各有关省、自治区、直辖市中医药主管部门，中国中医科学院：

为加强中医基础人才培养，根据中医药特色人才培养工程（岐黄工程）管理办法及重点项目实施方案和第五批全国中医临床优秀人才研修项目实施方案（以下简称《实施方案》）要求，经省级中医药主管部门及中国中医科学院推荐、我局组织中医药理论全国统考等程序，按照择优录取原则，确定郑丰杰等100人为2022年第五批全国中医临床优秀人才研修项目培养对象（以下简称培养对象），现予公布（附件1），并将有关事项通知如下：

一、各有关省级中医药主管部门和中国中医科学院要做好研修项目的管理和组织实施工作，组织培养对象认真学习《实施方案》，根据《实施方案》要求开展培养工作，确保研修项目顺利实施。

二、培养对象所在单位要为培养对象营造良好的学习环境，积极支持培养对象参加中医药经典理论集中学习、强化临床实践、跟名师学习及强素养封闭式住读学习等各种研修学习活动，并做好研修项目日常管理和平时考核工作。

三、培养对象要根据“读经典、做临床、跟名师、强素养”的研修要求，结合自身实际需求，合理安排研修学习时间，明确研修目标和任务，填写《2022年第五批全国中医临床优秀人才研修项目任务书》（附件2，以下简称《任务书》），保证按期完成各项培养任务。

四、其他事项

（一）本项目自2022年12月启动，研修周期3年。中医药经典理论培训、强素养封闭式住读学习等集中研修学习安排另文通知。

（二）各有关省级中医药主管部门及中国中医科学院应于2022年12月底前将《任务书》（一式4份）报送我局人事教育司，电子版发送至指定邮箱。

（三）联系人及联系电话

国家中医药管理局人事教育司

联系人：靳贺超、彭宏

联系电话：010-59957636/59957699

电子邮箱：scjjc@natcm.gov.cn

通讯地址：北京市东城区工体西路1号

附件：1.2022年第五批全国中医临床优秀人才研修项目培养对象名单

2.2022年第五批全国中医临床优秀人才研修项目任务书（编者略）

国家中医药管理局

2022年11月27日

附件1　2022年第五批全国中医临床优秀人才研修项目培养对象名单

北京市（6人）

郑丰杰、刘　果、刘　敏、李丽娜、张秋霞、钟相根

天津市（2人）

王洪武、张　涛

河北省（4人）

曹　颖、谭展望、张拴成、邱昌龙

山西省（4人）

余雪琴、冯玉华、杜彩凤、郭文娟

辽宁省（5人）

朱　辉、曲道炜、张丽艳、刘光华、

刘立萍
吉林省（4人）
李　萍、粟　栗、岳冬辉、尚晓玲
黑龙江省（5人）
王　兵、乔　羽、旺建伟、刘雅芳、常佳怡
上海市（4人）
李海峰、薛　辉、胡　静、屠燕捷
江苏省（5人）
张卫华、付丽媛、谭　峰、袁晓琳、朱　平
浙江省（4人）
刘玉良、张全爱、李荣群、徐发莹
福建省（4人）
甘慧娟、周　丽、赖鹏华、李　森
江西省（1人）
石　强
山东省（6人）
展照双、张　蕾、张　丽、郑　红、曲　夷、王玉芳
河南省（4人）
谢忠礼、张瓅方、陈丽平、郑　攀
湖北省（4人）
张智华、陶春晖、樊　讯、胡　卫
湖南省（4人）
徐　慧、易亚乔、余　娜、李　花
广东省（3人）
陈凯佳、夏鑫华、刘红杰
广西壮族自治区（3人）
张亚萍、李卫民、郑景辉
海南省（1人）
徐秋玲
重庆市（3人）
杨艳梅、黄　姗、秦建设
四川省（3人）
鲁法庭、郭尹玲、雍小嘉
贵州省（3人）
康继红、王俊霞、龚小雪
云南省（3人）
童晓云、柳亚平、谢　薇
陕西省（4人）
冷　伟、贾　妮、谭颖颖、叶峥嵘
甘肃省（6人）
王庆胜、赵鲲鹏、刘喜平、王小荣、王虎平、张　晶
宁夏回族自治区（1人）
李卫强
新疆维吾尔自治区（1人）
辛小红
中国中医科学院（3人）
樊茂蓉、李鸿涛、庞　博

国家中医药管理局关于公布2022年青年岐黄学者培养项目人选名单的通知

国中医药人教函〔2022〕256号

各省、自治区、直辖市中医药主管部门，新疆生产建设兵团卫生健康委，中国中医科学院，北京中医药大学：

根据中医药特色人才培养工程（岐黄工程）重点项目实施方案和青年岐黄学者培养项目遴选工作办法要求，经逐级推荐、专家遴选、公示等程序，确定王伽伯等100人为2022年青年岐黄学者培养项目人选，现予公布（附件）。

附件：2022年青年岐黄学者培养项目人选名单

国家中医药管理局
2022年12月8日

附件　2022年青年岐黄学者培养项目人选名单

（按姓氏笔画排序）

王伽伯　首都医科大学
王贤良　天津中医药大学第一附属医院
王　鹏　河北省中医院
王瑞霞　山西省中医院
王　炎　上海中医药大学附属曙光医院
王莹莹　中国中医科学院针灸研究所
王　宁　香港大学中医药学院
开国银　浙江中医药大学
龙富立　广西中医药大学第一附属医院
旦正项秀　青海省藏医院
史楠楠　中国中医科学院中医临床基础医学研究所
白　鹏　北京中医药大学第三附属医院
冯亚宏　宁夏回族自治区中医医院暨中医研究院
兰　天　广东药科大学
匡洪影　黑龙江中医药大学附属第一医院
戎　萍　天津中医药大学第一附属医院
吕志刚　南京中医药大学
朱路文　黑龙江中医药大学附属第二医院
伍文彬　成都中医药大学附属医院
任吉祥　长春中医药大学附属医院
刘志东　天津中医药大学
刘瑞新　河南中医药大学第一附属医院
刘　密　湖南中医药大学

刘　涛　海南医学院
刘俊宏　甘肃中医药大学附属医院
刘　玥　中国中医科学院西苑医院
刘伟敬　北京中医药大学东直门医院
许海玉　中国中医科学院中药研究所
孙振高　山东中医药大学附属医院
孙晓敏　南方医科大学中医药学院
孙　鑫　四川大学华西医院
李震宇　山西大学
李后开　上海中医药大学
李福伦　上海中医药大学附属岳阳中西医结合医院
李　飞　安徽中医药大学第二附属医院
李　霞　山东中医药大学
李具宝　云南省中医医院
李治建　新疆维吾尔自治区维吾尔医医院
李　军　北京中医药大学中药学院
杨宇峰　辽宁中医药大学
杨　华　中国药科大学
杨珊莉　福建中医药大学附属康复医院
杨　锋　陕西中医药大学
吴　松　湖北中医药大学
吴宝剑　广州中医药大学中药学院
吴志生　北京中医药大学中药学院
吴嘉瑞　北京中医药大学中药学院
吴群励　中国医学科学院北京协和医院
汪美霞　安徽中医药大学第一附属医院
张董晓　首都医科大学附属北京中医医院
张　晗　天津中医药大学
张瑞芬　内蒙古自治区中医医院
张　莉　上海中医药大学附属龙华医院
张志刚　石河子大学医学院第一附属医院
张　喆　中日友好医院
张维库　中日友好医院
张圣宏　上海市第六人民医院
陈红波　浙江省中医院
林雪娟　福建中医药大学中医学院
林　茂　重庆市中医院
欧阳辉　江西中医药大学
罗布顿珠　西藏藏医药大学
季莉莉　上海中医药大学
岳鹏飞　江西中医药大学
周步高　江西中医药大学
周婷婷　中国人民解放军海军军医大学
郑月娟　上海中医药大学
封继宏　天津中医药大学第二附属医院
项耀祖　同济大学附属东方医院
赵京霞　首都医科大学附属北京中医医院
赵　凌　成都中医药大学
赵信科　甘肃中医药大学附属医院
赵　静　澳门大学
郝二伟　广西中医药大学
南木加　西藏藏医药大学
郜　洁　广州中医药大学第一附属医院
姚血明　贵州中医药大学第二附属医院
敖其尔　内蒙古国际蒙医医院
袁普卫　陕西中医药大学
贾新华　山东中医药大学附属医院
柴　智　山西中医药大学
高　昊　暨南大学
高铸烨　中国中医科学院西苑医院
郭宏伟　广西医科大学
郭　静　成都中医药大学附属医院
郭　娟　中国中医科学院中药资源中心
黄闰月　广州中医药大学第二附属医院
梅志刚　湖南中医药大学
曹克刚　北京中医药大学东直门医院
常艳旭　天津中医药大学
阎晓霞　河南省洛阳正骨医院(河南省骨科医院)
梁惠卿　厦门市中医院
隋　楠　辽宁中医药大学附属第三医院
程亚伟　海南省中医院
焦　琳　江西中医药大学附属医院
焦华琛　山东中医药大学附属医院
谢雪姣　湖南中医药大学
谭　烨　青海省中医院
熊　亮　成都中医药大学
魏　戌　中国中医科学院望京医院

国家中医药管理局关于印发《“十四五”中医药发展规划》重点任务分工方案的通知

国中医药规财函〔2022〕260号

中央组织部、中央宣传部、中央统战部、中央网信办、中央台办、外交部、发展改革委、教育部、科技部、工业和信息化部、国家民委、民政部、司法部、财政部、人力资源社会保障部、自然资源部、生态环境部、住房城乡建设部、农业农村部、商务部、文化和旅游部、卫生健康委、人民银行、海关总署、市场监管总局、广电总局、体育总局、统计局、国际发展合作署、医保局、港澳办、银保监会、林草局、文物局、疾控局、药监局、知识产权局、乡村振兴局、中央军委后勤保障部卫生局、中国残联：

为贯彻落实国务院决策部署，加快推进实施《“十四五”中医药发展规划》，在征求相关部门意见基础上，我局研究制订了《“〈十四五”中医药发展规划〉重点任务分工方案》。现印发给你们，请根据职责抓好推进落实。

国家中医药管理局
2022年12月19日

附　《“十四五”中医药发展规划》重点任务分工方案

为贯彻落实《“十四五”中医药发展规划》提出的一系列重点任务，确保规划落到实处，根据有关部门和单位职责，对《“十四五”中医药发展规划》各项重点任务作如下分工：

一、建设优质高效中医药服务体系

（一）做强龙头中医医院

1. 依托综合实力强、管理水平高的中医医院，建设一批国家中医医学中心，在疑难危重症诊断与治疗、高层次中医药人才培养、高水平研究与创新转化、解决重大公共卫生问题、现代医院管理、传统医学国际交流等方面代表全国一流水平。将全国高水平中医医院作为输出医院，推进国家区域医疗中心建设项目，在优质中医药资源短缺或患者转外就医多的省份设置分中心、分支机构，促进优质中医医疗资源扩容和均衡布局。（国家发展改革委、国家中医药管理局、国家卫生健康委、教育部负责，排在第一位的为牵头单位，下同）

（二）做优骨干中医医院

2. 加强各级各类中医医院建设，强化以中医药服务为主的办院模式和服务功能，规范科室设置。建设一批中医特色重点医院。提升地市级中医医院综合服务能力。（国家中医药管理局、国家发展改革委、财政部、国家卫生健康委、各有关省级人民政府负责）

3. 推进执行建设标准，补齐资源配置不平衡的短板，优化就医环境，持续改善基础设施条件。（国家中医药管理局、国家发展改革委、财政部负责）

4. 支持中医医院牵头组建医疗联合体。（国家卫生健康委、国家中医药管理局分别负责，分别负责为各单位按职责分别牵头，下同）

（三）做实基层中医药服务网络

5. 实施基层中医药服务能力提升工程“十四五”行动计划，全面提升基层中医药在治未病、疾病治疗、康复、公共卫生、健康宣教等领域的服务能力。（国家中医药管理局、国家卫生健康委、国家发展改革委、教育部、财政部、人力资源社会保障部、文化和旅游部、国家医保局、国家药品监督管理局、中央军委后勤保障部卫生局负责）

6. 持续加强县办中医医疗机构建设，基本实现县办中医医疗机构全覆盖。加强基层医疗卫生机构中医药科室建设，力争实现全部社区卫生服务中心和乡镇卫生院设置中医馆、配备中医医师，100%的社区卫生服务站和80%以上的村卫生室能够提供中医药服务。（国家中医药管理局、国家发展改革委、财政部、国家卫生健康委、各地方人民政府负责）

7. 实施名医堂工程，打造一批名医团队运营的精品中医机构。（国家中医药管理局、国家发展改革委、国家卫生健康委负责）

8. 鼓励有资质的中医专业技术人员特别是名老中医开办中医诊所。鼓励有条件的中医诊所组建家庭医生团队开展签约服务。推动中医门诊部和诊所提升管理水平。（国家卫生健康委、国家中医药管理局负责）

（四）健全其他医疗机构中医药科室

9. 强化综合医院、专科医院和妇幼保健机构中医临床科室、中药房建设，有条件的二级以上公立综合医院设立中医病区和中医综合治疗区。鼓励社会办医疗机构设置中医药科室。（国家卫生健康委、国家中医药管理局、中央军委后勤保障部卫生局负责）

二、提升中医药健康服务能力

（一）彰显中医药在健康服务中的特色优势

10. 实施中医药健康促进行动，推进中医治未病健康工程升级。（国家中医药管理局、国家卫生健康委、国家疾控局、体育总局、教育部负责）

11. 开展儿童青少年近视、脊柱侧弯、肥胖等中医适宜技术防治。（国家中医药管理局、国家卫生健康委、国家疾控局负责）

12. 规范二级以上中医医院治未病科室建设。（国家中医药管理局负责）

13. 在各级妇幼保健机构推广中医治未病理念和方法。（国家卫生健康委、国家中医药管理局负责）

14. 继续实施癌症中西医结合防治行动，加快构建癌症中医药防治网络。（国家卫生健康委、国家中医药管理局负责）

15. 推广一批中医治未病干预方案，制定中西医结合的基层糖尿病、高血压防治指南。（国家中医药管理局、国家卫生健康委负责）

16. 在国家基本公共卫生服务项目中优化中医药健康管理服务，鼓励家庭医生提供中医治未病签约服务。（国家中医药管理局、国家卫生健康委负责）

17. 持续开展0～36个月儿童、65岁以上老年人等重点人群的中医药健康管理，逐步提高覆盖率。（国家中医药管理局、国家卫生健康委

负责）

18. 开展国家中医优势专科建设，以满足重大疑难疾病防治临床需求为导向，做优做强骨伤、肛肠、儿科、皮肤科、妇科、针灸、推拿及脾胃病、心脑血管病、肾病、肿瘤、周围血管病等中医优势专科专病，巩固扩大优势，带动特色发展。（国家中医药管理局、国家卫生健康委、财政部负责）

19. 制订完善并推广实施一批中医优势病种诊疗方案和临床路径，逐步提高重大疑难疾病诊疗能力和疗效水平。（国家中医药管理局、国家卫生健康委负责）

20. 加强中药药事管理，落实处方专项点评制度，促进合理使用中药。（国家中医药管理局、国家卫生健康委负责）

21. 鼓励依托现有资源建设中医医疗技术中心，挖掘整理并推广应用安全有效的中医医疗技术。（国家中医药管理局负责）

22. 大力发展中医非药物疗法，充分发挥其在常见病、多发病和慢性病防治中的独特作用。（国家中医药管理局、国家卫生健康委、中央军委后勤保障部卫生局负责）

23. 加强护理人员中医药知识与技能培训，开展中医护理门诊试点。（国家中医药管理局、国家卫生健康委负责）

24. 实施中医药康复服务能力提升工程。（国家中医药管理局、国家卫生健康委、体育总局、国家医保局、中国残联、中央军委后勤保障部卫生局负责）

25. 依托现有资源布局一批中医康复中心，二级以上中医医院加强康复（医学）科建设。（国家卫生健康委、国家中医药管理局分别负责）

26. 康复医院全部设置传统康复治疗室，其他提供康复服务的医疗机构普遍能够提供中医药服务。（国家卫生健康委、国家中医药管理局负责）

27. 探索有利于发挥中医药优势的康复服务模式。（国家中医药管理局、国家卫生健康委、中国残联分别负责）

28. 促进中医药、中华传统体育与现代康复技术融合，发展中国特色康复医学。（国家中医药管理局、国家卫生健康委、体育总局负责）

29. 针对心脑血管病、糖尿病、尘肺病等慢性病和伤残等，制订推广中医康复方案。（国家中医药管理局、国家卫生健康委负责）

30. 推动研发中医康复器具。（国家中医药管理局、国家药品监督管理局、科技部、国家卫生健康委负责）

31. 大力开展培训，推动中医康复技术进社区、进家庭、进机构。（国家中医药管理局、国家卫生健康委、体育总局、中国残联负责）

（二）提升中医药参与新发突发传染病防治和公共卫生事件应急处置能力

32. 在传染病防治法、突发公共卫生事件应对法等法律法规制修订中，研究纳入坚持中西医并重以及中西医结合、中西药并用、加强中医救治能力建设等相关内容，推动建立有效机制，促进中医药在新发突发传染病防治和公共卫生事件应急处置中发挥更大作用。（国家中医药管理局、国家疾控局、国家卫生健康委、司法部负责）

33. 依托高水平三级甲等中医医院，建设覆盖所有省份的国家中医疫病防治基地，依托基地组建中医疫病防治队伍，提升中医紧急医学救援能力。（国家中医药管理局、国家发展改革委、财政部负责）

34. 三级公立中医医院和中西医结合医院（不含中医专科医院）全部设置发热门诊，加强感染性疾病、急诊、重症、呼吸、检验等相关科室建设，提升服务能力。（国家中医药管理局、国家卫生健康委负责）

35. 加强中医药应急科研平台建设，合理布局生物安全三级水平实验室。（国家发展改革委、国家中医药管理局、科技部、国家卫生健康委负责）

36. 加大国家中医药应对重大公共卫生事件和疫病防治骨干人才培养力度，形成人员充足、结构合理、动态调整的人才库，提高中医药公共卫生应急和重症救治能力。（国家中医药管理局、国家卫生健康委负责）

37. 完善中药应急物资保障供应机制。（工业和信息化部、国家中医药管理局、国家卫生健康委负责）

（三）发展少数民族医药

38. 加强少数民族医医疗机构建设，提高民族地区基层医疗卫生机构少数民族医药服务能力。（国家中医药管理局、国家卫生健康委负责）

39. 改善少数民族医医院基础设施条件，加强少数民族医医院专科能力、制剂能力和信息化能力建设。（国家中医药管理局、国家发展改革委、国家卫生健康委负责）

40. 建立符合少数民族医医疗机构自身特点和发展规律的绩效评价指标体系。（国家中医药管理局、国家卫生健康委负责）

41. 加大少数民族医药防治重大疾病和优势病种研究力度，有效传承特色诊疗技术和方法。（国家中医药管理局、国家卫生健康委负责）

42. 鼓励和扶持少数民族医药院校教育、师承教育和继续教育。（国家中医药管理局、教育部、国家卫生健康委负责）

43. 加大对少数民族医药的传承保护力度，持续开展少数民族医药文献抢救整理工作，推动理论创新和技术创新。（国家中医药管理局、科技部、国家民委负责）

（四）提高中西医结合水平

44. 在综合医院推广“有机制、有团队、有措施、有成效”的中西医结合医疗模式，将中医纳入多学科会诊体系，加强中西医协作和协同攻关，制订实施“宜中则中、宜西则西”的中西医结合诊疗方案。将中西医协同发展工作纳入医院评审和公立医院绩效考核。推动三级综合医院全部设置中医临床科室，设立中医门诊和中医病床。（国家卫生健康委、国家中医药管理局、中央军委后勤保障部卫生局负责）

45. 打造一批中西医协同“旗舰”医院、“旗舰”科室，开展重大疑难疾病、传染病、慢性病等中西医联合攻关。（国家中医药管理局、

国家发展改革委、国家卫生健康委负责）

46. 建立符合中西医结合医院特点和规律的绩效评价指标体系，修订中西医结合医院工作指南。（国家中医药管理局负责）

47. 加强中西医结合医院业务用房等基础设施建设，强化设备配置。（国家中医药管理局负责）

48. 开展中西医结合学科和专科建设，促进中西医联合诊疗模式改革创新。（国家中医药管理局、教育部、国家卫生健康委负责）

49. 引导专科医院、传染病医院、妇幼保健机构规范建设中医临床科室、中药房，普遍开展中医药服务，创新中医药服务模式，加强相关领域中医优势专科建设。优化妇幼中医药服务网络，提升妇女儿童中医药预防保健和疾病诊疗服务能力。（国家卫生健康委、国家中医药管理局负责）

（五）优化中医医疗服务模式

50. 完善以病人为中心的服务功能，优化服务流程和方式，总结推广中医综合诊疗模式、多专业一体化诊疗模式和集预防、治疗、康复于一体的全链条服务模式。（国家中医药管理局、国家卫生健康委负责）

51. 推进智慧医疗、智慧服务、智慧管理“三位一体”的智慧中医医院建设。建设中医互联网医院，发展远程医疗和互联网诊疗。构建覆盖诊前、诊中、诊后的线上线下一体化中医医疗服务模式，让患者享有更加便捷、高效的中医药服务。（国家中医药管理局、国家卫生健康委负责）

52. 持续推进“互联网＋医疗健康”“五个一”服务行动。（国家卫生健康委、国家中医药管理局负责）

三、建设高素质中医药人才队伍

（一）深化中医药院校教育改革

53. 深化医教协同，进一步推动中医药教育改革与高质量发展。建立以中医药课程为主线、先中后西的中医药类专业课程体系，优化专业设置、课程设置和教材组织，增设中医疫病课程，增加经典课程内容，开展中医药经典能力等级考试。（教育部、国家卫生健康委、国家中医药管理局负责）

54. 强化中医思维培养，建立早跟师、早临床学习制度，将师承教育贯穿临床实践教学全过程。（教育部、国家中医药管理局、国家卫生健康委负责）

55. 加大对省（部）局共建中医药院校改革发展的支持力度，推动建设100个左右中医药类一流本科专业建设点。（教育部、国家卫生健康委、国家中医药管理局负责）

56. 加强中医临床教学能力建设，提升高校附属医院和中医医师规范化培训基地教学能力。（教育部、国家卫生健康委、国家中医药管理局、中央军委后勤保障部卫生局负责）

57. 实施卓越中医药师资培训计划。（教育部、国家中医药管理局、国家卫生健康委负责）

58. 依托现有资源，支持建设一批中医药高水平高等职业学校和专业（群）。（教育部、国家卫生健康委、国家中医药管理局负责）

（二）强化中医药特色人才队伍建设

59. 实施中医药特色人才培养工程（岐黄工程）。（国家中医药管理局、财政部、国家卫生健康委、人力资源社会保障部、教育部、中央军委后勤保障部卫生局等负责）

60. 打造岐黄学者品牌，持续开展岐黄学者培养、全国中医临床优秀人才研修等项目，做强领军人才、优秀人才、骨干人才梯次衔接的高层次人才队伍。（国家中医药管理局、财政部、国家卫生健康委、人力资源社会保障部、教育部、中央军委后勤保障部卫生局等负责）

61. 建设一批高水平中医药重点学科。（国家中医药管理局、财政部、国家卫生健康委、教育部、中央军委后勤保障部卫生局等负责）

62. 构建符合中医药特点的人才培养模式，发展中医药师承教育，建立高年资中医医师带徒制度，与职称评审、评优评先等挂钩，持续推进全国名老中医药专家传承工作室、全国基层名老中医药专家传承工作室建设。（国家中医药管理局、人力资源社会保障部、国家卫生健康委、财政部负责）

63. 将综合医院、妇幼保健院等医疗机构中医药人才纳入各类中医药人才培养项目。（国家卫生健康委、国家中医药管理局负责）

64. 按照“下得去、留得住、用得上”的要求，加强基层中医药人才队伍建设，根据需求合理确定中医专业农村订单定向免费培养医学生规模。（教育部、国家发展改革委、国家卫生健康委、财政部、人力资源社会保障部、国家中医药管理局、各有关省级人民政府负责）

65. 在全科医生特岗计划中积极招收中医医师。（国家卫生健康委、国家中医药管理局负责）

66. 推广中医药人员“县管乡用”，探索推进轮岗制与职称评审相衔接。（国家中医药管理局、国家卫生健康委、人力资源社会保障部、各省级人民政府分别负责）

67. 适当放宽长期服务基层的中医医师职称晋升条件，表彰奖励评优向基层一线和艰苦地区倾斜，引导中医药人才向基层流动。（国家卫生健康委、国家中医药管理局、人力资源社会保障部、各省级人民政府分别负责）

（三）完善落实西医学习中医制度

68. 开展九年制中西医结合教育试点。增加临床医学类专业中医药课程学时，将中医药课程列为本科临床医学类专业必修课和毕业实习内容，在临床类别医师资格考试中增加中医知识。（教育部、国家中医药管理局、国家卫生健康委负责）

69. 落实允许攻读中医专业学位的临床医学类专业学生参加中西医结合医师资格考试和中医医师规范化培训的政策要求。（国家卫生健康委、国家中医药管理局、国务院学位委员会办公室、中央军委后勤保障部卫生局负责）

70. 在高职临床医学类专业中开设中医基础与适宜技术必修课程。（教育部、国家卫生健康委、国家中医药管理局负责）

71. 临床、口腔、公共卫生类别医师接受必要的中医药继续教育，综合医院对临床医师开展中医药专业知识轮训，使其具备本科室专业领域的常规中医诊疗能力。（国家卫生健康委、国家中医药管理局、教育部负责）

72. 加强中西医结合学科建设，培育一批中西医结合多学科交叉创新团队。（国家中医药管理局、教育部、国家卫生健康委负责）

73. 实施西医学习中医人才专项，培养一批中西医结合人才。（国家中医药管理局、国家卫生健康委、财政部负责）

四、建设高水平中医药传承保护与科技创新体系

（一）加强中医药传承保护

74. 实施中医药古籍文献和特色技术传承专项，编纂出版《中华医藏》，建立国家中医药古籍和传统知识数字图书馆。（国家中医药管理局、文化和旅游部、科技部、国家文物局、国家知识产权局、财政部负责）

75. 加强对名老中医学术经验、老药工传统技艺等的活态传承，支持中医学术流派发展。（国家中医药管理局、科技部、国家卫生健康委、财政部、文化和旅游部负责）

76. 推动出台中医药传统知识保护条例，建立中医药传统知识数据库、保护名录和保护制度。（国家中医药管理局、国家知识产权局、生态环境部、司法部负责）

（二）加强重点领域攻关

77. 在科技创新2030—重大项目、重点研发计划等国家科技计划中加大对中医药科技创新的支持力度。（科技部、财政部、国家中医药管理局、国家卫生健康委、国家药品监督管理局负责）

78. 深化中医原创理论、中药作用机理等重大科学问题研究。开展中医药防治重大、难治、罕见疾病和新发突发传染病等诊疗规律与临床研究。加强中医药临床疗效评价研究。加强开展基于古代经典名方、名老中医经验方、有效成分或组分等的中药新药研发。（科技部、国家卫生健康委、国家中医药管理局、国家药品监督管理局负责）

79. 支持儿童用中成药创新研发。（科技部、国家药品监督管理局、国家中医药管理局、国家卫生健康委负责）

80. 推动设立中医药关键技术装备项目。（科技部、国家卫生健康委、国家中医药管理局、国家药品监督管理局负责）

（三）建设高层次科技平台

81. 依托现有资源，建设一批国家级中医药研究平台，研究布局全国重点实验室、国家临床医学研究中心、国家工程研究中心和国家技术创新中心；推进国家中医药传承创新中心、国家中医临床研究基地和中国中医药循证医学中心建设。（国家中医药管理局、科技部、国家发展改革委、国家卫生健康委、中央军委后勤保障部卫生局负责）

82. 发挥中国中医科学院“国家队”作用，实施中医药科技创新工程。（国家中医药管理局、科技部等负责）

（四）促进科技成果转化

83. 建设一批中医药科技成果孵化转化基地。（科技部、国家知识产权局、国家中医药管理局、国家卫生健康委负责）

84. 支持中医医院与企业、科研机构、高等院校等加强协作、共享资源。鼓励高等院校、科研院所、医疗机构建立专业化技术转移机构，在成果转化收益分配、团队组建等方面赋予科研单位和科研人员更大自主权。（科技部、国家发展改革委、教育部、工业和信息化部、国家知识产权局、国家卫生健康委、国家中医药管理局负责）

五、推动中药产业高质量发展

（一）加强中药资源保护与利用

85. 支持珍稀濒危中药材人工繁育。（国家中医药管理局、科技部、工业和信息化部、农业农村部、国家林草局、国家药品监督管理局分别负责）

86. 公布实施中药材种子管理办法。（农业农村部、国家中医药管理局、国家林草局负责）

87. 制定中药材采收、产地加工、野生抚育及仿野生栽培技术规范和标准。完成第四次全国中药资源普查，建立全国中药资源共享数据集和实物库，并利用实物样本建立中药材质量数据库，编纂中国中药资源大典。（国家中医药管理局、工业和信息化部、农业农村部、市场监管总局、国家林草局等分别负责）

（二）加强道地药材生产管理

88. 制定发布全国道地药材目录，构建中药材良种繁育体系。加强道地药材良种繁育基地和生产基地建设，鼓励利用山地、林地推行中药材生态种植，优化生产区域布局和产品结构，开展道地药材产地和品质快速检测技术研发，集成创新、示范推广一批以稳定提升中药材质量为目标的绿色生产技术和种植模式，制定技术规范，形成全国道地药材生产技术服务网络，加强对道地药材的地理标志保护，培育一批道地药材知名品牌。（农业农村部、国家中医药管理局、国家林草局、国家药品监督管理局、国家知识产权局等分别负责）

（三）提升中药产业发展水平

89. 健全中药材种植养殖、仓储、物流、初加工规范标准体系。鼓励中药材产业化、商品化和适度规模化发展，推进中药材规范化种植、养殖。鼓励创建以中药材为主的优势特色产业集群和以中药材为主导的农业产业强镇。制定实施全国中药饮片炮制规范，继续推进中药炮制技术传承基地建设，探索将具有独特炮制方法的中药饮片纳入中药品种保护范围。（国家中医药管理局、国家药品监督管理局、工业和信息化部、农业农村部、市场监管总局、国家林草局等分别负责）

90. 加强中药材第三方质量检测平台建设。（市场监管总局、农业农村部、国家药品监督管理局、国家中医药管理局负责）

91. 研究推进中药材、中药饮片信息化追溯体系建设，强化多部门协同监管。（国家中医药管理局、农业农村部、工业和信息化部、国家

药品监督管理局、国家卫生健康委、国家林草局分别负责）

92. 加快中药制造业数字化、网络化、智能化建设，加强技术集成和工艺创新，提升中药装备制造水平，加速中药生产工艺、流程的标准化和现代化。（国家中医药管理局、科技部、工业和信息化部、国家发展改革委、国家药品监督管理局、市场监管总局、国家卫生健康委分别负责）

（四）加强中药安全监管

93. 提升药品检验机构的中药质量评价能力，建立健全中药质量全链条安全监管机制，建设中药外源性有害残留物监测体系。（国家药品监督管理局、市场监管总局、国家中医药管理局负责）

94. 加强中药饮片源头监管，严厉打击生产销售假劣中药饮片、中成药等违法违规行为。（国家药品监督管理局、市场监管总局、国家中医药管理局负责）

95. 建立中成药监测、预警、应急、召回、撤市、淘汰的风险管理长效机制。（国家药品监督管理局、市场监管总局、工业和信息化部、国家中医药管理局负责）

96. 加强中药说明书和标签管理，提升说明书临床使用指导效果。（国家药品监督管理局、国家中医药管理局负责）

六、发展中医药健康服务业

（一）促进和规范中医药养生保健服务发展

97. 促进中医健康状态辨识与评估、咨询指导、健康干预、健康管理等服务规范开展。（国家中医药管理局、国家卫生健康委负责）

98. 推广太极拳、八段锦等中医药养生保健方法和中华传统体育项目，推动形成体医结合的健康服务模式。（国家中医药管理局、国家卫生健康委、体育总局分别负责）

99. 鼓励中医医疗机构为中医养生保健机构提供技术支持，支持中医医师依照规定提供服务。（国家中医药管理局、国家卫生健康委负责）

（二）发展中医药老年健康服务

100. 强化中医药与养老服务衔接，推进中医药老年健康服务向农村、社区、家庭下沉。（国家中医药管理局、民政部、国家卫生健康委负责）

101. 逐步在二级以上中医医院设置老年病科，增加老年病床数量，开展老年病、慢性病防治和康复护理。（国家中医药管理局、国家卫生健康委负责）

102. 推动二级以上中医医院与养老机构合作共建，鼓励有条件的中医医院开展社区和居家中医药老年健康服务。鼓励中医医师加入老年医学科工作团队和家庭医生签约团队，鼓励中医医师在养老机构提供保健咨询和调理服务。（国家中医药管理局、民政部、国家卫生健康委负责）

103. 推动养老机构开展中医特色老年健康管理服务。（国家中医药管理局、民政部负责）

104. 在全国医养结合示范项目中培育一批具有中医药特色的医养结合示范机构，在医养结合机构推广中医药适宜技术。（国家卫生健康委、民政部、国家中医药管理局负责）

（三）拓展中医药健康旅游市场

105. 鼓励地方结合本地区中医药资源特色，开发更多体验性强、参与度高的中医药健康旅游线路和旅游产品，吸引境内外消费者。（国家中医药管理局、文化和旅游部、国家卫生健康委负责）

106. 完善中医药健康旅游相关标准体系，推动中医药健康旅游高质量发展。（国家中医药管理局、文化和旅游部、市场监管总局负责）

（四）丰富中医药健康产品供给

107. 以保健食品、特殊医学用途配方食品、功能性化妆品、日化产品为重点，研发中医药健康产品。（市场监管总局、国家药品监督管理局、科技部、国家中医药管理局、工业和信息化部负责）

108. 鼓励围绕中医养生保健、诊疗与康复，研制便于操作、适于家庭的健康检测、监测产品及自我保健、功能康复等器械。（科技部、国家药品监督管理局、国家发展改革委、市场监管总局、工业和信息化部、国家卫生健康委、国家中医药管理局分别负责）

七、推动中医药文化繁荣发展

（一）加强中医药文化研究和传播

109. 深入挖掘中医药精华精髓，阐释中医药文化与中华优秀传统文化的内在联系。加强中医药学与相关领域协同创新研究。（国家中医药管理局、中央宣传部、国家民委等负责）

110. 实施中医药文化传播行动，推动建设体验场馆，培育传播平台，丰富中医药文化产品和服务供给。推动中医药文化贯穿国民教育始终，进一步丰富中医药文化教育。（国家中医药管理局、中央宣传部、教育部、国家卫生健康委、广电总局负责）

111. 加强中医药机构文化建设。（国家中医药管理局负责）

112. 加大对传统医药类非物质文化遗产代表性项目的保护传承力度。（文化和旅游部、国家中医药管理局负责）

113. 加强中医药科普专家队伍建设，推动中医医疗机构开展健康讲座等科普活动。（国家中医药管理局负责）

114. 建设中医药健康文化知识角。开展公民中医药健康文化素养水平监测。（国家中医药管理局、国家卫生健康委负责）

（二）发展中医药博物馆事业

115. 开展国家中医药博物馆基本建设，建成国家中医药数字博物馆。（国家中医药管理局、国家发展改革委、国家文物局负责）

116. 促进中医药博物馆体系建设，强化各级各类中医药博物馆收藏研究、社会教育、展览策划和文化服务功能，加强数字化建设，组织内容丰富的中医药专题展览。（国家中医药管理局、国家发展改革委、文化和旅游部、国家文物局负责）

（三）做大中医药文化产业

117. 鼓励引导社会力量通过各种方式发展中医药文化产业。实施中医药文化精品行动，引导创作一批质量高、社会影响力大的中医药文化精品和创意产品。促进中医药与动漫游戏、旅游餐饮、体育演艺等融合发展。培育一批知名品牌和企业。（国家中医药管理局、文化和旅游部、国家卫生健康委、体育总局负责）

八、加快中医药开放发展

（一）助力构建人类卫生健康共同体

118. 积极参与全球卫生健康治理，推进中医药参与新冠肺炎等重大传染病防控国际合作，分享中医药防控疫情经验。（国家中医药管理局、国家卫生健康委、外交部、国际发展合作署负责）

119. 在夯实传播应用基础上，推进中医药高质量融入“一带一路”建设，实施中医药国际合作专项。（国家中医药管理局、外交部、国家发展改革委、财政部、国家卫生健康委负责）

120. 推动社会力量提升中医药海外中心、中医药国际合作基地建设质量。（国家中医药管理局、国家卫生健康委、外交部、商务部负责）

121. 依托现有机构建设传统医学领域的国际临床试验注册平台。（国家中医药管理局、国家卫生健康委、外交部负责）

122. 指导和鼓励社会资本设立中医药“一带一路”发展基金。（国家中医药管理局、财政部、外交部、国家发展改革委负责）

123. 推进在相关国家实施青蒿素控制疟疾项目。（国家中医药管理局、外交部、国际发展合作署、国家卫生健康委负责）

（二）深化中医药交流合作

124. 巩固拓展与有关国家的政府间中医药合作，加强相关政策法规、人员资质、产品注册、市场准入、质量监管等方面的交流。（国家中医药管理局、外交部、国家卫生健康委、商务部、国家药品监督管理局负责）

125. 鼓励和支持有关中医药机构和团体以多种形式开展产学研用国际交流与合作。（国家中医药管理局、外交部、国家卫生健康委负责）

126. 促进中医药文化海外传播与技术国际推广相结合。（国家中医药管理局、中央宣传部、中央统战部、外交部、教育部、文化和旅游部负责）

127. 鼓励和支持社会力量采用市场化方式，与有合作潜力和意愿的国家共同建设一批友好中医医院、中医药产业园。（国家中医药管理局、国家卫生健康委、外交部、国际发展合作署负责）

128. 加强与港澳台地区的中医药交流合作。（国家中医药管理局、中央台办、国务院港澳办、国家卫生健康委、国家药品监督管理局负责）

129. 建设粤港澳大湾区中医药高地，打造高水平中医医院、中医优势专科、人才培养基地和科技创新平台。（国家中医药管理局、科技部、国务院港澳办、国家卫生健康委、国家发展改革委、国家药品监督管理局负责）

（三）扩大中医药国际贸易

130. 大力发展中医药服务贸易，高质量建设国家中医药服务出口基地。推动中医药海外本土化发展，促进产业协作和国际贸易。鼓励发展“互联网＋中医药贸易”。（商务部、外交部、国家中医药管理局、国家卫生健康委负责）

131. 逐步完善中医药“走出去”相关措施，开展中医药海外市场政策研究，助力中医药企业“走出去”。（商务部、外交部、国家中医药管理局、工业和信息化部负责）

132. 推动中药类产品海外注册和应用。（国家药品监督管理局、国家中医药管理局、国家卫生健康委、外交部、商务部、国际发展合作署负责）

九、深化中医药领域改革

（一）建立符合中医药特点的评价体系

133. 建立完善科学合理的中医医疗机构、特色人才、临床疗效、科研成果等评价体系。（国家中医药管理局、国家卫生健康委、人力资源社会保障部、科技部、国家知识产权局负责）

134. 健全公立中医医院绩效考核机制，常态化开展三级和二级公立中医医院绩效考核工作。（国家中医药管理局、国家卫生健康委、财政部负责）

135. 完善各类中医临床教学基地标准和准入制度。（教育部、国家中医药管理局、国家卫生健康委负责）

136. 建立完善符合中医药特点的人才评价体系，强化中医思维与临床能力考核，将会看病、看好病作为中医医师的主要评价内容。（国家中医药管理局、国家卫生健康委、人力资源社会保障部负责）

137. 研究建立中医药人才表彰奖励制度。（国家中医药管理局、国家卫生健康委、人力资源社会保障部、财政部负责）

138. 研究优化中医临床疗效评价体系，探索制定符合中医药规律的评价指标。通过同行评议、引进第三方评估等方式，完善有利于中医药创新的科研评价机制。（国家中医药管理局、科技部负责）

（二）健全现代医院管理制度

139. 建立体现中医医院特点的现代医院管理制度，落实党委领导下的院长负责制，推动公立中医医院发展方式从规模扩张转向提质增效和中医内涵式特色发展，运行模式从粗放管理转向精细化管理，资源配置从注重物质要素转向更加注重人才技术要素。（国家中医药管理局、国家卫生健康委负责）

140. 推进公立中医医院人事管理制度和薪酬分配制度改革，落实“两个允许”要求。（国家中医药管理局、国家卫生健康委、人力资源社会保障部、财政部、国家医保局负责）

141. 落实公立中医医院总会计师制度。（国家中医药管理局、财政部、国家卫生健康委负责）

142. 建立完善中医医疗质量管理与控制体系，推进中医病案质量控制中心和中药药事管理质控中心建设。（国家中医药管理局、国家卫生健康委负责）

143. 完善中医医院院感防控体

系。（国家中医药管理局、国家卫生健康委负责）

144. 构建和谐医患关系，改善中医医务人员工作环境和条件，在全社会营造尊重中医的良好氛围。（国家中医药管理局、国家卫生健康委负责）

（三）完善中医药价格和医保政策

145. 建立以临床价值和技术劳务价值为主要依据、体现中医药特点的中医医疗服务卫生技术评估体系，优化中医医疗服务价格政策。（国家卫生健康委、国家医保局、国家中医药管理局负责）

146. 在医疗服务价格动态调整中重点考虑中医医疗服务项目。医疗机构炮制使用的中药饮片、中药制剂实行自主定价，符合条件的按程序纳入基本医疗保险支付范围。改善市场竞争环境，引导形成以质量为导向的中药饮片市场价格机制。将符合条件的中医医疗服务项目和中药按程序纳入基本医疗保险支付范围。（国家医保局、国家中医药管理局、市场监管总局、国家卫生健康委等分别负责）

147. 探索符合中医药特点的医保支付方式，遴选和发布中医优势病种，鼓励实行中西医同病同效同价。一般中医诊疗项目可继续按项目付费。继续深化中医药参与按床日付费、按人头付费等研究。（国家医保局、国家中医药管理局、国家卫生健康委负责）

148. 支持保险公司、中医药机构合作开展健康管理服务，鼓励商业保险机构开发中医治未病等保险产品。（国家卫生健康委、银保监会、国家中医药管理局负责）

（四）改革完善中药注册管理

149. 优化中药临床证据体系，建立中医药理论、人用经验和临床试验“三结合”的中药注册审评证据体系，积极探索建立中药真实世界研究证据体系。探索中药饮片备案、审批管理，优化医疗机构中药制剂注册管理。推进古代经典名方目录制定发布，加快收载方剂的关键信息考证。（国家药品监督管理局、国家卫生健康委、国家中医药管理局负责）

（五）推进中医药领域综合改革

150. 建设10个左右国家中医药综合改革示范区，鼓励在服务模式、产业发展、质量监管等方面先行先试，打造中医药事业和产业高质量发展高地。（国家中医药管理局、国家发展改革委、国家卫生健康委、工业和信息化部、国家药品监督管理局、各有关省级人民政府负责）

151. 开展全国基层中医药工作示范市（县）创建工作。（国家中医药管理局、人力资源社会保障部、国家卫生健康委负责）

152. 开展医疗、医保、医药联动促进中医药传承创新发展试点，发扬基层首创精神，完善更好发挥中医药特色优势的医改政策。（国家中医药管理局、国家卫生健康委、国家医保局、国家药品监督管理局、财政部、人力资源社会保障部、各省级人民政府负责）

十、强化中医药发展支撑保障

（一）提升中医药信息化水平

153. 依托现有资源持续推进国家和省级中医药数据中心建设。（国家中医药管理局、国家发展改革委、国家卫生健康委负责）

154. 优化升级中医馆健康信息平台，扩大联通范围。（国家中医药管理局、国家卫生健康委负责）

155. 落实医院信息化建设标准与规范要求，推进中医医院及中医馆健康信息平台规范接入全民健康信息平台。（国家卫生健康委、国家中医药管理局负责）

156. 加强关键信息基础设施、数据应用服务的安全防护，增强自主可控技术应用。（中央网信办、国家卫生健康委、国家中医药管理局分别负责）

157. 开展电子病历系统应用水平分级评价和医院信息互联互通标准化成熟度测评。（国家卫生健康委、国家中医药管理局负责）

158. 鼓励中医辨证论治智能辅助诊疗系统等具有中医药特色的信息系统研发应用。（国家中医药管理局、国家卫生健康委负责）

（二）建立国家中医药综合统计制度

159. 逐步完善统计直报体系，建立与卫生健康统计信息共享机制。加强综合统计人才队伍建设，构建统一规范的国家中医药数据标准和资源目录体系，建设国家、省级中医药综合统计信息平台，建立统计数据定期发布机制，稳步推动数据资源共享开放。（国家中医药管理局、国家卫生健康委、国家统计局负责）

（三）加强中医药法治建设

160. 深入推进中医药法贯彻实施，完善中医药法相关配套制度。（国家中医药管理局、国家卫生健康委、国家疾控局负责）

161. 推动制修定相关法律法规和规章，加强对地方性法规建设的指导。（国家中医药管理局、国家卫生健康委、司法部负责）

162. 进一步推进全国人大常委会中医药法执法检查报告及审议意见落实工作。（国家中医药管理局、国家卫生健康委、国家疾控局负责）

163. 建立不良执业记录制度，将提供中医药健康服务的机构及其人员诚信经营和执业情况依法依规纳入全国信用信息共享平台。（国家发展改革委、国家中医药管理局负责）

164. 强化中医药监督执法工作，健全长效机制，落实执法责任，加强人员培训，完善监督执法规范，全面提高中医药监督能力和水平。（国家中医药管理局、国家卫生健康委、国家疾控局负责）

（四）深化中医药军民融合发展

165. 加强军地双方在中医药学科建设、科技创新、人才培养等方面的合作，完善工作机制和政策措施，畅通信息交流渠道，加快军事中医药学科全面建设与发展，提高军队中医药整体保障水平。（中央军委后勤保障部卫生局、国家中医药管理局、教育部、科技部、国家卫生健康委等负责）

十一、强化组织实施

（一）加强组织领导

166. 强化国务院中医药工作部

际联席会议办公室统筹职能，加强工作协调，及时研究和推动解决中医药发展重要问题。（国家中医药管理局、国家卫生健康委等部际联席会议成员单位负责）

167. 各省（自治区、直辖市）要完善中医药工作跨部门协调机制，支持和促进中医药发展，推动将中医药相关工作纳入政府绩效考核。（国家卫生健康委、国家中医药管理局、中央组织部、各省级人民政府负责）

168. 建立健全省、市、县级中医药管理体系，合理配置人员力量。（各省级人民政府、国家中医药管理局、国家卫生健康委分别负责）

（二）强化投入保障

169. 各级政府通过现有资金渠道积极支持中医药发展，落实对公立中医医院的办医主体责任。支持通过地方政府专项债券等渠道，推进符合条件的公立中医医院建设项目。引导社会投入，打造中医药健康服务高地和学科、产业集聚区。鼓励金融机构依法依规为符合条件的中医药领域项目提供金融支持，进一步完善中医药发展多元化投入机制。（国家发展改革委、财政部、国家卫生健康委、人民银行、银保监会、国家中医药管理局、各省级人民政府负责）

（三）健全实施机制

170. 加强国家和省（自治区、直辖市）两级规划衔接。强化规划编制实施的制度保障，建立监测评估机制，监测重点任务、重大项目、重大改革举措的执行情况，进行中期、末期评估，及时发现并解决重要问题，确保本规划顺利实施。（国家中医药管理局、国家发展改革委、各省级人民政府负责）

（四）注重宣传引导

171. 做好政策解读和培训，加强正面宣传和科学引导，大力宣传中医药传承创新发展成效，及时回应群众关切，营造良好社会氛围。及时总结提炼地方好的做法和经验，加强典型报道，发挥示范引领作用。充分发挥各方面积极作用，形成全社会共同关心和支持中医药发展的良好格局。（国家中医药管理局、中央宣传部、广电总局负责）

（三）领导讲话

国家卫生健康委主任、党组书记马晓伟在 2022 年全国中医药局长会议上的讲话

（2022 年 1 月 29 日）

过去一年，在以习近平同志为核心的党中央坚强领导下，卫生健康系统包括中医药系统全力投入疫情防控工作，控制疫情扩散蔓延，持之以恒抓好常态化疫情防控措施，展现了担当作为的良好风貌，守住了人民生命健康的安全防线。我向大家表示衷心的感谢，致以诚挚的问候！

2021 年中医药系统深入学习贯彻习近平总书记重要讲话和重要指示批示精神，持续贯彻落实中央《意见》和全国中医药大会精神，推动中医药传承创新发展取得显著成效。一是为巩固来之不易的防控成果作出新贡献。中医药全方位融入疫情防控和应急处置。在 32 起聚集性疫情处置中基本做到中医药使用全覆盖，应对德尔塔等变异毒株显示出良好疗效。二是“十四五”中医药发展开启新篇章。编制完成“十四五”中医药发展规划和中医药振兴发展重大工程实施方案，启动建设首批 7 家国家中医药综合改革示范区，中医药文化弘扬工程列入中华优秀传统文化传承发展工程“十四五”重点项目。三是各领域工作展现新作为。中医医院列入国家医学中心创建单位，中医药服务能力稳步提升。启动国家中医药传承创新中心遴选，支持建设多学科交叉创新团队和传承创新团队。评选第四届国医大师和第二届全国名中医，深化医教协同推动中医药教育改革与高质量发展。

1 月 27 日召开的全国卫生健康工作会议对今年的中医药工作作出了总体安排，艳红同志的讲话和文明同志的工作报告我已审阅，都同意。国家卫生健康委将继续全力支持，请大家抓好落实。下面，我讲几点意见。

一、进一步理解振兴发展中医药的重大历史和现实意义

习近平总书记高度重视中医药工作，2021 年就中医药工作作出多次重要批示，强调要做好中医药守正创新、传承发展工作，建立符合中医药特点的服务体系、服务模式、管理模式、人才培养模式，使传统中医药发扬光大。推动中西医药相互补充、协调发展，为人民群众提供更加优质的健康服务。我们要切实把思想和行动统一到习近平总书记的重要指示批示精神上来，深刻认识中医药在维护人民健康、建设健康中国中的独特优势，以更强的责任感、使命感推动中医药振兴发展。

从党领导卫生健康工作百年历

程看，发展中医药始终是维护广大人民健康的一项重要政治任务。中国国土面积大，地区间发展不平衡，完全依靠西医药不可能解决广大农村地区群众看病就医问题。中国共产党成立以来，始终把团结中西医、坚持中西医并重作为卫生工作方针，把发挥中医药“简便验廉”的优势，作为保障人民健康的重大民生任务予以推进。党的十八大以来，以习近平同志为核心的党中央把发展中医药上升为国家战略，对中医药工作的重视程度之高、政策措施之实、推进力度之大，前所未有。我们要从党领导中医药事业百年经验启示中重塑振兴发展中医药的思想认识，把中医药这一祖先留给我们的宝贵财富继承好、发展好、利用好。

从当前实践看，中医药始终是中国特色社会主义卫生健康制度的重要组成部分。习近平总书记指出，中西医结合、中西药并用，是这次疫情防控的一大特点，也是中医药传承精华、守正创新的生动实践。中医药注重“未病先防、既病防变、瘥后防复”，具有“简便验廉”的特点，与我国卫生健康事业发展方式的转变高度契合。我们要树立大卫生、大健康的理念，激发中医药在全方位全周期保障人民健康方面的优势，进一步释放中医药在健康中国建设中的巨大活力，以更加优质的中医药服务提升人民群众的获得感。

从未来发展看，中医药在迈向第二个百年奋斗目标历史进程中发挥重要支撑作用。中央《意见》明确提出，传承创新发展中医药是新时代中国特色社会主义事业的重要内容，是中华民族伟大复兴的大事。中医药作为我国原创的、成体系的医学科学，还是中华优秀传统文化的杰出代表。我们要以更高的站位、更大的力度推动中医药振兴发展，弘扬中华优秀传统文化，为增强文化自信、实现第二个百年目标贡献力量。

二、坚持中西医并重，进一步推动中医药事业和产业高质量发展提速增效

2022年，中医药系统要深入学习贯彻习近平总书记关于中医药工作的重要论述，全面实施“十四五”中医药发展规划、中医药振兴发展重大工程，以中医药高质量发展的优异成绩迎接党的二十大胜利召开。

一是在疫情防控中进一步发挥中医药优势。要持续绷紧疫情防控之弦，坚持中西医结合，健全中医药深度融入全链条精准防控机制，全力做好防控救治各项工作。加强国家中医应急医疗队伍和疫病防治及紧急医学救援基地建设，强化中医医院感染性疾病科等科室特别是发热门诊建设。进一步推进疫情防控中医药科研攻关，提升中医药循证医学能力。加快中医药“走出去”步伐。

二是在深化医改中进一步突出中医药特色。以国家中医药综合改革示范区建设为抓手，建立健全中医药法规体系、政策体系、管理体系、评价体系和标准体系。开展深化医改中医药工作、公立中医医院高质量发展试点，医保支持中医药发展试点，发布一批中医优势病种，完善中药审评审批机制，推动中医药教育综合改革。

三是在健康中国行动中进一步推动中西医协同发展。实施好中西医协同推进工程，在国家医学中心、区域医疗中心中，加强中医药项目的布局及建设。开展综合医院中西医协同发展推进行动。启动健康中国行动中医药健康促进专项行动，实施中医药康复服务能力提升工程。

四是在守正创新中进一步加强中医药内涵建设。开展中医特色服务模式创新试点，强化基层中医药服务能力提升。加快中医药特色人才队伍建设，持续推进岐黄学者、中医药创新团队等项目。深入实施中医药文化弘扬工程，开展中医药文化传播行动。

三、加大支持倾斜力度，进一步保障中医药传承创新可持续发展

一是在卫生健康工作全局中进一步加强支持中医药发展。国家卫生健康委、地方各级卫生健康部门要加强对中医药工作的统筹协调和倾斜支持，各项工作做到同部署、同推动、同考核，联合印发重要文件、共同召开重要会议、开展重大活动，中医药重大项目要在立项、经费、人员各方面给予充分保障，在卫生健康工作大格局中推动中医药实现更好发展。

二是全力以赴推动各项任务落实落细落到位。办好中医药的事，关键还要靠中医药人。国家中医药管理局要充分借助国务院中医药工作部际联席会议机制平台，加强横向协同，整合资源力量，抓好中医药振兴发展重大工程的实施。各地中医药主管部门要强化主体责任，引导中医药系统广大干部同志要自强自信、自我加压，把心气提起来，把信心强起来，以真抓实干的作为交出实效突出的成绩单。

三是在党委政府领导下不断优化中医药发展环境。各地卫生健康行政部门和中医药主管部门要积极落实地方党委政府关于中医药工作的各项具体要求，在政策上、项目上、经费上、人员上加大争取力度，省一级推动尽快建立中医药工作厅际协调机制，把涉及中医药发展的一些关键问题、突出困难，通过协调机制争取各部门理解和支持，尽快得到解决落实。

让我们紧密团结在以习近平同志为核心的党中央周围，以习近平新时代中国特色社会主义思想为指导，推动中医药传承精华、守正创新，奋力走好新时代赶考路，为建设健康中国、实现中华民族伟大复兴中国梦作出新的贡献。

国家卫生健康委党组成员、国家中医药管理局党组书记余艳红在2022年全国中医药局长会议上的讲话

（2022年1月29日）

刚才文明同志作了一个很好的工作报告，盘点了2021年度的工作亮点，部署了2022年的重点任务，我完全赞同。6个省份作了经验交流，展示了中医药系统的信心、干劲、创新和成果。新征程上推动中医药振兴发展，离不开党中央的坚强领导，离不开各部委的大力支持，离不开中医药系统的努力奋斗，向大家表示衷心的感谢。2022年中医药工作要点已提请会议讨论，请大家提出修改意见。下面，我再讲几个方面的意见。

一、深入学习贯彻党的十九届六中全会精神，传承党百年来领导中医药工作的经验，走好新时代中医药的赶考之路

2021年是党和国家历史上具有里程碑意义的一年。我们党隆重庆祝中国共产党成立一百周年，党的十九届六中全会通过百年党史上的第三个历史决议，第一个百年奋斗目标胜利实现，开启全面建设社会主义现代化国家、向着第二个百年奋斗目标进军的新征程。这一年，让我们倍受鼓舞的是，习近平总书记在看望全国政协医药卫生界委员和视察河南南阳时，对中医药工作再次作出重要指示，为我们进一步指明了前进方向、提供了根本遵循。这一年，让我们倍感振奋的是，我们从党的百年奋斗中汲取智慧力量，编制中医药振兴发展重大工程和“十四五”规划，进一步细化了中医药高质量发展的战略重点和实施路径。这一年，让我们倍提干劲的是，全国人大常委会开展《中医药法》执法检查，全国政协聚焦“加大中医药资源发掘和保护”开展协商议政；各部门各地和我们同题共答、同向而行，协同推出一批重大改革举措，确定了一批国家中医药综合改革示范区，凝聚起推动中医药改革发展的强大合力。

《中共中央关于党的百年奋斗重大成就和历史经验的决议》历史性地提出“两个确立”的重大论断，指出“促进中医药传承创新发展”。这充分表明了以习近平同志为核心的党中央推动中医药振兴发展的坚定信心，把中医药工作同党和国家事业、同我国历史进程、同健康中国建设直接而紧密地联系在一起。我们要深刻领会“两个确立”的决定性意义，做到“两个维护”，加快推动中医药高质量发展。

一要深刻认识到踏上实现第二个百年奋斗目标新的赶考之路，对中医药发展提出了新的更高要求。实现中华民族伟大复兴是党百年奋斗一以贯之的主题，也是赶考之路上不变的考题。传承创新发展中医药是“中华民族伟大复兴的大事”。党的十八大以来，在以习近平同志为核心的党中央坚强领导和部署推动下，中医药传承创新发展取得历史性成就。新的赶考路上，世情、国情、党情发生了深刻变化，社会主要矛盾发生了深刻变化，中医药发展内外环境也发生了深刻变化，形势逼人、使命逼人。我们要把立足新发展阶段、贯彻新发展理念、构建新发展格局作为中医药工作必须遵循的大逻辑，把解决中医药发展不平衡不充分的问题作为中医药工作必须破解的大命题，把推动中医药高质量发展作为中医药工作必须坚持的大主题，继续在实现第二个百年奋斗目标的历史性大考中考出好成绩。

二要深刻认识到人民群众对美好生活有着更高的期待，必须提高中医药健康供给对需求变化的适应性和灵活性。人民是阅卷人。新的赶考路上，人民群众对美好生活提出了更多需要、更高期待，评卷的要求和标准随之提升。特别经过抗击新冠肺炎疫情，人民群众对中医药有了新认识，迫切希望在家门口就能方便看中医、看上好中医、吃上好中药。这是机遇也是挑战。要进一步抬高工作标杆、自我加压奋进，顺应卫生健康工作模式由以疾病为中心向以人民健康为中心转变，着眼人民全生命周期的预防、治疗、康复服务，面对群众健康需求升级和人口老龄化结构变化，推进中医药领域供给侧结构性改革，不断提高中医药健康服务水平和供给能力。

三要深刻认识到2022年是贯彻落实党中央、国务院决策部署的交卷节点，要切实做好中医药工作的“必答题”。《中共中央　国务院关于促进中医药传承创新发展的意见》部署了一系列的指标性任务，有着明确的时间节点要求，就是要在本届政府任期内拿出过硬的成果，促进中医药工作迈上大台阶。比如，县办中医医疗机构全覆盖的问题，全部社区卫生服务中心和乡镇卫生院设置中医馆、配备中医医师的问题，等等。对标对表这些目标和任务，有些正加快推进，有些还比较缓慢。我们要树牢“答卷意识”，以时不我待的紧迫感、只争朝夕的使命感、奋斗有我的责任感，狠抓落实、真抓实干，交出一份优秀的答卷。

四要深刻认识到高质量发展就是体现新发展理念的发展，加快推进中医药特色发展、提升内涵建设。尽管这些年中医药实现了大发展，但中医药的特色优势还不够突出，

中药质量依然令百姓忧心，中医药人才的问题还没有得到根本性解决，质量问题已成为发展中的矛盾和问题的集中体现。要清醒地看到，在实际工作中，我们的精力、资源、政策还没有彻底转到内涵建设上，一些要求还停留在口号和导向上，工作还没抓到症结上。我们把今年确定为“内涵提升年”，要毫不动摇坚持党对中医药工作的全面领导，完整、准确、全面贯彻新发展理念，坚持传承精华、守正创新，推进中医药领域的深化改革，建立符合中医药特点的服务体系、服务模式、管理模式、人才培养模式，促进中医药治理体系和治理能力现代化，切实使中医药服务强起来、中药质量提上来、中医药核心竞争力立起来。

二、集中精力和资源抓大事成大事，以重点突破牵引带动中医药高质量发展

一是关于做好疫情防控工作。疫情防控仍然是中医药系统的头等大事。去年32起的聚集性疫情，基本上都在一个潜伏期内控制住了疫情。实践证明，我们建立的一整套疫情防控措施是行之有效的，即使是应对德尔塔和奥密克戎变异株，也并没有突破我们的防控策略，中医药疗效依然确切。中医药系统要时刻绷紧疫情防控这根弦，坚持“外防输入、内防反弹”的总策略、坚持“动态清零”的总方针，推动中医药全方位融入全链条精准防控的各个环节，加快推进国家中医疫病防治基地和队伍建设，加强发热门诊和感染性疾病科建设，提升核酸检测能力，充分发挥中医药在重大疫病防治中的独特作用，为巩固我国疫情防控在全球的领先地位继续贡献新的力量。要深刻汲取基层地区疫情防控的教训，夯实基础、堵塞漏洞，把春节和冬奥会期间的疫情防控工作抓紧、抓细、抓小，保障好疫情防控期间的群众就医问题，确保中医药系统不出问题。

二是关于实施中医药振兴发展重大工程。党中央连续两年对实施中医药振兴发展重大工程作出部署。着眼于贯彻落实党中央、国务院决策部署，我们谋划了中医药健康服务高质量发展工程、中西医协同推进工程等“八大工程”。下一步，要围绕“八大工程”，进一步明确年度目标任务、细化工作措施、找准载体抓手，推出一批牵引性、标志性的举措。要通过重大工程的实施，实现加大投入与体制机制创新并举，着力改善发展条件、破解体制机制障碍、充分发挥特色优势，让中医药成为建设健康中国的重要支撑、构建新发展格局的战略支点。

三是关于中医药人才队伍建设。当前，中医药振兴发展步入关键时期，我们对中医药人才的需要比以往任何时候都更为迫切。要深入学习贯彻中央人才工作会议精神，坚持党管人才，做好顶层设计和战略谋划，筹备开好全国中医药人才工作会议，制定好新时代加强中医药人才工作的意见，加快建设一支适应中医药高质量发展的人才队伍。既要立足行业，在“顶天”方面，打造一大批一流领军人才和创新团队，解决中医药临床和科技难题；在“立地”方面，培养规模庞大、结构合理的中医药临床专家，尤其是扎根基层的中医医师，让老百姓在家门口能够看上好中医。同时，还要跳出行业，搭建大平台、实施大项目，建立和完善联合攻关“揭榜挂帅”“赛马”制度，吸引一大批行业外专家投身中医药科学研究，共同解决中医药重大科学问题，聚天下英才而用之。

四是关于研究阐释中医药疗效问题。习近平总书记对这项工作多次作出重要指示。去年，我们着重围绕“用科学的方法说明中药在治疗新冠肺炎中的疗效”，做了大量的工作，推进了“三方”的转化。今年，要继续把说明白讲清楚中医药疗效为科研工作的重中之重，围绕筛选推广“50个优势病种、50个中西医结合诊疗方案、100项适宜技术、100个疗效独特的中药品种”，加强中医药循证医学能力建设，建立符合中医药特点的证据体系，研究阐释中医药的作用机理，彰显中医药在疾病治疗中的优势。这是中央《意见》明确的硬任务，今年年底必须完成。

五是关于依靠改革解决体制机制的问题。去年，我们规划布局了7个国家中医药综合改革示范区，召开了建设推进会。下一步，要以深化国家中医药综合改革示范区建设为重要抓手，聚焦中央重大部署解扣答题，牢牢把握体制机制创新这一核心要求，推进中医药领域深化改革向广度和深度进军，充分发挥改革突破和先导作用。要坚持向深化改革要红利，凡是有利于中医药特色发展、有利于破解发展难题、有利于增强人民群众的中医药获得感，我们都鼓励先行先试、大胆地试、大胆地改，以点上的突破带动面上的整体发展。

六是关于加强党建引领。中医药系统各级党组织要全面落实新时代党的建设总要求，坚持把党的政治建设摆在首位，深刻认识“两个确立”的决定性意义，不断提升政治判断力、政治领悟力、政治执行力。要以理论武装来凝心铸魂、补钙壮骨，持续在学懂弄通做实习近平新时代中国特色社会主义思想上下功夫，推进习近平总书记关于中医药工作的重要论述立项出版和研究阐释，推动党史学习教育常态化长效化，大力弘扬伟大建党精神，从增强历史自觉中践行初心使命，从汲取历史智慧中守正创新，从掌握历史主动中把握发展规律。要深入学习贯彻十九届中央纪委六次全会精神，坚持不懈把全面从严治党向纵深推进，驰而不息推进中医药领域行风建设，加强公立中医医院党的建设。要强化中医药宣传工作，唱响主旋律、壮大正能量，讲好中医药故事。

三、狠抓工作落实，把宏伟蓝图转化为生动实践

中医药振兴发展的美好未来不是等出来、喊出来的，而是拼出来、干出来的。

一是勇于担当作为，锤炼政治过硬、业务过硬、作风过硬的中医药干部队伍。中医药工作是民生之需、业务工作，更是党践行初心使命的一项政治工作。这几年，全系统干部在干事创业中展现出昂扬向上的精气神、激发出担当作为的新活力。我们要毫不动摇地坚持和加强党对中医药工作的全面领导，保持战略定力，弘扬优良作风，加强调查研究，注重研究和把握中医药工作的客观规律、实际情况、矛盾问题，着力把我们的业务能力、行政指导转化为地方政府的共识和行动，以干部队伍的新担当新气象凝聚起更加广泛的力量。

二是弘扬实干精神，狠抓重点任务落地见效。再好再美的蓝图，不落实就是一纸空文。我们要永葆革命精神、革命斗志，提高能力水平、练好内功，把各项工作往实处抓、往实里干，不获全胜决不收兵。要紧盯全年中医药工作要点，完善各项重点工作的“施工图”，建立任务清单、责任清单、成果清单，做到挂图作战、按图督办，随时掌握工作任务、工作进度、工作成果，确保各项工作落地见效。

三是强化统筹协调，抓好岁末年初各方面工作。要根据工作报告的精神和即将印发的工作要点，制订好工作方案，做好今年的工作安排。要深入开展安全大排查，做好本地区中医医疗机构的应急值守和常态化疫情防控工作，遇有重要紧急情况特别是新冠肺炎疫情突发情况，要第一时间请示报告并及时采取应对处置措施。要严格执行中央八项规定及其实施细则精神，倡导务实节俭文明过节新风，营造风清气正的节日氛围。

最后我再强调一下，大家要及时向党委、政府以及卫生健康委党组汇报马晓伟主任讲话精神以及本次会议精神，争取更大的重视和支持，尽快召开本省（区、市）的中医药工作会议，全力做好今年各项中医药工作。

加快推进中医药传承创新发展，是时代的召唤、领袖的嘱托、人民的期待。让我们更加紧密地团结在以习近平同志为核心的党中央周围，乘势而上、踔厉奋发、笃行不怠，不断开创中医药传承创新发展新局面，为健康中国建设、全面建设社会主义现代化国家作出新的更大的贡献，以优异成绩迎接党的二十大胜利召开。

国家卫生健康委党组成员、国家中医药管理局党组书记余艳红在全国中医药人才工作会议上的讲话

（2022年7月28日）

在全党全国上下深入学习习近平总书记在省部级主要领导干部“学习习近平总书记重要讲话精神，迎接党的二十大”专题研讨班上的重要讲话精神之际，经国务院领导同志同意，我们召开全国中医药人才工作会议，这在新中国成立以来是第一次，是中医药人才工作发展进程中具有深远意义的大事。会议的主要任务是：坚持以习近平新时代中国特色社会主义思想为指导，深入学习贯彻习近平总书记关于做好新时代人才工作的重要思想和中医药工作的重要论述，全面落实中央人才工作会议和全国中医药大会精神，按照孙春兰副总理在第四届国医大师和第二届全国名中医表彰大会上的部署要求，深刻分析中医药人才工作形势，研究部署中医药人才重点工作，加快建设一支与中医药高质量发展相适应的人才队伍，为中医药传承创新发展、健康中国战略实施提供坚实的人才支撑。

7月20日，我们隆重召开了第四届国医大师和第二届全国名中医表彰大会。孙春兰副总理在百忙之中出席会议并发表了饱含深情、热情洋溢的讲话，代表党中央、国务院向受到表彰的各位国医大师和全国名中医表示热烈祝贺，充分肯定中医药事业取得的新成就，指出本届政府按照中医药特色发展、内涵发展、转型发展、融合发展的总体思路，坚持传承精华、守正创新，坚持中西医并重、中西药并用，坚持深化改革、开放合作，着力破解制约发展的体制机制障碍，推动中医药取得前所未有的重大成就，使中医药这一中华文明瑰宝焕发出新的活力和光彩，为疫情防控、保障群众健康发挥了特殊优势、作出了重要贡献。孙春兰副总理从完善中医服务体系、继续深化重点领域改革、加强中医药人才队伍建设、提升中医药科研能力、推动中医药对外交流合作5个方面对重点工作作出再部署，强调要确保完成本届政府任期内的目标任务。春兰副总理的讲话政治站位高、内涵丰富，体现鲜明的问题导向和改革导向，具有很强的思想性、针对性和操作性，为我们传承创新发展中医药再次注入了强大动力，为做好新时代中医药工作提供了遵循。特别是对人才队伍建设提出了新要求（孙春兰副总理强调，中医药发展的根本在人才，当前中医药人才队伍面临总量不足、结构不合理、基层水平不高的突出问题，必须下大力气加强人才培养。春兰副总理还对改革中医药教育、扩大本科层次招生规模、完善师承教育制度、推进人才分类评价等提出明确要求）。我们要认真学习领会春兰副总理的重要讲话精神，切实抓好贯彻落实。

刚才，8个省份和单位的负责同志作了交流发言，有做法、有成效、有体会、有建议，讲得都很好，充分展示了中医药人才工作的生动实

践，请各地学习借鉴。下面，我讲几方面的意见。

一、中医药人才工作系统化推进、全方位提升，为中医药振兴发展迈出坚实步伐提供了人才支撑

党的十八大以来，以习近平同志为核心的党中央作出人才是实现民族振兴、赢得国际竞争主动的战略资源的重大判断，作出全方位培养、引进、使用人才的重大部署。我们认真贯彻党中央、国务院关于人才工作的决策部署，把人才工作摆在中医药事业全局更加突出的位置，中医药人才工作成为我国人才工作取得历史性成就、发生历史性变革的一个生动缩影。

一是中医药人才政策供给不断优化。推动在《中共中央 国务院关于促进中医药传承创新发展的意见》和《中医药发展战略规划纲要（2016—2030年）》《关于中医药特色发展的若干政策措施》《“十四五”中医药发展规划》中，从改革人才培养模式、优化人才成长途径、健全人才评价机制、发展中医药师承教育等方面对加强中医药人才建设作出一系列部署；推动在《中医药法》中对中医药人才培养作出专章部署，明确了依法加强中医药人才队伍建设的一系列措施；会同教育部、人力资源社会保障部、国家卫生健康委印发了《关于加强新时代中医药人才工作的意见》，提出26条具体举措，中医药人才工作的顶层设计和政策机制更趋完善。推动中医药人才评价机制改革，中国工程院在院士评选中单设中医药组，单列计划。完善中医药人才表彰奖励机制，国医大师、全国名中医列入国家周期性表彰奖励项目。会同有关部门在深化卫生专业技术人员职称制度改革把中医药人才同步纳入，突出实践能力业绩导向，破除“四唯”倾向。

二是中医药人才队伍规模不断壮大。10年来，基本建成了适应中医药事业和产业发展的中医药人才队伍，医疗卫生机构中医医师数量翻了一番，中医类别执业（助理）医师数逐年稳步增长，占执业（助理）医师总数的比例从14.1%上升至17.1%，已达73.17万人；每万人口中医类别执业（助理）医师数已达5.18人，比10年前增长91.14%；中医机构卫生技术人员数达到136.98万人，比10年前增长了98.11%，有力支撑了服务能力的提升和人民群众的中医药获得感。

三是中医药人才重大工程深入实施。组织实施中医药人才岐黄工程，累计投入人才专项16亿元，支持力度前所未有。遴选培养10名岐黄工程首席科学家、249名岐黄学者和青年岐黄学者、1000名优秀中医临床人才、5000余名骨干人才，支持建设了35个中医药多学科交叉创新团队和传承创新团队，形成了领军人才、骨干人才、青年人才梯次衔接的高层次人才队伍。

四是中医药人才培养体系不断完善。构建院校教育、毕业后教育、继续教育有机衔接，师承教育贯穿始终的中医药人才培养体系。不断夯实院校教育在人才培养中的主体地位，深入推进中医药教育教学改革，8所高校的11个中医药学科进入“双一流”。探索建立师承教育与表彰激励、研究生教育、职称评定等相衔接的政策机制，推动师承教育融入人才培养全过程各环节，累计建成各级各类老中医药专家传承工作室3400个，师承教育特色更加鲜明，老专家学术经验得到系统传承，一大批优秀临床人才脱颖而出。

五是中医药人才效能持续增强。广大干部职工坚持生命至上、人民至上，推动中医药服务体系不断完善、服务供给不断提质，中医类服务量占医疗服务总量的16%，99%的社区卫生服务中心、98%的乡镇卫生院、90.6%的社区卫生服务站、74.5%的村卫生室能够提供中医药服务，基层中医药服务可及性明显提升，中医药人才对健康中国建设的贡献度逐年提升。中医药系统成长和涌现出一批重大先进典型，屠呦呦先生荣获“共和国勋章”和诺贝尔奖、国家最高科学技术奖，张伯礼院士获得“人民英雄”国家荣誉称号，累计评选表彰120名国医大师、201名全国名中医，新增中医药领域两院院士7名，带动全行业形成了学习楷模、崇尚模范、争当先进、忠诚担当的新风尚。10年来，71个项目荣获国家科学技术奖，推动中医药科技创新不断进步。

特别是面对世纪疫情，中医药系统广大干部和医务人员闻令而动、逆行出征，在武汉保卫战、湖北保卫战、大上海保卫战中和多地局部聚集性疫情处置中，充分发挥中医药独特优势，推动“中西医结合、中西药并用”成为中国方案的一大特色和亮点，中医药疗效得到世界卫生组织充分肯定。正如孙春兰副总理所强调的，我国疫情防控保持全球领先地位，中医药的独特作用功不可没。

党的十八大以来，中医药人才工作发生新变化、取得新成绩，带给我们一些深刻启示：一是必须坚持党对中医药人才工作的全面领导，更加主动地把中医药人才工作置于实施重大国家战略、建设人才强国的大格局大逻辑大坐标中去定位、谋划和推进；二是必须坚持充分发挥中医药人才在推动传承创新发展中的决定性作用，进一步树牢“人才是第一资源”的理念，不断做大中医药人才总量、提高人才质量、释放人才能量；三是必须坚持遵循中医药人才成长规律，纵览历代名医成长之路，“读经典、跟名师、重实践、强素养”是其成才的共性特征。我们要不断深化中医药人才成长规律的研究并落实到人才工作中，加快建立符合中医药特点的人才培养模式；四是必须坚持深化中医药人才发展体制机制改革，加快形成有利于人尽其才的使用机制、各展其能的激励机制、脱颖而出的竞争机制、符合特点的评价机制；五是必须坚持弘扬大医精诚的优良传统，教育引导广大中医药工作者增强民族自信、勇攀医学高峰，传承精华、守正创新，为人民提供最好的中医药服务。这些经验启示弥足珍贵，必须在今后的工作中继续长期坚持。

二、深入学习贯彻习近平总书记的重要论述，进一步增强做好新时代中医药人才工作的紧迫感和责任感

以习近平同志为核心的党中央

对人才工作高度重视，始终将其摆在治国理政的战略高度谋划推进。去年9月，党中央专门召开人才工作会议，习近平总书记发表了重要讲话。总书记的重要讲话，深入分析了我国人才发展面临的新形势新任务，明确了深入实施新时代人才强国战略的总体要求，深入阐述了新时代人才工作新理念新战略新举措，作出了加快建设世界重要人才中心和创新高地的战略部署，为做好人才工作指明了前进方向，提供了根本遵循。我们要认真学习领会、深入贯彻落实，增强“四个意识”、坚定“四个自信”、做到“两个维护”、捍卫“两个确立”，切实把思想和行动统一到习近平总书记和党中央关于新时代人才工作的部署要求上来，推动中医药人才工作强起来，真正把“第一资源”转化为“第一动力”。

第一，深刻认识做好新时代中医药人才工作，是深入实施新时代人才强国战略的重要组成部分。习近平总书记和党中央、国务院把中医药人才工作纳入新时代人才强国战略中进行系统谋划。《中共中央 国务院关于加强和改进新时代人才工作的意见》把加强中医药人才纳入经济社会重点领域专门人才队伍建设中进行部署，《国家“十四五”期间人才发展规划》把加强中医药特色人才建设作为补短板、强弱项的九大专项人才计划之一，提出一系列政策措施，进一步凸显了中医药人才在新时代人才强国战略中的重要地位。我们要从深入实施新时代人才强国战略的顶层设计和系统布局中，深刻感悟习近平总书记对中医药人才队伍建设的关心关爱，自觉从“国之大者”的高站位中扛起党中央、国务院赋予我们的历史使命和时代责任，对标对表中央要求，以闻鸡起舞、日夜兼程、风雨无阻的紧迫感，不折不扣抓好落实。

第二，深刻认识做好新时代中医药人才工作，是推动中医药高质量发展、全面建设健康中国的战略支撑。习近平总书记强调，国家发展靠人才，民族振兴靠人才。党的十八大以来，以习近平同志为核心的党中央对中医药作出一系列战略部署，政策出台之密、规格之高、力度之大都是前所未有的，推动中医药传承创新发展跑出了加速度。特别是经过抗击新冠肺炎疫情，中医药的独特优势和价值作用得到了社会各界的空前认同。当前，中医药大政方针已定，任务措施十分明确，关键是狠抓落实，关键是需要一支强有力的人才队伍作后盾。站在中医药高质量发展乘势而上、聚势而强的新的历史起点上，我们比历史上任何时期都更加渴求中医药人才，也更有条件成就人才。我们要深刻认识中医药人才在中医药事业全局中的极端重要性，把人才资源开发放在首要位置，全方位全链条开发各级各类中医药人才，推动人才结构分布与服务需求、服务数量、服务效率相匹配，努力建设一支规模大、素质强、结构优的中医药人才队伍。

第三，深刻认识做好新时代中医药人才工作，是发挥中医药原创优势、推动我国生命科学实现创新突破的迫切需要。习近平总书记强调，要做好守正创新、传承发展工作，积极推进中医药科研和创新，注重用现代科学解读中医药学原理，推动传统中医药和现代科学相结合、相促进，推动中西医药相互补充、协调发展，为人民群众提供更加优质的健康服务。中医药的生命力和驱动力在于创新，一部中医药发展史就是一部创新史。中医药蕴含着巨大的原创优势和创新潜能，关键是要靠拔尖创新人才把它迅速激发和有效释放出来。当前，新一轮科技革命和产业变革正在加速演进，学科交叉融合趋势日益明显，为中医药理论和技术突破提供了有力支撑。同时，西方部分发达国家和跨国企业布局基于中医药的技术和药物研究，与我抢夺传统医药领域的制高点。但中医药科技创新仍是我们工作中的一块短板。我们要有不进则退、慢进亦退、不创新必退的紧迫感和危机感。创新驱动本质上是人才驱动。我们一定要加强中医药战略人才力量建设，把科技创新摆在中医药发展的核心位置，紧紧依靠创新赢得战略主动，力争在重大理论创新、重大技术攻关、重大新药创制上实现新突破，把维护和促进健康的技术牢牢掌握在自己手中，不断巩固我传统医药大国强国的优势和地位。

第四，深刻认识做好新时代中医药人才工作，是坚持问题导向、破解中医药人才工作瓶颈的迫切需要。人才是事业兴衰成败的最关键因素。我们历来高度重视解决中医药人才队伍建设中的问题，根据不同历史时期人才队伍建设中的主要矛盾，因时因势辨证实施了一系列有力措施，从组建中医研究院、兴办中医学院、办好中医医院、组织西医学习中医，到开展老中医药专家学术经验继承工作、改革中医药院校教育、完善中医药服务体系，再到实施一揽子中医药人才工程、改革中医药人才发展的体制机制，“后继乏人问题”从根本上得到了扭转，特色人才建设开启新的篇章。必须清醒地看到，中医药人才队伍建设既存在总体规模不大、质量结构不优、领军人才不足、基层人才缺乏、体制机制不活等问题，也有人才发展体制机制改革还存在落实“最后一公里”“最后一百米”的问题。这些问题既有老问题、也有发展带来的新问题。我们必须坚持问题导向和需求导向，对症下药、靶向用力、综合施策，提升抓中医药人才工作的本领和水平，让各类人才在中医药领域集聚、成就事业、实现价值，让中医药领域成为最吸引人的职业之一，以人才问题破解的“一子落”，带动中医药高质量发展的“满盘活”。

三、聚焦中医药传承创新发展，奋力谱写新时代中医药人才工作崭新篇章

我们深入学习贯彻习近平总书记在中央人才工作会议上的重要讲话精神，会同教育部、人力资源社会保障部、国家卫生健康委印发了《关于加强新时代中医药人才工作的意见》，明确了新时代加强中医药人才工作的总体要求、主要目标、重点任务、保障措施，请各地各部门结合实际抓好落实。这里，我再强调几个方面。

第一，加快建设高层次中医药人才队伍。中医药几千年的发展，靠的是一个个名医大家的接续奋斗、守正创新。我们评选表彰国医大师、全国名中医，实施中医药人才岐黄工程，就是要让大师大家、领军人才、青年优秀人才尽快涌现出来，形成骏马当先带动万马奔腾的生动局面。

一是培育壮大领军人才队伍。要深入实施中医药领军人才支持计划，对国家正在组织实施的岐黄学者等各类高层次人才培养项目，各地各单位要从项目支持、团队支撑、平台依托等方面给予全方位支持，对领军人才实行人才梯队配套、科研条件配套、管理机制配套等特殊政策，探索“揭榜挂帅”等立项机制，有些重大项目优先支持他们“担纲”。要加快培育中医药领域战略科学家，面向国家重大项目、国家实验室、国家重点实验室、国家重大人才计划等，吸引、发现、培养、造就若干名站在科技发展最前沿，能够聚焦推进中医药现代化、产业化、中西医药融合发展等重大科学问题，开展方向性、全局性、前瞻性思考的，具有卓越科技组织领导才能的战略科学家，引领中医药勇攀医学高峰。要实施好多学科交叉创新团队建设专项，吸引汇聚行业内外和海内外相关学科优秀人才和团队，开展中医药重点领域、关键问题联合攻关，打造一批多学科交叉创新团队，培养一批多学科交叉创新人才。要继续加强中医药重点学科建设，发挥学科在医教研综合集成、促进学术发展方面的引领支撑作用，推动学科领域内外的学术协作与资源共享，培养一批中医药学科带头人。各地要结合实际，对接好国家项目，抓好本地区名医名家、青年领军后备人才的培养。

二是促进青年人才脱颖而出。青年人才队伍是人才队伍建设的重中之重，不管是哪一支人才队伍，都要把培育青年人才作为一个重点。要建立健全对青年人才普惠性支持措施，设立青年人才支持专项，加大优秀中医临床人才、青年岐黄学者等青年人才培养力度，促使更多青年人才快速成长、早担大任。健全青年人才发现机制，破除论资排辈等陈旧观念和思维定式，为青年人才搭建干事创业平台。

三是着力打造集聚中医药人才的高地和平台。总书记指出，人类历史上，科技和人才总是向发展势头好、文明程度高、创新最活跃的地方集聚。我们要紧扣“建设世界重要人才中心和创新高地”的战略部署，锚定“3 + N”人才高地和人才平台建设布局，结合推进国家中医药综合改革示范区建设和服务重大国家战略，在京津冀、长三角、粤港澳大湾区、黄河流域等中医药优势资源较为集中的区域，开展人才政策综合改革试点，加快形成一批中医药医疗高地、产业高地、创新高地和中医药高层次人才中心。

第二，统筹推动重点领域中医药人才队伍建设。随着中医药事业和产业的快速发展，中医药人才规模和结构的问题更加突出。要坚持以需求为导向，聚焦释放中医药的多元功能和价值，加强中医医疗、科研、教育、产业、文化、对外交流等各级各类人才建设，确保中心工作谋划到哪里、人才工作就跟进到哪里、人才队伍就布局到哪里。中医药人才工作不管怎么抓，核心任务不能变，重中之重就是培养造就一支数量庞大、结构优良的能看病、会看病、看好病的中医临床医师队伍。

是建强中医临床医师队伍。国办印发的《“十四五”中医药发展规划》明确要求到2025年每千人口中医类别执业（助理）医师数达到0.62人（缺口还有20万人）、每万人口中医类别全科医生数达到0.79人（预计要达到10.8万人，目前无统计数据）、二级以上公立中医医院中医类别执业（助理）医师比例达到60%。要会同有关部门，采取措施引导优质生源报考中医药类专业，扩大中医类专业本科生、硕士生招生数量，从源头上拓宽人才数量。着力提升中医医师规范化培训和中医药继续教育质量，以中医思维培养和临床能力培训为重点，完善医师培训机制，整体提升中医医师队伍服务能力和水平。要加快建设引领中医预防、治疗、康复优势领域的骨干医师队伍，不断巩固扩大中医药的特色优势。要加强呼吸科、重症医学科、急诊科、院感等方面的人才队伍建设，打造高水平中医疫病防治队伍。

二是夯实基层中医药人才队伍。要着眼于培养一批、提升一批、吸引一批的策略，建设一支下得去、留得住、用得好的基层中医药人才队伍。要扩大本科层次中医专业农村订单定向免费医学生培养，持续做好全科医生培训，面向基层医疗机构医师和乡村医生开展中医药知识技能全员培训，用5年左右时间实现人员培训全覆盖。要强化基层医疗卫生机构中医药人员配备，各地要积极研究探索区域人才政策，推广“县管乡用”“乡管村用”等人才管理模式，鼓励县域医共体、医联体内人才柔性流动，形成上级医院医师定期到医共体、医联体内基层医疗机构服务的长效机制，完善基层中医药人才薪酬分配和待遇保障机制，改善基层人才发展环境，确保到2025年中医馆中医医师全配备。

三是大力推进西医学习中医。要完善西医学习中医制度，落实好临床医学专业学生开设中医必修课要求，逐步扩大临床医学类专业毕业生攻读中医专业学位招生规模，经过系统培训且考核合格的西医医师，在执业活动中采用与其专业相关的中医药技术方法，参加中西医结合职称评聘。要抓好中西医协同，加强中西医协同“旗舰”医院、“旗舰”科室建设、重大疑难疾病中西医协同试点等工作，在中西医强强联合中培育中西医结合团队，培养高层次中西医结合人才。要实施西医学习中医专项，国家将举办西医学习中医高级人才研修班，吸引相关领域院士、长江学者、杰青等高层次人才开展中医药研修学习。还将面向中西医协同“旗舰”医院、“旗舰”科室等综合医院、专科医院培养一批西学中领军人才和青年拔尖人才。各地也要结合区域需求，加强西学中专项培训，着力打造一支高层次中西医结合人才队伍。

第三，着力提升中医药人才培养质量。经过多年探索，我国已初步建立起院校教育、毕业后教育、继续教育三阶段有机衔接，师承教育贯穿始终的中医药人才培养体系，完全能够源源不断地培养造就一批又一批优秀中医药人才，也完全能够从根本上解决好后继有人、薪火相传的问题。下一步，要紧紧扭住中医思维这个关键，引领中医药人才培养质量加快提升。

一是完善中医药人才培养模式。要面向中医药类专业推行院校教育-师承教育相结合的教育模式，建立早跟师、早临床学习制度，提高中医类专业经典课程比重，开展中医药经典能力等级考试，加快建立以中医经典课程为根基、中医药课程为主线、先中后西的中医药类专业课程体系。要加大卓越师资队伍建设，打造国家中医药教师发展示范中心，实施卓越中医药师资培养计划，培养造就一批教学名师和优秀教学团队，鼓励名老中医药专家“上讲台”，中青年教师“做临床”，临床医师“授经典”。要加快推动中医医师规范化培训模式改革，完善培训标准，强化中医思维和临床能力培养，为造就中医功底深厚、中医思维稳固、临床诊疗水平高的中医医师打好基础。

二是扎实推进中医药活态传承。要进一步完善师承教育制度，优化师承教育项目，扩大师带徒覆盖面，注重对老药工传统技艺的传承。要充分发挥国医大师、全国名中医等名老中医药专家在传承学术精华、引领学科创新、培养优秀人才方面的重要作用，推动人才称号回归到学术性、荣誉性上，引导他们将自己的学术经验毫无保留地传承下去，培养一大批能够传承精华的继承人。

三是着力提升中医临床实践教学能力。要制定完善各类中医临床教学基地标准和准入制度，开展临床教学基地认定审核工作，规范中医药院校附属医院、教学医院、中医医师规范化培训基地认定与管理。要强化中医医院中医临床教学主体职能，核增临床师资、教育管理岗位，实施中医临床教学基地建设专项，支持建设一批国家中医临床教学培训示范中心，引领带动中医临床实践教学水平整体提升。

第四，深化中医药人才发展体制机制改革。体制机制活，则人才队伍活，事业发展才有旺盛的活力。近年来，党和国家围绕人才使用、评价、激励等方面，部署了大批改革举措。可以说，现有的人才政策够用、管用，关键是要用好用足这些政策，着力解决“最后一公里”问题，加快建立健全适应中医药人才发展的体制机制，不断提高人才资源配置的科学化水平。

一是着力吸引集聚各方面创新人才。中医药的创新发展始终是开放包容的、与时俱进的。推进中医药大发展，实现理论大突破、技术大攻关，必须加快建设一批以国家实验室、国家重点实验室为代表的中医药高端科研平台，集聚各方面多学科的优秀人才共同为中医药创新发力、为破解科学难题出招。我们要努力营造开放包容的政策环境，提升中医药行业吸引力，只要是为中医药发展出力的，不管是哪个学科、哪个行业的人才，都要来者不拒、不拘一格，使更多的智慧资源、创新要素为我所用。

二是落实用人自主权。要想人才队伍活力足，首先要让用人主体在引才用才上有话语权自主权。总书记强调，行政部门应该下放的权力都要下放，用人单位可以自己决定的事情都应该由用人单位决定，发挥用人主体在人才培养、引进、使用中的积极作用。我们要落实好总书记的重要指示精神，推进中医药领域的高等院校、科研院所、医疗机构落实好用人自主权，建立有效的自我约束和外部监督机制，既要防止“想用的人进不来、该流动的出不去”，更要防止“任人唯亲”“近亲繁殖”。各地要积极探索高层次人才、急需紧缺专业人才招聘绿色通道和职称直聘办法，形成人才能进能出、岗位能高能低、待遇能升能降的灵活机制，完善吸引高层次人才的科研经费支持、生活保障、成果转化等各类配套政策。

三是完善人才评价体系。要坚持“破四唯”与“立新标”相结合，着力建立以创新价值、业务能力、业绩贡献为导向，形成中医临床、基础、科研人才等分类评价体系，实行有区别的评价办法，对临床人才重点评价临床疗效，基础人才评价中医药基础理论研究和原创能力，科研人才评价探索疾病规律、解决临床问题、用现代科学解读中医药学原理的能力。尤其是对基础研究人才，要延长考核周期，让他们安坐“冷板凳”、十年磨一剑。

四是加大人才激励力度。要支持高校、医疗机构、科研院所构建体现知识、技术等创新要素价值的科研成果转化机制，提高科研人员成果转移转化收益比例，让从事中医药科研的人员“名利双收”。要深化公立中医医院薪酬制度改革，完善薪酬水平核定机制，鼓励使用中医药技术方法，体现人员技术劳务价值。中国中医科学院要在为人才松绑方面做出示范，打破一切阻碍创新活力流动、影响创新要素集聚的藩篱，放手让人才的创新能量充分释放出来，让人才静心做学问、搞研究，多出成果、出好成果、出更多类似青蒿素的大成果。目前，国家已经建立了国医大师、全国名中医周期性评选表彰机制，各地也要结合实际探索建立省、市名中医和其他人才褒奖机制，多方位激励人才。希望7个国家中医药综合改革示范区充分给中医药大学、医院、科研机构放权，结合各自实际，拿出深化人才发展体制机制改革的新举措，蹚出中医药人才发展的新路子。

四、坚持和加强党对中医药人才工作的全面领导，在全系统进一步营造尊重人才的浓厚氛围

坚持党对人才工作的领导，是

做好人才工作的根本保证。各级中医药主管部门要坚决贯彻党管人才的原则，加快构建中医药人才工作大格局、新格局，千方百计培养人才、造就人才、成就人才。

第一，坚持党对人才工作的全面领导。各级中医药主管部门要完善领导体制，加强政策研究，像抓事业发展一样抓人才工作，推动各地党委、政府把中医药人才工作纳入全省人才"大盘子"，形成大抓中医药人才的工作合力，推动把党的领导贯穿中医药人才工作各方面全过程，更好地推动党中央、国务院关于人才工作的决策部署在中医药系统落地生根。各级中医药主管部门和中医药机构要树立强烈的人才意识，真正把中医药人才作为第一资源、战略性资源，在人才队伍建设上谋新招、出实招、亮硬招，建设一支支撑本地区本单位事业高质量发展的高水平中医药人才队伍。中医药系统各级领导干部要以识才的慧眼、爱才的诚意、用才的胆量、容才的雅量、聚才的良方，真正做到寻觅人才求贤若渴，发现人才如获至宝，举荐人才不拘一格，使用人才各尽其能，着力把行业内外各方面的优秀人才集聚到中医药传承创新发展中、集聚到党和人民的伟大奋斗中。

第二，加强政治引领，弘扬优良传统。各级中医药主管部门和中医药机构要巩固拓展党史学习教育成果，加强党领导的中医药史教育，突出政治引领，教育引导广大中医药人才胸怀"国之大者"，心系"国家事"、肩扛"国家责"，把个人的成长融入中医药振兴发展的生动实践、健康中国建设的历史进程。中医药历来强调救死扶伤、道济天下的医德。古人讲，"医非仁爱不可托，非廉洁不可信""德不近佛者不可以为医，才不近仙者不可以为医"。要常态化开展弘扬大医精诚优良传统活动，大力宣传以国医大师、全国名中医为代表的当代名医名家和一线中医药工作者先进典型，引领广大中医药工作者修医德、重品行、行仁术，更好地服务人民群众。

第三，营造尊重人才、团结奋进的良好氛围。各级中医药主管部门要建立健全联系专家制度，建立问候、问情、问需、问策工作机制，制定政策、谋划工作、推进改革都要注重听取专家意见，在全系统进一步营造重视人才、重用人才的良好导向。要大力选树一批人才典型，宣传一批先进事迹，推广一批经验做法，讲好中医药系统人才故事。"人心齐、泰山移"。过去，我们中医药人团结奋斗，取得了中医药发展史上一个又一个胜利。聚力新阶段、奋进新征程，我们更应该自强自立，弘扬讲团结、顾大局的传统，只要我们众志成城，积小流以成江河，就一定能够汇聚起推动中医药高质量发展的磅礴力量，擦亮中医药这个瑰宝的底色，让古老的中医药在新时代焕发出更大生机与活力。

中医药传承创新发展迎来了前所未有的大好时机，为中医药人才大有可为、大有作为提供了前所未有的历史机遇。让我们更加紧密地团结在以习近平同志为核心的党中央周围，抢抓机遇、乘势而上，推动新时代中医药人才工作不断实现新突破、迈上新台阶，让中医药领域成为吸引人才、集聚人才、成就人才的一方沃土，让广大人才在推动中医药事业和产业高质量发展的主战场施展才华、建功立业，以优异成绩迎接党的二十大胜利召开！

继往开来　砥砺前行　奋力开启中医药振兴发展新征程
——国家中医药管理局局长于文明在2022年全国中医药局长会议上的工作报告

（2022年1月29日）

这次会议的主要任务是：以习近平新时代中国特色社会主义思想为指导，全面贯彻党的十九大、十九届历次全会及中央经济工作会议精神，落实《中共中央　国务院关于促进中医药传承创新发展的意见》和《中医药法》，总结2021年中医药工作，分析面临的形势任务，部署2022年重点任务，以优异成绩迎接党的二十大胜利召开。

这里，我讲几点意见。

一、2021年中医药工作

一年来，在以习近平同志为核心的党中央坚强领导下，中医药系统坚决贯彻习近平总书记关于中医药工作的重要论述，认真落实党中央、国务院决策部署，统筹疫情防控和中医药发展重点任务，中医药工作取得新的重要进展。

（一）以党建引领中医药发展，政治意识和政治能力得到新提升

把党的政治建设摆在首位，始终把学懂弄通做实习近平新时代中国特色社会主义思想作为首要政治任务，从严抓细抓实中央巡视反馈意见整改落实工作，以实际行动捍卫"两个确立"、做到"两个维护"。扎实开展党史学习教育，创新学习载体，丰富学习形式，系统梳理百年党领导中医药工作的成就和启示，引导党员干部听党话、跟党走。坚持以人民为中心，抓实"我为群众办实事"实践活动，持续擦亮"方便看中医、放心用中药、看上好中医"惠民品牌，不断提升人民群众满意度。

（二）发挥中医药独特优势作用，在新冠肺炎疫情防控中作出新贡献

中医药参与疫情防控工作机制

更加完善。中医药参与疫情防控“场场不落”“全程参与”，形成国家、省、疫情地区多级应急工作体系，第一时间参与应急防控指挥和救治、组派中医药专家团队、用上中药等机制得到固化和应用。中西医协同发挥作用的模式更为成熟。深化落实“四有”中西医结合医疗模式，所有疫情防控救治全部落实中西医结合、中西药并用的部署要求。诊疗方案更加优化。根据毒株变异新变化、感染人群新特点，不断优化中医药治疗方案，取得良好疗效。防治康全方位干预效果显著。针对集中隔离人员和有需求的管控社区居民、重点人群，做到中药“应服尽服”“愿服尽服”。针对确诊病例和无症状感染者，开展规范化、同质化中医药治疗，基本达到中医药使用全覆盖。针对康复患者，积极应用恢复期中药汤剂及八段锦等非药物疗法综合干预，促进患者功能恢复。

（三）以执法检查为契机，依法推动中医药发展取得新成效

高位推动中央《意见》和法律制度落地实施。全国人大常委会开展中医药法落实情况执法检查，将中央《意见》落实情况列入执法检查内容。国务院22个部门和地方党委政府加大对中医药的支持力度，落实中医药法执法检查报告及审议意见，依法推动发展的氛围更加浓厚。科学编制重大工程和发展规划。中医药振兴发展重大工程实施方案、“十四五”规划编制完成，正按程序提请审议印发。法治建设稳步推进。中医药传统知识保护条例（草案）已按程序上报。医师法解决了中医、中西医结合医师在临床科室执业的问题。发布28项国家标准、8项国际标准。

（四）坚持问题导向，深化改革迈出新步伐

打造中医药改革发展标杆示范。7个省市获批建设国家中医药综合改革示范区，以体制机制创新为核心，创造可复制可推广的经验。深化医改工作进一步体现中医药特点。印发医保支持中医药传承创新发展的指导意见，发布419项中医医疗服务项目技术规范，实现中医病证分类与代码新版国家标准与医保信息系统衔接。公立医院薪酬制度改革明确向特色优势突出的中医医院倾斜。部门协同出台多项改革举措。成立古代经典名方中药复方制剂专家审评委员会，完善简化审批相关技术指导原则，发布林草中药材生态种植等通则。

（五）以建高地、扬优势、强基层为重点，优质高效服务体系建设取得新进展

高地规划布局加快。6所中医类医院纳入“辅导类”国家医学中心创建范围，12所中医医院纳入国家区域医疗中心输出医院范围，两个中医项目获正式批复。启动中医特色重点医院建设。基层中医药服务能力持续提升。支持2530个基层医疗卫生机构中医馆建设。新增确定16个市、155个县为全国基层中医药工作先进单位。中西医协同机制更加健全。印发加强综合医院中医药工作推动中西医协同发展意见、妇幼健康领域中医药工作实施方案。统筹安排少数民族医医疗机构制剂能力建设项目，推进国家藏医医学中心建设。

（六）以打造领军人才和创新团队为着力点，形成人才发展新格局

特色人才培养工程（岐黄工程）加快推进。新增岐黄学者50名、多学科交叉和传承创新团队20个、中医临床优秀人才400名，新建传承工作室800个。基层人才队伍建设进一步加强。招收、培训农村订单定向医学生、全科医生和中医馆骨干人才1.4万人。教育改革举措逐步落实。26个省出台实施方案，新增2所省局共建中医药大学。试点开展经典能力等级考试，1.5万余人参加。建立表彰奖励长效机制。国医大师和全国名中医表彰调整为常设性项目，并启动新一届评选。2021年中医药领域新增两院院士3名。

（七）聚焦研究阐释中医药疗效作用，科技创新迈上新台阶

推动抗疫方药研究。设立26项应急专项，开展临床科研一体化攻关，挖掘分析“三药三方”等有效方药疗效证据，推动“三方”注册上市。加快科技创新平台布局。印发科技创新体系建设实施方案，启动重点研发计划“中医药现代化”专项。推进中医治疗优势病种、适宜技术和疗效独特的中药品种筛选工作。

（八）注重讲好中医药故事，中医药走出去等取得新进展

高质量融入共建“一带一路”。印发《推进中医药高质量融入共建“一带一路”发展规划（2021—2025年）》。以抗疫为契机，拓展与世界卫生组织以及共建“一带一路”重点国家交流合作，举办上合组织传统医学论坛等，分享中医药防治方案和有效方药。推动粤港澳大湾区中医药高地建设。借力广交会、服贸会等平台拓展对外交流与合作。中医药文化宣传呈现新气象。中医药文化弘扬工程被纳入中华优秀传统文化传承发展工程“十四五”规划。印发《中医药文化传播行动实施方案（2021—2025年）》，举办“十四五”中医药发展、中医药抗疫等专题新闻发布会。接续助力乡村振兴。印发巩固拓展脱贫攻坚成果与乡村振兴相衔接实施意见，保持“政策不变”“力度不减”。

这些成绩的取得，归功于党中央、国务院的坚强领导，得益于国家卫生健康委等相关部门和各级党委政府的大力支持，也是全国中医药系统共同努力的结果。在此，我谨代表国家中医药管理局，向各级党委政府、有关部门、社会各界以及新闻媒体的朋友们表示衷心的感谢！向全体中医药工作者表示诚挚的问候！

二、2022年中医药工作

国家中医药管理局把2022年作为“内涵提升年”，总的要求是：坚持以习近平新时代中国特色社会主义思想为指导，深入贯彻落实党的十九大和十九届历次全会及中央经济工作会议精神，深入学习贯彻习近平总书记关于中医药工作的重要论述，贯彻落实中央《意见》和中

医药法，立足新发展阶段、贯彻新发展理念、构建新发展格局，统筹疫情防控和中医药发展，以实施中医药振兴发展重大工程和“十四五”规划为抓手，聚焦高质量发展这条主线，更加突出淬炼内功，更加强化学术发展和防病治病能力提升，着力深化中医药综合改革，着力构建优质高效中医药服务体系，着力打造特色人才队伍，着力加快中医药传承创新，确保完成中央《意见》提出的阶段性目标，为健康中国建设、全面建设社会主义现代化国家作出新贡献。

（一）以综合改革示范区建设为引领，激发高质量发展活力

一是建好国家中医药综合改革示范区。7省市中医药部门要推动党委政府建立联动工作机制，细化建设方案，提出创新举措，在政策、项目、资金、机制等方面支持到位，形成一批可复制可推广的经验做法。我局将适时召开现场会推广学习。二是扎实做好深化医改中医药工作。制定进一步深化医改中医药工作指导意见，落实医保支持中医药传承创新发展政策，开展相关工作试点。落实薪酬制度改革向中医医院倾斜政策，推进公立中医医院高质量发展。实施健康中国行动中医药健康促进专项行动，推广20个中医治未病干预方案。完善中药审评审批机制，发布《古代经典名方目录（第二批）》及关键考证信息。三是在地市层面新增遴选一批国家中医药管理局综合改革试验区，着眼制约中医药发展的难点问题进行改革探索。

（二）推进中医药服务体系内涵建设，彰显中医药防病治病优势

一是在国家医学中心、区域医疗中心等项目中加强布局及建设，“辅导类”创建单位要加快进度，试点省份和输出医院要做好对接。二是实施基层中医药服务能力提升工程“十四五”行动计划，实现全部社区卫生服务中心和乡镇卫生院设置中医馆、配备中医医师，基本实现县办中医医疗机构全覆盖。开展全国基层中医药工作示范市（县）创建，启动名医堂工作试点。三是开展全国中医优势专科专项建设和中医康复中心建设。支持少数民族医医院制剂能力建设。

（三）谋划好新时代人才工作，为中医药振兴发展提供保障

一是召开全国中医药人才工作会议，印发新时代中医药人才工作意见和“十四五”人才发展规划，表彰第四届国医大师和第二届全国名中医，部署人才发展各项任务。二是实施特色人才培养工程（岐黄工程），做好新一批岐黄学者、创新团队、优秀中医临床人才等项目。三是扩大中医专业农村订单定向免费医学生培养规模，抓实抓好基层人才培训项目。四是支持建设一批中医药高水平学科加快推进课程体系改革、经典能力等级考试，出台中医医师规范化培训标准。

（四）围绕说清楚讲明白疗效，提升传承创新支撑能力

一是推进疫情防控科研攻关，多学科协作深化机理机制研究，系统总结中医证候和救治经验。二是加强传承研究，出版《中华医藏》第一批书籍，启动国家中医药古籍和传统知识数字图书馆建设。三是完成50个中医治疗优势病种和100项适宜技术、100个疗效独特的中药品种筛选工作。四是完善中医药科技创新体系，建设国家中医药传承创新中心、循证医学中心，力争布局一批中医类国家重点实验室。五是建立中药资源动态监测体系和质量追溯体系，推动道地药材生态种植，新建一批中药炮制技术传承基地。

（五）完善机制模式，推动中西医协同发展

一是实施综合医院中西医协同发展推进行动，在综合医院等机构持续推广“四有”中西医结合医疗模式。启动中西医协同“旗舰”医院建设，试点开展“旗舰”科室建设。二是完善西医学习中医制度，面向综合医院等机构临床医师开展西学中系统培训，举办西医学习中医高级人才班。三是加强中西医临床协同攻关，新增一批重大疑难疾病中西医协同攻关试点，形成并推广50个左右中西医结合诊疗方案。

（六）以《中医药法》实施五周年为契机，提升依法发展水平

一是举办“《中医药法》实施五周年”系列活动，结合“八五”普法营造依法发展中医药的良好氛围。二是配合全国人大做好落实《中医药法》执法检查相关政策举措进展情况调研，推动其他省份开展省级人大《中医药法》执法检查。三是加快推进中医药传统知识保护条例立法进程，在突发公共卫生事件应对法等法律法规制修订中，将中医药抗疫工作机制、政策措施等转化为法律制度。

（七）加快中医药文化传播，打造更好社会氛围

一是实施中医药文化弘扬工程，推进国家中医药博物馆建设。二是开展中医药文化传播行动，举办“千名医师讲中医”等活动，上线中医药文化宣传教育基地网上展馆。三是加大中医药宣传力度，围绕重大工程规划、综合改革等开展主题宣传。

（八）高质量融入共建“一带一路”，深化中医药对外交流合作

一是加强中医药多边双边合作，举办金砖国家传统医学领域活动，推动成立上合组织传统医药产业联盟。二是深化抗疫交流合作，推动世界卫生组织客观评价中医药防治新冠肺炎作用，支持“三药三方”海外注册。三是支持香港首家中医医院和中药检测中心、粤澳合作中医药科技产业园等建设。四是推动中医药对外贸易发展，推进国家中医药服务出口基地建设。

这里要特别强调，各级中医药主管部门和中医医疗机构要高度重视疫情防控工作，深入贯彻落实习近平总书记关于疫情防控的重要指示精神，坚决克服麻痹思想、厌战情绪、侥幸心理、松劲心态，加强应急防控值班值守，落实好中西医协同疫情防控救治机制，积极参与疫情处置。要规范发热门诊建设，严格预检分诊，强化首诊负责制，加强院感防控，提升核酸检测能力。

让我们紧密团结在以习近平同

志为核心的党中央周围，以习近平新时代中国特色社会主义思想为指导，坚持以史为鉴、开创未来，传承精华、守正创新，奋力开启新时代中医药振兴发展新征程，为建设健康中国、全面建设社会主义现代化国家作出新的贡献，以优异成绩迎接党的二十大胜利召开！

国家中医药管理局局长于文明在全国中医药系统新冠肺炎疫情防控工作视频会议上的讲话

（2022年6月9日）

刚才吉林、上海、山东、广东4个省（市）就中医药积极参与聚集性疫情处置工作做了很好的交流发言。希望大家认真学习借鉴，结合本地区、本单位实际，抓实抓细疫情防控各项工作。下面，我就全国中医药系统做好疫情防控重点工作讲几点意见。

一、进一步提高政治站位，一以贯之地把思想和行动统一到习近平总书记重要指示批示精神和党中央、国务院决策部署上来

今年以来，受国际疫情持续高位流行、一些国家和地区放松管控的影响，我国疫情多发频发。5月5日，习近平总书记主持中央政治局常委会会议听取疫情防控工作汇报并发表重要讲话，强调我们的防控方针是由党的性质和宗旨决定的，我们的防控政策是经得起历史检验的，我们的防控措施是科学有效的，这是总结两年多来我国疫情防控实践得出的重要结论。总书记指出，目前全球疫情仍处在高位，病毒还在不断变异，疫情的最终走向还存在很大的不确定性，远没有到可以松一口气、歇歇脚的时候，要深刻、完整、全面认识党中央确定的疫情防控方针政策，毫不动摇坚持“动态清零”总方针，坚决筑牢疫情防控屏障，坚决巩固住来之不易的疫情防控成果。习近平总书记的重要讲话既解决思想认识问题、坚定信心信念，又明确了疫情防控的战略战术、目标任务和作风要求，对于我们统一思想、统一行动、统一步调具有决定性作用，为抗击疫情把关定向提供了根本遵循。

我国是人口大国，老龄人口多，地区发展不平衡，医疗资源总量不足，放松防控势必造成大规模人群感染、出现大量重症和病亡，经济社会发展和人民生命安全、身体健康将受到严重影响。各级中医药主管部门和各中医医疗机构要深刻认识国内外疫情防控的复杂性、艰巨性、反复性，深刻认识我国当前疫情防控工作正处于“逆水行舟、不进则退”的关键时期和吃劲阶段，要从忠诚拥护“两个确立”、坚决做到“两个维护”的政治高度，保持战略定力，筑牢底线思维，坚定必胜信心，切实把思想和行动统一到习近平总书记重要指示精神和党中央、国务院关于疫情防控的决策部署上来，坚持人民至上、生命至上，毫不动摇坚持“外防输入、内防反弹”总策略和“动态清零”总方针，提高政治判断力、政治领悟力、政治执行力，坚决克服轻视、无所谓、自以为是等思想，坚决克服认识不足、准备不足、工作不足等问题，以时不我待的精神、分秒必争的行动抓实抓细疫情防控各项工作，坚决巩固住来之不易的疫情防控成果，最大程度保护人民生命安全和身体健康。

二、强化问题导向，全面升级各项中医药防控措施

近一段时期，部分地区中医药疫情防控工作还存在认识不足、准备不足、工作不足等方面的突出问题。比如：在认识不足方面，个别地区和部门对中医药作用认识不到位，对中医药防控工作缺乏精心组织、周密安排，个别地区中药干预行动覆盖面不广，工作不够深入；部分地区对无症状感染者和重症危重症中医药治疗作用的认识和重视程度不够，个别方舱医院早期开设阶段未能在患者入院时立即给予中医药治疗，重症危重症中医药救治力量配备相对滞后。在准备不足方面，一些地方中医药管理体系和人员配置相对薄弱，县区级中医医院整体实力特别是应急救治能力亟待提高。面对大规模疫情，重症医学、急诊医学中医、中西医结合人才队伍整体数量不足，培养力度不够。在工作不足方面，一些地方中西医结合医疗模式和中西医协作机制还需要不断完善和推广，中医医院疫情防控意识不到位、防控措施落实落细有漏洞和短板，应急状态下开展正常医疗活动的处置能力和资源配备不够。对老人、儿童等重点人群中医药救治的研究还不够深入。今年以来，国务院联防联控机制对做好大规模奥密克戎疫情应对处置作出了多次部署，提出了具体措施要求，国务院联防联控综合组印发了《新冠肺炎聚集性疫情中医药防治工作指引》，大家要按照有关文件精神，对近期疫情防控漏洞再排查、防控重点再加固、防控要求再落实，充分发挥中医药在新冠肺炎防治中的独特优势和作用。

一是要进一步加强中医药应对疫情体制机制建设。两年来的疫情防控经验充分说明，建立健全疫情防控救治中西医协作指挥机制是确保中医药在疫情处置中充分发挥作用的前提条件。奥密克戎毒株引发的聚集性疫情发生后，部分地区疫情防控指挥部虽然将中医药主管部门有关人员纳入指挥机制中，但并未编入防控救治组，而是派到其他组，没有承担中医药防控救治相关工作。部分地区疫情防控指挥部中医药防控救治组与其他各组的沟通协调机制衔接不够，存在信息共享不畅、不及时等问题。各地中医药主管部门要进一步加强省、市、县三级联防联控机制中的中西医协作机制建设，在当地防控指挥部统一部署下建立密切配合、协调一致、信息共享的工作机制，确保发生聚集性疫情后第一时间组建中医药工作专班，确保“第一时间启动中医药参与的应急防控指挥和救治工作机制，第一时间应用中医药防控救治方案，第一时间有中医药专家团队，第一时间用上中药”的经验模式落实到位。

二是要加强方舱医院、集中隔离场所中医药工作。按照疫情防控相关政策要求，轻症患者和无症状感染者以在方舱医院集中隔离治疗为主。近期部分地区发生较大规模疫情后，受当地中医药人员力量不足或调配不力限制，部分方舱医院早期开设阶段中医药人员配备不到位，未能在患者入院时立即给予中医药治疗。部分方舱医院的信息化系统中没有中医模块，导致收治新冠患者后中医药治疗不能第一时间执行到位。今年 4 月，国务院联防联控机制综合组印发了《关于进一步做好方舱医院和集中隔离点中医药工作的通知》，将中医药工作纳入方舱医院设计、建设、管理等各环节，并明确了《新冠肺炎方舱医院中医药工作基本要求（试行）》。各地要高度重视方舱医院中医药工作，指导各地在方舱医院设计建设之初就把中医电子病历系统和中医药信息统计系统纳入医疗信息化系统中，以便电子化病历记录中能够完整体现中医药诊疗过程。要统筹调配辖区内中医药力量，确保方舱医院中医药人员配备满足工作需要，规范开展中医药诊疗服务，实现方舱医院中医药服务全覆盖。鼓励中医医院特别是国家中医疫病防治队依托医院整建制接管方舱医院。要进一步优化集中隔离点中医药服务管理，中医巡诊医师要定时到集中隔离点，监督指导中药发放、服用，开展用药指导随访等工作。

三是要强化中药应急保障机制。部分地区发生较大规模疫情后，中药应急保障机制不畅，保供部门职责特别是谁供货、谁配送、谁筹资等职责划分不明确，中药煎煮能力也存在不足，导致部分封控区的干预用药无法第一时间供给到位。另外，部分定点医院由于没有煎药室，导致中医师开具中药汤剂后，中药煎煮、配送等问题难以解决，无法保障重症患者一人一方施治；部分定点医院没有配备中药注射剂，确有需要时无法满足需求。应急状态下，各地中医药主管部门要积极协调本地区防控指挥部门指定中医药服务能力较强的中医医院或有一定规模的中药制药企业保障中药饮片和中成药等中药供应，配足中药煎药设备，做好中药煎煮和配送服务，并加强质量控制，积极协调解决所需经费。力争集中隔离点都能做到“点开药到”，封控区做到“即封即给”“即给即服”，宁可“药等人”，不能“人等药”，确保中药足额足量及时发放到位。对于设置中药房的定点医院，要推动其配备足量中药饮片和抗疫用中成药；对于未设置煎药室的定点医院，要推动地方防控指挥部门指定具备煎药能力的医疗机构提供中药煎药服务，并统筹解决配送问题。

四是要保障好疫情期间群众就医需求。今年疫情点多、面广、频发，部分地区出现了群众基本就医需求不能及时得到满足等问题。为指导各地中医医疗机构加强疫情期间的医疗服务管理，我局于今年 4 月印发了《关于统筹做好中医医疗机构新冠肺炎疫情防控和正常医疗秩序工作的通知》。各地要按照要求，根据不同患者的医疗需求进行分类救治，满足患者基本就医需求。对于涉疫中医医疗机构，要分区域、分科室、分单元划定封管控范围，坚决杜绝以疫情防控为由一关了之、一封了之。医疗机构封控、管控或停诊，原则上不超过 2 天。要严格落实首诊负责制和急危重症患者抢救制度，确保院前急救和院内急诊正常开放，急诊、透析室、手术室、重症监护室、分娩室等科室“非必要不封控”，对于血液透析患者、孕产妇、肿瘤放化疗以及需要急诊急救的患者，应当按照相关制度和诊疗规范给予及时救治，对于急危重症患者在核酸检测不明的情况下，要及时启动和规范使用急诊、抢救室、手术室、病房等设立的缓冲区域，不得以任何理由推诿、拒诊或延误治疗。要大力推广“互联网 + 医疗健康”服务，做好线上就诊指导、慢性病复诊等工作，解决封控区、管控区群众的看病用药、健康咨询等需求。

五是要强化医疗机构感染防控措施。奥密克戎变异株隐匿性强、传播速度快、防控难度大。各地要高度重视感染防控相关规章制度、标准指南的落实，坚持“人物同防、医患同防”，严格落实医疗机构分区管理要求，严格预检分诊和发热门诊工作流程，围绕重点区域、重点岗位、重点环节强化感控措施，及时排查风险并采取处置措施。在门诊大力推行非急诊预约诊疗，加强患者收入院管理和住院患者管理，加强病区门禁管理，严格探视和陪护管理，非必要不陪护、不探视，加强优质护理服务。加强院感组织管理，配强配够院感人员。严格按照《中医医疗技术相关性感染防控指南》有关要求，规范开展中医技术服务。针对疫情防控的重点、难点和关键点，加强医务人员全员培训，组织开展多种形式的应急演练，避免疫情发生时措手不及。落实全员标准预防措施，做好个人防护和健康监测，降低医务人员暴露风险。加强对诊疗环境的消毒管理，严格患者呼吸道分泌物、排泄物、呕吐物的处理，严格终末消毒。通过多种举措，严防医疗机构内交叉感染，杜绝因院感造成疫情传播，营造安全诊疗环境。

六是要进一步加强中医药防控

能力建设。目前，中医医院基础设施条件薄弱，平战结合应急救治能力与国家整体应急医疗水平相比还有很大差距，尚不能很好满足突发公共卫生事件应急需要。发热门诊设置比例还有待提高，规范化建设水平有待进一步加强。三级公立中医医院和中西医结合医院发热门诊设置已作为约束性指标被纳入“十四五”中医药发展规划，各地特别是发热门诊设置率低的省份要积极协调地方有关部门，加强二级以上中医医院特别是三级中医医院发热门诊规范化建设，发挥好医疗机构“哨点”作用。要做强做实国家中医疫病防治基地和国家中医紧急医学救援基地，加强急危重症、疑难复杂疾病中医药临床救治能力建设，构建区域内中医系统疫病防治队伍和协作网络。要加强定点医院、准定点医院、传染病医院等综合医院、专科医院中医临床科室建设，提升中西医协作能力。要加强各级中医类医院急诊科、呼吸科、重症医学科等专科能力建设，推动中医专科整体实力不断提升。

七是要着力加强中医疫病防治专业力量储备。此次疫情暴露出部分地区中医药疫病防治人才队伍储备不足，中医药救治力量配备相对滞后，中医功底扎实又掌握呼吸和重症等现代医学技术的复合型人才匮乏，中医药服务质量难以保障等问题。各地要摸清辖区内中医医疗资源底数，加强中医疫病防治相关专业力量储备和业务培训。要按照《国家中医应急医疗队伍建设与管理指南》有关要求，大力推进国家中医疫病防治队伍建设，确保具备整建制接管定点医院或定点医院院区、方舱医院能力。要遴选一批中青年中医、中西医结合骨干，开展高层次中西医结合人才、多学科交叉人才等特色人才培养，培养锻炼中西医结合治疗重症、危重症的能力，推出一批在全国有影响力的专家队伍。发生聚集性疫情后，省级中医药主管部门要统筹调配好本地中医力量，迅速集中中医资源开展防控救治工作。中医力量薄弱的省份根据疫情发展和中医药防控需要，及时联系国家中医药管理局统筹调派中医药力量支援。

三、强化责任落实，坚决巩固住来之不易的疫情防控成果

一要压实“四方”责任。压实“四方”责任是我们打赢疫情防控阻击战的重要法宝之一。实践证明，疫情防控抓得好、守得住的地方，也是“四方”尽责、责任落实到位的地方。各地各级中医药主管部门和各级中医医疗机构要强化领导责任制，明确“属地、部门、单位、个人”四方责任，对防控措施进行全面检查评估，对防控漏洞逐一梳理排查，对防控重点加固完善，对防控要求强化督促落实，及时补齐疫情防控短板弱项，慎终如始抓紧抓细抓实各项防控措施。

二要强化督导检查。各地各级中医药主管部门要通过定期检查和随机暗访等形式加强对辖区内中医医疗机构防控工作的指导与督导，发现问题要及时反馈、督促整改，坚决防止因相关医疗机构防控措施落实不到位而造成的疫情反弹。各中医医疗机构要深入开展全面自查，对重点部门、重点环节、重点人群、重点岗位要逐一梳理排查，及时发现问题，整改完善，堵塞漏洞。对问题多的单位要蹲点督查，督促整改到位。对出现问题和整改不到位、失职失责导致疫情失控的，要严肃追查问责。

三要加强总结分析。各地要根据当地疫情防控指挥部统一部署继续落实好中医药防治各项任务，对行之有效的中医药疫情防控救治经验进行梳理总结，对影响和制约中医药作用发挥的关键问题进行认真分析，抓住当前重大机遇，针对与中医药发展工作关系密切的重大问题，拿出行之有效的政策措施建议，积极向党委和政府汇报，与相关部门进行沟通协调，争取更强力的措施支持中医药传承创新发展。

面对奥密克戎毒株加速流行的疫情形势，我们要坚决贯彻落实习近平总书记重要指示精神和党中央、国务院决策部署，毫不动摇坚持行之有效的既定防控政策措施，发扬敢打硬仗、连续奋战的优良作风，坚决守住不出现疫情规模性反弹的底线，坚决巩固住来之不易的防控成果，用实际行动迎接党的二十大胜利召开。

国家中医药管理局副局长、党组成员王志勇在第十二届药典委员会成立大会上的讲话

（2022年9月27日）

在全党全国上下喜迎党的二十大胜利召开之际，第十二届药典委员会正式成立了，我首先代表国家中医药管理局表示热烈的祝贺！我们将深入学习贯彻习近平总书记关于“建立健全适合中医药发展的评价体系、标准体系”的重要指示精神，一如既往地全力支持新一届药典委员会的工作，也坚信新一届药典委员会的成立必将为推进中药标准化建设、促进中药产业转型升级注入强劲动力。

中医药学是中华文明的瑰宝，千百年来一直护佑中华民族的健康。党中央、国务院历来高度重视中医药事业发展，特别是党的十八大以来，以习近平同志为核心的党中央从坚定文化自信、建设健康中国的

战略高度出发，对中医药作出一系列重大战略部署，政策出台之密、支持力度之大、政策举措之实都是前所未有的，中医药顶层设计全面加强，中医药发展跑出“加速度”，中医药事业和产业取得历史性成就、发生全局性变化。

我们也十分欣喜地看到，过去五年，第十一届药典委员会在国家药品监督管理局的坚强领导下，认真贯彻落实党中央、国务院决策部署，遵循中医药发展规律，坚持传承精华、守正创新，把优化中药标准工作机制摆在更加突出的位置，不断扩大先进成熟检测技术在质量控制中的应用，强化中药安全性、有效性控制项目，有力地深化了中药外源性安全质控体系建设，显著提升了中药标准的质量控制水平，为推进中药标准化建设作了大量卓有成效的工作。但我们还要清醒地看到，符合中医药特点的中药标准体系还不够完善，中药标准的整体水平还需要进一步提升。

下面，我和大家交流几点意见。

一、坚持标准先行，努力探索构建符合中医药特点的质量标准体系

习近平总书记强调要“建立健全适合中医药发展的评价体系、标准体系”“推动传统中医药和现代科学相结合、相促进”，为我们推进中医药领域标准化建设指明了前进方向、提供了根本遵循。近年来，在国家发展改革委、国家药品监督管理局的大力支持下，我们组织实施了“中药标准化项目”，立项支持安宫牛黄丸等59个名优中成药和阿胶等101项中药饮片开展标准化建设，建立了一批基础标准、分级标准及优质标准，推动中药标准建设提质提速，有力加强了中药生产全过程质控建设，促进了制药装备的优化升级。

立足新发展阶段，希望新一届药典委员会遵循中医药发展规律，把握传承精华、守正创新的内涵要求，不断完善政府主导、企业主体、社会参与的国家标准工作机制，健全完善行业标准、团体标准、企业标准转化为国家标准的工作路径，充分调动社会各界参与药品标准工作的积极性，凝聚合力，推动中医药与现代科学技术相结合，推动科技创新成果向标准转化，科学阐释中药的质量内涵，共同构建符合中医药特点的质量标准体系，使我国中药标准处于国际主导地位，以最严谨的标准引领中药传承创新发展。

二、发挥引领作用，大力推动中药质量提升和产业高质量发展

习近平总书记2016年在视察江中集团时强调，所有制药企业都要增强质量意识、社会责任意识，努力研制和生产质优价廉疗效好的药品，坚决杜绝假冒伪劣，为推进全民健康多作贡献。健康中国离不开好医好药。当前，我国正由制药大国向制药强国加速迈进，对生产“质优价廉疗效好”的中药提出了新的更高的要求。必须充分发挥标准在促进中药质量提升和中药产业发展中的基础性、引领性作用，为中药产业高质量发展提供有力支撑。

立足新发展阶段，希望新一届药典委员会坚持问题导向、目标导向，着眼于补短板、强弱项、扬优势、激活力，加紧对现有中药标准进行清理评估，加快修订《中国药典》中药标准，下大力气解决标准缺失、滞后和老化等问题。通过建立最严谨的标准，促进中药材、中药饮片和中成药质量全面提升，推动中药产业高质量发展，不断提升我国中药产业核心竞争力和世界影响力。

三、坚持人民至上，扎实做好中药标准工作

习近平总书记强调，药品安全责任重于泰山。保障药品安全是技术问题、管理工作，也是道德问题、民心工程。药是用来治病的，是给人吃的，安全有效是首要的必然要求。早在唐朝，我国就颁布了世界第一部药典《新修本草》，宋代颁布的《太平圣惠和剂局方》是世界第一部由官方主持编撰的成药标准。

中药是中医防病治病的物质基础和有力武器。中药质量的好坏，直接决定中医临床疗效。当前，随着经济社会的发展和生活水平的提高，特别是经过抗击新冠肺炎疫情，人们对中医药有了更深的认识，更加渴望看上好中医、吃上放心药。

立足新发展阶段，希望新一届药典委员会坚持人民至上、生命至上，坚持以公众健康需求为导向，以确保公众用药安全有效为根本目标，抓住当前中药标准工作的主要矛盾，切实解决影响制约中药高质量发展的瓶颈问题，让人民群众吃上好中药、放心药，为全面推进健康中国建设，更好地保护和促进公众健康提供有力支撑。

当前中医药事业振兴发展正处于前所未有的历史机遇期。衷心希望新一届药典委员以本次成立大会为契机，深入学习贯彻习近平总书记关于中医药工作的重要论述，心怀“国之大者”，弘扬精益求精的工匠精神，积极推动中医药事业和产业高质量发展，为建设健康中国、实现中华民族伟大复兴的中国梦作出新的更大的贡献，以优异的成绩迎接党的二十大胜利召开！

国家中医药管理局副局长、党组成员闫树江在2022中国（广西）大健康产业峰会开幕式上的讲话

（2022年9月8日）

很高兴来到南宁参加2022中国（广西）大健康产业峰会，这次峰会以“实施健康中国战略　发展大健康产业　建设宜居康寿广西”为主题，凝聚各方力量、汇集多方智慧，共商大健康产业高质量发展大计，对于更好地推动健康中国建设具有重要意义。

党的十八大以来，习近平总书记高度重视促进全民健康和健康中国建设，对中医药工作作出了一系列重要论述，党中央、国务院把传承创新发展中医药作为新时代中国特色社会主义事业的重要内容，视为中华民族伟大复兴的大事，摆在更加突出的位置，作出一系列重大决策部署，以前所未有的力度推进中医药深化改革，加快发展，推动中医药事业发生历史性变革，取得历史性成就。10年来，中医药法律法规体系日益健全，中医药服务体系不断完善，中医药的科学研究、人才培养、文化传承、国际传播力度进一步加大，中医西医协同发展，中医中药统筹发展，事业产业融合发展开创了崭新局面，中医药特色优势进一步彰显，中医药服务能力显著提升，广大人民群众享受到更优质、更公平、更便利的中医药服务。特别是新冠疫情发生以来，中医药及时、广泛、全程深度参与，在预防、治疗、康复全过程全链条中发挥了独特优势和重要作用，成为我国疫情防控一大亮点，成为中医药传承创新的生动实践，也再次证明了在当代中国，中医药依然是维护人民健康不可替代的宝贵资源和重要力量。

我们高兴地看到，近年来，广西壮族自治区坚决贯彻健康中国战略和习近平总书记对广西工作的重要指示批示精神，扎实推进健康广西建设，抢抓战略发展机遇，发挥独特资源禀赋和区位优势，全力推动大健康产业发展，制订产业发展规划，出台系列政策措施，实施一批大健康产业项目，推动大健康产业发展取得明显成效，也为全国大健康产业发展创造积累了许多有益经验。其中，特别是广西壮族自治区党委政府认真贯彻落实习近平总书记关于中医药工作的重要论述，在发展大健康产业中统筹谋划和推动中医药传承创新发展，充分发挥广西中医药文化底蕴深厚，中药材资源丰富，壮瑶医药特色明显等优势，把中医药工作摆在重要位置来抓，中医药强区建设迈出坚实步伐，中医药壮瑶医药振兴发展三年攻坚行动启动实施，第九届中药材基地共建共享交流大会成功举办，必将对推动广西中医药事业和产业高质量发展带来积极影响，也必将为广西大健康产业开启新征程注入新的动力。

借此机会，我就在大健康产业发展中更好发挥中医药力量提出3点建议，与大家共同交流和探讨。

一是发展大健康产业，要深刻认识和充分发挥中医药的独特优势。习近平总书记指出“中医药学包含着中华民族几千年的健康养生理念及其实践经验，是中华民族的伟大创造和中国古代科学的瑰宝，是中华优秀传统文化的重要组成部分。”中医药强调整体把握健康状态，注重个体化，突出治未病，是我国独具特色的卫生健康资源。充分发挥中医药特色优势，打造生命全周期中医药健康服务，能够为大健康产业提供多样的消费方式和丰富的资源供给，是增强大健康产业内生动力的重要手段；同时也能够带动大健康产业聚集效应和规模提升，释放巨大的市场潜力。

二是发展大健康产业，要不断拓展中医药服务领域。在养生保健方面，进一步促进和规范中医药养生保健服务发展，推广中医药养生保健方法和中华传统体育项目，鼓励中医医疗机构为中医养生保健机构提供技术支持。在老年健康服务方面，积极推进中医药老年健康服务向农村、社区、家庭下沉，鼓励有条件的中医医院开展社区和居家中医药老年健康服务，推动养老机构开展中医特色老年健康管理服务。在健康旅游方面，鼓励地方结合本地区中医药资源特色拓展中医药健康旅游市场，开发更多体验性强、参与度高的中医药健康旅游线路和旅游产品。在健康产品方面，大力研发中医药健康产品，丰富中医药健康产品供给，研制便于操作、适于家庭的健康检测、自我保健和功能康复等中医器械。

三是发展大健康产业，要持续创新中医药发展模式。群众需求的推力和科技变革的拉力，使传统健康服务模式面临一定的挑战，要准确把握未来发展趋势和消费需求，以中医药学为主体，融合现代医学及现代科学技术方法，探索建立覆盖全生命周期的新型中医药健康服务模式。围绕发展主题，鼓励多元投资，加快市场培育，支持保险公司、中医药机构合作开展健康管理

服务，鼓励商业保险机构开发中医治未病等保险产品，建立可持续发展的中医药健康服务体系，在大健康产业发展中彰显中医药强大动力和强大活力。

新时代大健康产业发展方兴未艾，前景光明，中医药传承创新使命光荣，大有可为。让我们紧密团结在以习近平同志为核心的党中央周围，锚定为人民健康服务、建设健康中国的战略目标，奋发有为、锐意进取，以推动大健康产业发展的实际行动和中医药振兴发展的优异成绩迎接党的二十大胜利召开。

国家中医药管理局副局长、党组成员秦怀金在第二届尼山世界中医药论坛开幕式上的讲话

（2022年9月27日）

非常高兴参加2022中国（曲阜）国际孔子文化节暨第八届尼山世界文明论坛。本次论坛设立尼山世界中医药论坛，共同探讨多元文明交融与中医药的传播议题，充分体现了对人类健康福祉和命运的深切关注，对加强世界文明之间的交流互鉴，携手构建人类卫生健康共同体，具有非常重要的意义。首先，我谨代表中国国家中医药管理局，对本次论坛的召开表示热烈的祝贺！对长期关心支持中医药发展的海内外宾朋表示诚挚的感谢！

习近平总书记指出，中医药学是中国古代科学的瑰宝，也是打开中华文明宝库的钥匙。中医药学以天人合一、阴阳平衡的基本理论为基础，凝聚着深邃的哲学智慧和中华民族养生理念及其实践经验，是中华优秀传统文化的重要载体，在促进文明互鉴、维护人民健康等方面发挥着重要作用，时至今日，中医药与西医药互相补充、协调发展，已经成为我国卫生与健康事业的重要特征和显著优势。

党和政府高度重视中医药工作，特别是党的十八大以来，以习近平同志为核心的党中央把中医药工作摆在更加突出的位置，出台了一系列促进中医药发展的重大举措，以前所未有的力度推进中医药改革发展。国家颁布实施《中医药法》，从法律层面保障中医药发展。国务院印发实施中医药发展战略规划纲要，从国家战略层面谋划中医药事业中长期发展。中共中央、国务院印发《关于促进中医药传承创新发展的意见》，国务院召开全国中医药大会，印发《关于加快中医药特色发展的若干政策措施》《“十四五”中医药发展规划》，从党和国家事业发展全局高度部署安排中医药传承创新发展，中医药政策法规体系不断完善，发展环境不断优化，特色人才队伍建设取得积极进展，传承创新支撑保障能力进一步增强，中西医协同机制更加健全，覆盖城乡的中医药服务体系基本建立，中医药服务能力和特色优势进一步彰显，中医药传承创新发展取得显著成效。

特别是在这次新冠肺炎疫情防控中，中医药全程参与防控救治，第一时间参与应急防控指挥和救治，第一时间组派中医药专家团队，第一时间用上中药，形成了“有机制、有团队、有措施、有成效”的中西医结合医疗模式和覆盖预防、治疗、康复全过程的中医诊疗规范，组织筛选出“三药三方”等临床有效方药，为落实“动态清零”的总方针、降低重症率和病亡率发挥了积极作用。与此同时，中国积极推动中医药参与全球疫情防控，为全球疫情防控贡献了“中国智慧”和“中国力量”。今年2月28日至3月2日，世界卫生组织专家评估指出，中医药治疗新冠肺炎是安全和有效的，并建议各成员国进行借鉴和推广。这一评估结果再次表明了中医药在新发传染性疾病防治及全球公共卫生治理中的重要作用。

近年来，我们坚持以开放包容的胸怀和视野发展中医药，高度重视中医药国际交流合作，中医药高质量融入共建“一带一路”之中，使中医药成为民心相通和文明互鉴、构建人类卫生健康共同体的重要载体，充分发挥了中医药在卫生健康、经济、科技、文化、生态等方面的多元价值，中医药的国际认可度和影响力持续提升。当前，中医药的传播范围已扩大至196个国家和地区，世界卫生组织的统计数据显示，有113个成员国认可针灸等中医药诊疗方式，29个成员国为中医药的规范使用制定了有关法律法规，20个成员国将针灸等中医药诊疗纳入医疗保障体系。

山川异域，风月同天。习近平总书记提出的构建人类卫生健康共同体，作为人类命运共同体的重要组成部分，充分体现了以人为本、生命至上的价值观。事实证明，病毒没有国界，疫情不分种族。在重大公共卫生事件面前，国际社会比以往任何时候都更加需要从全人类的生命安全出发，积极开展全球性协作，联手应对挑战，在构建人类卫生健康共同体的进程中战胜共同的敌人，在世界文明交流互鉴的过程中谋求共同的未来。

今天，中国（曲阜）国际孔子文化节和尼山世界文明论坛已成为推动文明对话与全球合作的品牌活动，尼山世界中医药论坛更是为海内外专家学者构建了开展对话合作、交流互鉴的高水平平台。借此机会，我提出3点倡议：

第一，筑牢交流合作的共同基础，不断提升中医药国际化水平。中医药在数千年的历史进程中，充分证明和展示了自身的特色与优势。我们将不断加强对中医药疗效与机理的现代化阐释，不断拓宽中医药国际化视野，持续提升中医药国际化水平，筑牢与其他国家和地区交流合作的共同基础，推进中医药在国际范围内产学研用深度融合发展。

第二，构建文化传播的合作平台，深入推进世界文明交流互鉴。中医药作为中华文明的瑰宝，蕴涵着丰富的中华传统养生文化知识、理念和方法。传播中医药文化，是各国民众了解中医药、了解中华文化的重要途径。我们将进一步发挥中医药特色优势，构建合作交流平台，加强中医药文化传播，推进文明交流互鉴，不断增强各国民众对中医药的认识与使用。

第三，打造合作抗疫的强劲引擎，携手共建人类卫生健康共同体。我们将进一步通过政府和民间途径同有关国家和民众分享中医药抗疫的经验做法，建立有效合作机制，支持中药产品海外注册，扩大中医药使用范围，推动中医药在疫情防控和构建人类卫生健康共同体中发挥更大的作用。

数千年来，儒家始终秉持“和合”理念，倡导“协和万邦，和衷共济，四海一家，天下为公”，为我们共建人类卫生健康共同体奠定了坚实的思想基础。让我们携起手来，积极推动中医药文化交流与传播，促进世界文明交流互鉴，让中医药成为中外人文交流的亮丽名片，为构建人类卫生健康共同体作出更大贡献。

国家中医药管理局副局长、党组成员黄璐琦在中国中药协会理事会（扩大）会议上的讲话

（2022 年 12 月 30 日）

今天召开理事会扩大会议，就是要深入贯彻落实党中央、国务院决策部署，落实国家中医药管理局党组工作部署，进一步动员会员单位围绕“保供应、保质量、稳价格”，多措并举保障人民群众的基本用药需求，以优异成绩体现广大会员单位的责任担当，体现学习宣传贯彻党的二十大精神的实际成效。这里，我主要围绕提高思想认识、保障药品供应、加强宣传解读、抓好资源储备等方面讲几点意见。

一、提高思想认识，充分认识做好抗疫中药保供的重要意义

做好抗疫中药保供，是贯彻落实党中央、国务院决策部署的必然要求。当前，我国疫情防控面临新形势新任务，习近平总书记多次作出重要指示批示，在中央经济工作会议上又进一步强调，要更好统筹疫情防控和经济社会发展，并对优化调整疫情防控政策、顺利度过流行期、确保平稳转段和社会秩序稳定，作出重要部署。2022 年 12 月 26 日，国务院联防联控机制发布《关于印发对新型冠状病毒感染实施“乙类乙管”总体方案的通知》，防控工作进入新阶段。做好抗疫中药保供，对于平稳有序实施“乙类乙管”，对于社会秩序稳定，对于减少疫情对经济社会发展的影响，具有重要意义。

做好抗疫中药保供，是坚持以人民为中心，保护人民生命安全和身体健康的必然要求。目前，各地疫情流行水平存在较大差异，梯次进入流行高峰，京津冀、成渝、两湖和华中地区疫情发展相对较快，全国省会城市和计划单列市等主要城市很可能都将渡过或到达疫情高峰；此后，多数农村地区将进入疫情高峰。在防控措施调整的初期，药品供应问题成为社会关注的焦点，人民群众对于“放心用中药、用上好中药”的需求更为迫切，希望大家急人民之所急，千方百计缓解买药难、用药难等问题。

做好抗疫中药保供，是发挥好中医药在治疗新冠病毒感染独特优势的必然要求。药品是医疗救治的重要保障，疫情发生以来，我们筛选出“三药三方”等临床有效方药。近期，结合奥密克戎病毒新特点，国家和各省份相继推荐了抗疫中药清单，为医疗救治提供了更加丰富的用药选择。国务院联防联控机制综合组印发《新冠重点人群健康服务工作方案》，其中明确规定“各地要加大供应保障力度，确保基层医疗卫生机构根据国家和本省份推荐的中药清单，按照服务人口总数的 15% ~20% 动态储备中药、解热和止咳等对症治疗药物，人口稠密地区可酌情增加。《“乙类乙管”总体方案》明确要求，县级以上医疗机构按照 3 个月的日常使用量，动态准备相关中药等对症治疗药物。只有做好抗疫中药保供，才能让中医药疗效体现到更大范围的医疗实践中，进一步彰显中医药在治疗新冠中的独特优势。

做好抗疫中药保供，是中药行业长远健康发展的必然要求。在疫情防控的新阶段，用药需求急剧上涨。一方面，随着中药在疫情防控救治中更为普遍地使用，人民群众对中药的认可度将会进一步提升，这是推动行业发展的宝贵机遇。另一方面，面对新形势，如何衡量好短期利益与长远发展，对于企业、对于行业都是一次考验。希望大家

立足长远，坚决做好抗疫中药保供，共同维护好中药市场秩序，把党中央、国务院部署的任务完成好，为中药行业的长远发展奠定更好的基础。

二、立足“两保一稳”，全力做好抗疫中药的生产供应

一是深挖潜力保供应。要挖掘现有生产线的潜力，千方百计解决物流、用工、用水、用电、设备等困难，统筹调配生产要素，实现满负荷生产，保持稳定产能。要挖掘扩能增产的潜力，可以“一药一策”，通过提高生产水平和生产效率，通过积极争取有关政策，新建生产线（设备）和委托生产等方式进一步提高产能，快速有效增加供给。要挖掘多元化用药的潜力，遵循中医“三因制宜”原则，因时因地因人发挥中医药多样性优势，国家中医药管理局发布的《新冠病毒感染者居家中医药干预指引》，针对不同症状，推荐了多种可用中成药；中国中药协会制定的“两保一稳”清单，也充分体现了中药选用的多样性和灵活性，拓宽了中药来源和范围，缓解了单品种抗疫中药市场供应的压力。要挖掘院内制剂、协定处方的潜力，国家中医药管理局印发了《关于加强治疗新冠病毒感染中药协定处方和医疗机构中药制剂使用的通知》。昨天，国务院联防联控机制综合组印发了《关于在城乡基层充分应用中药汤剂开展新冠病毒感染治疗工作的通知》，要求各地及时了解群众用药需求，结合气候、季节和人群特点，研究确定一批适合新冠病毒感染患者治疗的中药协定处方，组织本地医疗卫生机构和有一定规模的中药制药企业煎制中药汤剂，组织做好中药汤剂配送发放工作，提高患者用药可及性。大家要充分发挥中药企业规模化生产的优势，为基层医疗机构院内制剂、协定处方的生产供应提供强力支撑。

二是压实责任保质量。质量是企业的生命线，对于中药质量，特别是抗疫中药的质量，再怎么强调都不为过。一方面，这直接关系到人民群众的生命健康安全。对于新冠患者而言，每一份中药都代表了一份安全感，也寄托着一份早日康复的期待，各会员单位一定要严守职业道德，时时刻刻把人民群众的健康装在心里。另一方面，这直接关系到新时代新征程上中医药事业的长远发展。3 年以来的抗疫历程，也是人民群众对中医药关注度、信任度、认可度不断提升的过程，这是包括大家在内的全体中医药人共同拼出来的，我们从疫情一开始就闻令而动、尽锐出击，在疫情的“暴风眼”直面病毒的考验，筛选出“三药三方”等临床有效方药，而且得到世界卫生组织得出的“有效、安全”的评价，成绩来之不易，要守住这成绩更为不易。在疫情防控救治正吃紧的时候，如果不把好质量关，不仅会使某一个企业的信誉受损，更会给整个行业发展带来难以估量的负面影响。因此，我在这里还是要给大家念念“紧箍咒”，一定要压实质量管理的工作责任，确保质量安全；要加强对中药材原辅料的质量检验，不能以次充好、掺杂掺假；要从严从紧把好工艺关，不能以工期紧、任务重等任何理由，放松质量要求。

三是要遵纪守法稳价格。近期，有关部门严厉查处哄抬抗疫药物价格、串通涨价等违法行为，形成了有力震慑。近 3 年来，协会持续对中药材市场供求和价格变化进行监测，并及时作出积极反应，针对近期疫情防控中药需求急剧增长、部分中成药带动抗疫中药材特别是清热解毒类药材价格明显上涨的情况，我们制定和发布了行业自律公约，希望大家严格遵守公约，稳定药品价格，同时要及时收集、整理相关违法线索证据，共同维护新冠治疗药物市场价格秩序。

四是要提前谋划农村地区配药保供。马上就是元旦，春节也已经临近，农村地区的疫情防控基础相对薄弱、医疗卫生资源相对不足，随着人员的流动，疫情传播风险进一步加大。党中央、国务院高度重视农村疫情防控，孙春兰副总理专门作出批示，国务院联防联控机制 2022 年 12 月 27 日的新闻发布会也指出，农村是新阶段疫情防控的重点。做好农村疫情防控，很重要的一方面，就是要保障药品要能下去，能配送到最末端、最终端，除了县和乡以外，村卫生室也需要配足配齐药品。希望会员单位提前谋划、主动作为，为最大限度减少疫情流行高峰对农村地区的影响，最大程度保护农村居民生命安全和身体健康做出贡献。

三、加强宣传解读，引导群众科学合理用药购药

加强药品生产供应，是让人民群众“有药可用”，在此基础上，还需要提供科学指导，让人民群众了解“可以用哪些”“应该怎么用”。一段时期内，群众囤药情绪高涨，也带来一些潜在风险。比如，存在误服滥用风险，用药需要考虑个体差异，即使同一个患者，在不同病程阶段，用药也大不相同。部分自媒体为博眼球、博关注，随意罗列用药清单，误导了群众，易导致药物乱用。再比如，药品过期后存在处置风险，大多数群众不具备药品管理知识，药品过期后当成一般垃圾直接扔掉，带来处置风险。

中药企业在做好生产保供的同时，还要提供科学用药指导，围绕科学服药、儿童用药等当下群众关心的问题，帮助群众正确用药，维护自身健康。要倡导合理购药，引导群众了解可选的中成药很多，并且不可叠加使用，引导群众使用紧缺品种以外的其他对症中药，要宣传中药汤剂在治疗中的作用和疗效，提高群众知晓率、接受度，缓解个别药品集中抢购，进一步防恐慌、增信心。要以适当方式发布药品购买渠道信息，为群众提供便利，疏解群众焦虑情绪，稳定社会预期。针对部分地区出现抢购的情况，企业要在有关部门指导下，根据当地疫情和人口基数，合理及时投放，避免出现局部地区长期断货的情况发生。要做好农村居民宣教引导，《新冠重点人群健康服务工作方案》中明确规定，县级卫生健康部门要组织药师团队，为患者提供药品使用的禁忌、配伍、注意事项等用药指导。建议中药企业，尤其是抗疫中药品种多的企业，也要组织药师团队，积极参与有关工作。

四、坚持系统思维，提前谋划抓好相关资源储备

相比于化学药，中药原料来源于人工种植养殖和野生天然药材，产能在一定时期内存在天花板，更经不起盲目抢购囤积，且今年药材产量有所下降，下游中成药产量提升存在瓶颈。现在是疫情防控政策调整的初期，我们的药品保供压力已经较大，随着疫情形势发展，特别是广大农村地区进入疫情高峰，压力可能会越来越大。我们要坚持系统思维，立足长远保供，把问题想得更复杂、严重些，细致入微做好各项工作。

一是要充分研判中药原料生产周期长等问题，保持合理库存，服从国家统一调配。二是要保障重点中成药的原料采购，做好原料储备。三是要合理把握后续原料需求，加强对种植企业或农户的引导。四是要做好工作力量储备，充分研判疫情影响和春节期间用工紧张情况，确保足够的员工正常到岗，确保仓库正常运转，确保企业车辆正常通行。五是要坚持底线思维，以“时时放心不下”的责任感，深入排查各种风险隐患，毫不松懈抓好安全生产。

中国中药协会要成立工作专班，建立完善例会和信息报送制度，做好统筹和引导，会员单位也要建立保供专班，建立应急值班值守和快速响应机制，加强工作衔接。同时，希望大家用好协会这个平台，加强沟通交流，在工作中遇到什么困难，或有什么工作建议都可以向协会反映，协会要做好统筹协调、帮助发声呼吁。

同志们，党中央、国务院高度重视抗疫药物生产保障工作，多次进行专题研究，作出专题部署，我们要扛起责任，为党分忧、为民服务。在三年多以来的疫情防控工作中，“中西医结合，中西药并用”成为“中国方案”的特色和亮点，广大中药企业作出了积极贡献。还记得在武汉战疫期间，很多会员单位积极响应党和政府的号召，克服重重困难，为隔离点、方舱、定点医院供药，为一线医护人员提供了有力保障；今年4月，我在上海抗疫，其中一项工作职责就是协调保障中药供应，广大中药企业也是坚守岗位、不停工、不停产，很多企业负责人和一线员工同吃同住在企业，甚至用纸箱作床垫，在工厂打地铺，十分令人感动。

在疫情防控新阶段，我们肩上扛的担子更重了，人民群众对我们的期待更多了，希望大家弘扬伟大抗疫精神、企业家精神，增强爱国情怀，勇于创新，诚信守法，承担社会责任，不负党中央嘱托和人民群众期待，让中医药的保供和使用，继续成为疫情防控的特色亮点，积极推进用中国式方法解决中国抗疫救治问题。

大事记

【2022年中医药大事记】

1月

1月4—21日　河南发生国内首个奥密克戎变异株传播疫情，在国务院联防联控机制综合组安排下，国家卫生健康委党组成员、国家中医药管理局党组书记余艳红第一时间带领国家中医药指导组赴河南督促指导疫情防控工作，统筹调度国家和河南省中医药救治力量，坚持中西医结合、中西药并用，发挥中医药辨证论治优势，推动中医药在预防、治疗、康复上全过程发力。

1月7日　《国家中医药管理局关于公布第五批全国中医临床优秀人才研修项目培养对象名单的通知》印发，启动第五批全国中医临床优秀人才研修项目，遴选确定400名培养对象。

1月14日　《国家中医药管理局关于公布2021年岐黄学者支持项目人选名单的通知》印发，公布50名2021年岐黄学者。

1月17日　《国家中医药管理局关于公布2022年度中医药创新团队及人才支持计划项目入选团队名单的通知》印发，确定国家中医药多学科交叉创新团队10个、国家中医药传承创新团队10个。

1月25日　国家中医药管理局制定印发《全国基层中医药工作示范市（县）管理办法》和《全国基层中医药工作示范市建设标准》《全国基层中医药工作示范县建设标准》。

1月25日　国家中医药管理局副局长、党组成员黄璐琦率中国中医抗疫医疗队先遣组访问柬埔寨王国卫生部，与柬埔寨卫生大臣蒙文兴进行工作会谈，签署《中国国家中医药管理局与柬埔寨卫生部关于派遣中医抗疫医疗队赴柬埔寨工作的协议》。国家中医药管理局国际合作司主要负责同志和中国中医科学院相关同志等参加签约仪式。

1月29日　2022年全国中医药局长会议在北京召开。会议以习近平新时代中国特色社会主义思想为指导，全面贯彻党的十九大和十九届历次全会精神，落实《中共中央　国务院关于促进中医药传承创新发展的意见》和《中医药法》，总结2021年中医药工作，分析面临的形势任务，部署2022年重点任务。受国家卫生健康委党组书记、主任马晓伟委托，国家卫生健康委党组成员、国家中医药管理局党组书记余艳红宣读马晓伟讲话。余艳红主持会议并讲话。国家中医药管理局局长于文明作工作报告。国家中医药管理局副局长、党组成员王志勇、闫树江、秦怀金出席会议。辽宁、吉林、浙江、广东、四川、贵州等省中医药主管部门负责同志作交流发言。中央和国务院相关部门、部分国务院中医药工作部际联席会议成员单位有关负责同志，国家卫生健康委有关部门负责同志，国家中医药管理局机关各部门负责同志，直属各单位主要负责同志等在主会场参加会议。各省（区、市）、计划单列市、新疆生产建设兵团卫生健康委分管中医药工作负责同志等在视频分会场参加会议。

2月

2月　中央编办批复同意国家中医药管理局成立中西医结合和少数民族医药司，在科技司加挂中药创新与发展司牌子，将办公室更名为综合司，医政司不再加挂中西医结合与民族医药司牌子。

2月21日　《国家中医药管理局关于公布2022年全国基层名老中医药专家传承工作室建设项目专家名单的通知》印发，确定339人为2022年全国基层名老中医药专家传承工作室建设项目专家。

2月21日　《国家中医药管理局办公室关于印发首批中医适宜技术防控儿童青少年近视试点县（市、区）名单（2022—2023年度）的通知》印发，确定北京市海淀区等60个首批试点县（市、区）开展中医适宜技术防控儿童青少年近视试点工作。

2月22日　商务部、国家中医药管理局发布公告，认定14家机构为第二批特色服务出口基地（中医药）。

2月28日至3月2日　世界卫生组织召开中医药救治新冠肺炎专家评估会，发布《世界卫生组织中医药救治新冠肺炎专家评估会报告》。报告肯定了中医药救治新冠病毒感染的有效性和安全性。与会的21名国际专家来自世界卫生组织的6个区域。国家中医药管理局局长于文明代表中方致辞，宣读了习近平总书记关于“中西医结合、中西药并用，是这次疫情医疗救治的一大特点，也是中医药传承精华、守正创新的生动实践”的重要论述，回顾了中国政府与世界卫生组织在传统医学领域近半个世纪以来的密切合作和丰硕成果，介绍了中国政府在发展传统医学方面作出的努力和举措，阐述了中医药数千年来在维护中华民族健康和繁衍中作出了不可磨灭的贡献。

3月

3月1日　国家中医药管理局与清华大学签署《中医药创新发展合作框架协议》。

3月2日　国家中医药管理局与福建省人民政府签署《国家中医药管理局　福建省人民政府共同推动福建省中医药事业高质量发展超越的合作协议（2022—2025年）》。

3月3日　国务院办公厅印发《“十四五”中医药发展规划》，这是首个以国务院办公厅名义印发的中医药5年规划。

3月3日　全国中医药系统办公室主任会议暨办公室工作培训班在北京以线上线下相结合的形式举行。培训深入学习贯彻习近平总书记关于中医药工作和办公厅（室）工作的重要论述，认真贯彻落实2022年全国中医药局长会议精神，全面总结2021年中医药系统办公室工作，对2022年工作作出部署安排。国家中医药管理局副局长、党组成员秦怀金出席开班式并讲话。国家中医药管理局机关各部门、直属各单位、直属（管）各医院，以及各省（区、市）、新疆生产建设兵团、计划单列市中医药主管部门的有关负责同志和办公室（综合处）负责同志等参加会议。

3月8日 国家中医药管理局、国家卫生健康委等十部门联合印发《关于印发基层中医药服务能力提升工程“十四五”行动计划的通知》。

3月9—25日 山东新冠病毒感染疫情发生以后，国务院联防联控机制山东工作组组长、国家中医药管理局党组书记余艳红率队精准督导，按照中医药早期介入、全程干预、深度参与的要求，健全公共卫生事件应急处置中西医协作指挥、预防、应急救治“3个体系”，建立中西医联合科研攻关、应急处置评估、物资储备“3个机制”，建设“1支”中西医公共卫生应急处置人才队伍。以“国家督导、省级决策、市县落实，垂直管理、合署办公”的三级融合工作机制和中西医结合“331”工作模式全面推动山东省中医药抗疫工作。

3月14日 国家卫生健康委、国家中医药管理局联合印发《新型冠状病毒肺炎诊疗方案（试行第九版）》。

3月15日 中医援柬埔寨抗疫专家组出征仪式在中国中医科学院西苑医院举行。国家卫生健康委党组成员、国家中医药管理局党组书记余艳红，驻柬埔寨大使王文天作视频致辞。国家中医药管理局局长于文明等出席并讲话。

3月19日至4月10日 在国务院联防联控机制综合组的统一部署下，由国家中医药管理局副局长闫树江率领的中医药工作组赶赴吉林省，认真贯彻习近平总书记关于新冠病毒感染疫情防控的重要指示精神，通过加强指导、协调、督导工作，充分发挥中医药的特色和优势。

3月21日 《国家卫生健康委　国家中医药管理局关于表彰第二届全国名中医的决定》印发，授予丁丽仙等101位同志全国名中医称号。

3月29日 《人力资源社会保障部　国家卫生健康委　国家中医药管理局关于表彰第四届国医大师的决定》印发，授予丁樱等30位同志国医大师称号。

3月29日 应香港特别行政区政府请求，国家卫生健康委和国家中医药管理局组建由高水平专家组成的中央援港抗疫中医专家组赴香港，配合香港特别行政区政府对应用中医药治疗新冠病毒感染患者及预防重症等方面提供指导和建议。

3月31日 《中华人民共和国政府和马来西亚政府关于传统医学领域合作的谅解备忘录》续签仪式以视频连线形式举行。中国国家中医药管理局局长于文明与马来西亚卫生部长凯里·贾马鲁丁致辞并分别代表两国政府在备忘录上签字。签署仪式结束后，国家中医药管理局与马来西亚卫生部就落实备忘录举行双边技术合作会议。国家中医药管理局、马来西亚卫生部、北京中医药大学、河南中医药大学、广西中医药大学、中国医药保健品进出口商会、同仁堂集团、绿叶集团等单位相关负责人和有关专家出席会议。

4月

4月3日至5月18日 上海疫情暴发后，国家卫生健康委党组成员、国家中医药管理局党组书记余艳红，国家中医药管理局副局长闫树江、黄璐琦第一时间带领中医药工作组赴上海指导开展中医药疫情防控救治工作。

4月8日 国家中医药管理局、教育部、人力资源社会保障部、国家卫生健康委联合印发《关于加强新时代中医药人才工作的意见》，这是国家中医药管理局首次牵头制定的系统部署中医药人才工作的政策性文件。

4月12日 《国家中医药综合统计制度》正式通过国家统计局审批，中医药行业首次建立国家层面的综合统计制度，主要包括中医医疗资源与服务、中医药科研、中医药教育人才、中药流通和进出口4个部分内容。

4月21日 国家发展改革委办公厅、国家中医药管理局办公室印发《国家中医药传承创新中心项目储备库和培育库的通知》。全国共有30家单位进入储备库，16家单位进入培育库。

4月25日 国家主席习近平向青蒿素问世50周年暨助力共建人类卫生健康共同体国际论坛致贺信。习近平指出，青蒿素是中国首先发现并成功提取的特效抗疟药，问世50年来，帮助中国完全消除了疟疾，同时中国通过提供药物、技术援助、援建抗疟中心、人员培训等多种方式，向全球积极推广应用青蒿素，挽救了全球特别是发展中国家数百万人的生命，为全球疟疾防治、佑护人类健康作出了重要贡献。习近平强调，中国愿同国际社会一道，密切公共卫生领域交流合作，携手应对全球性威胁和挑战，推动共建人类卫生健康共同体，为维护各国人民健康作出更大贡献。4月25日是“世界防治疟疾日”。青蒿素问世50周年暨助力共建人类卫生健康共同体国际论坛当日在北京举行，主题为“加强青蒿素抗疟国际发展合作，共建人类卫生健康共同体”，由国家国际发展合作署、国家卫生健康委、国家中医药管理局共同主办。

5月

5月9日 《国家中医药管理局关于公布2022年全国名老中医药专家传承工作室建设项目专家名单的通知》印发，公布544个2022年全国名老中医药专家传承工作室。

5月9日 《国家中医药管理局关于公布第七批全国老中医药专家学术经验继承工作指导老师及继承人名单的通知》印发，确定1299人为第七批继承工作指导老师，2605人为第七批继承工作继承人。

5月11日 2022金砖国家传统医药高级别会议在北京和漳州以线上线下相结合形式举行。金砖国家传统医药主管部门官员及专家围绕“加强金砖国家传统医药合作，携手抗击新冠疫情，共同助力构建人类卫生健康共同体”进行深入探讨，并一致通过《2022金砖国家传统医药合作在线倡议》。国家中医药管理局局长于文明在开幕式上致辞。来自印度、南非、巴西、俄罗斯的传统医药专家就本国传统医药在抗疫方面取得的经验和成效开展了学术探讨和交流，并对未来加强传统医药领域交流合作提出意见和建议。

5月17日　《国家中医药管理局关于公布2022年全国中医护理骨干人才培训项目培养对象名单的通知》印发，确定724人为2022年全国中医护理骨干人才培训项目培养对象。

5月28—29日　由世界传统医药论坛和世界卫生组织共同主办的以“人类健康需要传统医学”为主题的第四届世界传统医药论坛以线上会议的形式召开。中国国家中医药管理局局长于文明，世界卫生组织副总干事苏珊娜·雅卡布，伊朗卫生和医学教育部、波斯和补充药物办公室国际事务副主任，阿曼·扎加兰博士等世界卫生组织官员和各国政府代表出席开幕式并发表致辞。

6月

6月2日　香港中医医院及政府中药检测中心工程动土典礼举行。香港特别行政区行政长官林郑月娥担任主礼嘉宾并致辞。国家卫生健康委党组成员、国家中医药管理局党组书记余艳红，国家药品监督管理局党组成员、副局长赵军宁通过视频连线方式出席典礼并致辞。这两项由香港特别行政区政府出资兴建与筹划、推动中医药发展的旗舰项目预计于2025年落成。动土典礼由香港食物及卫生局、香港卫生署及香港特别行政区政府化验所联合主办。

6月7日　由乌兹别克斯坦卫生部民间医学科学实践中心承办，主题为“将传统（民间）医学融入现代卫生体系”的上海合作组织成员国传统医学论坛以线上线下相结合的方式在塔什干举办，来自上合组织成员国的卫生和传统医学部门负责人、专家学者等百余人参加。国家卫生健康委党组成员、国家中医药管理局党组书记余艳红，乌兹别克斯坦卫生部部长穆萨耶夫，上合组织其他成员国卫生部代表团团长等出席开幕式并致辞，国家中医药管理局副局长、中国工程院院士黄璐琦出席专家讨论会并作主旨报告。

6月9日　国家中医药管理局召开中医药系统新冠肺炎疫情防控工作视频会议，深入学习贯彻习近平总书记关于疫情防控的一系列重要指示精神，进一步落实党中央、国务院决策部署，坚持“动态清零”总方针，部署推进新冠肺炎疫情防控中医药工作。国家中医药管理局局长于文明出席会议并讲话。吉林、上海、山东、广东4个省（市）中医药管理局主要负责同志在会上就中医药参与聚集性疫情处置工作情况作了汇报交流。国家中医药管理局应对新冠肺炎疫情防控工作领导小组各工作组、中国中医科学院、北京中医药大学、局属（管）各医院，以及各省级中医药主管部门主要负责同志和有关同志等分别在主会场和各地分会场参加会议。

6月15日　第五批全国中医临床优秀人才研修项目启动推进会在北京召开。国家中医药管理局副局长、党组成员秦怀金出席会议，强调要深入贯彻落实中央人才工作会议和全国中医药大会精神，充分认识加强高层次中医临床人才队伍建设的重要性和紧迫性，以更高站位、更大力度、更高标准、更开阔视野抓好项目推进实施，加快培养大批高层次中医临床人才。各省（区、市）中医药主管部门相关负责人，相关单位负责人，第五批全国中医临床优秀人才研修项目400名培养对象以视频连线方式参加会议。

6月27日　由国家中医药管理局主办的《中医药法》实施五周年座谈会在北京人民大会堂召开。会议全面总结《中医药法》实施取得的显著成效，推动积极运用法治力量引领、规范、保障中医药事业高质量发展。中共中央政治局委员、全国人大常委会副委员长王晨出席并讲话。中央宣传部、国家发展改革委、科技部、医保局、国家药品监督管理局等15个部委领导出席会议，部分省份以视频形式参加会议。

6月29日　《中国公民中医药健康文化素养调查制度》获国家统计局批准。

7月

7月5日　由中国外文出版发行事业局和国家中医药管理局共同指导，中国对外书刊出版发行中心（国际传播发展中心）和中华中医药学会主办的首届中医药文化国际传播论坛在北京召开。国家中医药管理局局长、中华中医药学会会长于文明，中国外文出版发行事业局局长、中国翻译协会会长杜占元，中央宣传部对外推广局局长吴旭等出席开幕式并致辞。论坛以“推动中医药文化走向世界　共建人类卫生健康共同体”为主题，围绕中医药文化国际传播话语体系建设、新形势下中医药企业国际品牌建设等议题展开研讨交流。论坛举办期间发布《中医药文化国际传播抗疫相关术语英译参考》，并启动首届中医药文化国际传播案例征集活动。

7月7日　国家中医药管理局召开基层中医药服务能力提升工程“十四五”行动计划推进视频会议。国家卫生健康委党组成员、国家中医药管理局党组书记余艳红出席会议并讲话。国家中医药管理局局长于文明主持会议。国家中医药管理局副局长、党组成员闫树江就《基层中医药服务能力提升工程“十四五”行动计划》作情况说明。江苏省、安徽省、湖南省、云南省中医药管理局主要负责同志作经验交流。国家卫生健康委、国家发展改革委、教育部、财政部、人力资源社会保障部等有关司局负责同志，国家中医药管理局有关部门负责同志在主会场参加会议。

7月8日　国家中医药管理局办公室印发《关于加强公立中医医院绩效考核数据质量管理工作的通知》，持续提升全国二级和三级公立中医医院绩效考核数据质量，加强绩效考核数据质量管理工作，保证绩效考核结果真实客观。

7月9—15日　国家中医药管理

局会同中共中央组织部人才局举办中医药高层次专家国情研修班。研修班主要围绕学习贯彻习近平总书记关于新时代人才工作的新理念新战略新举措，以及关于中医药工作的重要论述精神，深入学习党的光荣传统和优良作风，教育引导学员增进对党的感情，增强报效祖国、奉献人民、投身中医药事业的责任感使命感。全国45名2021年入选的岐黄学者参加研修。

7月20日 国家中医药管理局会同人力资源社会保障、国家卫生健康委举办第四届国医大师和第二届全国名中医表彰大会，这是国医大师、全国名中医评选表彰调整为周期性表彰项目后的第一次会议。中共中央政治局委员、国务院副总理孙春兰出席会议，向受表彰的国医大师和全国名中医表示热烈祝贺。

7月22日 国家移民管理局和国家中医药管理局在北京共同举行2022年度戍边民警医疗巡诊送健康活动启动仪式。国家移民管理局党组副书记、副局长李裕禄，国家中医药管理局副局长、党组成员王志勇出席仪式。国家移民管理局和国家中医药管理局相关人员，以及中医药专家代表在主会场参加启动仪式。西藏、新疆、内蒙古、云南、甘肃、深圳6个总站的主要领导和相关同志在分会场参加启动仪式。此次健康巡诊专家小组由中国中医科学院和深圳总站医院共同编组。巡诊分队利用15天时间，深入西藏、新疆、内蒙古、云南、甘肃5个总站124个基层单位开展上门施诊、送医送药活动。

7月23日 山西五寨夏季康养峰会暨中医药文化研讨会召开，国家中医药管理局副局长、党组成员秦怀金出席会议并讲话。会议以“打造夏日康养福地，多元助推乡村振兴”为主题，来自中医药大健康领域、中药产业、中医药康养、健康旅游和中医药文化等领域的专家代表建言献策，共谋五寨中医药健康产业发展蓝图。会议由国家中医药管理局指导，中共忻州市委、忻州市人民政府主办。国家中医药管理局有关部门负责同志，中国中医科学院和各协办单位负责同志，山西省卫生健康委、省文旅厅、忻州市委市政府负责同志，忻州市直相关部门和五寨县委县政府主要负责同志等参加会议。

7月27日 国家中医药管理局、国家卫生健康委联合印发《关于进一步加强用药安全管理提升合理用药水平的通知》，保障医疗质量安全和人民健康权益。

7月28日 全国中医药人才工作会议在福建福州召开，这是新中国成立以来国家中医药管理局首次召开的人才工作会议。会议深入贯彻落实习近平总书记关于人才工作、中医药工作的重要指示批示精神和中央人才工作会议精神，落实第四届国医大师和第二届全国名中医表彰大会精神，部署新时代中医药人才工作，推进中医药人才队伍建设，为中医药振兴发展提供强有力的人才支撑和智力保障。国家卫生健康委党组成员、国家中医药管理局党组书记余艳红出席会议并讲话。上海市、福建省、山东省、广东省、四川省中医药主管部门，以及中国中医科学院、北京中医药大学、江苏省中医院8家单位进行交流发言。

8月

8月12日 2022年全国中医药行业高等教育规划教材专家指导委员会会议在黑龙江哈尔滨召开。国家中医药管理局副局长、党组成员、中医药行业高等教育规划教材专家指导委员会主任委员秦怀金出席会议并讲话，强调要深入学习贯彻中央人才工作会议精神，落实第四届国医大师和第二届全国名中医表彰大会工作部署和全国中医药人才工作会议工作要求，加快推动中医药教材体系建设，服务中医药教育教学改革和人才培养，打造一批符合中医药教育规律的精品教材。教育部高等教育司、国家中医药管理局人事教育司相关负责同志、教材专家指导委员会专家及部分教材主编、副主编代表参加会议。

8月13日至9月12日 新冠病毒感染疫情防控四川工作组赴四川指导督导并在成都召开工作会商会，四川工作组组长、国家卫生健康委党组成员、国家中医药管理局党组书记余艳红出席会议并讲话，指导当地做好新冠病毒感染医疗救治工作。

8月18—19日，第四届中国中药资源大会在宁夏银川召开。大会以“中药资源与产业高质量发展——东西部科技合作助力黄河流域中药资源产业高质量发展”为主题。国家中医药管理局副局长、中国工程院院士、中国中药协会会长黄璐琦出席会议并作特邀报告，从中药资源学发展、新物种新资源发现、中药资源新认识、创新成果等方面详细介绍第四次全国中药资源普查工作成果。大会设4个分会场，60位学者作交流研讨，为中药与天然药物资源事业和学科发展共谋对策、共商大计、共绘蓝图。

8月25—26日 由国家中医药管理局支持，广东省中医药局、香港特别行政区政府医务卫生局、澳门特别行政区政府卫生局、中山市人民政府联合主办的第四届粤港澳大湾区中医药传承创新发展大会在广东中山召开。大会以“守正创新 打造粤港澳大湾区中医药高地”为主题，旨在加强沟通交流、促进紧密合作，携手推进粤港澳大湾区中医药高地建设、助力塑造健康湾区。国家中医药管理局副局长、党组成员黄璐琦，广东省卫生健康委副主任、广东省中医药局局长等出席开幕式并致辞。来自内地和港澳地区政府部门官员、专家、产业界代表等近300人以线上线下相结合的方式出席大会。

8月26日 由国家中医药管理局主办的“弘扬中医药文化 奋进新时代征程”2022年中医药文化传播行动·走进名医故里主题活动启动，活动首站走进李时珍故乡——湖北蕲春。8—12月，国家中医药管理局先后在湖北蕲春、安徽亳州、河南南阳举办系列活动，采用线上线下相结合形式，通过探访名医故里，讲述名医故事，传承中医药精髓，弘扬中医药文化。

9月

9月1日　国家中医药管理局在北京以线上线下相结合的方式召开国家中医药综合改革示范区建设专家咨询委员会第一次全体会议。专家咨询委员会由从事战略研究、公共政策与管理、卫生政策与卫生经济、中医药管理等相关领域的18位专家组成。国家中医药管理局副局长、党组成员秦怀金出席会议，为专家颁发聘书并讲话。国家卫生健康委体制改革司、工业和信息化部消费品工业司、国家药品监督管理局药品注册管理司有关负责同志，国家中医药管理局有关负责同志及专家咨询委员会全体成员参加会议。

9月1日　2022年中国国际服务贸易交易会中医药主题日启动仪式暨第七届海外华侨华人中医药大会在北京举行。本次大会由国家中医药管理局支持，北京市中医管理局、北京市人民政府侨务办公室主办。由中方倡议、上海合作组织国家相关行业组织和机构共同发起的上海合作组织传统医药产业联盟在北京正式成立，旨在进一步推进上合组织国家间传统医学交流互鉴和传统医药产业发展，助力共建人类卫生健康共同体。

9月2日　科技部、国家中医药管理局印发《“十四五”中医药科技创新专项规划》。

9月2日　第五届“一带一路”中医药发展论坛于2022年中国国际服务贸易交易会期间在北京召开。全国人大常委会副委员长陈竺在论坛开幕式上发表视频致辞。国家中医药管理局局长于文明等出席开幕式并致辞。本次论坛以“持续深化共建‘一带一路’中医药合作”为主题，由中国国际贸易促进委员会、国家中医药管理局、中国人民对外友好协会、北京市人民政府联合主办。

9月5—9日　国家中医药管理局委托广东省中医院举办第九期中医医院职业化管理高级研修班第二次集中学习。培训内容主要包括宏观政策与战略、医院管理实务、管理素质提升、医院管理实战分析等，着力提升中医药管理人才治理能力和水平，推动公立中医医院高质量发展。全国61名三级甲等中医医院院长参加培训。

9月8日　健康中国行动推进办、国家卫生健康委办公厅、国家中医药管理局办公室联合印发《健康中国行动中医药健康促进专项活动实施方案》，启动实施健康中国行动中医药健康促进专项活动。

9月8日　2022中国（广西）大健康产业峰会在广西南宁召开。此次峰会以“实施健康中国战略、发展大健康产业、建设宜居康寿广西”为主题，由中国农工民主党中央委员会、国家中医药管理局、广西壮族自治区人民政府联合主办。全国人大常委会副委员长、农工党中央主席陈竺发表视频致辞。开幕式上，举行大健康产业项目签约仪式，共签订大健康产业合作项目41个。会期还举行健康长寿产业发展论坛、河池巴马大健康饮用水产业发展论坛等活动。

9月9日　由国家中医药管理局主办的2022中医药文化传播行动·走进名医故里主题活动第二站走进华佗故里——安徽亳州。

9月14日　国家中医药管理局发布《古代经典名方目录（第二批儿科部分）》。

9月15—16日　国家中医药管理局会同国家卫生健康委党校举办国家中医药管理局干部人事工作培训班。培训班学习贯彻中央关于干部人事工作的最新精神与要求，进一步提高国家中医药管理局直属单位干部人事工作科学化规范化水平。国家中医药管理局直属单位主要负责同志、人事部门负责同志共46人参加培训。

9月16日　国家中医药管理局以视频方式组织召开国家中医药综合改革试验区建设经验交流会。国家中医药管理局副局长、党组成员秦怀金出席并讲话。北京市东城区、河北省石家庄市、上海市浦东新区、福建省三明市、山东省威海市、河南省南阳市、广东省深圳市、甘肃省8个试验区的负责同志进行交流发言。国家中医药管理局机关有关部门、试验区所在省级中医药主管部门、试验区所在地人民政府有关负责同志及有关专家参加会议。

9月16日　国家中医药管理局办公室、国家药品监督管理局综合和规划财务司发布《古代经典名方关键信息表（25首方剂）》。

9月26日　2022年中医药文化传播行动·走进名医故里主题活动第三站走进张仲景故里——河南南阳，同期召开第十届仲景论坛、第五届中国艾产业发展大会。

9月27日　第十二届药典委员会成立暨第一次全体委员大会在北京召开。国家药品监督管理局局长焦红，国家中医药管理局副局长、党组成员王志勇出席会议并讲话。第十二届药典委员会由454名委员组成，设执行委员会和29个专业委员会。会议采取现场会议和视频会议结合的方式召开，第十二届药典委员会全体委员和观察员单位代表参会，会议审议并通过了《药典委员会章程》《药典委员管理办法》《中国药典（2025年版）编制大纲》等文件。

9月27日　由国家中医药管理局、山东省人民政府主办的第二届尼山世界中医药论坛在山东曲阜举办。国家中医药管理局副局长、党组成员秦怀金，山东省人民政府副省长孙继业出席论坛开幕式并讲话。论坛以“多元文明与中医药创新”为主题，中医药相关领域部分知名专家学者以及来自美国、日本、坦桑尼亚的专家学者通过线上线下方式参会并发表演讲。论坛还开设中医药文化体验馆。

10月

10月9日　国家药品监督管理局正式批准中药新药散寒化湿颗粒上市，进一步助力中医药抗疫。疏风解毒胶囊（颗粒）、痰热清胶囊等老药也取得增加治疗新冠病毒适应证的临床试验批件。

10月14日 国家中医药管理局印发《"十四五"中医药人才发展规划》。

10月25日 国家中医药管理局、国家卫生健康委、教育部、科技部、工业和信息化部、财政部、生态环境部、农业农村部、国家广电总局、国家医保局、国家疾控局、国家药监局、中央军委后勤保障卫生局联合印发《遏制微生物耐药国家行动计划（2022—2025年）》，积极应对微生物耐药带来的挑战，更好地保护人民健康。

10月25日 中日友好医院召开高质量发展大会，举行国家中西医结合医学中心揭牌仪式，纪念建院38周年。国家卫生健康委党组书记、主任马晓伟作出批示，国家卫生健康委党组成员、国家中医药管理局党组书记余艳红出席会议并讲话。中国工程院院士王辰、董家鸿和中国科学院院士仝小林，国家卫生健康委、科技部、国家中医药管理局、国家药品监督管理局有关负责同志，北京市中医管理局和朝阳区人民政府负责同志出席会议。

10月27日 国家中医药管理局召开党组理论学习中心组（扩大）2022年第五次集体学习，专题传达学习党的二十大和党的二十届一中全会精神。国家卫生健康委党组成员、国家中医药管理局党组书记余艳红主持会议并讲话。国家中医药管理局局长于文明，副局长、党组成员王志勇、闫树江、秦怀金、黄璐琦作主题发言。

10月30日至12月2日 新冠肺炎疫情防控新疆工作组组长、国家卫生健康委党组成员、国家中医药管理局党组书记余艳红，国家中医药管理局副局长闫树江深入一线指导疫情防控。根据新疆救治需求，国家中医药管理局调派浙江、四川、安徽、陕西4支中医医疗队674名医护人员支援新疆，开展中医药救治工作。

11月

11月4日 国家中医药管理局印发《中医药统计工作管理办法（试行）》，共分为7章，32条。

11月5—6日 由中国农工民主党中央委员会、国家中医药管理局主办的第八届中医科学大会采取线上线下相结合的方式召开。本届大会以"百年未有之大变局与中医药的担当"为主题。全国人大常委会副委员长、农工党中央主席陈竺出席开幕式并作主旨报告。在"中医药发展国家战略"主题报告环节中，于文明作《系统谋划　科学引领　奋力推动中医药振兴发展——深入实施"十四五"中医药发展规划及中医药振兴发展重大工程》报告。黄璐琦以《传承精华　守正创新　推动中医药现代化与国际化》为题作学术报告。

11月7日 国家卫生健康委、国家中医药管理局、国家疾控局印发《"十四五"全民健康信息化规划》，部署8项主要任务、5项重点工程及8大优先行动，其中包含"互联网+中医药健康服务"行动、互通共享三年攻坚行动、健康中国建设（行动）支撑行动、智慧医院建设示范行动等。

11月8日 国家中医药管理局印发《国家中医药传承创新发展试验区建设管理办法》，共分为5章、30条。

11月9日 国家中医药管理局联合中宣部、教育部、商务部、文化和旅游部、国家卫生健康委、国家广电总局、国家文物局制订印发《"十四五"中医药文化弘扬工程实施方案》。

11月9日 中国国家中医药管理局与柬埔寨王国卫生部签署《关于建立"中国-柬埔寨中医药中心"的协议》，根据协议，双方一致同意，将在中医抗疫医疗队所在的柬埔寨考斯玛中柬友谊医院合作建立"中国-柬埔寨中医药中心"，持续为当地民众提供中医药医疗服务，为柬埔寨医疗行业从业人员开展中西医结合专业培训，为柬埔寨规范化管理中医药行业发展提供技术性指导，共同推动两国传统医学领域的交流与合作。

11月10日 国家中医药管理局召开国家中医药综合统计制度启动实施工作视频会议，部署推进制度实施工作。国家中医药管理局局长于文明出席会议并讲话。国家中医药管理局规划财务司司长介绍《国家中医药综合统计制度》基本情况，并对制度实施工作进行安排和部署。国家中医药管理局机关各部门、直属各单位主要负责同志，各省级中医药主管部门主要负责同志、各省（区、市）中医药统计业务支撑机构主要负责同志等参加会议。

11月14日 中共国家中医药管理局党组印发《学习宣传贯彻党的二十大精神实施方案》，对具体工作作出部署安排，强化对党的二十大精神的认识把握，细化对习近平总书记关于中医药工作重要论述的解读宣讲，深化对系统的引领带动，大力营造学习宣传贯彻的浓厚氛围。

11月16日 助推湘赣粤港澳中医药产业协同发展联席会议暨湘赣粤港澳中医药全产业链协同发展联盟启动仪式在湖南省郴州市举行。国家中医药管理局副局长、党组成员黄璐琦出席仪式并讲话。黄璐琦深入郴州市中医医院和基层医疗机构，调研中医药相关政策贯彻落实、中医药服务能力建设、基层中医药人才队伍建设等情况，并与医护人员交流听取意见建议。国家中医药管理局港澳台办公室相关负责同志陪同参加上述活动。

11月19日 在国家中医药管理局大力支持下，由世界针灸学会联合会和中国中医科学院主办的2022世界针灸学术大会在新加坡开幕。大会以"弘扬中医针灸，护佑全民健康"为主题，通过"线上+线下"相结合的方式举办，围绕"中医针灸"作为人类非物质文化遗产的传承创新及世界卫生组织传统医学战略展开学术探讨。国家中医药管理局副局长、党组成员黄璐琦作视频致辞。来自26个国家和地区的620余名专家、学者参加会议。

11月25日 国家中医药管理局

印发《“十四五”中医药信息化发展规划》。

11月26日　由世界中医药学会联合会主办的第十九届世界中医药大会在巴西圣保罗隆重召开，会议主题为“推动中医药高质量全球发展，为增进各国人民健康福祉作贡献”。国家中医药管理局副局长、党组成员黄璐琦作视频致辞。大会吸引400余名专家、学者于巴西现场参加会议，全球60余个国家和地区的350多万人次在线观看大会直播。大会还分别在北京、巴西举办11个线上线下学术专场，学术专场直播观看量达226万人次。

11月27日　《国家中医药管理局关于公布2022年第五批全国中医临床优秀人才研修项目培养对象名单的通知》印发，确定100人为2022年第五批全国中医临床优秀人才研修项目培养对象。

12月

12月8日　《国家中医药管理局关于公布2022年青年岐黄学者培养项目人选名单的通知》，确定100人为2022年青年岐黄学者培养项目人选。

12月10日　国家中医药管理局中医疫病防治专家委员会结合3年来新冠肺炎救治经验，发布《新冠病毒感染者居家中医药干预指引》，指导新冠病毒感染者更好地运用中医药方法居家治疗及康复。

12月12日　国家中医药管理局综合司印发《关于进一步加强发热门诊建设的要求》。

12月12日　由国家卫生健康委、国家中医药管理局、广西壮族自治区人民政府共同主办的第七届中国－东盟传统医药论坛在广西防城港召开。国家中医药管理局副局长、党组成员黄璐琦在开幕式上作视频致辞。本届论坛以“抢抓RCEP机遇　促进中国－东盟传统医药高质量发展”为主题，同期举办第七届中国－东盟传统医药论坛成果展。来自中国和东盟国家传统医药领域官员、专家、学者等代表180余人以线上线下相结合方式出席论坛。

12月15—22日　为扎实做好新形势下新冠肺炎疫情应对准备工作，确保新十条优化措施平稳有序落地，根据国务院联防联控机制综合组安排，由国家卫生健康委党组成员、国家中医药管理局党组书记余艳红同志率领国家中医药指导组先后赴广东、广西8个地市开展新冠肺炎疫情防控督导工作。

12月19日　国家中医药管理局综合司印发《关于加强治疗新冠病毒感染中药协定处方和医疗机构中药制剂使用的通知》。

12月20日　国家中医药管理局综合司印发《关于进一步做好中医医院评审工作的通知》。

12月22日　国家中医药管理局综合司、国家卫生健康委办公厅联合印发《疼痛综合管理试点工作方案》。

12月23日　由全国中医药教育发展中心、教育部中医教育指导委员会主办的2022年“传承精华　守正创新”中国中医药高等教育发展论坛暨教育部中医教指委年会在线上召开。国家中医药管理局副局长、党组成员秦怀金出席开幕式并致辞。国家中医药管理局人事教育司、教育部高等教育司有关负责同志，教育部中医教指委委员，各中医药高等院校分管教学负责同志、教育教学管理人员等500余人线上参会。

12月27日　国家中医药管理局召开中医药系统公立医院党建工作座谈会暨新冠病毒感染医疗救治工作会议。国家卫生健康委党组成员、国家中医药管理局党组书记余艳红，国家中医药管理局局长于文明出席会议并讲话。江苏省中西医结合医院、广东省中医院、中国中医科学院西苑医院、四川省中医药管理局等单位作交流发言。

12月30日　国家中医药管理局综合司、国家卫生健康委办公厅印发《关于印发加强中医药老年健康服务工作实施方案的通知》。

专题工作

一、深入学习宣传贯彻党的二十大精神

【概况】　按照党中央统一部署，根据《中共中央关于认真学习宣传贯彻党的二十大精神的决定》要求，国家中医药管理局从政治高度充分认识学习宣传贯彻党的二十大精神的重要意义，紧扣“全面学习、全面把握、全面落实”要求，系统谋划、周密安排，坚持以机关带系统，以干部带群众，迅速掀起学习宣传贯彻的热潮，确保取得实效。

一、充分发挥示范带动作用

一是国家中医药管理局主要负责同志现场聆听党的二十大报告，国家中医药管理局领导班子成员带领机关副司级以上干部集中收看大会直播，共同见证这一历史时刻，感受团结奋进的时代脉动。二是先后召开国家中医药管理局党组（扩大）专题会、局党组理论学习中心组学习、党员干部大会，国家中医药管理局主要负责同志带头交流聆听的感受、学习的体会、贯彻的打算，局领导班子成员率先发言讲感悟、谈思考，多次动员部署，强调中医药系统要政治站位更高、标准更严、行动更加自觉，切实把党的二十大精神贯彻落实到工作各方面、全过程。三是认真研究制订实施方案，细化提出4个方面10条具体举措，力求把学习做实、把领悟做透、把贯彻做深、把宣传做优，主动将中医药融入中国式现代化发展全局，以实际成效体现抓落实成效和责任担当。四是坚持把学习宣讲与工作落实同推进，编写行业宣讲材料，既讲理论引领，又讲实际指导，既有宏观概括，又有微观剖析，进一步帮助党员干部准确把握党的二十大提出的新观点、新论断、新战略。国家卫生健康委党组成员、国家中医药管理局党组书记余艳红发表学习文章；带队前往新疆指导、督导疫情处置工作期间，坚持边抗疫、边宣讲，不断把学习成效转化为抗疫的强大动力和具体工作举措。国家中医药管理局局长于文明面向局直属机关干部职工进行主题宣讲，带领大家在学深悟透、学懂弄通上持续用力。国家中医药管理局领导班子成员出席各类活动、开展调研都把宣讲作为重要内容，时时抓在手上。

二、推进学习全覆盖、全参与

一是国家中医药管理局在大会召开前印发通知，要求各部门、各单位组织干部职工第一时间收听收看，全心融入大会盛况。会议期间紧紧围绕大会精神，结合思想工作实际开展学习讨论。旗帜网对国家中医药管理局深学热议情况进行宣传报道，做到及时跟进学。二是举办国家中医药管理局直属机关党组织书记、党办主任培训班，指导各部门、各单位通过专题会、辅导报告、专题研讨、“三会一课”、青年理论学习小组等载体，运用喜闻乐见的形式、生动鲜活的事例，多管齐下组织干部职工深入学习贯彻党的二十大精神，做到自觉主动学。三是及时购买发放并用好各类辅导材料，引导干部职工原汁原味、逐字逐句学习。采取“青年读讲”方式，录制学习音频，引领青年干部深学细悟党的二十大精神的丰富内涵。在“中医药党建”公众号发布文章61篇、知识图解14篇，推出在线自测4期，8000余人次参与，做到原原本本学。四是把深入学习贯彻习近平总书记关于中医药工作的重要论述作为重点内容，经中央党史和文献研究室审核批准，编印《习近平关于中医药工作论述摘编》。用好中华中医药学会、中国卫生健康思想政治工作促进会中医药分会等平台，有针对性地面向系统开展学习宣讲，围绕干部职工关注的热点问题做好阐释解读，11000余人次参加，做到深入推进学。五是召开中医药系统公立医院党建工作座谈会暨新冠病毒感染医疗救治工作电视电话会议，进一步深入宣讲解读党的二十大精神，强化公立中医医院党的建设工作，并结合疫情防控新形势，对全面落实新冠病毒感染“乙类乙管”要求进行研究部署，国家中医药管理局机关各部门、各省级中医药主管部门、中国中医科学院、北京中医药大学及全国二级以上中医医院主要负责同志和有关同志共7000余人参会，做到联系实际学。

三、积极营造浓厚热烈的宣传氛围

一是国家中医药管理局政府网站、“中国中医”公众号和《中国中医药报》牢牢坚持旗帜鲜明讲政治，第一时间转发转载党的二十大重要报道，大力宣传党的二十大提出的新思想新论断、作出的新部署新要求；开设“学习二十大报告”“二十大时光”“二十大代表风采录”等专题专栏，积极宣传报道进展动态、反响体会，采访中医药相关领域二十大代表等代表性人物，展示中医药系统学习贯彻的精神风貌。二是国家中医药管理局联合中央广播电视总台制作出品纪录片《新时代的中医药》，推出“党的十八大以来中医药传承创新发展成就”“中医药振兴发展十年足迹”等系列报道，开展“振兴中医药有我·我的这十年”主题征文活动，引导中医药系统通过回顾党的十八大以来中医药发展取得的历史性成就、发生的全局性变革，更加深刻理解过去5年和新时代10年的伟大变革，更好激发自信自强、团结奋斗的干事创业热情。三是深刻领会“两个结合”，国家中医药管理局会同中央宣传部等七部门研究制订中医药文化弘扬工程实施方案，深入推进中医药文化传播行动，举办“华踪医迹——东南亚华侨华人与中医药文化展”，多措并举大力弘扬和践行中华优秀传统文化，为中医药传承创新发展厚植文化根基。　（高　敏、郭丹丹）

【余艳红讲“走好第一方阵，我为二十大作贡献”专题党课】　2022年7月7日，国家卫生健康委党组成员、国家中医药管理局党组书记余艳红围绕“走好第一方阵，我为二十大作贡献”主题，为国家中医药管理局直属机关党员干部讲专题党课，强调要坚定拥护“两个确立”、坚决做到“两个维护”、切实当好“三个表率”，提高政治站位，走好第一方阵，以中医药事业高质量发展的优异成绩迎接党的二十大胜利召开。国家中医药管理局局长于文明，副局长、党组成员闫树江出席会议。国家中医药管理局副局长、党组成员、直属机关党委书记黄璐琦主持会议。

余艳红指出，“两个确立”是时代、历史和人民的共同选择、郑重选择、必然选择，是党和国家之幸、人民之幸、中华民族之幸，必将以强大的号召力、坚定的推动力、坚实的保障力为中华民族复兴伟业提供更为坚强的政治保证、强大的思想指引。广大党员干部要从理论逻辑、历史逻辑和实践逻辑3个维度深刻理解把握“两个确立”的决定性意义，始终把“两个维护”作为最高政治原则，矢志不渝捍卫核心地位、维护核心权威、紧跟核心奋斗，使忠诚核心成为全体党员干部最鲜明的政治品格，成为中医药系统最鲜明的政治底色。

余艳红强调，习近平新时代中国特色社会主义思想是当代中国马克思主义、二十一世纪马克思主义，是中华文化和中国精神的时代精华，实现了马克思主义中国化新的飞跃。我们要坚持把深入学习贯彻习近平新时代中国特色社会主义思想作为第一职责、第一任务、第一能力，以高度的政治自觉下大力气、动真功夫、花细功夫研机析理、常学常新、学深悟透。党的十八大以来，习近平总书记就中医药工作作出一系列重要论述，把党对中医药工作的规律性认识提升到一个新的高度，为促进新时代中医药传承创新发展提供了强大思想武器，我们必须把学懂弄通做实习近平总书记关于中医药工作的重要论述作为一项重要的政治任务长期坚持下去，切实用以武装头脑、指导实践、推动工作。

余艳红要求，党团结带领中国人民踏上了实现第二个百年奋斗目标的新征程，作为贯彻落实习近平总书记重要指示批示精神和党中央决策部署的“最初一公里”，我们必须牢记“国之大者”，发挥党建引领作用，紧紧围绕迎接学习宣传贯彻党的二十大精神这条主线，着力在建设“讲政治、守纪律、负责任、有效率”的模范机关上持续用力，增信心、防风险、促落实、抓建设、强党建，有效防范化解各类风险隐患，扎实贯彻新发展理念在中医药系统落地生根，不断开创各项工作新局面，以中医药振兴发展的实际成效更好护航中华民族伟大复兴。国家中医药管理局机关处级以上干部、直属各单位党组织、局业务主管社会组织党委主要负责同志参加会议。 （高　敏、郭丹丹）

【2022年“读讲一本书”活动暨“喜迎二十大　永远跟党走　奋进新征程”青年演讲比赛】 为深入推进青年理论学习，引导青年干部深入学习习近平新时代中国特色社会主义思想，以昂扬向上的精神风貌喜迎党的二十大胜利召开，国家中医药管理局于2022年9月21日举办2022年“读讲一本书”活动暨“喜迎二十大　永远跟党走　奋进新征程”青年演讲比赛。国家中医药管理局副局长、党组成员、直属机关党委书记黄璐琦出席活动并讲话。

参赛选手以“读讲一本书”的形式进行演讲分享。有的选手结合党史学习教育，回顾了党的光辉历程、共产党人的精神谱系；有的选手联系工作实际阐述了对国家安全、大国外交、中医药抗疫、脱贫攻坚等方面的认识；有的选手围绕学习书籍分享了对于重构思维、明晰概念等方面的思考。

黄璐琦指出，本次比赛是国家中医药管理局直属机关喜迎党的二十大系列活动的重要内容，活动展现了青年人“腹有诗书气自华”的良好精神风貌，达到了学有所悟、学有所得的目的，营造了读好书、分享好书的浓厚学习氛围。希望青年干部牢记习近平总书记的殷殷嘱托，把学习作为首要任务，作为一种责任、一种精神追求、一种生活方式，在阅读中不断汲取经验智慧、提升自我认知、开阔视野格局、增进历史自信。国家中医药管理局直属机关各级党组织要为青年干部学习进步、成长成才创造良好条件，凝聚引领青年以实际行动迎接党的二十大胜利召开。国家中医药管理局机关各部门、直属各单位有关负责同志参加活动并担任评委。

（尹光毅）

【国家中医药管理局直属机关党员干部职工收听收看学习党的二十大报告】 2022年10月16日，中国共产党第二十次全国代表大会在北京人民大会堂隆重开幕，习近平总书记代表第十九届中央委员会向党的二十大作报告。国家中医药管理局认真组织局直属机关党员干部职工收听收看学习。国家中医药管理局领导班子成员与机关副司级以上干部在局机关集中收看大会直播，局直属机关200多个基层党委、党总支、党支部分别组织党员干部职工收听收看大会盛况。

党员干部一致认为，党的二十大是在全党全国各族人民迈上全面建设社会主义现代化国家新征程、向第二个百年奋斗目标进军的关键时刻召开的一次十分重要的大会。党的十九大以来的5年，是极不寻常、极不平凡的5年，以习近平同志为核心的党中央团结带领全党全军全国各族人民有效应对严峻复杂的国际形势和接踵而至的巨大风险挑战，攻克了许多长期没有解决的难题，办成了许多事关长远的大事要事，推动党和国家事业取得举世瞩目的重大成就。党的十八大以来的10年，以习近平同志为核心的党中央团结带领全党全军全国各族人民撸起袖子加油干、风雨无阻向前行，义无反顾进行具有许多新的历史特点的伟大斗争，党和国家事业取得历史性成就、发生历史性变革，推动我国迈上全面建设社会主义现代化国家新征程。新时代10年的伟大变革，在党史、新中国史、改革开放史、社会主义发展史、中华民族发展史上具有里程碑意义。

党员干部一致表示，习近平总

书记所作的报告高屋建瓴、催人奋进，要把学习宣传贯彻党的二十大精神作为当前和今后一个时期的首要政治任务，迅速掀起学习宣传贯彻的热潮。要坚持守正创新、踔厉奋发、勇毅前行，促进中医药传承创新发展，为全面建成社会主义现代化强国、实现第二个百年奋斗目标，以中国式现代化全面推进中华民族伟大复兴作出更大贡献。

（尹光毅、王军飞）

【国家中医药管理局党组理论学习中心组（扩大）专题传达学习党的二十大和党的二十届一中全会精神】
2022年10月27日，国家中医药管理局召开党组理论学习中心组（扩大）2022年第五次集体学习，专题传达学习党的二十大和党的二十届一中全会精神。国家卫生健康委党组成员、国家中医药管理局党组书记余艳红主持会议并讲话。国家中医药管理局局长于文明，副局长、党组成员王志勇、闫树江、秦怀金、黄璐琦作主题发言。

会议认为，党的二十大是在全党全国各族人民迈上全面建设社会主义现代化国家新征程、向第二个百年奋斗目标进军的关键时刻召开的一次十分重要的大会。党的二十届一中全会选举产生了以习近平同志为核心的新一届中央领导集体，充分体现了全党共同意志，充分反映了亿万人民共同心愿，为我们奋进新征程、赢得新胜利提供了根本保证。国家中医药管理局党组坚决拥护习近平总书记在大会上所作的报告和大会作出的各项决议决定，衷心拥护以习近平同志为核心的新一届中央领导集体，坚信在以习近平同志为核心的党中央坚强领导下、在习近平新时代中国特色社会主义思想科学指引下，全党全国各族人民一定会团结成“一块坚硬的钢铁”，在新时代新征程上赢得更加伟大的胜利和荣光。

会议强调，党的二十大主题鲜明、内容丰富、成果丰硕、意义深远。中医药系统要深刻理解和把握党的二十大精神的丰富内涵和核心要义，深刻领悟“两个确立”的决定性意义，加深对习近平新时代中国特色社会主义思想、马克思主义中国化时代化、中国式现代化等重大问题的认识，深刻理解党的二十大对全面建设社会主义现代化国家作出的战略部署，深入学习贯彻习近平总书记关于中医药工作的重要论述，立足健康中国建设，坚持人民至上、生命至上，以深入实施中医药振兴发展重大工程为抓手，以完善中医药服务体系为重点，以加强中医药科研和创新为关键，以服务重大国家战略为根本，以全面从严治党为引领，进一步促进中医药传承创新发展，自觉融入人民群众团结奋斗的历史洪流，不断为全面建成社会主义现代化强国、以中国式现代化全面推进中华民族伟大复兴贡献中医药力量。

会议要求，认真学习宣传贯彻党的二十大精神，是当前和今后一个时期的首要政治任务。要抓住根本、把握大纲，对照“五个牢牢把握”重要要求，原原本本学习研读党的二十大报告、决议和党章，认真领悟党的二十大提出的新思想新论断、作出的新部署新要求。要加强组织、务求实效，抓紧制订学习贯彻具体方案，把党的二十大的部署和要求贯穿到中医药事业发展各领域、各方面，确保党员干部思想认识到位、工作开展落实到位。要把好基调、把好导向，生动呈现中医药系统学习贯彻的新风景、满怀信心奔赴未来的新愿景、开拓创新矢志奋斗的新图景，组织开展内容丰富、形式多样的宣传教育活动，切实增强感召力、凝聚力、影响力，积极营造奋进新征程的良好氛围。要立足岗位、联系实际，把握好习近平新时代中国特色社会主义思想的世界观和方法论，坚持好、运用好贯穿其中的立场观点方法，想清楚、弄明白“学什么、如何学、怎么做”，坚持学用结合、知行合一，找准中医药工作的结合点、切入点，做到结合工作紧、思路举措实、学习实效强，推动党的二十大精神在中医药系统落地生根、开花结果。国家中医药管理局机关副司级以上干部，直属各单位、局业务主管社会组织党委主要负责同志参加学习。部分机关部门和直属单位主要负责同志作交流发言。

（高　敏、王军飞）

【国家中医药管理局党员干部大会专题学习贯彻党的二十大精神】
2022年11月7日，国家中医药管理局召开党员干部大会，专题学习贯彻党的二十大精神，认真领会《中共中央关于认真学习宣传贯彻党的二十大精神的决定》精神。国家中医药管理局局长于文明出席会议并讲话。国家中医药管理局副局长、党组成员、直属机关党委书记黄璐琦主持会议。

会议指出，党的二十大精神博大精深、内涵丰富，既有政治上的高瞻远瞩和理论上的深邃思考，也有目标上的科学设定和工作上的战略部署。学习宣传贯彻党的二十大精神是当前和今后一个时期全党全国的首要政治任务，事关党和国家事业继往开来，事关中国特色社会主义前途命运，事关中华民族伟大复兴，具有重大现实意义和深远历史意义。各级党组织和广大党员干部要准确把握、深刻领会，原原本本、逐字逐句学习党的二十大报告和党章，深刻领悟“两个确立”的决定性意义，增强“四个意识”、坚定“四个自信”、做到“两个维护”，切实把思想和行动统一到党的二十大精神上来，要结合实际细化工作举措，深入开展多种形式的学习宣传活动，充分展现中医药系统贯彻落实党的二十大精神的深刻思考和生动实践，以实际行动践行对党忠诚，奋力开创新时代中医药工作新局面。

会议强调，落实好党的二十大作出的决策部署，要坚持系统观念，做到学思用贯通、知信行合一，在学深悟透、学懂弄通的基础上做实做好。要把学习宣传贯彻党的二十大、二十届一中全会精神与学习党的十八大报告、十九大报告精神结合起来，与深入学习贯彻习近平总书记关于中医药工作的重要论述结合起来，把系统内学习宣传研究与向行业宣传阐释结合起来，以强烈的政治责任感、饱满的精神状态和良好的作风，进一步掀起学习宣传贯彻的热潮。要围绕“国之大者”担当作为，坚持边学习、边调研、边谋划、边落实，从党的二十大精神中汲取智慧和力量，立足中医药工作实际察实情、破难题、谋长远，不断满足人民群众的中医药需求，全力跑好促进中医药传承创新发展这一棒，把报告中关于中医药事业发展的部署落到实处，推动中医药在新时代新征程上焕发新生机、展现新活力、绽放新光彩，真正把党的二十大精神融于心、铸于魂、践于行，为全面推进健康中国建设、实现中华民族伟大复兴的中国梦作出更大的贡献。国家中医药管理局机关公务员、直属各单位负责同志、离退休干部代表参加会议。

（高　敏、王军飞）

【余艳红面向中医药系统开展学习宣传贯彻党的二十大精神宣讲】　为进一步营造学习宣传贯彻党的二十大精神的热潮，更好引导干部职工真学真懂真信真用，2022 年 12 月 27 日，党的二十大代表、国家卫生健康委党组成员、国家中医药管理局党组书记余艳红面向中医药系统开展宣讲。国家中医药管理局机关各部门、各省级中医药主管部门、中国中医科学院、北京中医药大学，以及全国二级以上中医医院主要负责同志和有关同志共 7000 余人以线上线下相结合的方式收听收看。国家中医药管理局局长于文明，副局长、党组成员闫树江、秦怀金、黄璐琦参加宣讲。

余艳红紧扣党的二十大报告原文，结合中医药工作实际，重点围绕党的二十大的主题和主要成果、过去 5 年的工作和新时代 10 年的伟大变革、习近平新时代中国特色社会主义思想的世界观和方法论、中国式现代化的丰富内涵和本质要求、坚持党的全面领导和全面从严治党、应对风险挑战等方面，对党的二十大精神进行全面系统深入的宣讲解读。

余艳红强调，要深刻把握过去 5 年的工作和新时代 10 年的伟大变革，深刻认识“两个确立”是党在新时代取得的重大政治成果。要深刻把握习近平新时代中国特色社会主义思想是坚持和运用“两个结合”的光辉典范，“六个必须坚持”是开辟马克思主义中国化时代化新境界的重要世界观和方法论。要深刻把握中国式现代化的中国特色和本质要求，牢牢把握“五项重大原则”，主动识变应变求变，主动防范化解风险，主动赢得发展优势。要深刻把握坚持自我革命是跳出治乱兴衰历史周期率的第二个答案，持之以恒推进全面从严治党。

余艳红要求，中医药系统要自觉把思想和行动统一到党的二十大精神上来，把智慧和力量凝聚到大会提出的目标任务上来。要持续在全面学习、全面把握、全面落实上下功夫，切实把学习贯彻成果转化为坚定拥护“两个确立”、坚决做到“两个维护”的真知笃行。要对标党的二十大报告关于中医药工作的部署要求，紧紧围绕传承创新发展的使命任务，以满足人民群众中医药需求为着力点，以党的建设为引领，加快推动公立中医医院高质量发展，做好新阶段新冠病毒感染医疗救治工作，优化中医药服务供给，加快中医药特色发展，推动中医药文化创造性转化创新性发展，为全面建设健康中国、推动中医药事业高质量发展努力奋斗。

（高　敏、郭丹丹）

【各地深入学习宣传贯彻党的二十大精神情况】

◆　**北京市**

认真组织学习交流。北京市中医管理局领导干部带头学习，党小组集中组织学习，交流体会，原原本本学习党的二十大报告、《中国共产党章程（修正案）》、中央纪委工作报告等重要文件，以及习近平总书记一系列重要讲话，确保每名党员干部群众都能够掌握要义和精神，并联系推动新时代首都中医药事业发展中心任务，联系各自岗位工作实际，逐步深入推动党的二十大精神家喻户晓、深入人心，转化为广大党员干部奋进新征程、建功新时代的强大力量。

积极开展主题宣传。北京市中医管理局充分利用展板、网站、微信公众号等渠道和载体，开设学习贯彻党的二十大精神专题专栏，及时转发和推送权威媒体的报道、中医药系统各单位的学习动态和特色做法，宣传在学习贯彻过程中推动工作的新成效新进展，让党的二十大精神处处可见，深入人心。

认真抓好贯彻落实。北京市中医管理以多种形式开始学习宣传贯彻，邀请系统内党的二十大代表为全体人员作报告，组织党员参观“奋进新时代”主题成就展等，坚持学思用贯通、知信行统一，把学习宣传贯彻党的二十大精神与深入学习贯彻习近平总书记对北京市的一系列重要讲话精神和关于中医药工作的一系列重要指示批示结合起来，着力写好推动“回归”、促进“扭转”、加速“破题”、加快“拓展”、重新“架构”5 篇文章，促进“治已病”向“治未病”转变，着力建立融疾病预防、治疗、康复于一体的中医药综合健康服务模式。

（刘增宝）

◆　**河北省**

河北省中医药管理局党组深入开展党的二十大学习活动，凝聚起推动中医药传承创新发展的合力。党的二十大召开当日，河北省中医药管理局组织局机关党员干部职工收听收看学习，局领导班子成员与各处主要负责人集中收看开幕会直播。开幕会结束后，局领导班子成员和正处级干部第一时间进行学习讨论，分享收看党的二十大开幕会心得体会。

在全省开展各地中医药工作“一把手”谈学习党的二十大心得活动，凝聚新征程再出发的强大精神动力。2022 年 11 月 19 日，河北省委宣讲团团长、省委书记倪岳峰来到河北中医学院，向师生宣讲党的二十大精神，强调要切实把思想和行动统一到党的二十大精神上来，用党的伟大成就激励青年、用党的科学理论武装青年、用党的初心使命感召青年、用党的优良作风塑造青年，为加快建设经济强省、美丽河北，全面建设社会主义现代化国家贡献青春力量。

2022年6月24日，为庆祝中国共产党建党101周年，弘扬伟大建党精神，践行时代使命，结合“我为群众办实事”实践活动，河北省中医药管理局党支部、省中医药发展中心党支部、省中医院党委联合开展“岐黄颂党恩，初心伴我行”庆“七一”联学联建主题党日活动，50余名党员参加了主题党日活动，并到石家庄市华药一社区开展“双报到”为群众办实事活动。（吴寅莹）

◆ 辽宁省

辽宁省中医药管理局组织党员干部集体收看收听党的二十大开幕会实况，认真聆听习近平总书记代表第十九届中央委员会所作的报告，组织观看中央及省级媒体播出的“二十大代表风采”，学习宣传各领域先进基层党组织、优秀共产党员的典型事迹；坚持把学习宣传贯彻党的二十大精神作为首要政治任务，按照中央部署及辽宁省委要求，及时采取“三会一课”、集中培训、专家辅导等多种形式，学习好、宣传好、贯彻好党的二十大精神，组织党员研读《党的二十大报告辅导读本》《党的二十大辅导百问》等学习材料，推动党的二十大精神入脑入心。全体党员干部结合自身工作实际，撰写体会文章，并在党支部会议上进行交流，认为习近平总书记的报告对全面建成社会主义现代化强国战略安排进行了宏观展望；报告明确提出促进中医药传承创新发展，振奋人心、催人奋进；作为光荣的中医药工作者，要认真学习领会大会精神，充分发挥中医药特色优势，攻坚克难求突破、锐意进取谋创新，以中医药强省建设为目标，奋力谱写辽宁中医药传承发展新篇章。（徐振东）

◆ 吉林省

提高政治站位，迅速传达部署。吉林省中医药管理局党组第一时间组织观看党的二十大开幕会，聆听习近平总书记代表第十九届中央委员会向大会所作的报告精神。第一时间召开局机关全体党员大会，传达学习党的二十大精神。吉林省中医药管理局党组书记林天慕对学习贯彻工作进行全面部署，印发学习宣传贯彻党的二十大精神通知和宣讲工作方案，明确任务，突出重点，推动大会精神落地生根、开花结果。

精心组织实施，层层推进落实。吉林省中医药管理局党组先学一步、深学一层，召开党组扩大会、理论学习中心组专题学习会议进行专题学习，深入中医药系统党支部联系点开展党的二十大精神宣讲；会同吉林省卫生健康委召开深入学习贯彻党的二十大精神培训班，邀请专家做专题辅导；利用“吉林干部网络培训学院”“学习强国”“新时代e支部”等平台载体，采取线上与线下相结合、集中学习与个人自主学习相结合、撰写学习体会，以及通过参加党的二十大精神轮训班、党的二十大精神知识竞赛等方式，组织机关党员干部深入学习领悟党的二十大精神蕴含的新思想、新方法、新论断。

注重成果转化，推动中心工作。吉林省中医药管理局党组坚持以党的二十大精神为指导，立足吉林省中医药工作实际，坚持传承精华、守正创新，以推动《关于促进中医药传承创新高质量发展的实施意见》和《吉林省中医药发展“十四五”规划》为抓手，实施中医药振兴发展重大工程，开展中医药“五大中心”创建，把党的二十大精神学习成果贯穿推动中医药事业发展全过程、各方面，不断提升中医药健康保障能力，助力健康吉林建设。（冯　健）

◆ 上海市

上海市中医药管理局切实抓好理论学习、干部培训、集中宣讲、宣传引导等各项工作，领悟“两个确立”、增强“四个意识”、坚定“四个自信”、做到“两个维护”，坚定不移沿着习近平总书记指引的方向前进。一是持续开展《中医药法》《上海市中医药条例》宣传贯彻活动，制订宣传贯彻方案，通过新闻发布、媒体专访、知识竞赛、组织征文等形式启动全市层面宣传贯彻工作，不断提升《中医药法》社会知晓度和影响力，营造社会重视、关心、参与和支持上海中医药振兴发展的良好氛围；二是开展“我的中医药10年”系列宣传活动，在全市层面开展文章征集，着重从中医药人的视角诉说中医药的10年发展成果，折射中医药振兴发展的历史进程，为党的二十大献礼。

（周　瑶）

◆ 江苏省

2022年11月17日，江苏省中医药大会召开。江苏省委书记吴政隆作出批示。国家中医药管理局局长于文明，江苏省委常委、江苏省人民政府常务副省长费高云出席会议并讲话。江苏省人民政府副省长陈星莺主持会议。

吴政隆在批示中指出，江苏是中医药大省，底蕴厚重、资源丰富、潜力巨大。要坚持以习近平新时代中国特色社会主义思想为指导，深入学习贯彻党的二十大精神，全面贯彻习近平总书记关于中医药工作的重要论述，切实加强对中医药工作的组织领导，遵循中医药发展规律，传承精华、守正创新，坚持中西医并重，深化中医药改革，建优建强中医药服务体系、人才队伍体系、科研创新体系、产业发展体系，充分发挥中医药全生命周期保障人民健康的独特优势，不断释放中医药多元功能和价值，高水平高质量推进中医药现代化，加快建设中医药强省，为在新征程上全面推进中国式现代化江苏新实践、更好“扛起新使命、谱写新篇章”作出积极贡献。

于文明指出，江苏是中医药的重要发祥地之一，近年来中医药工作呈现蓬勃向上的强劲势头，希望江苏深入贯彻党中央、国务院关于促进中医药传承创新发展的决策部署和全国中医药大会精神，在加强中医药组织领导、构建优质高效中医药服务体系等方面争做示范、走在前列，为建设健康中国、增进人民健康福祉作出更大贡献。

费高云指出，要立足健康江苏建设，以推进中医药高质量发展为主线，坚持问题导向、目标导向和结果导向，加快完善中医药服务体系，充分发挥中医药特色优势，切实加强中医药人才培养，全面推进中医药传承创新，做大做强中医药产业，着力打造中医药医疗高地、人才高地、科研高地、产业高地、文化高地，加快实现中医药大省向中医药强省跨越。

大会为获评第二届全国名中医的专家颁发证书。江苏省中医药工作领导小组成员单位负责同志、国医大师、中医药行业院士、全国名中医、岐黄学者、江苏省名中医代表等参加会议。（张小凡）

◆ 安徽省

2022年9月17日，安徽省中医药振兴发展大会在合肥召开。会议的主题是：深入学习贯彻习近平总书记关于中医药工作的重要论述，认真落实党中央、国务院及省委省政府关于促进中医药传承创新发展工作要求，以省局共建为契机，充分发挥安徽省“北华佗、南新安”中医药特色优势，进一步深化中医药改革，以中医药现代化、产业化高质量发展为重点，不断完善中医药服务体系，全产业链推进中医药振兴发展，加快建设全国领先的中医药强省。

安徽省委书记郑栅洁作出批示。安徽省人民政府省长王清宪，国家中医药管理局局长于文明出席会议并讲话。安徽省人民政府常务副省长刘惠主持会议。会议以电视电话会议形式召开。安徽省卫生健康委等7家单位作了发言。安徽省人民政府有关领导，各市、县、区政府和省直24个部门主要负责同志及分管负责同志，有关医疗、教育、科研、企业及行业学（协）会等机构负责同志参加会议。会前，王清宪、于文明分别代表安徽省和国家中医药管理局签署共同推进中医药传承创新发展合作框架协议，并与应邀参加会议的安徽省国医大师、全国名中医座谈。（祝劲松）

◆ 福建省

福建省认真学习习近平总书记在中国共产党第二十次全国代表大会上的报告，学习《闽山闽水物华新》《习近平谈治国理政（第四卷）》《习近平在福建》《中国共产党简史》等相关书籍、篇目，将贯彻党的二十大精神与贯彻落实国家发布的一系列中医药政策文件相结合，制定明确的目标，扎扎实实向前推进，切实把大会作出的重大战略部署细化为工作任务，转化为工作成效；学习党的二十大新党章、学习宣传《福建省中医药条例》，以党的二十大精神为指引开展中医药工作，让党旗飘扬在中西医协同抗疫关口。党支部坚持制订年度和阶段性学习计划，做到“三簿”齐全，即签到簿、记录簿和个人读书笔记簿。领导干部为党员开展以“学党章读党史，建设马克思主义学习型政党”“学好中医药条例，传承中医药事业”等为主题的党课、辅导讲座。

（张锦丰）

◆ 山东省

山东省卫生健康（中医药）系统深入学习贯彻党的二十大精神，坚决落实习近平总书记关于中医药工作的重要指示要求和党中央、国务院关于促进中医药传承创新发展的重大部署，锚定“走在前、开新局”，把握新时代党的中心任务和“五个重大原则”，牢记“三个务必”和以伟大自我革命引领伟大社会革命的重要要求，持续深化改革创新，坚持统筹协调推进，推动全省中医药事业和产业高质量发展。

山东省卫生健康委主任马立新在全省卫生健康（中医药）系统作了题为《深入学习贯彻党的二十大精神　奋力推进全省卫生健康事业走在前开新局》的讲话。

山东省卫生健康委党员领导干部结合工作安排和疫情防控形势，分别到分管处室或所联系的直属单位开展宣讲，同时选择1～2个支部进行面对面互动交流。20家委直属单位党委书记立足本单位工作实际，确定各自宣讲主题，开展“党委书记第一讲”。各党支部将党的二十大精神、习近平总书记视察山东重要指示要求、《习近平谈治国理政》、山东省十二次党代会精神等作为主要学习内容重点学习。通过持续学习，全省卫生健康（中医药）系统的广大党员干部进一步提高了政治站位，更加深刻领悟到“两个确立”的决定性意义，切实增强“四个意识”、坚定“四个自信”、做到“两个维护”。（马　涛）

◆ 河南省

河南省深入学习贯彻党的二十大精神，开展系列活动，推动大会精神落实。一是河南省卫生健康委（河南省中医管理局）机关党委开展“喜迎二十大　奋进新时代”主题宣讲，分类别评选优秀宣讲作品43部，充分展示了党的创新理论的真理力量和实践伟力，生动讲述了党的十八大以来河南省卫生健康事业取得的历史性成就和变革，为党的二十大胜利召开做好宣传和理论准备。二是开展第四届“精读好书　砥砺奋进”活动，引领广大党员干部共同精读《习近平谈治国理政（第四卷）》，推动广大党员干部深入学习贯彻习近平新时代中国特色社会主义思想。三是开展健康中原大讲堂6期，邀请《中国发展改革报》社副社长、中央广播电视总台特约评论员杨禹通过视频在线作“党的二十大精神解读”专题报告，为健康中原建设提质增速提供坚强有力的思想保障。四是印发《中共河南省卫生健康委员会党组学习宣传贯彻党的二十大精神实施方案》，对全委学习贯彻党的二十大精神做出安排部署，把学习党的二十大精神贯穿全省卫生健康工作的各方面、全过程。

（姜方方）

◆ 广西壮族自治区

党的二十大召开以来，广西壮族自治区中医药管理局党组先后组织召开集中收听收看会议、局党组会议，组织全体干部职工参加宣讲报告会，选派党支部书记和党员干部参加业务培训班和党员教育培训班，全体党员干部职工以高度的政治责任感和历史使命感深入学习宣传贯彻党的二十大精神，不断掀起学习宣传贯彻党的二十大精神热潮。

2022年10月16日，广西壮族自治区中医药管理局党组组织全体干部职工和全区中医药系统集中收听收看中国共产党第二十次全国代表大会开幕会盛况，党的二十大精神迅速在全区中医药系统引起热烈反响；10月17日，局党组召开第十四次党组（扩大）会，专题学习党的二十大精神；11月10日，召开第十六次局党组会议，传达学习习近平总书记在中央政治局第一次集体学习和瞻仰延安革命纪念地时的重要讲话精神；11月16日，广西壮族自治区卫生健康委直属机关党委召开学习贯彻党的二十大精神宣讲报告会，局机关全体干部职工参加，全面系统学习党的二十大精神；11月25日，广西壮族自治区中医药管理局党组召开第十七次会议，传达学习《中共广西壮族自治区委员会关于深入学习宣传贯彻党的二十大精神　奋力开创新时代壮美广西建设新局面的决定》等精神。广西壮族自治区中医药管理局2022年度累计组织召开党组会18次、局长会14次、局党组理论学习中心组学习会4次。广西壮族自治区中医药管理局直属各单位、区直和各市县中医医疗机构灵活采取多种形式学习宣传贯彻党的二十大精神：广西中医药大学第一附属医院召开学习党的二十大报告座谈会；广西中医药大学附属瑞康医院举办学习宣传贯彻党的二十大精神宣讲报告会；广西中医药研究院开展学习宣传贯彻党的二十大精神专题讲座；南宁市中医医院学习贯彻党的二十大精神专题“如意早课堂”开课。通过开展系列学习、专题培训和宣讲报告会等形式，推动理论指导实践，为促进中医药壮瑶医药传承创新发展提供坚实的理论基础。

聚焦学习宣传贯彻党的二十大精神主线，广西壮族自治区中医药管理局党组强化官方网站、官方微信等阵地建设，开设“深入学习贯彻党的二十大精神”专栏；精心设计和更新了“深入学习宣传贯彻党的二十大精神”“习近平在参加党的二十大广西代表团讨论时强调：心往一处想，劲往一处使，推动中华民族伟大复兴号巨轮乘风破浪，扬帆远航”“‘数’读党的二十大报告”“坚持以党的二十大精神为指引推动中医药壮瑶医药传承创新发展”“学习宣传贯彻党的二十大精神　全方位推进中医药产业发展迈上新台阶”5个主题宣传板报，悬挂“深入学习宣传贯彻党的二十大精神，奋力谱写中国式现代化广西篇章”等横幅标语4条；围绕党的二十大精神，与《广西日报》等主流媒体策划报道《守正创新承岐黄之志　踔厉笃行护人民健康》《党的二十大报告在广西中医药系统引起强烈反响》等新闻10余篇；3位领导班子成员坚持理论联系实际，强化理论学习效果，结合自身分管业务，深入基层走访调研，撰写调研报告；党组书记、局长黎甲文全年在《中国新闻网》《中国中医药报》《广西日报》等主流媒体发表理论调研文章4篇。　（刘丽娟）

◆　**重庆市**

重庆市中医药系统聚焦党的二十大，在大会前积极策划“喜迎二十大·我看健康新发展”“党建领航发展·重庆卫生健康答卷”等系列宣传活动，产出23篇报告文学、5个人物访谈视频、40篇征文、100张图片；紧扣行业特色、梳理10年成就，围绕“深化医改成效”“中医药发展‘十四五’规划”“公立医院党建与高质量发展”“基层医疗卫生服务‘镇聘乡用’制度”等主题，组织专题报道4次。

党的二十大闭幕后，重庆市中医药系统深入学习贯彻习近平总书记重要讲话和重要指示批示精神，紧紧围绕全面建成社会主义现代化强国总的战略安排和未来5年的主要目标任务，牢牢把握“坚持和加强党的全面领导”“坚持中国特色社会主义道路”“坚持以人民为中心的发展思想”“坚持深化改革开放”“坚持发扬斗争精神”的重大原则，聚焦各项重点任务，扎实开展学习贯彻党的二十大精神。　（赵学良）

◆　**四川省**

提高思想站位，以党的二十大精神凝心聚魂。四川省中医药管理局党组高度重视，结合中医药工作实际作出专题部署，制订印发《四川省中医药系统深入学习宣传贯彻党的二十大精神实施方案》，以党的二十大精神凝心聚魂推动全省中医药系统高质量发展。

强化理论武装，广泛开展学习教育宣传活动。一是认真组织学习培训。四川省中医药管理局党组先后5次组织中心组学习党的二十大精神；举办全省中医药系统管理干部培训班，开展实地教学、专题授课、分组研讨；在局属系统开展党的二十大集中学习月活动、“学习二十大·治蜀兴川有我”支部主题党日活动等。多形式、全覆盖，切实把党的二十大精神传达到每个支部、每名党员。二是广泛开展宣讲活动。四川省中医药管理局党组书记、局长田兴军在全省中医药系统管理干部培训班进行专题授课；局机关组织党员收看四川省委党校就党的二十大报告讲的专题党课；局党组各成员深入直属单位开展宣讲党的二十大精神活动；四川省中医药系统广泛开展“三级书记讲党课”活动。通过丰富多样的宣讲推动党的二十大宣讲工作走深走实。三是精心组织宣传阐释。通过多种载体加强对党的二十大精神宣传阐释，截至2022年12月31日，在中央及国家媒体刊发党的二十大相关稿件5条，在省级媒体刊发稿件6条；通过多平台多媒介专栏展示全系统学习贯彻党的二十大精神的创新做法和生动实践；对各市（州）中医药管理局和局直属单位相关负责人、专家等进行专题访谈，报道党的二十大精神贯彻执行情况。

聚焦主责主业，以实际行动贯彻落实党的二十大决策部署。一是疫情防控发挥中医药独特优势。四川省中医药管理局多次组织修订《四川省新型冠状病毒肺炎中医药防控技术指南》，为中医药参与疫情防控提供指南遵循；坚持中医药力量第一时间全面介入，中西医并用，帮助患者早日康复；做好中医药“大锅汤”对重点人群预防服务工作，为疫情防控工作贡献中医药力量。二是促进四川省中医药传承创新发展。全面深化四川中医药事业、产业、文化“三位一体”发展，开展四川省中医药标准化人才系统培训班和数字政府建设专题推进会，四川省中医药管理局同四川省医保局联合印发《关于医保支持中医药传承创新发展的实施意见》，为党的二十大精神学习成果转化提供实践动力和创新活力。（赵忠明）

◆ **贵州省**

贵州省中医药管理局党组高度重视党的二十大精神学习宣传贯彻工作，2022 年 9 月 2 日，局党组召开会议，研究《贵州省中医药管理局“迎接二十大，做合格党员”系列活动方案》；10 月 16 日，认真组织党员干部集中观看党的二十大开幕会直播，在党的二十大胜利闭幕后，局主要领导及时召开局党组会、局机关全体干部职工大会，第一时间把会议精神传达到每一个党组织和每一名党员；局党组研究提出本单位本系统学习宣传贯彻贵州省第十三次党代会精神措施，印发《关于深入学习宣传贯彻党的二十大精神的通知》，要求充分认识学习宣传贯彻党的二十大精神的重大意义，深入学习领会党的二十大精神，并广泛开展宣传宣讲，坚定不移贯彻落实党的二十大报告作出的重大部署；局党组成员先后到贵州中医药大学第一附属医院、册亨县双江镇顶肖村等基层，宣讲党的二十大精神；局机关 4 个党支部通过“双联双促”等方式两次到所联系的央绕村、顶肖村等基层党支部开展宣讲；11 月 30 日，局主要领导给局机关全体党员干部集体上党课，宣讲党的二十大精神。（张青锋）

◆ **西藏自治区**

深入学习宣传贯彻党的二十大精神，是当前和今后一个时期全党全国全军的首要政治任务，是藏医药系统各级党组织和广大党员干部群众的头等大事。藏医药各级党组织和全体党员干部要认认真真、原原本本学习党的二十大报告和大会精神，深入学习领会党的二十大精神的核心要义和丰富内涵。全体藏医药人将牢记初心使命，坚持一切为了人民、一切依靠人民，坚守大医精诚不懈追求，不断满足人民群众的藏医药需求，始终保持昂扬奋进的精神状态，以抓铁有痕、踏石留印、久久为功的工作作风，推动藏医药事业高质量发展。（刘伟伟）

◆ **宁夏回族自治区**

宁夏回族自治区卫生健康委（中医药管理局）始终以学习党的二十大精神为主线，以“大学习、大讨论、大宣传、大实践”“五学五比”活动为抓手，以“传承创新中医药，弘扬国粹敢担当”党建品牌为引领，实现党建工作和业务工作深度融合。

集中安排部署学习。2022 年 10 月 31 日，党的二十大代表、宁夏回族自治区卫生健康委党组书记田丰年主持传达学习党的二十大和自治区委十三届二次全会精神。强调要聚焦主题主线，准确完整全面把握党的二十大精神；要深刻领悟“两个确立”的决定性意义，以昂扬的精神状态、务实的工作作风贯彻落实党的二十大精神；要聚焦全面学习、深刻领会、广泛宣传 3 个环节，系统学习深入宣传党的二十大精神；要充分运用官方网站、微信公众号、简报信息等各种宣传形式和载体，全方位宣传、多角度阐释，让正能量更加充盈，主旋律更加高昂；要聚焦目标任务，全力推动党的二十大精神开花结果；要全面落实“疫情要防住、经济要稳住、发展要安全”的重要要求。

聚焦学习宣传贯彻。宁夏回族自治区卫生健康委（中医药管理局）组织全体党员收看党的二十大开幕实况，制订学习宣传方案、学习计划，线上线下相结合，广泛开展新闻宣传、社会宣传；精心制作党的二十大宣传标语、干部交流发言片段、短视频、MG（动态图形）动画等，运用电子屏、电梯电子屏不间断滚动播放；充分利用集中培训、支部学习、视频观看和宁夏回族自治区卫生健康委网站、微信公众号、微信群等形式开展学习，准确把握党的二十大精神的重大意义和丰富内涵，切实把党员的思想和行动统一到会议精神上来；开设“党的二十大　学习进行时”等专栏组织；举办“传承红色薪火　坚定理想信念”党群干部能力提升培训班，处级及以上党员干部参加党的二十大精神专题研讨班，每季度参加 1 次青年干部理论培训班，切实把握党的二十大新部署、习近平总书记新要求；组织党员干部开展“献礼二十大　喜迎党代会　奋进新征程　保密作贡献”等主题党日活动，进一步激励党员干部以党的二十大精神指引，踔厉奋发，奋楫笃行。（张　涛）

◆ **新疆生产建设兵团**

党的二十大召开以来，新疆生产建设兵团卫生健康委党组始终高度重视党的二十大精神学习宣传贯彻，着力在全面学习、全面把握、全面落实党的二十大精神上下功夫，坚决把党中央、兵团党委决策部署落实到位，忠诚履行新时代兵团职责使命，推动新时代兵团卫生健康事业高质量发展。一是深刻认识、全面准确学习领会党的二十大精神，组织新疆生产建设兵团卫生健康委、兵团红十字会机关各党支部和直属单位党组织全体党员干部 530 余人收看收听党的二十大开幕直播，认真聆听习近平总书记代表第十九届中央委员会向大会所作的报告。二是学深悟透、广泛开展党的二十大精神学习宣讲，制订印发《兵团卫生健康委宣讲党的二十大精神工作方案》，组织兵团卫生健康委机关和直属事业单位按照统筹兼顾、各有侧重的原则，分批分层次开展对象化、分众化、互动化宣讲党的二十大精神，先后两次组织召开学习宣传贯彻党的二十大精神专题宣讲会。三是注重实效，推动党的二十大决策部署落细落实。兵团卫生健康委党组成立工作专班，制订《兵团卫生健康委贯彻落实党的二十大部署改革任务具体举措工作方案》，坚决把党的二十大精神转化为指导兵团卫生健康工作的实践、推动兵团卫生健康工作发展的具体举措。

（马　坤）

◆ **宁波市**

围绕“深学笃行党的二十大精神，勇担卫生健康现代化先行使命”主题，宁波市中医药系统深入学习宣传贯彻党的二十大精神，累计开展理论学习中心组学习75次、专题党课210次、全员集体研讨117次、红色足迹现场学习活动37次、甬医青年成长论坛2次、读书沙龙17次、青年说8次、领导干部与青年面对面交流155次、领导干部一线讲座58次、微型党团课比赛11次、专题云宣讲12次，参训率达100%。

（褚小翠）

二、新冠病毒感染疫情防控中医药工作

【概况】　2022年，国家中医药管理局在新冠病毒感染疫情防控中医药工作方面坚决落实党中央、国务院决策部署，始终坚持人民至上、生命至上，以实际行动贯彻落实党的二十大精神。因时因势优化完善防控措施，严格执行《新型冠状病毒肺炎诊疗方案（试行第九版）》《关于进一步优化新冠肺炎疫情防控措施　科学精准做好防控工作的通知》（以下简称“二十条”）、《关于进一步优化落实新冠肺炎疫情防控措施的通知》（以下简称“新十条”）要求，积极应对疫情流行的冲击，最大程度保护人民生命安全和身体健康。一是加强聚集性疫情处置中医药工作力量，加强中医医疗机构医疗服务管理。在国务院联防联控机制统一部署下，国家中医药管理局派出工作人员和中医专家赴疫情发生地参加防控救治工作，指导各地健全疫情防控救治中西医协作机制，统一领导、密切配合、协调一致、信息共享。疫情发生后，中医药防控救治工作立即从常态化防控转为应急处置，确保第一时间响应并参与。二是总结各地疫情处置经验，以国务院联防联控机制综合组名义印发《新冠肺炎聚集性疫情中医药防治工作指引》和《关于进一步做好方舱医院和集中隔离点中医药工作的通知》，从完善中医药参与疫情应急处置机制、做好中西医结合医疗救治工作、开展中医药预防干预、推广中医药康复服务、提升中医药应急工作能力等方面指导各地做好新冠肺炎聚集性疫情中医药防治，明确方舱医院中医药工作基本要求，优化集中隔离点中医药服务管理。三是国家中医药管理局会同国家卫生健康委共同印发《新型冠状病毒肺炎诊疗方案（试行第九版）》并在全国培训推广，推进各地规范化、同质化开展中医药防治。组织国家中医疫病防治专家委员会成员，以及部分赴一线参加抗疫的中医专家，结合各地中医药临床救治情况，对中医方案的适用性进行深入研讨，制定无症状感染者和轻型患者专家共识，细化儿童中医治疗内容，形成儿童用药专家共识。四是香港暴发第五波疫情后，在内地支援香港抗疫工作专班统一部署下，加强中成药在香港使用政策和物资供应的协调，内地援港医疗队进驻新冠治疗中心（亚博馆）后，中西医共同组建队伍、共同查房、共同值班、共同收治患者，实现中医在香港医疗救治模式重大突破。中央援港抗疫中医专家组借鉴内地抗疫经验，结合香港实际，积极建言献策，为香港中医药抗疫策略问诊把脉，受到香港特别行政区政府的充分认可。五是国家中医药管理局印发一系列指导性文件，组织召开全国中医药系统新冠肺炎疫情防控工作视频培训会议，围绕《新型冠状病毒肺炎防控方案（第九版）》《新型冠状病毒肺炎诊疗方案（试行第九版）》及“二十条”“新十条”等要求，结合各地疫情处置经验作系统深入培训，指导各级中医医疗机构科学精准做好疫情防控，开展风险排查，不断优化各项疫情防控举措，稳妥有序开展正常医疗服务，满足群众基本医疗服务需求。六是加快推进国家中医应急医疗队伍和疫病防治及紧急医学救援基地建设，国家中医药管理局协调国家发展改革委将31所中医医院纳入国家中医疫病防治基地项目建设储备库。完善国家中医应急救援和疫病防治基地队伍信息管理平台，促进日常信息化管理。七是指导各地中医医疗机构规范发热门诊、预检分诊点设置和管理，提高检测能力，加强院感防控。统计汇总全国定点中医医院、亚定点中医医院数量，设发热门诊、呼吸科、重症医学科、感染性疾病科等重点科室的中医医院数量，以及各重点科室床位数，医生、护士数量，摸底国家中医疫病防治基地建设情况，跟踪建设进展，统筹中医药系统可动员的力量，制订中药保供工作方案。

（段华鹏）

【世界卫生组织中医药救治新冠病毒感染专家评估会】　2022年2月28日至3月2日，世界卫生组织召开中医药救治新冠病毒感染专家评估会，发布《世界卫生组织中医药救治新冠病毒感染专家评估会报告》。报告肯定了中医药救治新冠病毒感染的有效性和安全性。与会的21名国际专家来自世界卫生组织的6个区域，包括5名世界卫生组织专家顾问小组成员、世界卫生组织合作中心的8名代表、世界卫生组织国际草药监管合作组织的3名成员、中国中医科学院成员。世界卫生组织总部、区域和国家办公室的技术人员也参加了会议。会议开幕式上，国家中医药管理局局长于文明代表中方致辞。于文明宣读了习近平总书记关

于“中西医结合、中西药并用，是这次疫情医疗救治的一大特点，也是中医药传承精华、守正创新的生动实践”的重要论述，回顾了中国政府与世界卫生组织在传统医学领域近半个世纪以来的密切合作和丰硕成果，介绍了中国政府在发展传统医学方面作出的努力和举措，阐述了中医药数千年来在维护中华民族健康和繁衍中作出了不可磨灭的贡献，并重点介绍中国政府在应对此次新冠疫情中如何充分发挥中医药作用，如何建立机制、制订方案，以及如何开展临床救治工作，有力说明了中医药在中国抗疫过程中起到不可替代的作用。 （徐 晶）

【全国中医药系统新冠肺炎疫情防控工作视频会议】 2022年6月9日，国家中医药管理局召开中医药系统新冠肺炎疫情防控工作视频会议，深入学习贯彻习近平总书记关于疫情防控的一系列重要指示精神，进一步落实党中央、国务院决策部署，坚持“动态清零”总方针，对做好疫情防控工作再强调、再部署、再推进。国家中医药管理局局长于文明出席会议并讲话，国家中医药管理局副局长、党组成员闫树江主持会议。

会议指出，各级中医药主管部门要深刻认识国内外疫情防控的复杂性、艰巨性、反复性，要从坚定拥护“两个确立”、坚决做到“两个维护”的政治高度，一以贯之把思想和行动统一到以习近平同志为核心的党中央决策部署上来，坚持人民至上、生命至上，毫不动摇坚持“外防输入、内防反弹”总策略和“动态清零”总方针，坚决克服认识不足、准备不足、工作不足等问题，抓实抓细疫情防控各项工作。

会议强调，要进一步加强中医药应对疫情体制机制建设，确保“第一时间启动中医药参与的应急防控指挥和救治工作机制，第一时间应用中医药防控救治方案，第一时间有中医药专家团队，第一时间用上中药”的经验模式落实到位。要加强方舱医院、集中隔离场所中医药工作，强化中药应急保障机制，保障好疫情期间群众就医需求。要强化医疗机构感染防控措施，加强中医医疗机构发热门诊建设，做强做实国家中医疫病防治基地和国家中医紧急医学救援基地，着力加强中医疫病防治队伍建设。

会议指出，要压实“四方”责任，慎终如始抓紧抓细抓实各项防控措施；要强化督导检查，及时发现问题，堵塞漏洞；要加强总结分析，针对影响和制约中医药作用发挥的关键问题拿出行之有效的政策措施建议。

吉林、上海、山东、广东4个省（市）中医药管理局主要负责同志在会上就中医药参与聚集性疫情处置工作情况作了汇报交流。国家中医药管理局应对新冠肺炎疫情防控工作领导小组各工作组、中国中医科学院、北京中医药大学、局属（管）各医院，以及各省级中医药主管部门主要负责同志和有关同志等分别在主会场和各地分会场参加会议。 （段华鹏）

【中医药系统公立医院党建工作座谈会暨新冠病毒感染医疗救治工作电视电话会】 2022年12月27日，为进一步学习宣传贯彻党的二十大精神、落实好新阶段疫情防控各项举措，国家中医药管理局召开中医药系统公立医院党建工作座谈会暨新冠病毒感染医疗救治工作会议。国家卫生健康委党组成员、国家中医药管理局党组书记余艳红，国家中医药管理局局长于文明出席会议并讲话，副局长、党组成员闫树江、秦怀金出席会议。国家中医药管理局副局长、党组成员、直属机关党委书记黄璐琦主持会议。

余艳红指出，中医药系统要充分认识学习宣传贯彻党的二十大精神的重大意义，着力在全面学习、全面把握、全面落实上下功夫，要聚焦党的二十大确定的目标任务，结合中医药工作实际，制定明确的时间表、施工图，扎扎实实向前推进，切实把学习贯彻成果转化为中医药事业矢志奋斗的强大动力，以高质量的发展成果为全面建成社会主义现代化强国贡献中医药力量。

余艳红强调，推动医院党建高质量发展是引领医院高质量发展的关键，是传承创新发展中医药的要求。各级中医医院要紧紧围绕党的二十大作出的战略部署，抓住党委领导下的院长负责制、党组织建设、行风建设、医院文化建设等工作重点，以党建促业务、促发展。当前，疫情防控进入新阶段，自2023年1月8日起对新冠病毒感染实施“乙类乙管”，各级中医药主管部门、中医医院要进一步提高政治站位，认清任务形势，果断果决担负起守护人民生命健康的责任，团结带领广大党员干部恪尽职守、履职尽责，全力以赴做好医疗救治、科研攻关、基础预防、药品保供等工作，让一面面鲜红的党旗飘扬在疫情防控第一线，筑起一道道防护屏障和安全堡垒。

于文明指出，各级中医药主管部门、中医医院要坚决把思想和行动统一到习近平总书记关于疫情防控的重要指示精神和党中央决策部署上来，全面落实新冠病毒感染“乙类乙管”，坚持中西医结合，及时把工作重心从“防”转到“治”，将医疗救治中医药工作纳入全国新冠病毒感染医疗救治工作大局，加大指挥调度和投入力度，全力做好中医医疗资源统筹调配、发热门诊建设、人员培训、重点人群和基层农村地区救治等各项工作，确保医疗救治和正常医疗保障工作有序进行，以实际行动践行党的二十大精神。

于文明强调，面对新阶段新任务，医护人员的工作压力和职业暴露风险持续加大，要为医疗机构切实履行职责提供必要保障，营造良好的法治环境、政策环境和社会氛围。要加强医务人员激励，鼓励医务人员为患者提供良好的医疗服务，切实通过加强宣传引导，让全社会科学、理性认识传染病及其风险，通过多种方式促进医患关系和谐。

江苏省中西医结合医院、广东省中医院、中国中医科学院西苑医院、四川省中医药管理局等单位作交流发言。国家中医药管理局机关各部门、各省级中医药主管部门、中国中医科学院、北京中医药大学，以及全国二级及以上中医医院主要负责同志和有关同志等参加会议。

（高　敏、郭丹丹）

【国家中医药管理局局领导深入一线指导河南疫情防控工作】　2022年1月，河南发生国内首个奥密克戎变异株传播疫情，在国务院联防联控机制综合组安排下，国家卫生健康委党组成员、国家中医药管理局党组书记余艳红第一时间带领国家中医药指导组赴河南督促指导疫情防控工作，统筹调度国家和河南省中医药救治力量，坚持中西医结合、中西药并用，发挥中医药辨证论治优势，推动中医药在预防、治疗、康复上全过程发力。迅速组织张伯礼、黄璐琦等专家对中医药防治奥密克戎变异株进行研究，抽调国家中医药管理局专家组组长仝小林院士到安阳、郑州定点医院实地诊查患者。指导专家组根据本次疫情特点，结合河南现时气候和节气，制订河南省新冠病毒感染中医防治方案，取得积极成效，再次显现出中医药独特优势，有效应对了奥密克戎变异株疫情的发生。　（王　瑾）

【国家中医药管理局局领导深入一线指导山东疫情防控工作】　2022年3月，山东新冠病毒感染疫情发生以后，国务院联防联控机制山东工作组组长、国家中医药管理局党组书记余艳红率队精准督导，按照中医药早期介入、全程干预、深度参与的要求，健全公共卫生事件应急处置中西医协作指挥、预防、应急救治“3个体系”，建立中西医联合科研攻关、应急处置评估、物资储备“3个机制”，建设“1支”中西医公共卫生应急处置人才队伍。以“国家督导、省级决策、市县落实，垂直管理、合署办公”的三级融合工作机制和中西医结合“331”工作模式全面推动山东省中医药抗疫工作。同时，组织国家中医药管理局专家组张伯礼院士、仝小林院士与王新陆国医大师就中医药防治奥密克戎变异株进行多次研讨，持续优化中医药治疗方案。中医药在山东省抗击新冠病毒感染疫情工作中发挥重要作用。　（王　瑾）

【国家中医药管理局局领导深入一线指导吉林疫情防控工作】　2022年3月，在国务院联防联控机制综合组的统一部署下，由国家中医药管理局副局长闫树江率领的中医药工作组赶赴吉林省。工作组认真贯彻习近平总书记关于新冠病毒感染疫情防控的重要指示精神，通过加强指导、协调、督导工作，充分发挥中医药特色和优势。在疫情防控过程中，工作组深入长春市13个县区市和吉林、四平、辽源等地调研指导中医药疫情防控工作。同时，指导吉林省中医药管理局加强对基层社区工作人员的培训，规范开展中药干预工作，确保中药干预打通“最后一公里”。中医药的全程、深度参与，为吉林省实现社会面动态清零作出贡献。　（王　瑾）

【国家中医药管理局局领导深入一线指导上海疫情防控工作】　2022年4月，上海疫情暴发后，国家卫生健康委党组成员、国家中医药管理局党组书记余艳红，国家中医药管理局副局长闫树江、黄璐琦第一时间带领中医药工作组赴上海指导开展中医药疫情防控救治工作。工作组始终保持强烈的政治责任感和使命感，毫不动摇坚持“动态清零”总方针，在总结其他地区疫情防控经验基础上，指导上海市因时而变、因势而动，不断完善中医药防控措施。坚持中西医结合、中西药并用，按照“广泛使用、普遍开展、成熟技术、有所作为”的工作要求，和“减少发病、减少转重、减少病亡、减少核酸转阴时间、减少住院天数”的工作目标，推动中医药深度融入干预、治疗、康复等疫情防控全过程，为打赢大上海保卫战发挥了积极作用。　（王　瑾）

【国家中医药管理局局领导深入一线指导四川疫情防控工作】　2022年8月，新冠病毒感染疫情防控四川工作组赴成都指导督导并召开工作会商会，四川工作组组长、国家卫生健康委党组成员、国家中医药管理局党组书记余艳红出席会议并讲话，指导当地做好新冠病毒感染医疗救治工作。鉴于四川省疫情波及面广，涉及所有地市，且面临抗疫、抗震救灾双线作战的情况，四川工作组医疗救治组派出28个工作组督导中医药防治，打通中医药防治工作中的堵点、难点，按照市县主导，省级支援的模式，充分发动各级各类医疗机构中医药资源，根据各地疫情防控需求，全省统一调度中医药资源进行支援，推动中医药救治和干预工作落到实处，同时打赢了抗疫、抗震两场战役。　（王　瑾）

【国家中医药管理局局领导深入一线指导新疆疫情防控工作】　2022年10月，新冠病毒感染疫情防控新疆工作组组长、国家卫生健康委党组成员、国家中医药管理局党组书记余艳红，国家中医药管理局副局长闫树江深入一线指导疫情防控。根据新疆救治需求，国家中医药管理局调派浙江、四川、安徽、陕西4支中医医疗队674名医护人员支援新疆，开展中医药救治工作。同时，全力做好中药保供，指导乌鲁木齐市根据疫情形势对中药需求量进行测算，制订采购计划，开通绿色通道，先后采购中药饮片1929吨，为中药救治和干预提供支持。在工作组总体部署安排下，新疆工作组中医药组指导乌鲁木齐市做好新冠病毒感染中医药防治工作的同时，统筹指导全自治区新冠病毒感染中医药工作。11月21日，国家中医药管理局副局长闫树江带领部分中医药组成员转战喀什，指导当地做好疫情防控工作。　（王　瑾）

【国家中医药管理局局领导深入一线指导广东、广西疫情防控工作】
2022年12月，为扎实做好新形势下新冠病毒感染疫情应对准备工作，确保新十条优化措施平稳有序落地，根据国务院联防联控机制综合组安排，由国家卫生健康委党组成员、国家中医药管理局党组书记余艳红率领国家中医药指导组先后赴广东、广西8个地市开展情防控督导工作。紧紧围绕老年人疫苗接种、医疗资源准备、重点人群健康管理、治疗药品和试剂储备4方面内容，深入了解疫情应对准备工作情况，帮助解决存在的问题和不足，指导两省立足当地中医药特色优势，充分发挥中医药在疫情防控中的重要作用，推动相关部署加快落地，为两省积极应对疫情作出重要贡献。（王　瑾）

【国家中医药应对重大公共卫生事件和疫病防治骨干人才库建设】 国家中医药管理局持续推进国家中医药应对重大公共卫生事件和疫病防治骨干人才库建设，对各省人才库予以50万元/个的经费支持，用于开展人才库理论培训、实践演练等工作，推动中医疫病防治骨干人才队伍建设。（曾兴水、彭　宏）

【中医药抗击新冠病毒感染疫情应急科研攻关】 结合疫情发展形势，2022年国家中医药管理局协调科技部设立6个中医药防治新冠病毒感染科研项目；结合各地疫情发生情况，协调安排专项经费180余万元，设立41项国家中医药管理局应急专项支持上海、河南、山东、吉林等地开展中医药抗疫临床科研一体化工作。通过科研项目，集中全国优势力量对中医药治疗新冠病毒临床疗效评价、作用机制研究、有效方药筛选及研发等方向进行重点攻关，积累了一批高质量的循证证据，为临床救治提供了有力支撑。

为在全国范围内做好中医药科研工作，国家中医药管理局建立“国家局－省中医药局”应急科研联络机制；2022年5月13日，印发《中医药临床科研应急攻关工作指引》，明确临床科研应急攻关工作机制、实施要点等，指导各地结合一线救治实际开展科研工作。各省级中医药主管部门均建立省级科研专家组和应急科研攻关预备队，能在疫情发生后第一时间有组织地开展临床抗疫科研工作。

进一步说明白、讲清楚中医药抗疫的疗效和原理。继“三药三方”获批上市后，2022年10月9日，国家药品监督管理局正式批准3.2类中药新药“散寒化湿颗粒”上市，进一步助力中医药抗疫。疏风解毒胶囊（颗粒）、痰热清胶囊等老药也取得增加治疗新冠病毒适应证的临床试验批件。

2022年12月，疫情防控“二十条”“新十条”公布以后，国家中医药管理局围绕中医药防治重症、康复期治疗等重点任务在全国布局科研项目，在新形势下最大程度保护人民生命安全和身体健康。

（邱　岳、李雨欣）

【新冠病毒感染疫情防控督导工作】 2022年，国家中医药管理局直属机关纪委坚决贯彻落实习近平总书记关于疫情防控的重要指示批示精神和党中央、国务院决策部署，落实国家中医药管理局党组和局疫情防控工作领导小组（以下简称领导小组）工作部署，与局政策法规与监督司共同牵头局疫情防控工作领导小组指导组（以下简称指导组）工作，积极履行职责，督促局直属单位和直属（管）医院落实上级纪检部门和领导小组关于新冠病毒感染疫情防控监督工作要求，压实主体责任，根据疫情变化及时跟进调整防控状态，全力以赴落实落细各项疫情防控措施，并指导各级纪检组织和纪检干部强化责任担当，切实履职尽责，以监督实效筑牢疫情防控防线。

提高政治站位，增强履职尽责的自觉性。国家中医药管理局把做好疫情防控工作作为增强“四个意识”、坚定“四个自信”、做到“两个维护”的重大实践检验，坚决把思想和行动统一到党中央决策部署上来，切实提高政治站位，进一步提升政治能力，完整、准确、全面贯彻落实党中央决策部署，全力开展疫情防控工作；召开专题会议或依托纪委全委会、纪检工作例会等，及时传达学习党中央、国务院联防联控、首都联防联控协调机制关于疫情防控有关指示和会议精神，传达落实国家中医药管理局党组、领导小组相关工作部署，切实增强政治责任感，从严从实从细落实好各项防控举措；制定并印发《国家中医药管理局直属机关纪委关于贯彻落实中央纪委国家监委疫情防控监督工作视频座谈会议精神和领导指示的具体措施》，要求各直属单位围绕疫情防控工作进一步强化政治监督。

开展现场督导检查，以问题为导向督促整改。按照国家中医药管理局联防联控机制，指导组对直属（管）医院常态化防控工作进行督促和检查。国家中医药管理局一是多次组织院感专家对直属（管）医院进行明察暗访，了解医疗机构疫情防控动态，掌握第一手情况，并汇总专家反馈意见报送局领导；二是会同中国中医科学院、北京中医药大学，先后3次对6家直属（管）医院、中国中医科学院中医门诊部、针灸医院疫情防控工作进行实地督导检查，对院感防控重点和薄弱环节进行指导，对仍存在的问题进行现场反馈，持续督促指导各医院压实责任、加强整改，并密切跟进整改工作进展，及时指导解决问题；三是组织有关人员赴中国中医科学院研究生院望京校区和中国中医科学院望京医院抽查学生疫情防控工作情况，要求进一步细化防控方案，强化沟通联络机制，提升应急处置能力。

紧盯关键环节、重要节点，筑牢疫情防控屏障。国家中医药管理局盯紧盯牢节日假期、重大事件和疫情发展变化的关键时期等重要节点，督促做到提前周密安排部署，严格落实针对性防控措施，主动防、早发现、快处置，以最有力的组织领导、责任落实，筑牢疫情防控有效屏障。一是通过建议函、通知及电话提醒等形式，要求直属各单位、直属（管）各医院及其他有关单位在党的二十大、重要节假日期间切实抓好疫情防控和值班值守工作，并重点加强对前期疫情防控督查指出问题整改落实情况的监督；要求6家直属（管）医院纪检组织在节日期间每日对医院进行巡查，加大监督力度，督促相关部门做好院感防控和应急演练。二是对各直属（管）医院参与北京冬奥会、冬残奥会保障人员疫情防控情况进行了解排查，为冬奥会顺利举办保驾护航。三是对各医院核酸检测情况进行摸底排查，进一步加强局直属（管）医院核酸检测力量的合理调配使用，保障医院职工核酸检测定期有序开展。四是在疫情防控工作的关键时期和吃劲阶段，向中国中医科学院纪委转发中央纪委国家监委驻国家卫生健康委纪检监察组工作提示，要求督促院属各医院切实做好疫情防控工作。五是组织并听取参与重点省份新冠病毒感染疫情防控督察工作有关人员的情况通报，寻找可借鉴、可参考的经验做法，早谋划、早打算，提前布局，以有效应对防疫政策调整后医疗机构可能面临的巨大压力。

加强上下联动，坚持落实监督情况报送制度。国家中医药管理局建立健全信息报送机制，畅通沟通渠道，做到常态化状态下监督不放松、应急状态下监督更加有力有效。一是制定印发《关于做好重大突发事件紧急信息报送工作的通知》，对报送事项、报送时效、报送方式、报送内容作出明确规定，提高预警能力，不断增强报告重大突发事件的主动性和时效性。二是充分运用局机关纪委与直属单位、直属（管）医院专兼职纪检干部联系机制，根据疫情形势变化和上级要求，定期收集汇总直属单位、直属（管）医院疫情防控情况，及时掌握各单位、各医院的疫情防控工作亮点、难点和突发状况，形成报告报送领导小组和中央纪委国家监委驻国家卫生健康委纪检监察组。三是落实中央纪委国家监委驻国家卫生健康委纪检监察组工作要求，在局综合司、中国中医科学院、机关服务中心、中国中医药出版社及6家局直属（管）医院的配合下，及时报送疫情相关信息20余条。四是对中国中医科学院研究生院、附属4家医院疫情防控专题工作情况报告进行整理汇总，报送中央纪委国家监委驻国家卫生健康委纪检监察组，做好专事专报。五是督促局机关服务中心每周报送《疫情防控信息统计表》，及时掌握服务人员及外来人员动态信息，做好局机关办公楼的内部防控工作。（庄　严）

【基层中医药疫情防控工作】 一是充分发挥中药汤剂在城乡基层新冠病毒感染治疗中的作用。国家中医药管理局组织专家研究制定新冠病毒感染治疗中药协定方，推动国务院联防联控机制综合组印发《关于在城乡基层充分应用中药汤剂开展新冠病毒感染治疗工作的通知》，指导基层应用中药汤剂开展新冠病毒感染救治。二是加强基层中医药资源调度，国家中医药管理局指导基层医疗卫生机构按照服务人口的15%～20%的标准配齐配足新冠病毒感染对症治疗的中药，并将基层中医药资源和救治工作纳入国务院联防联控机制医疗救治组日报告日调度工作，动态掌握相关情况。三是提升农村地区中医药救治能力。发挥乡镇卫生院中医馆作用，为农村地区新冠病毒感染患者进行中医辨证论治，提供中医药诊疗服务，指导各地开展农村地区中医新冠救治巡回医疗。（任　艳）

【中央援香港抗疫中医专家组赴香港应对新冠病毒感染疫情】 自香港新冠病毒感染第五波疫情以来，中央已派出重症、防控等3批专家组赴港。为更好地控制疫情和救治患者，应香港特别行政区政府请求，国家卫生健康委和国家中医药管理局组建了由高水平专家组成的中央援港抗疫中医专家组，于2022年3月29日赴香港配合特别行政区政府对应用中医药治疗新冠病毒感染患者及预防重症等方面提供指导和建议。

中央援港抗疫中医专家组共计7人，由中国科学院院士仝小林担任组长，成员包括广州中医药大学副校长张忠德、中国中医科学院西苑医院主任医师苗青、上海中医药大学附属曙光医院主任医师张炜、广东省中医院主任医师邹旭、广东省中医院副主任医师张睿智、中国中医科学院广安门医院主治医师李修洋。专家组成员均参加过内地新冠病毒感染疫情防控救治工作，抗疫经验丰富，其中张忠德已先期赴香港开展工作。

中医药的应用在内地抗击新冠疫情中发挥了十分重要的作用，与西医药一起形成了中国特色的诊疗方案，疗效得到了实践检验。中央援港抗疫中医专家组此次受邀赴港，充分体现了中央政府对香港疫情防控工作的重视和支持，将借鉴内地抗疫经验，结合香港实际，推动中医药在疫情防控救治中发挥更大作用。（郭天蔚）

【黄璐琦率中国中医抗疫医疗队先遣组访问柬埔寨王国卫生部】 2022年1月25日，国家中医药管理局副局长、党组成员黄璐琦率中国中医抗疫医疗队先遣组访问柬埔寨王国卫生部，与柬埔寨卫生大臣蒙文兴进行工作会谈，签署《中国国家中医药管理局与柬埔寨卫生部关于派遣中医抗疫医疗队赴柬埔寨工作的协议》。驻柬埔寨大使王文天全程出席上述活动。

在会谈中，黄璐琦指出，中医药在新冠病毒感染疫情防控中发挥了重要作用，习近平总书记给予高度肯定，强调中西医结合、中西药并用，是这次疫情防控的一大特点，也是中医药传承精华、守正创新的生动实践。国家中医药管理局希望与柬埔寨分享中医药抗疫经验，助力打造中柬命运共同体、构建人类卫生健康共同体。

蒙文兴表示，中国政府向柬派遣抗疫专家组，援助包括新冠疫苗在内的大量抗疫物资，充分体现了中柬两国患难与共的铁杆情谊。柬埔寨民众经常使用中医药治疗常见病，并使用中药和快速检测结合的方式防控新冠病毒感染疫情，效果显著，发病率下降迅速。希望中国继续分享中医药经验，提高柬埔寨传统医学水平和实力，提升民众健康水平。

根据协议，中方将派遣首支中国中医抗疫医疗队赴柬埔寨，在中医药防治新冠病毒感染、医疗、人才培养等方面开展合作。为推动医疗队迅速派出，此次先遣组访问了柬埔寨王国卫生部、考斯玛中柬友谊医院、俄罗斯医院、传统医药研究中心等机构，并研究起草《赴柬埔寨中医抗疫医疗队外派方案》，确定医疗队定位与作用、工作模式、工作内容和具体工作事项。

国家中医药管理局国际合作司主要负责同志和中国中医科学院相关同志等参加签约仪式。（徐　晶）

【中医援柬埔寨抗疫专家组出征】

2022 年 3 月 15 日，中医援柬埔寨抗疫专家组出征仪式在中国中医科学院西苑医院举行。国家卫生健康委党组成员、国家中医药管理局党组书记余艳红，驻柬埔寨大使王文天作视频致辞。国家中医药管理局局长于文明、国家国际发展合作署地区一司副司长郑愿东、商务部国际经济合作事务局副局长曾花城等出席并讲话。

余艳红在致辞中指出，此次派出中医援柬埔寨抗疫专家组，是贯彻落实习近平总书记关于中医药工作重要指示精神的有力举措，是中医药助力柬埔寨抗疫迈出的重要一步，将进一步加强中柬两国抗疫合作，助力打造中柬命运共同体、构建人类卫生健康共同体。

于文明在讲话中强调，传染病防控没有国界，尽快有效控制疫情、防止扩散蔓延符合各国人民的根本利益，并有利于巩固和发展中国与柬埔寨人民的传统友谊。应对此次新冠疫情，中医药在中国国内已经发挥了重要作用，即将在境外成建制地派遣中医药队伍进行临床救治，意义十分重大。

2022 年 1 月 25 日，国家中医药管理局副局长、党组成员黄璐琦率中国中医药代表团访问柬埔寨卫生部，并签署关于派遣中医抗疫医疗队赴柬埔寨工作的协议。本次专家组是在国家国际发展合作署和商务部国际经济合作事务局支持下，由国家中医药管理局组织，中国中医科学院落实，西苑医院具体组建的。来自肺病科、心血管科、针灸科等科室具有丰富临床经验、业务精湛的 10 名医护骨干在出征仪式后赴柬埔寨。

中医援柬埔寨抗疫专家组将在中国驻柬埔寨使馆统一领导下，依托中方援建的考斯玛中柬友谊医院开展对外援助医疗任务，向柬方介绍推广疫情防控中国经验，运用中医药组织开展救治工作，助力柬埔寨抗击疫情，深化两国抗疫合作；开展中医优势病种的临床诊疗，推广中医药技术，提升柬埔寨医疗卫生水平，为中柬友好事业发展、中柬命运共同体建设作出新贡献。

国家中医药管理局有关部门负责同志，中国中医科学院、西苑医院主要负责同志等参加仪式。

（徐　晶）

【各地新冠病毒感染疫情防控中医药工作进展】

◆　北京市

北京市组织开展中医证候监测，并在此基础上修订《北京市新型冠状病毒肺炎中医药防治方案》第六、七版，提出北京患者的病因病机及传变规律、治则治法、建议方药、中成药和针灸等中医非药物疗法；完善新冠病毒感染救治定点医院、方舱医院中医药工作机制，制定印发方舱医院中医药工作指引；在疫情高峰期，启动新冠病毒感染防治中药饮片“院企合作储供机制”，梳理并发布与治疗新冠病毒治疗相关共计 119 种中成药目录，鼓励各类医疗机构尤其是基层社区卫生服务机构根据六版方案形成中药协定处方，督促归口机构最大限度扩容急诊科重症医学病床，实施“6 + N”机制，统筹医疗救治，组织开展分场景分专题的培训，对不同层次、不同专业、不同岗位的医疗卫生专业技术人员进行规范化培训，提升中医药精准服务水平；编制完成 25 种传染病的中西医结合诊疗方案；创新中医医疗机构疫情防控机制，围绕制度、执行、行为、整改，组织开展为期 1 个月的院感防控主题督导，形成各医院院感防控“十最”（做得最不好的方面）、“十不”（落实不到位的问题）清单和“十出”（制度目录、培训指南、分级标准、风险清单、医院画像、场景的模型、操作规范、岗位名录、院感地图、影像图集）清单；开展全系统院感防控“一把手”责任专项行动，党政一把手每天开展点名式培训整改、每周两次开展点穴式督导检查、每旬开展点评式复盘总结，确保院感防控成体系、成理念、成习惯；在中医医院推行单元化管理机制，以单元化管理举措将疫情防控风险限制在最小范围，减少对正常诊疗活动的影响；启动中医医院疫情防控“三图叠加”行动，中医医院通过制定疫情防控三图（功能基数图、措施落位图、场景推演图），梳理疫情防控工作底数、评估等级风险、完成场景设定和演练，查漏补缺，推进筑牢疫情防控防护网。（诸远征）

◆　天津市

新冠病毒感染疫情发生以来，天津市卫生健康委推进中医药“早介入、全方位、全疗程”参与新冠肺炎防治工作，发挥中医药特色优势，与西医西药形成中西并重、优势互补的传染病防控机制，探索出中医药参与新冠病毒感染防治的“天津模式”。

天津研发的血必净注射液和宣肺败毒方入选国家中医药管理局新冠肺炎救治“三药三方”，并被纳入国家《新型冠状病毒肺炎诊疗方案》。组分中药国家重点实验室荣获“全国抗击新冠肺炎疫情先进集体”称号。张伯礼院士指导中医药全程介入新冠病毒感染救治，主持研究制定中西医结合疗法，成为中国方案的亮点，获授“人民英雄”荣誉称号。

天津市先后印发 7 版《天津市新冠肺炎中医药防治方案（试行）》，充分发挥院士专家智库作用，建立新冠病毒感染中医药救治专家远程会诊机制，组建市级中医会诊专家团队，由张伯礼院士担任组长，80 余名相关专业教授任专家，协助定点救治医院开展远程会诊。2022年共组织新冠病毒感染重点病例中医专家会诊40次，累计会诊病例198例。

2022年，天津市组建12批中医会诊医疗队、26批整建制医疗队共计1718人次参与定点医院救治工作。医疗队坚持“先症而治、截断病势”的治疗思路，充分发挥中医药特色优势，辨证施治，实现收治患者“零转重”；治疗康复无缝衔接，创建中西医结合康复新模式；依托天津市新冠肺炎康复指导中心，研制清金益气颗粒，创编“胜冠康复功”“小儿抗疫推拿法”，在定点医院病区及方舱医院带领患者练习康复功，助力患者康复和痊愈。发挥中医治未病作用，2022年天津市累计发放中药预防方剂80余万付，派出中医医师2080人次对隔离点进行中药用药指导，并举办天津市中医药抗疫经验交流会。

天津市卫生健康委组织有关专家制定《天津市新冠病毒感染者居家治疗中医药使用指引专家共识》，发布天津市新冠病毒感染者中药用药参考目录，推动地产中药企业扩大产能，全力保障中医药使用；围绕“保健康、防重症”，建立完善疑难危重症三级会诊机制（院内会诊、中医专科联盟单位会诊、市级中医专家会诊），集中优势医疗资源，提升诊疗效率，提高治愈率。

（王　莉）

◆ 河北省

河北省充分发挥中西医联合诊疗、高效协作的医疗救治工作机制作用，实现中医药早介入、早干预，全程参与、全面覆盖，新冠病毒感染中医药救治率始终保持在97%以上，79%的患者只采用中医药治疗。河北省中医药管理局根据国家政策方案调整优化，制订河北省中医药诊疗方案、感染者和密接人员居家中医药干预指引、基层医务人员中医药明白纸等，先后印发《关于切实做好新冠病毒感染“乙类乙管”中医药医疗救治工作的通知》《关于开展重点人群上门送中药活动的通知》《关于保障涉疫群众安全使用中药汤剂的通知》《关于动员各级中医医院投身新冠病毒感染者救治的紧急通知》《关于落实进一步优化新冠疫情防控二十条措施　充分发挥中医药作用有关事项的通知》等，全力加强全省二级以上中医院发热门诊建设，实现全部设置并开放；加强肺病科、重症医学科、感染性疾病科建设，配强配足中西医护人员；及时扩充重症救治资源，设置ICU床位和可转化ICU床位2600张，有效提升了中医医院收治重症能力；指导各地制定协定处方，加强医疗救治，保障重点人群需求，发放中药汤剂近200万人份，同时组建省市县143个中医巡回医疗组赴基层巡诊；通过各类新闻媒体进行广泛宣传，仅2022年12月，全省推送抗疫科普宣传文章1444条、短视频434条，直播99场次，累计阅读、观看2267.3万人次；举办5期国家中医应急医疗队及中医药应对重大公共卫生事件和疫病防治骨干人才培训班；确定65种省级新冠病毒感染治疗中成药品种目录，指导以岭、神威、乐仁堂等企业做好中成药和中药饮片储备供应，指导各级中医医疗机构按需求、按标准做好动态储备。2022年10月，河北省中医药管理局组织河北援蒙医疗队中医专家组赴内蒙古自治区呼和浩特市开展新冠病毒感染疫情医疗救治支援工作，在呼和浩特市革命历史博物馆方舱医院大力推动中医药全程深度融入医疗救治，明显减轻患者临床症状，缩短患者平均住院日，得到国家卫生健康委和内蒙古自治区人民政府的高度肯定。（吴寅莹）

◆ 山西省

高位推动，中医药全程参与新冠病毒感染救治全过程。山西省委省政府高度重视新冠病毒感染中医药救治工作，山西省委书记蓝佛安、山西省人民政府代省长金湘军高位谋划、高位推进，赴山西省疫情防控办公室现场调度、统筹部署。山西省人民政府常务副省长吴伟召开全省疫情防控工作视频会，调度各市，强调要“积极发挥中医药救治优势”。山西省卫生健康委严格贯彻落实国家和山西省委省政府决策部署，坚持中西医协同、中西药并用，主要领导多次召开会议安排部署中医药救治工作，先后印发《山西省新型冠状病毒肺炎中医药防治方案》《关于进一步发挥中医药特色优势全面做好新冠肺炎患者医疗救治相关准备工作的通知》《关于在新型冠状病毒感染医疗救治中进一步发挥中医药特色优势的通知》，压实属地和单位责任，指导和督促各级、各中医医疗机构全面做好医疗资源储备，提升救治能力，全力做好新冠病毒感染中医药救治工作。

及早介入，中医药凸显优势有效控制重症发生。各级、各医疗机构坚持在新冠病毒感染医疗救治中进一步发挥中医药特色优势，中医药早介入、早治疗，全过程凸显中医药优势作用。山西省卫生健康委专门开设“中医药防疫”专题课堂，邀请省级中医药专家针对新冠病毒感染中医药预防、治疗、康复等录制精品课程，向公众免费开放学习；关注老年人和患有基础性疾病群体的防控，指导各市、县为每一位重点人群免费发送中药预防方剂，确保“应送尽送”，覆盖所有重点人群；指导康复期新冠病毒感染患者采用中药、中医非药物疗法等，积极开展中医药康复治疗，帮助患者早日恢复。各医疗机构在接诊出现新冠病毒感染常见症状的重点人群（高风险）、次重点人群（中风险）时，把第一时间用上中药作为临床救治的原则之一，确保中医药早期介入，减少病情向重型转化。

中西协同，中西医联合救治全力降低病亡率。山西省在医疗救治中始终坚持“中西医结合、中西药并用”的原则，指导各级综合医院、专科医院建立新冠病毒感染医疗救治中西医协作工作机制，由中医医师和西医医师共同组建院级专家组，开展联合查房、多学科会诊、病例讨论等，共同研究确定中西医结合治疗措施。在重症、危重症患者医疗救治中，积极合理使用中成药（包括中药注射剂）、中药饮片和中医技术，同质化、规范化开展中医药救治。市、县级组建新型冠状病毒感染中西医结合救治专家组34个，积极开展中西医协同治疗。

部门联动，中医药下沉基层指导农村地区新冠病毒感染疫情救治。山西省卫生健康、发展改革、财政、工信、医保、药监等多部门联动，为中医药医疗救治，特别是农村地区中医药救治工作提供有力保障。山西省发展改革、财政、工信部门主动作为，全力协调保障医疗机构救治需求。山西省医保局、省财政厅、省卫生健康委联合印发《关于新冠病毒感染实施“乙类乙管”后医保相关政策优化调整的通知》，将国家和山西省近期确定的新冠病毒感染防治方案中暂未纳入医保药品目录的药品，包含山西省中医院6个院内制剂在内的56种西药、中成药、医院制剂纳入医保报销范围。山西省药监部门牵头组织专家对山西省中医院、山西中医药大学附属医院抗疫用院内制剂组织论证，推动尽快向全省调剂使用。山西省卫生健康委启动“千名医师下基层、提升县乡村救治能力”巡回医疗工作，15个省级、市级中医医院180名中医医师深入县、乡、村三级医疗机构，重点指导县级医疗机构重症、危重症中西医协同救治，深入养老院、儿童福利机构等重点机构，开展中医药医疗救治和指导工作。

（田　敏）

◆ 辽宁省

2022年4月，在上海疫情防控工作进入攻坚阶段时，按照国家中医药管理局要求，辽宁省组建共有200人的援沪中医医疗队，支援上海抗疫工作，整建制接管上海宝山区方舱医院，从4月15日抵达上海至5月20日关舱，辽宁援沪医疗队连续奋战36个日夜，开放床位1500张，用最短时间治愈出院3064名患者，真正做到“零死亡、零重症、零感染”。国务院联防联控机制综合组上海工作组副组长，国家卫生健康委党组成员、国家中医药管理局党组书记余艳红先后深入到宝山方舱和辽宁驻地，对辽宁的援沪工作给予充分肯定，并于5月12日护士节当天到辽宁医疗队驻地慰问全体队员。中央政治局委员、上海市委书记李强向辽宁医疗队致电并给予高度赞扬，评价辽宁援沪医疗队的工作“效率最高、业务最强、政治素养最高”。医疗队返程时，上海市人民政府市长龚正到机场送行，给予辽宁队高度评价，并代表上海市赠送一面写有“星夜援沪情暖浦江、杏林济世义高云天”的锦旗。

2022年5月24日至7月9日，丹东市发生大规模聚集性疫情，累计报告新冠病毒感染者317例，波及5个区县。12名省级中医药专家入驻丹东，实地指导医疗救治工作。医疗队充分运用中医药“三因制宜”和“五运六气”理论，制订“辽宁方案”，为确诊病例及无症状感染者提供中药汤剂5100余袋，为集中隔离人员提供中药药剂5800余份，提供代茶饮30余万包（袋），有效提高了新冠病毒感染确诊患者的治愈率，大幅提高一线工作人员和重点人群的免疫力。

国家卫生健康委发布《关于对新型冠状病毒感染实施“乙类乙管”的总体方案》后，辽宁省通过建立日报告工作制度、充分发挥国家中医疫病防治基地（辽宁中医药大学附属医院）作用、开展中医药治疗效果循证研究、分片区加强学习交流等方式，为顺利实施“乙类乙管”探索“辽宁模式”。（徐振东）

◆ 吉林省

2022年初，吉林省遭遇了常态化疫情防控以来传播速度最快、感染范围最广、防控难度最大的新冠病毒感染疫情。吉林省中医药系统发挥特色，全过程、全链条、全覆盖介入。中医医疗机构共派出6500余名医护人员深入抗疫一线，分别接管4所定点医院和8所方舱医院。一是关口前移，发挥特色。吉林省第一时间派出中医指导组和专家组，赶赴8个市区指导医疗救治和预防干预，确保中医药全过程参与、全覆盖干预。二是建立机制，规范救治。吉林省建立省、市、定点医院（方舱医院）三级中医专家联合会诊机制和中西医联合救治机制，形成省级专家定片、市级专家定点、医院专家定人的“三定”诊疗模式；制定印发中医药预防干预及医疗救治技术指南，为各地在治疗中提供参考和遵循。三是恢复诊疗，加强管理。4月，结合疫情防控形势，吉林省制订《吉林省中医医疗机构恢复正常诊疗工作方案》，科学有序恢复全省中医医疗机构的正常诊疗秩序；加强无疫情地区和边境疫情地区的中医医疗机构管理，巩固疫情防控成果，满足群众基本就医需求。四是加强督导，强化防控。吉林省组成督导检查组不间断地对全省各级中医医疗机构开展督导检查，压紧压实各级工作责任，强化院感防控管理，规范日常诊疗工作，统筹做好中医医疗机构疫情防控和日常诊疗工作。五是注重科研，加强攻关。吉林省启动省级新冠病毒感染中医药应急科研项目，确定省级新冠病毒感染中医药应急科技项目20项；开展重大疫情防治中药方剂应急储备库项目建设；围绕年初疫情，立项国家中医药防治新冠病毒感染应急研究专项课题5项。

在国务院联防联控机制“二十条”和“新十条”发布后，吉林省积极响应，协调调动中医医疗资源，全力做好救治。一是协调医疗资源，全力保障救治。吉林省中医药管理局协调吉林省工业和信息化厅等相关部门，加强中药储备，指导各地市自购自储、区域调配；增设抢救单元110个，配备呼吸机、监护仪、高流量氧疗等重症治疗设备2763台；推行院内“一盘棋”做法，统筹调配床位，提升收治能力。二是加强培训指导，确保同质化救治。吉林省组建60人的多学科专家组，分片包保11个区域，开展巡诊、会诊及医护人员的培训指导；公布《吉林省新冠病毒感染治疗中药协定处方》，线上培训两场共计2000余人次，实现中医药全覆盖，确保救治同质化、规范化。三是加强宣传指引，确保正确导向。吉林省全方位、多渠道宣传救治情况，回应群众关切；公布《吉林省新冠病毒感染恢复期中医药专家指引》和《吉林省新冠病毒感染者居家中医药健康指导》，引导广大群众采用中医药方法加强自我防护。 （冯 健）

◆ 黑龙江省

全面落实上级各项工作部署。黑龙江省印发《关于进一步加强中医医院发热门诊建设及医疗救治工作的通知》《关于加强中医医疗机构应对新冠感染急诊急救的紧急通知》等，组织召开全系统疫情防控及医疗救治等会议，对疫情防控及应对准备工作进行全面部署。

制订中医药新冠病毒感染疫情控制应急预案及防治方案。黑龙江省修订并印发《黑龙江省中医药系统新冠肺炎疫情控制应急预案（试行第三版）》，出台《黑龙江省新型冠状病毒肺炎中医药防治工作专家共识（2022版）》《黑龙江省新型冠状病毒肺炎中医药防治方案（2022版）》，指导各地医疗机构科学、规范开展中医药救治工作。

全力开展新冠病毒感染中医药救治。黑龙江省2022年向黑龙江省传染病防治院等定点医院、方舱及西藏日喀则市派出省级中医医护人员45人，进驻时间5~61天不等，充分发挥中医药特色优势及中西医协同作用。

开展中医药系统疫情防控及中医药救治培训。2022年，黑龙江省组织疫情防控工作培训2次，召开全系统防控救治工作视频培训会1次，开展九版防控方案知识培训1次，培训人数超1000人次；安排专项资金60万元用于开展500余人全省中医医疗机构传染病防治和院感防控知识培训。

打造高水平国家中医应急医疗队伍。黑龙江省重点加强国家中医紧急医学救援队建设，两支国家中医应急医疗队全年共开展培训11次，培训队员658余人次，开展演练2次，有效提升并检验了队伍的协调联动与应急处置能力。

强化省直中医医院疫情防控包医院督查。2022年10月，黑龙江省专门组织三级综合医院医疗管理、感染防控等专家对各省直（管）医院进行督查。1~10月共对5家省直（管）中医医院的10个院区进行了68家次明察暗访。

加强中医药资源储备。黑龙江省印发《关于加强治疗新冠病毒感染中药协定处方和医疗机构中药制剂使用的通知》，确定黑龙江省中药协定处方；12月以来，每日调度全省中医系统发热门诊、重症救治能力及省级中医医院药品储备情况等，科学分析研判疫情形势；安排专项资金支持15个口岸城市中医医院购买煎药机等设备，提升口岸城市疫情防控能力。 （李辉杰）

◆ 上海市

一是加强国家中医疫病防治基地和中医紧急医疗救援基地建设，提升中医药应急救治能力，全市22家中医、中西医结合医院全部设置发热门诊，组建中医药应对重大公共卫生事件和疫病防治骨干人才队伍，开展年度培训，持续构建一支高水平的中医药应对公卫事件和疫病防治人才队伍。二是加强资源统筹和组织领导，实现定点医院、方舱医院中医医师配备全覆盖。建立健全定点医院、方舱医院中西医结合救治、中医巡诊会诊机制，制定多个中医药救治技术文件。指导全市公立中医医院积极参与定点医院、方舱医院的筹建、管理及病区工作，4所中医医院转为定点医院。三是充分发挥中医药在新冠病毒感染医疗救治和康复中的作用。强化方舱内中医药服务的开展，制订方舱医院中医药应用工作方案，方舱医院中药服用率超过98%。组建覆盖全市各区的中医药救治专家组160余人，发挥国医大师、全国和上海市名中医作用，每周开展病例讨论，指导危重症患者中医药救治。先后制订多版中医药防治方案及专家共识。充分发挥中医药在新冠病毒感染者康复中的优势和作用，先后制订两版新型冠状病毒感染恢复期中医康复方案，中医医院均开设新冠病毒感染中医康复门诊，依托示范性社区康复中心和中医药特色示范社区卫生服务站点建设，进一步完善中医康复服务网络，提高新冠感染者康复治疗的便利性和可及度。四是完善中西医协同救治机制，发挥综合医院示范引领作用。进一步加强综合医院中医药资源配置，充分运用中药协定方等有效方药和中医适宜技术，加强重症患者中西医协作诊疗，加强医务人员中医药方案培训，及时发挥中医药早期干预对减少转重率、降低病死率的有益作用。五是实施中医药干预行动，在全国率先实现特大型城市中医药防疫干预人群全覆盖，发放中药防疫方药5000余万人份，为减少发病率提供有效范例。六是加强新冠病毒感染防治科学总结，组成疫情防控科研攻关中医药专班，开展多项高水平的临床研究，5个院内制剂获备案许可，提供强有力科技支撑。七是贯彻落实疫情防控新要求，发布居家中医药防疫干预指引，加强相关中成药和中药饮片的生产和储备，完善中医专家例会制度和巡诊制度。

（周 瑶）

◆ 江苏省

江苏省行动迅速、主动作为、创新举措，持续推进中医药全程深度参与，一体化推进“防、治、康”，打出中西医结合“组合拳”；第一时间在隔离点全面提供中医药治未病服务，全省集中隔离人员的中医药使用率95%以上；第一时间派出中医专家入驻定点救治医院，组建中医医疗队，开展中西医协作治疗，感染患者中医药使用率达100%；第一时间开设新冠康复定点中医院，出院康复病例中医药使用率达100%。江苏省“‘防治康’一体化”中医药抗疫工作经验在《人民日报》健康客户端“中医策·抗疫”专栏刊发。

未病先防，中医药预防应用实现全覆盖。一是及时建立制度。国家中医药管理局印发《关于推广江苏省新冠肺炎疫情集中隔离点中医药服务管理及二级以上中医医院院感防范工作经验的通知》，向全国推广江苏经验。二是抓实技术保障。江苏省指定228个医疗机构和461名中医师负责全省集中隔离点中医药应用保障工作；遴选19种中药制剂应急调剂使用，在江苏省药品监督管理局紧急备案4种制剂。三是强化膳食指导。引入中医药治未病、中医膳食调体质理念，发布专家建议，增强人民群众调体防病能力。

既病防变，中医药全程深度参与救治。一是突出队伍支撑。集中江苏省中医等20个专业共400名中西医专家组建省级医疗救治专家组，派出11批次3895人次中医系统医务人员参加省内外疫情救治和指导工作。二是形成专家共识。在国医大师周仲瑛教授指导下，制订3版中医辨治方案；形成的《中医药治疗Delta新冠肺炎专家共识》由国家中医药管理局发布，向全国全面推广实施。三是坚持辨证施治。江苏省中西医结合、中西医协同，在综合医院、传染病医院、专科医院等全面落实“有团队、有机制、有措施、有成效”的中西医结合医疗救治模式。四是组织巡诊会诊。推动各市实行市域“医疗救治总医院”管理模式，对各类中西医医疗力量实行统一调度、统一配置、统一管理。建立中西医多学科诊疗制度，“宜中则中、宜西则西”，开展中西医联合诊疗。

瘥后防复，中医药康复实现全方位。一是创新康复路径。江苏省在国内率先将三级中医医疗机构南京市溧水区中医院改建成为新冠病毒感染患者康复定点医院。二是推进精准康复。成立省级中医康复专家组，加强对新冠病毒感染康复定点医院中医药巡诊指导，集中康复患者中药参与率均为100%。三是指导居家康复。印发新冠病毒感染后居家康复专家指南，录制简单易学的适合居家使用的中医非药物疗法操作视频向社会发布。四是强化基层康复。各区县通过建立梯队、驻点包保、巡回医疗等方式，强化对基层医疗卫生机构的中医药应用技术支撑和指导各地中医馆开设新冠防治和康养门诊，基层中医馆成为满足老百姓就近就便康复的首选。

（刘士胤）

◆ 浙江省

浙江省筑牢常态化疫情防控防线，从紧从严落实中医医疗机构疫情防控各项举措，持续强化二级以上中医医院预检分诊、发热门诊、院感防控和核酸检测等能力；及时组织专家赴宁波、绍兴、湖州、丽水、海宁、衢州等市指导处置聚集性疫情；建立完善疫情防治体系机制，先后制订《浙江省新型冠状病毒肺炎中医药防治推荐方案》试行第一至六版，形成“密切接触者预防用方、疑似病例第一时间用上中药、中医师进隔离病房全程参与救治、康复期用中药恢复”的中医药防治体系；加强中西医协同，深化“有机制、有团队、有措施、有成效”的中西医结合医疗模式，统筹力量驰援外省抗疫，先后组织84名医疗队员成建制支援上海、301名医疗队员支援新疆；开展新冠病毒感染中医药应急攻关，针对新冠病毒感染新阶段、新情况，聚焦“保健康、防重症”，以中医药治疗新冠病毒感染重症，围绕“缓症状、防重症，降死亡、促康复，抗疫新药研发、老药新用及上市后再评价，居家用药及科普示范”4个攻关方向，启动应急专项12个；开展为民大健康服务活动，浙江省中医药管理局与浙江交通之声电台合作，开展中医药防疫公益宣传及惠民服务行动；邀请中医医院院长开展“院长时间”栏目，宣传中医药在新冠病毒感染疫情防控中的优势和贡献；邀请呼吸、重症、感染、儿科等领域临床专家开展在线视频直播、电话连线，录播“中医药防疫小贴士”，宣讲新冠感染的中医药治疗、康复、调理知识；组织春节“温暖回家路”活动，为群众免费提供防治新冠的中药制剂。（陈良敏）

◆ 安徽省

2022年3月、12月，安徽省卫生健康委、省中医药管理局组织安徽省中医药新型冠状病毒感染防治专家指导组、省中医药学会，共同研究制订《安徽省新型冠状病毒感染中医药防治推荐方案》2022年第一版和第二版。

2022年4月10日，安徽省第二批援沪中医医疗队33名队员在合肥集结，在简短的动员部署后，全体中医医疗队员紧急踏上千里援沪征程。此前，安徽已向上海派出由27人组成的进驻方舱医院的中医医疗队，组建中医医疗专家组，主要负责新冠病毒感染者的中医药治疗工作。他们充分运用中成药、协定方、针灸、穴位按摩和情志调理等综合干预措施，定期查房，掌握病情变化，完善诊疗方案，提高临床疗效，基本实现所有在舱感染者的中医药干预治疗全覆盖。

2022年7月1日，中国首批中医援柬埔寨医疗队安徽队员出行欢送会在合肥举行。安徽省卫生健康委党组书记刘同柱出席会议并讲话。安徽省卫生健康委党组成员、驻委纪检监察组组长张伯根主持会议。安徽省人民政府外事办公室为队员开展行前培训。安徽省卫生健康委有关处室、省卫生援外办、省针灸医院负责人、援柬医疗队5名安徽队员及家属代表参加欢送会。

（祝劲松）

◆ 福建省

充分发挥中医药作用。福建省组织中医药专家，结合新冠感染疫情形势、临床特点及诊疗经验，编写印发《福建省中医药防治新型冠状病毒肺炎专家共识》2022年试行版、修订版和普及版，做实做细做好中西医结合医疗救治，确保定点医院、隔离点、封控区重点人群中医药干预、康复服务及时推广；根据国家疫情防控政策调整，及时储备扩充中医医疗资源，在新冠病毒感染患者医疗救治中进一步发挥中医药特色优势；组建省级中医药专家团队支援上海（408人）、北京（48人）、泉州（28人）、宁德（5人）开展新冠病毒感染疫情医疗救治工作。

开展疫情防控培训。面向党政领导干部、专班工作人员、社区防疫工作者等一线人员制作中医药疫情防控课件，面向国家中医药应对重大公共卫生事件和疫病防治骨干人才库人员举办中医急救、中医疫病防控理论技术方法及现代医学技术培训班，落实疫情防控各项政策，提高科学解决问题的能力。

科研创新提高中医药防控能力。福建省成立应急科研攻关省级科研专家组及预备队，1个课题被列入2022年第八批“新型冠状病毒感染肺炎中医药应急专项”；1个课题通过该专项验收，并获优秀；1个课题完成研究任务，报送国家中医药管理局验收。

各地充分发挥中医治未病优势。福建省加大重点人群中医药干预力度，综合运用中药预防汤剂、中药防疫香囊、中药烟熏、指导八段锦锻炼等多种措施，提高重点人群自身免疫力，有效抵御病邪入体，构建阻断疫情蔓延的“防火墙”。

（张锦丰）

◆ 江西省

2022年，江西省中医药系统坚定不移坚持“人民至上、生命至上”，全面贯彻落实党中央、国务院和江西省委省政府决策部署，建立中西医协同机制，在全国率先设置省级中西医结合定点医院，在各级定点医院和方舱医院配置中医药、中医师，制订覆盖全过程的中医诊疗规范和技术方案；对隔离点人员和一线保障工作人员实施预防干预，调集中医药系统精锐力量驰援上海、重庆等地；有力有效推动中医药早期干预、全程使用、全面覆盖。江西省中医药参与率、治愈出院率分别达到98.4%和99.9%，中医药参与率和治疗有效率居全国前列。

江西省中医药系统全力参与常态化疫情防控，推动中医药早介入、早干预，让患者第一时间服上中药汤剂；对所有患者实行“一人一方案”，对重症病例实行“一天一会诊”，做到中医药全程、深度参与；先后发布4版省级《新冠肺炎中医药防治方案》和预防康复方案，梳理了“三方一汤一法一技”中医药治疗新冠病毒感染的方法，改善感染症状，有效阻断轻症患者向重症、危重症发展病程发展；有效降低救治所需费用，节约了医疗资源；对所有密切接触者和无症状感染者，按照“汤药为主、成药为辅、多措并举”的原则，全面落实中医药预防措施；向医学观察阶段、疫情防控一线的易感人群发放预防用中药200余万剂。

江西省发挥中医药在居家感染者的健康管理和无症状、轻症患者中的优势作用，进一步完善中西医协同防治机制，各级专家组和医疗救治组充实中医药专业力量，将中医药防治举措全面融入应急预案和技术方案；做好中医医疗资源的准备，优化就医流程，加强全省中医医疗机构急诊科、发热门诊、重症医学科等的建设，扩充区域，增加诊间，充实救治力量；强化医护人员专业培训，提升其重症识别、应急处置和综合救治能力，宣传中医药防治知识；积极协调做好中药保供工作，制定省级中成药和中药饮片储备目录，指导各地按目录清单进行储备；及时调度掌握中药（颗粒剂）产能情况，加强对治疗新冠病毒感染的中药饮片和中成药的生产加工、流通供应能力的监测，及时掌握市场的产量和存量。（刘中惠）

◆ 山东省

中医药“防、治、康、研”一体化参与疫情防控。山东省实现中医药诊疗率、中医药使用率、出院康复病例中医药使用率3个100%，中医药治疗有效率90%以上。国家卫生健康委党组成员、国家中医药管理局党组书记余艳红前往一线处置突发疫情，两次作出批示肯定山东经验。山东省制订4版新冠病毒感染中医药防治方案，率先公布省级中药协定处方，调剂儿童用院内制剂41种，公布提供中药汤剂服务的机构2633家；有效组织开展临床科研一体化工作，启动中医药治疗新型冠状病毒感染肺炎科研紧急立项，对11个市1321名患者跟踪研究，形成中医药救治专家共识和防治方案，提出综合干预方法。相关课题获得国家中医药管理局应急专项课题和山东省自然基金中医药联合基金项目各1项。

山东省实施公共卫生事件应急处置中西医结合“331”工作模式，启动中医医院急诊和急危重症救治能力提升项目，加强国家中医应急医疗队（山东）队伍建设，开展能力培训和应急演练两次；成立山东省中医心理康复工作组，组织培训。截至2022年12月，山东省为隔离点、重点人群等累计配送中药预防方剂1015.1万付，中成药参与新冠病毒感染预防85.1万人次。省级中医医疗机构累计派出300余名医护人员支援上海、海南、新疆、重庆等地方舱医院进行中医药医疗救治工作。（马　涛）

◆ 河南省

2022年，河南省中医药系统贯彻落实党中央、国务院决策部署和河南省委省政府新冠病毒感染中医药防治工作要求，坚持“中西医并重、中西医结合、中西药并用”，中医药全面、深度介入疫情防控和救治。一是加强工作部署。发布《河南省新冠肺炎聚集性疫情中医药防治工作指引》《河南省新冠肺炎中医防治方案》，对中医药防治工作、节假日期间疫情防控工作进行安排部署，所有集中治疗的本土确诊病例和无症状感染者全部应用中医药，中医药使用率100%。二是做好疫情防控支援。针对郑州市10月的疫情，组织省直中医医院派出3支医疗队，接管郑州方舱医院2500多张床位；全力支援航空港区富士康公司，第一时间进行中医药干预，调整航空港区新冠病毒感染推荐预防和治疗药方，组织省直中医医院派出2支医疗队接管港区方舱500张床位，进驻医疗观察点；协调南阳市疫情防控指挥部派出中医医疗队进驻航空港区医疗观察点。三是不断健全疫情防控管理长效机制。河南省结合日常监管工作，建立常态化疫情防控管理机制、医疗机构感染防控督导和培训机制。

在新阶段疫情防控中，一是推进中医药早参与。河南省进一步完善中西医协同机制，制定《河南省成人新冠病毒感染中医治疗辨证指导原则》《河南省儿童新冠病毒感染中医治疗辨证指导原则》，推进中医药早期干预、全程使用、减少重症。二是保障好中医药服务。加强中医药救治工作部署，指导各地研究制定地方中药协定方，合理配备中医人员，提升基层中医药服务能力；组织开展全省中医药诊疗知识培训，在线培训15万余人次；协调药监部门，支持中药制剂在各级医疗机构调剂，70多个中药制剂得到推荐推广。三是全面参与重症会诊。组建省、市、县三级中医医疗队，成立由93名中医专家组成的救治指导组，其中27名成员被纳入全省重症专家组，参与全省重症会诊。四是强化群众用药指导。出台《河南省新冠病毒感染者居家治疗中医药使用指导意见》，对居家治疗群众进行中医药使用指导；加强中医药应对新冠的方法和健康维护的知识宣教，引导群众正确认识中医药、合理使用中医药。（姜方方）

◆ 湖北省

湖北省充分发挥中医药在新冠病毒感染疫情预防、治疗、康复中的重要作用，落实早准备、早干预、早治疗、早康复“四早”原则，通过建立应急指挥、中医药分级诊疗、中西医协同、专家巡诊“四项机制”，为维护人民群众健康建起了坚固防护堡垒。

建立“四项机制”是湖北省推动中医药全面参与新冠病毒感染疫情处置的重要举措。湖北省健全应急指挥机制，即参加湖北省指挥部防控与医疗救治专班，每日对全省中医药系统救治资源进行调度，对中医药基层服务、中药饮片供应等与西医同部署、同推进、同落实，实现上下贯通、协同联动；完善中医药分级诊疗机制，即以省级中医医疗机构为龙头、市县中医医疗机构和其他医疗机构中医药科室为骨干、基层医疗机构为基础，完善中医药疫病防治服务体系；强化中西医协同机制，即定期研判疫情，及时发布中西医药预防、治疗方案，全面加强中医药力量，通过中西医会诊、疑难病例研讨机制，形成1+1>2的救治合力；建立专家巡诊机制，即省级组建由55人组成的中西医专家组和1600人的区域协同医疗队，对重症和危重症患者救治开展实地指导、线上会诊、培训指导，邀请国医大师对危重症患者进行救治巡查指导。

落实“四早”原则是保障中医药全程参与新冠病毒感染疫情防治的有力办法。一是早准备，即新冠救治能力培训覆盖全省二级以上中医医疗机构，培训重症救治中医医务人员约3500人，中医医疗机构开放ICU救治床位3951张，为抢救重症患者做好准备。二是早干预，即发挥中医药治未病、辨证施治、多靶点干预独特优势，印发《2022年湖北省新冠病毒感染者居家用药指引》《新型冠状病毒感染基层诊疗和服务指南》，设置免费中药预防方发放点或中药代茶饮点约500个。三是早治疗，即发布治疗方和康复方近10个、中药制剂30余个，实现院内制剂区域调剂使用，积极推广使用中医药协定方。四是早康复，即及时制定《湖北省新型冠状病毒感染及新冠后状态康复诊疗指引》，指导医疗机构尽早康复治疗，二级以上医疗机构均设置康复门诊，指导新冠病毒感染患者功能改善，增强运动耐力及体力，预防并发症发生，帮助患者尽早重返家庭及工作岗位。（余　瑶）

◆ 广东省

“乙类甲管”阶段，广东省认真落实“有团队、有机制、有措施、有成效”的中西医结合医疗模式，第一时间组建省级中医药防治专家组，制订发布省级中医药治疗方案，坚持中西医并重、中西医结合、中西药并用，坚持“三级协同、三线作战、三名保障”，中医药全程参与新冠病毒感染的预防、治疗、康复等各个阶段。截至2022年底，全省确诊病例救治中，中医药参与治疗率为95%以上。广东省派出包括21名中医专家在内的医疗防疫团队全力支援香港抗疫，促进中西医协同，助力香港疫情防控取得成效。

坚持产学研用一体化。广东省依托两家国家中医药管理局中医药防治传染病重点研究室，推动中医药防治新冠病毒感染的临床研究工作。广东省中医院扶正解毒方、健儿解毒方分别以1亿元、4000万元转让；配合推进透解祛瘟颗粒的临床应用和成果转化工作。生产的化湿败毒颗粒在阿联酋、柬埔寨等国家获批上市。

在“乙类乙管”阶段出台系列举措确保转段平稳有序。一是组织专家编制并印发《广东省新冠肺炎中医药防治方案》和《广东省2022年冬季疫病高发期中医调养指引》，针对成人、儿童、体弱者等不同人群，研制应对疫情特点的“新救治三方”，有效指导各定点医院、医疗机构开出中药良方。二是持续加强中医医院感染防控能力。通过多轮次、多层次督促，指导各地、各中医医疗机构进一步压实主体责任，严格落实各项感控措施，扎牢中医药系统防控网。全省二级及以上中医医院（含中西医结合医院、专科医院）均落实100%设发热门诊（共126家），做到“应设尽设，应开尽开”。三是切实提升中医医院应急救治能力。加强中医医院急诊科、ICU、呼吸科、感染科等重点科室建设，加快推进可转换ICU床位建设，全省增加可转换ICU床位达1312张，增加了59%，极大拓展了中医医院的重症收治能力。开设“抗疫名医课堂”，组织张忠德等知名专家录制教学视频，上传中医适宜技术推广等多个线上平台，组织开展全系统的强化培训，快速提升基层中医药救治能力。四是印发《广东省基层中医药服务能力提升工程“十四五”行动计划实施方案》，持续强化基层中医药服务能力，扎实扎牢基层中医药疫情防控网。广东省的《“三扩容”“四防线”“五保障”为新形势下疫情防控贡献中医药力量》一文被央视专题报道，广受关注和好评。（刘占峰）

◆ **广西壮族自治区**

全程深度参与聚集性疫情处置。广西壮族自治区快速组织中医药专家进驻定点医院、方舱医院，规范化、同质化开展中医药治疗，为患者实施“一人一方案”诊疗，中医药参与率达100%；在东兴、百色、钦州、北海等本土疫情暴发期间，全区三级中医医院连夜熬制并配送防疫中药，实现集中隔离的密接、次密接人员“应服尽服”，封控区、管控区人员和一线工作者等重点人群“愿服尽服”，累计免费配送防疫中药200余万人份；组织中医疫病防治队参与援沪、援琼、援黔、援疆防疫抗疫，均圆满完成任务。特别是组建以全区中医药系统为主体的296名医务人员作为广西援沪医疗队一分队驰援上海，承担上海市徐汇区龙华中路方舱医院、武宣路方舱医院的医疗救治工作，实现患者零死亡、病情零转重、患者零投诉、护理零差错的目标，为当地疫情防控贡献了广西中医力量，获得中共上海市委等有关方面的高度肯定。

因时因势做好疫情防控。疫情防控进入新阶段，广西壮族自治区印发《关于开展全区中医医院新冠肺炎疫情防控和医疗救治常态化管理专项督导工作的通知》，组织14个地市成立工作组，对辖区内中医医院开展疫情常态化防控专项现场督导；第一时间制订《广西壮族自治区新型冠状病毒感染中医药防治方案》试行第四版和第五版，遴选并公布中成药用药指导目录，微信公众号和媒体宣传一周内阅读量、转发量超百万，取得良好的社会效益。 （刘丽娟）

◆ **重庆市**

制订印发新版防治方案。重庆市根据2022年新冠病毒感染疫情流行株变异等新情况，结合本地实际情况及临床救治实践，组织中医药专家集体讨论研究，修订形成新版《重庆市新冠肺炎中医药防治推荐方案》，以重庆市新冠肺炎疫情防控工作领导小组医疗救治组名义印发，系统集成中医药预防、治疗、康复方案，指导群众正确应对疫情。

主动提供预防服务。政策调整后，重庆市印发《中医药居家健康指引》，全市各中医医疗机构采用主动配送、预约定制等多途径、多方式，提供中药“大锅汤”，制作防疫香囊，多渠道、多形式宣传中医药防控知识，引导人民群众运用中医药方法预防疫病，注重提供全方位中医药人文关怀。

组建中医专家团队。重庆市将23名中医专家纳入市级医疗救治专家组，中西医协同救治新冠患者；建立市区（县）两级中医专家组，市级中医药专家组以全国名中医和市级名中医为主；各区县组建本级专家组时相应纳入中医专家，不断强化中医药防治力量。

全方位参与“防治康”。中医专家全程参与诊疗方案制订、联合查房、多学科会诊、病例讨论，中西医协同救治，参与治疗率为92.64%。对出院患者进行中医药康复干预。中医专家充分发挥中医药在疫情防控中的独特优势，中医药及时有效介入，一人一策，坚持“无症状、轻症、普通型患者以中医药治疗为主，重症患者中西医协同救治的原则”，极大提高了临床救治效果。治疗同时，以指导患者耳穴按摩、练习八段锦等方式，为出院患者进行中医药康复干预。

牵头方舱医院运营救治。一是未雨绸缪制订方案。重庆市及早研判疫情发展形势，牵头制订方舱医院运营方案，梳理优化方舱医院院感流程、设施设备、人员配置，为方舱医院实际运管提供经验。二是主动担当牵头管理。“11·1”大规模疫情暴发后，重庆市卫生健康委中医医政处牵头筹建启用7个市级方舱，组建专班、完善制度、强化管理、协调调度。至休舱时，共开放床位65275张，累计收治90457人，累计出（转）院90457人。三是中西医协同加强救治。重庆市制订《市级方舱医院中西医治疗专家共识》，并首次提出详细的儿童中医治疗方案；针对无症状感染者推荐使用“无症状0号方”，发热感染者推荐使用“退热1号方”，轻型及普通型感染者推荐使用“轻症2号方”，长阳感染者推荐使用“扶正化浊方”。各方舱内中医药干预率均超95%，平均出院日为6.57天，中西医协同治疗效果良好。 （赵学良）

◆ **四川省**

充分发挥中医药的独特作用。四川省中医药管理局先后多次召开全省中医药系统、局直属（注册）医疗机构新冠病毒疫情防控工作会议，全面部署新冠病毒感染疫情防控工作，为进一步发挥中医药在应对新型冠状病毒感染中的特色和优势，结合四川省实际和新冠病毒感染疫情防治实践，印发《关于进一步强化新冠肺炎疫情防治中医药运用的紧急通知》《四川省新型冠状病毒肺炎中医药防控技术指南（第十一版）》《关于进一步优化完善新冠肺炎疫情中医药防控措施的通知》《2022年秋季四川省新冠肺炎中医药预防建议方案》等文件，强化中医药预防干预，对集中隔离点、高中风险区、居家隔离和具有院感风险的医疗机构等人员实行中药“应服尽服”；对其他风险人群和重点人群实行中药“愿服尽服”，中医药干预累计发放中药数量2400余万袋；在定点医院持续实施中西医双管机制，配备1名管床中医师，组织专班派驻成都市公共卫生临床中心等定点医院，持续实施定期查房和病情转归会诊机制，按照“一人一方”实施辨证施治，组织省级中医专家组各地进行巡回会诊。中医医院大范围整建制接管方舱医院，全省开放的方舱医院中，有17家中医医院牵头负责方舱医院的救治工作，管理床位10200余张，累计收治人数6800余人。

支援新疆维吾尔自治区中医药防控。四川省中医药管理局组织267名中医医疗队赴新疆支援医疗救治工作，接管新疆维吾尔自治区中医医院一个重症病区和普通病区，共125张床位，医疗队累计救治患者322人，中医药治疗率100%。四川省援疆中医医疗队作为全国首支成建制接管定点医院病区的中医医疗队，受到国家新冠肺炎疫情防控新疆工作组组长、国家卫生健康委党组成员、国家中医药管理局党组书记余艳红，新疆维吾尔自治区委副书记、自治区政协主席艾尔肯·吐尼亚孜等领导的高度肯定。

落实常态化疫情防控措施。四川省中医药管理局加强对局直属（注册）医疗机构疫情防控工作督导检查，先后对9家医疗机构进行数轮督导检查，完成局直属医疗机构发现阳性感染者复盘调查，参加全省定点医院评估、医疗机构院感专项检查等，督促自贡市中医医院、富顺县中医医院、双流区中医院、都江堰市中医院4家中医医疗机构完成发热门诊规范化建设，并纳入四川省卫生应急调度平台管理。

加强中医药应急储备。根据《新型冠状病毒肺炎防控方案（第九版）》和四川省第十一版中医药防控指南，结合四川省卫生健康委测算的病例基数，四川省中医药管理局组织省级专家进行论证研究，遴选确定新冠病毒感染患者无症状感染者、轻型、普通型拟储备中成药11种和重型、危重型拟储备中成药（注射剂）8种，以及清肺排毒汤等治疗方药开展储备；组织全省全面梳理辖区内所有县级及以上医院中药煎药能力，建立以县域为单元的各机构能力台账，全省411家各级各类医院拥有煎药机1887台，可制备中药汤剂35.2万袋/天；强化全省中医药防控应急队伍储备，全省92家三级以上中医医疗机构按照方舱医院人员配比标准，成建制组建共4298人的应急队伍。　（赵忠明）

◆ 贵州省

充分发挥中医药特色优势，为取得新冠病毒疫情防控决定性胜利作出积极贡献。一是中医药全程深度参与省内疫情处置。第一时间启动中医药参与救治工作机制，早介入全程参与救治新冠病毒感染者。特别是在“8·31”疫情防控中，采用地企联合、省市协同等方式，为隔离点、方舱医院提供中药预防用药，感染者中医药治疗率97%以上，做到“点开药到”“舱开药到”“应服尽服”；相继调派由3000余人组成的中医医护队伍支援贵阳、毕节，为在较短时间内控制住疫情贡献中医药力量。二是圆满完成援沪医疗支援重大政治任务。依托国家疫病防治基地，贵州省派出由300人组成的援沪中医医疗队，整建制接管1所上海方舱医院开展患者救治，管理病床1376张，收治患者1852人，实现“队员零感染，患者零转重、零死亡”的目标，得到国家中医药管理局和上海方面的充分肯定。三是推动“乙类乙管”各项措施落细落实。“新十条”优化措施出台后，第一时间发布贵州中药预防方、方舱用药方、基层协定方，制定《贵州省新冠病毒感染者居家中医药干预指引》。贵州省中医药管理局会同省工业和信息化厅等部门发布黔产中医药治疗新冠病毒感染药品目录65个。咳速停糖浆和开喉剑进入国家《新冠病毒感染者居家中医药干预指引》。全省二级及以上中医院发热门诊应设尽设，加快补齐重症监护床位、药品供应等短板，全力救治重症患者和新冠病毒感染者，实现平稳有序转段。　（张青锋）

◆ 云南省

2022年，云南省充分发挥中医药在疾病预防中的主导作用、在重大和疑难疾病中的协同作用、在疾病康复中的核心作用，强化中西医协同协作，始终做到提早介入、全程参与、广范围覆盖。

云南省卫生健康委、省中医药管理局积极结合当地病毒感染疫情防控实际，搭建省、州及县市三级中医专家组，完善预防用药保障、转运、配送等体系，畅通中医药信息统计、报送与宣传渠道；落实中西医协同诊疗工作机制，制订优化中医治疗方案，做到新冠病毒感染确诊患者规范化、同质化诊治，逐步形成“有机制、有团队、有举措、有成效”的工作机制。

截至2023年2月，云南省新冠病毒感染确诊患者中医药参与治疗率接近100%，各州、市共为边境一线工作人员及广大群众发放中药约1400万袋，设置大锅药发放点约1000个，免费发放大锅药约320万份。曲靖、普洱、迪庆、怒江、临沧、楚雄等州市对65岁及以上和其他重点人群发放“健康防疫包”，将中成药纳入发放物品，共计约45万份。

全省二级以上公立中医医院均成立发热门诊，做到“应设尽设、应开尽开”。依托云南省中医应急医疗队和疫病防治及紧急医学救援基地，云南省组建3支省级、16支州市级新冠病毒感染救治中医巡回医疗组，各州、市依托综合服务能力较强的县级中医医院组建33支县级中医巡回医疗组。同时鼓励各州市根据实际情况下沉乡镇、社区等基层医疗卫生机构指导开展新冠病毒感染中医药救治工作，实现对全省1520个乡镇卫生院、社区卫生服务中心巡回指导全覆盖。

云南省中医医院及曲靖、普洱、保山、楚雄等各地中医医院不断深化“互联网+中医药防治”便民服务，推出在线预约问诊、在线开方、药品配送等服务；及时开通互联网快速问诊服务，让外出返乡的群众快速得到医院专家的服务指导；积极发挥中医“身心同治”特色优势，德宏州、怒江州组建了中医医院心理咨询、危机干预工作组，为边境一线工作人员及医务人员、新冠病毒感染患者提供服务。　（柴本福）

◆ 西藏自治区

制订方案，规范疫情防治措施。西藏自治区根据《新型冠状病毒肺炎诊疗方案（试行第九版）》，结合西藏实际，制订《西藏自治区新型冠状病毒肺炎中（藏）医药防治方案（试行第四版）》，为西藏各级医疗机构运用中（藏）医药方法预防治疗新冠病毒感染提供基本规范。

突出特色，独立承担藏医药救治任务。西藏自治区藏医药管理局印发《关于进一步做好藏医药参与新冠肺炎疫情救治工作的通知》，各级藏医医疗机构积极参与医疗救治工作，自治区藏医医院、日喀则市藏医医院和那曲市藏医医院整建制接管方舱医院和隔离点，4地市藏医医院派遣精锐藏医医护人员进驻各地市定点及方舱医院，承担救治任务。据统计，5地市共482名藏医药医护人员赴拉萨、日喀则支援抗疫。2022年12月22日，西藏自治区藏医药管理局印发《新冠病毒感染者居家藏医药干预指引（藏汉双语）》，指导感染者自行运用藏医药方法居家治疗。

关口前移，科学合理预防性使用藏医药。西藏自治区藏医药管理局高度重视中（藏）西医结合有效阻断密接或疑似转阳的重要作用，积极开展预防性用药工作，印发《关于对新冠病毒感染者的密接人员开展预防性用药的通知》《关于在隔离点配发新冠肺炎防疫藏药的通知》等，将藏医药治疗和干预纳入“四早”；为58.8万人次发放预防性藏药，为维护公众健康、保持社会稳定发挥了积极作用。

开展研究，推进藏医药临床救治科研攻关。在全力做好救治工作的同时，西藏自治区藏医药管理局深入研究藏医药治疗新冠病毒感染的临床疗效，申报“藏医药治疗新冠肺炎无症状感染者和轻症患者临床疗效评价研究”“藏医药治疗新冠肺炎的临床研究”课题，获批国家“新冠肺炎中医药应急专项”2022年课题立项。

全力以赴，做好藏药生产保障供应。西藏自治区各藏医药企业主动担当社会责任，坚持正确利益观，全力调配资源和生产要素，组织工人加班加点生产，有力保障了藏药供应。有关藏药生产企业捐赠仁青常觉、仁青芒觉、催汤丸、九味防瘟丸等总价值944万元的藏药，以及医用口罩、隔离面罩、酒精等总价值304万的防疫物资，送至300多个疫情防控点。　（刘伟伟）

◆ 陕西省

加大政策保障力度。陕西省印发《关于进一步做好当前疫情防控医疗保障工作的通知》《关于进一步优化和保障防疫用中药制剂供应及调剂使用的通知》，将107种中成药和院内制剂纳入医保支付范围，减轻群众用药负担；通知进一步优化院内制剂备案流程和时间要求，明确相关院内制剂可在陕西省内所有医疗机构调剂使用。

统筹部署中医药救治。按照国务院联防联控机制要求，陕西省制定印发《关于进一步做好在新冠病毒感染医疗救治中发挥中医药特色优势工作的通知》，要求全省各级医疗机构“中西医并重、中西医结合、中西药并用”，早期干预、全程介入，充分发挥中医药特色优势，全力做好新冠病毒感染患者中医药救治工作。

切实提升救治能力。陕西省持续推进国家中医疫病防治基地、国家中医紧急医学救援基地建设；加强7个市级定点医院中医科中药房建设，提升定点医院中西医结合治疗能力。全省二级以上公立中医院全部设置发热门诊，三级中医医院综合ICU、可转化ICU全部达到开放床位数的4%。

充分发挥专家作用。陕西省成立省级新冠病毒感染中医药救治专家组，按照“分市包干，重点指导”原则，设立10个小组，通过现场查房、远程会诊等方式，对各市中医药救治工作进行指导；制订陕西省新冠病毒感染中医药预防方案（第三版）和治疗方案（试行第四版），并及时向社会发布。

夯实基层救治水平。针对疫情高位流行态势，陕西省及时公布治疗成人和儿童新冠病毒感染中药协定处方，加强基层中药汤剂应用，并在全省组织开展“中医有担当、温情暖三秦”中医药战疫主题行动，在10个地市选择位置偏远的20个乡镇卫生院，开展中医药疫情防控巡回义诊活动，共服务基层群众4000余人次，赠送防疫中药11000余盒（袋）。　（陈朋辉）

◆ 甘肃省

上下联动，建立中西医协同工作机制。新冠病毒疫情发生后，省级医疗救治专家组中，有1名中医专家共同担任组长，成员由中西医专家共同组成，指导全省范围新冠病毒感染防控和医疗救治工作；组建包括全国名中医、甘肃省名中医在内的由60名中医药专家组成的中医药防治专家组，并对专家进行工作分工，指导各地、各单位开展中医药防治工作。各市州成立14支由174人组成的中医药防治专家组，确保中医药早期介入、全程使用、全面覆盖。

统筹资源，完善中医药疫情防治体系。在新冠疫情早期，甘肃省统筹协调省市县资源，发挥省级中医药疫病防治基地作用，指导各级中医医院设立完善发热门诊，落实“四早”要求。国家调整防控策略后，及时指导中医医疗机构加大ICU建设力度，开展重症医学专业医护人员培训，增加中医医疗机构ICU床位711张，协调设立可转化ICU床位为906张，占实际开放床位数的2.57%，培训重症医学专业医师1729人、护士3506人，并在二级以上中医医院全部成立院级重症救治专家组，指导医院开展重症患者救治工作，共有1046名相关专业专家参与其中。新冠病毒感染实施“乙类乙管”后，采取分级分类原则救治患者，依托医联体做好新冠病毒感染分级诊疗，确保重症高风险人员及时发现、及时救治，省、市、县三级中医药联动，畅通中医药医疗救治通路，中医药专家组采取分片包干方式，指导各地、各单位开展中医药救治工作。市州和实力较强的县级中医医院也组建了58支中医巡回医疗组，对193家乡镇卫生院进行巡诊指导。

凝练经验，及时总结，形成“甘肃方剂”。省级卫生健康、科技、药监等部门安排专项资金600万元，联合启动“甘肃方剂”防治新冠病毒肺炎科技攻关，抓紧开展疗效评价，快速完成“甘肃方剂”预防方、治疗方等6个院内制剂备案程序，并在全省范围内调剂使用，并纳入医保资金支付范围。截至2023年1月31日，“甘肃方剂”院内制剂累计生产615.51万盒，医院销售和其他医疗机构调剂共计602.88万盒。甘肃省中医院创新服务模式，联合兰州佛慈制药股份有限公司120家销售门店，通过现场扫描二维码登记提供，佛慈大药房向群众配送提供甘肃方剂院内制剂7577盒（瓶）。

强化政策支撑，为重点人群发放“爱心药包”。新冠病毒感染疫情防控进入新阶段以来，甘肃省全面贯彻落实党中央、国务院决策部署，把65岁以上老年人作为重点人群，统筹资源，细化措施，狠抓落实。通过“甘肃方剂爱心药包”的广泛使用，有效发挥了中药预防作用和减少了轻症转重症人数。截至2023年1月31日，全省324.99万65岁以上老年人红色、黄色、绿色标记人群“甘肃方剂爱心药包”发放实现全覆盖。红色标记老年重点人群向省市级医疗机构转诊1692人，占0.43%；黄色标记重点人群向县级医疗机构转诊2863人，占0.51%。

（刘正锁）

◆ 青海省

2022年，青海省中藏药参与新冠病毒感染救治率达85%以上。青海省中医院、省藏医院共派出6名医护人员分别组成支援西藏的国家级、省级医疗队，进行疫情防控工作；派出69名中藏医医护人员组成省级抗疫医疗队，分别赴省内疫情严重地区开展工作，充分彰显“中藏医力量”。2022年12月，根据新冠病毒感染疫情面临的新形势、新任务，青海省先后印发《青海省新冠病毒感染者居家中医药、藏医药干预指引》《关于进一步做好中藏医药防治新冠病毒肺炎等呼吸道传染病有关工作的通知》，进一步发挥中藏医药特色优势，努力满足各族群众看病就医需求；结合中藏医药特色优势和牧区群众日常用药习惯，在《青海省新冠治疗药物补充目录》中及时补充完善33种藏药院内制剂。

（余　静）

◆ 宁夏回族自治区

高度重视中医医疗救治。宁夏回族自治区高度重视新冠病毒感染中医药救治工作，始终将中医药救治资源纳入医疗救治体系统一部署，不断升级完善中西医协作救治工作机制，各级医疗救治专家指导组均有中医药专家参与。中医专家全程参与所有确诊病例、疑难病症的会诊，全区确诊病例中医药参与治疗率为98.6%。在宁夏疫情形势不稳、境外输入疫情频发的关键时期，宁夏回族自治区再次响应国家号召，顶住本土疫情防控压力，抽调精锐助力海南省，共派出中医医护人员101名，占支援总人数的20.2%。

不断丰富中医药防治方法。宁夏回族自治区在强化中医药全面参与防治方面提出明确要求，不断丰富中医药防治方法，科学应用中医药技术，努力提高临床疗效，特别是在“9·20”中宁突发疫情中广泛应用；征集筛选基层医疗机构治疗新冠病毒感染中药汤剂91方，论证形成新冠病毒感染者用药宁夏地产目录33种列入自治区保供清单；两家中医医院研发的益气防瘟合剂、固本避瘟颗粒、清肺排毒合剂等6个院内制剂获宁夏回族自治区药品监督管理局备案许可，在全区各医联体内调剂使用。

持续加强中医药防治措施。宁夏回族自治区加强中医医疗机构疫情期间的医疗服务管理，根据不同患者的基本医疗需求进行分类救治；加强三级中医医院重症医学科建设，加强二级中医类医院急诊、重症、呼吸科等重点科室建设，全面设置发热门诊，鼓励各级中医类医院开展互联网线上协同服务；利用中医药预防作用保护重点人群和高危人群，加强对集中隔离医学观察人员中医药预防。每个县（市、区）分别指定1～2家中医类医疗机构，负责按推荐的预防处方统一煎制中药，到疫情防控政策调整前，集中隔离医学观察人员配送中药汤剂覆盖率达85.4%。

（张　涛）

◆ 新疆维吾尔自治区

在新疆维吾尔自治区新冠病毒感染疫情防控指挥部门统一指挥、统一协调、统一调度下，自治区卫生健康委认真抓好落实《国家新冠肺炎聚集性疫情中医药防治工作指引》，制定印发《自治区新冠肺炎聚集性疫情中医药防治工作指导意见》，成立自治区新冠肺炎疫情防控工作指挥部中医药防治专班，启动中医药参与疫情应急处置机制，确保中医药第一时间参与、早期干预、全程使用、全面覆盖，做到中西医协同，促进患者功能恢复，保障人民群众健康和生命安全。

加强培训宣传。新疆维吾尔自治区新冠肺炎疫情防控工作指挥部医疗救治组在全区开展《新疆维吾尔自治区新型冠状病毒肺炎中医药防治方案》培训，全区各级各类医疗机构院领导、相关职能科室和业务科室负责人及医务人员5000余人参加培训；联合《新疆日报》、“石榴云”“天山网”等主流媒体开展新冠病毒感染患者合理用药及其他注意事项专题培训，全区各地医务人员、各族群众35万余人次观看学习。

新疆维吾尔自治区以《新型冠状病毒肺炎诊疗方案（试行第九版）》为基础，依据中医三因制宜、辨证论治原则，结合各地地域、气候特点和人群体质状态，对新冠病毒感染患者分类施治，精准用药，规范化、同质化开展中医药诊疗，确诊患者中药使用率达95.6%，无症状感染者中药使用率达97.8%。定点医院临床疗效观察显示，中医药能够有效缓解症状，能够减少轻型、普通型向重型发展，中医药总有效率90%以上。

（纪　蓓）

◆ 长春市

建立中医药诊疗救治机制，凸显中医优势。长春市新冠疫情防控工作领导小组办公室印发《关于进一步加强定点医疗机构、方舱医院中医药救治工作的通知》，成立长春市新冠肺炎中医救治专家组，中医医疗团队和定点医院、方舱医院中医梯队；组织长春中医药大学附属第一医院、第三医院，长春市中医院，部分二级公立中医院和民营中医院落实对定点医院和方舱医院的中医、中药包保责任，确保中医人员满足治疗需求，中药饮片、颗粒、中成药及时供应，通过医院接管、团队进驻的方式，结合专家巡诊、远程会诊，尽早、全程、深度实施中医药救治。每个定点医院、方舱医院都按比例配备中医医生和中医护士，落实“三主任”“三护士长”制度，联合查房、联合会诊、联合早交班、联合病例讨论，形成高效协作模式。全年共派驻定点医院、方舱医院中医医生386人次、中医护士830人次。

开展中医药干预，有效建立阻断屏障。长春市在用药选择上，依据国家中医药管理局、吉林省中医药管理局推荐用药，以中国科学院院士仝小林等中医药专家为顾问，组织长春中医药大学、长春市中医院等院校、医疗机构、医药企业研制、生产。主要包括寒湿疫方、解肌宣肺除疫方、除湿防疫代茶饮等。汤剂、颗粒剂、代茶饮，多剂型、多品种，满足不同人群需要。在药品来源方面，确定吉林省北药集团、吉林敖东药业为长春市中药保供企业，同时各级各类中医医疗机构作为补充。经国家中医药管理局工作组审核通过，长春市新冠疫情防控工作领导小组办公室印发《长春市新冠肺炎防控重点人群中医药干预保供方案》，确定的重点人群包括：初筛阳性未转运人员，密接次密接以及各县（市）区、开发区确定的集中隔离人员，封控区居民，医疗卫生人员，核酸采样人员，医疗机构后勤保障人员，各县（市）区、开发区各部门工作人员，街道（社区）工作人员，志愿者，机关一线工作人员，环卫工人，警察，建筑工人，商超工作人员，交通运输人员，保供企业职工，其他一线工作人员，在校教职工和学生，养老机构老人，复工复产企业、春耕备耕返乡人员等。中医药专班全年累计发放中药1010万付，做到重点人群全覆盖。

加强宣传倡导，普及中医药防疫知识。长春市人民政府召开多场中医药专场新闻发布会，介绍新冠病毒感染救治中医药工作进展及成果。中医药专家通过各种媒体举办讲座、接收访谈，长春中医药大学制作多个小视频，通过网络广泛传播。中医药保健知识、服药常识广泛传播，在疫情防治中的作用和效果得到广泛认可。（张　晶）

◆ 哈尔滨市

在统筹推进中医药防疫干预措施工作中，哈尔滨市在大量前期调研和工作实践的基础上，查摆基层工作薄弱环节，建立中药预防汤剂供应“五统一”管理模式，保障了药品质量和用药安全，彰显了中医药特色和优势，提升了群众对中药防疫的认可度。一是统一中药预防汤剂组方，由黑龙江中医药大学专家组根据国家中医药管理局和黑龙江省中医药预防方案，针对不同人群，结合哈尔滨市地域特征和时令特点，辨证施治，制定预防中药组方，保证预防干预的科学性、一致性和准确性。二是统一中药汤剂供应单位，由黑龙江中医药大学统一供给，同时建立应急响应机制，中药预防人数超过5万人，综合协调全省中药企业，保障中药供应。三是统一标识，包括生产企业、方剂组成、主要功效、不良反应、用量用法、生产日期和保质期等内容，确保群众知情权。四是统一配送，由制药机构负责中药预防汤剂的统一配送工作，各基层防疫指挥部负责对接，要求运送链条明晰，网格包保，随时跟踪问效。五是统一专家指导，建立黑龙江省由名中医领衔的36人中医专家指导团队，对口包保，随时对基层巡诊团队及驻点医师进行中医巡诊、不良反应应急处置、中医药宣教等，提升基层巡诊能力，保障用药安全有效。

（贯　颖）

◆ 广州市

2022年3月，广州市新冠肺炎防控指挥办医疗救治组设立中医药防治专班。6月，广州市中医疫病防治队成立，统筹推进全市疫情中医药防治工作。深化中西医全程协作模式，中西医专家联合制订治疗方案，联合开展救治，联合查房和病例讨论，形成“第一时间应用中医药救治方案，第一时间中医药专家介入，第一时间用上中医药治疗”的工作机制。10月，调整成立市级中医药防治专家组，推出“粤抗2号”中药预防方，强化重点人群中医药干预。规范定点、亚定点、方舱医院中医药诊疗，实现定点救治医院、方舱医院中医药全覆盖，方舱医院中医药干预率稳定在90%左右。组织广东省中医院、广州医科大学附属中医医院等5家中医医院整建制接管方舱医院。（王　璇）

◆ 大连市

中医医疗救治有序规范。大连市巩固新冠病毒感染疫情以来中西医结合联防联控成果，结合新阶段疫情防控需要，组织制定并向社会公开发布《大连市新冠病毒感染者中医药干预指引》，指导医疗机构和群众科学运用中医药技术开展疾病防治，新浪、搜狐、新闻大连等多家媒体广泛转载，阅读量50万余人次。全市183家一级以上医院和乡镇卫生院、社区卫生服务中心依方开展中药方剂服务。年度聚集性疫情期间，中医医疗救治组均在第一时间进驻定点医院，除特殊人群未能使用中药治疗外，新冠病毒感染患者中医诊断参与率为100%，中药治疗参与率为98.84%。

中医药预防措施持续加强。充分发挥中医未病先防的作用，大连市县两级共调配17.3万剂中药茶饮方药，作为抗疫药品提供给密接集中隔离人员使用。在加强中药茶饮方剂对密接集中隔离人员实施预防干预的同时，采取配发避瘟香囊、中医技术宣传单、推送八段锦视频等形式，指导隔离人员运用中医药扶正祛邪，增强防病能力。密接集中隔离人员中医药干预率达到90.85%。

中医机构疫情防控综合能力不断提高。大连市卫生健康委组织临床、感染控制和卫生监督专家对全市10个区市县33家中医医疗机构进行实地督查，排查重点领域安全风险，防范化解风险隐患，在保障人民群众医疗服务需求的同时，做好疫情防控工作，组织二级以上中医医院工作人员开展医院感染管理控制集中培训。（宋慧洁）

◆ 宁波市

2022年1月1日至12月7日，宁波市共发生本土疫情350起。宁波市健全中西医协同防治机制、各级中医专家组参与机制，定点救治医院、隔离病房、方舱医院派驻中医医师参与会诊、查房，市级中医药专家组给予会诊指导，使患者第一时间喝上中药，中医药治疗参与率达100%；开展高风险人群中药预防干预，截至12月31日，累计发放中药预防汤剂31.6万帖、中成药11031盒。全市各级公立中医医院都推出普通人群新冠病毒感染免费预防茶饮。

2022年12月7日，宁波市优化调整新冠病毒感染疫情防控措施，新冠病毒感染人数开始激增，全市公立中医医院发热门诊最高峰时段日均接诊人数达4100人。中医药新冠病毒感染防治工作以“保健康、防重症”为重心，强化中西医结合诊疗模式，健全市、县级新冠病毒感染中医救治专家组例会、会诊制度，分级分区指导各地开展中医医疗救治工作。各级公立中医医院加强诊疗和院感培训；扩容发热门诊、急诊、病区、ICU，确保分流快速，减轻急诊挤兑，打破专科藩篱，缓解住院收治；开设新冠病毒感染预防、治疗中医特色门诊；以《新型冠状病毒肺炎诊疗方案（试行第九版）》为基础，总结临床诊疗实践经验，制定协定方。全市共推出中医治疗协定方37个，全面应对就诊和救治高峰。（褚小翠）

◆ 厦门市

积极参与新冠病毒感染防治工作。厦门市坚持“中西医并重、中西医结合、中西药并用”原则，巩固提高新冠病毒感染中医药防治方式方法，进一步提升疾病预防、治疗、康复全病程中医药管理；组建一批中医医师赴厦门大学附属第一医院杏林分院参加新冠病毒感染救治，采取“一人一方一策”的个体化治疗方案，确保全部患者在入院24小时内服用中药，以达到早期治疗的目的；成立市级中医药专家指导小组，负责集中隔离点中医药工作，委托厦门市中医院统一配制、煎煮、配送中药方剂，共送至隔离酒店7万余份，同时考虑同安区居民多、感染风险大的因素，对同安区民众发放防疫中药合计158830份。

全市医疗机构大力支持中医药工作。厦门市各医疗机构及中医药企业持续发挥中医药优势，响应群众用药需求，通过配制新冠病毒感染预防处方、内服治疗处方，以及制订多种新冠病毒感染中医外用防治方案，开展互联网诊疗，发布宣传材料等多种方式，及时有效缓解广大市民的治疗和用药需求。厦门市中医院在长期的疫情防控中不断总结经验，形成了疗效明显、质量可靠的防疫香囊、中药防疫方（芪防败毒散）、中药治疗方（十一味清感方）；在应对此次疫情中，全力保障防疫中医药的储备与供应；通过线上线下问诊的方式，向数万名市民群众配送中医药防疫方。厦门大学附属第一医院制定了中药抗疫协定方：守正饮、新冠2号、新冠3号、新冠4号，累计供应上万包，并为数千名患者开具更有针对性的方剂。

“新十条”政策后中医药工作。“新十条”政策施行后，厦门市充分发挥中医药在新冠病毒感染防治方面的独特作用，收集推荐新冠病毒感染防治中药院内制剂，申请厦门市中医院防疫方紧急备案，加强各级医疗卫生机构在治疗中使用新冠病毒感染中药协定方、院内制剂；应国家要求，每日报送二级以上中医医院医疗资源，并进行厦门市医疗卫生机构短缺中成药、中药饮片、中药配方颗粒摸底，以及收治新冠病毒感染患者情况摸底；加大全市中医药服务工作宣传，发挥互联网医院优势，加强中医在预防、治疗、康复方面服务的提供。（吴康妮）

◆ 青岛市

因时因势迅速制订中医药防控方案。随着国家防控政策的调整优化，青岛市按照急用效用的原则，第一时间印发《青岛市新冠肺炎中医药预防方案》《青岛市新冠病毒感染者居家中医药治疗指南》《青岛市新冠病毒感染“乙类乙管”阶段中医药治疗方案》，部署各级各类医疗机构结合实际有序开展中医药预防和救治工作，引导群众科学使用中医药，规范实施中医药健康管理。

创新中医药防治新冠病毒路径方法。在总结前期在新冠病毒感染者、集中隔离人员及一线医务人员中应用取得较好防治效果的基础上，经组织中医药专家研究论证，青岛市率先将国家推荐处方“清肺排毒汤”作为中医药防治新冠病毒感染通用方在全市予以推广应用，累计向各类人群提供362.9万余剂。为方便群众就医用药，动态调整公布能够提供该方剂的100余家各级各类医疗机构信息，并将3天用量纳入“爱心药物健康包”进行免费发放。因人制宜，创新推出儿童中医药防治方案，针对不同症状体征的患者分别制定协定处方5个，针对不同年龄段患者，分别给予不同的剂量，细化推出“幼儿型”“儿童型”“少年型”“青年型”4类具体配方。

发挥中医药参与疫情防控本土优势。青岛市创新院内制剂调配使用机制，将青桑合剂、清热止咳糖浆、桔梗合剂等11种新冠病毒感染防治相关的院内中药制剂在全市各级各类医疗机构调剂使用，有效保障防疫中药制剂供能应求；充分发挥智慧中药房、互联网医院网上草药房的作用，采取“送汤药上门”服务等便民服务措施，满足群众足不出户的中医药诊疗需求；积极推广岛城“三字经推拿”等特色疗法，录播推出“新冠患儿发热的推拿疗法”“小儿发热的治疗方法”系列视频，向市民广泛宣传推介；结合岛城气候、地域、居民饮食和体质特点等因素，制作推出系列新冠病毒

感染康复指导视频，助力患者恢复期康复。（孙　宇）

◆ **深圳市**

2022年，深圳市中医药及早全程深入参与新冠病毒感染疫情防控工作。一是中西医协同，做好深圳市定点医院中医药救治工作。共抽调全市三批18人次中医专家进驻新冠病毒感染定点救治医院，全程参与住院患者的中西医协同治疗及出院后的中医随诊。二是中医医疗机构全力投入，为抗疫作出有力贡献。市区各中医类医院规范开展发热门诊、隔离观察病房和核酸检测等工作，积极参与多轮大规模核酸检测筛查、健康驿站、密接者隔离观察等，选派医护人员外援广州、东莞等地进行核酸紧急检测采样，承担新冠疫苗接种。罗湖区中医院是深圳市中医系统唯一参与深圳市集中隔离入境人员以及出现发热症状的国际航班、国际货轮作业相关人员定点收治医院，开设专门隔离病区。三是在新冠病毒感染疫情防控新形势下，以"防重症、保健康"为重点，加强医疗救治能力。深圳市中医医疗机构发热门诊（诊室）"应开尽开"，三级中医院急诊和重症监护等医疗资源紧急扩容，人员培训备战到位。调整成立深圳市新冠病毒感染中医药防治专家指导组，组织制定印发《深圳市卫生健康委关于在新型冠状病毒感染医疗救治中进一步发挥中医药特色优势的通知》《深圳市新冠病毒感染咳嗽辨证使用中成药和院内制剂指引》《深圳市新冠病毒感染居家和门诊中医治疗方药指引》等。深圳市卫生健康委举办全市新冠病毒感染中医药规范诊治专题培训班（线上），超1万名医务人员参加培训。深圳市人民政府成立以市卫生健康委、市工业和信息化局、市财政局、市市场监管局、市医保局和各区（新区）为成员单位的市医疗物资供应保障组，跟进连花清瘟颗粒、小柴胡颗粒、小儿柴桂退热颗粒等10多种紧缺中成药服务保障。深圳市卫生健康委组织本市具备一定产能的中药颗粒剂和中药汤剂代煎代配服务机构，供有需要的医疗机构选择使用。四是发挥中医药治未病的未病先防优势。深圳市卫生健康委为全市密切接触者、一线工作人员、中央援港应急医院建筑工人等群体提供防疫汤剂；积极做好隔离酒店密接者的中医药干预工作；在"健康深圳"公众服务平台开辟新冠病毒感染中医药防治专栏，《2022年冬季新冠感染等疫病中医药对症辨证调理指引》在"深圳卫健委"微信公众号阅读量超10万。（刘冬云）

三、深化中医药综合改革

【概况】　《中共中央　国务院关于促进中医药传承创新发展的意见》作出"规划建设一批国家中医药综合改革示范区"的部署。国家中医药管理局、国家发展改革委、国家卫生健康委、工业和信息化部、国家药品监督管理局于2021年12月批复上海、浙江、江西、山东、湖南、广东、四川7省（市）建设国家中医药综合改革示范区（以下简称示范区），旨在以深化改革打造省域中医药高质量发展的标杆。示范区坚持问题导向、结果导向，聚焦制度创新和机制完善，向改革要动力、要活力，形成了全面发力、多点突破、纵深推进的局面。

完善中医药工作组织领导机制。各地把示范区建设纳入党委政府目标考核，在加强组织领导、强化统筹协调、促进机构改革、健全落实机制等方面推出一批改革举措。浙江、湖南、广东、四川成立省长任组长的示范区建设领导小组。山东市县两级卫生健康部门全部加挂中医药局牌子，卫生健康委主任担任中医药局局长，市县中医药管理科室和人员编制分别增加42个、207个和104名、322名。浙江发布首个省域中医药发展指数，列入卫生健康领域高质量发展建设共同富裕示范区目标指标。

完善中医药价格政策和医保支付方式改革机制。示范区着眼解决中医医疗服务项目不足、价格偏低的问题和建立符合中医药特点的医保支付方式，以体现技术劳务价值为重点完善价格形成机制，以同病同效同价为重点推进医保支付方式改革，在明确中医优势病种的中西医诊断标准、出入院标准、住院诊疗规范、中医主要治疗技术等基础上，参照DRG（疾病诊断相关分组）/DIP（区域点数法总额预算和按病种分值付费）结算管理，合理确定病种支付标准，并实施动态调整，合理体现中医药技术劳务价值和医保基金使用效率，着力实现"患者少花钱、医保控费用、医院有支持、中医得发展"。山东提高DRG/DIP框架下中医医疗机构、中医病种的系数和分值，大力推行中医优势病种中西医"同病同效同价"。浙江对中医医疗康复等长期住院治疗且日均费用较稳定的疾病实行按床日付费，对同病同效的中医治疗病例给予西医治疗病组相近的支付标准。上海对首批22个病种开展中医优势病种"按疗效价值付费"改革，以发挥中医药临床价值为导向，探索以绩效评价为核心的医保支付方式改革。

完善中西医协同发展机制。示范区深入总结中西医结合治疗新冠病毒感染的经验，大力推广"有机制、有团队、有措施、有成效"机制，将中西医结合工作纳入医疗机构等级评价、绩效考核，创新中西医协同医疗服务模式，开展重大疑难疾病中西医临床协作攻关，充分发挥中医西医两种医学优势。上海将中医药学科建设和人才发展纳入市级医院整体规划并列入考核评价工作体系，率先实现中医从事康复工作的执业管理和西医学习中医开展中医药服务分类管理。湖南实施"中西医协同"发展行动，建立中西医协同查房、会诊、转诊、转介的多学科协同诊疗模式。

完善中医药人才评价机制。示范区通过职称制度改革、完善执业范围、开展西学中等措施，激发人才活力，促进中医药特色优势发挥。广东在职称制度改革中注重引导人员稳在基层，将在基层服务满10年的中医药中级专业技术人员纳入副高级职称人员考核认定范围。浙江、广东明确允许经过西学中系统培训且考核合格的非中医类别医师，可参加中西医结合职称评审。上海允许非中医类别执业医师参加规定的中医药知识系统培训并取得相应证书后，可在其执业范围内从事与中医类别执业医师相同的执业活动。

完善中药质量监管机制。示范区围绕让群众吃上放心药和促进中药产业高质量发展，加强从源头到临床使用、药店销售的全链条质量监管，推进道地药材规模化、规范化种植，以创新驱动质量提升。上海开展中药饮片全流程追溯临床应用试点，制定全流程可追溯中药饮片管理办法和质量标准，首批11个品种从种植基地到药材加工、饮片炮制、代煎代配可全程追溯；开展医疗机构中药制剂在中医医疗联合体内基层医疗机构调剂使用试点，15个品种无须调剂使用审批即可在对应基层医疗机构相应科室开展调剂使用。浙江出台《推动浙江省中药产业传承创新发展行动方案(2022—2024年)》，搭建中药饮片全产业链追溯平台，发布2021医疗机构中药制剂最受欢迎、最佳服务力和最具创新力十佳榜单。江西将中药材产业列入全省农业七大产业高质量发展三年行动方案，制定中药材种植、采收加工、生产储藏等相关技术标准。

完善中医药对外交流合作机制。示范区结合实际，推动中医药国际标准制定，加强与“一带一路”重点国家双边合作，大力发展中医药服务贸易，推动中药海外注册和使用，持续提升中医药国际影响力。上海成立“上海市中医药国际标准化研究院”，实行开放式、国际化、跨行业、多元化的运行模式，积极推进中医药国际标准化建设，掌握中医药国际标准制定的主导权。湖南推动补中益气丸等7个中成药品种在巴西获得注册批件，妇科千金片等中成药品种在津巴布韦、马来西亚、东帝汶获得注册批件。广东加速中医药产品出口，粤澳合作中医药科技产业园新增医药类注册企业3家、新完成2款中成药产品的国际注册。 （陈　锐）

【国家中医药综合改革示范区建设专家咨询委员会第一次全体会议】 2022年9月1日，国家中医药管理局在北京以线上线下相结合的方式召开国家中医药综合改革示范区建设专家咨询委员会第一次全体会议。国家中医药管理局副局长、党组成员秦怀金出席会议，为专家颁发聘书并讲话。

秦怀金指出，建设国家中医药综合改革示范区是党中央、国务院部署的重大改革任务。成立专家咨询委员会是确保示范区建设沿着正确方向推进的有力保障，是建设中医药深化改革智库的迫切需要，是促进科学民主决策的重要举措，具有十分重要的意义。

秦怀金强调，要增强责任感、使命感，切实发挥好专家咨询委员会的重要作用。希望各位专家积极参与示范区建设各项重大决策、开展示范区建设理论和实践研究、为示范区推进改革提供咨询和指导，充分发挥决策咨询、专业研究、改革指导、评估督导等方面的作用。要健全工作机制，做好服务保障，为专家咨询委员会开展工作创造良好条件。

国家卫生健康委体制改革司、工业和信息化部消费品工业司、国家药品监督管理局药品注册管理司有关负责同志，国家中医药管理局办公室、人事教育司、医政司、科技司、国际合作司有关负责同志及专家咨询委员会全体成员参加会议。

国家中医药管理局正式成立国家中医药综合改革示范区建设专家咨询委员会，由从事战略研究、公共政策与管理、卫生政策与卫生经济、中医药管理等相关领域的18位专家组成。 （陈　锐）

【国家中医药综合改革试验区建设经验交流会】 2022年9月16日，国家中医药管理局以视频方式组织召开国家中医药综合改革试验区建设经验交流会。国家中医药管理局副局长、党组成员秦怀金出席并讲话。

秦怀金指出，近年来，各试验区认真贯彻落实党中央、国务院决策部署，抢抓中医药振兴发展的历史机遇，聚焦重点难点问题，围绕试验主题，积极探索创新，勇于攻坚克难，为全面推进中医药改革探索形成了一批好经验、好做法。

秦怀金强调，推进试验区建设是促进中医药传承创新发展的重要举措，是完善符合中医药特点体制机制的重要抓手，是挖掘和释放中医药多元功能和价值的重要途径，具有十分重要的意义。要按照试验区的功能定位，以体制机制改革为核心，持续在组织领导、改革举措、经验凝练等方面精准发力，力争取得更多含金量高、针对性强的创新成果，充分发挥中医药综合改革“试验田”的作用。

北京市东城区、河北省石家庄市、上海市浦东新区、福建省三明市、山东省威海市、河南省南阳市、广东省深圳市、甘肃省8个试验区的负责同志进行交流发言。国家中医药管理局机关有关部门、试验区所在省级中医药主管部门、试验区所在地人民政府有关负责同志及有关专家参加会议。 （陈　锐）

【各地深化中医药综合改革情况】

◆ **北京市**

2022年，北京市以出台《北京中医药发展“十四五”规划》为契机，以“回归、扭转、破题、拓展、重构”为主题，推进实施新三大战略，对未来5年发展进行布局谋篇，并以“任务单、项目单、政策单”三单管理制度推进任务落地落实；起草《北京市医保支持中医药传承创新发展的实施意见》，推动建立符合中医药特点的收付费机制，着力破解中医医保制度改革难题；配合北京市委深改办开展《中共北京市委　北京市人民政府关于促进中医药传承创新发展的实施方案》督查工作，组织实施情况自查，梳理存在的问题，明确未来发展方向。

（诸远征）

◆ 吉林省

扎实推进薪酬制度改革。2022 年 6 月，吉林省中医药管理局与吉林省人力资源社会保障厅、省财政厅、省卫生健康委、省医疗保障局联合印发《吉林省深化公立医院薪酬制度改革的实施意见》，明确公立医院薪酬核定办法、核定要求及医院内部分配办法、院长（书记）薪酬水平的确定原则、高层次人才支持政策。

深入推进医保制度改革工作。2022 年 9 月，吉林省中医药管理局与省医疗保障局、省药品监督管理局、省卫生健康委联合印发《吉林省医疗机构中药配方颗粒阳光挂网采购工作实施细则》，明确适用范围、采购主体、公告方式、采购方式及目录、采购申报要求及流程、采购配送及货款结算、监督管理及各方责任等事项，进一步规范医疗机构中药配方颗粒采购行为，公开中药配方颗粒采购程序，降低中药配方颗粒采购价格，减轻人民群众就医负担。吉林省中医药管理局、省医疗保障局等部门联合印发《关于印发慢性阻塞性肺病等疾病中医诊疗方案的通知》，对通过鉴定的门诊慢性病患者，采用中医诊疗方案所发生的医疗费用可按该医保门诊慢性病的支付比例和支付限额予以执行；支持定点中医医疗机构在其诊疗范围内承担医保门诊慢特病的诊疗，充分发挥中医药在慢特病防治中的作用；实现互联网医院中医药服务纳入医保支付范围。

（冯　健）

◆ 上海市

一是以上海市人民政府名义印发《上海市国家中医药综合改革示范区建设方案》，全面构建“规划引领、内涵导向、系统评价、多元激励、提升能级”五位一体的中医药高质量发展“制度链”。二是上海市医保局会同市卫生健康委、市中医药管理局遴选首批 22 个中医优势病种，试点开展单病种付费改革，制定试点中医优势病种按疗效价值付费考核办法的评价指标规则、数据采集及绩效支付办法，充分体现中西医同病同效同价的原则；积极鼓励中医类医疗机构开展“互联网＋”医疗服务，创新中医药慢性病管理服务模式，将符合规定的“互联网＋”中医医疗服务复诊诊查费和开具处方发生的药品费纳入医保支付范围，提高中医医疗资源可及性和服务整体效率。三是上海申康医院发展中心、上海市卫生健康委等将中医药学科建设和人才发展纳入市级医院整体规划并列入考核评价工作体系，着力推动医疗机构建立中西医临床协作机制，促进中西医融合发展；充分考虑中医医院诊疗特点，对中医类医院实行分类考核，使考核更加科学合理；引入体现中医诊疗特点的特色指标，鼓励开展中医特色治疗。四是上海市人力资源和社会保障局会同市卫生健康委、市中医药管理局，贯彻落实国家卫生职称制度改革文件精神，制定《关于深化上海市卫生专业技术人员职称制度改革的实施意见》，完善中医临床实践评价指标，突出业绩和实际贡献。五是上海市卫生健康委、市中医药管理局出台实施非中医类别执业医师开展中医诊疗活动、中医从事康复执业两部政策文件，在全国率先实现中医从事康复工作的执业管理和西医学习中医分类管理。六是上海市卫生健康委、市中医药管理局会同市科委、市医保局、市药品监督管理局等部门联合印发《关于加强本市公立医院中医临床重点专科（学科）建设与临床研究协同创新的实施意见》，从 5 个方面提出 19 项具体举措，打造科创引领中医药临床发展新模式。七是上海市卫生健康委、市中医药管理局会同市药品监督管理局、市医保局、市商务委共同启动上海市中药饮片全流程追溯临床应用试点工作，在上海 5 家医院和 8 家中药饮片生产企业试点，首批 11 个品种可全程追溯；发挥上海中药行业协会等第三方平台作用，建立中药饮片全过程信息追溯平台。　（周　瑶）

◆ 江苏省

“十四五”期间，江苏在全国率先开展基层医疗卫生机构中医馆服务能力等级建设，把基层中医馆建设列入江苏省委省政府民生实事项目，着力打造“星级”中医馆，引领基层中医馆从“有没有”向“优不优”发展，更好满足老百姓方便看中医、放心用中药、看上好中医的需求。

创新分级管理，夯实基层中医药服务体系。一是开创等级建设标准。制定全省基层中医馆服务能力等级建设评价标准，将基层中医馆服务能力等级建设和评价分为三级、四级和五级 3 个标准。截至 2022 年底，全省建成三级中医馆 737 个、四级中医馆 276 个、五级中医馆 96 个。二是推进分级规范管理。县（市、区）负责基层中医馆建设，县（市、区）、市、省卫生健康和中医药主管部门分别负责实施三级、四级、五级中医馆评价实施。三是聚焦服务能力提升。从中医科室设置等 10 类一级指标和 24 个二级指标予以建设评价。到 2025 年，三级、四级、五级中医馆将分别达到 50%、30%、20%，力争实现 1500 余家基层医疗卫生机构等级中医馆全覆盖。

擦亮金字招牌，提升“星级”中医服务质量内涵。一是优化中医药人才配备。搭建人才培育平台，做细做实中医临床优秀人才遴选，区域基层中医药技术水平及诊疗服务能力实现整体提升；建成中医流派名中医“基层工作站”592 个。二是加强质量内涵升级。强化和拓展基层中医药服务内涵建设，搭建“江苏中医在线”培训平台，培育小而精、独而专的中医特色服务项目；出台《关于深入推进家庭医生签约服务的实施意见》，率先制定包含 13 类 60 项内容的江苏省家庭医生签约中医药服务项目库。三是增进中药药事服务便民性。注重基层中医药事服务同质化，开启“智慧中医房”的新模式、新路径，联通以医联体各牵头市、县中医院为代表的高标准煎药中心，提供送药上门等贴心、个性化、高效率的全方位服务，形成多个便民惠民服务品牌。

强化政策支撑，促进基层中医药事业高质量发展。在财政投入上，“十四五”期间江苏省财政将投入1亿余元专项资金用于“星级”中医馆建设，每个五星级中医馆予以30万元奖补；在基层人才队伍建设上，基层机构实施“公益一类保障、二类绩效管理”，加大力度实施“县管乡用”等27条基层招引人才优惠政策；在部分地区开展同价试点工作，探索基层中医骨伤、针刺、灸法、推拿疗法等项目价格与县级公立中医院同价。全省各地同步制定配套政策，争取财政投入，加大人才激励，细化工作举措。

新华社等主流媒体深度报道了江苏打造“星级”中医馆的亮点和经验。江苏省“深化基层中医药综合改革，建好家门口‘微型中医院’”入选《中国卫生》杂志2022年度“双十”榜单，被评为2022年度“推进医改 服务百姓健康”十大新举措。 （刘士胤）

◆ 浙江省

浙江省高度重视国家中医药综合改革示范区建设，立足于在高质量发展中奋力推进中国特色社会主义共同富裕先行和省域现代化先行大场景，纳入浙江省第十五次党代会提出的重要建设任务内容。一是确立浙江省中医药综合改革先行区。2022年8月，浙江省9个厅局联合发文，同意杭州市、宁波市、湖州市、绍兴市、衢州市、苍南县、海盐县、桐乡市、兰溪市、义乌市、台州市黄岩区、温岭市、松阳县5个市和8个县（市、区）为浙江省中医药综合改革先行区。二是出台中医药综合改革示范区建设方案。9月，浙江省人民政府办公厅印发《浙江省国家中医药综合改革示范区建设方案》，提出以数字化改革为牵引，加快解决中医药发展中的区域差距、城乡差距和中西医之间的差距，推动中医药特色优势发挥、优质资源有效扩容和均衡布局，到2025年，中医药综合治理、数字支撑、特色服务、中西医结合、科技创新、人才培育、产业发展、文化传播和跨界融合九大领域综合改革取得显著成果，基本建成中医药强省，为国家中医药综合改革示范区建设提供浙江样板，为推进中国特色社会主义共同富裕先行和省域现代化先行贡献中医药力量。三是召开中医药综合改革示范区建设推进会。11月8日，浙江省人民政府召开浙江省国家中医药综合改革示范区建设推进会，对示范区建设进行全面部署，浙江省人民政府常务副省长徐文光出席并讲话，要求深入推进浙江省中医药综合改革先行示范，着力打造更多具有浙江辨识度的中医药事业标志性成果。

（陈良敏）

◆ 福建省

提高中医药事业的发展地位。福建省努力推进创建国家中医药综合改革示范区的相关基础性工作，将“加快中医药发展”作为单独章节纳入福建省国民经济和社会发展第十四个五年规划和2035年远景目标纲要，作为重点任务推进。

加强省级中医药管理机构建设取得进展。经中央机构编制委员会办公室同意，福建省委编制委员会办公室发文同意福建省卫生健康委加挂福建省中医药管理局牌子。下一步将继续做好内设机构职责及人员编制等相关事项的调整优化。

“三医联动”促进中医药改革发展。福建省药品监督管理局、省卫生健康委、省医保局联合发文规范中药配方颗粒管理，并将中药配方颗粒纳入医保报销范围。福建省医疗保障局、省卫生健康委印发实施《关于医保支持中医药传承创新发展的若干措施的通知》。调整国医大师、全国名中医、省名中医门诊诊查费，充分体现名中医的技术劳务价值。在福州、南平已纳入医疗机构中药制剂区域调剂试点基础上，受理厦门的试点申请。厦门市中医院两个防治新冠病毒感染中药协定处方获得医疗机构中药制剂紧急备案。

中医药服务体系建设进一步完善。福建省新一轮医疗“创双高”中医类项目逐步开展；继续支持15所县级中医医院提升综合能力；石狮、仙游两个县级中医医院“空白县”新建中医医院；全部社区卫生服务中心和乡镇卫生院均开展中医馆建设。

印发相关政策文件，规范促进中医药改革。福建省制定印发规范西学中和加强中医医疗机构医疗技术临床应用管理等政策文件，促进中西医结合。福建省深化医改领导小组印发《关于进一步支持三明市深化医药卫生体制改革的意见》，明确支持三明市加快中医药传承创新发展。受国家中医药管理局委托，开展“三明医改发挥中医药作用实证研究”。 （张锦丰）

◆ 江西省

2021年12月13日，国家中医药管理局、国家发展改革委、国家卫生健康委、工业和信息化部、国家药品监督管理局五部委联合印发《关于同意上海、浙江、江西、山东、湖南、广东、四川建设国家中医药综合改革示范区的批复》，将江西省列为第一批国家中医药综合改革示范区建设省份。此后，国家中医药管理局加强对综合改革示范区建设的指导，明确7道所有综合改革示范区的必答题和各个综合改革示范区的特色题。江西省两道特色题分别是“推进中医药产业化”和“发展中医药治未病”。时任中共江西省委书记易炼红和省长叶建春分别就国家中医药综合改革示范区建设工作作出重要批示。

2022年4月，江西省人民政府办公厅制订《国家中医药综合改革示范区（江西）实施方案》，明确总体要求、重点任务和保障措施。7月，江西省人民政府办公厅制订出台《江西省“十四五”中医药发展规划》，明确提出要深化中医药体制机制改革，以国家中医药领域综合改革示范区为牵引，着力探索中医药综合改革有效路径，打造全国中医药事业产业高质量跨越式发展样板区和中医药传承创新先行区。

按照省委省政府部署，各相关部门高频联动、协同发力，制定出台一系列政策措施，汇聚推动示范区建设的强大合力。一方面是注重机制体制创新。江西省医保局出台《关于医保支持中医药传承创新发展实施意见的通知》，明确江西省医保支持中医药传承创新发展的 20 条措施。江西省中医药管理局联合省科技厅制定《江西省“科技＋中医药”联合计划项目管理办法（试行）》，探索建立“科技＋中医药”联合立项模式。为激发科技人员创新活力，汇聚创新要素，提升创新能力，加快中医药产业转型升级和创新发展，2022 年 6 月，江西中医药大学牵头组建江西省中医药产业科技创新联合体，首批成员单位有 37 家（高校 4 家、研究机构 9 家、企业 24 家），专家咨询委员会委员 23 名，其中院士 2 名。另一方面是注重协同补链强链。江西省委农村工作领导小组办公室将中药材产业列入全省农业七大产业高质量发展三年行动方案（2023—2025 年），力争到 2025 年中药材产业综合产值达到 200 亿元，超 10 亿元的龙头企业新增 6 家。江西省人民政府办公厅在《关于推进林下经济高质量发展的意见》中提出，要抢抓江西省建设国家中医药综合改革示范区契机，重点发展森林药材种植产业，力争到 2027 年，森林药材种植面积达到 200 万亩以上，产量 50 万吨，产值 200 亿元。江西省农业农村厅 2022 年专门安排资金 2200 万元，聚焦中药材种植前端、中端、后端等关键环节，支持中药材尤其是道地药材的种植发展。江西省工业和信息化厅在《江西打造全国中医药产业高质量发展示范区实施方案》中明确提出，要贯彻落实《国家中医药综合改革示范区（江西）实施方案》，将江西省打造成全国中医药产业高质量发展示范区，为促进全国中医药产业高质量发展，体现江西担当，作出江西贡献，打造江西样板。　　（刘中惠）

◆ 山东省

山东省召开促进中医药发展工作领导小组第三次会议，学习习近平总书记关于中医药工作重要论述摘编，听取山东省促进中医药发展工作领导小组 2021 年工作情况汇报，审议通过 2022 年领导小组工作要点和《山东省国家中医药综合改革示范区建设方案》，研究部署下一步工作。

推进国家中医药综合改革示范区建设。一是出台“1＋3”建设方案。以山东省人民政府办公厅名义出台示范区建设方案，部门联合出台医保支持政策、基层服务提升、文化建设 3 个专项行动方案。二是以山东省人民政府名义举办启动仪式。省、市、县三级同步启动示范区建设，国家中医药管理局党组成员、副局长秦怀金，山东省人民政府副省长孙继业出席启动仪式并讲话。三是召开专家座谈会。国家中医药管理局领导及示范区建设专家委员会主任委员给予现场指导。四是以山东省新闻办名义举办专题新闻发布会，介绍国家中医药综合改革示范区建设情况，解读建设方案。五是建立“446”工作机制。明确 4 个基本原则，确立 4 个方面重点任务，建立 6 项推进机制。创新将示范区建设纳入对各市年度改革考核。国家中医药管理局连续印发两期工作简报专题介绍山东经验做法。

建立国家中医药综合改革示范区建设“揭榜挂帅”机制。山东省组织各市围绕示范区建设“1＋3”工作方案重点任务开展“揭榜挂帅”项目遴选工作，以点上突破带动面上改革，为全省中医药改革发展提供经验借鉴。共遴选确定示范区“揭榜挂帅”改革项目 35 项，其中市级 20 项、县级 15 项，涵盖中医医疗服务、基层卫生、文化建设、产业发展、深化医改等多个方面。

基层中医药服务能力。山东省卫生健康委联合相关部门制订《山东省国家中医药综合改革示范区建设基层中医药服务能力提升专项行动方案》，确定了“1＋10＋7＋10”的总体布局。县级中医医院达到国家推荐标准的比例达 64.08%。106 家县级中医医院完成“两专科一中心”建设。中药代煎配送到家、社区卫生服务中心和乡镇卫生院中医药综合服务区覆盖率均达 100%。全省 16 市全部开展智慧共享中药房建设，截至 2022 年底，投入运行 44 处，累计调剂处方 170 余万张，煎煮、配送数量超过 650 万剂，成为“方便看中医、放心用中药、群众得实惠”的有效路径。《人民日报》等多家媒体予以专题报道。　（马　涛）

◆ 广东省

建立专项工作议事协调机制，高位推动示范区建设。广东省成立建设国家中医药综合改革示范区工作领导小组，广东省委副书记、省长王伟中任组长，省委常委、常务副省长张虎和副省长张新任副组长，广东省人民政府分管副秘书长和相关部门主要负责同志为成员。领导小组研究制定国家中医药综合改革示范区建设的政策举措，指导、督促、检查有关政策措施的落实。

印发实施方案及工作要点，扎实推进示范区建设。以广东省人民政府办公厅名义印发《广东省建设国家中医药综合改革示范区实施方案》，围绕“打造‘五大高地’，推动广东中医药走在全国前列”和“健全‘四个机制’，增强中医药发展活力动力”两大核心任务，从完善中医医疗服务体系等 22 个方面对中医药综合改革示范区建设作出部署。广东省人民政府办公厅制定印发《广东省建设国家中医药综合改革示范区 2022 年工作要点》，明确 2022 年推进的 24 项具体任务，对标对表推进示范区建设。

试点先行，以点带面推动全省中医药综合改革示范区建设。按照《广东省建设国家中医药综合改革示范区实施方案》，在建设国家中医药综合改革示范区过程中，确定广州市、深圳市、佛山市、韶关市、惠州市、东莞市、中山市、江门市、茂名市、肇庆市、云浮市 11 个地市为广东省建设国家中医药综合改革示范区试点。分别围绕打造中医医疗高地、探索建立中医药现代化新模式、中西医协同发展、推动中医药产业发展、健全医保政策机制、打造中医药文化高地、建设覆盖全市的三级治未病服务网络、打造华侨华人中医药人才国际交流培训高地、健全中医药管理体系等主题进行探索创新、积累经验、作出表率。

强化部门协同，启动重点领域改革。广东省各有关部门全面谋划改革配套措施，密集出台《广东省紧密型县域医疗卫生共同体高质量发展行动方案》《广东省林草中药材产业发展指南》《广东省中药材产地趁鲜切制工作指导意见（试行）》《广东省促进老字号创新发展行动方案（2022—2025）》等一批政策文件。医保加大对中医药的支持力度，将132个中医及民族医疗服务项目纳入省级医保诊疗项目目录，遴选169种中医优势住院病种和56个中医日间治疗病种实施按病种分值付费，建立全省统一的中医优势住院病种分值库。广东省药品监督管理局印发《广东省对症治疗新型冠状病毒感染的医疗机构中药制剂调剂品种目录》，批准74种医疗机构中药制剂在省内各中医医院（或设有中医科的二级以上医院）可调剂使用。加大财政专项投入，省级财政全年投入3.23亿元专项资金，支持国家中医药传承创新工程、中医特色重点医院、省重大疫情救治基地、省中西医结合应急救治中心等建设，充分发挥牵引带动作用。（刘占峰）

◆ **广西壮族自治区**

广西壮族自治区人民政府办公厅先后印发《广西中医药壮瑶医药发展“十四五”规划》《关于加快中医药壮瑶医药特色发展的若干政策措施》，明确“十四五”期间中医药壮瑶医药的具体路径和措施，从夯实人才基础、中医药服务能力等7个方面为中医药壮瑶医药特色发展提供政策支撑。自治区中医药民族医药发展领导小组印发《广西中医药壮瑶医药振兴发展三年攻坚行动实施方案（2021—2023年）》，从健全服务体系、提升临床防治能力、提高人才队伍素质等方面明确中医药壮瑶医药振兴发展的6项重点任务。广西壮族自治区卫生健康委、自治区中医药管理局印发《广西公立医院高质量发展促进行动（2022—2025）实施方案》，从建设高水平公立医院网络、临床重点专科群、高质量人才队伍等4个方面明确了中医医改行动内容。《广西壮族自治区三级公立中医医院绩效考核评分细则（2022年修订版）》印发，进一步规范三级中医医院绩效考核。2022年7月，国家中医药管理局通报了2020年度全国三级公立中医医院绩效考核国家监测分析情况，广西排名全国第五，较2019年度排名上升了10位；运营效率指标得分全国排名第一，医疗质量指标得分全国排名第七；9月，国家中医药管理局通报了2021年度全国三级公立中医医院绩效考核国家监测指标情况，广西排名全国第六，医疗质量指标得分全国排名第五，门诊患者满意度全国排名第五。

（刘丽娟）

◆ **四川省**

四川省委省政府高度重视示范区建设工作，四川省第十二次党代会、省委十二届二次全会、省两会均对示范区建设作出部署。四川省人民政府副省长出席全省中医药工作推进会，围绕破解发展中难点问题作出部署安排。四川省人民政府印发国家中医药综合改革示范区实施方案，全面实施9项重点任务。

四川省按照示范区建设“必答题”和“特色卷”，结合示范区建设重点任务，持续推进中医药重点领域改革突破。进一步强化组织领导。四川省委成立由省委副书记、省长任组长，24个省级部门主要领导为成员的示范区工作领导小组，市县党委政府相应设立“一把手”任组长的领导小组。攀枝花、南充、遂宁、广安等地新成立中医药发展服务中心。内江、雅安、泸州、眉山等地设立中医药综合改革专项资金，单个项目最高奖补1000万元。成立中共四川省中医药社会组织联合委员会，统一管理省级中医药行业学（协）会，进一步凝聚社会力量推动中医药改革创新。中医药价格和医保改革取得突破。印发医保支持中医药传承创新发展20条措施，推动建立中医药临床应用激励机制、支持公立中医医疗机构特需诊疗费标准自主制定、发挥中医药在门诊共济保障中的作用等。科技创新及成果评价有序推进。四川省中医药管理局与省科技厅印发《关于实施中医药创新工程建设中医药创新高地的意见》，实施“四大创新工程”15项重点任务。在四川省科技成果奖励申报评审中单设“中医药”组。开展中医药科技成果评价机制研究，试点开展科研成果分类评价。服务体系和能力建设健全提升。基本建成省级中医院“一院多区”格局和3所省级民族医医院。21个市州中医院实现全覆盖；县级中医院覆盖率达到98.4%，建成首批20个县域中医医疗次中心，所有社区和乡镇都设立了中医馆，95%的村卫生室能够提供中医药服务。实施中医治未病健康促进行动和中医药康复能力提升工程。持续开展中医强基层“百千万”行动。举办传统中医惠民诊所近4000家。产业全链条发展成效明显。中药材种植面积达850万亩，产值1200余亿元。规模以上中药企业有247户，营收581亿元。打造大府中药城、三台麦冬、内江天冬等一批产业集聚区，培育省级中药材现代农（林）业园区14个。四川省中医药管理局与四川省商投集团、国宝人寿等国有企业合作打造“医、康、养”一体化多层次的中医药健康服务平台。认定健康旅游示范基地（项目）52家，建成养生保健服务示范区4个。文化传承交流更加广泛。出土和阐释的“天回医简”成为国内迄今为止发现的体系最完整、最具临床价值的医学文献。新建西班牙、阿根廷、意大利、苏里南4个“天府云医·海外惠侨远程医疗站”，中医药服务惠及海外侨胞。四川省与法国、白俄罗斯、尼泊尔等驻蓉总领事馆开展线下线上中医药交流活动。中医药服务北京冬奥会和成都世乒赛，示范区建设主题宣传遍布天府大地。人才评价体系持续优化。新增中医药管理、中医治未病、健康管理3个专业，形成涵盖医药护技4个类别、26个专业的中医药高级职称评价体系。在全省9个行业性人才计划中新增中医药人才专项，名额上给予中医药人才倾斜。区域协调发展格局基本形成。基本构建全省中医药产业“一轴两区两带”、中医药健康旅游“一核四区”发展格局。四川与重庆、云南、贵州、海南、广西，以及香港、澳门等地建立长效合作机制，成立发展联盟等区域合作组织，开展一系列交流活动，联合实施重点科研项目。推进川渝中医药一体化发展，签署合作协议10余项。深化与港、澳的互访交流合作，召开川港、川澳区域合作会议。发挥“乌蒙山中医药传承创新发展联盟”作用，推进片区中医药产业。

（赵忠明）

◆ **贵州省**

2022年，贵州省制订中医药综合改革示范点建设工作方案并组织各地申报，加强对市县的指导，评审确定铜仁、黔东南州两个市（州），绥阳、大方、南明、乌当4个县创建省级中医药综合改革示范点；组织开展中医特色诊疗付费改革研究，继续推进在遵义市、黔南州开展中医药适宜技术和中医优势病种按病种定额付费试点工作；启动遵义市、黔南州中医药支付方式改革试点评估工作。（张青锋）

◆ **甘肃省**

2022年8月30日，甘肃省卫生健康委组织召开全省基层中医药工作示范市（县）创建工作推进会暨视频培训会。甘肃省卫生健康委副主任、省中医药管理局局长刘伯荣出席会议并讲话。会议强调，要进一步统一思想，凝聚共识，广泛动员，更好推进甘肃省2022—2024周期全国基层中医药工作示范市、县创建及评审工作。各地要充分认识创建工作的重要性，以创建基层中医药工作示范市县为抓手，切实提高思想认识，增强责任感使命感，紧紧抓住基层中医药事业发展的宝贵机遇，着力健全基层中医药服务体系，不断完善基层中医药服务功能，实现中医药城乡服务全覆盖，筑牢中医药发展根基，推动基层中医药发展不断迈上新台阶。各地要加强组织领导，凝聚创建工作合力。各级卫生健康行政部门要及时向地方党委、政府汇报，形成党政统一领导，各部门密切配合、协同发力的良好工作氛围，合力推动创建工作的开展。要认真学习领会管理办法和建设标准，对照现场评审评分标准和评价细则，逐一细化方案、逐项分解落实，全力补短板强弱项，持续不断强化基础建设，健全中医药服务网络，提升中医药服务质量。相关处室负责同志解读了《全国基层中医药工作示范市（县）管理办法和建设标准》《2022—2024年创建周期工作方案和全国基层中医药工作示范市、示范县现场评审细则》。

（刘正锁）

◆ **宁夏回族自治区**

高度重视，认真履责。宁夏回族自治区认真贯彻全国医改电视电话会议精神，积极落实自治区委、政府和医改领导小组关于医改工作安排部署，制定《全区深化医药卫生体制改革2022年重点工作任务及责任分工》《自治区卫生健康委重点工作任务和责任分工》《关于切实做好全区医改试点工作的通知》等，实行工作台账管理和委领导包抓制度，建立部门会商、季度调研、定期督查和日常监测评价机制，高效推动各项改革任务层层落实；成立全区卫生健康领域突出问题专项治理工作领导小组，制订攻坚行动方案，将医共体“五统一”管理、公立医院综合改革、信息化平台建设、医疗服务价格调整、药品耗材目录规范等医改重点工作纳入专项治理，统筹解决医改突出问题。

积极推进，综合改革。宁夏回族自治区中医药管理局落实自治区委、自治区人民政府《关于促进中医药传承创新发展的实施意见》，建立以中医医院为主体、综合医院中医科室为纽带、乡村医疗机构为基础、个体诊所为补充的中医医疗服务体系，全部社区卫生服务中心和乡镇卫生院设置中医馆，县办中医医疗机构覆盖率100%。宁夏回族自治区医疗保障局、中医药管理局联合印发《关于医保支持中医药传承创新发展的实施意见》，从5个方面19项措施探索DIP（区域点数法总额预算和按病种分值付费）改革建立中医特色诊疗项目目录，通过给予系数加成支持中医药发展，5个地级市均建成本地化病种目录和中医病种目录，进一步激发全区医务人员提供中医诊疗服务的积极性，提高群众获取中医医疗服务便捷度，满足群众多元化中医服务需求。建立公立中医医院编制管理新制度，将人员编制管理调整为总量控制、备案管理，支持备案人员与编制人员同工同酬同待遇，为公立中医医院改革发展提供保障。持续推进公立中医医院人事薪酬制度改革，各级公立中医医院2022年绩效工资总量核增5%～10%。持续强化公立医院绩效考核，在中医类国考中，宁夏排名由2019年全国第5名上升至第4名，位居西北五省第一，宁夏中医医院暨中医研究院在全国排名为第21名（全国参评585家），被评为A+级别。（张　涛）

◆ **济南市**

2022年7月8日，山东省在济南市举行国家中医药综合改革示范区建设启动仪式。山东省副省长孙继业，国家中医药管理局党组成员、副局长秦怀金等领导出席活动。济南市人民政府副市长王桂英代表山东省16市表态发言。济南市出台《济南市落实〈山东省国家中医药综合改革示范区建设方案〉行动方案》及基层、医保、文化专项行动方案，积极贯彻落实示范区建设各项任务。

近年来，济南市深入贯彻习近平总书记关于中医药工作的重要论述，全面落实省委省政府工作要求，将推动中医药传承创新发展作为打造“康养济南”的重要抓手，深入实施中医药振兴工程，聚焦聚力中医药事业产业“两翼互动”，中医药强市建设迈出新步伐。建设国家中医药综合改革示范区是推进健康中国建设、构建大健康格局的内在要求，是弘扬优秀传统文化、促进中医药传承创新发展的务实举措，对济南中医药事业发展是一次难得的历史机遇。济南市着力在强化顶层设计、项目建设、重点专科建设、产业发展、对外交流上下功夫，为国家中医药综合改革示范区建设贡献济南力量。（宁　斌）

◆ **青岛市**

青岛市深化中医药综合改革，健全完善中医药管理体系，形成青岛市促进中医药发展工作领导小组顶格推进，部门双边协作、多方联动的管理体制机制；加大符合中医药规律的政策供给，中医药政策体系不断健全，中医药惠民便民服务模式持续创新。中共青岛市委、青岛市人民政府召开全市中医药大会，青岛市人民政府召开市促进中医药发展工作领导小组会议，印发《青岛市建设中医药强市的若干措施》，谋篇布局中医药强市建设。青岛市疾病预防控制中心成立中医防病所，5个区（市）疾病预防控制中心设立中医防病科（所），构建中医药专职防病体系。卫生（中医药）与医保部门联合，完善符合中医药规律的差异性医保政策供给，先后筛选出项痹、眩晕、丹毒等24个中医优势病种，纳入按病种定额收付费范围，在全市定点医疗机构试行，收付费标准在6300～20600元，并将二级公立医院收费标准由三级公立医院的80%提高到90%；将小儿咳嗽、耳鸣、头痛等19个门诊中医优势病种纳入“日间病房”管理，从试点逐步扩大为全市二级乙等及以上定点医院或获批市级及以上中医药类重点学科（专科）的二级及以上定点医院，2022年累计结算报销11992例，总费用2178万元，医保统筹金支付1889万元，例均费用1816元。卫生（中医药）与财政、科技、文旅等部门联合，围绕财政投入、科技创新和文化建设等方面，出台支持中医药高质量发展系列政策，激发和释放中医药多元功能和价值。

（孙　宇）

◆ **深圳市**

2022年11月，深圳市光明区以“探索建立中医药现代化新模式”为主题获批广东省国家中医药综合改革示范区试点单位。一是建章立制推进中医药发展。新修订的《深圳经济特区中医药条例》通过市人大审议并于2023年3月1日施行。制订《深圳市中医药事业发展“十四五”规划》，落实《深圳市国家中医药综合改革试验区建设方案》《深圳市建设粤港澳大湾区中医药高地实施方案（2021—2025年）》，制订《深圳市基层中医药服务能力提升工程“十四五”行动计划》，引领深圳市中医药事业跨越发展。二是构筑高地，打造高质量中医院集群。全市7家参评的中医综合中医院有4家进入2021年全国绩效考核同类医院百强，其中深圳市中医院跻身全国第五、全省第一，宝安区中医院跃居全国县区级中医院第一、全省第五。深圳市中医院加快打造广东省高水平医院，创建国家中医湿证重点实验室深圳工作站，获批省公立医院改革与高质量发展示范单位。深圳市中西医结合医院争创国家中西医结合旗舰医院并被推荐至国家中医药管理局和国家发展改革委。罗湖区中医院新晋为三级甲等中医院。全市规划布局中医康复、肿瘤、治未病等7个市级区域中医诊疗中心。注重88个市级以上中医重点专科医教研等中医内涵能力和水平提升，并依考核成绩竞争性分配3000万元建设经费。三是加快光明国际中医药港建设。依托光明中医药港启动“促进人才、资本、知识、技术等要素跨境流动和区域融通措施”的粤港澳大湾区中医药高地引擎，打造粤港中医药产业园，创建深圳市中药饮片全流程溯源监管服务平台，首创国内滴丸制备工艺。四是深度促进中医药深港合作。深圳市试点招聘的6名在公立中医院执业的香港中医师，获得两地执业资格并在深圳市全职任职。香港的和兴活络油、澳门的张权破痛油等5个港澳上市传统外用中成药通过简化审批政策在深圳市流通使用。深圳市卫生健康委联合光明区卫生健康局与香港医务卫生局召开粤港合作共建光明国际中医药港视频会议，推进粤港区域医疗机构中医药联盟、粤港中医药标准融通等工作。五是支持中医药科技创新成果转化。建设国家舌诊原理与应用重点研究室、深圳市针灸现代应用重点实验室等中医药重点实验室10余个，8家医院的18个专科成为中医药物临床试验基地。深圳市药检院研发2款具有自主知识产权的中药智能检验机器人，依托国家药品监督管理局和广东省院士工作站对金银花、红景天等开展基于模式识别技术质量评价研究。开展医疗机构中药饮片质量追溯管理和自动化调剂应用试点，完成广陈皮等25个物种全基因组测序，116个中药配方颗粒品种质量标准纳入省标。（刘冬云）

四、重大专项规划编制

【概况】 2022年，国家中医药管理局深入贯彻落实中央决策部署，会同国家卫生健康委、国家发展改革委持续推进中医药振兴发展重大工程编制实施：一方面，完成编制工作并按程序将重大工程上报国务院审批，按照国务院关于政策文件有关要求，配合做好文件修改等工作；另一方面，同步推进重大工程实施，深入加强与财政部、国家发展改革委等各部门沟通，协调加大财政支持力度，从中医药服务体系及服务能力建设、中医药科技创新、中医药人才队伍建设、中医药综合改革等方面启动实施一批重点项目、工作。（李天伟）

【《“十四五”中医药发展规划》印发】 2022年3月3日，国务院办公厅印发《“十四五”中医药发展规划》（以下简称《规划》），对“十四五”时期中医药工作进行全面部署。这是首次以国务院办公厅名义印发的中医药行业五年发展规划。

《规划》指出，“十四五”时期要坚持以习近平新时代中国特色社会主义思想为指导，认真贯彻落实习近平总书记关于中医药工作的重要指示批示精神，深入贯彻党的十九大和十九届历次全会精神，统筹推进“五位一体”总体布局，协调推进“四个全面”战略布局，认真落实党中央、国务院决策部署，坚持稳中求进工作总基调，立足新发展阶段，完整、准确、全面贯彻新发展理念，构建新发展格局，坚持中西医并重，传承精华、守正创新，实施中医药振兴发展重大工程，补短板、强弱项、扬优势、激活力，推进中医药和现代科学相结合，推动中医药和西医药相互补充、协调发展，推进中医药现代化、产业化，推动中医药高质量发展和走向世界，为全面推进健康中国建设、更好保障人民健康提供有力支撑。

《规划》明确“十四五”时期中医药发展的基本原则，即坚持以人民为中心，坚持遵循发展规律，坚持深化改革创新，坚持统筹协调推进。《规划》提出，到2025年，中医药健康服务能力明显增强，中医药高质量发展政策和体系进一步完善，中医药振兴发展取得积极成效，在健康中国建设中的独特优势得到充分发挥。《规划》提出了中医药服务体系、特色人才队伍、传承创新、产业和健康服务业、文化、开放发展、治理水平等方面的具体发展目标及15项主要发展指标。

《规划》部署了10个方面重点任务，包括建设优质高效中医药服务体系，提升中医药健康服务能力，建设高素质中医药人才队伍，建设高水平中医药传承保护与科技创新体系，推动中药产业高质量发展，发展中医药健康服务业，推动中医药文化繁荣发展，加快中医药开放发展，深化中医药领域改革以及强化中医药发展支撑保障，并安排了11类共44项重大工程项目。

《规划》强调要做好组织实施，加强组织领导，强化国务院中医药工作部际联席会议办公室统筹职能；强化投入保障，进一步完善中医药发展多元化投入机制；健全实施机制，科学制订监测评估方案；注重组织引导和宣传，形成全社会共同关心和支持中医药发展的良好格局。

（尚利娟）

【《基层中医药服务能力提升工程“十四五”行动计划》印发】 2022年3月8日，国家中医药管理局、国家卫生健康委、国家发展改革委、教育部、财政部、人力资源社会保障部、文化和旅游部、国家医保局、国家药品监督管理局、中央军委后勤保障部卫生局联合印发《关于印发基层中医药服务能力提升工程“十四五”行动计划的通知》。具体目标是到2025年，基层中医药实现县办中医医疗机构（医院、门诊部、诊所）基本实现全覆盖、社区卫生服务中心和乡镇卫生院中医馆实现全覆盖、基层中医药服务提供基本实现全覆盖、基层中医药人才配备基本实现全覆盖、基层中医药健康宣教实现全覆盖。重点任务包括完善基层中医药服务网络、推进基层中医药人才建设、推广基层中医药适宜技术、提升基层中医药服务能力、加强基层中医药管理能力、深化基层中医药健康宣教和文化建设、稳步推进基层中医药改革7个方面。

（胡　楠）

【《“十四五”中医药科技创新专项规划》印发】 2022年9月2日，科技部、国家中医药管理局印发《“十四五”中医药科技创新专项规划》。总体目标是到2025年，基本形成符合中医药自身发展规律和特点的中医药科技创新体系，取得一批引领中医药创新发展的重大成果，形成一批彰显中医药优势的诊疗方案，突破一批提升中药质量水平的关键核心技术，研发一批具有示范作用的中医药关键技术装备，进一步提升中医药防治重大疾病能力，促进中医药产业升级，为提高国民健康水平、助推健康中国建设提供科技支撑。重点任务包括中医药理论诠释与创新研究、中医药精华传承与利用研究、中医药防治疾病关键技术研究、现代针灸理论与循证医学研究、中药全链条质量保障技术研究、中药新药创制与产品研发、中医药关键装备研发7个方面。

（胡　楠）

【《“十四五”中医药人才发展规划》印发】 2022年10月14日，国家中医药管理局印发《“十四五”中医药人才发展规划》，提出到2025年，符合中医药特点的中医药人才发展体制机制将更加完善，培养、评价体系更加合理，人才规模快速增长，结构布局更趋合理，成长环境明显优化，培养和造就一支高素质中医药人才队伍，为促进中医药传承创新发展提供坚强的人才支撑。《规划》分9部分，确定6项重点工作任务和25个专项。

（陈令轩、来晓晴）

【《“十四五”全民健康信息化规划》印发】 2022年11月7日，国家卫生健康委、国家中医药管理局、国家疾控局印发《“十四五”全民健康信息化规划》（以下简称《规划》）。《规划》部署8项主要任务、5项重点工程及8大优先行动，其中包含“互联网＋中医药健康服务”行动、互通共享三年攻坚行动、健康中国建设（行动）支撑行动、智慧医院建设示范行动等。

“互联网＋中医药健康服务”行动将统筹建设国家和省级中医药数据中心，加强全民健康保障信息化工程中医药业务平台应用与完善，强化与全民健康信息平台互联互通。优化升级中医馆健康信息平台，扩大联通范围，推进与基层医疗卫生机构信息系统集成应用。深化数字中医药体系。鼓励地方加强中医医院信息化建设，加快信息基础设施提档升级，推动构建以中医电子病历、电子处方等为重点的基础数据库，推动一体化共享、一站式结算等数字化便民服务，鼓励医疗机构研发应用名老中医传承、智能辅助诊疗系统等具有中医药特色的信息系统。同时，在智慧医院建设示范行动中，《规划》提出，推动提升中医医院智慧化水平，鼓励智慧中药房建设，提高中医药数字便民服务能力。

为健全全民健康信息化标准体系，《规划》明确，推动完善健康医疗大数据、“互联网＋医疗健康”、医学人工智能及5G、区块链、物联网等新一代信息技术标准体系和统一规范的国家中医药数据标准和资源目录体系。开展新一代信息技术应用促进工程，围绕急诊救治、中医诊疗、远程诊断等重点方向，促进5G在卫生健康行业的重点应用创新。依法制（修）订统计调查制度，规范实施国家卫生健康统计调查制度、国家中医药综合统计制度。

（国家中医药管理局官网）

【《“十四五”中医药信息化发展规划》印发】 2022年11月25日，国家中医药管理局印发《“十四五”中医药信息化发展规划》（以下简称《规划》）。《规划》系统梳理“十三五”时期中医药信息化建设与发展取得的主要成绩、存在的主要问题，全面分析了“十四五”发展面临的形势。明确“十四五”时期中医药信息化发展的指导思想，强调坚持“党的全面领导，以人为本、统筹规划，融合发展、协同共享，安全可控、规范有序”基本原则，提出到2025年的发展目标。《规划》部署夯实中医药信息化发展基础、深化数字便民惠民服务、加强中医药数据资源治理、推进中医药数据资源创新应用4个方面任务。（胡　楠）

【各地重大专项规划编制开展情况】

◆ **天津市**

2022年，天津市为深入贯彻党的二十大精神和天津市第十二次党代会提出的“建设国内领先、世界知名的中医药强市”的要求，依据《中共中央　国务院关于促进中医药传承创新发展的意见》《国务院办公厅印发关于加快中医药特色发展若干政策措施的通知》等文件，起草《天津市中医药强市行动计划（2023—2025年）（报审稿）》（以下简称《行动计划》），并纳入天津市卫生健康委重大行政决策事项。

《行动计划》分别从服务体系、服务能力、应急能力、人才培养、科技创新、产业促进、健康服务业、文化科普、医保支持9个方面提出具体行动计划，并会同医保、药监、财政、人社、科技等部门提出具体的落实举措和分工安排。《行动计划》提出到2025年，中医药服务体系更加完善；科学有序的中医分级诊疗服务体系基本形成；中医治未病、康复中心辐射带动作用进一步增强；中西医结合、中西药并用的突发公共卫生事件应急救治机制不断健全；中医药传承创新能力进一步增强；中医药人才培养体系更加健全，中医药人才梯队结构更趋合理；中医药产业链规模不断提升，核心竞争力不断增强；群众中医药文化自信和中医药健康素养进一步提升。（王　莉）

◆ **河北省**

“十四五”规划编制。2022年1月10日，河北省中医药事业发展领导小组印发《河北省中医药发展“十四五”规划》（以下简称《规划》），明确“十四五”时期河北省中医药发展的总体思路、发展目标、重点任务和发展路径，对今后5年全省中医药发展进行全面规划部署，配套制定《规划》重点任务分工方案，逐项梳理主要任务和责任部门，统筹做好贯彻落实。《规划》明确了“十四五”时期河北中医药发展的10个方面36项重点任务，构建优质高效中医药服务体系，增强中医药高质量发展能力，发挥中医药特色优势，推进中西医结合发展，强化中医药人才保障，推动中医药传承创新，做大做强中医药产业链条，开展中医药交流合作，促进中医药文化繁荣方面，深化中医药体制机制改革等。

中医药振兴发展重大工程。2022年4月，河北省中医院入选国家中医药传承创新中心培育单位。4月21日，秦皇岛市中医院、唐山市中医院、张家口市中医院、邯郸市中医院、衡水市中医院、河北中医学院第二附属医院6个医院入选国家中医特色重点医院项目储备库。2022年，除衡水市中医院外均开工建设。5月18日，中国中医科学院广安门医院保定医院获批第三批国家区域医疗中心项目；11月1日，在过渡院区投入试运营。10月18日，北京中医药大学东方医院秦皇岛医院获批第四批国家区域医疗中心项目，年底一期工程进入收尾阶段，过渡期派驻人员入驻秦皇岛市中医医院。遴选推荐河北省沧州中西医结合医院、河北医科大学第三医院、河北医科大学第一医院3家医院申报国家中西医协同“旗舰”医院项目。（吴寅莹）

◆ **山西省**

一是山西省以建设中医药强省领导小组名义印发《山西省中医药发展“十四五”规划》（以下简称《规划》）。《规划》为“十四五”时期山西省中医药发展明确了方向和路径，指出到2025年，中医药高质量发展政策和体系进一步完善，覆盖全民和全生命周期的中医药服务体系基本健全，中医药事业和产业高质量发展取得积极成效，提供更高水平、更加系统连续的中医药服务；提出建设整合型优质高效中医药服务体系、加强中医医疗服务能力建设、打造高素质人才队伍、促进中医药传承发展与科技创新、加快中药产业高质量发展、推动中医药健康服务高质量多业态融合发展、推进中医药文化繁荣发展、拓展中医药区域协调发展与开放合作、深化中医药领域改革、强化中医药发展支撑保障10项重点任务。二是山西省卫生健康委联合山西省发展改革委等八部门印发《山西省基层中医药服务能力提升工程“十四五”行动计划》（以下简称《行动计划》）。《行动计划》指出到2025年，实现融预防保健、疾病治疗和康复于一体的基层中医药服务网络更加健全，服务设施设备更加完善，人员配备更加合理，管理更加规范，提供覆盖全民和全生命周期的中医药服务能力有较大提升；较好地满足城乡居民对中医药服务的需求，为实现“一般病在市县解决，日常疾病在基层解决”提供中医药保障；提出百县中医药服务能力提升计划，包括基层中医药服务体系建设、基层中医药人才建设、中医药适宜技术推广、中医药服务能力提升、中医药管理能力建设、中医药健康知识普及等内容。（田　敏）

◆ 吉林省

2022年5月19日，吉林省人民政府办公厅印发《吉林省中医药发展“十四五”规划》(以下简称《规划》)，旨在推进中医药传承创新高质量发展。《规划》提出到2025年，覆盖全民和全生命周期的中医药服务体系基本健全，中医药人才队伍建设不断加强，中医药继承与创新能力显著增强，中医药健康产业取得长足发展，全省中医药现代化治理体系初步建立，治理能力不断提升，中医药文化传播迈出新步伐，中医药事业和产业高质量发展形势进一步加强，为建设健康吉林、推进吉林全面振兴全方位振兴作出新贡献。

《规划》提出加强中医医疗服务体系建设、完善中医药服务供给、全面提升中医药公共卫生应急能力、加强中医药人才队伍建设、推动中医药传承保护与科技创新体系建设、健全中药质量保障体系、拓展中医药健康产业新业态、推动中医药文化传播与开放合作、全面深化中医药改革、加快推进中医药信息化与法治化发展10项重点任务，还明确了保障措施和具体职责分工等。

（冯　健）

◆ 安徽省

《安徽省促进中医药振兴发展行动计划（2022—2024年）》印发。2022年4月14日，安徽省人民政府办公厅印发《安徽省促进中医药振兴发展行动计划（2022—2024年）》（以下简称《行动计划》），提出25项重点任务，明确力争通过3年左右的努力，打造30个以上产值过亿的中药大品种、10家以上规模过10亿的企业，全省中药产业和中医药健康服务全产业链总产值达到4000亿元。《行动计划》支持中药产业发展，明确对认定的中药材良种繁育基地、“十大皖药”产业示范基地在建设方面的银行贷款给予相对的政策支持。将中药材种植、养殖全面纳入农业保险范畴。省、市对中药材种质种源研究投入不少于1000万元。对年销售收入5000万元以上的品种，实施“一品一策”定向精准培育，重点扶持。鼓励发展特色中药制剂，各地对通过备案的中药制剂，每个品种奖励10万~20万元。《行动计划》鼓励中药研发创新，提出对中药创新药、中药改良型新药、古代经典名方中药复方制剂，按照其临床前研究和临床试验费用的20%给予补助，单个项目省级最高补助500万元。将符合条件的中医药研究纳入省重大产业创新计划青年科学家项目支持范围，单个项目最高300万元。《行动计划》要求，各市、县至少举办1所独立的公立中医院，各社区卫生服务中心和乡镇卫生院均设置中医馆、配备中医医师。建设1~2个国家中医医学中心（分中心）和国家区域中医医疗中心、4个以上国家中医药传承创新中心和中医特色重点医院、1个国家中西医协同“旗舰”医院。《行动计划》要求，提高中医学类专业生均拨款水平，将中医药人才列入“江淮英才计划”等升级人才项目，鼓励长期柔性引进中医药领域高层次人才，抢救性保护民间老中医，将师承教育贯穿中医药人才培养全过程。落实基层中医药人员招募招聘、职称晋升等支持政策。设立基层特岗人才引进项目，鼓励退休中医师到基层医疗卫生机构执业。《行动计划》还要求，促进中医药国际合作，支持安徽中医药大学雅典中医药中心、省针灸医院国家中医药国际合作基地建设。高质量建设中医药服务出口基地和海外舱，鼓励有实力、信誉好的企业在“一带一路”共建国家构建中医药跨国营销网联。

《安徽省“十四五”中医药发展规划》印发。2022年5月27日，安徽省卫生健康委、省发展改革委、省中医药管理局联合印发《安徽省“十四五”中医药发展规划》（以下简称《规划》），明确打造中医药医疗、保健、科研、教育、产业、文化“六位一体”高质量发展的中医药强省。《规划》明确，实现全部市级中医医院达到三级中医医院标准，90%以上县级中医医院达到二级甲等中医医院标准。支持市级中医医院建设省级中医医疗中心，在亳州市和黄山市，省市共建“北华佗、南新安”中医药传承创新中心。《规划》提出，实施基层中医药服务能力提升工程“十四五”行动计划，大力发展中医非药物疗法，全面推广“银针行动”和“十病十方”。所有县级公立中医医院建成两个中医特色优势专科（专病）、1个中医药适宜技术推广中心。争创30个以上全国基层中医药工作示范市（县）。《规划》提出，推动“北华佗、南新安”传承创新。开展华佗医学、新安医学文献和名老中医学术经验、流派传承德挖掘整理与数字化、影像化记录以及活态传承。建设高水平中医药科技平台，新增10家左右省级创新平台，积极争创1~2家国家级创新平台。《规划》明确，提升中医药教育水平，建立早跟师、早临床学习制度。柔性引进沪苏浙等地名中医在安徽省建设“长三角名中医工作室”。建设层次清晰、结构合理、与中医药高质量发展相适应的中医药人才队伍。鼓励中医（专长）医师到基层医疗机构执业。《规划》提出，大力发展中医药产业，支持霍山石斛、凤丹、宣木瓜等道地皖药原种保护区、种质资源库建设。加强“十大皖药”产业示范基地建设。支持亳州“世界中医药之都”、大别山“西山药库”等产业集聚区建设，培育在全国有影响力的中药大品种、大品牌、大企业。《规划》还提出，重点推进“三医”联动改革促进中医药传承创新发展、中医药事业产业协同发展、新安医学医养文旅融合发展和中医治未病慢病健康管理等试点建设，打造中

医药综合改革省域示范。（祝劲松）

◆ 福建省

福建省人民政府办公厅印发《福建省“十四五”中医药健康发展规划》（以下简称《规划》），明确“十四五”时期福建省中医药发展的总体思路、发展目标和重大任务、重大项目、重大政策。

《规划》对“十三五”以来福建省中医药系统取得的成果进行了总结，中医药在常见病、多发病、慢性病及疑难病症、重大传染病防治中的作用得到进一步彰显，中医药对经济社会发展的作用和影响力明显提升，初步形成了医疗、保健、科研、教育、产业、文化整体发展新格局；指出中医药事业发展的机遇与挑战，福建省进入新发展阶段，中医药发展迎来了天时、地利、人和的大好时机同时，仍然一定程度存在高质量供给不够、发展不平衡不充分的矛盾还比较突出，人才总量不足、创新体系不完善、发展特色不突出等问题；明确了实现中医药成为全面推进健康福建建设的重要支撑、经济社会发展的重要内容的发展目标；确定了“以健康为中心，构建高质量中医药发展格局”“彰显优势特色，提供高品质中医药服务模式”“搭建支撑平台，推动新业态中医药创新发展”“完善管理制度，促进高水平中医药产业发展”“加强文化传播，推进多形式中医药文化发展”6个方面的建设任务，持续推进中医药事业高质量发展；为加快福建省推进中医药事业的高质量发展，指出各级政府要把中医药健康发展摆在更加重要的位置，从健全组织领导、强化依法管理、加大投入保障、加强指导评估4个章节为中医药建设提供实施保障。

（张锦丰）

◆ 江西省

为促进江西省中医药事业产业高质量跨越式发展，加快推进中医药强省建设，江西省根据《国务院办公厅关于印发“十四五”中医药发展规划的通知》和《江西省国民经济和社会发展第十四个五年规划和二〇三五年远景目标纲要》等相关文件精神，梳理规划思路，结合实际，于2022年7月制订出台《江西省“十四五”中医药发展规划》（赣府厅发〔2022〕25号）（以下简称《规划》）。

《规划》提出“十四五”时期江西中医药发展的17项发展指标，明确了9个方面重点任务和21项重点工程，对“十四五”期间强化公立中医医院建设、提升中医药健康服务能力、加快建设高素质中医药人才队伍、推进中医药科技创新实现突破、促进中药产业高质量发展、推动中医药健康服务业快速发展、推动中医药文化传承发展、加快中医药开放发展、深化中医药体制机制改革等方面提出具体要求。为切实抓好贯彻落实，江西省中医药管理局于2022年3月拟订《〈江西省“十四五”中医药发展规划〉重点任务分工方案》（以下简称《分工方案》）。《分工方案》立足各省直相关单位的职能，并先后3次征求35个相关单位的意见，对161项工作进行分工，确保各项工作落到实处并取得实效。（刘中惠）

◆ 山东省

山东省制定印发全省中医药工作要点及中医药重点任务台账，将“十四五”规划确定的重点任务量化为年度工作，明确责任主体、细化工作举措、层层抓好落实，定期调度各市工作完成情况。“十四五”规划确定的4类23项指标中，有9项提前或超额完成（其中4项指标同时为国家中医药发展“十四五”规划确定的发展指标）。2022年10月12日，山东省卫生健康委党组书记、主任，山东省中医药管理局局长马立新在《中国中医药报》刊发署名文章，强调要把握体制机制创新，加快推进山东中医药综合改革。10月11日，山东省卫生健康委副主任张立祥参加“山东这十年”系列主题新闻发布会，全面介绍党的十八大以来全省中医药传承创新发展取得的突出成就。（马 涛）

◆ 河南省

2022年9月2日，河南省人民政府办公厅印发《河南省“十四五”中医药发展规划》（以下简称《规划》），明确“十四五”时期河南省中医药发展的重点任务。《规划》坚持以习近平新时代中国特色社会主义思想为指导，深入贯彻习近平总书记关于中医药工作的重要论述，认真落实党的十九大和十九届历次全会精神，以高质量发展为主题，强基固本、守正创新，统筹推进中医药医疗、保健、科研、教育、产业、文化等全面协调发展，提速提质推进中医药强省建设，更好发挥中医药在健康中原建设和保障人民健康中的作用，对全省“十四五”中医药工作进行全面部署，统筹谋划发展思路和方向，明确目标任务和重点措施。《规划》提出“十四五”时期河南省中医药7项重点任务：建设高质量中医药服务体系、提供全生命周期中医药服务、打造高素质中医药人才队伍、发展高效能中医药健康产业、建设高水平科技创新体系、推进中医药文化繁荣发展、提升中医药治理管理水平。

（姜方方）

◆ 广西壮族自治区

广西壮族自治区党委、政府高度重视中医药壮瑶医药发展工作，把中医药壮瑶医药工作摆在更加突出的位置，纳入产业振兴重要领域和新兴产业重点发展方向，全面加强自治区中医药壮瑶医药特色发展的顶层设计，编制出台《支持广西中医药壮瑶医药发展的若干政策措施》（以下简称《若干措施》），与原出台的实施意见、“十四五”规划、三年实施方案一起构成四位一体、相对完整的中医药壮瑶医药发展政策体系。

《若干措施》共计25条，主要内容有：夯实中医药壮瑶医药人才基础，包括提升教育水平等3条措施；提升中药壮瑶药产业发展活力，包括优化医疗机构中药壮瑶药制剂审评审批管理等3条措施；凝聚中医药壮瑶医药发展动能，包括保障落实政府投入等3条措施；强化中西医协同发展，包括创新中西医结合医疗模式等4条措施；实施中医药壮瑶医药传承创新重大工程，包括实施中医药壮瑶医药特色人才培养工程等6条措施；提升中医药壮瑶医药服务经济效益，包括完善医疗服务价格政策等3条措施；优化中医药壮瑶医药发展环境，包括加强知识产权保护等3条措施。主要特点有：突出中医药壮瑶医药特色优势发展，突出中医药壮瑶医药产业链式发展保障，突出中药壮瑶药资源保护，突出中医壮瑶医医疗服务特色发展。（刘丽娟）

◆ 重庆市

2022年8月，重庆市卫生健康委、重庆市中医管理局联合发布《重庆市中医药发展"十四五"规划》（以下简称《规划》）。《规划》提出到2025年，基本建立与重庆城市定位、经济社会发展水平相匹配的中医药服务体系，中医药事业总体发展水平处于全国中上水平，中医药服务水平达到全国先进水平。《规划》聚焦高质量发展，明确7个方面的重点任务，包括高质量建设中医药服务体系、高水平提升中医药服务能力、高站位推动中医药传承保护与科技创新、高标准打造中医药人才队伍、高视野推动中医药文化繁荣和开放发展、高品质发展中医药产业、高效能深化中医药行业领域改革。《规划》由重庆市人民政府办公厅转发至各区县（自治县）人民政府、市人民政府各部门和各有关单位。（赵学良）

◆ 贵州省

贵州省坚持企业带动、文旅带动、市场带动，推进贵州中医药全产业链发展，强化全要素保障，推动政策措施全方位落实，实现中医药产业高质量发展；出台《贵州省中医药条例》《关于促进中医药传承创新发展的实施意见》《贵州省"十四五"中医药发展规划》《贵州省推动中医药产业高质量发展攻坚行动计划（2023—2030年）》等系列政策文件。提出到2025年，全省中药材产业实现效益倍增，形成3～5个具有全国影响力的中药材产业集群，中医药民族医药工业产值年均增长10%以上，中医药康养产业取得新突破；到2030年，中药材产业基础进一步夯实，中药制造产业规模进一步壮大，"黔地灵药"品牌效应进一步凸显，3～5个中药材重点单品全产业链产值达到百亿级。

（张青锋）

◆ 青海省

以青海省人民政府办公厅名义印发实施《青海省"十四五"中藏医药发展规划》（以下简称《规划》），对"十四五"时期全省中藏医药工作进行全面部署，提出坚持中藏西医并重，以"传承精华、守正创新"为主线，以保障人民群众健康为出发点和落脚点，全力推进青海省中藏医药事业在传承创新中高质量发展。《规划》从完善中藏医药健康服务体系、提升中藏医药服务能力、推进中藏医药科技振兴、培养中藏医药骨干人才、弘扬中藏医药优秀文化、推动中藏医药产业高质量发展、加快中藏医药对外交流7个方面明确重点工作任务。青海省卫生健康委、省发展改革委等八部门联合印发《青海省基层中藏医药服务能力提升工程"十四五"行动计划实施方案》，全力推进基层中藏医药服务能力提升工程，将在未来3年内，建成布局合理、分工明确、功能互补，融预防保健、疾病治疗和康复于一体的基层中藏医药服务体系，为全省各族群众提供覆盖全生命周期的中藏医药服务。（余　静）

◆ 宁夏回族自治区

聚焦中医药顶层规划。2022年1月20日，宁夏回族自治区卫生健康委印发《宁夏回族自治区"十四五"中医药发展规划》，明确"十四五"时期宁夏中医药发展总体思路、发展目标和重点任务，进一步完善中医药高质量发展政策和体系，增强中医药健康服务能力，在健康宁夏建设中充分发挥中医药独特优势。宁夏回族自治区卫生健康委联合自治区发展改革委、自治区财政厅等八部门印发《宁夏基层中医药服务能力提升工程"十四五"行动计划实施方案》，提出到2025年，实现县办中医类医院、社区卫生服务中心和乡镇卫生院中医馆、基层中医药服务提供、基层中医药人才配备、基层中医药健康宣教5个"全覆盖"，全面提升基层中医药在治未病、医疗、预防、康复、公共卫生、健康教育等领域的服务能力，满足城乡居民对中医药服务的需求。

落实中医药重大项目。宁夏中医医院暨中医研究院被纳入国家中医疫病防治基地项目储备库、国家中医药传承创新中心项目培育单位，项目建设进入争取土地划拨、拟订建设方案阶段。组织完成中西医协同"旗舰"医院建设项目申报遴选和上报工作，宁夏中西医结合医院与上海中医药大学附属岳阳中西医结合医院合作共建国家区域中医医疗中心建设进入国家评审论证环节。推进中医药传承创新工程，宁夏中医医院暨中医研究院门急诊综合楼主体完工，制剂中心楼开工建设；银川市中医医院投入使用。实施中医特色重点医院项目，银川市中医医院完成设备招标采购；宁夏医科大学附属中医医院进行可行性研究报批。落实"两覆盖"，红寺堡区中医医院挂牌成立，泾源县人民医院挂牌县级中西医结合医院。

（张　涛）

◆ 新疆维吾尔自治区

为认真贯彻落实《国务院办公厅关于印发"十四五"中医药发展规划的通知》和新疆维吾尔自治区委、自治区人民政府《关于促进中医药传承创新发展的实施意见》，结合自治区实际，在深入调研、广泛征求意见、反复修改的基础上，自治区卫生健康委牵头编制印发《新疆维吾尔自治区"十四五"中医药发展规划》（以下简称《规划》）。《规划》明确了自治区"十四五"时期中医药发展的总体思路，提出"到2025年，自治区中医药高质量发展的政策体制机制进一步完善，中医药服务体系进一步加强，中医药健康服务能力进一步提升，中医药人才队伍不断壮大，中医药科技创新取得新进展，中医药产业发展取得新进展，中医药文化建设进一步加强，中医药开放发展积极推进，在健康新疆建设中的独特优势得到充分发挥”的发展目标，列出11项主要任务和重点举措，并通过4项措施保障《规划》的落地实施，推动健康新疆建设。

为进一步提升新疆维吾尔自治区基层中医药服务能力，根据国家中医药管理局等十部门《关于印发基层中医药服务能力提升工程“十四五”行动计划的通知》精神，持续提升自治区基层中医药服务能力，在总结基层中医药服务能力提升工程“十三五”行动计划实施情况基础上，新疆维吾尔自治区卫生健康委、自治区发展改革委、自治区教育厅、自治区财政厅、自治区人力资源社会保障厅、自治区文化和旅游厅、自治区医保局、自治区药品监督管理局、新疆军区保障部卫生处联合制订《新疆维吾尔自治区基层中医药服务能力提升工程“十四五”行动计划实施方案》（以下简称《实施方案》）。《实施方案》明确，到2025年，融预防保健、疾病治疗和康复于一体的基层中医药服务网络更加健全，服务设施设备更加完善，人员配备更加合理，管理更加规范，提供覆盖全民和全生命周期的中医药服务，中医药服务能力有较大提升，较好地满足城乡居民对中医药服务的需求，为实现“一般病在市县解决，日常疾病在基层解决”提供中医药保障。（纪　蓓）

◆ 武汉市

“十四五”时期是武汉市全面建设社会主义现代化强市新征程的开局起步期，为贯彻落实好《中共武汉市委　武汉市人民政府关于促进中医药传承创新发展的实施意见》，开好头、起好步，建立健全覆盖全民和全生命周期的中医药服务体系，显著增强中医药传承创新能力，打造中医药服务高地、中医药成果转化高地、中医药健康产业高地，对标国家《“十四五”中医药发展规划》科学编制《武汉市“十四五”中医药发展规划》（以下简称《规划》），实现中医药事业高质量发展，全面推进中医药强市建设迈上新台阶。

《规划》明确了以人民健康为中心，以“传承精华、守正创新”为主线，以高质量发展为主题，以深化改革、完善制度为动力的发展模式，提出坚持党的全面领导、坚持以人民为中心、坚持传承创新发展、坚持统筹协调发展的“四坚持”原则，既遵循国家、湖北省规定动作，又借鉴吸收中医药先进省市指标设置特点，遵循武汉市中医药发展规律和特色，着力补短板、强弱项、扬优势，推进中医药医疗、保健、科研、教育、产业、文化全面协调发展，为中医药强市、健康武汉建设和经济社会发展提供保障。

结合武汉市中医药发展需求，《规划》围绕完善中医药服务体系、提高中医药人才队伍质量、强化中医药传承创新能力、促进中医药产业多元化发展、推动中医药文化繁荣发展对34项重点任务进行部署。提出到2025年，达到中医药健康服务质量与效能全面提升，中西医协同的疫病防治体系更加健全，中医药传承创新能力显著增强，中医药人才队伍不断壮大，中医药治理体系日益完善，中医药产业发展稳步推进，对外交流合作迈上新台阶的显著成效。（刘小敏）

◆ 青岛市

2022年12月8日，青岛市卫生健康委、中共青岛市委组织部、青岛市发展改革委等20个部门联合编制出台《青岛市中医药产业发展规划（2022—2025年）》（以下简称《产业规划》）。《产业规划》是青岛市首次推出的中医药全产业链发展规划，围绕打造中医药名品，突出发展海洋中药等青岛地域特色，在中药材种植养殖、中药生产加工、中医药跨界融合、中医药文创产业发展、中医药科技创新、中医药产业人才队伍建设6个方面逐一破局，明确提出22项具体发展任务，为青岛市中医药产业发展搭建起四梁八柱的发展体系。《产业规划》提出到2025年，建设中药材规范化种植养殖基地20家以上，争取培育10亿元级龙头企业3家，培育3～5个享誉省内外的海洋中药品牌，所有县级以上中医医疗机构营养餐厅全部提供药膳服务，所有医养结合机构能够提供中医药特色服务，打造3～5个中医药健康旅游线路、10个中医药特色街区。

2022年12月21日，青岛市卫生健康委、中共青岛市委机构编制委员会办公室、青岛市教育局等16个部门联合编制出台《青岛市中医药发展“十四五”规划》（以下简称《“十四五”规划》），聚焦中医药高地打造、中医药服务体系完善、中医药人才队伍强化、中医药产业提质升级、中医药文化传承推广、中医药治理能力提升6个方面提出20项重点任务，统筹推进中医药事业、产业、文化全面协调发展。《“十四五”规划》提出“十四五”期间，建成省级中医专科（专病）诊疗中心和省级区域中医医疗中心，打造6～8个市级中医综合诊疗中心；全市三级中医医院达到6所、二级中医医院达到20所，推广15～20个中医治未病干预方案，建立100个中医专病（专技）特色门诊，组建3～5个重大疑难疾病中西医临床协作组；培育至少100名市级及以上中医药领军人才、中医药名家和基层名中医，推动社区卫生服务中心和镇（街）卫生院中医类别医师占同类机构医师总数比例超过25%；建立15个省级、20个市级中医药文化宣传教育基地（示范单位），打造1个中医药文化主题公园，建立3～5个国际中医门诊，建设国家中医药国际合作基地和国际学生中医药文化体验基地。（孙　宇）

◆ 深圳市

《深圳市中医药发展“十四五”规划》（以下简称《规划》）分规划

背景、总体要求、主要任务、保障措施4部分。《规划》总结了深圳市“十三五”中医药工作，分析存在问题和发展机遇，明确了“十四五”中医药发展的基本原则、指导思想和总体目标；以问题为导向，针对深圳市中医药服务能力与城市发展不匹配、中医药资源不平衡、中医药特色作用发挥不充分、中医内涵和优质资源不足、学科带头人断层、促进中医药发展政策欠完善等问题，提出深圳市“十四五”期间中医药发展的八大主要目标任务及29项措施。

八大目标任务29项措施包括：①构建优质高效中医药服务体系，提出打造高质量中医院集群、夯实基层中医药服务能力、推进中西医协同发展、拓展社会办中医药服务4项措施；②加强全生命周期中医药健康服务，提出强化中医药在健康服务中的特色优势、提升中医药参与突发事件应急处置、发展中医药健康养老能力3项措施；③加强中医药人才队伍和学科建设，提出强化中医药特色人才培养、打造高水平中医重点专科集群2项措施；④促进中医药传承保护与科技创新，提出加强中医药传承保护、建设中医药科技创新平台、提升中医药科技创新能力、促进中医药科技成果转化4项措施；⑤深化中医药领域医改，提出完善中医药价格和医保政策、构建中医药评价体系和激励机制、促进中医药服务模式创新、建设国家中医药传承创新发展试验区4项措施；⑥促进中医药健康产业发展，提出推动中药产业高质量发展、发展中医药养生保健服务、开发中医药健康产品和旅游服务3项措施；⑦促进中医药文化弘扬和对外交流，提出挖掘传承中医药文化精髓、推动中医药文化弘扬传播、推进中医药宣教基地建设、深化中医药对外交流合作、发展中医药服务贸易、打造粤港澳大湾区中医药高地6项措施；⑧强化中医药发展的支撑保障，提出加强中医药信息数据统计利用、推进中医医院智慧化建设、健全中医药法规体系3条措施。

（刘冬云）

五、《中医药法》实施五周年

【概况】 2022年是《中医药法》实施五周年。国家中医药管理局开展《中医药法》实施五周年系列宣传贯彻活动，突出宣传《中医药法》在保障和推动中医药传承创新发展中取得的成效、在维护人民健康中发挥的作用，有效提升了《中医药法》的社会知晓度和影响力，在全社会营造了珍视、热爱、发展中医药的良好氛围。河北省、山东省、上海市专门组织主题征文、《中医药法》典型案例征集等活动；天津市各区卫生健康委成立《中医药法》和《天津市中医药条例》宣传贯彻小组；黑龙江省对组织参加全国《中医药法》知识竞赛表现突出的单位予以专门表彰；陕西省中医药管理局联合渭南市人民政府举办陕西省中医药文化传播暨庆祝《中医药法》施行五周年主题活动；湖南省发放各类宣传手册、折页50余万份，制作微视频开展普法宣传。各地通过形式多样的宣传方式引导广大人民群众了解《中医药法》、学习《中医药法》、善用《中医药法》。

（黄 莹）

【《中医药法》实施五周年座谈会】 2022年6月27日，由国家中医药管理局主办的《中医药法》实施五周年座谈会在北京人民大会堂召开。会议全面总结《中医药法》实施取得的显著成效，推动积极运用法治力量引领、规范、保障中医药事业高质量发展。中共中央政治局委员、全国人大常委会副委员长王晨出席并讲话。王晨指出，《中医药法》是一部具有鲜明中国特色、体现深厚历史底蕴和文化自信的重要法律。法律实施5年来，我国中医药事业发展取得显著成效，管理体系建设得到加强，中医药产业快速发展，服务能力稳步提升。特别是在新冠肺炎疫情防控中，中医药发挥了重要作用，有效维护和促进了人民群众健康福祉。王晨强调，要学习贯彻习近平总书记关于中医药工作的重要论述和党中央决策部署，深入实施《中医药法》，为促进中医药传承创新发展、弘扬中华优秀传统文化、推进健康中国建设贡献力量；要以《中医药法》实施五周年为契机，坚持党的领导，坚持以人民为中心，积极运用法治力量促进和保障中医药事业高质量发展，不断增强人民群众获得感、幸福感、安全感。要坚持中西医并重，推动中医药和西医药相互补充、协调发展；要坚持继承和创新相结合，保持和发挥中医药的特色和优势，切实解决法律实施中存在的问题和短板，进一步提高医疗卫生服务的公平可及，扩大优质健康服务供给，不断推进中医药现代化。

中央宣传部、国家发展改革委、科技部、医保局、国家药品监督管理局等15个部委领导出席会议，部分省份以视频形式参加会议。新华社、中央广播电视总台、《人民日报》等各大媒体第一时间对会议情况进行报道。 （黄 莹）

【《中医药法》实施五周年系列公益宣传片在各平台展播】 国家中医药管理局策划拍摄《中医药法》实施五周年公益宣传片，在中央广播电视总台社会与法等频道进行播放，新华社、《人民日报》以《〈中医药法〉实施五周年！以法为盾，中医药振兴发展成效卓著》为题予以报道并在官方平台展播，央视网、环球网、经济参考、《解放日报》，以及网易、新浪、搜狐、腾讯等商业门户网站和各省级媒体纷纷进行转载，引发社会高度关注。（黄 莹）

【《中医药法》实施五周年宣传活动】 《中国中医药报》社开展征集《中医药法》实施五周年宣传标语、海报活动，共收到投稿作品包括宣传标语1015条，宣传海报268张（套），《中国中医药报》头版开设公益普法作品展专栏，中国中医药网开设“《中医药法》实施五周年”专题页面，连续刊登和长期展示优秀作品。

《中国中医药报》社联合中华中医药学会、中国中医药出版社有限公司共同举办《中医药法》实施五周年知识竞赛活动，掀起全民互动学习《中医药法》的热潮。　（黄　莹）

【各地《中医药法》实施情况】

◆　**北京市**

加大中医诊所备案制的实施。全面推进中医诊所备案工作在全市实施，除北京市东城区、西城区外（东城区、西城区仅允许国医大师含全国名中医、首都国医名师申请中医诊所备案），其他各区均无限制性要求。自2017年12月起至2022年底，全市中医诊所共备案310所。

落实中医医术确有专长人员医师资格考核工作。自2018年12月颁布实施《北京市中医医术确有专长人员医师资格考核注册管理实施细则（试行）》（京卫发字〔2018〕6号）以来，北京市中医管理局组织开展两次中医医术确有专长人员医师资格考核工作。两次考核共有800余名考生报名，经资格初审和终审共有280名考生参加考核（首次145人，第二次135人），最终112人通过考核（首次58人，第二次54人）。2022年组织开展第三次考核，完成报名、区级初审和市级终审。因疫情原因，延迟至2023年组织考核工作，确定通过人员86人。

贯彻《中医药法》，制定实施《北京市中医药条例》的配套规范性文件《北京市中医诊所不良执业行为记录暂行管理规定》《北京市西医师学习中医管理办法》《北京市以师承方式学习中医人员跟师学习管理办法》，填补管理空白，在全国起到示范作用。　（诸远征）

◆　**天津市**

天津市抓住《中医药法》施行的重大契机，出台《天津市中医药条例》（以下简称《条例》），系统实施《条例》宣传贯彻“一十百千万”工程。一是夯实宣传基础，编写释义1本。《天津市中医药条例释义》正式出版发行，累计设计印刷宣传海报5000张，宣传折页20万份，为普法宣传提供基础保障。二是开展宣传培训，培养10名专家。遴选一支《条例》普法宣传队伍，推动《条例》在全市开展普法宣传。三是丰富工作内涵，举办百场活动。组织专家深入解读《条例》内容，开展《条例》学习宣传活动，充分发挥媒体平台作用，利用知识竞赛、义诊咨询、系列报道等形式，向社会广泛宣传，提高市民法治意识。四是着眼重点目标，覆盖千家机构。组织普法宣传团队深入政府部门、医疗机构、医学院校、科研院所、街道社区，通过举办培训班、专题讲座和科普义诊等活动，构建全方位多层次学习宣传格局，提高卫生和中医药管理、从业人员和市民学法、懂法、守法、用法的意识。五是贯彻法规要求，惠及万名医患。按照《条例》要求，对照工作实际，找出问题和差距，积极研究对策，提出新举措、新方法。

2022年天津市卫生健康委协助市人大常委会开展全市中医药条例执法检查工作，代市人民政府起草《天津市人民政府关于研究处理〈天津市中医药条例〉执法检查报告及市人大常委会审议意见情况的报告》。天津市十七届人大常委会第三十八次会议审议了市人民政府关于研究处理《天津市中医药条例》执法检查报告及审议意见的报告，执法检查工作圆满完成。　（王　莉）

◆　**河北省**

河北省以开展《中医药法》实施五周年活动为契机，在全省范围内开展以“法治护航中医药　砥砺奋进新时代”为主题的《中医药法》实施五周年知识竞赛活动，线上答题人数5000余人次；利用网络等多种形式宣传解读中医药政策和相关法律法规，推出系列普法微视频、微纪录片，营造社会良好法治氛围。在局领导和各级行政管理人员层面，组织全省中医药系统普法能力提升专题培训，对习近平法治思想、法律法规、国家规划、重大政策进行重点培训，在线学习人员1.08万人次，进一步提升河北省中医药系统人员的知法、学法、用法能力；在中医医疗机构专业技术人员层面，利用“好医生继续教育平台”进行《中医药法》《中华人民共和国医师法》《医疗纠纷预防和处理条例》等相关法律法规线上培训，共计49369人完成学习且考试通过。　（吴寅莹）

◆　**山西省**

《山西省中医药条例》颁布实施。在国家中医药管理局的大力支持和山西省委省政府、省人大常委会的大力推动下，2022年5月27日，《山西省中医药条例》（以下简称《条例》）经山西省十三届人大常委会第三十五次会议审议通过，于8月1日正式实施。《条例》共6章49条，规定了中医药服务、中药保护和产业发展、中医药传承与创新、保障与监督等内容。《条例》明确发展中医药事业应当遵循中医药发展规律，传承精华，守正创新，坚持中西医并重和优势互补；县级以上人民政府应当将中医药事业纳入国民经济和社会发展规划，建立和完善符合中医药特点的管理体系、服务体系和保障体系，解决中医药发展中的重大问题，统筹推进中医药事业发展。印发《山西省建设中医药强省领导小组办公室关于学习宣传贯彻〈山西省中医药条例〉的通知》，强化《条例》学习宣传和贯彻落实。

宣传贯彻《中医药法》。根据要求，认真落实中医药普法责任。全省各地相关单位、医疗机构通过宣传栏张贴海报、LED屏幕滚动显示电子海报、公众号平台宣传、发放宣传折页等多种方式面向广大群众积极宣传《中医药法》。印发《山西省中医药管理局关于组织参与〈中医药法〉实施五周年知识竞赛活动的通知》，要求专人负责《中医药法》知识竞赛活动的组织动员，把参与率作为学习宣传贯彻《中医药法》的一项重要内容，纳入工作调研、绩效考核、评先评优之中。通过举办主题宣传活动、大型义诊等活动进一步宣讲《中医药法》，普及中医药文化和知识，让群众进一步了解中医药，认识中医药，切实感受到中医药“简、便、验、廉”的特色优势及在预防、保健、养生、康复等方面的独特魅力。（田 敏）

◆ 辽宁省

宣传活动主题丰富。沈阳市在全市范围内开展以“中医振兴法治先行 健康沈阳中医先行”为主题的中医药文化宣传周活动，对群众进行《中医药法》、中医药文化科普和抗疫防护知识宣传。鞍山市利用互联网，与传媒集团携手打造传播矩阵，录制30余期中医专家健康谈节目，让群众更好地领略传统文化的魅力，让中医药健康服务惠及更多百姓。抚顺市中医院组建由28个科系共62名专家组成的中医药文化宣讲团，普及中医药养生知识、方法，传播中医药文化理念，提升中医药文化影响力。铁岭市卫生健康委联合铁岭市中医医院在铁岭市驻跸园文化广场通过以宣传片、文艺汇演、中医药展示、健康义诊、现场体验为主的形式庆祝《中医药法》实施五周年暨铁岭市第二届中医药文化节，普及国家中医药法规政策，宣传中医药健康文化。

持续推进“普法”“执法”有机结合的宣传模式。辽宁省持续开展“中医诊疗 蓝盾护航”中医诊疗机构依法执业专项整治行动。在普法的同时针对中医医疗机构执业资格、执业行为，以及相关执业人员资质进行全方位监督检查；进一步规范中医医疗机构秩序，打击无证开展中医诊疗行为，促进中医诊疗机构健康有序发展，建立健全中医药服务长效监管机制，提升医疗机构从业人员依法执业意识，维护人民群众健康权益。

深入基层社区，扩展宣传范围。各地中医药主管部门和省属中医医疗机构分别结合本地实际，深入乡村、社区和家庭，围绕中医药饮食、起居、情志调摄、食疗药膳、运动锻炼等养生保健知识，积极组织开展义诊咨询、健康讲座、文化表演、知识竞赛、走访贫困户、展览展示、发放科普资料等多种形式的中医药文化知识普及活动。截至活动结束，辽宁省各地累计派发三折页、海报、书籍等宣传品8万余份，组织讲座、义诊等活动250余场，受众人群达到10万余人。（徐振东）

◆ 吉林省

《吉林省中医药发展条例》于2020年11月27日由吉林省第十三届人民代表大会常务委员会第二十五次会议通过，自2021年1月1日起施行，中医药事业发展取得良好成效。

保障促进中医药发展的制度体系不断完善。强化组织领导。建立吉林省中医药工作联席会议制度，成立吉林省中医药工作领导小组，召开全省中医药大会，形成各部门共同推进中医药事业发展的局面。完善中医药行政管理体系。按照“一法一例”要求，全省9个市州、60个县市区卫生健康部门全部加挂中医药管理局牌子，有专人负责中医药工作，在全国首个实现省市县中医药行政管理机构全覆盖。制定实施相关政策。落实国家战略部署，结合吉林省实际，先后出台实施有关医药强省、中药材高质量发展实施方案、中医药发展等规划及意见，加强人参等重点产业建设的政策文件，抓好产业规划布局，加强政策扶持。加强中医药发展保障。加大资金投入，“十三五”期间全省各级财政累计投入中医药发展资金47.80亿元，比“十二五”时期增加13.90亿元。在全国率先规范统一基本医保院内制剂药品目录，完善院内制剂价格形成机制。（寇晓伟）

◆ 黑龙江省

为认真学习贯彻习近平法治思想，深入推进《中医药法》贯彻落实，根据国家中医药管理局办公室《关于开展〈中华人民共和国中医药法〉实施五周年宣传活动的通知》，黑龙江省开展了系列宣传活动。一是印发活动通知，全面动员宣传。要求全省各级承担中医管理工作的机关、各级各类中医医疗机构、中医类院校、中医药行业协会等面向社会公众开展形式多样的宣传活动。二是紧紧围绕宣传主题，开展宣传活动。全省《中医药法》实施五周年宣传活动印制宣传海报4万份，礼品70份。开展全省中医药行政工作人员普法宣传教育工作，发放宣传资料，讲解《中医药法》《黑龙江省中医药条例》等法律法规，共计300余人参与培训。四是组织普法知识竞赛活动。在统计范围内全省超5000人参加竞赛活动，3个单位获得“省级《中医药法》普法宣传优秀组织单位”称号。总积分排名在前60名的人员可获得奖励活动礼包。

各市（地）开展了形式多样的宣传活动。一是组织义诊和体检活动，面向群众进行中医药基础知识宣传，为群众免费进行健康检测和指导等，受益群众1万余人，发放宣传材料3万余份。二是开展中医药普法专题学习活动。黑龙江省中医药科学院专家登录“名医在线·龙江国医大讲堂”，通过网络直播的形式宣传《中医药法》颁布实施的重要意义。牡丹江、大庆等地开展专题培训共计35次。三是充分利用各类平台提升宣传效果。鸡西市利用官方微信公众号，发布“《中医药法》实施五周年！以法为盾，中医药振兴发展成效卓著”“《中医药法》知识宣传”等相关推文。伊春市利用公众号、微信朋友圈、室内电视、室外电子屏向群众宣传《中医药法》。（李辉杰）

◆ 上海市

集中宣传、扩大影响。2022年6—7月，上海市23家二三级中医医疗机构、240余家社区卫生服务中心及社会办医机构通过开展自制宣传微视频等方式参与宣传活动；同时在健康上海12320、区卫生健康委等官方微信公众号进行宣传海报推送，面向全社会积极开展《中医药法》重点内容宣传，阅读量近5000次。组织开展上海市《中医药法》宣传贯彻典型案例和征文活动。收集整理5年来本地区、本单位贯彻落实《中医药法》的典型经验和做法，中医药管理者、行业代表、一线医务工作者的体会与感悟。共收到来自44家单位共计52篇投稿，经专家评审，遴选出11个优秀工作案例及15篇优秀征文。整理印发《宣传贯彻〈中华人民共和国中医药法〉典型案例和优秀征文汇编》，供各区卫生健康委、有关大学、中医药机构、相关行业学（协）会参考学习。营造全社会重视、关心支持中医药传承创新发展的良好氛围，不断提高各部门依法履行促进和规范中医药事业发展的自觉性和主动性。

培训宣讲、深化认识。各区、各企事业单位因地制宜开展各类《中医药法》的培训，形式包括业务学习、线上讲座、院务会、科务会、社区讲座、主题党日等。市级层面举办中医医术确有专长考核注册工作管理培训等《中医药法》相关配套政策的说明会，明确并细化了政策落实落地的具体路径。利用中医药文化传播平台建设，组织各单位及个人参加《中医药法》实施五周年知识竞赛，以赛促学，熟悉各项条款。全市近4000人次参与答题，提升了《中医药法》的社会知晓度。

完善法规、配套制度。除2021年正式施行的《上海市中医药条例》外，2022年制修订了中医类别执业医师开展康复执业、非中医类别执业医师开展中医诊疗活动、医术确有专长人员医师资格考核注册管理3个本地规范性文件。进一步加强社会办中医医疗机构事中事后监管，持续推进中医诊所备案。启动以师承方式学习中医的人员年度考核，并对各区相关工作进岗备案流程、日常管理等方面进行专项督导。通过系统化的各项举措，有效保障了《中医药法》各项制度落实，不断完善现代化中医药治理体系制度建设。

（周　瑶）

◆安徽省

2022年7月1日，《中华人民共和国中医药法》正式施行五周年，安徽省卫生健康委、省中医药管理局印发《关于印发〈中华人民共和国中医药法〉实施五周年宣传贯彻活动方案的通知》，全省以各种形式积极开展宣传贯彻活动，强化法治宣传教育工作。一是召开中医药座谈会。组织中医药学会协会、中医药高校、各级中医医院有关负责人、专家、学者召开中医药座谈会，就中医师承教育、西学中、中医治未病健康管理、中医药特色发挥、中医药适宜技术推广等深入开展研讨。二是广泛宣传中医药文化。积极组织全省各级各类医疗机构和中医药高等院校，通过LED电子屏播放宣传标语、海报、视频，设立宣传展板，发放宣传资料，组织健康讲座等方式，多角度地向广大群众宣传中医药法和中医药健康知识。三是举行中医专家义诊活动。组织中医药专家进乡村、进家庭、进社区，先后举办义诊活动、中医药健康讲座等，为人民群众提供中医辨证、中医特色疗法等特色明显的优质中医药诊疗服务。四是举办中医药法知识讲座。组织开展《中华人民共和国中医药法》《安徽省中医药条例》系列知识培训，及时准确帮助广大医务人员了解法律具体内容，提升卫生技术人员学法懂法用法。五是鼓励参加中医药法知识竞赛。利用《中国中医药报》中医药法知识竞赛活动，组织全省中医药系统广大工作者积极参与。六是开展中医药文化进校园活动。组织中小学生进校园活动，采用互动体验、健康讲座等形式，向中小学生普及中医药文化和法律法规，帮助中小学生认识和了解中医药基础知识、感受中医药的智慧和文化，养成良好的健康意识和生活习惯。全省共发放中医药法规、政策、健康知识等宣传资料近3万份，接受群众咨询、义诊约1.5万人次，赠送香囊1.2万个，开展健康讲座146余场次，基层卫生专业人员参加线上培训300人次。

（祝劲松）

◆　福建省

扎实抓好《中医药法》贯彻落实。2020年起，福建省为贯彻落实《中医药法》，先后出台《福建省促进中医药传承创新发展若干措施》《福建省加快中医药特色发展若干措施》《福建省“十四五”中医药健康发展规划》等文件。国家中医药管理局、福建省人民政府签署《共同推动福建省中医药事业高质量发展超越的合作协议（2022—2025年）》，全面推进福建省中医药传承创新发展。2022年5月27日，福建省人大颁布《福建省中医药条例》，于10月22日正式实施。2022年由中央机构编制委员会办公室批复：同意福建省卫生健康委加挂福建省中医药管理局的牌子。福建省卫生健康委与其他部门联合发布推进中医药发展的措施，落实好《中医药法》配套政策，发挥部门合力作用。

开展集中宣传活动。由福建省中医药管理局主办，福建省人民医院承办，组织开展《中医药法》实施五周年宣传义诊活动，发放《中医药法》《福建省中医药条例》白皮书、宣传折页，让市民通过活动及切身体验，了解中医药、相信中医药、使用中医药。福建省中医药管理局委托《福建卫生报》《福建日报》新福建客户端报道相关活动。各地卫生健康委、中医医疗机构转发《中医药法》实施五周年公益宣传视频及系列海报，印发宣传资料发放至县区卫生健康局，并要求相关部门开展学习。福建省中医药管理局委托省宣传教育中心制作《福建省中医药条例》宣传电子海报，广泛转发推送，取得良好效果。厦门市、莆田市、漳州市、福州市等部门医疗机构相应开展义诊、研讨会等活动，宣传《中医药法》，普及《中医药法》相关法律知识。

将《中医药法》内容纳入各种业务技能竞赛活动。在福建省中医药管理局举办的全省中医师传统中药技能竞赛（泉州市正骨医院承办）、全省普及中医经典知识活动中，《中医药法》都是笔试初赛的重要内容。在龙岩市举办的全市药膳技能制作大赛、三明市举办的全市中医药技能大赛中，《中医药法》也是选拔赛的主要内容。福建省中医药管理局转发上级部门通知，组织全省中医药系统参加《中国中医药报》社联合中华中医药学会、中国中医药出版社有限公司共同举办的《中医药法》实施五周年知识竞赛。

开展系列宣传活动。福建省中医药管理局组织各地卫生健康部门、各中医医疗机构开展《中医药法》宣传活动，将有关《中医药法》的宣传标语、宣传片等在公共场所持续滚动播放；制作《中医药法》宣传海报、宣传展架等，在医院各区域张贴、向群众发放与中医药相关宣传材料；通过微信公众号、微信群、QQ群等多种方式积极推送相关报道、释义，开展《中医药法》的宣传；要求各基层医疗机构结合当前新型冠状病毒流行特点及防控措施，深入街道社区及学校，举办讲座，宣传讲解利用中医药预防传染病的相关知识。（张锦丰）

◆ 河南省

《中医药法》颁布以来，河南省一直把学习宣传贯彻《中医药法》作为卫生健康和中医药工作的重要任务。一是《河南省中医药条例》于2022年10月1日正式施行。《河南省中医药条例》坚持贯彻落实《中医药法》与突出地方特色相结合，为河南中医药传承创新发展提供了法规保障。二是开展《中医药法》实施五周年宣传月活动和《河南省中医药条例》系列宣传活动。在河南省中医管理局官方微信开设“《中医药法》实施五周年”专栏，每日发布一篇《中医药法》学习宣传内容，提升了《中医药法》的群众认知度；组织各地中医药主管部门、中医医疗机构集中开展宣传活动，共同营造普法守法、支持推动中医药事业健康发展的良好社会氛围。三是重要制度执行方面。稳妥做好2022年河南省中医医术确有专长人员医师资格考核工作，启动考核网上报名，组织完成省、市、县三级卫生健康行政部门报名资格审核，2022年共报名3628人，审核通过2593人；落实《中医诊所备案管理暂行办法》，规范中医诊所备案管理，确保中医诊所备案工作平稳推进，截至2022年12月31日，河南省已备案1384家中医诊所；落实医疗机构中药制剂的使用管理要求，对国家级重点专科技术协作、国家级科研课题协作、国家批准的对口支援等可以调剂使用医疗机构中药制剂的情形进行审核，支持鼓励各医疗机构按照规定调剂使用医疗机构中药制剂。截至2022年12月31日，河南省医疗机构应用传统工艺配制中药制剂备案483种。

（姜方方）

◆ 广东省

广东省组织全省中医药系统开展《中医药法》实施五周年宣传活动，通过“疗效普法”、新媒体普法、法律“六进”、法治培训讲座等形式，宣传《中医药法》《广东省中医药条例》等法律法规，参与民众达20万人次。在国家中医药管理局召开的《中医药法》实施五周年座谈会上，广东省人民政府作为唯一的省（区、市）代表介绍了广东落实《中医药法》的相关经验和成效。

（刘占峰）

◆ 广西壮族自治区

广西壮族自治区中医药管理局在《中医药法》实施五周年和《广西壮族自治区中医药条例》实施一周年之际，印发《广西壮族自治区中医药管理局办公室关于开展〈中华人民共和国中医药法〉〈广西壮族自治区中医药条例〉宣传活动的通知》；积极开展系列宣传活动，要求全区中医药单位对包括习近平法治思想、《民法典》《中医药法》《广西壮族自治区中医药条例》在内的重点普法宣传内容开展集中宣传；广泛动员整合各方宣传力量，充分运用“报、网、端、微、屏”等媒体平台，结合地方实际，丰富宣传活动载体和内容，增强普法针对性和实效性，提升吸引力和感染力，推动习近平法治思想和中医药法律法规学习宣传进农村、进社区、进机关、进校园、进网络；支持出台《金秀瑶族自治县瑶医药发展条例》《恭城瑶族自治县瑶医药发展条例》，明确提出“坚持继承与创新、保护与发展相结合的原则，发挥瑶医药特色和优势，运用现代科学技术，促进瑶医药理论、技术与产业的发展”的总体目标；指导《富川瑶族自治县瑶医药发展条例》立法等相关工作，建立民族特色中医药服务体系，依法推进民族特色中医药事业，为民族特色中医药传承创新发展提供更加有力的法治保障。（刘丽娟）

◆ 贵州省

贵州省中医药管理局及时印发《关于开展〈中华人民共和国中医药法〉实施五周年宣传活动的通知》，安排部署各级中医药主管部门开展宣传活动；开展《中医药法》专题宣讲培训班，组织各市、州卫生健康局、全省所有的公立中医医院相关人员参加培训。贵州省中医药管理局官方网站、“贵州中医药”微信公众号，集中转载“落实总书记‘四个建立健全’指示系列报道”“中医药振兴发展这十年”“‘中医药这十年’特别策划”等专栏；集中刊登第四届国医大师何成瑶，第二届全国名中医凌湘力、袁金声、丁丽仙等人的典型事例；全省范围内播放和展示《中医药法》实施五周年公益宣传视频及系列海报，向群众分发宣传折页、宣传手册、宣传海报。全省各级中医药主管部门、中医医疗机构组织开展《中医药法》《贵州省中医药条例》培训班、研讨会和专题讲座；组织中医团队进入社区、乡镇为百姓开展义诊、健康体检及健康咨询、免费药物派发等活动。贵州省中医药管理局印发《关于组织参加〈中医药法〉实施五周年知识竞赛活动的通知》，号召社会大众参与《中医药法》知识竞赛活动，营造浓厚的法治氛围；组成调研工作组，深入贵阳市和安顺市了解《贵州省中医药条例》执行情况，督促相关地方健全中医药服务体系、加强中医药人才培养、强化市场监督管理，为贵州中医药高质量发展营造良好环境。（张青锋）

◆ 青海省

青海省各级各类医疗卫生机构充分利用微信公众号、融媒体等平台，大力开展《中医药法》宣传，提高群众对中藏医药的认知和水平；免费发放普法资料、中医药健康知识手册、宣传海报、宣传折页等，并放至公共阅览区供就诊患者随时阅读；各地基层医疗卫生机构结合日常健康宣教、入户签约等方式将《中医药法》相关内容向辖区居民进行讲解，逐步提升居民中藏医健康素养；积极组织开展地方中医药法律法规修订工作，抽调青海省中藏医药医疗、科研、教育相关专家并邀请省人大教科文卫委、法工委和省司法厅及省人民政府法律专家库成员成立立法工作小组，组织相关人员赴内蒙古考察学习外省中医药条例修订工作。《青海省中医药条例》经修改完善并广泛征求意见，于2022年3月29日经青海省十三届人大常委会第三十次会议表决通过，自2022年6月1日起施行，共8章53条，旨在保障和促进青海省中医药事业发展，坚持规范与扶持并重，对全省中医药服务、中药保护与发展、中医药教育与科研、中医药传承与文化传播、保障措施等进行了规范。

（余　静）

◆ 宁夏回族自治区

广泛开展宣传活动。宁夏回族自治区卫生健康委印发开展《中医药法》实施五周年宣传活动的通知，组织开展《中医药法》五周年网络知识有奖竞答等宣传活动。各级卫生健康行政部门及医疗机构积极响应，通过微信公众号、视频号、电子屏、张贴《中医药法》实施五周年系列海报、悬挂宣传横幅、制作中医药健康知识宣传栏及宣传展板、中医药养生保健知识手册的发放，以及中医药知识讲座等形式广泛开展《中医药法》宣传；积极参与国家和自治区分别组织的贯彻落实《中医药法》《宁夏中医药条例》有奖竞答，征集宣传海报及标语90个，被国家评为优秀组织单位。石嘴山市打造中医药文化展示区，展示中医药起源、中医药事业发展、中药材展示、中医科普体验等。

积极开展义诊活动。各医疗机构结合基本公共卫生服务、健康扶贫政策，依托“微医”平台云诊车、千名医师下基层、凡晋必下、医联体、名医健康行等活动开展义诊、讲座、中医养生操展演等服务，为群众开展中医药文化知识宣传和进行现场健康咨询、慢性病康复指导，尤其对患有高血压、糖尿病、脑血管病、心脏病的群众给予饮食和用药指导及健康宣教。活动期间，全区累计发放各类宣传资料11万余份，开展讲座30余场次，参与人数3.6万人次，开展义诊活动50余场次，参加义诊、体验诊疗人数5.3万余人。宣传活动进一步提高群众对《中医药法》的关注度和知晓率，引导群众了解中医药文化知识，喜爱中医药，使用中医药，营造全社会参与、认识、学习和重视中医药的良好氛围。

（张　涛）

◆ 新疆维吾尔自治区

主动联系协调，推动《中医药法》贯彻落实。一是邀请国家中医药管理局政策法规与监督司司长余海洋对《新疆维吾尔自治区中医药条例》立法调研论证工作进行指导，对《新疆维吾尔自治区中医药条例（草案）》提出针对性的指导意见、建议，并进行全区《中医药法》专题讲座。二是通过视频形式举办全区《中医药法》专题讲座培训，自治区中医药工作联席会议制度部分成员单位、中医药院校、各级中医医疗机构、科研机构、中医药专家代表、企业代表等1700余名人员参加了专题讲座；通过新疆医学教育网远程继续医学教育平台及“报、网、端、微、屏”等媒体平台，对卫生专业技术人员开展《中医药法》及其配套制度专项培训。三是组织开展自治区首次中医医术确有专长人员医师资格考核工作，22人通过考核。

积极组织动员，开展系列宣传活动。一是全面梳理《中医药法》实施成效，在新疆电视台《新疆新闻联播》《新疆日报》、新疆广播电台《新疆名医堂》等主流媒体进行专题报道。二是各级医疗机构利用中医药宣传专栏、中医文化格言、中医小贴画、《中医药法》宣传横幅、电子显示屏滚动播放、宣传折页、小视频、微信公众号等载体多种形式开展《中医药法》宣传工作。三是组织各地、各单位积极参与由国家中医药管理局指导、《中国中医药报》社等主办的《中医药法》知识竞赛活动；各地还结合实际，组织相关医疗卫生机构开展《中医药法》现场知识竞赛。

紧密结合实际，传播中医药文化。结合自治区卫生健康委“庆七一、喜迎党的二十大召开”系列活动，在委机关开展《中医药法》实施五周年宣传活动暨中医药文化弘扬工程之“中医药健康文化进机关”活动。各级中医医疗机构通过日常诊疗、中医药巡回医疗、义诊等活动，深入乡镇、街道、村、社区面向广大群众宣传普及中医药相关法律知识和中医药健康文化。

（纪　蓓）

◆ 济南市

2022年是《中医药法》实施五周年，也是《山东省中医药条例》实施的第二年，济南市积极落实各项措施，在全市范围内开展宣传月活动。一是座谈交流。召开“一法一条例”贯彻落实情况座谈会，听取全市汇报并交流发言，介绍普法亮点工作，为下一步工作理清思路。二是集中宣传。组织各单位张贴国家中医药管理局印发的宣传海报，或通过电子屏滚动播放。发挥微信公众号、抖音等新媒体作用，发布中医药科普知识、中医药健康理念等。在山东省国家中医药综合改革示范区建设启动仪式上，举办中医诊疗、中医药产品及中医药养生操展示体验活动，发放中医药健康宣教材料1000余份，提供中医药特色诊疗技术服务、中医药专业知识咨询等2000余人次。三是开展扁鹊文化泉城行活动。将中医药法律法规的宣传普及与开展“扁鹊文化泉城行”系列活动一体推进。遴选144名中医药专家组成14个巡讲团，对群众进行健康咨询、慢性病康复和保健指导、体格检查，并提供针灸、推拿等中医药特色诊疗服务。全市共组织义诊、讲座、培训班等各种形式的宣传活动200余次，发放中医药文化折页8000余份，养生操教学推广190余次，受益6万余人。四是组织开展学法用法活动。组织区县卫生健康局、医疗机构参加“一法一条例”征文活动，动员各级各类中医药从业人员和关心关注中医药事业发展、热爱中医药的社会人士积极参加。指导各单位通过开展知识竞赛、讲座等方式学法用法。济南市中医医院举办中医经典知识考核、临床教学中医经典诵读比赛活动。山东大学附属儿童医院举办小儿推拿精品培训班等。（宁　斌）

◆　**厦门市**

厦门市卫生健康委在线上开展《中医药法》实施五周年暨学习贯彻《福建省中医药条例》系列主题宣传活动。各医疗卫生单位通过线上线下等多种方式积极组织开展中医知识学习。充分利用各种平台多途径、多方位广泛宣传和普及《中医药法》，共同营造普法守法、支持推动中医药事业健康发展的良好社会氛围。

◆　**青岛市**

青岛市积极开展《中医药法》实施五周年宣传活动，印制、发放《中医药法》实施五周年系列海报、宣传折页等宣传品，在青岛电视台新闻频道及公交、地铁移动电视投放《中医药法》实施五周年宣传视频，并结合青岛市“三伏养生节”等大型活动，开展法律咨询，宣传中医药法律法规知识，提升群众的法律意识。青岛市卫生健康委联合青岛市普法办开展青岛市贯彻落实《中医药法》《山东省中医药条例》征文活动，评选出一等奖5项、二等奖10项、三等奖10项，推荐优秀作品参加省级征文活动，获团体优秀组织奖及一等奖1项、二等奖2项、三等奖1项、优秀奖6项，激励引导广大中医药工作者学法用法，共同营造普法守法、依法推动中医药事业健康发展的良好氛围。青岛市卫生健康委综合监督执法局中医药执法大队开展综合监督执法检查专项行动，立案查处违法行为52起，持续保持打击中医药行业违法违规行为的高压态势，不断规范中医医疗机构执业行为，其中“某中医诊所超出备案范围开展医疗活动案”入选山东省2022年度中医药监督执法典型案例。（孙　宇）

六、第四届国医大师和第二届全国名中医评选表彰

【概况】　国家中医药管理局会同人力资源社会保障部、国家卫生健康委开展第四届国医大师和第二届全国名中医评选表彰，授予陈彤云等30位同志国医大师称号，授予丁丽仙等101位同志全国名中医称号。

本次第四届国医大师和第二届全国名中医评选首次将港澳地区符合条件的中医药人员和在大陆行医的台湾医师纳入推荐范围，共37家推荐单位。评选通知印发后，各地人力资源社会保障部门、卫生健康和中医药部门高度重视、互相配合，分别成立领导小组或工作机构，按照自下而上、逐级推荐的方式，联合组织了推荐工作，并主动公示和接受纪检部门监督。有的地方还把推荐评选对象与推荐省级表彰对象结合起来，完善了本地区的评选表彰制度。（宋丽娟、张琼心）

【第四届国医大师和第二届全国名中医表彰大会】　2022年7月20日，国家中医药管理局会同人力资源社会保障部、国家卫生健康委举办第四届国医大师和第二届全国名中医表彰大会，这是国医大师、全国名中医评选表彰调整为周期性表彰项目后的第一次会议。中共中央政治局委员、国务院副总理孙春兰出席会议，向受表彰的国医大师和全国名中医表示热烈祝贺。她强调，要深入贯彻习近平总书记关于中医药工作的重要论述，落实党中央、国务院决策部署，遵循中医药发展规律，持续深化改革、守正创新、开放合作，加强中医药服务体系、人才队伍、科研能力建设，推动中医药高质量发展，使中医药这一中华文明瑰宝焕发出新的活力和光彩。孙春兰指出，近年来，中医院绩效考核、中药注册审批、中药材质量监管等改革取得新突破，中医药管理标准更加完善、服务能力显著提升，为疫情防控、保障群众健康发挥了特殊优势、作出了重要贡献。要完善中医服务体系，推进中医国家区域医疗中心和临床特色专科建设，提升基层服务能力。要鼓励国家中医药综合改革示范区先行先试，深化中医服务价格、医保支付方式、中西医结合模式等改革，探索中医药发展新路子。要统筹中、西医人才培养，完善中医药学科体系、学术体系、人才培养体系，创新人才考评机制，调动中医药医务人员积极性。要深化中医药基础理论、诊疗规律、作用机理研究阐释，开放包容对待中医药不同流派，使中医药百花齐放、更好服务人民健康。

（宋丽娟、张琼心）

【各地参与第四届国医大师和第二届全国名中医评选情况】

◆　**北京市**

2022年7月20日，由人力资源社会保障部、国家卫生健康委、国家中医药管理局共同举办的第四届国医大师和第二届全国名中医表彰大会在北京举行，对获得荣誉称号的老中医药专家进行了表彰。公布了丁樱等30名第四届国医大师名单，其中首都医科大学附属北京中医医院陈彤云获得第四届国医大师称号。公布了丁丽仙等101名第二届全国名中医名单，其中首都医科大学附属北京中医医院李乾构、张炳厚、郁仁存3位专家获得第二届全国名中医称号。（刘骅萱）

◆　**天津市**

根据《人力资源社会保障部　国家卫生健康委　国家中医药管理局关于评选第四届国医大师的通知》

《国家卫生健康委　国家中医药管理局关于评选第二届全国名中医的通知》，天津市制订了《天津市推荐第四届国医大师和第二届全国名中医人选工作方案》，并成立由天津市人力资源社会保障局和市卫生健康委共同组成的评选推荐第四届国医大师和第二届全国名中医工作领导小组及办公室。经过推动部署、单位公示并推荐、形式审查，共收到符合条件的国医大师申报人选 2 名、全国名中医申报人选 16 名。最终天津市推荐国医大师候选人 2 名、全国名中医候选人 4 名。

根据《人力资源社会保障部　国家卫生健康委　国家中医药管理局关于表彰第四届国医大师的决定》《国家卫生健康委　国家中医药管理局关于表彰第二届全国名中医的决定》，张伯礼院士获国医大师称号，毛静远教授、贾英杰教授获得全国名中医称号。2022 年 7 月 20 日，第四届国医大师和第二届全国名中医表彰大会在北京举行。张伯礼院士作为国医大师代表在主会场参会并致辞，天津市分会场由天津市卫生健康委、市人力资源社会保障局分管负责同志为毛静远教授和贾英杰教授颁发了证书和奖章。（王　莉）

◆ 河北省

2022 年，河北省 4 位中医药专家当选新一届国医大师、全国名中医。河北医科大学第二医院主任医师、教授姚希贤获评第四届国医大师。河北以岭医院主任医师、教授吴以岭，河北中医学院主任医师、教授杜惠兰，河北省中医院主任医师、教授梅建强获评第二届全国名中医称号。2022 年 7 月 20 日，第四届国医大师和第二届全国名中医表彰大会召开之际，河北省卫生健康委主任杨猛、党组副书记徐春芳，省人力资源社会保障厅副厅长彭秋水等看望慰问新一届国医大师、全国名中医并致以祝贺。8 月 16 日，在第五个中国医师节到来之际，河北省人民政府副省长严鹏程在石家庄看望慰问第四届国医大师姚希贤教授。在卫生健康和中医药系统开展向国医大师、全国名中医学习活动。

（吴寅莹）

◆ 山西省

山西省人民政府分管副省长看望慰问山西省第四届国医大师王晞星，第二届全国名中医刘光珍、冯五金、冀来喜，并提出：要注重中医人才队伍建设，加快培养集聚中医药高层次人才，充分发挥国医大师、全国名中医领军示范和传帮带教作用，让山西中医药事业薪火相传；加大对第四届国医大师、第二届全国名中医的宣传力度，在省级、行业主要媒体和平台全方面、多角度宣传他们的学术成就、先进事迹，引领广大中医药工作者修医德、重品行、行仁术，更好服务人民群众。

（田　敏）

◆ 辽宁省

按照《人力资源社会保障部　国家卫生健康委　国家中医药管理局关于评选第四届国医大师的通知》《国家卫生健康委　国家中医药管理局关于评选第二届全国名中医的通知》要求，辽宁省人力资源社会保障厅和省卫生健康委联合印发《关于评选推荐第四届国医大师的通知》《关于组织推荐第二届全国名中医的通知》，组织开展遴选、审核、推荐工作。辽宁省高度重视本次评选推荐工作，成立由辽宁省卫生健康委分管领导为组长的省评选推荐工作领导小组（以下简称领导小组），领导小组下设办公室，设在辽宁省卫生健康委中医药综合处，负责具体的评选推荐工作。领导小组成员单位严格标准，细化分工，压实主体责任，积极推进各项工作，严格按照国家相关文件做好各环节工作，确保推荐工作平稳、有序、顺利、保质完成。

经国务院批准，人力资源社会保障部、国家卫生健康委、国家中医药管理局于 2022 年 7 月 20 日召开第四届国医大师和第二届全国名中医表彰大会，辽宁省人民政府原副省长陈绿平，以及受表彰的第四届国医大师张静生，第二届全国名中医田维柱、杨积武、田振国，辽宁省中医药工作领导小组成员等在辽宁人民会堂 3 楼第一会议室参加分会场会议。陈绿平就贯彻落实好此次会议特别是国务院副总理孙春兰重要讲话精神作出安排部署，要求按照补短板、抓人才、强产业、活机制、建高地的工作原则，围绕提升医疗服务能力、完善服务模式、创新人才培养、推进开放创新、做强中医药产业等重点任务，措施再细化，力度再加大，责任再压实，全力推进中医药强省建设。

（徐振东）

◆ 吉林省

2022 年 7 月 20 日，人力资源社会保障部、国家卫生健康委、国家中医药管理局以电视电话会议形式举行第四届国医大师和第二届全国名中医表彰大会。长春中医药大学附属医院南征教授荣获第四届国医大师称号；长春中医药大学附属医院王檀教授、赵文海教授，长春市中医院赵继福教授荣获第二届全国名中医称号。截至 2022 年底吉林省国医大师已有 4 位，全国名中医已有 6 位。

吉林省分会场设在吉林省人民政府 111 会议室，吉林省受表彰的 1 名国医大师、3 名全国名中医和往届全国名中医、岐黄学者、青年岐黄学者代表，吉林省人力资源社会保障厅、省卫生健康委、省中医药管理局负责同志，省委组织部、省委宣传部、省委网信办和部分中医药领导小组成员单位相关负责同志，以及长春中医药大学及其附属医院、省中医药科学院、长春市中医院负责同志在分会场参加会议。

（许守年、石绍鑫）

◆ 上海市

2022 年，上海市新增国医大师两名、全国名中医 3 名。为深入学习贯彻习近平总书记对中医药工作的系列重要讲话精神，进一步弘扬大医精诚的医德医风，传承优秀中医药文化，上海市中医药管理局会同上海中医药大学等单位，以第四届国医大师和第二届全国名中医表彰为契机，联合东方卫视为严世芸和施杞两位国医大师及俞瑾、石印玉、凌昌全3位全国名中医拍摄制作《海上国医》3集纪录片，加强对名医大家的宣传，营造了名医辈出的良好氛围。（周　瑶）

◆安徽省

第四届国医大师和第二届全国名中医表彰大会举行，安徽4人受表彰。2022年7月20日，第四届国医大师和第二届全国名中医表彰大会在北京举行，大会以电视电话会议形式召开，在北京设主会场，在各省设分会场。安徽省人力资源社会保障厅、省卫生健康委（省中医药管理局）等省中医药工作联席会议有关成员单位负责同志，第二届国医大师徐经世，省属中医药高等院校、科研院所和医疗机构负责人，岐黄学者及青年岐黄学者等在安徽分会场参加会议。会上，30名国医大师和101名全国名中医受到表彰。安徽省韩明向荣获国医大师荣誉称号，曹恩泽、胡国俊、杨骏荣获全国名中医荣誉称号。自2009年首届国医大师评选表彰以来，安徽省每届均有专家当选，前3届分别是李济仁、徐经世、李业甫。2017年评选表彰了首届100名全国名中医，安徽省丁锷、马骏、韩明向当选。

安徽组织开展第二届安徽省国医名师、第三届安徽省名中医选拔评选。根据《安徽省中医药条例》《中共安徽省委　安徽省人民政府关于促进中医药传承创新发展具体举措》（皖发〔2020〕11号），安徽省卫生健康委员会、安徽省中医药管理局组织开展第二届安徽省国医名师、第三届安徽省名中医选拔评选工作。2022年12月8日研究决定，授予郑日新等10人安徽省国医名师称号、丁碧云等69人安徽省名中医称号、方雯雯等10人安徽省名中药师称号、马素花等97人安徽省基层名中医称号。（祝劲松）

◆　福建省

福建中医药大学附属人民医院主任医师、教授陈民藩被评为第四届国医大师。福建中医药大学附属第二人民医院主任医师肖定远、福建省立医院主任医师吕绍光、福建中医药大学教授李灿东被评为第二届全国名中医。（张锦丰）

◆　江西省

江西省皮持衡被评为第四届国医大师，何晓晖、陈日新、龚千锋被评为第二届全国名中医。江西省第一时间通过电视台、报纸、抖音、微信公众号等媒体及时报道会议概况，并通过《江西日报》、江西卫视等主流媒体对江西省受表彰的国医大师、全国名中医先进事迹进行系列报道，在全省中医药系统引起了强烈反响，进一步激发了干事创业热情，增强职业荣誉感。（刘中惠）

◆　河南省

按照国家中医药管理局的统一部署，河南省积极做好第四届国医大师和第二届全国名中医评选表彰工作。河南省人力资源社会保障厅、省卫生健康委成立由省卫生健康委主任任组长的河南省第四届国医大师推荐评选工作领导小组；河南省卫生健康委成立由主任任组长的第二届全国名中医推荐评选工作领导小组。通过层层遴选推荐、严格的资格审查、专家评审及领导小组集体研究，推荐两名国医大师候选人、4名全国名中医候选人。经国家评选表彰，河南省丁樱获评第四届国医大师荣誉称号，郑玉玲、赵文霞、崔应麟、庞国明获评第二届全国名中医荣誉称号。截至2022年底，河南省共有李振华（已故）、唐祖宣、张磊、丁樱4人获评国医大师；丁樱、崔公让、毛德西、郑玉玲、赵文霞、崔应麟、庞国明7人获评全国名中医。（姜方方）

◆　广西壮族自治区

2022年7月20日，第四届国医大师和第二届全国名中医表彰大会在北京举行。广西中医药大学第一附属医院专家黄瑾明荣获第四届国医大师荣誉称号，广西国际壮医医院专家黄汉儒、广西中医药大学第一附属医院专家黄鼎坚荣获第二届全国名中医荣誉称号。黄瑾明教授成为广西继首届国医大师班秀文、第三届国医大师韦贵康之后获国医大师殊荣的中医专家。（刘丽娟）

◆　陕西省

2021年11月3日，陕西省成立由相关部门领导组成的陕西省第四届国医大师和第二届全国名中医评选推荐工作领导小组，研究制定评选推荐工作办法。在湖北、湖南、山东等6省遴选9位医德医风过硬的省级名中医组成评选专家组，对30名候选人按照评选推荐办法进行综合评定，确定符合参评条件人选29名。

2021年11月7日，在西安市组织召开评选推荐工作会议。专家组以无记名投票的方式，选举产生两名国医大师推荐人选和4名全国名中医推荐人选。陕西省中医药管理局按照要求对推荐人选进行公示，公示期满无异议后，将6名推荐人选报送国家评选表彰工作领导小组办公室。

2022年7月20日，第四届国医大师和第二届全国名中医表彰大会以电视电话形式召开，陕西设立分会场。陕西省人民政府副省长方光华出席会议，为第四届国医大师称号获得者杨震，第二届全国名中医称号获得者刘华为、米烈汉、曹利平颁发荣誉证书和奖章。（陈朋辉）

◆　宁夏回族自治区

宁夏回族自治区卫生健康委会同自治区人力资源社会保障厅组织开展第四届国医大师推荐评选工作，单独组织开展第二届全国名中医推荐评选工作。从宁夏医科大学、宁夏中医医院暨中医研究院、银川市中医医院、宁夏中医学会等单位抽取由教授、主任医师、全国和自治区名中医、自治区中医药突出贡献奖获得者等组成的专家组对候选人进行线上评审推荐。专家通过审阅推荐资料对候选人进行推荐投票，同时排序并说明推荐理由。宁夏回族自治区卫生健康委共收到各单位推荐的5名第四届国医大师候选人材料、14名第二届全国名中医候选人材料。根据专家评审意见，结合全区中医药工作实际情况，领导小组办公室提出宁夏第四届国医大师拟推荐人选两名、第二届全国名中医拟推荐人选4名，并进行排序。最终，宁夏中医医院暨中医研究院主任医师童安荣、银川市中医医院主任医师卢化平荣获第二届全国名中医称号。（张　涛）

◆ **杭州市**

2022年7月20日，经国务院批准，人力资源社会保障部、国家卫生健康委、国家中医药管理局在北京召开第四届国医大师和第二届全国名中医表彰大会，大会以电视电话形式召开，浙江分会场设在浙江省人民大会堂。杭州市中医院肾病科学术带头人王永钧教授被评为第四届国医大师，中医妇科学术带头人何嘉琳教授被评为第二届全国名中医。（潜　平）

七、全国中医药人才工作会议

【概况】 2022年7月28日，全国中医药人才工作会议在福建福州召开，这是新中国成立以来国家中医药管理局首次召开的人才工作会议。会议深入贯彻落实习近平总书记关于人才工作、中医药工作的重要指示批示精神和中央人才工作会议精神，落实第四届国医大师和第二届全国名中医表彰大会精神，部署新时代中医药人才工作，推进中医药人才队伍建设，为中医药振兴发展提供强有力的人才支撑和智力保障。国家卫生健康委党组成员、国家中医药管理局党组书记余艳红出席会议并讲话，国家中医药管理局局长于文明主持会议，福建省人民政府副省长李德金致辞，国家中医药管理局副局长、党组成员秦怀金出席会议。上海市、福建省、山东省、广东省、四川省中医药主管部门，以及中国中医科学院、北京中医药大学、江苏省中医院8家单位进行交流发言。

财政部、教育部、国家卫生健康委、中国科学院、中国工程院相关同志，国家中医药管理局机关各部门负责同志，各省（区、市）卫生健康委分管中医药工作负责同志，中医药主管部门主要负责同志，中医药领域院士、国医大师、全国名中医、岐黄学者代表和部分中医药院校负责同志等参加会议。各省（区、市）深入贯彻落实《关于加强新时代中医药人才工作的意见》及全国中医药人才工作会议精神，结合本地区中医药人才工作实际，部分省（区、市）制订本地区关于加强新时代中医药人才工作实施方案，实施省级中医药人才专项，召开中医药人才工作会，推动中医药人才队伍建设。（陈令轩、来晓晴）

【全国中医药人才工作会议主要内容】 会议指出，党的十八大以来，在以习近平同志为核心的党中央坚强领导下，中医药系统坚持以习近平新时代中国特色社会主义思想为指导，深入学习贯彻习近平总书记关于做好新时代人才工作的重要思想和党中央、国务院决策部署，坚持党对人才工作的全面领导，实现了中医药人才工作的系统化推进和全方位提升，为中医药振兴发展提供了坚实人才支撑。中医药人才政策供给不断优化，聚焦改革人才培养模式、优化人才成长路径、健全人才评价机制、发展中医药师承教育等出台一系列部署举措；人才队伍规模不断壮大，中医机构卫生技术人员超过136万，中医类别执业（助理）医师超过73万；深入实施中医药人才岐黄工程，形成了领军人才、骨干人才、青年人才梯次衔接的高层次人才队伍；构建院校教育、毕业后教育、继续教育有机衔接，师承教育贯穿始终的中医药人才培养体系；中医药人才效能持续增强，涌现出一批重大先进典型，中医药人才对健康中国建设的贡献度明显提升。

会议强调，要深入学习贯彻习近平总书记的重要论述，深刻认识做好新时代中医药人才工作是深入实施新时代人才强国战略的重要组成部分，是推动中医药高质量发展、全面建设健康中国的战略支撑，是发挥中医药原创优势、推动我国生命科学实现创新突破的迫切需要，也是坚持问题导向、破除中医药人才工作瓶颈的迫切需要。要进一步树牢“人才是第一资源”的理念，站在实施人才强国战略、推进健康中国建设的新高度，深刻认识加强中医药人才工作的重要性、紧迫性，切实增强推动中医药人才工作的责任感、使命感。要把人才资源开发放在首要位置，全方位全链条开发各级各类中医药人才，不断做大中医药人才总量、提高人才质量、释放人才能量，推动人才结构分布与服务需求、服务数量、服务效率相匹配，努力建设一支规模大、素质强、结构优的中医药人才队伍。

会议强调，要围绕中医药传承创新发展迫切需求，加快建设高层次中医药人才队伍，深入实施中医药领军人才支持计划和多学科交叉创新团队建设专项，建设一批中医药高层次人才中心和创新高地，培育一批中医药领军人才。要建立健全对青年人才普惠性支持措施，设立青年人才支持专项，完善青年人才发现机制，促进青年人才快速成长、早担大任。要大力推进西医学习中医，完善西医学习中医制度，实施西医学习中医专项，打造一支高层次中西医结合人才队伍。要夯实基层中医药人才队伍，开展基层医生中医药知识技能全员培训，扩大中医专业农村订单定向免费医学生培养规模，改善基层人才发展环境。要完善中医药人才培养模式，推进中医药活态传承，提升中医临床实践教学能力，提高人才培养质量。要持续深化中医药人才发展体制机制改革，用好国家人才政策，落实用人自主权，完善人才评价体系，加大人才激励力度，着力解决人才政策，落实“最后一公里”“最后一百米”问题。要坚持以需求为导向，聚焦释放中医药的多元功能和价值，加强中医医疗、科研、教育、产业、文化、对外交流等各级各类人才队伍建设。

会议强调，要加强党对中医药人才工作的全面领导，推动各地党委政府把中医药人才工作纳入人才“大盘子”，协调卫生健康、教育、人力资源社会保障等部门，研究制定加强中医药人才工作的具体措施，明确任务分工，压实工作责任。国家中医药综合改革示范区要加大创新力度，先行先试，力争产生一批可推广、可复制的先进经验。要建立健全联系服务专家制度，营造重视人才、尊重人才的良好导向。要加强政治引领，巩固拓展党史学习教育成果，常态化开展弘扬大医精诚优良传统活动，引领广大中医药工作者修医德、重品行、行仁术，更好地服务人民群众。

（陈令轩、来晓晴）

【《关于加强新时代中医药人才工作的意见》印发】 国家中医药管理局会同教育部、人力资源社会保障部、国家卫生健康委联合印发《关于加强新时代中医药人才工作的意见》，提出26条政策措施，并召开新闻发布会，介绍党的十八大以来中医药人才工作取得的成绩和下一步人才工作重要举措，对今后一个时期中医药人才工作作出了系统部署。（陈令轩、来晓晴）

【各地落实《关于加强新时代中医药人才工作的意见》及全国中医药人才工作会议精神相关情况】

◆ **天津市**

2022年7月28日，国家中医药管理局在福建福州召开全国中医药人才工作会议。张伯礼院士、天津市中医药管理部门有关负责同志、天津中医药大学主要负责同志出席会议。

天津市中医药管理部门第一时间向市委市政府报送《天津市卫生健康委党委　市卫生健康委关于全国中医药人才工作会议有关情况的报告》，天津市委市政府主要负责同志作出批示。

为落实全国中医药人才工作会议精神，按照天津市委市政府主要负责同志部署要求，天津市卫生健康委会同市教委、市人力资源社会保障局认真细化举措，完善机制，打造综合素养高、不同梯次衔接的中医药人才队伍，印发《关于加强我市新时代中医药人才工作的实施方案》（以下简称《实施方案》）。实施方案主要包括6项主要任务。一是加强中医药高层次人才培养和储备，实施中医药杰出人才、学科领军人才、中医药优秀中青年骨干人才培养计划。二是夯实基层中医药人才队伍，提升基层中医药人才服务能力，推动人才向基层流动。三是推进西医学习中医，完善西医学习中医制度，实施西医学习中医专项。四是加强重点领域中医药人才队伍建设，加快中医疫病队伍建设，加强中药专业技术人才培养，强化中医护理人才培养，鼓励复合型中医药人才培养，完善中医药管理人才队伍建设。五是推进医教协同深化中医药教育改革，改革中医药院校教育，完善中医药人才培养模式。六是深化人才发展体制机制，各级医疗机构按照机构设置基本要求，配齐配强中医药专业技术人员，加大薪酬激励力度，完善人才评价和激励机制。同时提出加强组织实施、完善投入保障机制、加强宣传引导3项保障措施。（王　莉）

◆ **辽宁省**

为深入贯彻中共中央、国务院关于促进中医药传承创新发展的决策部署和全国中医药人才工作会议精神，落实国家四部委《关于加强新时代中医药人才工作的意见》，积极落实《中共辽宁省委　辽宁省人民政府关于大力促进中医药传承创新发展建设中医药强省的实施意见》，在总结近年来经验，分析存在问题的基础上，辽宁省中医药管理局结合辽宁实际，联合省教育厅和省人力资源社会保障厅印发《关于强化中医临床思维构建符合中医药人才成长规律的人才培养模式的实施意见》，从强化中医药经典理论在院校教育中的重要地位、创新中医药毕业后教育模式、丰富中医药继续教育内容、做好中医药高级职称评审改革、全面推行中医药师承教育模式、充分发挥中医药传承平台作用、加强政策机制保障等方面，进一步加强中医药人才队伍建设，建立健全符合中医药特点、突出辽宁特色优势的人才培养模式，进一步加强中医药人才队伍建设，促进辽宁省中医药高质量传承创新发展，为中医药强省建设提供坚实的人才保障。（徐振东）

◆ **吉林省**

吉林省中医药管理局与省教育厅、省人力资源社会保障厅、省卫生健康委联合印发《吉林省关于加强新时代中医药人才工作的实施意见》，全面谋划今后一个时期的中医药人才培养工作。吉林省南征教授被评为第四届国医大师，赵文海、王檀、赵继福3名教授被评为第二届全国名中医；开展第四届吉林省名中医评选，以省人民政府名义评选表彰30名省名中医；启动1个国医大师、3个全国名中医和13个全国名老中医药专家传承工作室建设。吉林省中医药管理局联合省教育厅招收2022年农村订单定向免费医学生（中医）50名。（冯　健）

◆ **上海市**

为贯彻落实全国中医药人才工作会议精神，上海市第一时间组织召开上海市中医药人才工作专家研讨会，传达第四届国医大师和第二届全国名中医表彰大会、全国中医药人才工作会议精神，学习国家中医药管理局、教育部等四部门联合印发的《关于加强新时代中医药人才工作的意见》（以下简称《意见》），研究起草《上海市关于加强新时代中医药人才工作若干措施》（以下简称《若干措施》）。《若干措施》对标对表《意见》的要求，紧密结合上海市中医药人才发展特点和实际情况，在人才培养体系、人才队伍建设、

人才发展体制机制3个方面提出更具体可操作的落实举措，进一步促进上海市建设中医药高层次人才中心和创新高地。（周 瑶）

◆ 福建省

福建省深入贯彻落实党的十九大、二十大精神，落实第四届国医大师和第二届全国名中医表彰大会、全国中医药人才工作会议精神，承办全国中医药人才工作会议。为进一步落实会议精神，福建省委书记尹力就贯彻落实全国中医药人才工作会议精神和国家中医药管理局、省委省政府主要领导指示精神提出迅速传达贯彻落实会议精神、培养集聚中医药高层次人才、夯实基层中医药人才队伍、大力推进西医学习中医、医教协同深化中医药教育改革、深化人才发展体制机制改革6个方面的意见，结合所提出的全国中医药人才工作会议精神，学习贯彻意见。就落实《关于加强新时代中医药人才工作的意见》，福建省卫生健康委、省教育厅、省人力资源社会保障厅联合印发《关于加强新时代中医药人才工作的实施意见》，以需求为导向，以条例为规范，以规划为指引，多措并举推动中医药人才队伍建设工作。

优化人才发展政策环境。2022年5月，福建省人民代表大会常务委员会颁布《福建省中医药条例》（以下简称《条例》）。《条例》对中医药传承与人才培养作了专门规定，明确提出应当建立健全著名中医药专家传承制度，总结国医大师、全国名中医和省名中医临床诊疗经验等，推动中医药人才工作走上法治化道路。强化顶层设计。福建省人民政府办公厅印发《福建省“十四五”中医药健康发展规划》。推动国家中医药管理局、福建省人民政府签订《共同推动福建省中医药事业高质量发展超越的合作协议（2022—2025年）》。通过强化人才工作政策供给，加快推进中医药人才队伍建设。强化高位推动。推动提高中医药院校教育水平，完善人才使用和评价机制，支持福建省培养中医药领军人才。

突出闽医特色人才培养。一是加强学术流派建设。福建医家在传承中原医学过程中，受本省经济文化和地理气候的影响，产生了具有福建区域特点的闽医学术流派，并先后建设一批闽医流派传承工作室，培养了一批特色传承人。二是加强高层次人才培养。实施国家级、省级老中医药专家学术经验继承等高层次人才培养项目，继续推进基层中医传承工作。三是加强青年人才培养培训。加强医疗卫生类引进生选拔，并做好培养管理和跟踪评价，支持青年人才挑大梁、当主角。开展中医医师规范化培训，中国医师协会公布2022年度中医住院医师规范化培训业务水平测试结果，福建省平均成绩位列全国第四名，培养了一大批优秀青年中医药人才。四是健全评价激励机制。根据国家关于深化卫生专业技术人员职称制度改革指导意见，福建省卫生健康委、省人力资源社会保障厅出台《福建省卫生系列高级专业技术职务任职资格评审实施意见》，完善中医职称评价机制。五是发展院校教育。落实深化医教协同进一步推动中医药教育改革与高质量发展的实施方案，依托中医药高层次人才培养基地，开展中医经典理论培训，推荐申报12个国家中医药管理局高水平中医药重点学科建设项目（其中3个备选项目），加大中医药院校教育支持力度。

强化基层中医药人才队伍建设。一是开展定向委培中医专业人才。依据《福建省2021—2023年加强基层医疗卫生人才队伍建设实施方案》，实施“三个一批”计划，为全省乡镇卫生院招聘含中医专业、针灸专业在内的医学人才、定向培养医学定向生，夯实基层人才基础。二是开展基层老中医药专家带徒工作。在全省遴选270名指导老师，为每位指导老师配备2～3名在职在岗县级及以下医疗机构中医药人员作为继承人，完成第一批基层老中医药专家师承带徒工作，454名继承人结业考核合格，2022年确定省第二批基层老中医药专家师承带徒工作258名指导老师和566名继承人，有力促进基层中医药人才能力水平提升。三是帮扶基层中医药发展。福建省卫生健康委、省人力资源社会保障厅联合印发《福建省卫生系列高级专业技术职务任职资格评审实施意见》。（张锦丰）

◆ 江西省

国家中医药管理局首次召开全国中医药人才工作会议后，江西省中医药管理局会同有关部门研究中医药人才工作的政策措施，着手拟订江西省关于加强新时代中医药人才工作的实施方案。在国家中医药管理局、教育部、人力资源社会保障部、卫生健康委四部委印发《关于加强新时代中医药人才工作的意见》后，江西省中医药管理局对标国家层面的有关要求，对《江西省关于加强新时代中医药人才工作的实施方案》进行修改完善，并增加江西省科技厅、财政厅两家发文单位，进一步强化财政投入保障和科技支撑中医药人才队伍建设相关措施。《江西省关于加强新时代中医药人才工作的实施方案》于2022年8月29日印发，是国家中医药管理局等四部委印发《关于加强新时代中医药人才工作的意见》后第一个制订实施方案的省份，同时在第一时间召开江西省中医药人才工作会，传达两次会议精神，进一步凝聚共识，部署当前及下一时期的中医药人才工作。（刘中惠）

◆ 山东省

2022年7月28日，全国中医药人才工作会议在福建福州召开，山东省卫生健康委党组成员、副主任张立祥在会上围绕山东省基层中医药人才培养作了题为《坚持需求导向强化政策保障　着力建设高水平基层中医药人才队伍》的典型发言。为全面加强新时代中医药人才工作，山东省中医药管理局联合省教育厅、省人力资源社会保障厅印发山东省《关于加强新时代中医药人才工作的若干措施》，进一步建立健全符合中医药发展规律的中医药人才培养体

制机制，强化人才对中医药强省建设的基础性作用。　　（马　涛）

◆ 广东省

积极协调推进中医药院校教育改革。广东省中医药局组织制订高水平中医药学院建设方案，启动首批广东省高水平中医药学院建设工作，立项重点建设学院4个，培育建设学院两个，推进省内高水平中医药学院建设工作；实施高水平大学建设计划、高等教育“冲补强”提升计划，加强中医药学科专业建设，大力支持有关高校增设中医药类专业。截至2022年底，全省共有广州中医药大学等10所本科高校开设中医学、中药学、中西医临床医学等29个本科专业布点，其中16个专业入选国家级、省级一流本科专业建设点；有中医药相关专业在校本科生约1.3万人，研究生约0.6万人，每年输送近4000名中医药专业人才，为中医药高质量发展提供充足的人力资源。

完善人才评价激励体系。广东省中医药局联合省人力资源社会保障厅、省卫生健康委出台《广东省卫生健康专业技术人才职称评价改革实施方案》，在中医药人员高级职称评价中更加注重中医药临床水平、服务质量、工作业绩和群众满意度，建立符合中医药规律的人才评价标准；对基层工作满10年的主治中医师可直接认定为副高职称；完善公立中医医疗机构薪酬制度，加大对中医药服务薪酬分配倾斜力度；推进完善落实“两个允许”要求，合理确定、动态调整中医公立医院薪酬水平。

优化中医药人才梯队。广东省中医药局按照国家中医药管理局部署，积极遴选推荐、报送相关候选人员材料。2022年，广东省新增国医大师1名、全国名中医4名、岐黄学者4名、青年岐黄学者6名；启动第五届省名中医评选，确定80名省名中医，完成网上公示，并按程序报广东省人民政府；实施“葛洪中医药人才计划”，建立40个名老中医药专家传承工作室，开展69个第七批全国老中医药专家学术经验继承项目建设，培养1686名合格中医住院医师；实施中医师承薪火工程，遴选100名省名中医带教200名县级基层中医临床骨干，不断提升基层临床诊疗水平和能力；实施基层中医药人才工程，招录755名中医类农村订单定向免费医学生，1180人通过中医全科转岗（岗位）和助理全科医生规范化培训考核；完成第三个年度中医医术确有专长考核工作，进一步充实基层中医人才队伍。广东省中医药人才工作在全国中医药人才工作会议上作经验介绍。

（刘占峰）

◆ 广西壮族自治区

2022年7月28日，国家中医药管理局在福建福州召开全国中医药人才工作会议。根据会议要求，广西壮族自治区中医药管理局组织召开第七批全国老中医药专家学术经验继承工作拜师会暨广西中医药师承教育工作推进会，共500余人参加会议。　　（刘丽娟）

◆ 甘肃省

2022年12月6日，甘肃省卫生健康委、省教育厅、省人力资源社会保障厅结合甘肃省实际，制定印发《关于加强新时代中医药人才工作的实施意见》(以下简称《意见》)，对未来5到10年甘肃省人才优先发展的指导思想、工作目标、中医药人才培养体系构建、不同层次中医药人才培养、中医药人才成长发展良好氛围营造等方面提出要求。强调要落实单位用人自主权，将中医学、中西医结合、中药学等学科列入急需紧缺专业目录，不限定院校范围，支持和鼓励事业单位或主管部门根据岗位空缺情况和实际用人需求，自主发布长期招聘公告。

《意见》明确甘肃省新时代中医药人才“三步走”工作的主要目标。到2025年，建立符合中医药特点的人才培养模式，人才规模稳步增长，专业结构更趋合理。全省每千人口中医执业（助理）医师数达到0.7人，实现二级以上公立中医医院中医医师配置不低于本机构医师总数的60%，全部乡镇卫生院和社区卫生服务中心设置中医馆，中医类别医师不少于同类机构医师总数的25%。到2030年，中医药人才发展体制机制更加完善，高层次中医药人才数量明显增加，中医药多学科创新团队形成规模，基层中医药人才队伍更加稳固。甘肃省国医大师、全国名中医数量突破10名，甘肃省名中医达到400名，建成一批名老中医药专家传承工作室。到2035年，中医药人才发展体制机制改革取得重大进展，人才梯队更加合理，用人机制更加灵活，高层次中医药人才形成一定规模，中医药领域领军人才、创新团队不断涌现，人才对中医药振兴发展的支撑引领作用更加突出。　　（刘正锁）

◆ 宁夏回族自治区

拟订中医药人才发展规划。2022年7月28日，全国中医药人才工作会议召开。宁夏认真学习传达全国中医药人才工作会议精神，牢固树立“人才是第一资源”的理念，全面加强中医药人才队伍建设。紧紧围绕国家“十四五”中医药人才发展规划总体思路，加快推进宁夏中医药人才工作，启动《宁夏中医药人才发展规划（2023—2025年）》的起草工作，成立起草工作专班，通过全方位全链条开发各级各类中医药人才，不断做大中医药人才总量、提高人才质量、释放人才能量，推动高质量人才队伍建设，努力建设一支规模大、素质强、结构优的中医药人才队伍，为宁夏中医药振兴发展提供强有力的人才支撑和智力保障。

制订2023年人才工作计划。宁夏回族自治区持续加强中医药特色人才培养，培养第五批全国中医临床优秀人才1名、青年岐黄学者2名、中医药特色技术传承骨干人才3名，培训中医馆骨干人才325名；招收30名农村订单定向医学生，遴选30人参加中医类全科医师转岗培训，开展基层中医药适宜技术培训；完善西医学习中医制度，实施西医学习中医能力建设工程，举办西学中高层次人才培训班，培养50名德业双修、学贯中西、能西会中的中西医结合高层次人才；实施第七批全国老中医药专家学术经验继承工作，开展全国名中医传承工作室及全国名老中医药专家、全国基层名老中医药专家传承工作室建设；建设3～5个高水平的中医药重点学科，培养高水平中医药学科带头人及学科团队；加强中医医师规范化培训基地和师资队伍建设，支持中医医师规范化培训基地提升教学条件，实施卓越中医药师资培训项目；做好中医住院医师规范化培训业务水平测试工作，组织开展中医住院医师规范化培训招生、结业考核；组织做好中医师资格考试、中医医术确有专长人员医师资格考核各项工作，完成国家中医药特色人才培养项目、自治区中医药人才培养项目结业考核。（马　涛）

八、中医药特色人才培养工程（岐黄工程）

【概况】　中医药特色人才培养工程（岐黄工程）是中医药振兴发展重大工程的重要组成部分，主要目标是培养一批中医药领军人才、中青年拔尖人才和基层实用人才，建设一批高水平的中医药人才培养平台，为推动中医药传承创新发展提供人才支撑。岐黄工程包括高层次人才培养计划、基层人才培养计划、人才平台建设计划3部分。高层次人才培养计划，面向在职在岗并取得一定成绩的中医药专业技术人员，培养具有较大社会影响力和国际竞争力的中医药领军人才、中青年拔尖人才，构建高层次人才梯队，提升中医药传承创新能力，包括岐黄学者、中医药创新团队、青年岐黄学者、中医药优秀人才及全国老中医药专家学术经验继承工作继承人等高层次人才。基层人才培养计划，主要面向高等院校中医药类专业学生、基层医疗机构中医药人员，培养一批基层实用型中医药人才，扩大基层中医药人才队伍规模，提升服务能力，更好满足群众就近享受中医药服务的需求，包括农村订单定向免费医学生培养、中医类别全科医生规范化培训、中医类别全科医生转岗培训、中医馆骨干人才培训等。人才平台建设计划，主要依托现有的中医医疗、教育、科研机构推进中医药学科发展，建设一批高水平的人才培养平台，不断提升中医药人才培养能力，包括中医临床教学基地、中医药重点学科、传承工作室等建设项目。为加强工程项目管理，国家中医药管理局于2022年7月印发中医药特色人才培养工程（岐黄工程）管理办法及岐黄学者、中医药创新团队等6个重点项目的实施方案，提高工程建设成效和人才项目培养质量。

（曾兴水、彭　宏）

【高层次人才培养计划】　国家中医药管理局2022年新增遴选50名岐黄学者、100名青年岐黄学者，组建10个中医药多学科交叉创新团队、10个中医药传承创新团队，遴选500名第五批全国中医临床优秀人才、1299名第七批全国老中医药专家学术经验继承工作指导老师和2605名继承人、724名中医护理骨干人才，以及一批中医规范化培训骨干师资；开展首批岐黄学者支持项目终期评价、首批青年岐黄学者中期考核、第四批全国中医（少数民族医药）优秀人才研修项目结业考核等高层次人才培养项目的评价、考核工作。

（曾兴水、彭　宏）

【基层人才培养计划】　国家中医药管理局下达中医专业农村订单定向免费培养医学生招收计划1654名、中医助理全科医生招收计划1534名，培训中医馆骨干人才1万余名；持续开展全科医生和乡村医生中医药知识与技能培训，夯实基层中医药人才基础。

（陈令轩、曾兴水、彭　宏、来晓晴）

【人才平台建设计划】　国家中医药管理局启动中医药高水平重点学科评审工作，会同教育部开展国家中医临床教学培训示范中心申报工作，遴选确定一批国家中医临床教学培训示范中心；开展中医临床教学基地建设项目，提升基地培训能力；为30名第四届国医大师、101名第二届全国名中医建设传承工作室，新建675个全国名老中医药专家传承工作室及339个全国基层名老中医药专家传承工作室；开展2019年全国名老中医药专家传承工作室、全国基层名老中医药专家传承工作室验收工作。

（陈令轩、曾兴水、彭　宏、来晓晴）

【各地中医药特色人才培养工程（岐黄工程）开展情况】

◆　**天津市**

天津市中医药工作以贯彻落实《天津市中医药条例》和《天津市中医药事业发展“十四五”规划》为主线，认真落实中央决策部署和市委工作要求，深入实施人才优先发展战略，印发《关于加强天津市新时代中医药人才工作的实施方案》，推进天津市中医药特色人才培养工程（岐黄工程）实施，逐步建立符合中医药特点的人才培养、评价体系，不断加强人才培养和人才平台建设，完善中医药人才梯队结构。

王金贵、张军平入选2022年度岐黄学者支持项目。天津中医药大学张俊华团队入选2022年度国家中医药多学科交叉创新团队。天津中医药大学第一附属医院毛静远团队入选2022年度国家中医药传承创新团队。天津市15人入选第五批全国中医临床优秀人才研修项目。第二期天津市中医经典传承和西学中高级人才研修项目启动，新增研修对象80名。

天津市6人入选2022年青年岐黄学者支持项目；组织开展第六批全国老中医药专家学术经验继承工作继承人以同等学力申请中医专业学位相关工作；举办第二十二期西学中班，共培训539人；举办中医药行政管理人员培训班，共388人完成结业考试。

完成2022年中医住院医师规范化培训招生和结业考核工作。中医类别执业医师资格考试报名1266人，出师考核报名143人。完成2022年中医馆骨干人员培训，共培训350人。

推进2022年度中医护理骨干人才培训项目。天津市中医药管理局组织开展全国中药特色技术传承人才培训项目结业考核；完成2022年度国家中医药应对重大公共卫生事件和疫病防治骨干人才库人员调整和培训；对市、区两级中医应急医疗队608名队员进行培训考核。

（王　莉）

◆ 河北省

河北省持续实施中医药特色人才培养工程（岐黄工程），培养高层次人才121名；启动河北省第六批师带徒及第五批全国中医临床优秀人才研修工作，遴选出70名指导老师、140名继承人及130名中医临床优秀人才。（吴寅莹）

◆ 山西省

山西省在高层次人才队伍建设方面：获批国医大师1人、全国名中医3人；新增岐黄学者1人、青年岐黄学者3人，完成2名青年岐黄学者中期考核工作；获批第七批全国老中医药专家学术经验继承工作指导老师30人，继承人60人；14人入选第五批全国中医临床优秀人才研修项目，23人入选全国中医护理骨干人才培训项目；18名全国中药特色技术传承人结业考核合格；确定第二批省级师承指导老师108人、继承人206人，并启动理论培训。

山西省在基层中医药人才培养方面：完成350名基层中医馆骨干人才培训，完成100名中医类别全科医生转岗理论培训并启动实践培训；持续开展中医助理全科医生培训和农村订单定向医学生免费培养工作；对40个县级中医医院的170名灸疗技术人员开展专业技术培训，对1200余名基层中医馆骨干人才开展中医药知识和技能培训；完成传统医学师承和确有专长人员考核，818人通过；依托中医药适宜技术推广平台，年度培训学员万余人次。

山西省在中医药人才平台建设方面：支持3个中医药重点学科、1个国家级中医临床教学基地开展建设；新增1个国家中医临床教学培训示范中心；7个全国（基层）名老中医药专家传承工作室通过验收，建设19个国家级传承工作室；173个省级名中医传承工作室完成中期考核评估；建设县级中医师承教育基地40个，开展师带徒活动。

山西省在中医药专业人才培训方面：2022年全省招录中医住院医师规范化培训学员138名、助理全科医生13名、农村订单定向免费生50人；完成年度结业考核，322人结业，结业考核通过率为95%；完成年度水平测试，山西省平均分高于全国平均分，位列全国第十一名；培训师资500余人；2022年立项国家级中医药继续教育项目11项，立项省级中医师承继续教育项目100项；申报2023年国家中医药继续教育项目30项。（田　敏）

◆ 辽宁省

辽宁省统筹推进岐黄学者、全国中医临床优秀人才、青年岐黄学者等人才项目，完善项目过程管理机制，强化跟踪问效，推进全国老中医药专家学术经验继承工作和传承工作室建设。一是开展第四届国医大师和第二届全国名中医传承工作室建设，全面深入整理、继承、推广国医大师、全国名中医的学术思想和临床（实践）经验，完成两个国医大师和3个全国名中医传承工作室建设任务，正在建设1个国医大师和3个全国名中医传承工作室。二是两人入选国家青年岐黄学者研修项目，完成2020年入选的青年岐黄学者中期考核。三是5人入选第五批全国中医优秀人才研修项目（基础），名列全国第四。四是按照《关于开展2022年“兴辽英才计划”举荐遴选工作的通知》（辽委人才办〔2022〕4号）实施“兴辽英才计划”医学名家（中医）项目，支持中医大师4名、名中医12名、青年名中医23名，重点培养辽宁省中医药高层次人才。建成以国医大师、全国名中医为引领，岐黄学者、全国中医临床优秀人才、省级名中医、省级中医临床优秀人才等组成的近300人的高层次人才队伍，覆盖全省各地、各专业。（徐振东）

◆ 吉林省

名中医工作室建设。截至2022年底，吉林省有国医大师工作室3个、全国名中医工作室6个、全国名老中医药专家传承工作室39个、全国基层名老中医药专家传承工作室29个、中医学术流派工作室两个。

岐黄学者和青年岐黄学者项目。截至2022年底，吉林省有第一批岐黄学者2名（王健、王富春）、第二批岐黄学者1名（冷向阳），青年岐黄学者第一批2名（石贵军、郭家娟）、第二批1名（任吉祥）。

全国老中医药专家学术经验继承工作。截至2022年底，国家中医药管理局共计组织七批全国老中医药专家学术经验继承工作。吉林省一至六批224名继承人全部通过国家考核。2022年35名第七批全国老中医药专家学术经验继承工作指导老师和70名继承人全部入岗。

全国中医临床优秀人才培养项目。国家中医药管理局共计开展五批全国中医临床优秀人才培训项目，每批培养周期3年。吉林省有一至四批优秀人才共计37名。2021年，国家中医药管理局组织开展第五批全国中医临床优秀人才培养项目，经过考试遴选，吉林省有9名学员进入国家临床优秀人才项目。2022年10月，国家中医药管理局组织第五批基础优秀人才推荐遴选，全省7名学员参加国家考试，4人入选。

中药特色技术传承骨干人才培养项目。国家中医药管理局组织开展五批中药特色技术传承骨干人才培养项目，吉林省共计33人参加该项目培训，第三批、第四批于2022年10月进行结业考核。

吉林省16人被纳入中医临床特色技术传承项目，15人被纳入中医药创新骨干项目，17人被纳入西学中骨干项目。

中医护理骨干项目。共计开展5批，吉林省一至四批的54人全部通过结业考核。第五批有20人入选。

全科医师转岗培训项目。2011年开始，吉林省实施国家中医类别全科医师转岗培训项目，委托长春中医药大学继续教育学院承担理论培训任务。截至2022年底，共计培养国家级全科医师转岗人员550人，完成结业500人。2022年度50名全科转岗学员安排到各地市级中医医院进行临床实践培训。

中医馆骨干培训项目。2021年开始，吉林省有2批共计550人参加中医馆骨干培训项目。2021年度有200人完成培训，结业考核合格171人；2022年度的350人分两批进行培训。

疫病防治骨干人才库建设项目。该项目2021年由国家中医药管理局组织实施，吉林省委托疫病防治基地长春中医药大学附属医院开展培训工作，中医疫病防治骨干人才库入库426人，2021年考核合格378人，2022年考核合格364人。

中医住院医师规范化培训项目。该项目于2011年启动，2014年国家正式实施，2015年与专业硕士并轨。截至2022年底，吉林省共计结业9批学员2612人，在培社会学员380人，专硕并轨1353人。

省级青年优秀临床人才培训项目。该项目于2016年组织实施，截至2022年底，共计培养三批省级青年优秀人才253人，完成结业两批，201人通过结业考核。

省级名老中医药专家传承工作室建设。截至2022年底，吉林省建设省级名老中医药专家传承工作室105个，其中基层名老中医药专家传承工作室38个。

基层中医药人才培养。吉林省组织在岗乡村医生学历提升项目，共计培养在岗乡村医生60人。开展农村订单定向免费医学生培养项目，国家级农村订单定向免费医学生培养招收4批学员，共计158人，截至2022年底，在校81人。省级农村订单定向免费医学生为中专专业，共计招收144人，截至2022年底，在校53人。 （冯　健）

◆ 上海市

上海市认真落实深化中医药人才队伍建设的各项任务要求，着力打造有利于中医药人才传承创新发展的政策环境，探索中医药人才培养模式、激发中医药人才队伍活力，营造人才成长良好氛围，中医药人才队伍建设取得良好成效。认真实施国家级中医药人才培养项目，落实中医药传承与创新“百千万”人才工程各类人才培养项目的过程管理及考核，做好2022年青年岐黄学者培养项目9名培养对象、第五批全国中医临床优秀人才研修项目29名培养对象和第七批全国老中医药专家学术经验继承项目98名继承人的项目启动和实施；组织2018年、2019年全国中药特色技术人才培训项目结业考核；制订完成全国中医临床特色技术传承骨干人才培训项目、全国中医药创新骨干人才培训项目结业考核方案，并报国家中医药管理局备案；继续做好全国中医护理骨干人才培训、全国中医药国际化骨干人才培养等项目的过程管理；在强化过程管理的同时，进一步强化中医药特色骨干人才的培养；依托国家高层次中医人才培养基地，启动中医药高层次人才引领计划（创新群体班、西学中骨干人才班）项目建设，确定中医药创新群体班项目培养对象56名，西学中骨干人才经典研修班项目培养对象22名。通过培养，打造一批具备深厚中国传统文化底蕴、扎实中医药理论基础和各具特色的中医诊疗技能的中医药人才群体，探索中医药科技创新人才培养新模式，建设国家岐黄工程地方队。 （周　瑶）

◆ 江苏省

江苏省持续推进中医药传承与创新“百千万”人才工程（岐黄工程）管理，新增岐黄学者3人、青年岐黄两人、第五批全国中医临床优秀人才39人、全国中医护理骨干人才41人；新增全国名老中医药专家传承工作室建设项目28个、第二届全国名中医传承工作室两个、全国老中医药专家学术经验继承工作指导老师64名；完成第六批全国老中医药专家学术经验继承项目结业考核工作，102名学术经验继承人出师，21人通过南京中医药大学博士学位申请；完成2019年全国及基层名老中医药专家传承工作室建设项目验收工作，形成特色诊疗方案8个。 （王霞云）

◆ 江西省

江西省新增国家青年岐黄学者4名、第五批全国中医临床优秀人才8名、第七批全国老中医药专家学术经验继承人80名、全国中医护理骨干人才27名；组织完成1名岐黄学者、11名第四批全国中医临床优秀人才、16名2018年和2019年全国中药特色技术传承人才终期结业考核，1名岐黄学者、2名国家青年岐黄学者年度考核任务，均合格；新增建设国医大师工作室1个、全国名中医工作室3个、2022年全国名老中医药专家传承工作室21个、2022年全国基层名老中医药专家传承工作室38个。 （刘中惠）

◆ 山东省

持续推进中医药高层次人才选拔培育计划。2022年，山东省新增国医大师1名、全国名中医3名、岐黄学者3名、青年岐黄学者4名、全国中医临床优秀人才30名（临床类24名、基础类6名）、第七批全国老中医药专家学术经验继承工作指导老师54名、全国名老中医药专家传承工作室建设项目27个。

持续推进中医药人才队伍建设。遴选山东省名老中医（药）专家15名、山东省名中医（药）专家120名、山东省基层名中医（药）专家150名；实施中医药高层次人才培育项目，遴选中医药学术领军人物3名、中医药学科带头人20名，以导师带培、项目带动、研修培训、学习交流等方式进行培育，进一步提高中医药人才队伍建设质量；实施全省中医临床优秀人才选拔培养项目，以考代评确定培养对象113人、后备培养对象102人。

不断完善人才培养模式。山东省针对不同职称学员，分类制订培训计划，创新培训形式，以考核促提升，提高培训质量；举办2022年中医馆骨干人才培训项目，全省350人参加培训；组织全省2018年、2019年全国中药特色技术传承人才培训项目结业考核，30名培养对象通过考核；组织全省名老中医传承工作室验收工作，3个2019年全国名老中医药专家传承工作室和两个2019年全国基层名老中医药专家传承工作室通过验收。（马　涛）

◆　河南省

河南省大力推进国家中医药传承与创新人才工程（岐黄工程），强化高层次人才培养；加强项目管理，严格按照实施方案要求，组织签订第四届国医大师、第二届全国名中医、全国名老中医药专家传承工作室、第七批全国老中医药专家学术经验继承工作、岐黄学者、第五批全国中医临床优秀人才等项目任务书并指导各单位按时启动培养工作；完成2018年、2019年全国中药特色技术人才培训项目结业考核并总结项目成效；对岐黄工程首席科学家、岐黄学者、青年岐黄分别进行中期评估和终期评价；遴选推荐培养对象，4人入选第五批全国中医临床优秀人才（基础）项目，两人入选第二批青年岐黄学者培养项目。

（姜方方）

◆　广西壮族自治区

积极争取国家岐黄工程培养项目。广西壮族自治区精心组织遴选推荐全国岐黄工程人才候选人，获批全国老中医药专家学术经验继承工作指导老师28人和继承人56人、国家青年岐黄学者3人、全国中医临床优秀人才9人，以及一批中医药骨干人才；获批14个全国名老中医药专家传承工作室及42个全国基层名老中医药专家传承工作室；依托国家中药优势特色教育培训基地（广西药用植物园）、国家中医护理优势特色教育培训基地（广西中医药大学附属瑞康医院）面向全国培养中医药优势特色人才，推广自治区中医药壮瑶医药优势技术；完成22名2018年、2019年全国中药特色技术传承人才培训项目培养对象结业考核。

积极开展自治区岐黄人才培养项目。广西壮族自治区对标国家岐黄工程要求，实施广西名中医、岐黄人才、薪火人才“三大培养工程”，遴选培养桂派中医大师10人、广西岐黄学者7人、青年岐黄学者16人、广西中医药优秀人才60人（其中中医临床优秀人才45人、中药优秀人才15人）、中医药传承骨干人才390人（其中壮瑶医药传承骨干人才30人、中药传承骨干人才60人、中医护理传承骨干人才100人、中医妇幼骨干人才200人），支持各项目人才开展读经典、重实践、跟名师、强素养等相关培养培训，强化中医药中高级人才梯队建设。

（刘丽娟）

◆　重庆市

重庆市新增全国名中医3人、青年岐黄学者1人、中医临床优秀人才10人；新增全国名中医传承工作室、名老中医药专家传承工作室、基层名中医药专家传承工作室12个；27名全国中医护理骨干人才、48名第七批国家级师带徒项目培养对象入岗，21名中药特色技术传承骨干人才通过结业考核。根据中医药特色人才培养工程（岐黄工程）实施方案要求，重庆市中医管理局狠抓过程管理，严格阶段性考核，适时开展巡查督导、座谈调研，确保每个项目培养对象能够学有所获、学有所成；完成年度中医住院医师规范化培训招录和结业考核工作，动态调整住院医师规范化培训基地与助理全科基地数量布局，2022年共有403人通过结业考核，结业合格率为94%，完成新招录学员460人。

（赵学良）

◆　贵州省

贵州省获批岐黄学者培养对象1名、第五批全国中医临床优秀人才培养对象5名；获第四届国医大师传承工作室1个、第二届全国名中医传承工作室3个、全国名老中医药专家传承工作室7个、全国基层名老中医药专家传承工作室24个；组织开展2022年贵州省国家中医药应对重大公共卫生事件和疫病防治骨干人才培训工作，共培训464人；完成对500名基层医疗机构中医馆人员能力提升培训、200名村卫生室村医中医药适宜技术培训、350名中医馆骨干人才培训、100名中医类别全科医生转岗培训工作；完成75名农村订单定向免费医学生、480名中医住院医师规范化培训学员、155名中医类别助理全科医生培训学员招录工作；7家西学中基地共招录1683人，其中一年制培训802人、二年制培训人员881人；获批第七批全国老中医药专家学术经验继承工作指导老师26名、继承人52名；组织第二批贵州省名中医学术经验继承工作结业考核，共56名继承人出师；开展第三批贵州省名中医学术经验继承工作，确定第三批继承工作指导老师36名、继承人101名；组织开展第四批贵州省中医名医传承工作指导老师和继承人申报和评审工作，确定90名中医名医传承工作指导老师和180名继承人。（张青锋）

◆　云南省

云南省以人才项目为基础，开展多层次、多形式、多类别的中医药人才培养，全面推进中医药人才队伍建设。一是培育中医药高层次人才。3人入选第二届全国名中医，1人入选国家岐黄学者培养项目，1人入选国家青年岐黄学者培养项目，6人入选第五批全国中医临床优秀人才培养项目；建设3个全国名中医工作室、9个全国名老中医药专家传承工作室；继续实施5名领军人才、20名学科带头人、40名后备人才的省级中医药高层次人才培养工作；启动云南省中医临床优秀人才培养项目，选拔第一批100名培养对象进入研修项目，开展培养工作。二是继续实施中医药师承教育。组织实施全国第七批、省级第五批老中医药专家学术经验继承工作；建设27个全国基层名中医工作室；研究修订《云南省名中医评选办法》，拟订名中医评分指标体系。三是推进中医药骨干人才队伍建设。实施25名中医护理骨干人才、27名全国中医临床特色技术传承骨干人才、20名全国西学中骨干人才和15名全国中医药创新骨干人才培训项目；完成16名全国中药特色技术传承人才项目结业考核。四是夯实基层中医药人才队伍。组织实施中医馆骨干人才培训项目，为基层培训441名中医馆骨干人才；开展中医全科转岗培训工作，2022年度30名学员完成理论培训并进入临床培训阶段；开展中医专业农村订单定向免费培养医学生工作，2022年毕业285人并进入医院开展规范化培训，2022年招录95人。五是加强毕业后医学教育。争取专项资金3000万元支持5家中医住院医师规范化培训基地、5家助理全科医生培训基地建设临床技能培训中心；评估督导5家中医住院医师规范化培训和助理全科医生培训基地；新增12个第二批中医类别全科医生规范化培训基层培养基地；组织9家中医住院医师规范化培训基地及15家助理全科基地300余人参加卓越中医药师资（中医规培骨干师资）培训；组织完成中医住院医师规范化培训结业考核，812人合格。2022年招录1271名中医医师规范化培训和助理全科医生培训学员。（柴本福）

◆ **宁夏回族自治区**

稳步推进特色人才培养。宁夏回族自治区持续开展国家中医药特色人才培养工程，举办第七批全国老中医药专家学术经验继承工作启动仪式，培养学术经验继承人32名；完成12名中医护理骨干培训；1人入选第五批全国中医临床优秀人才研修项目、1人入选青年岐黄学者培养项目；培训中医药应对重大公共卫生事件和疫病防治骨干人才206人；实施京宁合作中医药人才培养，选派第八、九批40名优秀技术骨干赴北京地区6家中医医院开展为期3年的跟师学习。

搭建筑牢人才培养平台。宁夏回族自治区财政投入资金450万元，建设自治区基层中医药专家传承工作室21个，培养继承人120余名；建设全国名中医传承工作室两个、全国名老中医药专家传承工作室9个、全国基层名老中医药专家传承工作室11个，培养继承人140余名；引入国医大师李佃贵、上海中医药大学王拥军教授在宁夏建立学术思想传承工作室，培养中医药继承人。银川市中医医院获批国家中医临床教学培训示范中心。

扎实开展基层人才培养。宁夏回族自治区培训基层医疗卫生机构中医馆技术人员350名；依托各县级中医院开展中医药适宜技术推广培训，举办中医药适宜技术培训班12个，培训基层卫生技术人员794人。宁夏回族自治区卫生健康委联合自治区人力资源社会保障厅举办全区基层中医药卫生专业技术人员能力提升专项培训班，培训175人。

有效落实继续教育制度。宁夏回族自治区中医药专业技术人员1万余人次参加各类继续教育培训；招录中医医师规范化培训学员88名，其中中医全科学员20名；组织178名学员参加2022年度中医医师规范化培训结业考核，通过率91.57%。中医规范化培训业务水平测试成绩由2021年度全国第十八名跃升至2022年度全国第三名。（张　涛）

◆ **青岛市**

搭建中医药高层次人才队伍引育平台。青岛市建立10个国医大师工作室、88个引进类知名中医药专家工作室，先后建立国家级名老中医药专家传承工作室7个、国家级基层名老中医药专家传承工作室2个、省级传承工作室9个、市级传承工作室13个，形成覆盖国家、省、市三级的名中医药专家学术思想和临床经验的传承载体和学习平台。截至2022年底，青岛市有岐黄学者1名、全国中医临床优秀人才10名、全国西学中骨干人才1名、全国中药特色技术传承人才3名、全国中医临床特色技术传承人才1名、全国中医药创新骨干人才1名、泰山学者特聘专家1名、山东省中医药杰出贡献奖获得者2名、山东省名老中医（药）专家2名、山东省名中医（药）专家30名、山东省高层次中医临床优秀人才11名、山东省西学中高端人才3名、山东省中医药高层次人才学科带头人2名、青岛市中医药名家52名、青岛市中医类别医疗卫生优秀学科带头人32名、优秀青年医学人才90名。

强化基层中医药人才队伍建设。青岛市鼓励优秀中医药专家到基层医疗机构坐诊带教，开展对口帮扶工作，鼓励基层医疗机构选派中医药人员到上级医院进修；积极开展区（市）、镇（街）、村级中医药师承教育工作，培养学术继承人58名；持续推进中医药适宜技术培训工作，培训基层医务人员8000余名。截至2022年12月，青岛市共培养省级基层名中医44名、市级基层名中医70名。

完善中医药人才激励保障措施。青岛市对入驻的省级以上名中医药专家工作室按照不超过10万元/个的标准给予经费资助；对纳入国家级、省级、市级中医药师承教育项目的指导老师和继承人，培养周期内按照每人每年2万元的标准给予经费资助；每两年一周期培养中医药领军人才、中医药名家、基层名中医，培养周期内分别按照每人每月不低于2000元、2000元、1500元的标准给予经费资助。（孙　宇）

九、中医药文化弘扬工程

【概况】 为贯彻落实《中共中央　国务院关于促进中医药传承创新发展的意见》《“十四五”中医药发展规划》有关部署，2022年11月，国家中医药管理局联合中宣部、教育部、商务部、文化和旅游部、国家卫生健康委、国家广电总局、国家文物局印发《“十四五”中医药文化弘扬工程实施方案》，持续推动中医药文化创造性转化，创新性发展，为中医药事业传承创新发展厚植文化土壤。

精选主题策划，打造中医药文化品牌活动。2022年8月至12月，国家中医药管理局相继在湖北蕲春、安徽亳州、河南南阳、陕西铜川组织中医药文化传播行动“走进名医故里”主题活动；2022年6月，发起“端午艾草香　关注眼健康”校园中医药文化主题日活动，吸引20多个省（区、市）的600多所中小学参与，覆盖中小学生超20万人；与国家卫生健康委、科技部、国家疾病预防控制局、中国科协共同主办健康知识普及行动——2022年新时代健康科普作品征集大赛，指导举办首届全国说医解药科普大赛、第三届中医药健康文化知识大赛；丰富产品供给，打造中医药文化精品力作，继续推进“中医药+动漫”传播，推出中医药动漫IP灸童及“灸童说”系列科普短视频、周边文创产品，启动“灸童”动画片大纲和脚本创作，上线“冬季运动+中医药”题材动画片《手指的魔法》，在共青团中央微信平台继续推送河洛系列青少年中医药健康文化创意漫画图文；创新中医药文化表达形式，指导举办“岐黄之光——中医药文化展”“华侨医踪——东南亚华侨华人与中医药文化展”，推出“千名医师讲中医”中医药科普直播15场和系列短视频；拓展传播渠道，打造中医药文化传播多元平台，指导有关单位建设冬奥会主媒体中心中医药文化展示空间、冬奥村中医药体验馆，成为冬奥会中华优秀传统文化展示的亮点；继续推进中医药文化宣传教育基地、中医药健康文化知识角建设工作，上线全国中医药文化宣传教育基地网上展馆；2022年6月，《中国公民中医药健康文化素养调查制度》经国家统计局批复成为专项统计制度，启动2022年中国公民中医药健康文化素养调查工作，联合国家卫生健康委印发调查工作方案，组织线上调查培训，发布2021年公民中医药健康文化素养调查结果，素养水平持续提升，达到21.26%。（王　鹏、邢琳菡）

【《“十四五”中医药文化弘扬工程实施方案》印发】　2022年11月9日，为了落实《中共中央　国务院关于促进中医药传承创新发展的意见》《“十四五”中医药发展规划》有关部署，国家中医药管理局联合中宣部、教育部、商务部、文化和旅游部、国家卫生健康委、国家广电总局、国家文物局印发《“十四五”中医药文化弘扬工程实施方案》（以下简称《方案》），持续推动中医药文化弘扬，为中医药事业传承创新发展厚植文化土壤。《方案》提出到2025年，中医药文化产品和服务供给更为优质丰富，中医药博物馆事业加快发展，中医药文化传播体系趋于健全，公民中医药健康文化素养水平提升至25%左右，中医药“走出去”步伐更加坚实。《方案》明确了12项重点任务。

（王　鹏、邢琳菡）

【各地中医药文化弘扬工程实施情况】

◆　**天津市**

普及中医药经典。天津市整理宋、清时期津门医家所著，濒于失传的20多种古医籍，以《津沽医家古籍珍本》丛书形式陆续刊出；组织中医经典讲座，讲座面向中医医疗机构和各区基层医疗机构。

建设中医药文化传播平台。天津市建立中医药文化传播平台沟通联络机制，开展中医药文化宣传教育基地调研，组织拍摄天津市中医药文化宣传教育基地集萃，通过微信小程序和微信公众号等网络平台面向公众展示；举办天津市第七届中医药文化健康惠民月活动，为期两个月，活动由天津市三级中医、中西医结合医疗机构分别开展；建设中医药健康文化知识角，在22个基层医疗机构内建设示范性中医药健康文化知识角，使群众了解规范的中医药养生保健知识；充分利用新技术新应用，针对不同受众制作以动漫和短视频等新媒体产品为主，承载中医药文化内涵的中医药文化产品；完成全市16所项目学校的中医药文化进校园活动，创建5所活动示范校，建立中医药文化角，开设学生素质拓展课，完善中医药种植园等多项内容；制作中医药节气养生系列视频和眼保健操中医药科普视频，在天津市中小学中推广；开展公民中医药健康文化素养水平监测，在天津市8个区开展公民中医药健康文化素养调查。（王　莉）

◆　**河北省**

河北省大力实施中医药文化弘扬工程，深入实施中医药文化传承发展“扁鹊计划”，大力推进中医药健康文化传播行动。

举办中医药健康文化“云端”传播行动暨国医名师入驻“冀云”平台启动仪式。2022年11月4日，河北省中医药管理局、省卫生健康委、长城新媒体集团在石家庄联合举办启动仪式，签署战略合作协议，双方发挥各自优势，创新完善中医药文化和中医养生保健知识传播的方式方法，推动实现生活处处见中医的河北场景；重点打造国医名师“云”入驻、名医专家“云”问诊、中医培训“云”课堂、健康知识“云”科普、中医药健康“云”旅游、中医药文化进校园“云”展播6项“云”活动，让群众更直观、更便捷地了解中医药文化、中医药健康养生知识，并依托“冀云”APP，开发“名中医导诊地图”小程序，将河北国医大师、全国名中医和省名中医出诊信息在地图中展现，方便群众找中医、看中医。

北京冬奥会张家口赛区中医药文化展馆运营。2022年1月23日，2022北京冬奥会张家口赛区崇礼太子城冬奥村中医药文化展馆、综合诊所中医诊室和康复治疗室开馆、开诊，深受各国运动员喜爱。

“我从经典来”经典普及活动启动。2022年12月28日，由河北省中医药管理局主办，河北省中医院、河北广播电视台承办，河北省中医药发展中心协办的中医经典普及化项目“我从经典中来”活动启动仪式在河北广播电视台演播厅举行，发布《河北省中医经典普及化活动——中医经典名句60条》。国医大师李佃贵，全国名中医刘启泉、杜慧兰、梅建强等有关专家、基层中医工作者等作为活动的“经典宣讲人”“经典诵读人”“经典传承人”，阐释经典名句，讲述中医经典对他们行医之路的影响和感悟，直播观看量近40万人次。活动分为启动仪式、视频征集、专家审核、电视节目录制、最终评选5个环节，推动形成全社会读经典、学经典、用经典的浓厚氛围。

中小学生中医药文化知识竞赛。2022年1月25日，由石家庄市卫生健康委、市教育局举办的“传承中医药文化　争做校园小神农”中小学生中医药文化知识竞赛线下竞赛在乐仁堂健康文化科技产业园举行。本次活动分为线上和线下两部分，线上答题活动自2022年1月15日至22日结束，全市共有4.8万余名中小学生参加线上答题，线下竞赛由石家庄市8所设置中医药文化传承实验班的试点校组成代表队参赛。

（吴寅莹）

◆ 山西省

挖掘中医药文化精髓，普及中医药经典。山西省设计和制作具有中医药文化特色的文创产品，如山西道地药材（十大晋药）文创产品制作、傅山书法镇尺的制作、中药防疫香包和防疫口罩等；组织专家学者完成《时令健康养生手册》的编写，全书内容包括春夏秋冬四季、二十四节气养生小知识73篇，中国传统节日的由来、食疗养生知识及食养禁忌13篇，时令养生食疗方160首，节令常见病的推拿、按摩等家庭适宜技术、健康养生知识34篇，时令各种常见病、多发病的饮食宜忌、生活注意事项及慢性病养生康复44篇。该书还用41篇介绍了中医传统运动保健项目及日常养生小技巧。全书图文并茂、细致实用，旨在推进中医药养生走出学术殿堂，走进公众生活，服务健康中国。

建设中医药文化传播平台。山西省中医药管理局组织对山西名医傅山先生的中医药文化资源进行梳理、挖掘及整理，建设完成“中医药博物馆傅山文化专区”，用于传承发扬傅山文化，增强中医药文化自信。山西中医药大学中医药博物馆中药标本馆充分利用全景影像、三维影像及虚拟现实、增强现实等技术手段，建成中药标本馆实景VR（虚拟现实）平台，大大拓展了中药标本馆的教学、科研服务功能，实现了中医药博物馆中医药文化科普线上线下相结合，提升了中医药文化科普能力。

充分利用新媒体平台宣传中医药文化。山西省中医院制作的以“中医药文化”为主题的纪录片——《杏林晋彩》，以全新的视角、贴近大众的表述展现中医药的神秘与有趣，受到山西省委宣传部的肯定。《中医说》MV（音乐短片）深受喜爱，流传度广。中医科普二十四节气养生系列视频在抖音、腾讯视频及视频号等各大网络平台进行投放，广受好评。

推动中医药文化进校园。太原市胜利街小学开展2022年“端午”中医药文化进校园活动。大同市实验小学开展以“端午艾草香　关注眼健康”为主题的2022年中医文化进校园活动等。

持续建设“健康山西”“山西中医治未病”等微信公众号，普及中医药知识、传播中医药文化。“山西省中医院”微信订阅号多次进入国家排行榜前三。山西省中医药管理局支持4家全国中医药文化宣传教育基地通过举办主题活动、开办讲座、发放宣传册等多种形式、多种途径开展中医药宣传教育活动。

（田　敏）

◆ 辽宁省

初步建成具有辽宁特色的辽宁中医药博物馆和阜新蒙古族自治区蒙医医院蒙医药文化博物馆。辽宁中医药博物馆建筑面积约4200平方米，既展示了辽宁中医药文化历史和成果，也展示了我国传统中医药学几千年发展的轨迹和成就。蒙医药文化博物馆是国内外为数不多的专业性反映蒙医药历史文化的藏馆之一，有各类民族古籍（蒙医药文献）3000余部、蒙医药文物2000余件，抢救性地修复了3册破损较为严重的古籍，陆续翻译和整理出版2本学术著作，对1000余册珍贵古籍进行数字化处理，建立了辽宁省蒙医药数据文献中心。

建设一批中医药文化传播基地和传播平台。辽宁省建立中医药文化宣传教育基地6个、中医药文化角22个和“辽医药苑中医药文化传播平台”公众号1个；制作中药养生本草、中医讲养生、中医药科普、中医优势病种科普文本、小册子和视频等宣传材料1000余份，宣传视频在各级媒体平台播放。

全面开展中医药文化活动。辽宁省各级中医医疗机构进校园、进社区、进乡村、进家庭，发挥100名省级中医药文化科普巡讲专家的作用，开展中医知识普及讲座600余场；完成建设22个中医药健康文化知识角和6个中医药文化传播平台，推动4个单位开展中医药文化进校园活动，共开展中医药文化宣传活动73次，推出公众号文章186篇，制作中医药宣传视频395个，阅读量537500人次；通过线上开展近千场中医药治疗、健康养生、中医药文化宣讲活动，让群众对中医药治疗、中医药养生、中医药文化有了更深刻、更直观的认识和理解。

（徐振东）

◆ 吉林省

吉林省深入实施中医药文化弘扬工程，各地开展中医药经典知识大赛共计13场、中医经典讲读活动13场；评选省级中医药文化宣传教育基地8个，加强基地建设；在7所中小学开展中医药文化进校园活动；建设中医药健康文化知识角50个，制作文化创新产品4个；组织10个县（市、区）开展中医药健康文化素养水平监测，全省中医药健康文化素养水平得到提高。　（冯　健）

◆ 上海市

普及中医药经典。上海市开展《上班路上，有“伊”相伴》中医药经典文化普及，依托区域中医医联体，以有奖竞赛形式向医联体各级单位征集中医药经典知识题库，在电台“健康有道”节目与全市居民开展关于中医药经典知识的互动问答3次。

建设中医药文化传播平台。上海市确定40家单位作为“太极健康实践基地”建设单位，建立一支由75人组成的太极健康师资队伍；制作八段锦、六字诀、放松功、明目功及神奇小囡五行操5种功法的口令版及跟练版视频，统一配送至各实践基地；把各站点面向市民推广中医药文化和“太极健康”理念中的生动案例、温暖故事、魅力场景呈现出来，宣传中国传统功法，弘扬中医药文化，让市民群众更好参与、更有共鸣、更受触动。

举办中医药文化活动。2022年9月，上海市开展“中医药文化进地铁”主题活动，在地铁站和地铁沿线开展中医药文化宣传展示，面向地铁通勤的中青年人群展示中医药文化、药膳视频，日均覆盖人群20万人次以上。“石氏伤科”“杨氏针灸”“海派膏方文化”等多个沪上非物质文化遗产项目亮相第五届中国国际进口博览会“非遗客厅”，多位非物质文化遗产代表性传承人和中医专家亲临，为来自世界各地的媒体和观众进行传统医药宣传和健康咨询，让人们近距离感受中医文化之美，为传播中华优秀传统文化贡献力量，共计服务3000余人次。

推动中医药文化进校园。上海中医药文化进校园工作由上海中医药大学牵头，各区协同，形成覆盖全市4所附属学校、16个区试点学校、若干联系学校的工作网络，打造开放的“中小学中医药知识科普平台”，推出近视眼、青少年肥胖防治服务包，帮助青少年健康素养与社会主义核心价值观养成。

开展公民中医药健康文化素养水平监测。上海市中医药管理局委托上海市健康促进中心开展2022年度全市中医药健康文化素养调查，根据抽样结果对全市8个区共完成1527份问卷，根据初步调查结果统计，大众对于中医药的态度看法都得到了转变和提升，上海市居民的中医药健康文化素养水平得到进一步稳定发展。　（周　瑶）

◆ 江苏省

江苏省评审确认新一批中医药文化宣传教育基地。经资格审查、专家现场评审、综合评议、公示等程序，确定南京中山植物园、无锡市中医医院、南通中医药文化博物馆、扬州国医书院暨国医养生院、扬子江龙凤堂为江苏省中医药文化宣传教育基地。截至2022年底，江苏省建有国家级中医药文化宣传教育基地两个、省级中医药文化宣传教育基地15个。

江苏省开展本科高校中医药入学教育活动。2022年，江苏省中医药管理局、省教育厅联合开展中医药入学教育活动，印发《关于开展中医药入学教育活动的通知》（以下简称《通知》）。中医药入学教育活动面向江苏省本科高校2022年入学新生开展，各地中医药机构选派中医药文化科普专家到高校举办科普讲座，普及中医药知识，帮助入校新生学习中医药健康文化，了解中医药、认识中医药，通过学习中医药核心价值，培养新生崇尚中医、珍爱生命的理念。各地中医药文化宣传教育基地、中医药博物馆、展示馆等中医药文化场馆在严格执行疫情防控规定的前提下，要积极面向新生开放，使新生近距离感受中医药的悠久历史、文化特色、功效价值，增强文化自信、民族自信，自觉成为弘扬中华优秀传统文化的使者。各高校可结合自身特点，在新生中开展以中医药文化为主题的座谈交流、作品征集、艺术创作、表演展示等配套活动，帮助新生加强相互了解、丰富文化生活。

中医药文化科普漫画书《小神农识药记》发布。为积极扩大中医药文化传播，倡导和推动中医药文化走进中小学，江苏省中医药管理局针对青少年群体创作中医药文化科普作品。该作品以中医药传统文化经典故事为核心内容，以科普漫画为呈现形式，通过“小神农”这个活泼可爱的人物形象，将有趣的中医药故事娓娓道来。《小神农识药记》还被翻译成多种语言在海外出版，为中医药文化的海外传播发挥了积极作用。　（张小凡）

◆ 浙江省

做好中医药传统知识保护和挖掘整理。实施《浙派中医》丛书编撰工程，完成书稿共17种；参与《中华医藏》编撰，完成《中华医藏》25种养生类书目的编纂和27种丛书类医籍版本授权、提要的撰写；开展中医药古籍保护和挖掘整理工作，改善古籍馆藏条件，修复破损古籍，两个项目立项国家中医药古籍挖掘和保护条件提升项目。

开展中医药文化宣传活动，浙江省中医药管理局与浙江广播电视集团新蓝网联合推出《养生知时节》中医药文化节目22集，向广大观众宣传不同节气的中医养生保健知识，全网观看量达370余万次；举办“U你健康·助力共富”中医药文化传播进常山县未来乡村活动，丰富农村文化礼堂活动载体；开展第八届全国悦读中医活动作品征集，印发《第八届全国悦读中医活动实施方案》，全省共有131家医疗卫生健康单位参加活动，征集并上报悦读中医活动作品285篇。

推进中医药进校园。浙江省开展《中医药与健康》教材修订工作，《中医药与健康（第二版）》教材通过浙江省中小学教材审定委员会审查，并进入全省小学五年级课堂；遴选4所基础条件较好的小学，支持其建设中医药文化长廊、文化墙、宣传栏、展示馆或中草药植物园等中医药文化角，组建中医药文化学生社团等。　（陈良敏）

◆ 福建省

提升居民中医药健康文化素养。福建省推动中医药健康文化进校园、进家庭、进企业、进社区、进乡村，把中医药文化教育贯穿国民教育始终，引导群众养成具有中国特色的健康生活习惯。

推动中医文化传播，深度挖掘闽医学派文化精华。福建省借用信息化工具，创作创制科学准确、通俗易懂、贴近生活的中医药文化科普宣传视听读物、创意产品，开展中医药非物质文化遗产传承与传播。

（张锦丰）

◆ **山东省**

加强中医药文化研究和经典传承。山东省中医药管理局推动《中华医藏》项目编纂，指导做好中医药古籍修复工作；举办中医药文化论坛暨中医药经典传承与利用能力提升研讨班，推动中医经典传承普及。

举办全省中医药文艺节目创作和演出活动。山东省中医药管理局会同省文化和旅游厅、省总工会制订印发《全省中医药文艺节目汇演活动方案》，指导各市开展中医药文艺节目创作和演出，各地共创作演出节目 119 个，线下、线上观看近 30 万人次。

打造“鹊说”中医药文化科普知识传播品牌。山东省中医药管理局开展“鹊说”系列中医药文化科普知识传播活动，组织专家制作图文、视频类中医药文化科普知识 100 余期，通过“健康山东”“学习强国”等媒体广泛传播，网络点击量 9500 余万人次，点对点传播预估可超过 10 亿人次。

推进中医药文化进校园活动。山东省中医药管理局会同省教育厅遴选建设 28 所中医药文化进校园试点学校，遴选 450 名中小学教师开展中医药文化进校园师资培训。

建成“山东省中医药文化传播平台”。山东省中医药管理局在“健康山东宣传网”搭建起“山东省中医药文化传播平台”，将全省 27 个国家级和省级宣传教育基地、中医药文化体验馆集中进行网络展示，公众可以线上参观基地，通过 VR（虚拟现实）了解中医药文化知识。

（马　涛）

◆ **河南省**

开展文化宣传活动。河南省推进中医药文化进校园，以郑州、许昌为试点，选定 4 家学校组织开展“端午艾草香　关注眼健康”等内容丰富的中医药文化进校园活动；南阳市举办第十届仲景论坛暨第五届中国艾产业发展大会，同期承办“全国中医药文化传播行动 · 走进名医故里主题活动（南阳站）”、中央网信办让世界中意中国——中医药文化传承网络主题采访活动，创设“中医药文化夜市”，举办 200 多场，惠及 30 余万人次；开展第三届全国中医药健康文化知识大赛河南分赛区作品征集、评选工作并获优秀组织奖。

打造文化传播平台。河南省开展河南省中医养生保健知识推广基地遴选工作，命名 110 家河南省中医养生保健知识推广基地；加强中医药文化宣传教育基地建设，支持中医药文化宣传教育基地内涵建设，组织第三批省级中医药文化宣传教育基地验收；依托社区卫生服务中心、基层中医馆、社区居委会等，建设完成 100 个中医药健康文化知识角；充分发挥报刊、广播、电视、网络等媒体作用，开办丰富多样的中医药文化传播栏目。

深入挖掘中医药文化内涵。河南省开展 2019—2020 年度河南省中医药文化与管理研究项目验收，遴选年度文化与管理研究项目 31 项、中医药文化著作出版资助专项 25 项，建立健全以张仲景文化为核心，涵盖洛阳正骨文化、怀药文化、大宋中医药文化等富有历史底蕴和地域特征的河南中医药文化体系；指导制作《身边的中医药》《我爱中医》等音视频作品。2022 年，河南省级财政共安排 442 万元用于支持中医药文化建设和科普宣传。

（姜方方）

◆ **广东省**

在“南方 +”平台上建立中医药“南方号矩阵”，开辟新的宣传阵地。推出《国医大讲堂》系列讲座 5 期，现场观众合计 1000 余人，线上观看总数超 20 万人次；开展“大医精诚——中医名家走基层”主题活动 5 场，现场服务群众 1500 余人次，打造中医药文化精品；编撰《岭南医藏》，传承弘扬岭南中医药文化精髓。广东中医药代表性歌曲《岭南中医赋》上线各大音乐平台，广受好评。全省中医药宣传战线与抗疫一线同步同频，及时准确发声，传播中医药防治知识，展示中医药参与疫情救治的临床效果，传递中华优秀传统文化自信和正能量。

（刘占峰）

◆ **广西壮族自治区**

广西壮族自治区深入贯彻落实《“十四五”中医药文化弘扬工程实施方案》《广西壮族自治区中医药壮瑶医药文化内涵提升工程实施方案（2021—2025 年）》文件精神，积极打造“十个一批”中医药文化品牌，推动中医药深入群众、惠及群众。一是持续开展中医药文化传播行动。组织开展中医中药中国行——2022 年广西（南宁）中医药健康文化大型主题活动、2022 年中医药文化传播行动暨广西中医药壮瑶医药文化内涵提升工程启动仪式、2022 年广西中医药健康文化素养知识进万家活动，以及世界传统医药日暨广西中医药宣传日主题活动。通过中医药文艺表演、中医药展览展示、打造中医药文化主题展区、健康义诊、互动体验等方式全面促进中医药健康文化传播，推动中医药文化融入群众生产生活。二是创新开展结对共建中医药文化进校园品牌活动。促成广西药用植物园、广西中医药大学第一附属医院、广西中医药大学附属瑞康医院、广西国际壮医医院、广西中医药研究院 5 家区直单位与南宁市第三中学、南宁市玉兰路小学、南宁市天桃实验学校、南宁市逸夫小学、南宁市南湖小学、南宁市滨湖路小学、自治区卫生健康委幼儿园 7 家中小学、幼儿园结对签约，进一步丰富中小学中医药壮瑶医药文化教育。三是持续加强中医药文化平台建设。广西壮族自治区中医药管理局印发《广西中医药文化宣传教育基地管理暂行办法》，持续推进 4 家国家中医药文化宣传教育基地建设，新增遴选 10 家广西中医药文化宣传教育基地（2020 年以来累计遴选 32 家），编印《广西中医药文化宣传教育基地宣传手册》，展示广西中医药文化宣传教育基地风采，在深入挖掘中医药壮瑶医药文化内涵和时代价值、推动中医药文化创造性转化和创新性发展、促进中医药文化传播和繁荣发展方面作出积极的贡献。（刘丽娟）

◆ 重庆市

大力弘扬中医药文化，促进中医药文化传播。重庆市深入推进中医药文化传播行动，新建市级中医药文化宣传教育基地 3 个、中医药文化馆 1 个、中医药文化知识角 30 个，建设中医药文化进校园示范学校 10 所、培育学校 3 所；深化“名中医到社区”“千名医师讲中医”等中医药文化传播品牌建设，全年累计推出中医药科普视频节目 220 余期；举办“‘渝’见中医药”微视频大赛，引导社会力量广泛参与、共同推动中医药文化传播。全市累计举办现场宣传活动200 余场，掀起中医药依法发展的热潮。全市公民中医药健康文化素养水平持续提升，达到 26.2%，位居全国第六位。

持续扩大对外宣传，塑造重庆中医药形象。重庆市制作 5 部具有重庆辨识度的“渝见岐黄”系列专题纪录片。（赵学良）

◆ 四川省

中医药文化传承持续推进。四川省中医药管理局以中国出土医学文献与文物研究院为抓手，推进中医药出土医学文献与文物研究；完成“天回医简”的释文、注释和学术源流的考证，《天回医简》由国家文物出版社正式出版；首次公开整理并影印出版《巴蜀中医文献珍本汇刊》《川派中医名家珍汇刊》，共收录巴蜀历代中医名家著作 160 余种；整理出版《中医百部经典影印本（第一辑）》20 本，编撰《中医药文化科普读本》2 本；新增传统医药类国家级非物质文化遗产传承项目 1 项（李仲愚杵针疗法），省级非物质文化遗产代表性项目 34 项；四川省中医药管理局联合四川省委宣传部、省教育厅认定第三批 12 家中医药文化宣传教育基地；完成四川省中医药博物馆等 3 个基地网上 VR（虚拟现实）博物馆建设。宜宾市筠连县乌蒙山中医药博物馆建成开馆，彭州市天府中药城中医药博物馆完成封顶。

中医药文化传播方式创新有力。全国首部中医药交响乐在成都城市音乐厅首演。全国首部中医药舞台剧《天回》首演。四川省开展中医药川剧、中医药歌曲创作；在成都双流国际机场、天府国际机场、成都东客站等开展中医药文化主题宣传，中医药主题灯光秀点亮成都地标天府双塔；在知名旅游景点西岭雪山景区等打造中医药健康文化知识角；开展中医药文化传播活动，在重庆、眉山、遂宁、宜宾等地举办多场“名中医川渝行”、《中医药法》实施五周年主题宣传活动，组织全省近百所中小学参加端午中医药文化进校园系列活动。（赵忠明）

◆ 贵州省

贵州省在遵义市、铜仁市建设两个省级中医药文化宣传教育基地；继续开展“中医中药中国行”6 + N 宣传活动，在贵阳市、遵义市等地的 4 个重点中学开展中医药进校园活动；在全省建设中医知识角 21 个，制作中医药文化宣传视频 4 个，在铜仁市实施普及中医药经典项目，在贵州中医药大学第一附属医院建设中医药文化传播平台；开展中医药积极参与疫情防控、省级示范中医馆、民间中医、党的二十大精神等系列宣传报道，全年发布原创信息 177 篇；在 10 个县（区）开展公民中医药健康文化素养调查，持续做好监测工作；举办中医药文化宣传骨干培训班，培训全省骨干近 100 人。（张青锋）

◆ 陕西省

陕西省印发《2022 年陕西省中医药文化建设指导意见》，明确“活动开展、场所建设、产品创作、品牌打造”四大任务，为全省中医药文化建设做出安排。

陕西省举办中医药文化传播暨庆祝《中医药法》施行五周年主题活动、科技文化卫生三下乡——中医中药乡村行活动、中医药科普巡讲活动等；在 56 个区县开展中医药文化进校园，印发《关于规范做好中医药文化进校园的通知》。西安市曲江第六小学原创戏剧《三月和四月茵陈的秘密》获新时代健康科普作品征集大赛舞台剧类优秀作品奖。商洛市中医医院和商洛广播电视台联合开办的商洛首档健康讲座类广播电视融媒体栏目《健康服务台》开播。

陕西中医药博物馆建设项目完成主体工程和室内装修。铜川药王孙思邈故里、陕西中医药大学医史博物馆、西安市临潼区扁鹊纪念馆 3 个中医药文化宣传教育基地完成数字化改造，VR（虚拟现实）云展示系统上线。岐山县岐伯纪念馆、三原县中医医院、澄城县中医医院被列为省级中医药文化宣传教育基地建设单位，镇巴、大荔、眉县、延川、延长县中医医院进行中医药文化体验场馆建设。陕西省建设基层中医药文化知识角 21 个。

首届陕西中医药文创产品大赛启动。铜川市文化和旅游局完成《药王孙思邈》动画片 3 集，孙思邈纪念馆开办走进药王山广播节目。陕西作家胡君创作的中医药长篇小说三部曲之二《当归》和长篇报告文学《岐黄使者》出版发行。陕西中医药大学医史博物馆“本草灵兰录数字游戏”获全国中医药博物馆文博创意设计大赛一等奖，“松涧鸣泉养生香”获二等奖，“药妆——古脂”和“文物创意手工皂”获三等奖，医史博物馆获“优秀组织奖”。

陕西省中医药管理局出品 64 集《秦药》《长安医学》系列纪录片，2022 年 12 月 1 日起在陕西卫视及其 4 个新媒体平台播放，百余媒体平台进行报道和转发，新媒体曝光量 2.4 亿人次，收视人数 230 万余人次，话题阅读 250 万余人次，陕西中医药品牌影响力得到提高；启动秦药、长安医学宣传海报和标志 logo（商标、徽标）、药王孙思邈系列动画片制

作；新增 8 个传统医学省级非物质文化遗产项目，马明仁、藻露堂入选西安老字号。（陈朋辉）

◆ 宁夏回族自治区

宁夏回族自治区制订印发《中医药文化弘扬工程实施方案》，拨付 164 万元组织各项活动。

制作中医药文化产品。宁夏回族自治区卫生健康委制作宁夏广播电视台养生有道中医大讲堂专栏和《宁夏日报》国医堂专刊各 52 期，各级中医类医院紧扣社会热点，邀请专家做客媒体，以科普讲座等形式与宁夏广播电视台、银川广播电视台等合办“今日宁夏”“健康 984”等中医药文化产品，弘扬中医药文化，宣传中医药疫情防控知识，传播中医药养生保健知识，普及中医治未病养生理念；成立自治区中医药健康文化宣讲团，组织百余名中医药专家开展中医药文化进机关、进军营、进校园、进厂矿、进乡村、进社区、进企业、进家庭的“八进”活动；赴宁夏科技厅、西夏区兴泾镇、宝湖社区等开展大型义诊活动 20 余场次，累计为 3200 余名群众进行把脉问诊、合理用药指导等。

开展中医药文化展示。石嘴山市中医医院建立中医药文化展示区，吴忠市卫生健康委在利通区卫生健康局、宁夏医科大学附属中医医院、吴忠康复专科医院分别建设中医药文化体验场馆；在古城镇、上桥镇、金银滩镇、扁担沟镇卫生院打造中医药健康文化知识角；依托吴忠市利通区中医药博物馆开展中医药研学活动 8 期，接待学生 1200 余名。固原市卫生健康委在固原三中开展中医药文化进校园，举办全市中医骨干培训班，开展中医药体验服务。中卫市卫生健康委在滨河和文昌社区卫生服务中心、中山和长安社区卫生服务站建成中医药健康文化知识角，在中卫市第七中学建设校园中医药文化角。中卫市中医医院建设中医药文化传播平台，制作完成承载中医药文化内涵的短视频 1 个，录制健康养生节目 17 期。（张　涛）

◆ 新疆维吾尔自治区

新疆维吾尔自治区开展中医药经典普及化活动，通过电视、电台、报纸专栏等媒体向公众开展中医药文化宣传活动；在《老年康乐报》开办《中医药课堂》专栏，刊发中医药经典科普稿件 21 篇；在新疆电视台体育健康频道开办《新疆中医堂》栏目，制作播出 3 期；制作完成中医药文化素养科普视频 10 部，总计时长 47 分钟，视频同步翻译为维文版本；推发中医药科普短视频 27 期、中医药文化科普直播 6 次，全网播放量 65 万人次；制作完成“24 节气 · 24 食光”科普融媒体产品 24 期在“先锋 96.1”融媒体平台播出，视频累计时长 72 分钟，音频累计时长 120 分钟；制作中医广播节目 75 期，累计时长 75 小时；在基层医疗卫生机构建设 21 个中医药知识角；开展中医药健康文化科普“五进”活动，举行中医药健康知识讲座 320 余场次，发放宣传海报 1800 份，宣传手册 86000 余份，接受群众咨询、义诊 77800 余人次；积极推进中医药文化进校园，新疆维吾尔自治区卫生健康委与自治区教育厅联合组织举办“端午艾草香　关注眼健康”——2022 年校园中医药文化主题日活动，全区 45 所学校 15000 余名中小学生同时参与了活动；在乌鲁木齐市青少年综合实践教育中心建设中医药文化宣传教育基地，种植药材 14 种，建设中医药文化长廊；完成 8 个调查点公民中医药健康文化素养水平抽样调查工作。（纪　蓓）

◆ 长春市

长春市制订《2022 年中医药健康文化传播行动实施方案》，实施中医药文化弘扬工程和健康中国中医药专项行动；2022 年在社区卫生服务中心建设中医药健康文化知识角 5 个，累计建设 15 个；在 4 所中小学开展中医药健康文化进校园活动；结合《中医药法》宣传周、重点卫生日（周、月）等活动，通过开展健康讲座、义诊咨询、线上直播等多种形式传播中医药知识；充分利用新媒体工具，开发微信表情包，建设虚拟中医体验馆，在学校设置数字化体检设备，制作发布短视频，让古老的中医药文化知识通过现代传播手段快速普及，深入人心。（张　晶）

◆ 厦门市

第一届福建省中医药文化周宣传活动。2022 年厦门市开展了第一届福建省中医药文化周宣传活动，包括厦门市中医院膏方节、厦门大学医学院中医系“八闽园药园开放日活动”、厦门医学院“守正创新中医之美”系列宣传活动、“十大厦门市民喜爱的青草药”评选活动、“心慈德厚　术湛济人”第八届保生大帝中医药文化体验活动等，开展讲座义诊进社区、进校园活动，持续加大宣传力度，积极推广中医药改革发展的新成果、新经验。

“十大厦门市民喜爱的青草药”评选活动。为了更好地传承、传播闽台青草药养生非物质文化遗产文化，厦门市举行“十大厦门市民喜爱的青草药”评选活动。此次活动社会各界反响热烈，好评如潮。“十大青草药”的评选，对于落实“健康中国行动”，推动两岸青草药交流合作，对于青草药学术化、体系化的建构，对于推动闽南与海丝沿线国家青草药交流合作都具有独特而深远的意义。

传承和保护方面。在厦门市人民政府公布的第六批市级非物质文化遗产代表性项目名录中，厦门中药厂申报的八宝丹传统制作技艺、六味地黄丸传统制作技艺入选。疫情期间，八宝丹被纳入《福建省中医药防治新型冠状病毒肺炎专家共识》《上海市新型冠状病毒肺炎重症患者中西医结合救治策略与经验》等推荐用药，新癀片被列入《新冠病毒感染者用药目录（第一版）》。（吴康妮）

◆ 青岛市

构筑中医药文化发展强力保障。青岛市建立中医药文化弘扬传承发展多部门协作机制，多部门联合出台《青岛市中医药文化建设若干措施》，并将中医药文化弘扬纳入《青岛市建设中医药强市的若干措施》及《青岛市中医药发展“十四五”规划》，明确责任分工，凝聚部门合力，推动中医药文化协同发展。

夯实中医药文化弘扬基础。青岛市积极动员社会力量参与中医药文化科普宣传，着力构建政府主导、行业为主、社会参与的中医药文化科普宣传教育网络体系；支持上海医药集团青岛国风药业股份有限公司等社会力量建成中医药文化博物馆、中医药文化主题公园、国医书院。截至2022年12月，青岛市建成省级、市级中医药文化宣传教育基地（示范单位）和中医药健康文化知识角34个，省级中医药文化进校园试点学校4所，省级中医药文旅康养强县（区）1个，省级中医药特色医养结合示范基地两个。

提高中医药文化传播力和感染力。青岛市依托健康青岛科普资源库，打造专业、便捷的线上中医药健康知识学习平台，形成多角度、全方位、立体化的中医药文化传播态势。截至2022年12月，青岛市入库中医药专家400余名，发布中医药文化科普作品500余件，总阅读量超过100万人次。青岛市制作推出《四季养生那些事儿》中医科普动画视频、《新冠患儿发热的推拿疗法》《新冠病毒感染康复疗法》《青岛市二十项家庭中医药适宜技术》等系列优质中医药文化微视频，浏览量达16万余次。　（孙　宇）

十、中医药促进乡村振兴工作

【概况】　国家中医药管理局党组认真学习领会习近平总书记关于实施乡村振兴战略的重要论述，深入贯彻落实党中央决策部署，将山西省五寨县定点帮扶工作作为一项重大政治任务，摆在全局工作的突出位置，充分释放中医药多元功能和价值，全力支持五寨县中医药卫生事业和中医药特色产业发展，扎实推动乡村产业、人才、文化、生态、组织振兴，全面助力五寨县经济社会发展。

助力产业振兴。一是推动帮扶项目建设。国药集团投资的中国中药山西五寨产业园项目竣工。预计投产后年销售额1.5亿元，利税1100万元，解决就业岗位120个，可带动种植农户3000户。二是扶持龙头企业发展。通过税收优惠等政策扶持国药五寨天江药业有限公司建成涵盖中药材种植、饮片加工和“互联网+智能配送”为一体的综合性产业园；通过消费帮扶、宣传推广等扶持山西正道良田农业股份有限公司建成集杂粮种植、生产研发、产品销售、生态农业开发于一体的现代化农业企业。三是帮助培育农业合作社。召开五寨县中药材产业技术对接会，举办中药材产业高质量发展培训班，组织专家深入实地指导，帮助当地4家农业合作社提高种植技术水平，扩大中药材种植面积。四是通过发放中药材种植补贴、开展种植技术培训、指导推广“企业+合作社+农户”种植模式等，2022年新增菊花种植面积1700余亩，预计收益600万元，转移就业脱贫户209人。

助力人才振兴。一是培训县乡村基层干部和乡村振兴带头人。通过举办基层党政干部培训班、乡村振兴带头人学习班等多种方式，共计培训基层干部379人次、乡村振兴带头人358人次。二是培训专业技术人才。支持五寨县医疗集团选派5名优秀医务人员外出进修；为五寨县培训国家中医药应对重大公共卫生事件和疫病防治骨干人才库成员2名、中医馆骨干1名、中医护理骨干1名，支持4名中医类别全科医师开展转岗培训；开展中医适宜技术培训、护理技术培训等共计38场，培训医务人员1054人次。

助力文化振兴。支持五寨县中医药文化宣教基地建设并指导组建讲解团队；依托基地举办中医药文化进校园活动8次、讲座20余场，惠及五寨县中小学生1000余名，以及本地、周边听众近千人，营造中医药文化氛围；捐赠中医药书籍330册，总价值1.6万余元，传播中医药文化内涵。

助力生态振兴。实施人居环境整治项目和美丽乡村建设项目，修建公共厕所两个，帮助砚城镇周家村、中所村改善村容村貌。实施老旧房屋改造工程和给水管网改造工程，提升砚城镇周家村、城内村居民的住房饮水安全。设立种植补贴鼓励农民开垦撂荒地、在柠条林下和光伏板下种植中药材，加强生态保护并促进农民增收。

助力组织振兴。向五寨县划拨党费专项资金40万元，用于加强基层党组织阵地建设，完善硬件设施，开展党员培训和慰问等。国家中医药管理局18个基层党组织与6个脱贫村党组织、两个乡镇党组织组成帮扶小组，通过座谈调研、专题党课、主题党日、青年理论学习等多种形式开展联学联建。　（黄橙紫）

【中医药定点帮扶工作】　一是国家中医药管理局协调中央财政200万元支持五寨县中医院开展“两专科一中心”建设，支持五寨县中医院建设两个中医特色优势专科和1个县域中医适宜技术推广中心，有效提升中医诊疗水平，发挥辐射带动作用，将简便验廉的中医药适宜技术推广到辖区内的基层医疗卫生机构。二是国家中医药管理局组织局直属（医院）、山西省中医院对口帮扶五寨县中医院，继续采取驻点帮扶、人员培训、技术指导、巡回医疗、专科建设、合作管理等措施帮扶五寨县中医医院发展。三是根据《对口帮扶福建省明溪县振兴发展实施方案（2021—2025年）》工作要求，国家中医药管理局组织局直属（医院）对口帮扶明溪县，支持中医治未病科、针灸康复科、老年病科、五官科科室建设。四是指导五寨县落实《五寨县医疗卫生人才发展规划（2021—2025年）》。依托国家中医药人才培养项目支持五寨县开展基层中医药人才培养，2022年为五寨县培训国家中医药应对重大公共卫生事件和疫病防治骨干人才库成员2名、中医馆骨干1名，支持4名中医类别全科医师开展转岗培训。

（任 艳、曾兴水、彭 宏）

【中医药健康帮扶工作】 国家中医药管理局开展三级医院对口帮扶县级中医医院工作。严格落实过渡期“四个不摘”要求，按照《“十四五”时期三级医院对口帮扶县级医院工作方案》，推进403家三级医院对口帮扶699家县级中医医院。各地继续采取驻点帮扶、人员培训、技术指导、巡回医疗、专科建设、合作管理等方式，引导优质医疗资源下沉，持续推动县级中医医院综合服务能力。截至2022年12月底，各地对口帮扶协议签约率100%，帮助受援医院拓展业务范围，增加诊疗科目，补齐医疗技术短板，充实医疗服务内容，提升危急重症患者的抢救能力、重大突发公共事件应急处置能力，提高医院管理科学化、规范化、精细化水平。

国家中医药管理局推进国家中医医疗队巡回医疗工作。以“三区三州”脱贫地区为重点，根据调整后的东西部协作结对关系，依托东部省份和中国中医科学院、北京中医药大学优势资源，组建8支国家中医医疗队；制订印发《2022年国家中医医疗队巡回医疗工作方案》，指导医疗队赴“三区三州”脱贫地区开展巡回医疗、技术支援、管理指导和人员培训，提升脱贫地区中医药服务能力。

加强基层中医药人才队伍建设。近两年来，国家中医药管理局下达中医医师规范化培训计划向脱贫地区倾斜支持，脱贫地区培训中医医师、中医全科医生3050人，助理全科医生1214人；累计培养中西部地区中医专业农村订单定向免费医学生3338人，其中脱贫地区1834人；为脱贫地区198位符合条件的中医药专家建设了全国基层名老中医药专家传承工作室。

加大项目资金投入，补齐公共卫生服务短板。通过中央对地方转移支付资金，支持五寨县中医院综合改革、“两专科一中心”建设，推进五寨县中医药特色健康管理中心建设，有效提升基层中医药服务能力。

下沉优质医疗资源，降低因病致贫返贫风险。2022年5月，中国中医科学院第五批驻点医疗队进行轮换交接，继续在专科建设、诊疗服务、医疗质控、医院管理等方面进行帮扶。2022年，国家中医药管理局派驻人员开展专家门诊6218人次，收治住院患者414人次，完成手术199例，科普讲座35场。定期开展乡镇巡回医疗、义诊和“眼健康光明行”活动，覆盖10个乡镇，服务957人次，减轻了当地群众就医经济负担。

开展组团式帮扶，打造一支“带不走的医疗队”。采用一对一跟诊、带教查房、床旁实操等方式手把手指导，持续开展中医适宜技术培训和护理技术培训，建立远程会诊平台和转诊渠道，加强医疗卫生人才队伍建设。（任 艳、黄橙紫）

【强化中医药促进乡村振兴工作组织领导】 国家中医药管理局印发中医药管理局《中共国家中医药管理局党组关于调整乡村振兴工作领导小组的通知》，明确人员组成和主要职责，党组书记部署推进有关工作，进一步强化政治担当，推动形成合力；印发《国家中医药管理局2022年定点帮扶工作计划及任务分工》，进一步落实中央单位定点帮扶工作要求，全力做好新形势下定点帮扶工作。2022年，召开国家中医药管理局乡村振兴工作领导小组会3次、局乡村振兴办专题会议4次，进一步优化工作思路，完善工作机制，拓展帮扶内容，研究和推动中医药定点帮扶工作扩面提质增效。

（黄橙紫）

【选派干部赴山西五寨挂职】 国家中医药管理局选派高新军任五寨县委副书记，重点负责乡村振兴工作，协管农业农村、宣传文旅、地方党政管理及疫情防控工作；马思远任五寨县中所村第一书记，抓好基层党建，改善村容村貌，助推中所村建设成为省级数字乡村示范村。

（黄橙紫）

【中医药促进乡村振兴保障资金投入】 2022年，国家中医药管理局投入帮扶资金1730万元，用于支持五寨县卫生健康、中医药事业及经济社会全面发展；通过转移支付资金，进一步支持五寨县中医药事业传承与发展、推进公立医院综合改革。 （黄橙紫）

【消费帮扶工作】 直接购买帮扶地区农产品。通过印发通知等宣传动员，持续发动国家中医药管理局直属（管）单位通过优先采购、预留采购份额等购买五寨县农产品456.44万元，购买其他脱贫地区农产品89.19万元。在财政部《关于中央预算单位2022年1月至8月政府采购脱贫地区农副产品有关工作情况的通报》中，国家中医药管理局预留份额完成比例排名第三。

帮助销售帮扶地区农产品。通过“忻州杂粮走进雄安”展销会帮助帮扶企业国药山西五寨天江药业签订五寨大健康产品销售合同5080万元；通过“定制药园”帮助五寨县销售黄芪等中药材604万元。

（黄橙紫）

【于文明赴山西五寨调研乡村振兴定点帮扶工作】 2022年9月10日，国家中医药管理局局长于文明赴山西省忻州市五寨县开展定点帮扶工作调研，强调要把全面推进乡村振兴与加快中医药产业发展、中医药健康帮扶紧密结合起来，充分发挥中医药在巩固拓展脱贫攻坚成果同乡村振兴有效衔接中的积极作用，助力五寨中医药强县建设迈出新步伐。

于文明一行深入五寨县中医院、砚城镇中所村、县中药材（药用菊花）种植基地、晋西北中药健康产业孵化园、中国中药五寨饮片产业园等，详细了解县域中药材产业发展、中医药基层服务、中医药特色项目建设等情况，听取工作汇报，看望慰问挂职干部、驻点医疗专家和脱贫户。

于文明指出，国家中医药管理局定点帮扶五寨县28年来，与五寨县勠力同心、携手奋进，从脱贫攻坚到乡村振兴，取得了可喜的成绩。希望挂职干部和驻点专家继续发扬传统，扑下身子扎根基层，倾情倾心帮扶，多为五寨群众办实事，为五寨中医药强县建设贡献力量。

于文明强调，五寨县中医医疗机构要突显中医药特色，全面提高中医药服务能力和诊疗水平，用好远程诊疗等技术手段，不断提升特色学科、重点专科的知名度和影响力。要加强人才队伍建设，发挥名老中医专家“传帮带”作用。要推动县中医药文化宣教基地建设，丰富文化服务供给，提升广大群众对中医药的认同感。要明确功能定位，加强精细化管理，推动康养旅游产业快速发展。要加强道地药材基地建设，全面推动中药材产业提档升级，探索更适宜推广、提高群众利益的生产经营模式，让中药材产业惠及千家万户。国家中医药管理局有关部门主要负责同志等陪同调研。

（黄橙紫）

【各地中医药促进乡村振兴工作进展情况】

◆　北京市

落实“三个一”市政府重点工作任务。北京市实施中医儿科内病外治“321”工程，制订20个儿科常见病种的中医内病外治技术诊疗规范和操作指南，培养130余名中医儿科健康服务师，对基层社区卫生服务机构中医馆骨干人才进行系统培训，建立一支基层中医药骨干人才队伍；针对10类人群编制形成10个中医治未病服务方案，形成一整套中医治未病服务网。

推进中医药“健康”理念回归。北京市建成集中医体质测评、健康管理、文化科普、互动体验于一体的中医药健康体验馆100个；通过新媒体矩阵宣传二十四节气养生知识，截至小暑节气，点击量达220余万人次；北京中医健康乡村（社区）工程试点通过互联网开展驻村驻社区中医药健康指导。

（诸远征）

◆　天津市

天津市卫生健康委落实《“十四五”时期三级医院对口帮扶县级医院工作方案》，将县级中医医院对口帮扶工作纳入天津市健康帮扶总体工作统筹安排，明确对口帮扶关系，各支援医院实行一把手负责制，发挥中医药特色优势，对接受援医院需求，采取驻点帮扶、柔性帮扶、远程会诊、带教培训和巡回医疗等方式开展帮扶工作；通过组织教学查房、手术带教、疑难病例会诊、重点诊疗方法讲座、门诊住院管理等方式，提升受援医院医疗服务水平和中医药服务能力；结合受援医院实际情况和需求，针对当地常见病、多发病的诊疗方案进行优化，完善专病的诊疗体系；发挥中医药特色优势，加强受援医院重点专科建设，提高临床相关科室的诊疗能力，帮助受援医院开展新技术、新项目，填补受援医院技术和业务空白，多方式提高受援医院诊疗能力。各医院派出人员发挥自身优势，秉承“授人以鱼不如授人以渔”的理念，变“输血”为“造血”，努力做好“传、帮、带”工作，与学员结成师徒关系，手把手帮助提升医疗技术，积极搭建远程医疗服务和培训平台，接收受援医院医务人员来津进修学习，为受援医院培养出一批带不走的技术骨干。

（王　莉）

◆　河北省

河北省结合当地群众健康状况和医疗服务需求，扎实做好三级医院对口帮扶县级中医院工作，共计安排36所三级医院对口帮扶67家县级中医医院，力争“解决一项医疗急需、突破一个薄弱环节、带出一支技术队伍、新增一个服务项目”。河北省中医药管理局、省卫生健康委、省财政厅、省乡村振兴局联合开展三级医院对口帮扶县级医院成效评估，石家庄市中医院、迁安市中医院入选十佳典型案例，获全省通报表扬。2022年，河北省对口帮扶工作共派出医务人员296人，接诊门急诊5.3万人次，住院9.7万人次，减免医疗费用34万余元，新增医疗技术130项，用于对口帮扶经费共计426万余元。

（吴寅莹）

◆　山西省

山西省启动西苑医院山西医院中医药专家山西行巡诊系列活动，组织西苑医院在晋专家赴市县义诊。组织开展2022年“服务百姓健康行动”义诊活动周。义诊周期间，全省共有176所中医医疗机构、1649名医务人员参加义诊，累计服务群众3万余人次，发放宣传资料5万余份，减免医疗费用近19万元。

持续开展三级中医医院对口支援工作。山西省组织三级中医医院与对口帮扶县级中医医院签订帮扶协议书，明确帮扶目标和工作举措，为每所被帮扶县级中医医院派驻医师不少于3人，连续派驻时间原则上不少于6个月。2022年度共派驻医师197人次，对口支援期间共接诊患者20308人次，培训当地医务人员7190人次。

（田　敏）

◆　吉林省

形成基层中医药服务能力提升合力。吉林省中医药管理局与省卫生健康委、省医保局等十部门联合印发《吉林省基层中医药服务能力提升工程“十四五”行动计划》；转发国家基层中医药示范市、县评审要求，启动新一轮国家基层中医药示范市、县创建工作，进一步提升基层中医药服务能力。

实现基层医疗卫生机构中医综合服务区（中医馆）建设项目全覆盖。吉林省中医药管理局使用中央补助经费，支持13家乡镇卫生院、社区卫生服务中心新建中医馆，实现全省政府办乡镇卫生院、社区卫生服务中心中医馆建设全覆盖；在289家“十三五”示范中医馆开展内涵建设，进一步提升中医药服务能力。

开展中医药对口帮扶补短板。2022年，吉林省卫生健康委、省中医药管理局联合制订《吉林省“十四五”时期三级医院对口帮扶县级医院工作方案》，8家三级中医医院对口帮扶13家县级中医医院，不断提升县级中医医院综合能力，尤其是提升 3 家新建县级中医医院的服务能力，满足县域人民群众的中医药服务需求；持续推进城乡对口支援工作，由县（市、区）中医医院向无中医药服务能力的乡镇卫生院、社区卫生服务中心派出驻点帮扶或巡诊帮扶人员。

推进基本公共卫生项目中医药健康管理。截至 2022 年底，全省 65 岁以上老年人、0～36 个月儿童中医药健康管理覆盖率分别为 68.44% 和 84.69%。基层中医医生克服了疫情影响，中医药健康管理覆盖率持续增加，为基层群众提供了高质量的基本公共卫生服务。（冯　健）

◆ **上海市**

根据《国家中医药管理局关于印发 2022 年国家中医医疗队巡回医疗工作方案的通知》相关要求，上海市中医药管理局单独组建赴云南国家中医医疗队，牵头组织上海市曙光医院、市中医医院两家三级中医医院共 7 名中医专家与云南省选派的两名民族医专家共同组建两支巡回医疗小组，前往云南省迪庆、怒江两地开展为期 1 个月的中医药巡回医疗工作，将优质中医资源送进贫困地区，有效提升当地中医药服务能力和水平；实施对口支援云南人力资源培训项目，对 100 名云南省中医住院医师规范化培训师资及中医急诊急救临床骨干定制培训课程，开展为期 10 天的在沪培训。

（周　瑶）

◆ **浙江省**

浙江省推动 26 个山区海岛县中医药能力提升。一是公布第一批浙江道地药材目录。浙江省农业农村厅、省药品监督管理局、省林业局、省卫生健康委、省中医药管理局联合制定第一批《浙江道地药材目录》，共涵盖新老“浙八味”等浙产道地中药材 44 种。二是召开浙江省中医药助力县域经济高质量发展峰会。以“加快示范区建设中医药助力县域经济高质量发展”为主题，就中医药助力山区海岛县高质量发展进行广泛交流和探讨。三是实施中医药特色专科“百科帮扶”项目。浙江省中医药管理局、省财政厅、省卫生健康委联合印发《浙江省山区海岛县中医医院中医药特色专科“百科帮扶”项目实施方案》，安排专项资金 6000 万元，推进优质医疗资源有效扩容和均衡布局；省市医院与山区海岛县中医医院建立合作办医关系，建设 100 个以上中医药区域优势专科。四是加强县域中医药人才队伍建设。浙江省中医药管理局组织全国名老中医药专家传承工作室在山区海岛县建立基层工作站，带动基层医疗机构中医药临床能力和技术水平提高；重视中医全科医生培养，在全科住院医师规范化培训学员招录上予以倾斜，开展中医全科医生转岗培训工作，新招录中医全科住院医师规范化培训学员和转岗培训学员 334 名；举办五期基层中医馆骨干人才培训，468 人来自山区海岛县乡镇卫生院、社区卫生服务中心中医馆。（陈良敏）

◆ **江西省**

江西省继续大力开展“定制药园”建设。3 月，确定江西顺福堂中药饮片有限公司、江西思乡农业有限公司等 15 个“定制药园”项目建设单位，发挥“定制药园”在实现巩固拓展脱贫攻坚成果同乡村振兴有效衔接中的积极作用，推动医药企业到农村设立“定制药园”作为原料药材供应基地，鼓励公立中医医院优先采购以“定制药园”中药材为主要原料的药品（含中药饮片）；以点带面，带动当地农户种植大宗、道地中药材，突出中药制造企业产业优势和中药材种养业资源优势，合理配置资源，倡导中医药企业自建或以订单形式联建稳定的中药材生产基地，构建中药材产销对接新型发展模式，促进中医药产业转型升级和供给侧结构性改革。6 月 30 日，江西省中医药管理局组织召开“定制药园”项目建设培训会，明确定制药园（道地药材生态种植示范基地）项目建设验收方案和资金管理办法，围绕初步建成定制中药材品种的质量追溯体系，建立生产档案记录制度，构建覆盖中药材全过程质量追溯体系，以建立切实有效的利益联结机制为重点，实现一、二、三产业融合，建设“赣药”优质原料生产基地，打造“赣药品牌”。

江西省持续推动热敏灸产业元素全方位深度融合到中医药健康旅游与养生中，将热敏灸小镇（社区）与美丽乡村建设、“中医药＋康养”“生态＋大健康”等相结合，打造以热敏灸技术为核心的基层中医药保健网络，建设 4 个基层热敏灸综合服务区（热敏灸小镇）和多个热敏灸体验馆，组织志愿者服务团队，免费为当地群众开展集咨询、体验、治疗一体化服务，并对群众开展热敏灸知识、技术培训及中医药健康养生宣教等，指导当地群众“学艾用艾”，免费发放艾条和灸具，让群众足不出户就可以自灸自疗，使热敏灸走进千家万户，服务群众健康。2022 年，全省共有 3000 多名基层医生、从事热敏灸工作的医务（技能）人员通过线上线下等方式进行热敏灸技术培训学习，提升了基层中医药服务人员实践技能水平；以“企业＋基地＋农户”的发展模式，艾产业助力乡村振兴，支持组建合作社，吸纳周边农户以土地入股、流转租赁，或入社务工，兜底收购农户所种艾草，帮助解决农户的后顾之忧，合作联动，共同致富。

（刘中惠）

◆ **广西壮族自治区**

广西高度重视乡村振兴工作，将中医药壮瑶医药发展与乡村振兴战略紧密结合，巩固拓展中医药扶贫成果同乡村振兴有效衔接。一是完善中药材产业发展基础支持。聚焦重点发展品种并结合广西民族医药优势特色，广西壮族自治区中医药管理局联合农业农村、林业、药监等部门编制《广西道地药材目录》和《广西壮瑶等少数民族道地药材目录》，促进道地药材良种繁育和生态种植基地建设，推动中药材标准化、规模化种养，助力乡村振兴。二是持续推进“三个一批”示范基地和“定制药园”建设。广西壮族自治区中医药管理局联合多部门开展广西第三批中药材示范基地、中医药健康旅游示范基地、中医药特色医养结合示范基地遴选建设工作，举办“定制药园”建设推进会，开展“定制药园”年度考核工作，激励全区中医医院、医药企业、示范基地积极参与“定制药园”建设，引导基地种植、企业加工流通、医院采购等各个关键环节规范化、联动化发展。三是打造产业新增长引擎，便利民生服务乡村振兴。广西壮族自治区中医药管理局联合卫生健康、市场监管等部门举办广西第一届中药壮瑶药药膳大赛，搭建药膳产业交流互鉴平台，有效促进药膳成果转化，推动健康中国战略与乡村振兴紧密结合。推进广西中医医疗机构与企业合作开展中药饮片代煎服务试点工作，试点建设广西仙茱中药有限公司煎煮中心、柳药股份现代化中药煎煮中心、广西方宁医药有限公司中药煎煮中心，与26家医疗机构开展煎煮合作，扩展基层中医药服务效能。四是持续实施中医药壮瑶医药产业人才赋能行动。常态化开展中医药壮瑶医药健康养生保健人才培训，2022年共组织开展3期中医药壮瑶医药健康养生保健人才培训班，共计培训220余人次，切实提高示范基地从业人员服务水平，为乡村振兴提供人才保障。五是全力打造广西中医药品牌。广西壮族自治区中医药管理局编制印刷《广西中医药壮瑶医药产业宣传手册》，打造汇聚广西中医药壮瑶医药特色的产业名片；筹办首届广西中医药产业交流大会，搭建中医药壮瑶医药一、二、三产业交流互动平台；组织有关基地、企业代表赴北京、海南等地参会参展，学习外省先进经验及发展模式，积极宣传推介广西壮族自治区中医药壮瑶医药品牌，大力促进中医药企业交流合作，助推乡村振兴战略实施。

（刘丽娟）

◆ 重庆市

统筹兼顾，完善服务网络。重庆市不断提升县、乡级中医医院在常见病、多发病中医诊疗和急危重症抢救与疑难病转诊的服务能力，92%以上的县级中医医院达到二级甲等中医医院水平，99%的社区卫生服务中心和乡镇卫生院设置中医馆，89%以上社区卫生服务站和村卫生室能开展中医药服务，覆盖县、乡的中医药服务体系基本形成。通过市内7所三级中医医院对口帮扶11所贫困区县中医医院，强化脱贫区县中医医院内涵建设，提升综合服务能力。

加强培训，畅通人才培养。重庆市建设9个市级中医药适宜技术推广基地、1个基层人才培训基地，通过开展适宜技术推广和中医馆骨干人才培训等，建立完善县域内中医药人才流动机制；通过对口支援医院接收贫困区县中医院进修培训，培养了一批能看病、看好病的中医临床优秀人才。

资源下沉，促进学科建设。重庆市支援医院重点对受援医院开展常见病、多发病的中医技术开展帮扶，全年支援50个科室，帮助基层新开设科室8个，新增中医医疗技术41项，建成一批中医重点（特色）专科。

深化帮扶，提升服务能力。重庆市通过对口帮扶和“精品中医馆”项目建设，基层中医药服务能力得到大幅提升，乡镇卫生院和社区卫生服务中心中医处方占比达到42.64%和39.17%，中药饮片处方占比达到13.81%和12.46%，中医非药物处方占比达到18%和13%，全市95%以上的乡镇卫生院和社区卫生服务中心能开展6种以上中医药适宜技术，75%的村卫生室和社区卫生服务站能开展4种以上中医药适宜技术。

（赵学良）

◆ 四川省

部署安排。四川省中医药管理局多次以党组会、局务会、办公会等形式，对乡村振兴工作进行研究部署，在政策支持、资金投入、任务分解和督导宣传等方面明确内容、制定措施，将中医药服务乡村振兴相关工作编制到《四川省建设国家中医药综合改革示范区实施方案》《四川省基层中医药服务能力提升工程“十四五”行动计划实施意见》，大力推进基层中医药健康服务，增进人民群众健康福祉；在确保耕地的前提下，采取林下种植、粮药间种、套种等方式着力推进中药材产业发展，助力农民，为推动乡村振兴贡献中医药力量。

推动落实。四川省75个督导组赴21个市（州）督查指导新冠病毒感染疫情中医药干预工作；组织编制《2022年川药产业工作要点》，推进中医药产业高质量发展；组织《中医药法》实施五周年“名中医川渝行”活动，为重庆江北区、蓬溪县、天全县、永丰村等地人民群众送医、送药；发挥中医强基层“百千万”行动工作领导小组及技术指导专家委员会作用，对市（州）行动计划、重点任务落实等情况开展督导调研；成立四川省中医药管理局中医药医保改革领导小组，推动出台医保支持中医药传承创新发展20条措施，让基层人民群众更好地享受简便验廉的中医药服务、降低基层人民群众医疗支出；组织全省中医药助力乡村振兴技能人才、中药材生产技术骨干培训班。

推进农业农村优先发展。四川省中医药管理局开展中医强基层“百千万”行动，优质中医药服务直达群众身边；持续推进中医药研发风险分担基金工作，保护激发基层创新积极性，促进成果转化和产业发展，实现助农增收；推进中药材溯源工作，保障人民群众“放心用中药”；支持乌蒙山中医药传承创新发展联盟建设，助力山片区乡村振兴发展；统筹中央、省级资金17320万元，支持阿坝州藏医医院、甘孜州藏医医院、凉山州中西医结合医院和42个县级中医医院、20个县域中医医疗次中心、1500个乡镇卫生院中医馆能力建设，增强基层中医药服务的均衡可及性；派出61家中医医疗机构580名医护人员，对口支援152所医疗卫生机构；实施乡村人才振兴五年行动，培养600名中医药、民族医药人员；为乡镇地区的基层中医药人员开展中医转岗培训1068人；优化完善基层人才评价制度，单独制定基层中医药专业技术人员高级职称申报评审条件。

完成乡村振兴战略年度任务。四川省加强进基层中医药服务阵地建设，基层中医药服务能力得到有效提升；支持县域紧密型医共体建设，多措并举保障人才、技术资源“真下沉”，进一步筑牢基层健康网底；认定同花村中医药特色养生花海等10家中医药健康旅游示范基地，促进本地乡村振兴和中医药产业发展效果显著；落实《2022年川药产业工作要点》，提升科技能力，立项中医药类省级地方标准5项，川芎、姜黄两个国际标准立项；组织第四次全国中药资源普查总结验收工作，组织开展道地药材生态种植技术示范推广，助推革命老区、边远山区中药材种植业发展。（赵忠明）

◆ 云南省

云南省充分应用第四次中药资源普查成果，依托项目技术单位省农业科学院药用植物研究所助力乡村振兴。怒江傈僳族自治州地处滇缅、滇印、滇藏接合部，位于滇西北横断山脉纵谷地带，是藏东南、川西南、滇西北地区通往东南亚、南亚的必经之路。怒江曾作为我国14个集中连片特困地区现已脱贫，但所属的4个县均属国家级乡村振兴重点帮扶县，巩固脱贫成果实现农民增收成为怒江重中之重。

怒江具有独特的高山峡谷和温暖潮湿的亚热带山地气候，年平均降雨量在1400～1700毫米，非常适合草果生长，草果种植成为泸水、福贡、贡山三县市农民群众增收致富的重要经济来源。但由于投入不足，草果产业还存在缺乏良种、管理粗放、单产低、烘烤技术落后，产品低端、产品研发不足、产业链短、品牌建设滞后，附加值低、科技支撑不足、产业风险高等问题。现有草果都是以原材料贱卖到通货市场，因受市场价格波动影响，增产不增收的情况时有发生，草果产业波动造成群众收入不稳定的问题突出。

云南省农业科学院药用植物研究所重点为福贡、贡山县开展草果产业技术支撑。在种源端方面，帮助贡山建立草果种质资源圃，选育出4个草果新品种，并通过无性扩繁技术繁育6个株系16万株草果优良组培苗，并与怒江本土企业共同制定云南省中药材种植养殖协会团体标准《草果种子种苗繁育技术规程》和《草果种子种苗分级标准》，为怒江草果良种繁育保驾护航。在种植端方面，针对草果肥料稀缺及舞毒蛾、叶斑病等病虫害暴发问题，在福贡开展草果合理施肥技术和病虫害绿色防控技术集成示范，并制定团体标准《草果病虫害绿色防控技术规程》，大力推广草果绿色生态种植技术；在第四次中药资源普查的基础上开展“草果+”生态复合种植模式探索，主要是“草果+”立体生态种养模式和“草果+中药材等”的互补生产模式。实现除草果之外收入1200～10000元不等。在加工端方面，开展云南省地方标准和云南省中药材种植养殖协会团体标准《草果产地加工技术规程》，并指导当地龙头企业开展生物质能热风干燥技术。在中华中医药学会团体标准《草果商品规格等级标准》的指导下开展等级分选以实现优质优价。在品牌打造方面，协助企业开展有机认证和可追溯体系建立，并支持合作企业的昂可达牌草果获得“十大云药品牌”。依托相关企业和地方政府，坚持服务在第一线，采取“企业+合作社+农户”等多种模式发展草果产业，实现“高位嫁接，重心下移”，真真切切为农民做实事，为中医药促进乡村振兴作贡献。（柴本福）

◆ 陕西省

陕西省具有天然的中药材资源优势，作为助推乡村振兴战略的特色产业之一，中药产业的高质量发展有利于巩固脱贫攻坚成果，促进中医药传承创新发展和乡村振兴。

根据陕西省中医药管理局、省农业农村厅、省乡村振兴局、省工业和信息化厅、省药品监督管理局，以及中国农业发展银行陕西省分行印发的《陕西省实施中药材“定制药园”工作方案》有关要求，2022年，陕西省中医药管理局联合相关部门组织开展第三批“定制药园”申报工作，认定中药材“定制药园”33个。“定制药园”设立在陕西省中药材种植主产区脱贫县，带动了当地农户种植大宗、道地中药材（限定植物类）。通过鼓励中药生产企业、医疗机构定制经认定的“定制药园”所产原料和经加工的中药饮片，采用订单种植、利润返还、股份合作等方式与“定制药园”合作，推动了中药种植与产业扶贫有机融合。

为更好促进中药产业发展与乡村振兴有效衔接，陕西省中医药管理局、省农业农村厅、省乡村振兴局共同组织开展2022年陕西中药材产业乡村振兴示范基地建设工作，由陕西省内10个巩固脱贫攻坚成果挂牌督办县（商洛市山阳县、安康市紫阳县等）卫生健康局联合县农业农村局、乡村振兴局根据本县区中药材产业和乡村振兴实际情况，遴选确定1个示范基地，经所在市主管部门审核推荐等程序，确定为第一批全省中药材乡村振兴示范基地建设单位。2022年，陕西省共遴选确定10个中药材产业乡村振兴示范基地。省级有关部门根据各自职能，对示范基地在中药材乡村振兴产业化开发和项目安排、品牌建设、招标采购及相关政策等方面给予优先重点支持，县级乡村振兴部门在资金项目方面予以一定的倾斜支持，助力巩固脱贫攻坚成果。（陈朋辉）

◆ 青海省

青海省结合省情，围绕目标，逐年遴选基础较好的基层医疗卫生机构实施中藏医馆建设项目，通过中央转移支付资金支持，累计投入资金7673万元，共建成中藏医馆439个，建设覆盖率达100%。基层中藏医馆充分发挥中藏医药在基本公共卫生服务中的特色优势，在家庭医生随访中积极开展中藏医药宣传教育和健康指导，在重点人群和慢病管理中主动提供中藏医药服务，既推进基本公共卫生健康管理落地见效，又助力中藏医业务拓展提升，体现出双赢共赢特点。2022年，全省65岁以上老年人中藏医药健康管理服务率达到74.8%，0~36个月儿童中藏医药健康管理服务率达到86.1%。择优遴选中藏医药优势发挥突出、能力提升明显的中藏医馆，升级建设示范中藏医馆，发挥榜样示范引领作用，建成示范中藏医馆80个。截至2022年底，青海省所有的社区卫生服务中心和97.3%的乡镇卫生院能够提供6类以上中藏医药服务。如西宁市湟中区土门关乡卫生院未建设中医馆前，年诊疗人次2400人次、业务收入30余万元，中医馆建成后就诊人次大幅增加，诊疗人次5500余人次（其中中医诊疗人次占比50%），业务收入达到180余万元（其中中医馆收入占比56%），是之前的6倍；黄南州同仁市兰采乡卫生院2022年藏医馆诊疗人次2060人次，占总诊疗人次比例76.7%，较上年增长57.8%，藏医收入占全院业务收入比例89%，较上年提高205%。（余　静）

◆ 宁夏回族自治区

实施中医药对口支援。宁夏回族自治区3家、福建省1家三级医院开展对口支援帮扶6家乡村振兴重点县级中医医院，落实对口帮扶责任，开展帮扶工作。分别为：自治区中医医院暨中医研究院对口帮扶盐池县、同心县、西吉县、隆德县中医医院，银川市中医医院对口帮扶海原县中医医院，中卫市中医医院对口帮扶彭阳县中医医院，福建省中医药大学附属人民医院与西吉县中医医院签订对口帮扶目标责任书。4家三级医院累计投入对口帮扶经费52.7万元，分批次派驻专业技术人员38人，培训当地医务人员2516人次；接收受援单位7名医师进修学习，支持受援医院建设35个专科、新增中医医疗技术13项；手术示教43次，教学查房188次，病例讨论94次；抢救危重患者26人次，实施手术140例；组织义诊21次，辐射近万人次。通过1年的驻点对口帮扶工作，切实提高基层医生专业知识储备和业务水平，显著提升受援医院医疗技术能力和医疗质量水平。

夯实中医药发展基础。宁夏回族自治区实施基层中医药服务能力建设项目，在平罗县、中宁县中医医院建设4个中医特色优势专科和两个县级适宜技术推广中心；开展基层医疗卫生机构中医馆基本情况调查，全面掌握中医馆发展现状；启动实施京宁合作基层中医馆服务能力提升项目，安排京宁合作对口帮扶经费900万元，在16家乡镇卫生院和两家社区卫生服务中心实施京宁合作基层中医馆服务能力提升项目，加强内涵建设；在全区遴选175名专家组建基层中医药服务能力提升帮扶专家资源库，采取订单式师徒"组团式"帮扶模式，从中选派54名帮扶师傅，并遴选结对105名跟师徒弟；通过"请进来""送出去"相结合开展帮扶，师傅到乡镇卫生院驻点，徒弟到师傅所在医院跟岗学习；确定帮扶团队年度项目工资21万元，跟师团队年度奖学金9万元，根据绩效考评结果兑现。通过项目实施，充分发挥中医药特色优势，以点带面推进中医药服务管理和技术"双下沉"，有效助推了基层中医药服务能力提升。（张　涛）

◆ 新疆维吾尔自治区

稳步推进三级医院对口帮扶工作，提升基层中医药服务能力。25所三级中医医院对口帮扶新疆维吾尔自治区24所县级中医类医院，其中20所外省三级中医医院以"组团式"模式开展对口帮扶，5所自治区内三级中医类医院以"托管式"开展对口帮扶。各支援医院结合受援医院的实际需求，制订对口支援工作方案及年度工作计划，签订《三级医院对口帮扶贫困县县级医院责任书》。2022年派驻人员共计113人，支援科室建设100个，建成地市级以上中医重点专科8个，通过帮扶新开设科室32个，新增中医医疗技术174项，受援医院中医特色服务能力得到进一步提升。支援中医医院通过"派下去""请上来"等方式，采取教学查房、手术带教、学术讲座等多种形式，为受援医院培训、培养了一批业务水平较高的技术骨干，2022年接收受援医院住院医师规范化培训人员73人，培训医师322人，培训其他专业技术人员333人，基层中医药人才专业水平进一步提高。

开展中药材规范化种植建设，助力乡村振兴。新疆维吾尔自治区卫生健康委组织开展枸杞、红花、肉苁蓉、新疆紫草等6个道地药材生态种植示范基地建设，以及板蓝根、甘草、新疆阿魏等10个中药材规范化种植"定制药园"建设，累计组织培训820人次，辐射带动中药材种植面积17000余亩，当地农牧民实现就近就地就业和增收。

（纪　蓓）

十一、中医药高质量融入共建"一带一路"

【概况】 第五届"一带一路"中医药发展论坛。国家中医药管理局与相关单位共同主办第五届"一带一路"中医药发展论坛。论坛上重点介绍世界卫生组织中医药救治新冠病毒感染专家评估会及赴柬埔寨中医抗疫医疗队有关工作情况，进一步同共建"一带一路"国家分享中国经验和中国方案，共同促进包括中医药在内的传统医药更广泛参与抗击新冠病毒感染。

深化上合组织传统医学合作。国家卫生健康委党组成员、国家中医药管理局党组书记余艳红以视频方式出席乌兹别克斯坦在塔什干举办的上海合作组织成员国传统医学论坛开幕式并致辞。国家中医药管理局副局长、党组成员黄璐琦出席专家讨论会并作主旨报告，介绍了中医药在疫情防控中的作用和中医药治疗新冠病毒感染方案的优化思路。

加强与马来西亚、白俄罗斯等国合作。《中华人民共和国政府和马来西亚政府关于传统医学领域合作的谅解备忘录》续签仪式于2022年3月31日以视频连线形式举行。中国国家中医药管理局局长于文明与马来西亚卫生部长凯里·贾马鲁丁出席仪式、致辞并分别代表两国政府在备忘录上签字。中国驻马来西亚大使欧阳玉靖和马来西亚驻华大使拉惹拿督·诺希万·再纳阿比丁出席续签仪式。国家中医药管理局与国机集团加强协作，推进中白工业园中医药板块建设，探索推动成立园区中医药专家指导委员会。

推动中医药文化海外传播。国家中医药管理局支持中国文学艺术基金会拍摄完成《百年巨匠·中医篇》，并组织专家完成相关审片工作。按照有关工作统一部署，依托中医药海外中心，开展青蒿素抗疟、中医药抗击新冠病毒感染疫情相关主题活动，扩大海外民众对中医药防治传染性疾病的认识，加强中医药海外宣传。（吴振斗）

【我国与马来西亚续签传统医学领域合作谅解备忘录】 2022年3月31日，《中华人民共和国政府和马来西亚政府关于传统医学领域合作的谅解备忘录》续签仪式以视频连线形式举行。中国国家中医药管理局局长于文明与马来西亚卫生部长凯里·贾马鲁丁致辞并分别代表两国政府在备忘录上签字。中国驻马来西亚大使欧阳玉靖和马来西亚驻华大使拉惹拿督·诺希万·再纳阿比丁出席仪式。

于文明在仪式致辞中表示，此次与马来西亚政府签署合作谅解备忘录，是贯彻落实“一带一路”倡议的重大双边举措，也是国家中医药管理局和推进“一带一路”建设工作领导小组办公室印发《推进中医药高质量融入共建“一带一路”发展规划（2021—2025年）》之后，中国政府与“一带一路”国家签署的第一个传统医学领域对外合作文件。

于文明指出，中国与马来西亚在传统医学领域一直保持着良好的合作关系，2011年11月双方在北京签订《中华人民共和国政府和马来西亚政府关于传统医学领域合作的谅解备忘录》，10年来成果丰硕。特别是新冠疫情发生以来，中国发挥中医药特色优势救治新冠病毒感染取得丰硕成果，也为包括马来西亚在内的世界各国抗击疫情提供了经验和借鉴。他提出，下一步双方要落实好新一轮中马传统医学合作谅解备忘录，共同为打造新型密切传统医学交流合作关系作出示范；要推动传统医学在两国的传承创新发展与应用，共同为“一带一路”国家发展应用传统医学作出示范；要加强传统医药抗疫国际合作，共同为构建人类卫生健康共同体作出示范。

凯里·贾马鲁丁表示，此次签约是两国政府在传统医学，尤其是在中医药领域合作中的重要里程碑，对中国政府给予的帮助表示感谢，马来西亚卫生部致力于发展传统医学，并将其与现代医学相结合，努力改善民众健康和生活质量。马方希望能够与中方进一步加强信息共享，促进在传统医学科技和监管等方面的交流，以推动马政府制定适当的政策和发展战略。

签署仪式结束后，中国国家中医药管理局与马来西亚卫生部就落实备忘录举行双边技术合作会议，并共同协商建立中医药产学研一体化合作机制，确定共享中医药救治新冠病毒感染方案、派遣中国中医药技术人员赴马来西亚指导、实施第十一版国际疾病分类传统医学章节、分享中药和药材质量控制经验、起草制定马来西亚草药典、进行中药临床试验操作培训、帮助马来西亚完善中药材生产加工技术规范、开展传统医药循证研究及中药抗衰老研究等具体合作领域及相关项目。

中国国家中医药管理局、马来西亚卫生部、北京中医药大学、河南中医药大学、广西中医药大学、中国医药保健品进出口商会、同仁堂集团、绿叶集团等单位相关负责人和有关专家出席会议。（刘文龙）

【2022上合组织传统医药论坛】 2022年6月7日，由乌兹别克斯坦卫生部民间医学科学实践中心承办，主题为“将传统（民间）医学融入现代卫生体系”的上海合作组织成员国传统医学论坛以线上线下相结合的方式在塔什干举办，来自上合组织成员国的卫生和传统医学部门负责人、专家学者等百余人参加。国家卫生健康委党组成员、国家中医药管理局党组书记余艳红，乌兹别克斯坦卫生部部长穆萨耶夫，上合组织其他成员国卫生部代表团团长等出席开幕式并致辞，国家中医药管理局副局长、中国工程院院士黄璐琦出席专家讨论会并作主旨报告。

为落实习近平主席在上海合作组织成员国元首理事会上提出的重要倡议，中方自2020年起曾两次发起并主办上合组织传统医学论坛，得到本组织国家积极响应和广泛参与，在新冠病毒感染疫情全球大流行背景下，促进了各国传统医学互学互鉴，达成了各国携手抗疫共识，增进了各国民众健康福祉。此次是在上合组织内第三次举办论坛，为传统医学最新实践和研究信息提供了交流平台。

余艳红表示，乌兹别克斯坦作为上合组织轮值主席国发起举办论坛，是上合组织国家更加重视传统医学价值作用的重要体现，也是将传统医学充分融入各国现代卫生系统的有力推动。对此，中方表示认同和支持，并希望论坛在本组织框架内形成固定机制，扩大品牌效应。当前，传统医学是上合组织卫生领域的重点关注。中方倡议为开展传统医学合作开辟新路径，将于今年7月发起成立本组织传统医药产业联盟，诚邀各国相关行业协会、龙头企业、科研机构加入，携手互利共赢。中方愿继续在上合组织秘书处统筹协调下、在世界卫生组织政策框架下，与各国一道，在传统医学和传统医药领域，加强学术交流、人才培养、科学研究、产业发展，建设一批中医药中心或传统医学中心、友好医院和产业园，实现信息共享、资源互补、深度合作，共同推动传统医学长足进步，助力全球公共卫生治理，构建人类卫生健康共同体。

在讨论环节，近20名卫生和传统医学领域的专家开展交流探讨。黄璐琦从中医药临床救治新冠病毒感染情况、中医药治疗新冠病毒感染科学研究进展、世界卫生组织中医药救治新冠病毒感染专家评估会等方面，介绍了中医药在疫情防控中的作用和中医药治疗新冠病毒感染方案的优化思路。（肇　红）

【2022年中国国际服务贸易交易会第五届“一带一路”中医药发展论坛】 2022年9月2日，第五届“一带一路”中医药发展论坛于2022年中国国际服务贸易交易会期间在北京召开。全国人大常委会副委员长陈竺在论坛开幕式上发表视频致辞。国家中医药管理局局长于文明、中国国际贸易促进委员会会长任鸿斌、中国人民对外友好协会副会长李希奎、北京市政协副主席杨斌等出席开幕式并致辞。中国国际贸易促进委员会副会长张少刚主持开幕式，并宣读联合国前秘书长潘基文贺信。

陈竺表示，中医药是丝绸之路共建国家交流合作的重要内容。近年来，随着健康观念和医学模式的转变，中医药交流合作已成为共建“一带一路”高质量发展的新亮点，潜力巨大。我们愿密切与各国的交流合作，切实做好中医药传承精华、守正创新工作，更好发挥中医药在防治新冠病毒感染疫情中的作用，积极营造有利于中医药发展的良好环境，持续推动中医药走向世界，携手共建人类卫生健康共同体。

于文明表示，习近平总书记对构建人类卫生健康共同体作出一系列重要指示批示。推动中医药深度参与人类卫生健康共同体建设，是落实习近平总书记重要指示批示精神的具体举措。2021年12月，国家中医药管理局联合推进“一带一路”建设工作领导小组办公室出台《推进中医药高质量融入共建“一带一路”发展规划（2021—2025年）》，旨在推动行业参与，发挥中医药特色优势，发挥中医药在服务共建“一带一路”国家民众健康和经济社会发展中的积极作用。下一步，要持续推动中医药高质量融入共建“一带一路”发展，坚持同舟共济，共建人类卫生健康共同体；加强交流互鉴，深化“一带一路”中医药对外交流合作；创新合作模式，全面提升中医药参与共建“一带一路”质量与水平。

本次论坛以“持续深化共建‘一带一路’中医药合作”为主题，由中国国际贸易促进委员会、国家中医药管理局、中国人民对外友好协会、北京市人民政府联合主办，中国国际贸易促进委员会贸易投资促进部、《中国中医药报》社有限公司、“一带一路”中医药发展论坛秘书处共同承办。（郭天蔚）

【各地推进中医药高质量融入共建“一带一路”情况】

◆　**天津市**

天津市卫生健康委推动国家中医药服务贸易出口基地内涵建设，重点从中医药文化传播途径拓展、中医药国际标准制定和推广、中医药远程医疗服务模式及中医药产品海外推广等，助力中医药产业高质量发展。

天津市卫生健康委支持并推动天津中医药大学国家中医药服务出口基地建设，推动基地参与国家、省市融入共建“一带一路”高质量发展、国际友城交流、中华文化走出去等相关工作，加大宣传力度，提升影响力；组建4个全国性中药产学研联盟，搭建产学研合作交流平台，为企业提供全面技术支持；完善“中医药产品海外注册公共服务平台”，为中药企业“走出去”提供技术保障；建立项目合作及人才交流机制，为脑心通、复方丹参滴丸等品种进入国际市场提供科学研究与国际化平台。

天津市卫生健康委支持并推动天津中医药大学第一附属医院国家中医药服务出口基地建设，立足于国家中医医学中心（辅导类）、国家中医针灸临床医学研究中心，以中医药特色医疗服务出口与文化宣传为重点，积极促进与国际标准规范接轨对标，参与国际“规则”制定，实现世界范围内的同标同质，在国际竞争中争取话语权；发挥中医药独特优势，建立“互联网+中医药”诊疗模式，推广中医远程会诊机制，提升中医药服务出口的质量与效益。

天津市卫生健康委支持并推动天津天士力医疗健康投资有限公司国家中医药服务出口基地建设，促进天士力澳大利亚康平医疗集团和天士力加拿大VivaCare医疗集团下设的医疗中心及诊所建设，开拓新业务新服务，扩大海外中医药医疗服务规模；借助“互联网+中医药”服务出口模式，依托海外商业因地制宜煎制“抗疫中药液”，发放、销售给澳洲华人华侨、中资企业及政府部门3000余袋；以张伯礼院士和仝小林院士抗疫配方为基础生产“天士力1号方”和“天士力2号方”中药配方颗粒剂，以及“天士力藿香正气滴丸”，紧急调拨至澳大利亚、加拿大、意大利、日本、马来西亚、南非等国家，助力医疗工作者和广大民众抗击新冠病毒感染。

（王　莉）

◆　**河北省**

河北中医药加快“走出去”，澳门科技大学与河北中医学院两校师生举行线上交流，与河北省台办再度举办冀台中医药产业对接交流视频会。石家庄以岭药业入选国家第二批特色服务出口基地（中医药），连花清瘟在30余个国家地区注册销售。河北中医学院共建的巴西戈亚斯联邦大学中医孔子学院举办“走进中医”系列讲座，华北理工大学共建的匈牙利佩奇大学中医孔子学院举办“中国日”文化讲座并开展端午文化推广活动。（吴寅莹）

◆　**山西省**

山西省依托山西省针灸医院建设山西省中医药“一带一路”对外交流合作联盟，充分整合山西省中医药优势资源，发挥针灸等中医药特色技术专家团队的核心作用；2022年度申报并获批世界针灸学会联合会吕景山中医针灸传承基地，下一步将通过授课、医疗技术输出等多种方式进一步将中医针灸康复等中医药特色技术逐步推广到“一带一路”共建国家。（田 敏）

◆ **吉林省**

2022年，吉林省中医药在融入共建“一带一路”中，申报了教育部、教育部港澳台办公室、国家中医药管理局、吉林省商务厅的中医药国际化相关项目4项，项目经费共70.4万元；完成国家中医药管理局中医药国际合作专项项目——“中国－俄罗斯中医药中心（莫斯科）”和科技部“面向‘一带一路’国家的中医药国际合作示范研究”的子课题研究工作，取得丰硕成果，“中医外治法＋中药治疗法”“俄罗斯境内线下诊疗＋国内中医药专家线上诊疗”的模式有效推动了中医药在俄诊疗手段多元化发展；积极推动“互联网＋中医药”诊疗模式，探索“以医带药、以药兴商”的模式，搭建“俄中心”与国内中医药企业合作的平台；积极组建对俄教学团队和医疗专家小组，进一步加强中医药远程服务水平和能力；俄语版中医药文化宣传片的制作和中医药宣传活动的举办推动了中医药在俄罗斯的传播与认可；查询、翻译并整理俄罗斯药品注册相关法律法规等文件18个；赴多家海外市场开拓较为成功的国内中药企业走访调研，完成中药在俄罗斯注册相关报告1份。

长春中医药大学于2022年成为上合组织传统医药产业联盟首批成员、“一带一路”国际医学教育联盟成员院校，联合俄罗斯科学院、俄罗斯莫斯科第一医科大学、俄罗斯医学人类学中心和白俄罗斯生物研究中心等教育、科研和临床机构召开两次国际性会议——中医药对不同时间空间条件下新冠疫情变化的干预多方线上圆桌会议和传统医学在中国和世界其他国家的现状和发展（长春中医药大学分会场）会议，切实推进中医药在“一带一路”国家的发展；与俄罗斯科学院人类医学学院、印度韦达养生学院成立联席组织，长春中医药大学副校长徐晓红任荣誉主席，旨在构建“一带一路”高质量发展的过程中，中国传统医药成为增进睦邻友好关系、建立更加密切合作水平的纽带与桥梁。

在国际教育合作方面，继续推动吉林省同韩国大邱韩医大学合作办学项目的稳步运行，引进该校优质教育资源、先进的办学理念和管理方法，为人类卫生健康共同体作贡献；2022年度共派出本科赴境外高校交换生13人。

在留学生教育方面，2022年，吉林省共培养来自泰国、越南、柬埔寨、哈萨克斯坦、尼日利亚、巴基斯坦、印度、朝鲜、韩国、蒙古国、圣多美和普林西比、加拿大、新加坡、新西兰等国家的本硕博学生127人，在校学习中医学、护理学、临床医学等专业；获批吉林省委宣传部主办的“吉林文化旅游周项目”，以“弘扬中医药文化，讲好中医药故事”为主题，向全省的国际学生展示中医药文化的博大精深、中医药行业的发展进步和中医药对世界的贡献，提升来华留学生对中医药的认知，展示中医药文化魅力，进一步传播中国文化。（冯 健）

◆ **上海市**

持续推进中医药国际标准化工作。中共上海市委机构编制委员会办公室批复成立“上海市中医药国际标准化研究院”，搭建中医药国际标准研究平台。以3个国际组织的工作机构为核心，实行开放式、国际化、跨行业、多元化的运行模式，有力推进中医药国际标准化建设，掌握中医药国际标准制定的主导权。截至2022年底，ISO（国际标准化组织）中医药国际标准发布总数达91项，其中由上海主导制定的有22项，占总发布数量的24%。在上海市市场监督管理局推动下，上海市人民政府向国家标准化管理委员会推荐申报国家技术标准创新基地（中医药国际化）。上海市中医药地方标准化技术委员会主任委员沈远东教授荣获首届上海市标准创新贡献奖个人奖。

加强国际交流合作。积极建设海外中医药中心，毛里求斯、泰国中医药中心等海外中医药中心在当地积极开展新冠病毒感染救治工作，发挥传统医学优势。上海市中医药管理局与泰国卫生部泰医与替代医学发展司开展中泰论坛，在临床救治经验、药物治疗、医院管理等方面进行线上研讨交流，双方就今后进一步开展合作达成一致意向。在上海市科委、市外办支持下，持续举办上海中医药与天然药物国际大会，持续推进中医药国际合作和成果交流。（周 瑶）

◆ **浙江省**

出台中医药“走出去”行动计划。2022年12月，浙江省卫生健康委、省中医药管理局、省商务厅、省教育厅、省人民政府外事办公室联合印发《浙江省高质量推进中医药“走出去”三年行动计划》，主要是建设更高水平中医药开放型新体制，推进中医药现代化、国际化发展，到2025年，实施高质量对外合作重大项目10个，建设国家级合作基地10个，与浙江省建立中医药合作关系的国家和地区达到50个。

深化海外中医药中心合作。“中国－白俄罗斯中医药中心”写入浙江省高质量推进“一带一路”重要枢纽建设政府工作要点，入选浙江省“一带一路”“小而美”重点项目；白俄罗斯驻上海总领事安德烈耶夫、中－白工业园行政代表刘佳丹分别到浙江考察；浙江省卫生健康委、浙江中医药大学附属第三医院、明斯克州卫生局、明斯克州地区医院召开四方会议，签署合作协议；“中国－以色列中医药中心”在后疫情期间，以疑难病多学科远程会诊、中医药国际人才远程培养、中医专著英文出版为主要合作内容，通过《人民日报》海外YOUTUBE中医药宣传频道，以英文短视频形式进行海外中医药文化宣传推广，点击率高达48万人次；中国－白俄罗斯、中国－以色列、中国－新西兰3个中医药海外中心获批2022年度中医药国际合作专项（中心类）项目，中国－泰国中医药文化推广活动、海峡两岸青年中医药文化交流立项2022年度中医药国际合作专项（中心类）项目。浙江省中医院与纳米比亚共和国鲸湾医院建立对口医院合作，完成建议书撰写及国家中医药管理局专家组线上项目答辩会。

参加2022年中国国际服务贸易交易会。2022年8月31日至9月5日，由商务部和北京市人民政府共同主办的2022年中国国际服务贸易交易会北京召开，是全球服务贸易领域规模最大的综合性展会之一，浙江省中医药管理局组织浙江中医药大学、温州医科大学两家国家服务贸易中医药服务出口基地，以及8家中医药企业首次进京在首钢园布置中医药展。（陈良敏）

◆ 福建省

推进资源共享，加强海外中医药事业发展的人才培养。福建省持续积极推动中医药事业在海外的发展，积极拓展与泰国、印尼、南非及欧洲等地区的合作交流，搭建信息平台。2022年4月，菲律宾光坦纪念医院中医部暨“中国－菲律宾中医药中心”光坦医院分部开业，这是菲律宾现代医学中心首设中医部，也是继菲律宾卫生部中医标准制定、菲律宾岐黄中医学院成立后，“中国－菲律宾中医药中心”推动菲律宾中医药事业发展的又一个里程碑。福建中医药大学与各国签订合作备忘录，夯实国际人才队伍。中国与菲律宾签署“合作建设中心，加强学校教育”的深度合作备忘录，菲律宾岐黄中医学院正式注册成立并面向全国招生。2022年1月以来，岐黄中医学院开展总时长650小时117人次的教学。2019年福建中医药大学与厄瓜多尔教育与产业协作促进会签订合作备忘录，合作以来双方在许多合作交流的项目上达成共识，2022年持续推进开展中医药教育合作，9月，厄瓜多尔教育与产业协作促进会计划开展“拉美神农计划”项目，征集志愿者赴厄瓜多尔思邈维华国际学校任教学老师，授课语言为汉语。持续开展对外科研合作工作，与美国等多高校开展科研合作，加强对科研人员的培养，为中医药同类研究提供借鉴，推动中医药继承与创新，促进中医药国际化和现代化。

推进中医药的标准体系与国际接轨。福建省推进标准化建设，加强与世界卫生组织、国际标准化组织等国际机构的合作，进一步明确循证医学在中医药发展中的作用，探讨适合中医药国际化的统一标准。福建省积极参与中医中药和传统医学的国际及国家（地区）的相关规则及标准制定工作，参与世界卫生组织ICD－11传统医学疾病分类工作和国家标准的制定；完成《国际疾病分类第十一次修订本（ICD－11）》并由WHO发布；由福建中医药大学作为第一单位起草的一项国家标准发布，即福建中医药大学李灿东教授牵头的《中医四诊操作规范第4部分：切诊》（GB/T 40665.4－2021）；制定中华中医药学会团体标准《中医证的诊断标准制定通则》，向中华中医药学会标准办提交标准申请、标准草案；推动和鼓励学术骨干在国际学术组织和期刊任职，提升学校在国际学术界的影响力和话语权。福建中医药大学党委书记陈立典教授担任国际物理与康复医学学会执行委员会中亚和东亚委员、国际欧亚科学院院士等，这对于加快中医药走出去，与国际接轨具有重要意义。（张锦丰）

◆ 江西省

江西省充分借助举办2022年上海合作组织国家扶贫研修班（江西）活动契机，向参加研修的16个上合组织国家460余名学员大力宣传和推广中医药热敏灸文化。在“江西中医药走进保加利亚”线上交流项目中，有针对性地开设含热敏灸在内的5期中医科普系列讲座。

2022年江西省继续扩大加拿大热敏灸分院热敏灸诊疗服务规模，建立基于热敏灸医院加拿大分院（卡尔加里总部）面向阿尔伯塔省及加拿大其他地区的远程诊疗支持服务体系，为外地热敏灸应用针灸师提供远程治疗指导20余次；完成阿尔伯塔省补充医疗项目CHIP的热敏灸分组治疗工作，用于临床研究收集的数据整理分析；结合北美疫情特点，采用线上线下相结合方式的热敏灸核心技术课程体系初步搭建完成。

2022年中国－葡萄牙中医药中心共开展5期海外学员热敏灸技术线上培训班，培训葡萄牙学员600余人次。在由世界中医药学会联合会举办的第六届“岐黄天下杯”世界中医翻译大赛中，中国－葡萄牙中医药葡语译作《黄帝明堂灸经》获得优秀学术著作奖。2022年瑞典北欧中医药中心面向当地民众先后举办2期中医艾灸、食疗养生保健培训讲座，线上线下约500人参加，通过开展热敏灸培训、健康养生公益活动，致力于面向北欧地区传播和推广中医药文化，为境外患者提供医疗保健服务，每年约1800人接受就诊治疗。（刘中惠）

◆ 山东省

山东省举办第二届尼山世界中医药论坛，筹备建成尼山世界文明论坛中医药体验馆，成为论坛网红打卡地；举办第二届尼山世界中医药论坛，国家中医药管理局副局长、党组成员秦怀金，山东省人民政府副省长孙继业，山东省卫生健康委党组书记马立新，以及田金洲、张大宁、王新陆等7位院士、国医大师，100余位嘉宾学者参加论坛，《中国日报》《大众日报》等20余家主流媒体进行了宣传报道。

（马　涛）

◆ 河南省

河南高度重视中医药对外交流与合作工作，尤其是在“一带一路”共建国家的推广工作。一是河南省委省政府出台《关于以“一带一路”建设为统领加快构建内陆开放高地的意见》，提出要充分发挥“一带一路”建设统领作用，紧扣建设内陆开放高地目标，着力打造高品质营商环境，着力提升开放通道、平台基础优势，着力促进创新要素开放合作，着力加快外贸优化升级，以高水平开放推动高质量发展，开放型经济主要指标保持中西部前列，结构质量持续提升，加快形成功能齐备、要素集聚、产业繁荣、互联互通、环境优良的全面开放新格局。二是在疫情防控工作中，南阳中医筋骨针法被国家中医药管理局列为“一带一路”中医药推广项目，推广到俄罗斯、瑞典等50个国家和地区。三是塞尔维亚工商会中国代表处莅临河南省中西医结合医院参观访问，体验中医特色疗法并就建立中医康复合作项目等事宜进行洽谈。四是扩大河南中医药大学中医药留学生招生，与海外友好高校联合培养中医药专业学生，扩大了“一带一路”共建国家学生的招生规模。充分发挥河南省中医药资源和学术文化优势，积极参与“一带一路”建设，支持中医药机构、院校和中药企业“走出去”。（姜方方）

◆ 广东省

广东省举办第四届粤港澳大湾区中医药传承创新发展大会，4届大会共促成58个中医药合作项目；举办第八届中医科学大会，推动一批中医药大健康产业签约，总投资额达81.5亿元；推动粤产中药颗粒剂相关产品远销美国、澳大利亚等23个国家和地区；“粤特快”青蒿素派喹片取得40个国家的专利保护，并在20多个非洲国家注册上市销售。广东省中医药局与省商务厅联合举办粤港澳大湾区中医药服务贸易高峰论坛，联合省侨办举办广东－拉美中医药论坛，支持广东省中医院与德国有关机构举办中德中医药大会等，进一步扩大中医药在海外的影响力。（刘占峰）

◆ 广西壮族自治区

一是推动中医药民族医药融入粤港澳大湾区、泛珠三角区域、中国（广西）自由贸易试验区、防城港国际医学开放试验区建设。广西与广东、四川、江西3个省签订中医药战略合作框架协议，与澳门卫生局举行高层会晤签署3项合作协议（纪要），联合制定《桂澳中医药合作框架协议》，支持广西中医药民族医药企业与香港、澳门企业开展合作，培力（南宁）药业有限公司与香港培力集团签订贸易合同，通过农本方有限公司委托生产方式，产品经该公司销售，出口远销美国、澳大利亚等国家。二是加快推进联合实验室等项目建设。鼓励支持桂澳中药质量研究联合实验室、桂澳道地药材联合创新研究中心、合作共建药用植物资源库、药用植物大数据中心等项目建设，共同推进药用植物4.0计划。三是聚焦广西中药壮瑶药研究开发，重点支持广西药用植物园、广西中医药大学、广西中医药研究院等单位与香港澳门等地区科研机构合作，围绕广西壮药、瑶药等特色药用资源的选育繁育种植与加工、特色药材有机种植、中药壮瑶药创制等领域开展联合技术攻关和成果产业化，开展完成瑶药鸡血藤产业化关键技术研究、广西大宗药材肉桂系统研究及产业化开发、金花茶等广西特色药用资源开发应用方面等科研合作。四是推动民族医药向国际交流合作发展，广西药用植物园与老挝卫生部编写出版《老挝草药典》，推动共建老挝药用植物园，广西中医药大学联合东盟7国编撰《中国－东盟传统药物志》，举办2022年有机农业与传统草药国际研讨会暨中国－东盟有机药材种植技术培训班、中国（广西）－老挝（万象）中医药壮瑶医药特色诊疗技术远程国际培训班等系列培训班，支持广西国际壮医医院在柬埔寨、老挝合作医院设置中医科，建设中国－东盟民族医药远程诊疗试点平台，与越南顺化医药大学附属医院签署战略合作协议书等。在防城港市举办第七届中国－东盟传统医药论坛，形成以东盟国家和港澳台地区为主、覆盖40多个国家和地区的中医药领域对外开放格局。五是突出服务贸易，着力共建陆海新通道，广西中医药大学荣获第二批国家中医药服务出口基地，推动“健康丝绸之路”建设。依托各类中医药壮瑶医药机构，建设一批对外合作交流示范基地。支持条件成熟的中医医疗机构、科研院所、中医药院校与东盟国家及“一带一路”共建国家开展文化交流活动，推动中医药壮瑶医药文化向港澳台及海外传播。（刘丽娟）

◆ 重庆市

一是太极集团创建成为国家中医药服务出口基地；二是推进中国（重庆）－巴巴多斯中医药中心建设，累计服务当地群众提供中医医疗、保健、康复等服务900余人次，为巴巴多斯伊丽莎白女王医院临床带教7人次，协助开展新技术新项目10项，开展主题学术及健康讲座9场；三是依托重庆市中医院中国（重庆）－新加坡中医药国际合作基地开展新加坡中医师远程继续教育，2022年培训新加坡中医师300人次。（赵学良）

◆ 四川省

提升中医药海外中心服务能力。四川省选派优秀中医药专家赴中医药海外中心开展诊疗和教学工作，积极宣传推广中医药知识，传播中华文化。迪拜中医药中心为当地的中医药文化爱好者开设学制1个月的学习班；捷克奥洛穆茨中医药中心在当地举办中医药文化体验营，与帕拉茨基大学孔子学院合作举办2次中医药文化课堂，不断提高海外人群对中医药的认可和接受度；黑山中医药中心联合塔吉克斯坦、科摩罗中医药中心开展“世界防治疟疾日”主题活动，不断扩大中医药海外影响力。

持续开展涉外涉领活动。四川省举办“岐黄四川·本草天府——四川中医药走进驻蓉领事机构”系列活动，先后走进尼泊尔、法国驻成都总领事馆。2022年7月，尼泊尔驻成都总领事吉米雷、斯洛伐克驻华大使夫人贝尼娅医生先后到西南医科大学附属中医医院参观调研。四川省中医药管理局组织川内中医药企业十余家，应邀与白俄罗斯驻重庆总领事馆举办四川－白俄罗斯中医药产业线上交流会，助推中医药企业走出去；指导四川省第二中医医院在成都理工大学开展留学生中医药文化体验活动；推荐四川省中医医院专家为巴基斯坦卡拉奇大学孔子学院中医药文化课堂授课（线上）；指导西南医科大学附属中医医院与尼泊尔传统医药研究培训中心举行四川－尼泊尔中医药文化交流会，签署《友好合作备忘录》；与四川省人民对外友好协会、尼泊尔中国经贸协会共同举办四川－尼泊尔中医药线上交流会，指导西南医科大学附属中医医院和尼泊尔传统医药研究培训中心就建立“中国－尼泊尔远程医疗＆培训中心”签署合作协议；指导局属单位与在蓉侨胞侨眷、留学生等开展中医药文化交流活动。

推动中医药国际化。四川省中医药管理局组织参加2022年中国国际服务贸易交易会，与西南医科大学附属中医医院参与相关展览展示；指导西南医科大学附属中医医院参加首届中外地理标志产品博览会；组织局属单位拍摄多部双语宣传影像，其中西南医科大学附属中医医院的“丝路正青春”短视频《中医向世界》在中央广电总台国际在线发布。借冬奥“东风”，突出中医运动保障特色，四川省骨科医院相关事迹获新华网、《环球时报》等媒体多语种报道宣传。四川省中医药管理局参加2022年川渝地区－湄公河国家地方合作论坛，指导四川省中西医结合医院与泰国那空叻差是玛学院签订合作备忘录；推动中医中药国际标准制定，积极参与国际传统医学相关规则制定；加紧推进已立项姜黄、川芎ISO项目研制进程，川芎、姜黄ISO国际标准进入最后攻坚阶段。

深入开展惠侨工作。四川省中医药管理局与省侨办联动协作，加快“天府云医·海外惠侨远程医疗站”全球布局，阿根廷布宜诺斯艾利斯站、西班牙马德里站、意大利米兰站、苏里南站相继启动；配合省侨办实施“海外惠侨中医关怀”“海外惠侨熊猫书屋”等计划，积极开展在线义诊及中医讲座，为当地民众和华侨华人提供中医医疗及中医知识讲座服务，弘扬中医药文化，带动越来越多的海外侨胞成为中医药文化的传承与传播者；指导四川省中医院参加第七届海外华侨华人中医药大会——中国－中东欧中医药合作与发展论坛，并就中国－黑山中医药中心建设情况做主题演讲；指导四川省第二中医医院与成华区侨联合作，在“侨之家”建立“中医角”，通过制作包含多种语言的中医医疗养生保健知识科普宣传资料、开展定期义诊和养生讲座等活动，提高侨眷、侨属等对中医药文化的了解和认知。

强化政策支撑。四川省中医药管理局会同省推进“一带一路”建设工作领导小组办公室出台《关于推进四川中医药高质量融入共建“一带一路”的实施意见》，提出16项具体举措，提升四川中医药参与共建“一带一路”质量与水平。

推动出口基地建设。四川省高质量建设国家中医药服务出口基地，通过国家中医药管理局复审；支持中医药服务出口基地和企业等参加中国国际服务贸易交易会，举办海外中医药文化活动，鼓励拓展“中医药＋教育培训”“中医药＋餐饮”等贸易新业态。（赵忠明）

◆ 陕西省

明确陕西中医药对外合作交流任务。陕西省将“促进中医药对外合作交流”纳入《陕西省“十四五”中医药发展规划》，明确提出陕西促进中医药对外合作交流主要任务，为陕西中医药高质量融入共建“一带一路”发展提供强有力的政策依据。

推进国家中医药服务出口基地建设。陕西省首批国家中医药服务出口基地西安中医脑病医院从服务外籍患者、开展国际远程会诊服务及参与外事交流互访等方面积极推动基地建设；参与经济文化和外事交流互访等活动20余次，分层次拓展更多合作项目，与塞尔维亚、俄罗斯洽谈合作事宜，与马拉维驻华参赞签署合作意向协议；基地建设成果亮相第六届丝绸之路国际博览会国际友城优品展、2022年中国国际服务贸易交易会陕西综合形象展；筹建陕西中医药服务国际合作联盟。

加强中医药海外中心建设。陕西省推进中国－瑞士中医药中心（日内瓦）、俄罗斯乌法中医药中心、捷克欧洲中医药中心建设，以中心为依托，在疫情期间为当地民众、我国驻日内瓦联合国总部、驻世界卫生组织等机构的使团人员360余人提供健康保障服务。为做好“中国＋中亚五国”外长第二次会晤成果的落实，陕西省依托陕西省中医医院、西安中医脑病医院在哈萨克斯坦阿斯塔纳与阿拉木图分别建立“中国－哈萨克斯坦传统医学中心”，在医疗服务、科研、学术和文化交流、人才培养等方面开展广泛交流合作。

积极开展中医药援外工作。陕西省援外医疗队中医药人员积极推进中医药交流合作。陕西省中医医院派出的第九批援马拉维医疗队队员郑方，充分发挥中医特色和优良医术，累计诊疗患者600余人次，受邀赴马拉维卫生部开展中医知识宣讲和义诊，因治疗效果显著，受到我国驻马使馆的感谢及嘉奖，为推进中医药在马拉维的合法化进程贡献了力量。（陈朋辉）

◆ 宁夏回族自治区

积极参加中国国际服务贸易交易会。2022年8月31日至9月5日，中国国际服务贸易交易会在北京召开。9月1日，在传统医药文化国际论坛暨“一带一路”新时代神农尝百草工程国际论坛上，北京市中医管理局和宁夏回族自治区卫生健康委签订《新时代京宁中医药合作升级行动协议》，宁夏回族自治区卫生健康委副主任宋晨阳在主题为“中医药文化建设与国际化传播”的圆桌论坛上发表演讲，发布宁夏中医药发展成果及枸杞科技成果。宁夏回族自治区卫生健康委组织宁夏中医医院暨中医研究院、宁夏明德中药饮片有限公司等9家企业参展，百余种特色产品多角度、代表性、立体化地展示了“宁夏味道”。宁夏中医药展团以“红枸杞、绿六盘”为主题，通过文字图片、视频、实物等展示近年来在中医药传承创新发展、京宁中医药合作、中药材产业方面所取得的成果。枸杞作为宁夏的“红色名片”，更是富民良药，展出的宁夏枸杞及特色养生保健等系列产品受到瞩目，如枸杞原药材、锁鲜枸杞、鲜枸杞原浆和枸杞养生膏等产品。宁夏农产品盐池甘草、同心银柴胡等道地及大宗中药材以及荣获自治区科技进步奖的强力五虎合剂，中药膏方和茶饮等丰富多样的产品，向大家展示了宁夏中医药不断创新发展的丰富成果。

主动参与第四届中国中药资源大会。2022 年 8 月 18—19 日，第四届中国中药资源大会在宁夏银川召开。大会以“中药资源与产业高质量发展——东西部科技合作助力黄河流域中药资源产业高质量发展”为主题。国家中医药管理局副局长、中国工程院院士、中国中药协会会长黄璐琦出席会议并作特邀报告，从中药资源学发展、新物种新资源发现、中药资源新认识、创新成果等方面详细介绍第四次全国中药资源普查工作成果。宁夏回族自治区政协副主席赵永清出席会议并讲话。中国工程院院士肖培根、岐黄学者段金廒等专家学者以《中药材产业高质量发展的路径思考》《黄河流域中药资源产业发展的若干思考与实践》《中药材种质资源与品种创新发展》《中药生态农业：“天地人药”合一》等为题作报告。大会设 4 个分会场，60 位学者分别围绕“中药资源可持续发展与资源保护”“道地药材生态种植与乡村振兴”“中医药大健康与中药资源产业绿色发展”“宁夏枸杞资源价值创新与产业高质量发展”主题进行交流研讨，为中药与天然药物资源事业和学科发展共谋对策、共商大计、共绘蓝图。

（张　涛）

◆ 宁波市

宁波市推动中医药“一带一路”经贸文化交流，扩大中医药类产品贸易，助推中医药企业“走出去”，促进中医药企业融入全球供应链、产业链。2022 年 9 月 21—23 日，浙江名品中医药健康产业（中东欧）线上展览会暨宁波中医药企业云推介会召开。40 余家宁波医药种植企业、加工企业及 60 余家来自中东欧国家的中医药健康企业线上参会，发挥宁波作为中国 - 中东欧国家博览会举办方的带动溢出效应，采取长期线上展示与集中对接洽谈融合方式，共同探索“一带一路”中医药服务贸易新模式。会议期间对接洽谈近 300 次，达成意向交易额 200 万美元。引导舆论推动行业发展，160 家境内外媒体报道活动新闻。2022 年 12 月 20—22 日，2022 宁波中医药健康产业（RCEP 专场）线上展览会暨中医药企业云推介活动召开，中外企业在“云端”进行产品展示、采购发布、对接洽谈，将线下资源引流至线上，通过精准匹配供需采购实现线上交易。40 多家宁波中医药企业、生物医药企业、医疗保健康复等企业，50 多家来自新加坡、马来西亚、印度尼西亚、菲律宾等 RCEP（区域全面经济伙伴关系协定）国家的优质企业、机构线上参会。中外企业对接洽谈 240 次，达成意向交易额 218 万美元。

（褚小翠）

国家中医药工作

一、2022 年中医药工作综述

【2022 年中医药工作综述】 2022 年，是党和国家发展史上极为重要的一年，也是中医药发展史上值得铭记的一年。习近平总书记多次就中医药工作作出重要指示，为新时代中医药发展把脉定向，为做好中医药工作提供了根本遵循。一年来，全国中医药系统深入学习贯彻党的二十大精神，贯彻党中央、国务院决策部署，坚持稳中求进工作总基调，坚决落实“疫情要防住、经济要稳住、发展要安全”重要要求，扎实工作、攻坚克难，切实做好《中共中央 国务院关于促进中医药传承创新发展的意见》阶段性目标的落地落实和《“十四五”中医药发展规划》、中医药振兴发展重大工程的组织实施，中医药工作取得新进展、迈出新步伐。

一、深入学习宣传贯彻党的二十大精神，推动党中央、国务院重大决策部署见行见效

形式多样学习宣传贯彻。国家中医药管理局精心策划专题党课、主题党日，开展行业集中宣讲，组织研究党领导中医药发展的历程，举办中医药传承创新发展成就展等系列活动，推动党的二十大精神在中医药系统入心入脑；报经中央党史和文献研究院同意，编印《习近平关于中医药工作论述摘编》，组织全系统结合学习宣传贯彻党的二十大精神，深刻领悟和准确把握习近平总书记关于中医药工作重要论述的立场观点，深刻领会以习近平同志为核心的党中央领导中医药事业取得的历史性成就、发生的全局性变化。

强化政治机关意识教育。国家中医药管理局举办学习贯彻党的十九届六中全会精神暨政治能力专题培训班，深入开展模范机关创建，扎实开展“学查改”专项工作，推动党史学习教育常态化长效化，教育引导党员干部坚决拥护“两个确立”，坚决做到“两个维护”，充分发挥机关党建的政治引领和政治保障作用。

编制实施重大工程和发展规划。国务院办公厅印发《“十四五”中医药发展规划》和《中医药振兴发展重大工程实施方案》，系统谋划“十四五”中医药发展思路、目标任务，部署实施 8 项重点工程，全面支撑《中共中央 国务院关于促进中医药传承创新发展的意见》落地见效。所有省份印发本地“十四五”中医药发展规划。

深化中医药综合改革。国家中医药管理局深入推进国家中医药综合改革示范区建设，强化专家咨询、指导督促、情况通报，加快打造省域中医药高质量发展标杆。7 个示范区以省政府或省政府办公厅名义印发建设方案，成立党委、政府主要负责同志牵头的领导小组，聚焦“必答题”“特色卷”探索形成一批改革经验，不断提升中医药法治化水平。

完成《中医药法》施行五周年系列宣传贯彻活动。国家中医药管理局召开高规格座谈会，26 个省份出台新修订的地方中医药法规，《中医药法》社会知晓度和影响力显著提升；推动出台提高监管效能、推动中医药高质量发展的政策举措，部门联动开展医疗乱象等专项整治，协同打击中医药领域各类违法违规行为，有效规范行业秩序。国家中医药综合统计制度和中国公民中医药健康文化素养调查制度获批执行，为中医药科学决策提供数据支撑。

二、充分发挥中医药特色优势，为保障人民生命安全和身体健康作出重要贡献

全程深度参与聚集性疫情处置。国家中医药管理局强化定点医院、方舱医院中医医师配备，开展中西医联合诊疗，围绕减少发病、减少转重、减少病亡、减少核酸转阴时间和减少住院天数的“五减”目标，规范化、同质化开展中医药治疗，在打赢大上海保卫战和处置多起聚集性疫情中发挥重要作用；组织专家支援香港抗疫，中西医共同组建队伍、共同查房、共同值班、共同收治患者，得到特区政府和民众高度认可；疫情防控进入新阶段，第一时间发布居家中医药干预指引，印发在新型冠状病毒感染医疗救治中进一步发挥中医药特色优势等文件，督促各级中医医院开设发热门诊，加强急诊科、重症医学科等重点科室建设，扩充重症医疗救治资源，制订中药保供方案，组织专家宣传解读中医药就医用药权威知识，在从防感染向保健康、防重症上发挥中医药独特优势。

深化临床疗效和作用机制研究。国家中医药管理局出台《中医药临床科研应急攻关工作指引》，推动国家科技计划设立 6 个中医药项目，设立41 个局应急专项，深入挖掘有效方药疗效证据；推动世界卫生组织召开中医药救治新冠肺炎专家评估会，评估报告明确肯定中医药救治新冠病毒感染的有效性和安全性。

三、着力加强服务体系和内涵建设，中医药服务健康中国建设作用显著增强

深化医改中医药工作取得新成效。国家卫生健康委、国家中医药管理局联合印发《公立中医医院高质量发展评价指标（试行）》，推进按中医病种付费等医保支付方式试点，17 个省份发布中医优势病种。

加快推活优质资源提质扩容和均衡布局。国家中医药管理局推荐 14 家中医医院作为中医类国家医学中心建设医院，中医类国家区域医疗中心增至 14 个，138 家中医医院被纳入中医特色重点医院项目建设储备库，推进名医堂工程试点建设。

医疗质量安全不断加强。国家中医药管理局常态化开展公立中医医院绩效考核，优化数据质量评价管理，发布监测分析报告，引导坚持中医为主的办院方向；加强中医医疗技术临床应用管理、用药安全管理，保障医疗质量和医疗安全。

基层中医药服务能力持续提升。国家中医药管理局持续实施《基层中医药服务能力提升工程“十四五”行动计划》，开展县级中医医院“两专科一中心”建设，基本实现社区卫生服务中心和乡镇卫生院中医馆全覆盖。

提升中西医协同、少数民族医药服务能力。国家中医药管理局遴选62家中西医协同“旗舰”医院试点单位和建设单位，制订53个中西医结合诊疗方案，持续推广“四有”中西医结合医疗模式，全国88.3%的二级及以上公立综合医院设有中医类临床科室；统筹支持少数民族医医院制剂能力建设，多地出台支持少数民族医药发展政策措施。

加强中医药健康服务。国家中医药管理局联合开展健康中国行动中医药健康促进专项活动，实施妇幼、老年人、慢病等中医药防治行动；遴选20个中医治未病干预指南，面向重点人群和慢病患者推广应用。

四、扎实做好人才、科研工作，中医药发展支撑保障能力不断提升

人才工作顶层设计更加完善。国家中医药管理局推动中医药人才工作纳入国家人才发展规划，召开全国中医药人才工作会议，出台新时代中医药人才工作意见、“十四五”人才发展规划，系统部署中医药人才工作。

人才岐黄工程项目深入推进。国家中医药管理局持续实施岐黄学者、青年岐黄学者、创新团队、中医药优秀人才、西学中等人才项目，出台岐黄工程管理办法和重点项目实施方案，引领带动各地实施省级人才专项。

医教协同深化教育改革。国家中医药管理局推动中医药课程体系改革，组织41所院校在校学生参加中医药经典能力等级考试，遴选建设33家国家中医临床教学培训示范中心，强化中医经典理论和临床能力培养，提升教育质量。27个省份出台深化中医药教育改革实施方案。

完善人才评价激励机制。国医大师和全国名中医纳入国家周期性表彰奖励项目，隆重表彰第四届30名国医大师和第二届101名全国名中医。

加强中医药古籍保护与利用。国家中医药管理局成立中医药古籍工作领导小组和中医药古籍整理出版工作办公室，推进中医药古籍文献和特色技术传承专项，出版《中华医藏》养生卷74种书目。

完善科技创新平台布局。国家中医药管理局遴选国家中医药传承创新中心建设单位30家、培育单位16家，设立中药领域首个国家中药先进制造与现代中药产业创新中心；持续推进中国中医药循证医学中心建设，完成93个中医优势病种评价报告、205项适宜技术遴选池建设和254个疗效独特的中成药品种量化评价。

着力提高中药质量。国家中医药管理局完成第四次全国中药资源普查验收，支持74家中药炮制技术传承基地研究推广炮制特色技术和特色饮片；发布《古代经典名方目录（第二批儿科部分）》《古代经典名方关键信息表（25首方剂）》，推动古代经典名方转化。

五、积极推进文化宣传和对外交流合作，中医药多元价值持续彰显

文化弘扬工程深入实施。八部门印发《“十四五”中医药文化弘扬工程实施方案》，推进中医药文化传播行动，举办走进名医故里、中医药文化进校园主题日、千名医师讲中医、中医药文化展等系列活动，获得广泛反响。

中医药开放发展不断深化。国家国际发展合作署、国家卫生健康委、国家中医药管理局共同举办青蒿素问世50周年暨助力构建人类卫生健康共同体国际论坛；国家中医药管理局与福建省人民政府共同主办金砖国家传统医药高级别会议，指导成立上合组织传统医药产业联盟，推动国际标准化组织中医药技术委员会发布17项中医药国际标准，派遣首支国家级中医抗疫医疗队赴柬埔寨工作，中医药多双边合作务实推进。新增认定14家国家中医药服务出口基地。支持粤澳合作中医药科技产业园、香港首家中医医院及政府中药检测中心建设，打造粤港澳大湾区中医药高地。充分发挥中医药在助力乡村振兴中的作用，稳步推进定点帮扶、健康帮扶、产业帮扶和对口支援。（陈　锐）

二、中医药业务进展

（一）政策法规与监督工作

【中医药政策法规工作概况】 2022年，中医药法治建设以习近平法治思想为指导，深入推动《中医药法》执法检查报告落实，开展《中医药法》实施五周年系列宣传贯彻活动，提升《中医药法》社会知晓度和影响力，推进《中医药法》有效实施和各项制度安排落地见效。

（黄　莹）

【中医药监督工作概况】 2022年，国家中医药管理局不断推进中医药监督体系建设，逐步建立中医药监督执法专家库和案例库，进一步提升中医药监督执法能力；联合多部委开展专项整治、飞行检查，完成重大案件督办，加强宣传引导和中医医疗广告监测，监督工作取得新进展。（曾　慧）

【中医药重点领域标准制修订】 2022年，国家中医药管理局推动国家标准化管理委员会发布《中药材（植物药）新品种评价技术规范》（GB/T 41277－2022）、《中药材种子（种苗）菘蓝》（GB/T 41360－2022）等8项中医药推荐性国家标准；组织全国中医标准化技术委员会开展《中医临床名词术语第1部分：内科学》（20214266－T－468）等11项中医药推荐性国家标准制修订。（陈沛沛）

【《中华人民共和国医师法》配套文件修订工作】 2022年，国家中医药管理局贯彻落实《中华人民共和国医师法》，启动修订《传统医学师承和确有专长人员医师资格考核考试办法》《中医医术确有专长人员医师资格考核注册管理暂行办法》等配套法规规章，参与修订《医师资格考试管理办法》《医师执业注册管理办法》等配套法规规章。

（李　素）

【中医药标准化制度建设】　为贯彻落实《中医药法》，国家中医药管理局推动中医药标准高质量发展，规范、引导和监督中医药团体标准化工作，对现行中医药团体标准开展评估，加快推进制定《中医药团体标准管理办法》。　（陈沛沛）

【中医药服务监督能力提升】　国家中医药管理局以中央转移支付的方式，指导31个省（区、市）开展中医药监督执法能力提升项目，内容涵盖监督执法实训、案卷评查、办案能手选拔等内容，不断提升中医药监督执法能力，逐步建立中医药监督执法专家库和案例库。

（曾　慧）

【中医药服务领域监管工作】　国家中医药管理局组织制作打击假借“中医药”旗号诈骗的系列短视频，协调在国家反诈中心和公安部刑侦局政务号、卫生监督观察视频号上发布，总播放量达到100万人次；推动国家市场监督管理总局在儿童青少年近视防控产品违法违规商业营销宣传专项整治行动中，通过官方媒体曝光打着“中医药”旗号虚假宣传的近视防控广告案例；与国家卫生健康委、国家市场监督管理总局等部委联合开展医疗乱象、医疗美容行业突出问题专项治理，重点打击以“网络名医”名义诈骗行为和医疗美容行业突出问题；会同国家卫生健康委开展违法违规使用医保基金突出问题专项整治工作，推动医疗机构规范诊疗行为；不断加强中医医疗广告监测工作，共监测报刊4000余份，互联网网站9000余个，发现虚假违法中医医疗广告线索82条次，有关线索移交市场监督管理部门；协调国家市场监督管理总局加大对虚假违法中医医疗广告的监测力度，针对发现的“王家清肤老号”电视广告问题线索进行联合会商，协同调查；指导地方中医药主管部门持续跟踪“原始点”案件办理进展，形成专题工作报告。

（曾　慧）

（二）医政工作

【概况】　2022年，国家中医药管理局医政工作全面贯彻习近平新时代中国特色社会主义思想、党的二十大精神，以及习近平总书记关于中医药工作的重要指示批示精神，坚决贯彻落实党中央、国务院决策部署，紧紧围绕“十四五”中医药发展规划目标任务，推动中医医政工作取得积极进展。一是坚持人民至上、生命至上，全面做好新冠病毒感染疫情中医药防控工作。坚持中西医并重、中西医结合、中西药并用，加强聚集性疫情处置中医药工作指导，因时因势优化完善中医药防治措施，推动科学高效实施“乙类乙管”。二是建高地、补短板、扬优势，通过推动中医类国家医学中心、国家区域医疗中心建设、中医特色重点医院建设、实施中医药康复服务能力提升工程，加强中医药服务体系建设。三是常态化开展公立中医医院绩效考核工作，启动中医医院高质量发展评价，持续提升公立中医医院医疗服务质量与效率。四是实施基层中医药服务能力提升工程“十四五”行动计划，重点建设社区卫生服务中心和乡镇卫生院中医馆，开展县级中医医院中医特色优势专科（专病）和县级中医药适宜技术推广中心项目建设，夯实基层中医药基础。五是继续强化医师资格管理，指导常态化、定期化组织开展中医医术确有专长人员医师资格考核。六是强化行风建设和行业系统管理，深入开展中医药系统行风建设。

（李　素、段华鹏、任　艳）

【中医药服务体系建设】　一是推动国家医学中心（中医类）建设，打造中医医学高地。根据国家发展改革委分批推进国家医学中心建设的总体部署，国家中医药管理局研究制定《国家医学中心（中医类）建设指导意见》，指导国家医学中心（中医类）创建单位完善建设方案；参照《“十四五”国家医学中心建设工作方案》及《创建国家医学中心应具备的基本条件》，推荐14家中医医院作为国家医学中心（中医类）建设医院报送国家发展改革委。二是推动国家区域医疗中心建设，促进优质中医医疗资源扩容下沉和均衡布局。国家中医药管理局会同国家发展改革委、国家卫生健康委共同印发《有序扩大国家区域医疗中心建设工作方案》，进一步扩大国家区域医疗中心中医类输出医院范围，中医类输出医院数量增至20所。已批复的四批国家区域医疗中心建设项目中，中医项目共计14个。三是对名医堂工程试点建设进行顶层设计，国家中医药管理局起草形成《名医堂工程试点建设方案》《关于做好名医堂工程试点项目遴选工作的通知》，分层级规划布局建设一批名医堂，推动名医团队入驻，服务广大基层群众，推进中医优质医疗资源深度下沉，实现人民群众就近享有高质量的中医药服务。四是推进中医优势专科建设，协调中央财政分批支持全国建设500个国家中医优势专科，打造中医特色鲜明、临床疗效显著、结构布局合理、专业与地域覆盖广泛的优势专科体系。五是建设国家中医特色重点医院。2022年3月，国家中医药管理局会同国家发展改革委将138所中医医院纳入中医特色重点医院项目建设储备库，以名医、名科、名药带动医院特色发展。六是指导各地按照《中医医院康复科建设与管理指南（试行）》要求持续推进中医医院康复科建设，切实提升中医药康复服务能力和水平。七是深化“放管服”改革，国家中医药管理局会同国家卫生健康委印发《诊所备案管理暂行办法》，推动将中医（综合）诊所和中西医结合诊所纳入诊所备案制管理范围。　（段华鹏）

【行风建设和行业系统管理】　国家中医药管理局加强风险防范，深入开展中医药系统行风建设。一是与国家卫生健康委等九部门印发《2022年纠正医药购销领域和医疗服务中不正之风工作要点》，持续推进医药购销领域和医疗服务中不正之风综合治理；二是制订《2022 年中医药系统行风建设工作方案》，指导各级公立中医医院加强党对行风工作的全面领导，建立健全内控机制，做好疫情防控、合理用药、医保基金等领域纠风工作；三是委托北京中医药大学编写《中医药传统文化与医德医风建设系列选读之古代医家论医德医风医道》，挖掘整理中医药传统文化和古代中医大家关于医德医风的理念、典故、名言，与新时代发展新要求相结合，弘扬传统医德医风；四是召开局属（管）医院党风廉政建设和反腐败工作专题会，通报典型案例，部署 2022 年中医药系统行风建设重点工作，指导各局属（管）医院完善医院内控制度建设，构建反腐败长效机制，提升治理效能，净化政治生态。

（李　素）

【中医医疗质量与安全改进工作】 一是国家中医药管理局与国家卫生健康委同步推进全国二级、三级公立中医医院绩效考核工作，印发二级、三级公立中医医院绩效考核操作手册（2022 版）、2020 年度二级、三级和 2021 年三级公立中医医院绩效考核监测分析报告；组织多领域专家采用线上线下相结合的形式开展指标解读、填报指导、常见问题分析等培训，多渠道收集问题累计 1612 个，更新发布答疑手册 7 版，加强专业培训指导，持续提升工作成效；推动完善制度规范，做好数据质控工作，组织制定并印发《中医医院绩效考核数据质量评价与问题认定处理规则（试行）》《中医绩效考核数据质量问题处理细则（试行）》，指导强化绩效考核中医数据质控工作；充分发挥公立医院绩效考核“指挥棒”作用，持续推动公立中医医院医疗服务质量与管理水平提升。二是国家中医药管理局会同国家卫生健康委印发《公立中医医院高质量发展评价指标（试行）》，保证高质量发展评价工作规范化、标准化、同质化，更好地引导公立中医医院实现高质量发展。三是国家中医药管理局印发《关于进一步做好中医医院评审工作的通知》，进一步规范中医医院评审工作，规范评审程序，引导中医医院加快推进等级医院评审工作。四是国家卫生健康委与国家中医药管理局印发《关于进一步加强用药安全管理提升合理用药水平的通知》《遏制微生物耐药国家行动计划（2022—2025 年）》《第二类精神药品专项检查工作方案》，推进医疗机构加强中药药事管理，提升中药药学服务能力，提高中药合理用药水平。五是国家中医药管理局会同国家卫生健康委印发《关于规范医疗机构中医医疗技术命名　加强中医医疗技术临床应用管理的通知》，进一步规范中医医疗技术命名，加强中医医疗技术临床应用管理，严格中医医疗技术监管，保障医疗质量，防范医疗风险。六是国家卫生健康委与国家中医药管理局联合印发《互联网诊疗监管细则（试行）》，进一步规范互联网诊疗活动，加强互联网诊疗体系建设，开展线上线下一体化监管，将互联网诊疗纳入医疗质量控制体系，保障医疗质量和医疗安全。七是根据县级中医医院医疗服务能力调查情况，印发《关于反馈县级中医医院医疗服务能力调查相关情况的通知》，指导各级中医药主管部门充分运用好调查结果，对照研究报告和本省（区、市）县级中医医院医疗服务能力调查情况，认真分析研究，查找不足和短板。八是国家卫生健康委与国家中医药管理局组织开展 2022 年医院重点领域安全风险排查整改工作，以医院信息与数据安全、大型设备和水电管理安全、生物安全等为重点，进行全面调查摸排，及时发现整改问题隐患，保障医院重点领域安全，维护良好的诊疗秩序。

（段华鹏）

【《基层中医药服务能力提升工程“十四五”行动计划》实施工作】 一是国家中医药管理局联合国家卫生健康委等九部门印发实施《基层中医药服务能力提升工程“十四五”行动计划》，召开基层中医药服务能力提升工程“十四五”行动计划推进视频会议，共同安排部署“十四五”时期基层中医药重点工作。二是加强县级中医医院中医药服务能力建设，国家中医药管理局协调中央财政资金支持 153 家县级中医医院“两专科一中心”建设，推进县级中医医院建成两个中医特色优势专科和 1 个县域中医药适宜技术推广中心。三是推进基层医疗卫生机构中医馆建设，国家中医药管理局协调中央财政资金支持 9500 个基层中医馆建设。截至 2022 年底，基本实现社区卫生服务中心和乡镇卫生院中医馆建设全覆盖。四是持续改善基层医疗卫生机构中医药服务条件，国家中医药管理局组织起草《社区卫生服务中心、乡镇卫生院中医馆服务能力建设标准》《社区卫生服务站、村卫生室中医阁建设标准》，鼓励有条件的地方开展中医馆服务内涵建设和中医阁建设。五是加大基层中医药适宜技术推广力度，国家中医药管理局组织起草《基层中医药适宜技术手册》，促进常见病多发病中医药适宜技术推广，优化基层中医药服务提供。六是国家中医药管理局会同国家卫生健康委开展“优质服务基层行”活动和“老专家服务基层健康行动”。

（任　艳）

【示范市（县）创建工作】 一是国家中医药管理局制定《关于印发全国基层中医药工作示范市（县）管理办法和建设标准的通知》和《关于印发 2022—2024 年创建周期全国基层中医药工作示范市（县）创建评审工作方案的通知》，对示范市（县）创建评审工作进行安排部署。二是国家中医药管理局组织召开全国基层中医药工作示范市（县）创建评审工作视频培训会，解读示范市（县）管理办法和建设标准，对各省（区、市）中医药主管部门负责同志和部分评审专家进行培训。三是国家中医药管理局组织编制《全国基层中医药工作示范市现场评审专家手册》和《全国基层中医药工作示范县评审抽查专家手册》，指导各地规范开展示范县创建评审工作。截至2022年底，共有内蒙古、湖南、甘肃3个省（区、市）对23个县级申报地区开展示范县省级评审工作。四是国家中医药管理局做好示范市（县）与先进单位衔接工作，对2021年期满并通过复审的142个全国基层中医药工作先进单位进行确认。（任 艳）

【公共卫生中医药相关工作】 一是国家中医药管理局稳步推动国家基本公共卫生服务中医药项目实施，持续扩大“一老一小”等重点人群中医药健康管理率；遴选推动“耳穴埋豆预防控制高血压和糖尿病”和“产妇中医健康管理服务项目”进入国家基本公共卫生服务项目储备库。二是国家中医药管理局以基层慢性病防治为重点，加强基层糖尿病、高血压中医药防治指南推广；推动将糖尿病中医药防治内容纳入《国家基层糖尿病防治管理指南（2022）》，并指导中华中医药学会制定发布《国家糖尿病基层中医防治管理指南（2022）》。三是国家中医药管理局会同国家卫生健康委等部门印发实施《关于推进家庭医生签约服务高质量发展的指导意见》，指导家庭医生团队开展中医药服务。（任 艳）

【中医类别执业医师考试工作与考试改革】 一是完成2022年中医类别医师资格考试。国家中医药管理局在国家卫生健康委医考委统一部署下，做好疫情防控、突发应急事件及医考延考等工作；在常规考试基础上，组织开展北京、上海、辽宁、内蒙古4个考区实践技能考试延考，18个考区医学综合考试延考，内蒙古、河南、重庆、青海、西藏、新疆6个考区和部分考点医学综合考试第二次延考。2022年共有6.2万名考生获得中医类别医师资格。二是持续推进中医类别医师资格考试工作改革。国家中医药管理局继续在全国31个考区开展乡村全科执业助理医师资格考试试点工作，共有2.2万余名考生参考，通过6000余人，进一步缓解基层卫生队伍不足现状；在上海、广东、福建、天津、安徽、江西、河南、四川、江苏、山东、云南、湖北、陕西、广西、贵州、吉林、黑龙江17个考区开展中医执业医师和中医执业助理医师“一年两试”试点；继续推进中医类别国家医师资格实践技能考试基地标准化建设，完成4个考区的5家实践技能考试基地复评。全部考生均在国家技能考试基地完成实践技能考试，成绩两年有效。除部分少数民族医外，医学综合考试均实行计算机化考试，共计12万余人参加。在天津、内蒙古、湖南、广东、贵州、陕西、甘肃7个考区开展中医类别实践技能考试试题分期投放试点，增进了考试的公平公正。（李 素）

【中医（专长）医师管理】 国家中医药管理局指导各省级中医药主管部门严格按照《中医药法》的相关规定和要求，在总结前期工作经验的基础上，常态化、定期化组织开展中医医术确有专长人员医师资格考核；印发进一步做好中医（专长）医师电子化注册管理等工作的通知，实现中医（专长）医师在国家电子化注册系统注册。（李 素）

（三）中西医结合与少数民族医药工作

【概况】 2022年，国家中医药管理局中西医结合与少数民族医药工作全面贯彻习近平新时代中国特色社会主义思想和党的二十大精神，全面贯彻习近平总书记对中医药工作的系列重要指示精神，坚定不移地贯彻落实党中央、国务院的决策部署，积极推进各项工作开展。一是全面参与做好新冠病毒感染疫情防控和中西医协同救治工作。国家中医药管理局组织制定《新型冠状病毒肺炎重型、危重型中西医结合诊疗指南》，指导各地加强综合医院中西医协同救治工作。二是以深化医改为动力，加速推动中医药传承创新发展。国家中医药管理局与国家卫生健康委联合印发《公立中医医院高质量发展评价指标（试行）》；研究推进按中医病种付费等医保支付方式试点工作，贯彻落实深化医改2022年中医药重点工作任务。三是以“旗舰”医院建设为引领，全面提升中西医协同服务能力。国家中医药管理局会同国家发展改革委、国家卫生健康委联合开展中西医协同“旗舰”医院遴选工作；组织开展中西医结合诊疗方案提档升级制修订工作；与国家卫生健康委联合印发通报，推进妇幼健康领域中医药工作。四是以完善医疗资源配置为抓手，做好新时代少数民族医药发展工作。国家中医药管理局开展《关于加强新时代少数民族医药工作的若干意见》落实评估工作；开展少数民族医医院制剂能力建设；推动各地制定完善促进少数民族医药发展的政策举措。五是以中医药健康促进活动为重点，全面加强中医药健康服务工作。国家中医药管理局与健康中国行动推进办、国家卫生健康委联合开展健康中国行动中医药健康促进专项活动；组织开展治未病干预方案制修订工作；与国家卫生健康委联合印发《加强中医药老年健康服务工作实施方案》。（刘 畅）

【公立中医医院高质量发展工作】 2022年，国家中医药管理局认真贯彻落实《国务院办公厅关于推动公立医院高质量发展的意见》，与国家卫生健康委联合印发《公立中医医院高质量发展评价指标（试行）》；推进公立中医医院薪酬制度改革，组织开展公立中医医院薪酬现状及薪酬制度改革专题研究，形成公立中医医院薪酬现状及薪酬制度改革建议的工作报告。（董云龙）

【中医药医保工作】 2022年，国家中医药管理局认真贯彻落实《国家医疗保障局 国家中医药管理局关于医保支持中医药传承创新发展的指导意见》，制订印发《〈国家医疗保障局 国家中医药管理局关于医保支持中医药传承创新发展的指导意见〉实施方案》；推动各地出台医保支持中医药发展的政策措施，有21个省（区、市）出台医保支持中医药发展的综合性政策文件，有17个省（区、市）发布中医优势病种，形成全国上下医疗保障支持中医药发展的良好政策环境；推动开展医保支持中医药发展试点工作，组织研究起草医保支持中医药传承创新发展试点方案；研究推进按中医病种付费等医保支付方式试点工作，组织对199个中医优势病种进行付费相关数据测算分析。（董云龙）

【中西医结合工作】 2022年，国家中医药管理局继续加强中西医协作工作。一是会同国家发展改革委、国家卫生健康委联合开展中西医协同“旗舰”医院建设试点项目遴选工作，制定中西医协同“旗舰”医院建设指导意见，经过三部门联合形式审查、多次召开协调推进会、联合评审等，遴选出12家中西医协同“旗舰”医院试单位和50家中西医协同“旗舰”医院试点项目建设单位，完成公示。二是指导中华医学会、中华中医药学会和中国中西医结合学会开展中西医结合诊疗方案提档升级制修订工作，经过初步遴选、制定统一体例格式、召开体例格式培训会、专家遴选等工作，确定53个中西医结合诊疗方案，并在中国中西医结合学会网站进行公示。三是进一步贯彻落实《关于进一步加强综合医院中医药工作 推动中西医协同发展的意见》，研究起草综合医院中西医协同发展能力提升行动方案和综合医院中医药工作指南，持续推广“四有”中西医结合医疗模式。截至2022年底，全国设有中医类临床科室的二级及以上公立综合医院438个，占二级及以上公立综合医院总数的34.9%，综合医院中医类临床科室床位数15.1万张，中医类临床科室门急诊人次达到1.01亿人次，出院人数325.8万人次。（董云龙）

【妇幼健康领域中医药工作】 2022年，国家中医药管理局联合国家卫生健康委妇幼司印发《关于妇幼健康领域中医药工作推进情况的通报》。妇幼机构设置中医临床科室的比例显著提升。三级和二级妇幼保健院设置中医临床科室的比例从2021年的86.81%和50.99%，提高到2022年的89.76%和56.78%。妇幼中医药骨干人才的学科支撑能力显著提升。中医妇科、儿科领域的7名国医大师、17名全国名中医、32名全国老中医药专家学术经验继承工作指导老师、29名中医学术流派代表性传承人在妇幼保健机构设置传承工作室82个，开展传承带教和示范指导，为妇幼保健机构培养中医药业务骨干498名。（董云龙）

【少数民族医药工作】 2022年，国家中医药管理局推动内蒙古、广西、云南、青海等地出台支持少数民族医药发展有关医保政策的措施；开展《关于加强新时代少数民族医药工作的若干意见》落实评估；支持西藏自治区藏医院创建国家中医医学中心（藏医）；统筹安排10个省份开展少数民族医医院制剂能力建设；将14家少数民族医医院纳入中医特色重点医院建设项目候选单位。（董云龙）

【中医药健康服务工作】 2022年，国家中医药管理局继续加强中医药健康服务工作。一是国家中医药管理局与健康中国行动推进办、国家卫生健康委联合印发《关于开展健康中国行动中医药健康促进专项活动的通知》，开展妇幼中医药健康促进活动、老年人中医药健康促进活动、慢病中医药防治活动等；指导中华中医药学会组织开展31项治未病干预方案制修订工作，并遴选出20个治未病干预方案在重点人群和慢性病患者中推广应用；印发首批中医适宜技术防控儿童青少年近视试点县（市、区）名单（2022—2023年度），召开中医适宜技术防控儿童青少年近视试点工作视频培训会，推动试点县（市、区）制定具体实施方案。二是国家中医药管理局与国家卫生健康委联合印发《加强中医药老年健康服务工作实施方案》，开展老年中医药健康中心建设试点研究，起草形成省级老年中医医疗健康中心设置标准初稿；参与《“十四五”健康老龄化规划》《关于开展社区医养结合能力提升行动的通知》等相关文件的起草；国家中医药管理局与国家卫生健康委联合开展2022年医养结合机构服务质量提升行动、全国老年健康宣传周活动等，推动为老年人更好地提供中医药服务。（董云龙）

（四）人才培养工作

【概况】 2022年，国家中医药管理局坚持以习近平新时代中国特色社会主义思想为指导，深入贯彻落实党的二十大精神，认真贯彻落实习近平总书记关于中医药工作的重要指示批示精神，落实中央人才工作会议和全国中医药大会精神，推动中医药人才工作纳入国家人才发展规划，召开新中国成立以来第一次全国中医药人才工作会议，联合四部门首次出台《关于加强新时代中医药人才工作的意见》，印发《“十四五”中医药人才发展规划》，深入实施中医药特色人才培养工程（岐黄工程），扎实推进中医药人才工作。（陈令轩、来晓晴）

【卓越中医药师资培训计划】 国家中医药管理局印发《2022年卓越中医药师资（中医规培骨干师资）培训项目实施方案》，推动建设一支高水平中医医师规范化培训骨干师资队伍，为提升中医医师规范化培训质量提供更强大的师资保障。（陈令轩、来晓晴）

【中医临床教学基地建设】 国家中医药管理局印发《中医临床教学基地建设项目实施方案》，面向第二批、第三批中医医师规范化培训基地开展中医临床教学基地建设项目，提升中医临床教学能力和水平。（陈令轩、来晓晴）

【国家中医临床教学培训示范中心建设】　国家中医药管理局会同教育部开展国家中医临床教学培训示范中心申报，遴选认定33家高校（单位）附属医院（牵头医院）为国家中医临床教学培训示范中心。

（陈令轩、来晓晴）

【中医药经典能力等级考试】　国家中医药管理局指导教育部中医学类专业教学指导委员会开展两次中医药经典能力等级考试试点，33所院校的2.02万名考生参加考试，促进中医药院校强化中医药经典教学。

（陈令轩、来晓晴）

【中医医师规范化培训】　国家中医药管理局会同国家卫生健康委下达中医医师规范化培训招收计划11425名（中医全科2712名）、中医助理全科招收计划1534名。

（陈令轩、来晓晴）

【中医专业农村订单定向免费医学生培养】　2022年，国家中医药管理局联合教育部、国家卫生健康委下达中医专业农村订单定向招收计划1654名，指导各地加强农村订单定向免费培养医学毕业生就业安置和履约管理。　（陈令轩、来晓晴）

【高职中医药类专业建设】　国家中医药管理局组织中医药职业院校对14个中医药类专业简介和教学标准进行修订完善；开展职业本科教育中医药类专业增设研究论证，新增中药学、中药材生产与加工两个高职本科专业。　（陈令轩、来晓晴）

【中等职业学校中医类专业招生备案】　国家中医药管理局根据《教育部办公厅　国家中医药管理局办公室关于做好2022年中等职业学校中医药类专业设置和人才培养工作的通知》要求，下达2022年中职中医专业备案招生计划5355名，指导相关中职学校做好中医专业招收培养工作。2022年实际招收4755人。

（陈令轩、来晓晴）

【中医药师承教育】　国家中医药管理局推进中医药专业技术人员师承教育管理办法研究制定，推动建立早跟师、早临床学习制度，推动中医药师承教育与职称评审、评优评先等挂钩；会同国务院学位办开展第六批全国老中医药专家学术经验继承工作继承人以同等学力申请中医专业学位工作，完善师承教育与中医专业学位衔接制度；启动实施第四届国医大师传承工作室、第二届全国名中医传承工作室、全国名老中医药专家和基层名老中医药专家传承工作室建设，开展第七批全国老中医药专家学术经验继承工作，持续扩大师带徒范围和数量。

（曾兴水、彭　宏）

【国家级中医药继续教育项目】　国家中医药管理局组织实施2022年度国家级中医药继续教育项目，全年共执行项目1070项，执行率81.6%，累计培训中医药专业技术人员21.78万人次。　（曾兴水、彭　宏）

【全国职业院校技能大赛中药传统技能赛项】　国家中医药管理局组织全国职业院校技能大赛中药传统技能赛项，指导重庆三峡医学高等专科学校做好赛项承办工作，来自全国29个省（区、市）的51支参赛队伍参加竞赛。本次大赛共有5名选手获得一等奖、10名选手获得二等奖、15名选手获得三等奖。

（陈令轩、来晓晴）

（五）科技工作

【概况】　2022年，国家中医药管理局科技工作认真贯彻习近平新时代中国特色社会主义思想，深入学习贯彻党的二十大精神和习近平总书记关于科技创新、中医药的重要论述，认真实施创新驱动发展战略，推动中医药传承创新发展。

加快推进中医药科技支撑平台建设。国家中医药管理局积极推动中医药国家级高端科研平台建设；配合科技部全国重点实验室重组工作，推动中医药领域全国重点实验室布局；会同国家发展改革委完成国家中医药传承创新中心遴选，确定30家建设单位和16家培育单位；推荐7项国家医学攻关产教融合创新平台建设项目；配合科技部推进国家中药资源与制造技术创新中心论证；加快中国中医药循证医学中心建设；深化国家中医药管理局重点研究室建设，支持73家国家中医药管理局重点研究室建设经费2420万元，新增两家国家中医药管理局重点研究室。

持续开展中医药防治新冠病毒感染科研攻关。国家中医药管理局充分发挥国务院联防联控机制科研攻关组中医药专班作用，及时总结中医药抗疫科研成果，结合疫情形势研判，持续推进中医药科研攻关；争取在国家科技计划项目中设立6项中医药防治新冠病毒感染科研项目，支持经费4500万元；加强临床科研一体化推进，结合吉林、黑龙江、山东、上海、海南、西藏、甘肃等地疫情，积极开展科研攻关，在8个省立项国家中医药管理局应急专项41项；支持抗疫新药研发和老药增加治疗新冠适应证研究，推动“散寒化湿颗粒”通过3.2类中药新药审批上市；印发《中医药临床科研应急攻关工作指引》，建立“国家局－省中医药局”应急科研联络机制，指导各地及时规范开展应急科研。

积极推进中医优势病种、适宜技术和中药品种筛选评价工作。国家中医药管理局加快中医治疗优势病种、适宜技术和疗效独特的中药品种评价筛选；组织中国中医药循证医学中心和中华中医药学会完成93个病种评价报告，初步形成中西医专家共识；研究建立中医适宜技术评价标准，完成205项适宜技术遴选池建设；建立多维度中成药综合评价指标体系，完成254个中成药品种量化评价。

加大中医药古籍保护力度。国家中医药管理局推进中医药古籍相关工作，加快《中华医藏》编纂出版，完成项目规划指导委员会、编纂委员会和专家委员会增补和调整，完成第一编《养生卷》74种书目出版；做好中医药古籍文献及特色技术传承专项实施，完成2021年度技术培训和2022年度项目招标工作；实施中医药古籍修复能力建设项目、中医药古籍挖掘和保护条件提升项目，争取公共卫生项目经费2845万元，建立31个中医药古籍保护修复基地，加强古籍挖掘利用。

加强中药质量保障提升。国家中医药管理局全面整理第四次全国中药资源普查成果，完成第四次全国中药资源普查验收，开展中药资源名录、中药资源大典编制等成果汇总，并加快转化应用，推进中药资源动态监测体系和中药材生产统计制度的完善；推进古代经典名方工作，发布《古代经典名方目录（第二批儿科部分）》《古代经典名方关键信息表（25首方剂）》，完成《古代经典名方目录（第二批）》论证；启动“十四五”中药炮制技术传承基地建设；与国家药品监督管理局、农业农村部、林草局联合印发《中药材生产质量管理规范》；制定《全国道地药材目录（第一批）》，协调农业农村部在道地药材基地建设等相关工作中的运用；通过中央转移支付经费支持各省实施中药质量保障项目，开展中药材良种繁育、规范化种植，以及追溯体系建设；完成“科技助力经济2020”重点专项中医药领域项目。

推动中医药科技重点工作实施。国家中医药管理局完成2022年度重点研发计划“中医药现代化研究”重点专项推荐工作；组织完成32项局应急专项验收评审工作；做好科技部国家高层次人才特殊支持计划科技创新领军人才、青年拔尖人才等推荐工作。

（叶乃菁、雷　震、王　庆）

【《中华医藏》首批成果完成编写】 《中华医藏》项目作为“中华古籍保护计划”中的重要内容，在文化和旅游部、财政部、国家中医药管理局的积极协调下，于2018年正式启动。项目通过全面调研发掘存世中医药古籍（包括少数民族医药古籍），选录具备历史文物性、学术资料性和艺术代表性的中医药古籍2289种（包括中医药古籍2065种、少数民族医药古籍224种）进行影印出版，是以中医药古籍原书影印为基础，集保存、传承、整理、利用于一体的中医药古籍再生性保护项目。《中华医藏》采用“编”“类”结合的方式编纂影印出版，共分为4编、24类目，由21个地区、28家单位承担。项目立项实施以来，受到行业内外广泛关注和支持，全国28家单位34个课题组约近千人参与项目，国内外200余家公共图书馆、中医药行业图书馆等支持项目实施。

为加快项目实施，2022年6月，国家中医药管理局会同文化和旅游部共同在原有工作基础上印发《关于调整〈中华医藏〉规划指导委员会、编纂委员会、专家委员会的通知》。其中，规划指导委员会办公室设在文化和旅游部公共服务司，编纂委员会办公室设在国家中医药管理局科技司。2022年底，中国中医科学院张华敏、李鸿涛研究员作为主编的《中华医藏·养生卷》由国家图书馆出版社影印出版。《中华医藏·养生卷》收录了从南朝至清代74部代表性典籍，具有重要的版本价值和养生指导意义。

（邱　岳、张丰聪）

【国家中医药传承创新中心项目启动】 为了加快中医药传承创新发展，2022年国家中医药管理局联合国家发展改革委设立国家中医药传承创新中心建设项目。国家中医药传承创新中心是《“十四五”优质高效医疗卫生服务体系建设实施方案》重大项目，是围绕国家战略需求及中医药重大科学问题，以夯实中医药临床科研基础、强化技术创新和成果转化能力而布局建设的多学科融合科研平台。该项目对提升中医药基础研究、优势病种诊疗、高层次人才培养、中医药装备和中药新药研发、科技成果转化能力，打造“医产学研用”紧密结合的中医药传承创新高地等方面，具有重要的现实意义和深远的历史意义。

2022年3月，国家中医药传承创新中心建设项目评审工作启动，3月19日完成综合评审，4月21日国家发展改革委办公厅、国家中医药管理局办公室正式印发《国家中医药传承创新中心项目储备库和培育库的通知》。全国共有30家单位进入储备库，16家单位进入培育库。

（邱　岳、李晓娟）

【第四次全国中药资源普查验收完成】 自2011年开展第四次全国中药资源普查以来，国家中医药管理局在全国31个省的2700余个县开展中药资源调查。2022年9月29日，国家中医药管理局副局长、党组成员王志勇主持召开国家中医药管理局第43次专题会议，督促普查工作验收、总结和成果发布。9月25日、11月14日、12月29日通过线上、线下等方式，组织3次中药资源普查验收会，对因疫情影响未如期完成普查验收工作的28个省（区、市）部分县域调查任务进行验收，全面完成全国31个省份中药资源普查验收工作。（吕　泽、李　瀚）

【古代经典名方推进工作】 为贯彻落实《中医药法》《中共中央　国务院关于促进中医药传承创新发展的意见》，国家中医药管理局、国家药品监督管理局积极推进古代经典名方目录制定、关键信息考证工作，于2022年9月14日、9月16日分别发布《古代经典名方目录（第二批儿科部分）》《古代经典名方关键信息表（25首方剂）》。11月11日召开《古代经典名方目录（第二批）》专家论证会，形成《古代经典名方目录（第二批）（征求意见稿）》并向国家药品监督管理局、国家民委等部门征求意见，进一步优化完善目录，推进目录发布工作。

（吕　泽、李　瀚）

【中药标准化项目实施工作】 国家中医药管理局深入推进中药重点产品标准化建设及支撑体系建设，组织专家审阅标准文本，组织中药技术专家和标准化专家完成101种饮片的160余套标准和62种中成药标准的审阅；开展2批次12场线上中药标准化项目标准编写培训；完成228个标准草案审查，为进一步推进标准发布奠定了基础。

（吕　泽、李　瀚）

【中药炮制技术传承基地建设】　国家中医药管理局推进中药炮制技术传承发展，依托高等院校、医疗机构、企业建设74家中药炮制技术传承基地；印发《国家中医药管理局科技司关于推进2022年中药炮制技术传承基地建设工作的通知》《国家中医药管理局科技司关于推进中药炮制技术传承基地建设工作的通知》等文件，组织74家基地召开中药炮制技术传承基地建设工作推进会，推进基地在前期基础上，构建传统与现代相结合的研究方法和路径，多维度开展中药疗效和质量评价，阐释中药炮制内涵，持续推动了中药炮制技术传承、人才传承、文化传承和成果转化工作。（吕　泽、李　瀚）

【中药质量保障工作】　国家中医药管理局会同国家药品监督管理局等部门印发《中药材生产质量管理规范》，推进中药材规范化生产，加强中药材质量控制，促进中药高质量发展；通过中央对地方转移支付资金，支持全国31个省（区、市）开展中药质量保障项目，推进追溯体系建设，强化生态种植基地和良种繁育基地建设，加强技术指导，促进中药材质量提升。

（吕　泽、李　瀚）

（六）国际交流与合作

【概况】

一、落实习近平总书记重要指示，推动构建人类卫生健康共同体

打造青蒿名片，助力全球疟疾防治。2022年4月25日“世界防治疟疾日”，国家中医药管理局与国家国际发展合作署、国家卫生健康委在钓鱼台国宾馆共同举办青蒿素问世50周年暨助力共建人类卫生命运共同体国际论坛；为进一步落实总书记指示精神，弘扬“523”青蒿精神，支持广州中医药大学于5月举办纪念“523”项目55周年暨广东青蒿抗疟研讨会。

持续打造夯实金砖国家、上合组织等多边传统医学合作平台。国家中医药管理局与外交部、国家卫生健康委共同落实习近平总书记出席金砖国家领导人第十二次会晤视频会议成果后续工作，于2022年5月11日与福建省人民政府共同在线上主办2022金砖国家传统医药高级别会议。

首次向外派出中医抗疫医疗队。国家中医药管理局以“先遣组”“专家组”“医疗队”三步走的形式，向柬埔寨派出中医抗疫医疗队。2022年1月25日，国家中医药管理局副局长、党组成员黄璐琦率中国中医抗疫医疗队先遣组访问柬埔寨卫生部，双方签署《中国国家中医药管理局与柬埔寨卫生部关于派遣中医抗疫医疗队赴柬埔寨工作的协议》。3—5月，中国中医抗疫医疗队专家组顺利完成在柬埔寨工作任务并就地转为医疗队。7月，医疗队第二批人员赴柬埔寨与先期抵达人员共同执行为期1年的援外医疗任务。9月，中国中医抗疫医疗队在柬埔寨亚欧大学主办“健康，中医，文化”主题活动，向柬埔寨民众介绍中医药文化。11月，在中柬两国总理见证下，两国签署《中国国家中医药管理局与柬埔寨王国卫生部关于建立“中国－柬埔寨中医药中心”的协议》。

国家中医药管理局继续通过国务院联防联控机制外事组中医药相关工作机制推动中医药“走出去”，扩大成员单位范围，新增商务部、国资委两家单位，机制统筹协调作用进一步增强；加强工作谋划，经过会议讨论、书面征求意见等方式充分研究论证，制定并印发2022年工作要点；协调各成员单位共同有序推进各项重点任务取得切实进展。

二、加强与国际组织合作，巩固传统医学大国地位

推动中西医结合的中国方案得到世界卫生组织认可。在外交部、国家卫生健康委支持下，国家中医药管理局与世界卫生组织多次协商沟通，达成共识，促成其于2022年2月28日至3月2日召开世界卫生组织中医药救治新冠病毒感染专家评估会。2022年3月31日，世界卫生组织在官方网站上发布《世界卫生组织中医药救治新冠病毒感染专家评估会报告》。报告肯定了中医药救治新冠病毒感染的有效性和安全性，建议世界卫生组织鼓励成员国在其卫生保健系统和监管框架内考虑使用中医药治疗新冠病毒感染的可能性。

加强中医药抗疫国际合作和海外推广。为落实国家中医药管理局与世界卫生组织签署的《传统医学合作谅解备忘录》，应世界卫生组织邀请，国家中医药管理局副局长黄璐琦率团赴瑞士日内瓦，访问世界卫生组织，同谭德塞总干事讨论中医药及传统医学领域的合作。

推进中医药国际标准化工作。支持中方专家主持制定并发布11项ISO中医药国际标准（含复审修订1项），推进5项ISO中医药国际标准项目立项。截至2022年底，我国专家主导制定并发布的国际标准达64项，占ISO/TC 249全部国际标准的69%。指导ISO/TC249国内技术对口单位遴选出2022年度中方后备项目17项并作为中方提案提交至ISO/TC 249第十二次全体会议，新增注册中方工作专家25位，组织中方代表团在线参加ISO/TC 249第十二次全体会议。

三、大力发展中医药服务贸易，助力实现外贸保稳提质任务目标

开展2022中国国际服务贸易交易会中医药板块相关工作。国家中医药管理局指导召开中医药健康产业国际智库高峰论坛，支持召开中医药服务主题日启动仪式暨第七届海外华人华侨中医药大会及中医药创新发展论坛，并统筹协调国家中医药管理局局长于文明，国家中医药管理局副局长、党组成员黄璐琦出席中医药板块活动并做好相关后勤保障工作；在中医药主题日启动仪式暨第七届海外华侨华人中医药大会上举办上合组织传统医药产业联盟成立仪式。

开展国家中医药服务出口基地评复审工作。根据《商务部办公厅 国家中医药管理局办公室关于开展国家中医药服务出口基地第二批评审和第一批复审工作的通知》要求，经省级商务和中医药主管部门联合推荐、专家评审和答辩评审、两部门综合评议等评审环节，最终认定中国中医科学院西苑医院等14家机构为第二批特色服务出口基地（中医药）。商务部与国家中医药管理局联合开展第一批特色服务出口基地（中医药）复审工作。根据有关省级商务、中医药主管部门联合报送的首批基地复审书面材料，经基础指标评分和专家评议，天津中医药大学等6家基地被评定为“优秀”等级，中国中医科学院广安门医院等11家基地被评定为良好等级。

国家中医药管理局与商务部、海关总署和国家发展改革委等部门加强协作，配合开展中葡论坛部长级特别会议、口岸工作部际联席会议、外商投资产业目录及跨境服务贸易负面清单制定等工作，促进中医药服务贸易发展，中医药相关内容写入《国务院办公厅关于推动外贸保稳提质的意见》。（关振斗）

【黄璐琦拜会世界卫生组织总干事谭德塞】 2022年1月18日，世界卫生组织总干事谭德塞推特发文：“我会见了中国国家中医药管理局副局长、中国中医科学院院长黄璐琦，讨论中医药在促进民众健康方面所发挥的作用。”

按国家中医药管理局部署，2022年1月17日，黄璐琦率代表团访问世界卫生组织总部，同谭德塞讨论中医药及传统医学领域的合作。中国常驻日内瓦代表团陈旭大使和世界卫生组织副总干事苏珊娜全程出席会谈。

黄璐琦介绍，习近平主席在中非合作论坛第八届部长级会议上宣布再向非洲提供10亿剂新冠疫苗，在2022年1月17日举办的世界经济论坛视频会议上强调团结抗疫和疫苗公平的重要性。谭德塞在会谈中高度赞赏习近平主席对全球抗击新冠病毒感染疫情中团结抗疫、疫苗公平重要性的论述和中国政府对非洲的支持。黄璐琦说，习近平主席对中医药抗疫成绩高度肯定，2020年6月2日，主持召开专家学者座谈会，指出“中西医结合、中西药并用，是这次疫情防控的一大特点，也是中医药传承精华、守正创新的生动实践”，并以亲身经历介绍首支国家中医医疗队在武汉金银潭医院开展疫情救治的情况，以及中医药在疫情防控救治中的特色优势。

黄璐琦代表中国中医药循证医学中心向谭德塞递交了《中医药治疗COVID－19循证评价研究报告》，该报告用科学方法系统评价了中医药的有效性和安全性。谭德塞欣然接受了研究报告。苏珊娜对代表团在当前全球疫情依旧严峻，尤其是奥密克戎变异毒株肆虐的情况下到访，深表敬佩和感动。

黄璐琦强调，中国是传统医学大国，无论是在中医药使用，还是在国际交流方面均取得了丰富的经验和丰硕的成果，在全球传统医学发展中起到引领作用，同世界卫生组织开展了很好的合作，为全球传统医学发展作出重要贡献。双方就传统医学发展所面临的挑战进行了坦诚、深入的交流。

中国常驻日内瓦代表团对代表团在日内瓦期间有关活动给予了积极支持和帮助。（徐　晶）

【首支派遣援柬埔寨中医抗疫医疗队】 在党中央、国务院的高度重视下，有关部门科学研判、及时部署，从大局出发，依据国际抗疫形势和需要，支持国家中医药管理局按照“先遣组－专家组－医疗队”三步走的既定方针，派出首支国家级中医抗疫医疗队援助柬埔寨抗击疫情，这也是我国首次在国外成建制地派遣中医药队伍进行临床救治，得到柬埔寨领导人高度重视、柬埔寨政府与民众的充分认可。截至2022年底，医疗队诊治新冠肺炎患者1200余人次，门诊患者8959人次，义诊4000余人次，累计服务人数逾万人。在此基础上，国家中医药管理局与柬埔寨王国卫生部签署关于建立“中国－柬埔寨中医药中心”的协议，中柬中医药中心写入《中华人民共和国和柬埔寨王国关于构建新时代中柬命运共同体的联合声明》《中华人民共和国政府和柬埔寨王国政府联合公报》，对助推中柬友好关系，推进健康丝绸之路建设，助力构建人类卫生健康共同体具有积极意义。（徐　晶）

【2022年度中医药英才海外培养项目】 国家中医药管理局2022年度中医药英才海外培养项目于8月18日启动项目人选推荐选拔工作，经过个人申请、单位推荐和专家评审、局党组审定等阶段，最终向国家留学基金管理委员会推荐12名项目建议人选。经国家留学基金管理委员会审核，12名项目建议人选全部获得录取资格。（刘文龙）

【2022年中国国际服务贸易交易会中医药板块筹备工作会】 2022年8月29日，国家中医药管理局副局长、党组成员黄璐琦主持召开2022年中国国际服务贸易交易会中医药板块筹备工作会，听取相关部门和单位关于服贸会全球服务贸易峰会相关情况介绍，以及上合组织传统医药产业联盟、第五届“一带一路”中医药发展论坛、中医药展览展示和中医药主题日启动仪式暨第七届海外华侨华人中医药大会等中医药板块主要活动筹备进展，并进行研究探讨。

黄璐琦传达了2022年中国国际服务贸易交易会组委会全体会议精神。他强调，要认真贯彻落实会议精神，提高政治站位，紧抓服贸会契机，搭建高层次、高水平中医药交流展示平台。要严格落实疫情防控各项要求，强化责任意识和风险意识，确保各项活动顺利开展。各单位要加强协调配合，统筹安排各项活动，加大宣传力度，打造服贸会中医药亮点。

国家中医药管理局国际合作司、北京市中医管理局、中国国际贸易促进委员会、中国医药保健品进出口商会和中国中药协会相关同志参加会议。（陈淑娟）

【中国国家中医药管理局与柬埔寨王国卫生部《关于建立“中国－柬埔寨中医药中心”的协议》签署】 2022年11月9日，中国国家中医药管理局与柬埔寨王国卫生部签署《关于建立“中国－柬埔寨中医药中心”的协议》，根据协议，双方一致同意，将在中医抗疫医疗队所在的柬埔寨考斯玛中柬友谊医院合作建立“中国－柬埔寨中医药中心”，持续为当地民众提供中医药医疗服务，为柬埔寨医疗行业从业人员开展中西医结合专业培训，为柬埔寨规范化管理中医药行业发展提供技术性指导，共同推动两国传统医学领域的交流与合作。（徐 晶）

（七）港澳台地区交流与合作

【概况】 持续推进粤港澳大湾区中医药高地建设。支持香港中医医院及政府中药检测中心建设。国家卫生健康委党组成员、国家中医药管理局党组书记余艳红通过视频连线方式出席香港中医医院及政府中药检测中心工程动土典礼并致辞。典礼由香港食物及卫生局、香港卫生署及香港特别行政区政府化验所联合主办，香港特别行政区行政长官林郑月娥担任主礼嘉宾并致辞。支持粤澳合作中医药科技产业园建设，国家中医药管理局副局长、党组成员黄璐琦会见来访的产业园代表团，就支持产业园参与横琴粤澳深度合作区建设、粤港澳大湾区中医药高地建设等进行深入探讨，共同探讨进一步推动产业园发展的具体措施。黄璐琦出席第四届粤港澳大湾区中医药传承创新发展大会和粤港澳大湾区中医药高地建设推进工作座谈会，听取粤港澳三地相关单位推动粤港澳大湾区中医药高地建设工作情况、推动内地与港澳开展中医药领域抗疫合作情况、当前遇到的问题及下一步工作计划。

全力支援香港抗疫。国家中医药管理局通过内地支援香港抗疫工作专班，协调15种抗疫中成药获得临时豁免供临床使用，推动中医进入收治新冠病毒感染患者的“红区”，捐赠抗疫中成药，稳定香港中成药供应；组建由高水平专家组成的中央援港抗疫中医专家组赴香港，配合香港特别行政区政府对应用中医药治疗新冠病毒感染患者及预防重症等方面提供指导和建议；组织内地中西医儿科专家与港方专家远程连线，针对香港玛丽医院儿科部病例进行会诊讨论，交流探讨重症儿童中医药治疗方案；推动香港中医药管理委员会开通重大突发公共卫生事件有关的有条件批准中成药注册申请机制，有助于抗疫类中成药更快获得注册审批。

加强对台中医药交流合作。国家中医药管理局重点推进面向基层和青年领域活动，支持北京中医药大学、福建中医药大学、浙江中医药大学、中华中医药学会4家单位实施对台交流重点项目。（吴振斗）

【黄璐琦会见粤澳合作中医药科技产业园代表团】 2022年1月7日，国家中医药管理局副局长、党组成员黄璐琦会见来访的粤澳合作中医药科技产业园董事长吕红一行，双方围绕落实《横琴粤澳深度合作区建设总体方案》《粤港澳大湾区中医药高地建设方案（2020—2025年）》等文件精神，共同研讨进一步推动产业园发展的具体措施。

黄璐琦对近年来产业园承担的国家中医药管理局中医药国际合作专项项目、建设中医药服务出口基地、推动中医药海外发展所取得的工作成绩给予充分肯定，希望产业园继续通过“以医带药”推动中医药国际化，以中医药研发制造为切入点培育发展大健康产业，为澳门经济适度多元发展、促进“一国两制”行稳致远作出应有贡献。

双方还就产业园中医药科技创新平台建设、推动港澳已上市传统外用中成药在内地简化注册审批、支持更多葡语国家中医药专业人才培养、推动大健康产业项目建设等工作进行深入探讨。国家中医药管理局国际合作司（港澳台办公室）相关负责同志陪同参加上述活动。（郭天蔚）

【余艳红以视频方式出席香港中医医院及政府中药检测中心工程动土典礼】 2022年6月2日，香港中医医院及政府中药检测中心工程动土典礼举行。香港特别行政区行政长官林郑月娥担任主礼嘉宾并致辞。国家卫生健康委党组成员、国家中医药管理局党组书记余艳红，国家药品监督管理局党组成员、副局长赵军宁通过视频连线方式出席典礼并致辞。

这两项由香港特别行政区政府出资兴建与筹划、推动中医药发展的旗舰项目预计于2025年落成，并分阶段投入服务。动土典礼由香港食物及卫生局、香港卫生署及香港特别行政区政府化验所联合主办。香港特别行政区政府食物及卫生局局长陈肇始出席典礼，广东省卫生健康委副主任、中医药局局长，广东省药品监督管理局局长江效东，澳门特别行政区卫生局局长罗奕龙等在线参与。

林郑月娥表示：“我感谢国家的大力支持，以及中央政府不同部委在中医医院及政府中药检测中心的筹建过程和香港中医药抗疫方面的工作，提供了莫大的帮助。今天的动土典礼标志着香港中医药发展一个重要里程的开始，两个旗舰项目将成为促进香港中医药发展的强大动能。”

余艳红感谢林郑月娥长期以来对中医药工作的关心支持和大力推动。她表示，香港首家中医医院及政府中药检测中心的建立，是香港特别行政区政府不断努力推动香港中医药发展的重要举措，对于中医药更好地服务于香港居民医疗保健、推动中医药海外发展具有积极意义，相信这两个旗舰项目一定能成为粤港澳大湾区中医药高地建设中靓丽的标识。对此，她提出3点希望，一是希望抢抓中医药发展机遇，坚持以传承创新推动中医药高质量发展；二是希望共创中医药美好未来，坚持以共建共享打造大湾区中医药高地；三是希望擦亮中医药文化瑰宝，坚持以交流互鉴促进中医药加快走向世界。

赵军宁表示，党和政府高度重视中医药的发展，国家药品监督管理局严格贯彻落实党中央、国务院部署，坚持传承和创新并重，不断提高中药监管水平，推动中药高质量发展。国家药品监督管理局一直支持香港中医药的发展，双方建立了中药监管信息通报机制，在中药检测、中药审评、中药材标准研究等领域不断深化交流与合作。赵军宁对香港中医医院及政府中药检测中心工程的启动表示祝贺，并希望以此为契机，进一步推动香港中医药的发展，更好地服务香港人民的健康。（陈淑娟）

（八）文化宣传工作

【新闻宣传工作概况】 2022年，国家中医药管理局加强中医药宣传工作力度，围绕中医药各类重大会议、重要表彰、重要文件出台、重大工程专项等，组织新闻调研、开设专题展览、刊发重点稿件、推出新媒体产品，协调媒体以消息、评论、访谈、署名文章等多种形式进行全方位、立体化、多层次宣传报道，营造中医药传承创新发展的良好舆论氛围；开展中医药新闻传播领导能力培训，规范国家中医药管理局政府网站和政务新媒体管理；加强宣传策划和统筹，热烈开展迎接党的二十大和学习宣传贯彻党的二十大精神重大主题宣传，做好北京冬奥会、中医药抗击新冠疫情、青蒿素问世50周年、《中共中央　国务院关于促进中医药传承创新发展的意见》印发和全国中医药大会召开三周年等近10个专题宣传，联合央视制播纪录片《新时代的中医药》《焦点访谈》“战‘疫’中的中医药力量”专题节目等，联合中国科协开展中医药抗疫科普专项行动；配合国家广电总局、国家卫生健康委指导纪录片《国医有方》；以“中医药这十年”为主题，自主举办新闻发布会两场，相关负责同志先后出席中宣部、国务院联防联控机制新闻发布会4场。全年中医药信息总量明显增长，舆论形势明显好转，中医药传承创新发展主流舆论不断巩固。（王　鹏、邢琳菡）

【中医药文化建设工作概况】 国家中医药管理局认真贯彻落实《中共中央办公厅　国务院办公厅关于实施中华优秀传统文化传承发展工程的意见》，在中宣部的指导支持下，主动作为，积极谋划中医药文化重大专项，“中医药文化弘扬工程”列入《“十四五”中医药发展规划》《中医药振兴发展重大工程实施方案》，中医药文化建设的顶层设计迈上新台阶。（王　鹏、邢琳菡）

【2022年中医药文化传播行动主题活动】 2022年8月26日，“弘扬中医药文化　奋进新时代征程”2022年中医药文化传播行动·走进名医故里主题活动启动，活动首站走进李时珍故乡——湖北蕲春。9—12月，主题活动相继在安徽亳州、河南南阳、陕西铜川举办，采用线上线下相结合的形式，通过探访名医故里，讲述名医故事，传承中医药精髓，弘扬中医药文化，很好地满足了人民群众对中医药的健康需求和精神需求。（王　鹏、邢琳菡）

【校园中医药文化主题日活动】 2022年6月，适逢端午传统节日和全国爱眼日，融合中华优秀传统文化的传承弘扬和青少年儿童近视防控两个主题，举办“端午艾草香　关注眼健康”校园中医药文化主题日活动，吸引全国600余所中小学校超20万人参加，活动也受到越来越多的地方、学校和媒体关注。（王　鹏、邢琳菡）

【第三届中医药健康文化知识大赛】 第三届中医药健康文化知识大赛以“生活处处有中医”为主题，于2022年9月启动，与“健康知识普及行动——2022年新时代健康科普作品征集大赛”有机结合，共征集到1107件作品，产生了一批中医药优秀图书、图文、短视频、音频、漫画、海报、网络账号等。（王　鹏、邢琳菡）

【“中医药+动漫”文化产品】 国家中医药管理局推出中医药动漫形象灸童，以及“灸童说”系列科普短视频、周边文创产品，启动“灸童”动画片大纲和脚本创作；在冬奥会期间上线“冬季运动+中医药”题材动画片《手指的魔法》；在共青团中央微信平台继续推送河洛系列青少年中医药健康文化创意漫画图文，篇均阅读量10万次以上。（王　鹏、邢琳菡）

【中医药健康文化素养调查】 2022年6月，《中国公民中医药健康文化素养调查制度》经国家统计局批复成为专项统计制度。国家中医药管理局启动2022年中国公民中医药健康文化素养调查工作，联合国家卫生健康委印发调查工作方案，组织线上调查培训；发布2021年公民中医药健康文化素养调查结果，素养水平持续提升，达到21.26%。（王　鹏、邢琳菡）

（九）中医药投入与预算管理

【概况】 2022年，国家中医药管理局认真贯彻落实党中央、国务院决策部署，在财政部大力支持下，围绕新时代中医药工作的新任务新要求，加强重大工程、重点项目顶层设计，统筹预算编制，强化零基预算理念；坚持有保有压、优化结构、突出重点，压减一般性支出项目，集中财力优先保障“十四五”规划和中医药振兴发展重大工程实施方案明确的中医药服务体系建设、特色人才培养、科技创新体系、中医药文化弘扬等一批具有战略性、基础性的重大项目，有效激发中医药发展活力和潜力，引领中医药传承创新发展。2022年中央财政安排资金65.19亿元，比2021年增长45.22%，其中部门预算18.61亿元、中央转移支付资金46.58亿元。

国家中医药管理局全面加强预算管理，开展绩效评价工作，完成绩效自评、重点项目绩效评价和整体支出绩效评价工作；加强部门预算项目资金管理，制定《国家中医药管理局预算管理医院参与所在地公立医院综合改革财政专项补助经费管理办法》《预算管理单位资产处置管理办法》《关于加强部门预算执行管理暂行办法》等制度。

（骆征洋）

【编制下达中央部门预算】　在财政部大力支持下，国家中医药管理局认真组织开展部门预算编制与下达工作，中医药部门预算持续稳定增长。2022年，部门预算当年财政拨款收入18.61亿元，比2021年增加3.15亿元，增长20.38%。

（骆征洋）

【编制下达医疗服务与保障能力提升补助资金】　着力发挥中央财政投入的示范带动作用，国家中医药管理局协商财政部下达2021年医疗服务与保障能力提升补助资金46.58亿元，与2021年的31.28亿元相比增加15.30亿元，同比增加48.91%。

（骆征洋）

【经济责任审计工作】　根据《中华人民共和国审计法》和中共中央办公厅、国务院办公厅《党政主要领导干部和国有企业事业单位主要领导人员经济责任审计规定》，经中央审计委员会批准，中央审计委员会办公室、审计署派出审计组对国家卫生健康委党组成员、国家中医药管理局党组书记余艳红，国家中医药管理局局长于文明任职期间经济责任履行情况进行审计。国家中医药管理局规划财务司发挥综合协调作用，牵头筹备进点会、见面沟通会及专题会5次，制订工作方案，协调各部门提供材料。经密切配合，审计组于2022年7月31日完成现场审计。中央审计委员会办公室、审计署于11月23日出具审计报告，国家中医药管理局按要求将整改情况函告中央审计委员办公室、审计署。

（骆征洋）

【预决算信息公开工作】　根据政府信息公开条例和财政部关于部门预决算信息主动公开的各项具体要求，结合国家中医药管理局实际情况，国家中医药管理局规划财务司制定2022年部门预算信息和2021年度部门决算主动公开相关方案，并在国家中医药管理局官方网站向全社会公开。（骆征洋）

【财务管理制度建设】　为进一步加强资产、财务、专项资金管理，印发国家中医药管理局《预算管理单位资产处置管理办法》《关于加强部门预算执行管理暂行办法》《公立医院综合改革财政专项补助资金管理办法》等文件。（骆征洋）

【部门预算绩效管理】　国家中医药管理局开展2021年部门预算绩效自评，涉及财政资金11.85亿元；对12家预算管理单位的2021年重点项目进行评价，涉及财政资金1.11亿元；对8家试点单位开展整体支出绩效评价工作。（骆征洋）

【中医药基础设施建设】　2022年，国家中医药管理局积极协调国家发展改革委等部门，通过中央预算内投资支持中医药领域基础设施建设，下达约58亿元支持国家中医疫病防治基地、中医特色重点医院等中医药专项及县级中医医院等建设。

（李天伟）

【国家中医药管理局直属（管）单位基本建设】　2022年，国家中医药管理局持续加强和规范局直属（管）单位基本建设，协调下达中央预算内投资0.7亿元支持局直属（管）单位7个项目建设，持续加大中国中医科学院中药科技园一期工程青蒿素研究中心项目推进力度。

（李天伟）

【国家中医药综合统计制度启动实施】　为深入贯彻落实《中共中央　国务院关于促进中医药传承创新发展的意见》明确的“加快建立国家中医药综合统计制度”要求，以及《中医药发展战略规划纲要（2016—2030年）》提出的“完善中医药信息统计制度建设，建立全国中医药综合统计网络直报体系”任务，国家中医药管理局在各相关部门的大力支持下，研究制定《国家中医药综合统计制度》（以下简称《综合统计制度》），并于2022年4月12日正式通过国家统计局审批，有效期3年。《综合统计制度》主要包括中医医疗资源与服务、中医药科研、中医药教育人才、中药流通和进出口4部分内容。

国家中医药管理局高度重视《综合统计制度》的实施，获批后第一时间召开局长会、局党组会进行专题研究部署，并与国家统计局、国家卫生健康委等相关部门就启动实施工作进行沟通协调；2022年5月26日，以国家中医药管理局名义向各省级中医药主管部门及局机关各相关部门（单位）印发《国家中医药综合统计制度》，并制订综合统计制度落实工作方案；8月2日，组织开展面向省级中医药主管部门和统计业务支撑机构的专题培训，加快推动国家级和省级中医药综合统计平台建设；11月4日出台《中医药统计工作管理办法（试行）》；11月10日，组织召开国家中医药综合统计制度启动实施工作会议；11月14日，启动综合统计制度2021年度数据填报工作，12月底完成数据填报。（尚利娟）

【中医药信息化建设】　2022年，国家中医药管理局加强信息化建设，助力中医药发展。一是按照“十四五”规划编制总体安排，与国家卫生健康委、国家疾病预防控制局联合印发《“十四五”全民健康信息化规划》；经充分征求意见后，制订并印发《“十四五”中医药信息化发展规划》。二是大力推进实施基层医疗卫生机构中医诊疗区（中医馆）健康信息平台项目，平台共接入1.65万家中医馆，累计接诊患者1600多万人次，切实提升了基层中医药服务能力。三是推进全民健康保障工程一期中医药项目验收，2022年完成项目网络安全等级保护、密码安全性评估、财务审计、档案验收及整体项目的预验收，配合国家发展改革委完成项目评估。项目试运行以来，累计收录、覆盖全国8.70万多家中医医疗机构，收录了近400个国家临床重点专科及其1700多个优势病种、1900多个名老中医药专家等数据，为公众提供约2800万次的服务。（李天伟）

【内部审计工作】 根据《国家中医药管理局2022年内部审计工作计划》和国家中医药管理局党组的有关工作要求，委托第三方机构对15家国家中医药管理局直属（管）单位开展2021年度预算执行和财务收支审计、审计查出问题整改专项审计、以培训为名组织公款旅游问题专项审计，同时对2021年度五寨县定点帮扶资金进行专项审计。

（黄橙紫）

【经济责任审计工作】 根据《国家中医药管理局直属单位主要领导干部经济责任审计规定》和有关文件要求，对《中国中医药报》社有限公司原执行董事、经理武东开展离任经济责任审计。（黄橙紫）

【建立健全审计整改长效机制】 根据中共中央办公厅、国务院办公厅《关于建立健全审计查出问题整改长效机制的意见》，国家中医药管理局研究制订《国家中医药管理局关于建立健全审计查出问题整改长效机制的实施方案》，进一步推动审计整改工作制度化、规范化。（黄橙紫）

【内部审计统计】 根据审计署办公厅有关要求，国家中医药管理局组织局直属单位对2021年度和2022年度上半年内部审计机构情况和内部审计业务情况进行统计，及时掌握局直属单位内部审计工作有关情况。

（黄橙紫）

【中央对地方转移支付中医药资金绩效自评工作】 2022年2月，根据财政部有关工作要求，国家中医药管理局印发《国家中医药管理局办公室关于做好2021年度中央对地方转移支付中医药资金绩效评价自评工作的通知》，要求各省对2021年度转移支付资金及转移支付资金共同投入到同一项目或政策的地方配套财政资金和其他资金进行绩效自评，并组织第三方评价机构进行数据审核和现场抽查复核。

国家中医药管理局对31个省（区、市）绩效自评情况开展集中评审。国家中医药管理局规划财务司牵头组建绩效评审专家组，通过资料审核、自评汇报、综合评分等评价形式，对各省绩效自评结果进行评审打分。依据评分结果，按照“优良中差”确定2021年度绩效评价各省等次，其中，广东、山东、湖北、辽宁、广西、浙江、福建、山西、河北9个省份被评为优秀，并将绩效结果向社会公开。

此次绩效自评涵盖31个省（区、市）5935个项目实施单位的289个项目（含各省自设项目），涉及中央对地方转移支付资金20.6亿元。

（黄橙紫）

（十）干部人事工作

【概况】 2022年，国家中医药管理局干部人事工作坚持以习近平新时代中国特色社会主义思想为指导，深入贯彻落实党的二十大精神和新时代党的组织路线，坚持党管干部原则和好干部标准，突出政治标准，着力建强班子、建好队伍、统揽全局、引领发展，加强干部队伍统筹谋划和分析研判，大力培养使用优秀年轻干部，坚持严管厚爱并重，激励干部担当作为，着力集聚爱国奉献的优秀人才，讲政治、重实绩、重基层的选人用人导向更加鲜明，干部选育管用全链条机制更加完善，选人用人风气更加清正，干部队伍和直属单位领导班子建设质量有力提升。

（杨满丽、宋丽娟、孙斯恒、张琼心）

【干部队伍建设】 2022年，国家中医药管理局党组深入贯彻党的二十大精神和新时代党的组织路线，坚持党管干部原则和好干部标准，突出政治标准，树立实绩导向，选优配强各级领导班子和干部队伍，推进中央巡视选人用人专项检查反馈问题整改工作落细落实，开展干部队伍专题调研，建立优秀年轻干部库，深化国家中医药管理局机关和直属单位机构改革，加大干部交流，畅通干部能上能下渠道机制，强化干部能力建设和监督管理，做好援派挂职干部选派、跟踪了解和服务管理，着力打造政治过硬、业务过硬、作风过硬的高素质专业化中医药干部队伍。（杨满丽、孙斯恒）

【机构编制管理】 根据《关于调整国家中医药管理局有关机构编制的批复》（中编办复字〔2022〕25号），国家中医药管理局设立中西医结合与少数民族医药司，在科技司加挂中药创新与发展司牌子，医政司不再加挂中西医结合与民族医药司牌子，办公室更名为综合司，并增加15名行政编制和3名正副司长领导职数。

根据《中央编办关于为2020和2021年度国家中医药管理局接收安置转业军官增加行政编制的通知》（中编办发〔2022〕237号），国家中医药管理局增加行政编制2名。

根据《中央编办关于国家中医药管理局机关纪委设置事宜的通知》（中编办发〔2022〕83号），明确国家中医药管理局机关党委负责机关和在京直属单位党的建设和纪检、巡视工作，领导机关群团组织的工作。机关党委设立机关纪委，承担机关及在京直属单位纪检、党风廉政建设有关工作。

根据《中央编办关于国家中医药管理局中医师资格认证中心等事

业单位编制调整的批复》（中编办复字〔2022〕165号），国家中医药管理局中医师资格认证中心（国家中医药管理局职业技能鉴定指导中心）、中国中医科学院望京医院和眼科医院调剂增加部分财政补助事业编制。

根据《关于调整国家中医药管理局有关机构编制的批复》《中央编办关于为2020和2021年度国家中医药管理局接收安置转业军官增加行政编制的通知》，国家中医药管理局制定印发综合司等7个部门的主要职责、处室设置和人员编制规定。

（宋丽娟、张琼心）

【干部教育培训】　2022年，国家中医药管理局组织12名司局级干部参加中共中央组织部“一校五院”，即中央党校（国家行政学院）、中国井冈山干部学院、中国延安干部学院、中国浦东干部学院和大连高级经理学院调训及中央和国家机关司局级干部专题研修班。2名新入职公务员参加中共中央组织部公务员初任培训班。

2022年7月9—15日，国家中医药管理局会同中共中央组织部人才局举办中医药高层次专家国情研修班。研修班主要围绕学习贯彻习近平总书记关于新时代人才工作的新理念新战略新举措，以及关于中医药工作的重要论述精神，深入学习党的光荣传统和优良作风，教育引导学员增进对党的感情，增强报效祖国、奉献人民、投身中医药事业的责任使命感。全国45名2021年入选的岐黄学者参加研修。

2022年9月5—9日，国家中医药管理局委托广东省中医院举办第九期中医医院职业化管理高级研修班第二次集中学习。培训内容主要包括宏观政策与战略、医院管理实务、管理素质提升、医院管理实战分析等，着力提升中医药管理人才治理能力和水平，推动公立中医医院高质量发展。全国61名三级甲等中医医院院长参加培训。

2022年9月15—16日，国家中医药管理局会同国家卫生健康委党校举办国家中医药管理局干部人事工作培训班。培训班学习贯彻中央关于干部人事工作的最新精神与要求，进一步提高国家中医药管理局直属单位干部人事工作科学化规范化水平。国家中医药管理局直属单位主要负责同志、人事部门负责同志共46人参加培训。

（宋丽娟、张琼心）

【社会组织管理】　国家中医药管理局组织召开2022年度业务主管社会组织工作会，请中央纪委国家监委驻国家卫生健康委纪检监察组、民政部社会组织管理局有关同志分别就加强社会组织党风廉政建设、推动社会组织管理健康发展进行专题讲授，中华中医药学会等5家单位作交流发言，国家中医药管理局机关相关部门、直属单位及19家社会组织负责人等参加会议；完成13家国家中医药管理局业务主管社会组织年检工作；完成世界针灸学会联合会换届批复、世针针灸交流中心章程修订批复、中国药膳研究会变更法定代表人批复等工作；进一步规范业务主管（联系）社会组织换届工作，印发《国家中医药管理局社会组织换届工作流程图》。

（宋丽娟、张琼心）

（十一）党建与群团工作

【政治建设工作概况】　把党的政治建设摆在首位。国家中医药管理局持续强化政治机关意识教育，组织开展2022年国家中医药管理局直属机关“模范司办”“模范单位”评选和复查认定工作，深化模范机关创建，教育引导党员干部坚决拥护“两个确立”，坚决做到“两个维护”；印发贯彻落实党史学习教育常态化长效化意见的工作方案，巩固拓展党史学习教育成果；深入学习贯彻习近平新时代中国特色社会主义思想特别是习近平经济思想，坚持分类推进，扎实做好“学查改”专项工作；召开国家中医药管理局直属机关党的工作暨纪检工作会，把机关党建工作放到全局工作中谋划推进；健全完善党委纪委会议制度，及时学习习近平总书记重要讲话精神，坚持重大问题集体研究决定；组织年度干部职工思想动态调研，重点关注基层一线同志和年轻干部，摸实思想动态情况。

高质量做好迎接服务、学习宣传贯彻党的二十大精神各项工作。国家中医药管理局深入学习贯彻习近平总书记关于做好党的二十大代表选举工作重要指示精神，坚持把政治标准放在首位，严把人选政治关、廉洁关、身份关，严格资格条件，严密产生程序，高效完成推选出席党的二十大、中央和国家机关党代会代表工作；聚焦“七一”至党的二十大召开这一重要时间段，精心策划专题党课、主题党日等系列活动，举办“我们这十年”党的十八大以来中医药传承创新发展成就展，广泛宣传展示党领导中医药工作取得的丰硕成果；党的二十大召开后，第一时间召开党组（扩大）会、理论学习中心组学习、党员干部大会、制订实施方案、编印行业宣讲材料。2022年12月27日，国家中医药管理局党组书记面向中医药系统开展宣讲，局领导班子成员参加，共7000余人以线上线下相结合的方式收听收看。国家中医药管理局组织学习培训，及时购发辅导资料，积极开展知识图解、在线自测、辅导研讨等活动，多措并举确保学习宣传贯彻工作取得实效。

深耕定点帮扶“责任田”。国家中医药管理局把党建与帮扶有机结合，认真落实好与山西五寨、福建明溪对口帮扶、支援党建任务，印发工作方案，用好各部门各单位资源优势，拨付75万元专项资金，多管齐下推动巩固拓展脱贫攻坚成果同全面推进乡村振兴有效衔接；持续做好农特产品消费帮扶，全年消费帮扶502万元。　（郭丹丹）

【思想建设工作概况】　深化党的创新理论武装。国家中医药管理局充分发挥党组理论学习中心组的领学促学作用，落实上级要求，制订学习计划，聚焦学习贯彻党的二十大精神、习近平经济思想、两会精神等主题开展集体学习5次。国家中医药管理局党组书记作“走好第一方阵，我为二十大作贡献”专题党课，切实发挥示范领学作用。国家中医药管理局及时印发学习习近平经济思想、生态文明纲要、强军思想、《习近平谈治国理政（第四卷）》等系列读物有关通知6份，引导党员干部理论学习有收获、思想政治受洗礼；深入实施青年理论学习提升工程，印发“下基层、接地气”工作方案，开展“书香伴青春”青年读书交流活动，征集读书千字文140余篇，择优30余篇优秀文章汇编成册，交流学习体会。189个青年理论学习小组实现对4100名青年的全覆盖，建立青年理论学习小组组长微信群，及时转发有关重要报道、权威评论文章等学习资料，坚持汇编分享学习参考资料，累计推荐学习参考内容12期、整理重要报道二维码链接52份、推荐书籍43本，抓实年轻干部教育培养。

分层分类开展学习培训。国家中医药管理局举办学习贯彻党的十九届六中全会精神暨政治能力专题培训班，覆盖各级党员领导干部423人，不断强化政治判断力、政治领悟力、政治执行力；选派15名副司（局）级和处级干部参加2022年春秋季国家卫生健康委司处级干部进修班，选派9人参加中央和国家机关党支部书记、党小组组长、党员教育管理示范培训班；充分运用新媒体开展学习活动，围绕学习党的二十大精神、百年党史等专题，策划“青年读讲”等备受欢迎的品牌项目，累计推出图文、音频作品21期，阅读量逾1.5万人次，打造移动课堂。 （郭丹丹）

【组织建设工作概况】 抓紧抓实基层组织建设。国家中医药管理局印发党建工作考核评价办法，逐级压实党建主体责任；指导各级党组织开好年度民主生活会、组织生活会和党建述职评议工作，严肃党内政治生活，筑牢支部战斗堡垒；认真落实中央和国家机关基层党组织建设质量提升推进会精神，开展三年行动计划总结评估工作，27个党支部获评中央和国家机关“四强”党支部，45个党支部获评国家卫生健康委直属机关“四强”党支部；持续深化党支部标准化规范化建设，征集“四强”党支部事迹材料和“破解机关党建与业务工作‘两张皮’”党支部创新案例，注重经验推广；及时督促提醒，指导做好15个党组织成立、换届选举、委员增补、支部更名等工作；加强社会组织实体党支部建设，倾斜党员发展名额，指导党组织换届，深入推进党建工作“两个全覆盖”；调研直属各单位下属企事业单位党组织建设情况，切实增强党组织政治功能和组织功能。

严格落实“三会一课”等制度。国家中医药管理局不断完善局直属机关党建信息化管理平台，用好信息化手段，建立定期通报制度，对252个党支部“三会一课”、主题党日等情况予以季度通报；开展精品党课和优秀主题党日评选交流展示活动，评出的50个党课作品充分运用创新理论，实例鲜活、话语生动，有温度、有深度、有高度，选出的50个优秀主题党日，内容丰富精彩，起到了明是非、凝人心、强使命、促发展的作用；引导各级党组织善用报刊、网站及“两微一端”等媒体开展宣传工作，聚焦基层党组织经常请示、咨询的内容推出“图解党务”11期，进一步提升基层党组织的创造力、凝聚力、战斗力。

强化党员教育管理监督。国家中医药管理局对高知识群体和高层次人才发展党员工作情况进行研究，注重提升党员发展质量。2022年完成89名预备党员接收工作，包含高知识群体、高层次人才、社会组织人员在内的重点培养对象51人，占比57.3%；举办国家中医药管理局直属机关党组织书记、纪检委员、党办主任、专兼职纪检干部、入党积极分子和发展对象培训班，突出理论学习和实操锻炼相结合，培训人数合计1100余人；做好走访慰问生活困难党员、老党员工作，颁发“光荣在党50年”纪念章27枚，进一步增强党员的荣誉感、归属感、使命感。 （郭丹丹）

【群团统战和精神文明建设工作概况】 加强党的统战工作。国家中医药管理局召开局直属机关全国政协委员座谈会，鼓励支持统一战线成员围绕中心工作建言献策、同心筑梦；印发贯彻落实《中国共产党政治协商条例》工作举措，不断提升政协工作的科学化制度化规范化水平；实地调研沟通，开展深入交流，增强工作的针对性和实效性；加强归侨、侨眷工作，开展侨情调研、评选推荐、主题征文、短视频大赛等活动。

扎实推进工会和精神文明工作。国家中医药管理局在春节元旦、“三八”妇女节、医师节、国际护士节等前后开展慰问工作，做好劳模、一线抗疫人员和困难职工的慰问，全年发放慰问金合计273万余元；组织职工参加知识答题、书法比赛、书画摄影展、健步走、恒爱行动等活动；拨付经费210万元，推进各级工会组织丰富多样的文体活动；拨付专项经费24万元，支持15个文体协会开展工作；积极维护职工合法权益，解决干部职工的实际困难，主动为干部职工购买发放口罩、测温仪、抗原测试盒和药品等物资，送去组织的关心和温暖；注重家庭家风建设，开展弘扬清廉家风主题宣传教育活动；开展全国三八红旗手（标兵）、集体，全国巾帼文明岗、建功标兵、先进集体，全国五一巾帼标兵岗、标兵等表彰项目推荐工作。中国中医科学院眼科医院获评“全国家庭工作先进集体”称号。中国中医科学院广安门医院急诊科主任齐文升获评2021—2022年度“首都精神文明建设奖”。

关心重视共青团和青年工作。国家中医药管理局组织团员青年深入学习习近平总书记在庆祝中国共产主义青年团成立100周年大会上的重要讲话精神；开展“喜迎二十大、永远跟党走、奋进新征程”青年演讲比赛，34名参赛选手进行精彩分享；组织青年摄影作品征集和展播活动，征集作品900余幅，择优宣传刊发，依托“中医药党建”公众号对优秀摄影作品进行3期展播，生动呈现中医药青年热爱祖国、向上向善、努力拼搏、甘于奉献的风采；组织参评国家卫生健康委直属机关“两优两红”、2021—2022年青年学习标兵和优秀青年理论学习小组等先进集体和个人；组织主题团日、爱国主义教育基地参观、青年医务人员义诊等活动，注重实践育人的作用，传播中医药文化。（郭丹丹）

【国家中医药管理局直属机关党的工作暨纪检工作会】　2022年3月3日，国家中医药管理局召开2022年直属机关党的工作暨纪检工作会议，总结2021年机关党建工作情况，部署推进2022年重点任务。国家卫生健康委党组成员、国家中医药管理局党组书记余艳红出席会议并讲话。国家中医药管理局副局长、党组成员闫树江主持会议。中央纪委国家监委驻国家卫生健康委纪检监察组有关负责同志出席会议。

余艳红指出，过去一年，局直属机关党建质量再上新台阶，扎实有效开展党史学习教育，理论武装进一步走深走实，基层党建进一步规范，正风肃纪进一步严实，群团工作更有活力，巡视整改落细落地，机关带系统成效显著。

余艳红强调，迎接服务党的二十大召开和学习贯彻党的二十大精神，是2022年党和国家政治生活中的头等大事，也是国家中医药管理局直属机关的工作主线，机关党建要紧紧围绕这条主线来谋划、部署和推进。要着力抓好思想引领，持续深化政治机关意识教育，强化对党忠诚教育，加强思想政治工作，始终在思想上政治上行动上同以习近平同志为核心的党中央保持高度一致。要着力抓好党的创新理论武装，进一步学懂弄通做实习近平新时代中国特色社会主义思想，认真贯彻落实习近平总书记在中央党校（国家行政学院）中青年干部培训班开班式上的重要讲话精神，抓实年轻干部教育培养。要着力抓好政治能力提升，切实把提高政治判断力、政治领悟力、政治执行力体现到履职尽责的实际行动上，把准政治方向，强化政治担当，真正做到“两个维护”。要着力抓好基层基础，继续聚焦“四强”党支部建设，深入推动党建业务相融合，全面激活基层党组织生机活力。要着力抓好作风建设和反腐倡廉，持续纠治“四风”，从严从实抓好监督执纪。要着力加强对党务干部的关心培养，积极打造一支精通党务、熟悉业务的党务干部队伍，培养选树一批可学可鉴的先进典型。

会议传达学习了2022年中央和国家机关党的工作暨纪检工作会议精神，6名基层党组织、纪检组织负责人作交流发言。国家中医药管理局直属机关党委、纪委委员，局机关各党支部书记、纪检委员，直属各单位党组织书记、纪委（纪检）委员参加会议。（高　敏、郭丹丹）

【国家中医药管理局直属机关党支部书记培训班】　为深入学习贯彻党的二十大精神，认真落实中央和国家机关基层党组织建设质量提升推进会精神，推动建强抓实基层党支部，提升党支部书记履职能力，国家中医药管理局直属机关党委于2022年10月26日至11月30日以线上方式举办2022年党支部书记培训班。国家中医药管理局机关各党支部、直属各单位党委（总支、支部），局业务主管社会组织党委所辖基层党总支、支部书记共计230余人参加培训。（杨桂晓）

（十二）党风廉政建设与反腐倡廉工作

【纪检工作概况】　2022年，国家中医药管理局直属机关纪委在中共国家中医药管理局党组、国家中医药管理局直属机关党委和上级纪委的领导下，坚持以习近平新时代中国特色社会主义思想为指导，突出迎接服务党的二十大和学习贯彻党的二十大精神，第一时间召开纪委全委（扩大）会议专题学习研讨，进一步增强服务保障新时代新征程党的使命任务的政治自觉、思想自觉、行动自觉；以开展“学、抓、改、强”活动为抓手，全面加强机关纪委建设，充分发挥机关纪委作用，推动纪检工作高质量发展。

一、深刻领悟“两个确立”的决定性意义，坚定新时代纪检工作根本政治方向

坚持党的创新理论武装。国家中医药管理局把学习贯彻习近平新时代中国特色社会主义思想作为忠诚履职之本，建立深入学、反复学、跟进学的机制，纪委书记示范领学，制订学习计划，建立委员书单；召开纪委全委会6次、纪检工作例会3次，围绕习近平总书记“7·9”重要讲话、在十九届中央纪委六次全会上的重要讲话、《中国共产党纪律检查委员会工作条例》、党的二十大精神等15个专题开展集体学习和交流研讨；购发关于坚持和完善党和国家监督体系学习辅导书籍64册并组织学习，引导纪检干部强化理论武装，忠诚履职尽责，更加坚定自觉捍卫“两个确立”、践行“两个维护”。

坚持把党的政治建设摆在首位。国家中医药管理局把握纪检专责监督的政治属性和政治要求，紧扣中央纪委六次全会、中央和国家机关党的工作暨纪检工作会议精神，制定2022年纪检工作要点；协助中共国家中医药管理局党组推进全面从严治党，召开局党风廉政建设和反腐败工作会议和领导小组会议、巡视动员部署会、巡视工作领导小组会议等，及时传达学习习近平总书记和党中央关于全面从严治党的新部署新要求，印发关于贯彻落实十九届中央纪委六次全会精神的实施意见、贯彻落实国务院第五次廉政工作会议精神的分工方案、国家中医药管理局2022年党风廉政建设和反腐败工作分工意见等，锚定目标方向，明确重点任务，压实工作责任。

坚持把迎接服务党的二十大和学习贯彻党的二十大精神作为重中

之重。国家中医药管理局严明政治纪律、组织纪律、选举纪律，加强对出席党的二十大代表选举工作的监督，严肃审慎回复党风廉政建设意见，严把政治关和廉洁关；认真落实国家中医药管理局党组学习贯彻党的二十大精神实施方案，加强对各级党组织和党员干部学习贯彻情况的督促检查。

二、心怀“国之大者”，聚焦中医药中心工作强化政治监督

坚持政治监督具体化常态化。国家中医药管理局建立跟踪督办机制，监督落实十九届中央巡视整改、审核评估反馈意见整改，以及中央纪委国家监委驻国家卫生健康委纪检监察组与国家中医药管理局党组专题会商会通报问题整改工作，及时上报整改进展；坚持新冠病毒感染疫情防控监督报告制度，对 8 家局属（管）医疗机构开展 7 轮实地督查和暗访，召开 3 次专题会议研究部署相关工作，2020 年以来共形成专报101 份；健全监督机制，加强对国家中医药管理局主要领导同志经济责任审计立行立改情况、中医药国际合作专项中心建设类等项目招标工作的监督，监督保障第四届国医大师、第二届全国名中医、国家中医药传承创新中心项目、青年岐黄学者和创新团队、中西医协同“旗舰”医院等评选遴选工作依规依纪开展；国家中医药管理局会同相关部门组织召开中药集中带量采购工作专题研讨会，推动局属医院开展试点；开展关于坚持“三个区分开来”、激励科研人才担当作为专题调研，推动为科研人员减负举措落实落地。

坚持聚焦“关键少数”，做实日常监督。国家中医药管理局认真落实关于加强对“一把手”和领导班子监督的意见，通过列席会议、审核会议纪要、开展调研等方式，加强对各级“一把手”贯彻落实民主集中制、落实全面从严治党主体责任的监督。国家中医药管理局机关纪委配合规划财务司对十九大以来中央预算内投资项目组织自查，重点关注议事决策流程，规范基本建设项目投资；配合人事教育司制订关于加强领导班子建设的工作方案；完善国家中医药管理局党员干部廉政档案，严格执行干部任前谈话和廉政谈话规定，反馈党风廉政意见 75 人次。

坚持深化政治巡视实现全覆盖。国家中医药管理局制订 2022 年巡视工作计划，推进“组办结合”工作模式，完成对中国中医药科技发展中心、国家中医药博物馆和国家中医药管理局监测统计中心 3 家新设立单位常规巡视，开展对中国中医科学院西苑医院、望京医院党委提级巡视，高标准实现直属单位全覆盖目标；印发关于规范巡视期间立行立改工作办法，制定具体举措，深化巡视成果运用，加强巡视整改日常监督，对中国中医科学院等 6 家单位落实国家中医药管理局党组巡视（或巡视“回头看”）反馈意见整改情况进行审核评估，推动整改落实见效。

三、持续深入开展“学、抓、改、强”活动，切实加强机关纪委建设

坚持问题导向，补短板强弱项。国家中医药管理局认真学习贯彻《中国共产党纪律检查委员会工作条例》和《关于加强中央和国家机关部门机关纪委建设的意见》，全面落实局直属机关纪委关于深入开展“学、抓、改、强”活动的实施方案，主动认领和整改中央第九轮巡视发现机关纪委突出问题、中央纪委国家监委驻国家卫生健康委纪检监察组开展综合监督单位纪检机构履职情况专题调研发现问题，建立整改任务台账，逐条逐项狠抓落实；积极推动国家中医药管理局党组为机关纪委增编 1 名，将机关纪委机构、职数纳入国家中医药管理局“三定”规定，编制纳入国家中医药管理局细化“三定”规定。

坚持以机关带系统促进整体提升。国家中医药管理局组织制定监督清单，推动深化“三转”；制定监督执纪工作综合评估和考核办法，探索开展纪检干部考核试点，综合运用述职考核、定期约谈等方式，在加强机关纪委自身建设的同时，推动各级纪检机构监督实起来、执纪硬起来、作用发挥强起来。

四、坚持“全周期管理”理念，积极探索一体推进“三不腐”的有效路径和载体

坚持抓早抓小精准运用“四种形态”。国家中医药管理局集中时间精力，严查快办国家中医药管理局党组巡视移交的问题线索；畅通信访举报渠道，机关纪委全年直接查办群众信访举报、巡视组移交和上级转办的问题线索；因违反中央八项规定精神、党的廉洁纪律、生活纪律，国家中医药管理局党组分别给予 2 名副局级干部留党察看一年处分、党内严重警告处分，配合中央纪委国家监委驻国家卫生健康委纪检监察组做好调查取证、党纪政务处分送达和宣布工作；协助国家中医药管理局党组对有关干部谈话，做好函询回复工作。

坚持标本兼治，做实以案促改、以案促治。国家中医药管理局分领域分专题开展常态化警示教育，召开局警示教育大会。国家中医药管理局机关纪委联合医政司召开局属（管）医院党风廉政建设和反腐败工作专题会议，加大对局直属机关案件的通报力度，指导督促有关单位规范开展警示教育和系列整治工作。针对案件暴露的漏洞和短板，国家中医药管理局向有关单位党组织制定印发纪律检查建议书，推动加强对干部违规经商办企业和后勤食堂等的监督管理，规范大额资金使用决策流程，强化内部治理。

坚持把廉洁文化建设融入日常、做在经常。国家中医药管理局印发学习贯彻《关于加强新时代廉洁文化建设的意见》的具体举措，用好局属文化企业宣传平台，挖掘各地中医院和中医药大学等单位的党风廉政典型做法，讲好廉政故事，弘扬中医医德文化；将中医药优秀传统文化融入廉洁文化建设中，结合纪检工作，面向局直属机关基层党支部开展主题征文活动，从191 篇稿件中评选出获奖文章 19 篇。国家中医药管理局机关纪委联合团委组织年轻干部专题讲座，编印发放《警示教育——年轻干部违纪违法典型案例汇编》480余册，引导扣好廉洁自律“第一粒扣子”；推动医政司组织编写《中医药传统文化与医德医风建设系列选读之古代医家论医德医风医道》，启动《国医大师论医德医风》编写工作。

五、深刻把握“四风”与腐败风腐同源、风腐一体特征，坚决有力纠治“四风”

持续加固中央八项规定堤坝。国家中医药管理局坚持中央八项规定精神月报制度，紧盯重要节日节点加强纪律提醒；开展以培训为名组织公款旅游问题专项整治，对抽查发现的有关问题进行初核；邀请中央纪委国家监委驻国家卫生健康委纪检监察组同志开展案例剖析和纠“四风”专题辅导；指导国家中医药管理局直属单位做好培训相关专项工作的自查和分类处置等工作；主动加强审计结果运用，督促有关社会组织整改涉嫌违反中央八项规定精神的突出问题。

坚决整治群众身边不正之风和腐败问题。国家中医药管理局扎实整改医疗卫生领域信访反映突出问题；组织局属（管）医院全面排查医疗领域行风和腐败问题隐患，健全纠风工作机制；开展局属医院领导干部就医行为自查，健全相关制度。国家中医药管理局机关纪委配合政策法规与监督司围绕违规使用医保基金突出问题召开专题会议，推进专项整治工作；配合中央纪委国家监委开展医疗行风问题专题调研；协助中央纪委国家监委驻国家卫生健康委纪检监察组指导中国中医科学院广安门医院开展发挥医院纪检监察机构作用试点工作，推动另外3家局属医院加强对所属监察对象的教育管理监督。

六、牢记打铁必须自身硬，打造高素质专业化纪检队伍

坚持分层分类抓实全员培训。国家中医药管理局制订全员培训方案，打造学习型集体，形成书记委员带头学、专职干部主动学、座谈研讨专题学、集中培训办班学、主题征文促进学、读书分享交流学的良好机制；坚持组织学习《中央和国家机关纪检监察信息》，积极借鉴经验、拓展思路；联合国家卫生健康委党校举办专兼职纪检干部培训班和支部纪检委员培训班，开展针对性培训；参加中央纪委国家监委驻国家卫生健康委纪检监察组组织的业务培训，累计参训235人次；组织纪检干部应知应会知识和党的二十大精神测试，纪委书记带头参加，以考促学、以考促干。

坚持实战练兵，提升履职能力。国家中医药管理局落实纪委委员责任制，委员带队检查党风廉政建设和反腐败工作分工责任落实情况，对国家中医药管理局党组巡视整改情况进行审核评估；与中央纪委国家监委驻国家卫生健康委纪检监察组建立每月问题线索会商沟通机制，提高问题线索处置质量；加强对下级纪委的业务指导，加大提级办案、联合办案和问题线索督办审核力度，不断提升监督执纪质量；积极派员参加中央纪委国家监委驻国家卫生健康委纪检监察组“跟班轮训”，通过“以干代训”发现和储备后备干部。

坚持法治思维，加强规范化建设。国家中医药管理局严格执行局直属机关纪律检查委员会工作规则，印发关于学习贯彻《中国共产党纪律检查委员会工作条例》的具体举措和党纪处分流程，建立国家中医药管理局直属机关纪委履行监督专责负面清单和党总支（支部）纪检工作清单，对2016年至2017年机关纪委出台的9项制度进行修订，上线纪检信息化管理系统平台，运用巡视巡察信息系统，推进纪检工作规范化、法治化、正规化发展。

（庄　严）

【党风廉政建设和反腐败工作会议】 2022年2月10日，国家中医药管理局召开2022年党风廉政建设和反腐败工作会议。国家卫生健康委党组成员、国家中医药管理局党组书记余艳红主持会议并讲话。国家中医药管理局局长于文明，副局长、党组成员王志勇、闫树江、秦怀金出席会议。中央纪委国家监委驻国家卫生健康委纪检监察组副组长张鹏涛应邀出席会议。国家中医药管理局直属机关党委委员、纪委委员，局机关副司级以上干部，直属各单位主要负责同志和负责纪检工作的同志参加会议。张鹏涛传达习近平总书记在十九届中央纪委六次全会上的重要讲话和全会精神。闫树江通报医疗卫生系统违纪违法典型案例。

余艳红指出，2021年国家中医药管理局党组深刻把握全面从严治党首先要从政治上看的根本要求，带领局直属机关各级党组织，以十九届中央第六轮巡视整改为契机，坚持问题导向、目标导向，以推动中医药高质量发展为主题，在把握新发展阶段、贯彻新发展理念、构建新发展格局中找准定位，统筹疫情防控和传承创新发展重点任务，坚决落实管党治党政治责任，“十四五”中医药发展实现良好开局。

余艳红强调，党风廉政建设和反腐败斗争是攻坚战，也是持久战，全面从严治党永远在路上。充分发挥全面从严治党的政治引领和政治保障作用对做好中医药工作至关重要。要强化思想政治引领，深入贯彻落实习近平总书记关于中医药工作的重要指示批示精神和党中央、国务院决策部署，聚焦疫情防控、“十四五”中医药发展规划、中医药振兴发展重大工程等重点任务加强政治监督。要持续加固中央八项规定堤坝，加强中医药行风建设，围绕医疗服务、医药购销、医保基金、公共卫生服务项目资金补助等重点领域、重点环节加强监督检查，坚持不懈整治中医药领域腐败和作风问题。要持续深化中央巡视整改，巩固拓展巡视整改成果，精准落实政治巡视要求，高质量推进国家中医药管理局党组巡视全覆盖，深化巡视整改和成果运用。要完善权力监督制度和执纪执法体系，坚持以党内监督为主导，做实专责监督、贯通各类监督，深化“四种形态”运行机制，精准有力正风肃纪，加大问责追责力度，深化标本兼治，促进各类监督更加规范、更加有力、更加有效。要加强机关纪委建设，推进纪检工作科学化、规范化发展，打造政治过硬、本领高强的纪检干部队伍。（庄　严）

【全面从严治党、党风廉政建设和反腐败工作专题会商会议】 2022年7月25日，国家卫生健康委党组成员、国家中医药管理局党组书记余艳红主持召开中央纪委国家监委驻国家卫生健康委纪检监察组与国家中医药管理局党组全面从严治党、党风廉政建设和反腐败工作专题会商会议。中央纪委国家监委驻国家卫生健康委纪检监察组组长滕佳材，副组长王志文、张鹏涛，国家中医药管理局党组成员、副局长闫树江、秦怀金参加。中央纪委国家监委第二监督检查室副主任陈颖、四处副处长倪申曦到会指导。中央纪委国家监委驻国家卫生健康委纪检监察组办公室、第一纪检监察室负责同志，国家中医药管理局机关相关部门和中国中医科学院负责同志列席。

余艳红代表国家中医药管理局党组通报了上次专题会商指出问题的整改情况。滕佳材首先肯定了国家中医药管理局党组的整改态度和工作成效，并代表中央纪委国家监委驻国家卫生健康委纪检监察组向国家中医药管理局党组通报2022年上半年中央纪委国家监委驻国家卫生健康委纪检监察组在日常监督、问题线索处置中发现的有关问题，着重提出切实做好对中医药领域腐败问题集中整治工作和持续清理规范违规经商办企业、违规兼职行为两项问题。

余艳红代表国家中医药管理局党组发言指出，国家中医药管理局党组全盘诚恳接受中央纪委国家监委驻国家卫生健康委纪检监察组通报的问题和建议，将深入研究、找准症结，坚决整改整治相关问题。一是履行政治责任，从捍卫“两个确立”的高度坚决整治中医药领域腐败问题。二是保持战略定力，加大清理规范违规经商办企业、违规兼职行为力度。下一步，国家中医药管理局党组将以此次专题会商会为契机，全面审视国家中医药管理局直属机关全面从严治党、党风廉政建设和反腐败工作，不断锤炼斗争精神和斗争本领，坚定不移推进党的自我革命。一是紧紧围绕迎接宣传贯彻党的二十大精神这条主线，深化党的政治建设，锻造过硬政治机关；进一步加强政治监督，高质量推进国家中医药管理局党组巡视全覆盖，推动十九届中央巡视和国家中医药管理局党组巡视反馈问题整改常态化长效化。二是提高一体推进“三不腐”的能力水平，压紧压实各级党组织全面从严治党主体责任，贯通落实纪检专责监督、相关职能部门监管职责，运用“全周期管理”方式，坚持“三不腐”同向发力，完善管权治吏的体制机制，更加常态化、长效化地防范和治理腐败问题。三是打造政治过硬、本领高强的纪检干部队伍，强化政治素养、党性作风、专业能力等要求，严把准入关口，建立考察、考核、轮岗等制度机制，不断增强履职能力，将发现问题的“探头”校准擦亮。四是贯彻落实“三新一高”战略部署，坚定不移深化改革创新，进一步完善中医服务体系、深化重点领域改革、加强中医药人才队伍建设、提升中医药科研能力、推动中医药“走出去”取得更大成效，以重点突破牵引带动中医药高质量发展。（庄　严）

【国家中医药管理局直属机关纪委全委会、工作例会】 2022年2月16日，国家中医药管理局直属机关第四届纪律检查委员会召开第十二次全体会议暨2022年第一次纪律检查工作例会。会议传达学习十九届中央纪委六次全会精神、中央纪委关于认真学习贯彻《中国共产党纪律检查委员会工作条例》的通知精神，以及国家中医药管理局党风廉政建设和反腐败工作会议精神，审议2021年国家中医药管理局纪检工作总结和2022年纪检工作要点。

2022年4月25日，国家中医药管理局直属机关第四届纪律检查委员会召开第十四次全体会议。会议传达学习国家卫生健康委直属机关纪委《转发关于推荐评选全国纪检监察系统先进集体和先进工作者以及嘉奖人员的通知》，审议国家中医药管理局直属机关纪委申报全国纪检监察系统先进集体的参评材料，审议并原则通过《国家中医药管理局直属机关纪委党纪处分流程（试行）》。

2022年6月29日，国家中医药管理局机关第四届纪律检查委员会召开第十五次全体会议暨2022年第二次纪检工作例会。会议传达学习李克强总理在国务院第五次廉政工作会议上的讲话精神、《中共国家中医药管理局党组关于印发贯彻落实〈关于加强新时代廉洁文化建设的意见〉具体举措的通知》《关于开展2022年度国家中医药管理局直属机关纪委主题征文活动的通知》，以及《驻国家卫生健康委纪检监察组关于对综合监督单位专职纪检干部开展跟班轮训的实施办法（试行）》，通报有关警示案例。中央纪委国家监委驻国家卫生健康委纪检监察组第四纪检监察室主任辛锋专题授课。

2022年8月18日，国家中医药管理局直属机关第四届纪律检查委员会召开第十六次全体委员会议（扩大）。会议传达学习了中央纪委国家监委驻国家卫生健康委纪检监察组重要情况通报、“关于进一步发挥委（局）属医院纪检监察机构作用”试点工作会议精神和有关疫情防控监督工作会议精神。会议审议了关于贯彻落实疫情防控有关会议精神的具体举措。

2022年9月30日，国家中医药管理局直属机关第四届纪律检查委员会召开第十七次全体会议暨2022年第三次纪检工作例会。会议传达学习《关于加强对“一把手”和领导班子监督的意见》《纪检监察机关派驻机构工作规则》、杨晓渡在加强对“一把手”和领导班子监督工作座谈推进会上的讲话精神，以及中央和国家机关部门机关纪委书记半年工作座谈会主要精神。会议审议并原则同意《国家中医药管理局党组关于深入开展以培训为名组织公款旅游问题专项整治工作、加强作风建设情况的报告（征求意见稿）》《国家中医药管理局直属机关纪委关于对照十九届中央第九轮巡视反馈的机关纪委突出问题的整改任务台账（征求意见稿）》。会议对国家中医药管理局直属机关纪委2022年征文活动开展第二轮评审工作。

2022年10月28日，国家中医药管理局直属机关第四届纪律检查委员会召开第十八次全体委员会议（扩大）。会议印发习近平总书记在党的二十大上的报告、在闭幕式上的讲话及相关决议等材料，重点通报国家中医药管理局党组会议专门学习情况，传达中央纪委国家监委驻国家卫生健康委纪检监察组综合监督单位纪检机构建设推进会精神，审议《直属单位党总支（支部）纪检委员职责清单》，对2022年度国家中医药管理局直属机关纪委主题征文活动获奖人员进行表彰，对中华中医药学会开展调研。（庄　严）

【国家中医药管理局直属机关专兼职纪检干部培训班】　2022年8月16—19日，国家中医药管理局举办2022年局直属机关专兼职纪检干部培训班，局机关各部门、直属各单位专兼职纪检干部共59人参加。在培训期间，邀请中央纪委国家监委驻国家卫生健康委纪检监察组领导，中国纪检监察学院、国家检察官学院的专家教授就纪委工作条例、纪律处分条例、职务犯罪案件等专题进行授课辅导、分组座谈交流和业务知识测试。国家中医药管理局副局长、党组成员、直属机关党委书记黄璐琦出席作开班动员讲话，督促广大专兼职纪检干部深刻认识纪律检查工作的任务要求和自身职责使命，清醒看到纪检工作中存在的短板和问题，珍惜学习机会，学出使命担当，学出能力水平，以忠诚履职的实际行动为中医药事业拼搏奉献。黄璐琦以“强化监督保障执行　着力促进完善发展　为全面提升科技创新水平提供坚强保障”为主题进行专题授课。（庄　严）

【国家中医药管理局直属机关基层党组织纪检委员培训班】　2022年8月24—26日，国家中医药管理局举办2022年局直属机关基层党组织纪检委员培训班，共148人参加。在培训期间，邀请中国纪检监察学院、中央纪委国家监委、国家检察官学院的专家教授就贯彻落实中央八项规定精神、纪委工作条例和十九届中央纪委六次全会精神等专题进行授课辅导。国家中医药管理局直属机关党委常务副书记、人事教育司副司长陆建伟出席开班式并作动员讲话，要求参训学员提高政治站位，充分认识开展此次培训的重要意义，保持政治定力，正确认识和把握当前纪律作风建设面临的形势和自身的职责使命，增强政治自觉，坚持高标准严要求提升学习成效。

（庄　严）

【国家中医药管理局党组2022年巡视工作概况】　强化理论武装，不断深化对政治巡视的领悟和思考。国家中医药管理局坚持把深入学习贯彻习近平新时代中国特色社会主义思想、党的十九大及二十大精神、十九届中央纪委六次全会精神摆在首位，深入学习领会习近平总书记关于巡视工作重要论述，认真贯彻落实全国巡视工作会议和中央单位巡视工作调研座谈会精神，加强组织领导、抓好顶层设计，牢牢把握政治巡视要求，坚持围绕中心、服务大局，以坚定的意志和务实的举措推动巡视工作在实践中深化。国家中医药管理局党组始终站在自觉做到“两个维护”、服务保障“国之大者”战略高度，全面加强对局内部巡视工作的领导指导和系统推进，认真研究部署，细化落实措施，因时因势、与时俱进深化政治巡视，切实发挥巡视监督保障执行、促进完善发展作用，持续推动中医药事业高质量发展。2022年国家中医药管理局党组及巡视工作领导小组召开8次会议研究部署巡视工作、听取巡视情况汇报，国家中医药管理局党组书记参加2022年度两轮巡视动员部署会并作动员讲话，19次对巡视工作作出指示批示，通过强有力的组织领导，扎实推进国家中医药管理局内部巡视向纵深发展。

统筹安排巡视任务，扎实推进巡视全覆盖。实现一届任期内巡视全覆盖，是党章规定的重要政治任务。2022年国家中医药管理局党组统筹疫情防控与巡视任务，科学谋划部署，扎实有力推进，圆满完成巡视全覆盖任务，同时完成对国家中医药管理局直属4家医院的提级巡视，实现一届内应巡尽巡。2022年初制订本年度巡视工作计划，确定国家中医药管理局党组2022年开展两轮巡视。4—6月对3家局直属新建单位党组织开展常规巡视，结合单位新建实际，突出“四个落实”监督重点，聚焦党的全面领导、聚焦权力和责任开展政治监督，共发现主要问题33项，提出整改意见建议15条；10—12月对中国中医科学院西苑医院党委、望京医院党委开展提级巡视，聚焦民生领域延伸监督触角，着力发现群众身边腐败和不正之风问题，找准并推动解决制约公立医院高质量发展的主要矛盾和深层次问题，促进医院治理体系和治理能力现代化，共发现主要问题25项，提出整改意见建议10条。

做好巡视整改和成果运用，做深做透巡视“后半篇文章”。强化巡视整改落实和成果运用，是十九届中央巡视深化发展的突出特点，是党的二十大部署的重要任务，也是国家中医药管理局2022年巡视工作重点。一是制定印发国家中医药管理局党组贯彻落实加强巡视整改和成果运用的具体措施。国家中医药管理局党组认真落实党中央关于加强巡视整改和成果运用的意见要求，抓好意见的学习宣传和贯彻落实，并结合工作实际于5月制定印发国家中医药管理局党组贯彻落实意见的具体举措，厘清国家中医药管理局党组、巡视工作机构、相关职能部门及被巡视单位各方职责任务，将巡视监督与部门治理、行业治理、单位治理贯通起来，切实增强各部门各单位抓好巡视整改的思想自觉、政治自觉和行动自觉，推动局直属机关各级党组织扎实做好巡视“后半篇文章”。二是强化巡视整改任务落实，提高解决问题水平。国家中医药管理局党组始终将抓好内部巡视整改和成果运用作为履行巡视工作主体责任的重要内容，国家中医药管理局党组书记在听取情况汇报时就明确要求巡视反馈要做到不遮不掩、直指要害，分管局领导出席每轮巡视反馈大会并讲话，增强了巡视反馈的严肃性、权威性。被巡视党组织主要负责人认真落实巡视整改第一责任人责任，班子成员落实分管领域整改责任，以上率下推动整改融入全面从严治党、融入深化改革、融入班子队伍建设、融入日常工作。针对2022年初国家中医药管理局党组2021年第二轮提级巡视向两家局直属医院党组织反馈的22个主要问题，两家被巡视单位党组织将整改任务分解为76个具体问题、147项整改措施，完成124项整改措施，并长期推进23项整改措施，制修订制度30余项，整改取得阶段性成效；2022年第一轮3家被巡视单位党组织累计制定整改措施164项，集中整改期完成138项；2022年第二轮两家被巡视单位正在集中整改。为进一步深化巡视成果，认真梳理对4家医院提级巡视发现的问题，从15个方面对共性和个性问题进行系统汇总，作为相关单位推动进一步整改的坚实基础。

总结内部巡视情况，启动制订新的五年巡视工作规划。国家中医药管理局按照中央巡视工作领导小组办公室通知要求，认真总结国家中医药管理局党组十九大以来开展内部巡视工作情况，总结成绩、查找差距、锚定方向；积极配合中央巡视工作领导小组办公室对中央单位党委（党组）开展内部巡视工作情况进行书面调研，围绕7个方面调研提纲梳理相关情况，查找问题困难，分析提炼规律性认识，并提出意见建议；起草国家中医药管理局党组2023—2027年巡视工作规划，并将其列入2023年巡视工作计划。国家中医药管理局党组高度重视，深刻领会巡视作为推进党的自我革命和全面从严治党战略性制度安排的重要作用，结合巡视工作条例和十九届国家中医药管理局党组巡视工作实践经验，以高度的政治责任感和历史使命感研究谋划未来5年巡视工作，确保巡视工作正确政治方向。

持续加强规范化建设，不断夯实工作基础。国家中医药管理局始终把规范化建设作为提升巡视工作质量的基础性工程来抓，着力在建制度、强队伍上下功夫。一是制度体系不断健全。学习借鉴中央巡视制度体系，在新一轮巡视启动前对上一轮巡视工作全面复盘，系统梳理制度规定，加强统筹谋划和顶层设计，做到基本制度相对稳定、重要流程定期修订、操作办法及时更新，13年来对15项工作制度进行修订优化、5个工作模板修改完善，并新制定《关于规范巡视期间立行立改工作办法》。二是信息化建设逐步完善。认真贯彻落实《关于巡视巡察信息化建设的指导意见（试行）》，以信息技术与巡视工作相融共促为目标，认真学习中央巡视工作领导小组办公室印发的巡视单机系统和巡视工作网络平台动画教学片，在2022年开展的两轮巡视中，各巡视组全面规范使用单机系统中个人谈话、问题底稿等模块，采集录入、汇总分析各类数据，推动巡视工作全过程、各环节数据互通共享，提高了巡视信息化工作水平、提升了巡视工作效率。三是巡视“熔炉”作用更加强化。2022年下半年对巡视人才库进行补充调整，纳入国家中医药管理局专兼职纪检干部，人才库人员从最初170人增至238人，为提供与巡视任务相匹配的监督力量提供了保障基础。进一步加强培训，着重加强党的创新理论学习，及时将党的二十大精神学习纳入培训内容，将习近平总书记关于中医药工作的重要论述作为巡视培训的专题课，每轮必讲。国家中医药管理局邀请中央纪委国家监委驻国家卫生健康委纪检监察组领导及局人事、财务、纪检等干部对巡视组成员进行全方位培训，使巡视组成员进一步熟悉工作流程和规范性文件，掌握政策，准确把握巡视内容、工作重点和方式方法，提升巡视干部精准发现、分析、研判问题的能力水平。充分运用组办结合工作机制，注重加强巡视中期调研指导，引导巡视组充分发挥临时党支部、组务会的作用，强化政治建设、纪律作风建设要求，规范巡视权力运行，确保巡视干部切实带着责任、带着敬畏、带着感情开展工作，把依规依纪依法要求贯穿巡视工作全过程。

（庄　严）

【国家中医药管理局2022年第一轮巡视动员部署会】 2022年4月6日，国家中医药管理局召开2022年第一轮巡视动员部署会，国家中医药管理局局长于文明，中央纪委国家监委驻国家卫生健康委纪检监察组副组长、局巡视工作领导小组副组长张鹏涛出席会议。国家中医药管理局副局长、党组成员秦怀金主持会议并受委托宣读国家卫生健康委党组成员、国家中医药管理局党组书记余艳红的讲话。

会议深入学习贯彻习近平总书记关于巡视工作的重要论述，通报国家中医药管理局关于十九届中央巡视反馈问题整改情况，宣布国家中医药管理局党组2022年第一轮巡视工作方案。

会议指出，党的十九届六中全会审议通过的《中共中央关于党的百年奋斗重大成就和历史经验的决议》，将“强化政治监督，深化政治巡视”和“构建巡视巡察上下联动格局”纳入中国特色社会主义新时代党和国家事业取得的重大成就，体现了政治巡视在管党治党中的战略地位和作用，体现了我们党一以贯之自我革命的鲜明态度，为新时代巡视工作高质量发展指明了方向。要深入学习领会习近平总书记关于巡视工作重要论述，自觉运用党的百年奋斗历史经验，深入把握巡视工作规律，坚守政治站位、坚持人民立场、强化巡视整改和成果运用，让党组巡视在加强党的领导、强化党的建设、推进全面从严治党、实现党的自我革命中发挥更大作用。

会议强调，本轮巡视要充分体现贯彻落实党的十九届六中全会精神、十九届中央纪委六次全会精神，充分体现贯彻落实“三新一高”决策部署。要深学细悟习近平总书记关于中医药工作和深化改革的重要论述，立足职能责任、聚焦“两个维护”深化政治监督。要准确把握机关工作和巡视工作规律，突出履行政策供给职能、聚焦权力责任和作风建设情况3项监督重点，增强监督检查的针对性、有效性。被巡视党组织和党员领导干部要切实增强接受巡视监督的自觉性、主动性。巡视组要紧紧依靠被巡视党组织开展工作，强化纪律要求和严实作风。相关职能部门要强化与巡视组的协作配合，积极提供已有监督成果，发挥系统优势，提高监督效能。

国家中医药管理局党组巡视工作领导小组及办公室成员、党组巡视组成员，局机关各支部书记、直属各单位党组织主要负责同志，中国中医药科技发展中心（国家中医药管理局人才交流中心）、国家中医药博物馆和国家中医药管理局监测统计中心的领导班子成员参加会议。

（庄　严）

【国家中医药管理局2022年第二轮巡视动员部署会】 2022年9月29日，国家中医药管理局召开2022年第二轮巡视动员部署会。会议深入学习贯彻习近平总书记关于巡视工作的重要论述，安排部署巡视工作。国家卫生健康委党组成员，国家中医药管理局党组书记、巡视工作领导小组组长余艳红作动员讲话。中央纪委国家监委驻国家卫生健康委纪检监察组副组长、国家中医药管理局巡视工作领导小组副组长张鹏涛宣布国家中医药管理局党组2022年第二轮巡视工作方案。国家中医药管理局局长于文明，副局长、党组成员王志勇、闫树江、秦怀金出席会议。国家中医药管理局副局长、党组成员、巡视工作领导小组副组长黄璐琦主持会议。

会议指出，巡视是推进党的自我革命、全面从严治党的战略性制度安排。在习近平新时代中国特色社会主义思想引领下，巡视工作经过实践、认识、再实践、再认识，不断取得新进展新成效，也探索积累了新经验。党的十九大以来，国家中医药管理局党组巡视坚持政治巡视定位，着力加强对“两个维护”的政治监督；坚持以人民为中心，着力强化巡视监督联系群众纽带功能；坚持系统谋划推进，着力深化各类监督贯通融合工作格局；坚持依规依纪依法，着力提升规范化、法治化、正规化水平，在中医药高质量发展中发挥了监督保障执行、促进完善发展作用。

会议强调，本轮对中国中医科学院西苑医院党委、望京医院党委提级巡视，要更加突出政治巡视定位，更加突出人民立场，更加突出问题导向，充分发挥巡视利剑作用。要准确把握公立医院职责定位，找准政治监督的着力点、发力点。要坚持巡视工作方针，着力发现和推动解决问题，更加有效地一体推进不敢腐、不能腐、不想腐。要压实整改主体责任和监督责任，扎实做好巡视“后半篇文章”。

会议要求，医院党委和党员领导干部要切实增强接受巡视监督的自觉性、主动性，坚决支持配合好巡视工作；巡视组要加强与两家医院党组织的沟通，认真听取意见建议，更加精准反映问题，更加广泛凝聚共识，要严守职责边界，强化纪律要求和严实作风，维护巡视队伍良好形象；相关职能部门要加强与巡视组的协作配合，积极提供已有监督成果，充分用好相关专业力量，提高监督效能。

国家中医药管理局巡视工作领导小组及办公室成员、国家中医药管理局党组巡视组成员、国家中医药管理局机关各部门、直属各单位党组织主要负责同志，以及中国中医科学院西苑医院、望京医院的领导班子成员等参加会议。（庄　严）

【国家中医药管理局党组巡视组向中国中医药科技发展中心、国家中医药博物馆、国家中医药管理局监测统计中心党支部反馈巡视情况】 根据国家中医药管理局党组关于巡视工作总体部署，2022年4月13日至6月15日，国家中医药管理局党组巡视组对中国中医药科技发展中心（国家中医药管理局人才交流中心）、国家中医药博物馆、国家中医药管理局监测统计中心党支部开展了常规巡视。7月27日，召开巡视反馈会，国家中医药管理局副局长、党组成员、巡视工作领导小组副组长黄璐琦出席会议并讲话。巡视组组长通报了巡视反馈意见，3家被巡视单位党支部书记分别作表态发言。

黄璐琦指出，巡视反馈意见代表国家中医药管理局党组的意见和要求，是3家单位开展整改工作的“路线图”“任务书”。黄璐琦强调，被巡视单位要提高思想认识，持续强化政治引领，深刻认识落实巡视整改对坚持“两个确立”、做到“两个维护”的重要意义，不断提高政治判断力、政治领悟力、政治执行力，把落实巡视整改作为“四个意识”的试金石和检验“两个责任”的重要标尺，作为单位“一把手”深化全面从严治党的重要抓手，作为推进事业发展的一次难得机遇，以整改的实际成效迎接党的二十大胜利召开。要压紧压实巡视整改主体责任，拧紧责任链条，被巡视单位要高标准制订巡视整改方案和台账，建立分工明确、协同高效的整改责任体系，把握时间节点，倒排工期，挂图作战，要突出治标和治本一起抓、预防和整治一起抓，坚决避免标准不高、整改反复的情况出现。被巡视单位组织人事和纪检部门要切实担负起巡视整改日常监督责任，把强化监督贯穿巡视整改全过程，推动整改责任落实到位。

3家被巡视单位党支部书记在表态发言中表示，对巡视反馈意见诚恳接受、照单全收，将对标对表研究提出务实有效的整改举措，不折不扣抓好巡视整改，强化跟踪督办力度，把巡视整改工作落实到各项工作之中，推动单位事业高质量发展。

国家中医药管理局党组巡视组、局巡视办有关同志，以及被巡视单位领导班子成员出席会议，被巡视单位中层干部等列席会议。

（庄　严）

【国家中医药管理局党组巡视组向中国中医科学院西苑医院、望京医院党委反馈巡视情况】 根据国家中医药管理局党组关于巡视工作的统一部署，2022 年 10 月 14 日至 11 月 28 日，国家中医药管理局党组巡视组对中国中医科学院西苑医院、望京医院党委开展提级巡视。2023 年 1 月 12 日、13 日分别在两家医院召开了巡视反馈会议，国家中医药管理局副局长、党组成员、巡视工作领导小组副组长黄璐琦出席会议并讲话，巡视组组长通报了巡视反馈意见，两家被巡视单位党委书记分别作表态发言。

黄璐琦指出，反馈意见是经国家中医药管理局党组会议审议通过的，代表局党组的意见和要求，是两家医院开展整改工作的“路线图”和“任务书”。他强调，两家医院要深入贯彻落实党的二十大报告指出的“发挥政治巡视利剑作用，加强巡视整改和成果运用”，深刻认识落实巡视整改对捍卫“两个确立”、做到“两个维护”的重要意义，对贯彻落实习近平总书记关于中医药工作的重要论述的重要意义，对深化全面从严治党、破除医疗卫生领域腐败和不正之风顽瘴痼疾的重要意义，切实增强落实整改的思想自觉、政治自觉、行动自觉。要把抓好巡视整改作为重要政治任务，作为促进医院各项事业发展的重要契机，与贯彻落实《中共中央 国务院关于促进中医药传承创新发展的意见》和全国中医药大会精神、深入推进《“十四五”中医药发展规划》等紧密结合起来，切实把巡视整改融入日常工作、融入深化改革、融入全面从严治党、融入班子队伍建设，发扬钉钉子精神推进整改落地见效。要压实主体责任，强化监督责任，把解决突出问题与提升治理能力结合起来，创新思路举措，健全制度机制，实现以巡促改、以巡促建、以巡促治，以坚决的态度、有力的行动，扎实做好巡视“后半篇文章”。

两家被巡视单位党委书记在表态发言中表示，对巡视反馈意见完全认同、诚恳接受、照单全收，将压实责任、明确任务，把坚决做好巡视整改与推动医院改革发展结合起来，努力推动医院高质量发展。

国家中医药管理局直属机关纪委、巡视办、党组巡视组和中国中医科学院有关负责同志，西苑医院、望京医院领导班子成员、中层干部等参加会议。 （庄 严）

（十三）综合性工作及其他

【政府信息公开工作报告】 根据《中华人民共和国政府信息公开条例》（以下简称《条例》）要求，编制 2022 年度报告。报告中所列数据的统计期限为 2022 年 1 月 1 日至 12 月 31 日。

一、总体情况

国家中医药管理局以习近平新时代中国特色社会主义思想为指导，全面贯彻党的二十大精神，认真落实党中央、国务院关于政务公开的各项决策部署，准确执行《条例》，按照国务院办公厅《2022 年政务公开工作要点》的各项要求，紧紧围绕中医药中心工作，坚持以公开为常态、不公开为例外的原则，依法全面主动公开相关政务信息。

（一）主动公开情况

国家中医药管理局政府网站 2022 年主动公开政府信息 563 条，其中局机关各部门发文件 107 条。主要公开中医药政策法规文件、新闻宣传、医政管理、科研管理、教育管理、国际交流等。

2022 年，国家中医药管理局负责同志和部门负责同志等出席 4 场国务院新闻办、国务院联防联控机制、国家卫生健康委的新闻发布会，介绍党的十八大以来中医药各领域发展成就，以及疫情防控中医药工作情况；召开国家中医药管理局新闻发布会 2 场，介绍中医药人才工作、基层服务能力提升工作情况并解读相关文件。

（二）依申请公开情况

加强与申请人的沟通联系，不断提升政府信息公开申请办理工作质量。2022 年国家中医药管理局共受理依申请公开两件，主要为业务咨询，已按时答复。

（三）政府信息管理情况

加强政府信息发布管理，做好公开审查，确保信息发布权威准确。严格对国家中医药管理局起草的行政规范性文件进行合法性审核，将是否违法设立行政许可、行政处罚、行政强制、行政征收、行政收费等事项作为重要审核标准。

（四）平台建设情况

一是做好政府信息公开平台建设。做好法定的主动公开内容，规范发布规范性文件等重点政务信息，便于公众查询获取政府信息。二是做好国家中医药管理局政府网站和政务新媒体内容建设和管理工作。紧紧围绕迎接和学习宣传贯彻党的二十大精神做好重大主题宣传，国家中医药管理局政府网站和政务新媒体第一时间转发转载党的二十大重要报道，推出“党的十八大以来中医药传承创新发展成就”“学习二十大报告”等多个专题。严格执行局政府网站和政务新媒体季度自查，按规定公开自查结果，发现问题及时整改。严格执行信息发布三级审核制度。“中国中医”微信公众号关注人数突破 80 万，较年初增长 16%。三是在国家中医药管理局政府网站及时发布报纸、杂志、互联网虚假违法中医医疗广告监测情况。公布违法违规开展中医药服务典型案例。持续推进建议提案答复件公开，对 119 件复文进行公开。

（五）监督保障情况

印发《国家中医药管理局 2022 年政务公开工作台账》，细化职责分工，实时跟进推动，并确保逐项落实。对照第三方评估指标标准，逐一完善改进，不断健全监督和保障措施。

二、主动公开政府信息情况

表 4－1 主动公开政府信息情况表

<table>
<tr><td colspan="4">第二十条　第（一）项</td></tr>
<tr><td>信息内容</td><td>2022 年发件数</td><td>2022 年废止件数</td><td>现行有效件数</td></tr>
<tr><td>规章</td><td>0</td><td>0</td><td>0</td></tr>
<tr><td>行政规范性文件</td><td>2</td><td>0</td><td>107</td></tr>
<tr><td colspan="4">第二十条　第（五）项</td></tr>
<tr><td colspan="2">信息内容</td><td colspan="2">本年处理决定数量</td></tr>
<tr><td colspan="2">行政许可</td><td colspan="2">0</td></tr>
<tr><td colspan="4">第二十条　第（六）项</td></tr>
<tr><td colspan="2">信息内容</td><td colspan="2">本年处理决定数量</td></tr>
<tr><td colspan="2">行政处罚</td><td colspan="2">0</td></tr>
<tr><td colspan="2">行政强制</td><td colspan="2">0</td></tr>
<tr><td colspan="4">第二十条　第（八）项</td></tr>
<tr><td colspan="2">信息内容</td><td colspan="2">2022 年收费金额（单位：万元）</td></tr>
<tr><td colspan="2">行政事业性收费</td><td colspan="2">0</td></tr>
</table>

三、收到和处理政府信息公开申请情况

表 4－2 收到和处理政府信息公开申请情况表

<table>
<tr><td colspan="3" rowspan="3">公开申请项目
（本列数据的钩稽关系为：第一项加第二项之和，等于第三项加第四项之和）</td><td colspan="7">申请人情况</td></tr>
<tr><td rowspan="2">自然人</td><td colspan="5">法人或其他组织</td><td rowspan="2">总计</td></tr>
<tr><td>商业企业</td><td>科研机构</td><td>社会公益组织</td><td>法律服务机构</td><td>其他</td></tr>
<tr><td colspan="3">一、2022 年新收政府信息公开申请数量</td><td>2</td><td>0</td><td>0</td><td>0</td><td>0</td><td>0</td><td>2</td></tr>
<tr><td colspan="3">二、2021 年结转政府信息公开申请数量</td><td>0</td><td>0</td><td>0</td><td>0</td><td>0</td><td>0</td><td>0</td></tr>
<tr><td rowspan="13">三、2022 年度办理结果</td><td colspan="2">（一）予以公开</td><td>0</td><td>0</td><td>0</td><td>0</td><td>0</td><td>0</td><td>0</td></tr>
<tr><td colspan="2">（二）部分公开（区分处理的，只计这一情形，不计其他情形）</td><td>0</td><td>0</td><td>0</td><td>0</td><td>0</td><td>0</td><td>0</td></tr>
<tr><td rowspan="8">（三）不予公开</td><td>1. 属于国家秘密</td><td>0</td><td>0</td><td>0</td><td>0</td><td>0</td><td>0</td><td>0</td></tr>
<tr><td>2. 其他法律行政法规禁止公开</td><td>0</td><td>0</td><td>0</td><td>0</td><td>0</td><td>0</td><td>0</td></tr>
<tr><td>3. 危及“三安全一稳定”</td><td>0</td><td>0</td><td>0</td><td>0</td><td>0</td><td>0</td><td>0</td></tr>
<tr><td>4. 保护第三方合法权益</td><td>0</td><td>0</td><td>0</td><td>0</td><td>0</td><td>0</td><td>0</td></tr>
<tr><td>5. 属于三类内部事务信息</td><td>0</td><td>0</td><td>0</td><td>0</td><td>0</td><td>0</td><td>0</td></tr>
<tr><td>6. 属于四类过程性信息</td><td>0</td><td>0</td><td>0</td><td>0</td><td>0</td><td>0</td><td>0</td></tr>
<tr><td>7. 属于行政执法案卷</td><td>0</td><td>0</td><td>0</td><td>0</td><td>0</td><td>0</td><td>0</td></tr>
<tr><td>8. 属于行政查询事项</td><td>0</td><td>0</td><td>0</td><td>0</td><td>0</td><td>0</td><td>0</td></tr>
<tr><td rowspan="3">（四）无法提供</td><td>1. 本机关不掌握相关政府信息</td><td>1</td><td>0</td><td>0</td><td>0</td><td>0</td><td>0</td><td>1</td></tr>
<tr><td>2. 没有现成信息需要另行制作</td><td>0</td><td>0</td><td>0</td><td>0</td><td>0</td><td>0</td><td>0</td></tr>
<tr><td>3. 补正后申请内容仍不明确</td><td>0</td><td>0</td><td>0</td><td>0</td><td>0</td><td>0</td><td>0</td></tr>
</table>

（续表）

三、2022年度办理结果	（五）不予处理	1. 信访举报投诉类申请	0	0	0	0	0	0	0
		2. 重复申请	0	0	0	0	0	0	0
		3. 要求提供公开出版物	0	0	0	0	0	0	0
		4. 无正当理由大量反复申请	0	0	0	0	0	0	0
		5. 要求行政机关确认或重新出具已获取信息	0	0	0	0	0	0	0
	（六）其他处理	1. 申请人无正当理由逾期不补正、行政机关不再处理其政府信息公开申请	0	0	0	0	0	0	0
		2. 申请人逾期未按收费通知要求缴纳费用、行政机关不再处理其政府信息公开申请	0	0	0	0	0	0	0
		3. 其他	1	0	0	0	0	0	1
	（七）总计		2	0	0	0	0	0	2
四、结转2023年度继续办理			0	0	0	0	0	0	0

四、政府信息公开行政复议、行政诉讼情况

表4－3　政府信息公开行政复议、行政诉讼情况表

行政复议					行政诉讼									
					未经复议直接起诉					复议后起诉				
结果维持	结果纠正	其他结果	尚未审结	总计	结果维持	结果纠正	其他结果	尚未审结	总计	结果维持	结果纠正	其他结果	尚未审结	总计
0	0	0	0	0	0	0	0	0	0	0	0	0	0	0

五、存在的主要问题及改进情况

（一）强化政策文件解读

加强重要政策性文件的解读工作，更加注重对政策背景、出台目的、重要举措等方面的实质性解读，丰富政策解读形式。

（二）规范依申请公开办理

进一步优化办理工作流程，畅通依申请公开提交渠道，及时规范办理，不断提升答复文书规范化水平，更好满足公众的合理信息需求。

六、其他需要报告的事项

2022年，国家中医药管理局主动公开、依申请公开政府信息均未收取任何检索、复制、邮寄等费用。

（孟　娟）

【建议提案办理工作概况】　国家中医药管理局按照中共中央办公厅、国务院办公厅有关要求，结合全国人大常委会办公厅、政协全国委员会办公厅通知要求，明确责任分工、加强督办落实，完成2022年建议提案答复办理工作，并荣获政协第十三届全国委员会提案先进承办单位，有4项提案获优秀等级。

两会建议提案基本情况。2022年，国家中医药管理局承办全国人大建议204件（独办34件、分办5件、主办94件、协办67件、参阅4件），全国政协提案119件（主办77件、分办3件、会办32件、参阅7件）。其中包括全国政协重点提案《关于尽快出台支持深合区产业的政策的提案》（第01073号）和《关于深入挖掘整理民间中医药瑰宝的提案》（第03872号）。代表委员聚焦中医药科技创新、中医医疗机构建设管理、中医药人才队伍建设等方面积极建言献策。

高度重视高效办理。国家中医药管理局党组高度重视两会建议提案办理答复工作，专门召开局党组会议、局党组理论学习中心组会议、局长专题会议，贯彻落实全国两会精神，将建议提案办理工作作为重点工作部署落实；制定印发工作指南，加强督办，督促各承办部门明确责任、规范程序、狠抓落实，进一步加强与代表委员联系沟通，高标准、严要求确保建议提案办理工作有条不紊开展；在局政府网站开设“两会建议提案办理”公开栏目，认真做好建议提案答复的主动公开工作。

有力推进工作解决问题。国家中医药管理局将建议提案办理与中医药业务工作深度融合，以建议提案办理促进业务工作发展，以业务工作指导建议提案具体办理，有力推动中医药工作发展取得显著成效。一是完善中医药科技创新体系建设。持续推进国家重点实验室、国家临床医学研究中心、国家技术创新中心等平台建设，并会同国家发展改革委遴选30个国家中医药传承创新中心，不断完善“国家－行业－地方”三级中医药科技创新平台体系。二是加强中药资源保护利用。启动“十四五”中药炮制技术传承基地建设，推进临床优势特色品种研究和推广。国家中医药管理局联合国家药品监督管理局、农业农村部、国家林草局印发《中药材生产质量管理规范》，引导中药材规范种植。推动国家药品监督管理局发布《全国中药饮片炮制规范》，加速中药生产工艺、流程的标准化和现代化。三是持续提升医疗机构服务质量。印发新版公立中医医院绩效考核操作手册，优化绩效考核数据质量评价管理，引导中医医院坚持中医为主的办院方向。国家中医药管理局与国家卫生健康委联合印发《公立中医医院高质量发展评价指标（试行）》，加快促进公立中医医院高质量发展。四是加强中医药人才培养顶层设计。召开中医药人才会议，印发《“十四五”中医药人才发展规划》。国家中医药管理局联合教育部、人力资源社会保障部、国家卫生健康委出台《关于加强新时代中医药人才工作的意见》，为促进中医药传承创新发展提供坚强的人才支撑。　（陈梦生、赵洋艺）

【国家中医药管理局人防工作】2022年，国家中医药管理局认真贯彻落实《中华人民共和国人民防空法》及习近平总书记关于人防工作的重要讲话精神，根据中央国家机关人防办有关要求，按照“长期准备、重点建设、平战结合”的方针，扎实推进各项人防工作；落实中央国家机关人防办关于地下空间管理的有关规定，做好春节、全国两会等重要节日、重大活动的安全检查工作，督促直属（管）单位开展地下空间集体宿舍安全隐患整治和规范地下空间标识标牌制作安装等工作；做好国家中医药管理局直属（管）单位普通地下室备案和人防工程使用审批初审工作。　（尚利娟）

三、会议与活动

【2022年全国中医药局长会议】2022年1月29日，2022年全国中医药局长会议在北京召开。会议以习近平新时代中国特色社会主义思想为指导，全面贯彻党的十九大和十九届历次全会精神，落实《中共中央　国务院关于促进中医药传承创新发展的意见》和《中医药法》，总结2021年中医药工作，分析面临的形势任务，部署2022年重点任务。受国家卫生健康委党组书记、主任马晓伟委托，国家卫生健康委党组成员、国家中医药管理局党组书记余艳红宣读马晓伟讲话。余艳红主持会议并讲话。国家中医药管理局局长于文明作工作报告。国家中医药管理局副局长、党组成员王志勇、闫树江、秦怀金出席会议。

会议指出，2021年全国中医药系统在以习近平同志为核心的党中央坚强领导下，推动中医药传承创新发展取得显著成效。坚持把党的政治建设摆在首位，以实际行动捍卫“两个确立”、做到“两个维护”，扎实开展党史学习教育，持续擦亮“方便看中医、放心用中药、看上好中医”惠民品牌。中医药全方位融入疫情防控和应急处置，在聚集性疫情处置中做到中医药使用全覆盖，应对德尔塔、奥密克戎等变异毒株显示出良好疗效。各部门各地同题共答，协同推出一批重大改革举措，编制“十四五”中医药发展规划和中医药振兴发展重大工程实施方案，启动建设首批7家国家中医药综合改革示范区，中医药文化弘扬工程列入中华优秀传统文化传承发展工程“十四五”重点项目。全国人大常委会开展中医药执法检查，中医药服务能力稳步提升，启动国家中医药传承创新中心遴选，支持建设多学科交叉创新团队和传承创新团队，中医药特色人才培养加快推进，深化医教协同推动中医药教育改革，中医药高质量融入共建“一带一路”。

会议强调，要深入学习贯彻党的十九届六中全会精神，毫不动摇坚持党对中医药工作的全面领导，落实新时代党的卫生健康工作方针，深刻认识实现第二个百年奋斗目标对中医药发展提出的更高要求，深刻认识人民群众对中医药健康服务的更高期待，加快推进中医药领域供给侧结构性改革，不断提高中医药健康供给对需求变化的适应性和灵活性，加快推进中医药特色发展、提升内涵建设，促进发展质量变革、动力变革、效率变革，加快推进中医药事业和产业高质量发展，集中精力和资源抓大事、成大事，做好中医药工作的“必答题”，走好实现第二个百年奋斗目标新的赶考之路。

会议强调，2022年全国中医药系统要深入学习贯彻习近平总书记关于中医药工作的重要论述，立足新发展阶段、贯彻新发展理念、构建新发展格局，统筹疫情防控和传承创新发展，以实施中医药振兴发展重大工程为抓手，聚焦高质量发展这条主线，更加突出淬炼内功，更加强化学术发展和防病治病能力提升，着力深化中医药综合改革，着力构建优质高效中医药服务体系，着力打造特色人才队伍，着力加快中医药科技创新。一要以综合改革示范区建设为引领，激发高质量发展活力。二要推进中医药服务体系内涵建设，彰显中医药防病治病优势。三要谋划好新时代人才工作，为中医药振兴发展提供保障。四要围绕说明白讲清楚疗效，提升传承创新科技支撑能力。五要完善机制模式，推动中西医协同发展。六要以中医药法实施五周年为契机，提升依法发展水平。七要加快中医药文化传播，打造更好社会氛围。八要高质量融入共建“一带一路”，深化中医药对外交流合作。

会议要求，要狠抓工作落实，弘扬实干精神，坚持任务清单化，完善工作“施工图”，确保重点任务落地见效。中医药系统广大干部要勇于担当作为，振奋精气神、激发新活力，以政治过硬、业务过硬、作风过硬的实干作为交出合格答卷，特别是要时刻紧绷疫情防控这根弦，推动中医药全方位融入全链条精准防控的各个环节，继续守好人民生命健康的安全防线。强化统筹协调，各级中医药主管部门要抓好会议精神的传达落实，抓好岁末年初各方面工作，在卫生健康工作大格局中推动中医药实现更好发展，在党委政府领导下不断优化中医药发展环境，把宏伟蓝图转化为生动实践，以优异成绩迎接党的二十大胜利召开。

辽宁、吉林、浙江、广东、四川、贵州等省中医药主管部门负责同志作交流发言。中央和国务院相关部门、部分国务院中医药工作部际联席会议成员单位有关负责同志，国家卫生健康委有关部门负责同志，国家中医药管理局机关各部门负责同志，直属各单位主要负责同志等在主会场参加会议。各省（区、市）、计划单列市、新疆生产建设兵团卫生健康委分管中医药工作负责同志等在视频分会场参加会议。

（国家中医药管理局官网）

【全国中医药系统办公室主任会议暨办公室工作培训班】 2022 年 3 月 3 日，全国中医药系统办公室主任会议暨办公室工作培训班在北京举行。培训深入学习贯彻习近平总书记关于中医药工作和办公厅（室）工作的重要论述，认真贯彻落实 2022 年全国中医药局长会议精神，全面总结 2021 年中医药系统办公室工作，对 2022 年工作作出部署安排。国家中医药管理局副局长、党组成员秦怀金出席开班式并讲话。

秦怀金充分肯定了过去一年全国中医药系统办公室的工作。他指出，2022 年是中医药传承创新发展具有重要意义的一年，中医药系统办公室要站在党和国家工作大局，进一步增强大局意识、强化责任担当，以更高站位统筹协调、更宽视野参谋辅政、更优方式督促落实、更实作风做好“三服务”工作。中医药系统办公室干部要提升政治能力、参谋能力、调查研究能力、沟通协调能力和文字能力，锤炼敢于担当、务求实效、廉洁自律的政治品格和优良作风。

秦怀金强调，中医药系统办公室要全力服务中心大局，全面提升办公室工作科学化、规范化水平。进一步加强调查研究，提升信息报送质量和政策统筹能力，扎实做好参谋助手。进一步提升落地实效，聚焦中医药重点工作抓落实，提升综合协调能力促落实，抓好督办工作保落实。进一步加强政务运转保障，抓紧快办、提高公文运转效率，畅通高效、加强值班值守工作。进一步做好中医药文化宣传工作，为中医药事业发展厚植社会文化土壤，营造良好舆论氛围。

国家卫生健康委办公厅有关同志就“公文办理规范与公文审核”作专题授课，国家中医药管理局办公室有关同志作交流发言。国家中医药管理局机关各部门、直属各单位、直属（管）各医院，以及各省（区、市）、新疆生产建设兵团、计划单列市中医药主管部门的有关负责同志和办公室（综合处）负责同志等参加会议。

（国家中医药管理局官网）

【青蒿素问世 50 周年暨助力共建人类卫生健康共同体国际论坛】 2022 年 4 月 25 日，国家国际发展合作署和国家卫生健康委、国家中医药管理局在北京钓鱼台国宾馆共同举办青蒿素问世 50 周年暨助力共建人类卫生健康共同体国际论坛。国家主席习近平发来贺信。国务委员兼外长王毅宣读贺信并发表主旨演讲。国家中医药管理局局长于文明出席论坛并致辞。塞内加尔总统萨勒、津巴布韦总统姆南加古瓦、科摩罗总统阿苏马尼、马达加斯加总统拉乔利纳、柬埔寨首相洪森、老挝总理潘坎、世界卫生组织副总干事苏珊娜分别向论坛视频致贺。

于文明表示，青蒿素是中国中医科学院研究员屠呦呦依据中医药古代文献记载，运用现代科学技术研究发明的一项重大科技成果；是中医药传承创新发展与应用的一次生动实践；是中医药献给世界的宝贵礼物。这一成果，拯救了全球特别是发展中国家数百万人的生命，为中国乃至世界抗击疟疾作出了突出贡献。此次论坛是回顾总结青蒿素这一重大成果，进一步推动青蒿素抗疟国际发展合作的重要举措；也是回顾总结 50 年来中医药参与防治疟疾、艾滋病、SARS、新冠病毒感染等新发突发重大传染病的经验成果与实践应用，进一步推动中医药参与全球公共卫生治理的重要举措。此前，世界卫生组织召开专家会议对中医药救治新冠病毒感染进行评估，评估会报告认为中国中医药救治新冠病毒感染是安全的、有效的。这一评估结果再次证明，中国中医药屡经考验，历久弥新，在新发传染性疾病防治及全球公共卫生治理中依然好使管用。于文明表示，中方愿以此次会议为纽带，不断加强中医药国际合作，与世界卫生组织和世界各国共同推进全球公共卫生治理，推动包括中医药在内的世界传统医学更好、更深入地参与全球重大传染病防控，为构建人类卫生健康共同体贡献力量。

有关部委代表，以及有关国家驻华使节、国际组织驻华代表，有关企业和科研机构代表出席。论坛期间，与会嘉宾共同参观了青蒿素问世 50 周年暨助力共建人类卫生健康共同体展览。（孙倩倩）

【2022 金砖国家传统医药高级别会议】 2022 金砖国家传统医药高级别会议于 5 月 11 日在北京和漳州以线上线下相结合的形式举行。金砖国家传统医药主管部门官员及专家

围绕“加强金砖国家传统医药合作，携手抗击新冠疫情，共同助力构建人类卫生健康共同体”这一主题，进行深入探讨，并一致通过《2022金砖国家传统医药合作在线倡议》。国家中医药管理局局长于文明、福建省人民政府副省长李德金、巴西卫生部副部长桑德拉·巴罗斯、印度传统医学部特别事务次长普拉莫德·帕塔，以及俄罗斯卫生部国际合作与公共关系司副司长阿列克·索宁等嘉宾在开幕式上致辞。国家中医药管理局副局长、党组成员秦怀金主持开幕式。来自中国、印度、南非、巴西、俄罗斯等金砖国家的官员代表和传统医药专家近百人参加会议。

于文明在致辞中指出，新冠疫情发生以来，中国政府坚持不断完善诊疗方案，坚持中西医结合，中医药全面、深度参与中国疫情防控救治，应用中医药及中西医结合防控救治效果非常显著。2022年2月28日至3月2日，世界卫生组织召开评估专家会议，对中医药救治新冠病毒感染进行评估并在随后发布了专家评估会报告。报告指出，中医药救治新冠病毒感染是安全的、有效的，建议各成员国借鉴和推广。他表示，本次会议将进一步奠定金砖国家在传统医学领域的合作基础，进一步推动传统医学在改善全球卫生治理中发挥更大的作用，进一步促进共建人类卫生健康共同体，助力实现“人人享有健康”的美好愿景。

李德金指出，福建省委省政府认真贯彻落实习近平总书记关于中医药工作重要讲话及重要指示批示精神，在国家中医药管理局的关心支持下，充分发挥自身资源禀赋优势，培育出一批名医、名科、名院，发挥中医药在疾病诊治、重大传染病防治中的重要作用，积极开展对外交流，取得了明显成效。此次会议为金砖国家搭建了传统医药交流平台，将有利于推动传统医药服务参与金砖国家卫生健康治理，福建愿为此贡献自己的经验和力量。

桑德拉·巴罗斯首先祝贺中方成功主办了此次高级别会议，并指出巴西卫生部一向高度重视传统医药，充分发挥传统医药在防治传染病方面的重要作用。巴西希望与金砖各国在传统医药领域加强交流与合作，携手应对新冠疫情带来的挑战，为传统医药的发展和人类健康福祉作出贡献。

普拉莫德·帕塔指出，传统医药在保障人类健康方面发挥了重要的作用，印度传统医学部重视全球整合型医疗的发展，相信金砖国家的合作平台与机制能够促进传统医药的长远发展。

阿列克·索宁表示《2022金砖国家传统医药合作在线倡议》的发布一定能够推动金砖国家在传统医药领域的交流与合作，进一步落实第十二届金砖国家卫生部长视频会议所达成的一系列共识。并表示愿意借助金砖国家的平台，向各国介绍关于俄罗斯在民间医学和传统医学方面的有效做法和经验，开展学术探讨和交流，共同促进传统医药发展。

《2022金砖国家传统医药合作在线倡议》呼吁联合开展对传统医学防治新冠病毒感染等重大感染性疾病相关研究工作，发挥传统医学在疫情防控中的独特优势和作用，为传统医学进一步参与全球疫情防控提供更多借鉴和参考，增添更多有力武器。金砖国家将在传统医学医疗、教育、科研，以及药材资源方面的广泛交流与合作，建立金砖国家间人才培养与交流机制，以多种形式培养传统医学国际化人才。

中国工程院院士张伯礼、漳州市人民政府市长王进足、福建中医药大学校长李灿东、漳州片仔癀药业股份有限公司总经理黄进明与金砖各国的学者专家就“金砖国家传统医药合作”“传统医药在抗疫中的作用”两个议题进行了分享交流。来自印度、南非、巴西、俄罗斯的传统医药专家，也就本国传统医药在抗疫方面取得的经验和成效开展了学术探讨和交流，并对未来加强传统医药领域交流合作提出了意见和建议。

外交部和国家中医药管理局有关人员参加会议。（刘文龙）

【第四届世界传统医药论坛】 2022年5月28—29日，由世界传统医药论坛和世界卫生组织共同主办的以“人类健康需要传统医学”为主题的第四届世界传统医药论坛以线上会议的形式召开。中国国家中医药管理局局长于文明，世界卫生组织副总干事苏珊娜·雅卡布，伊朗卫生和医学教育部、波斯和补充药物办公室国际事务副主任，阿曼·扎加兰博士等世界卫生组织官员和各国政府代表出席开幕式并发表致辞。

于文明指出，当前新冠病毒的变异和传播导致全球疫情防控形势依然严峻，人类健康仍然面临诸多挑战。中国愿继续与世界卫生组织和世界各国并肩同行、携手合作，在临床防治、科学研究、人才培养、标准建立、法规完善等方面加强传统医学的交流合作、互学互鉴，为推进全球公共卫生治理、共建共享人类卫生健康共同体、实现“人人享有健康”的美好愿景，凝聚更多合力、挖掘更多潜力、激发更多动力。（肇　红）

【第五批全国中医临床优秀人才研修项目启动推进会】 2022年6月15日，第五批全国中医临床优秀人才研修项目启动推进会在北京召开。国家中医药管理局副局长、党组成员秦怀金出席会议，强调要深入贯彻落实中央人才工作会议和全国中医药大会精神，充分认识加强高层次中医临床人才队伍建设的重要性和紧迫性，以更高站位、更大力度、更高标准、更开阔视野抓好项目推进实施，加快培养大批高层次中医临床人才。

秦怀金指出，全国中医临床优秀人才研修项目实施以来培养了一大批高水平中医临床人才，建立具有中医药特色的高层次中医临床人才培养路径和选拔、评价机制，发挥了很好的引领示范作用。秦怀金强调，项目管理单位和承担单位要更加精准把握项目定位，更高站位推进第五批项目实施，压实各方责任，严格过程管理、相关考核和经费使用。研修学员要高标准完成“读经典、做临床、跟名师、强素养”等各项研修任务落实，要研读中医经典，提升经典运用能力；要加强临证思辨，提升临床疗效；要广拜名师，博采众长；要以更加开放包容的心态、更加宽广的视野，强化多学科知识学习运用，提升临床研究能力，努力成长为中医临床领军人才。

各省（区、市）中医药主管部门相关负责人，相关单位负责人，第五批全国中医临床优秀人才研修项目400名培养对象视频连线参加会议。（国家中医药管理局官网）

【首届中医药文化国际传播论坛】

2022年7月5日，由中国外文出版发行事业局和国家中医药管理局共同指导，中国对外书刊出版发行中心（国际传播发展中心）和中华中医药学会主办的首届中医药文化国际传播论坛在北京召开。国家中医药管理局局长、中华中医药学会会长于文明，中国外文出版发行事业局局长、中国翻译协会会长杜占元，中央宣传部对外推广局局长吴旭等出席开幕式并致辞。

于文明表示，党和政府高度重视中医药工作，特别是党的十八大以来，以习近平同志为核心的党中央把中医药工作摆在了更加突出的位置，出台了一系列促进中医药发展的重大举措。中医药政策法规体系不断完善，发展环境不断优化，形成了部门协调、上下联动、社会支持、齐抓共管的中医药振兴发展良好氛围。特别是在新冠病毒感染疫情防控中，中医药参与防控救治“场场不落”“全程参与”，为落实“动态清零”的总方针、降低重症率和病亡率发挥了积极作用。同时，积极推动中医药参与全球疫情防控，举办2021上合组织传统医学论坛、2022金砖国家传统医药高级别会议、中医药与抗击新冠病毒感染疫情国际合作论坛，促成世界卫生组织召开中医药救治新冠病毒感染专家评估会。评估会报告指出，中医药治疗新冠病毒感染是安全和有效的，并建议各成员国进行借鉴和推广。

于文明表示，近年来，国家中医药管理局高度重视中医药医疗、保健及文化的交流合作，积极推动中医药高质量融入共建“一带一路”之中，使中医药成为民心相通和文明互鉴、构建人类卫生健康共同体的重要载体，充分发挥了中医药在卫生健康、经济、科技、文化、生态等方面的多元价值，中医药的国际认可度和影响力持续提升。今后将持续推进中医药参与新冠病毒感染等重大传染病防控国际合作，推动共建人类卫生健康共同体。深化中医药交流合作，促进中医药文化海外传播与技术国际推广相结合。积极拓展中医药文化交流传播新途径，创新中医药文化国际传播新范式，让中医药成为中外人文交流的亮丽名片。

论坛以“推动中医药文化走向世界　共建人类卫生健康共同体”为主题，围绕中医药文化国际传播话语体系建设、新形势下中医药企业国际品牌建设等议题展开研讨交流。中国工程院院士、天津中医药大学名誉校长张伯礼，中国工程院院士、国医大师王琦，以及来自中医药和文化传播领域的专家、产业界代表，国家中医药管理局国际合作司负责同志等以线上线下相结合的方式出席论坛。论坛举办期间发布《中医药文化国际传播抗疫相关术语英译参考》，并启动“首届中医药文化国际传播案例征集活动”。

（陈淑娟）

【基层中医药服务能力提升工程“十四五”行动计划推进视频会议】

2022年7月7日，国家中医药管理局召开基层中医药服务能力提升工程“十四五”行动计划推进视频会议。国家卫生健康委党组成员、国家中医药管理局党组书记余艳红出席会议并讲话。国家中医药管理局局长于文明主持会议。国家中医药管理局副局长、党组成员闫树江就国家中医药管理局联合国家卫生健康委、国家发展改革委、教育部、财政部、人力资源社会保障部、文化和旅游部、国家医保局、国家药品监督管理局、中央军委后勤保障部卫生局印发的《基层中医药服务能力提升工程“十四五”行动计划》作情况说明。

会议充分肯定“十三五”期间实施基层中医药服务能力提升工程取得的成绩，总结了有益经验。会议强调，实施提升工程必须坚持党的统一领导、政府统筹协调、落实目标责任、强化部门联动、凝聚发展合力。必须坚持融入深化医改和卫生健康大局，以问题、目标、结果为导向，抓住重点领域和关键环节，完善政策机制，强化政策落实。必须坚持以人民健康为中心，顺应广大群众方便看中医、放心用中药的期盼，最大限度满足群众对中医药健康服务的需求。必须坚持改革创新，尊重地方首创精神，鼓励大胆探索实践，发挥示范引领和项目带动作用。

会议指出，要深刻认识新形势下持续实施提升工程的重大意义。持续实施提升工程，是做强中医药发展根基的必然要求，是促进人民群众共享中医药发展成果的必然要求，是巩固拓展脱贫攻坚成果与促进乡村振兴有效衔接的重要举措，是全面推进健康中国建设的必然要求。要以继续实施提升工程为抓手，持之以恒地推动基层中医药加快发展。

会议强调，“十四五”提升工程系统性强、目标要求高、工作任务重，各地要提高思想认识，切实增强责任感使命感紧迫感，不断拓展、优化、完善基层中医药发展政策举措。要精准发力，聚焦建立健全优质高效的中医药服务体系、夯实基层中医药人才根基、大力推广中医适宜技术、深入开展中医药文化传播行动等各项任务，全面推动贯彻落实。要明确目标要求，进一步提高基层中医药服务的可及性和优质度，增强人民群众的获得感，实现基层中医药事业高质量发展。要强化指标落实，力争到“十四五”期末，基本实现“五个全覆盖”的发展指标要求。

江苏省、安徽省、湖南省、云南省中医药管理局主要负责同志作经验交流。国家卫生健康委、国家发展改革委、教育部、财政部、人力资源社会保障部、文化和旅游部、国家医保局、国家药品监督管理局、中央军委后勤保障部卫生局有关司局负责同志，国家中医药管理局有关部门负责同志在主会场参加会议。各省（区、市）卫生健康、发展改革、教育、财政、人力资源社会保障、文化和旅游、医保和食品药品监督管理、中医药等有关厅局负责同志，以及部队卫生部门有关负责同志等在分会场参加会议。

（国家中医药管理局官网）

【2022年度戍边民警医疗巡诊送健康活动】　2022年7月22日，国家移民管理局和国家中医药管理局在北京共同举行2022年度戍边民警医疗巡诊送健康活动启动仪式。国家移民管理局党组副书记、副局长李裕禄，国家中医药管理局副局长、党组成员王志勇出席仪式。仪式由国家移民管理局后勤保障司司长李俊杰主持。国家移民管理局和国家中医药管理局相关人员，以及中医药专家代表在主会场参加启动仪式。西藏、新疆、内蒙古、云南、甘肃、深圳6个总站的主要领导和相关同志在分会场参加启动仪式。

李裕禄指出，国家移民管理局和国家中医药管理局再次联合组织为戍边民警医疗巡诊送健康活动，是贯彻习近平总书记“治国必治边”战略思想的重要举措，是新时代推进边防巩固、边境安全的具体行动，充分体现了国家中医药管理局对移民管理事业的大力支持，彰显了助力边疆安宁、社会稳定的担当作为，必将进一步促进提升移民管理队伍的凝聚力、向心力、战斗力。两局在抗击新冠肺炎疫情、中医防治高原病课题研究、为戍边民警巡诊等方面取得了可喜成就，希望国家中医药管理局一如既往地关心支持移民管理队伍建设，更好保障广大戍边民警身心健康，为筑牢边境铜墙铁壁打牢基础，共同以优异成绩迎接党的二十大胜利召开。

王志勇表示，边境地区自然条件非常恶劣，生活条件异常艰苦，给戍边民警的身体健康带来了考验和影响。中医药所具有的整体观、辨证施治、多靶点干预等特点，可帮助广大戍边民警改善健康状况，减轻疾病痛苦，进而更好保障边防安全。他指出，去年医疗队历经14天，累计为西藏和新疆等共计40家单位、910余名民警及家属提供中医诊疗服务，今年两局再次联合开展巡诊送健康活动，专家人数更多，服务范围更广。他希望专家学习边防民警的好作风、好传统，发扬大医精诚精神，克服困难，用自己精湛的医术为广大戍边民警及家属解除病痛。同时，积极做好中医药科普宣传教育和适宜技术培训，帮助相关人员提高常见病、多发病的处置能力，更好地为戍边民警服务，以优异的成绩展示中医药“国家队”风采，用实际行动迎接党的二十大胜利召开。

此次健康巡诊专家小组由中国中医科学院和深圳总站医院共同编组。巡诊分队利用15天时间，深入西藏、新疆、内蒙古、云南、甘肃5个总站124个基层单位开展上门施诊、送医送药活动。

（国家中医药管理局官网）

【山西五寨夏季康养峰会暨中医药文化研讨会】　2022年7月23日，山西五寨夏季康养峰会暨中医药文化研讨会召开，国家中医药管理局副局长、党组成员秦怀金出席会议并讲话，强调要进一步激发和释放中医药多元功能和价值，加强中医药健康产业的顶层设计和战略谋划，促进中医药健康服务新业态规范发展，更好服务人民健康。

秦怀金表示，国家中医药管理局高度重视定点帮扶工作，着眼于打造中医药帮扶的“五寨模式”，从提升基层中医药服务能力、大力发展中药产业两个方面入手，不仅帮助县中医院实现软硬件建设双提升，也让中药材成为农民增收的“致富宝”。中医药在健康帮扶、产业帮扶等方面发挥积极作用，中医药激活经济、吸纳就业、建设生态文明等方面多元价值也得以充分体现。

秦怀金指出，五寨县大力发展中医药健康产业，是贯彻落实《中共中央　国务院关于促进中医药传承创新发展的意见》的具体行动，是打造康养山西、夏养山西品牌的重要组成部分。国家中医药管理局对未来五寨康养产业发展充满信心和期待，将一如既往地全力支持五寨县发展。希望五寨县坚持政府引导、市场驱动，积极推进中医药与养老、旅游、互联网、食品等融合发展，推动康养产业成为五寨新的经济增长点，书写五寨乡村振兴的崭新篇章。

会议以“打造夏日康养福地，多元助推乡村振兴”为主题，汇聚国内知名院士、国医大师、康养专家、文化学者等，为五寨康养产业发展“把脉开方”。中国工程院院士、国医大师张伯礼以视频形式出席会议并致辞。中国工程院院士俞梦孙，国医大师晁恩祥、丁樱、王晞星，中国中医科学院副院长唐旭东作主旨演讲。峰会同期举办康养旅游发展、中医药文化研讨、中药产业发展3个分论坛，来自中医药大健康领域、中药产业、中医药康养、健康旅游和中医药文化等领域的专家代表建言献策，共谋五寨中医药健康产业发展蓝图。

会议由国家中医药管理局指导，中共忻州市委、忻州市人民政府主办，中华中医药学会、世界中医药学会联合会、中国中药协会和《中国中医药报》社有限公司协办，五寨县委县政府承办。国家中医药管理局有关部门负责同志，中国中医科学院和各协办单位负责同志，山西省卫生健康委、省文旅厅、忻州市委市政府负责同志，忻州市直相关部门和五寨县委县政府主要负责同志等参加会议。　（黄橙紫）

【全国中医药行业高等教育规划教材专家指导委员会会议】　2022年8

月12日，2022年全国中医药行业高等教育规划教材专家指导委员会会议在黑龙江哈尔滨召开。国家中医药管理局副局长、党组成员、中医药行业高等教育规划教材专家指导委员会主任委员秦怀金出席会议并讲话，强调要深入学习贯彻中央人才工作会议精神，落实第四届国医大师和第二届全国名中医表彰大会工作部署和全国中医药人才工作会议工作要求，加快推动中医药教材体系建设，服务中医药教育教学改革和人才培养，打造一批符合中医药教育规律的精品教材。黑龙江省副省长孙东生出席会议并致辞。中医药行业高等教育规划教材专家指导委员会主任委员张伯礼院士线上参加会议并就发挥专家指导委员会作用提出意见建议。

秦怀金指出，党的十八大以来，以习近平同志为核心的党中央高度重视中医药发展，将传承创新发展中医药作为新时代中国特色社会主义事业的重要内容，作为中华民族伟大复兴的大事，对中医药工作作出全面部署，推动中医药振兴发展迈出坚实步伐。中医药发展的政策体系基本形成，中医药人才规模不断扩大，服务能力显著提升，发展活力显著增强，科研创新能力不断提升，中医药的国际认可度和影响力显著提升。

秦怀金强调，中医药振兴发展最根本要靠人才。院校教育是中医药人才培养的主渠道，要坚持需求导向、问题导向，遵循“读经典、跟名师、重实践、强素养”的成长规律，持续深化教育教学改革，完善中医药专业课程体系，强化中医思维培养和临床实践能力训练，健全早跟师早临床学习制度。要强化教材育人的基础作用，坚持正确政治方向，服务教育教学改革，创新教材建设机制，整合优化教材知识架构，完善中医药教材体系。要发挥专家指导委员会作用，完善联系服务专家工作机制，搭建专家交流平台，支持开展教材建设研究，提升专家委员会履职能力。

教育部高等教育司、国家中医药管理局人事教育司相关负责同志、教材专家指导委员会专家及部分教材主编、副主编代表参加会议。会议期间，秦怀金调研了黑龙江中医药大学、大庆市中医院等中医药机构，详细了解中医药医疗服务、科研创新、人才培养等情况。

（国家中医药管理局官网）

【第四届粤港澳大湾区中医药传承创新发展大会】 2022年8月25—26日，由国家中医药管理局支持，广东省中医药局、香港特别行政区政府医务卫生局、澳门特别行政区政府卫生局、中山市人民政府联合主办的第四届粤港澳大湾区中医药传承创新发展大会在广东中山召开。大会以“守正创新 打造粤港澳大湾区中医药高地”为主题，旨在加强沟通交流、促进紧密合作，携手推进粤港澳大湾区中医药高地建设、助力塑造健康湾区。国家中医药管理局副局长、党组成员黄璐琦，广东省卫生健康委副主任、广东省中医药局局长，中山市委书记郭文海，香港特别行政区政府医务卫生局局长卢宠茂，澳门特别行政区政府卫生局中医服务发展厅代厅长莫蕙出席开幕式并致辞。中央人民政府驻香港特别行政区联络办公室协调部副部长徐小林，部分院士和国医大师，以及来自内地和港澳地区政府部门官员、专家、产业界代表等近300人以线上线下相结合的方式出席大会。

黄璐琦表示，党的十八大以来，以习近平同志为核心的党中央以战略思维和恢宏视野，大力推进中医药在新时代高质量发展，为中医药融入共建“一带一路”，助力构建人类卫生健康共同体指明了方向。新冠病毒感染疫情发生以来，坚持中西医结合、中西药并用，充分发挥中医药的独特优势和重要作用，为全国疫情防控取得重大战略成果贡献了中医药力量。与此同时，中医药积极参与全球疫情防控，与国际社会分享中国方案，根据需要提供必要支持，为推动构建人类卫生健康共同体贡献中国力量。特别是2022年以来，取得显著成效。世界卫生组织在官方网站上发布《世界卫生组织中医药救治新冠病毒感染专家评估会报告》，报告明确肯定了中医药救治新冠病毒感染的有效性和安全性，鼓励世界卫生组织会员国在其卫生保健系统和监管框架内考虑使用中医药治疗新冠的可能性，这是对中医药治疗新冠病毒感染疗效的高度肯定，将会对中医药的国际认可程度的提升产生重大影响。国家中医药管理局先后向柬埔寨派出中医药“先遣组”“专家组”，并首次向外派出国家级中医援外医疗队，医疗队在考斯玛中柬友好医院采用中国方案治疗当地新冠病毒感染患者，并提供中医药特色医疗服务，得到当地政府和民众的一致欢迎，也为进一步扩大中医药的应用范围创造积极条件。

黄璐琦表示，《粤港澳大湾区中医药高地建设方案（2020—2025年）》实施近两年，粤港澳三地政府积极创新，开拓进取，推动中医药高地建设取得丰硕成果。粤港澳大湾区中医药界当把握机遇，乘势而上，坚持共建共享、推动中医药传承创新，坚持同心协力、加强抗疫领域交流合作，坚持融合发展、实现国际合作示范引领。

开幕式上举行了第四届粤港澳大湾区中医药合作项目签署和交换文本仪式。会议期间，黄璐琦出席了粤港澳大湾区中医药高地建设推进工作座谈会，听取粤港澳三地相关单位推动粤港澳大湾区中医药高地建设工作情况、推动内地与港澳开展中医药领域抗疫合作情况、当前遇到的问题及下一步工作计划。国家中医药管理局港澳台办公室相关负责同志陪同参加上述活动。

（陈淑娟）

【2022年中国国际服务贸易交易会中医药主题日启动仪式暨第七届海外华侨华人中医药大会】 2022年9月1日，2022年中国国际服务贸易交易会中医药主题日启动仪式暨第七届海外华侨华人中医药大会在北京举行。本次大会由国家中医药管

理局支持，北京市中医管理局、北京市人民政府侨务办公室主办。由中方倡议、上海合作组织国家相关行业组织和机构共同发起的上海合作组织传统医药产业联盟在北京正式成立，旨在进一步推进上合组织国家间传统医学交流互鉴和传统医药产业发展，助力共建人类卫生健康共同体。国家中医药管理局副局长、党组成员黄璐琦出席启动仪式并致辞，外交部欧亚司大使张海舟，商务部欧亚司司长王开轩、服务贸易和商贸服务业司副司长朱光耀，上海合作组织秘书处顾问博博诺夫·肖赫鲁赫等出席并致辞。

黄璐琦表示，党的十八大以来，以习近平同志为核心的党中央把中医药工作摆在更加突出位置，中医药发展迎来了天时地利人和的大好时机。特别是新冠疫情发生以来，中西医结合、中西药并用成为疫情防控中国方案的一大亮点，成为中医药传承创新的一次生动实践，也为全球疫情防控发挥了积极作用。世界卫生组织专家评估会报告对中医药疗效的认可，以及中医援外抗疫医疗队在柬埔寨治疗新冠病毒感染患者的成功经验，为提高中医药国际认可程度，扩大中医药服务和产品的国际应用范围创造了条件，也为中医药参与人类卫生健康共同体建设进一步奠定了基础。

黄璐琦指出，当前，中医药服务贸易工作取得积极进展和显著成效。上合组织传统医药产业联盟的成立将为增进成员国睦邻友好关系，增进抗疫领域合作，促进新冠疫情后经济复苏作出积极贡献；两批国家中医药服务出口基地发挥示范作用，助力中医药服务贸易做大做强；通过高级别经贸谈判与合作，为进一步扩大中医药国际市场准入创造了积极条件；通过参与国内自由贸易试验区建设，制定高水平贸易和投资自由化便利政策，为推动形成全面开放新格局贡献了中医药力量。

黄璐琦强调，新冠病毒感染疫情的持续给全球经济和贸易发展带来重大影响，中医药服务贸易发展也面临挑战和机遇。随着中医药抗疫效果的显现和国际合作取得突破进展，中医药服务贸易品牌影响力持续增强，海外市场稳步拓展，“互联网+中医药”模式得到迅速发展，在推动中医药和相关产业融合发展中将发挥新的重要作用。

仪式重大发布环节，特别举行上合组织传统医药产业联盟成立和第二批国家中医药服务出口基地名单发布仪式。启动仪式后，黄璐琦参观了健康卫生服务展区中医药部分。　（郭天蔚）

【2022中国（广西）大健康产业峰会】　2022年9月8日，2022中国（广西）大健康产业峰会在广西南宁召开。此次峰会以“实施健康中国战略、发展大健康产业、建设宜居康寿广西”为主题，由中国农工民主党中央委员会、国家中医药管理局、广西壮族自治区人民政府联合主办。全国人大常委会副委员长、农工党中央主席陈竺发表视频致辞。广西壮族自治区党委书记、自治区人大常委会主任刘宁出席峰会并致辞。自治区党委副书记、自治区政府主席蓝天立出席峰会并作主旨演讲。国家中医药管理局副局长、党组成员闫树江出席峰会并致辞。

闫树江指出，习近平总书记高度重视促进全民健康和健康中国建设，对中医药工作作出了一系列重要论述，党中央、国务院把传承创新发展中医药作为新时代中国特色社会主义事业的重要内容，视为中华民族伟大复兴的大事，作出一系列重大决策部署，以前所未有的力度推进中医药深化改革、加快发展，推动中医药事业发生历史性变革、取得历史性成就。广西壮族自治区党委、政府坚决贯彻落实习近平总书记对广西工作的重要指示批示精神，扎实推进健康广西建设，抢抓战略发展机遇，发挥独特资源禀赋和区位优势，全力推动大健康产业发展取得明显成效，创造积累了许多有益经验。他希望在发展大健康产业中进一步彰显中医药力量，深刻认识和充分发挥中医药的独特优势，不断拓展中医药服务领域，持续创新中医药健康服务发展模式，为推动新时代新征程大健康产业高质量发展注入强劲动力和强大活力。

2022年9月6—7日，闫树江一行在广西壮族自治区百色市及平果市、田东县部分中医医疗机构、乡镇卫生院中医馆等调研工作。闫树江充分肯定了广西中医药工作取得的成绩，强调要把中医药摆在经济社会发展全局中谋划推进，统筹好当前疫情防控和为人民群众提供中医药服务，进一步做好深化医改中医药工作，推动中医药事业和产业融合发展，持续提升基层中医药服务能力，助力建设健康中国，更好服务乡村振兴。国家中医药管理局有关部门、广西壮族自治区中医药管理局负责同志等陪同调研。

（国家中医药管理局官网）

【第十二届药典委员会成立暨第一次全体委员大会】　2022年9月27日，第十二届药典委员会成立暨第一次全体委员大会在北京召开。国家药品监督管理局局长焦红，国家中医药管理局副局长、党组成员王志勇出席会议并讲话。国家药品监督管理局副局长赵军宁宣读《关于成立第十二届药典委员会的公告》。会议由国家药品监督管理局副局长黄果主持。

王志勇指出，第十二届药典委员会的成立必将为推进中药标准化建设、促进中药产业转型升级注入强劲动力。希望新一届药典委员会深入学习贯彻习近平总书记关于中医药工作的重要论述，坚持标准先行，推动中医药与现代科学技术相结合相促进，推动科技创新成果向标准转化，科学阐释中药的质量内涵，共同构建符合中医药特点的质量标准体系，使我国中药标准处于国际主导地位，以最严谨的标准引领中药传承创新发展。要坚持问题导向、目标导向，下大力气解决标准缺失、滞后和老化等问题，通过建立最严谨的标准，强化标准引领作用，促进中药材、中药饮片和中成药质量全面提升，推动中药产业高质量发展，不断提升我国中药产业核心竞争力。要坚持人民至上，坚持以群众健康需求为导向，以确保群众用药安全有效为根本目标，抓住当前中药标准工作的主要矛盾，切实解决影响制约中药高质量发展的瓶颈问题，让群众吃上好中药、放心药，为全面推进健康中国建设，更好地保护和促进人民群众健康提供有力支撑。

焦红指出，药品标准对于药品监管具有极端重要性。下一阶段药品标准工作，一是加强规划，切实做好2025年版《中国药典》编制。要不断提升药典的科学性、先进性、实用性和规范性，强化《中国药典》在保证药品安全有效和质量可控方面的导向作用；贯彻药品全生命周期管理理念，积极探索药品标准发展战略，充分发挥药品标准对药品监管的重要技术支撑作用，促进监管能力水平提升。二是夯实基础，扎实推进药品标准的基础性工作。要完善药品标准法律法规体系，健全药品标准工作机制，优化药品标准工作程序，强化药品标准体系建设，提升药品标准管理能力。三是开拓创新，切实加强药品标准信息化建设，推进药典数字化工作，持续提高药品标准管理质量和效率。四是开放共享，促进国际标准协调。要拓展国际视野，深入参与国际协调，提升我国药典在国际的影响力。

药典委员会是我国药学领域最具权威性的技术机构，承担着制定国家药品标准的使命，此次会议召开标志着第十二届药典委员会正式成立，2025年版《中国药典》编制工作全面启动。

第十二届药典委员会由454名委员组成，设执行委员会和29个专业委员会。国家药品监督管理局局长焦红任主任委员，国家卫生健康委副主任曾益新、国家中医药管理局副局长王志勇、国家药品监督管理局副局长赵军宁、黄果任副主任委员。

会议采取现场会议和视频会议结合的方式召开，第十二届药典委员会全体委员和观察员单位代表参会，会议审议并通过了《药典委员会章程》《药典委员管理办法》《中国药典（2025年版）编制大纲》等文件。（国家中医药管理局官网）

【第二届尼山世界中医药论坛】 2022年9月27日，由国家中医药管理局、山东省人民政府主办，山东省卫生健康委员会（山东省中医药管理局）、济宁市人民政府和山东中医药大学承办的第二届尼山世界中医药论坛在山东曲阜举办。国家中医药管理局副局长、党组成员秦怀金，山东省人民政府副省长孙继业出席论坛开幕式并讲话。山东省卫生健康委主任、省中医药管理局局长马立新，山东省卫生健康委副主任张立祥，济宁市人民政府副市长刘东波，山东中医药大学党委副书记、校长高树中等出席开幕式。

秦怀金指出，党中央、国务院历来高度重视中医药工作，特别是党的十八大以来，以习近平同志为核心的党中央把中医药工作摆在更加突出的位置，中医药振兴发展迈出新步伐。在新冠肺炎疫情防控中，中医药全程深度参与防控救治，为全球疫情防控贡献了“中国智慧”和“中国力量”。国家中医药管理局高度重视中医药国际交流合作，推动中医药成为民心相通和文明互鉴、构建人类卫生健康共同体的重要载体。他强调，要加强对中医药疗效与机理的现代化阐释，拓宽中医药国际化视野，持续提升中医药国际化水平，筑牢与其他国家和地区交流合作的共同基础，推进中医药在国际范围内产学研用深度融合发展。要构建文化传播的合作平台，发挥中医药特色优势，推进文明交流互鉴，不断增进各国民众对中医药的认识与使用。要打造合作抗疫的强劲引擎，进一步通过政府和民间途径同有关国家和民众分享中医药抗疫的经验做法，建立有效合作机制，携手共建人类卫生健康共同体。

孙继业指出，中医药文化与中华文明相伴相生，源远流长、博大精深，是极具代表性的中华文化符号。山东是中医药大省，历史悠久、底蕴深厚，发展潜力和前景巨大。近年来，山东深入实施中医药文化弘扬传承工程，积极推进国家中医药综合改革示范区建设，具有齐鲁特色的中医药文化高地正在加速形成。下一步，山东将突出文化“两创”，积极探索中医药文化传承创新的新路径新模式；注重中医药活化利用，推动中医药更好融入现代健康生活，使中医药真正活起来、潮起来；推动中医药产业振兴，推动中医药产业不断做大做强。

论坛以“多元文明与中医药创新”为主题，中医药相关领域部分知名专家学者，以及来自美国、日本、坦桑尼亚的专家学者通过线上线下方式参会并发表演讲。

论坛还开设中医药文化体验馆。体验馆以“文明之钥”主题墙引入，用图文讲解、实物展览、多媒体短片等形式，展示了山东特色药材“鲁十味”、中药古法炮制工艺、望闻问切诊疗方式、推拿等特色诊疗疗法，以及中医药助力全球抗疫等内容，还设置中医诊疗与适宜技术、传统健身功法等互动体验项目。

（国家中医药管理局官网）

【国家中西医结合医学中心揭牌仪式】 2022年10月25日，中日友好医院召开高质量发展大会，举行国家中西医结合医学中心揭牌仪式，纪念建院38周年。国家卫生健康委党组书记、主任马晓伟作出批示，国家卫生健康委党组成员、国家中医药管理局党组书记余艳红出席会议并讲话。

马晓伟作出批示指出，近年来，中日医院全体干部职工锐意进取，开拓创新，在提高医疗服务水平，推进医疗服务模式创新，构建医学研究平台，培养优秀医学人才等方面取得长足进步，在中西医结合方面发挥了示范引领作用。马晓伟强调，中日医院作为全国公立医院高质量发展试点医院和国家中西医结合医学中心，要坚决贯彻落实党的二十大精神，坚持科技兴院、需求导向、内生动力，立足最广大人民群众美好健康需求，以学科建设为中心，人才培养为根本，努力建设成为现代化医院的示范、中西医结合的基地、对外合作的平台，在高质量发展方面走在前列，率先实现公立医院高质量发展目标，为推进健康中国建设作出新的更大贡献。

余艳红指出，党的二十大对“推进健康中国建设”作出战略部署，强调要“促进中医药传承创新发展”，为我们在新时代新征程上做好卫生健康工作、中医药工作提供了根本遵循。在以中国式现代化全面推进中华民族伟大复兴的征程上，做好中西医结合工作意义重大，要突出真结合，突出疗效和安全，突出创新和特色，突出学科和人才队伍建设支撑，突出规模和效益。

余艳红强调，要学习宣传贯彻党的二十大精神，深刻领悟“两个确立”的决定性意义，增强“四个意识”、坚定“四个自信”、做到“两个维护”，把握习近平新时代中国特色社会主义思想的世界观和方法论，对医院当前和今后一个时期的改革发展进行整体性谋划、前瞻性思考、战略性布局。要坚持守正创新，坚定文化自信，高站位推进国家中西医结合医学中心建设；坚持人民至上，聚焦重点病种，高水平深化中西医临床协作；坚持创新驱动，强化战略支撑，高层次统筹教育、科技、人才共振协同，进一步做大做强优质医疗资源，促进两种医学深度融合，为人民群众提供更加优质高效的医疗服务，打造中国特色现代化医院的示范、中西医结合的高峰和对外交流合作的国际平台。

中国工程院院士王辰、董家鸿和中国科学院院士仝小林，国家卫生健康委、科技部、国家中医药管理局、国家药品监督管理局有关负责同志，北京市中医管理局和朝阳区人民政府负责同志出席会议。

（国家中医药管理局官网）

【第八届中医科学大会】 2022年11月5—6日，由中国农工民主党中央委员会、国家中医药管理局主办的第八届中医科学大会采取线上线下相结合的方式召开。本届大会以“百年未有之大变局与中医药的担当”为主题。全国人大常委会副委员长、农工党中央主席陈竺出席开幕式并作主题报告。全国政协副主席、农工党中央常务副主席何维，国家中医药管理局局长、农工党中央副主席于文明，国家中医药管理局副局长、中国工程院院士黄璐琦，农工党中央副主席杨震、曲凤宏、焦红等出席会议。

陈竺作题为《传承精华　守正创新　在百年未有之大变局中践行中医药护佑生命的使命担当》的主旨报告。他指出，农工党中央和国家中医药管理局共同举办八届中医科学大会。作为科学推动中医药事业传承和发展的重要品牌，中医科学大会搭建了政府引导、社会参与、学术推动的平台，成为中医界的盛会，具有良好的社会反响，得到了中共中央的高度肯定。中医药千百年来坚持传承精华、守正创新，为人类抗击疫病作出重大贡献。面对世纪疫情，中西医联手筑牢生命防线，成为我国新冠肺炎疫情防控的一大亮点，为全球抗疫贡献了中国智慧和中国方案。当今时代，中医药的传承、发扬和创新因现代科技的融入迎来了新的机遇，要加快推进中医药传承保护和科技创新，统筹推进文献传承和活态传承，加强中医药人才队伍建设，深入发掘中医药宝库中的精华，推进产学研一体化，释放新供给，创造新的经济增长集群，促进经济调结构、转方式，为构建新发展格局提供支撑。希望广大专家学者以开放包容的心态，促进传统医学和现代医学更好结合，坚持中西医并重，为促进民心相通、共建人类卫生健康共同体作出更大贡献。

何维指出，中共二十大报告提出，高质量发展是全面建设社会主义现代化国家的首要任务，中医药的绿色、科技、生态、文化，无不契合高质量发展理念。促进中医药传承创新发展，是推动健康中国建设的要求，更是实现中国式现代化的要求。农工党将和与会代表一起，切实提高政治站位，主动服务国家战略和规划部署，积极融入健康中国建设，坚持不懈做好中医药的守正创新、传承发展工作。

于文明代表国家中医药管理局对大会开幕表示祝贺。他指出，召开第八届中医科学大会，对深入学习贯彻党的二十大精神、促进中医药传承创新发展具有十分重要的意义。国家中医药管理局将坚持人民至上，着眼人民全生命周期的预防、治疗、康复服务，完善中医药服务体系建设，做大做强优质资源，切实增进人民健康福祉；坚持自信自强，站在坚定文化自信、增强民族自信的战略高度，坚定不移推动中医药传承创新发展；坚持守正创新，推动传统中医药和现代科学相结合、相促进，吸收同时代科技文明成果，彰显中医药独特优势和作用；坚持开放协作，布局建设一批高质量的海外中医药中心，大力发展中医药服务贸易，打造粤港澳大湾区中医药高地，推动中医药走向世界。

在“中医药发展国家战略”主题报告环节中，于文明作《系统谋划　科学引领　奋力推动中医药振兴发展——深入实施“十四五”中医药发展规划及中医药振兴发展重大工程》报告。他表示，规划和工程共同构成“十四五”中医药发展顶层设计，两者相互支撑，有机统一。中医药系统将以党的二十大精神为指引，加快推进中医药事业高质量发展，推进健康中国建设。

会议期间，黄璐琦以《传承精华　守正创新　推动中医药现代化与国际化》为题作学术报告，提出要总结中医药发展规律及特点。多位诺贝尔奖获得者、院士、国医大师、全国名中医及中医药领域的知名专家结合诺贝尔讲堂、中医药发展国家战略、中国医药的优势与未来展望、中医药临床实践、中医药与感染免疫性疾病等学术主题，就如何传承创新发展中医药进行深入交流与研讨，着力推进中医药现代化与国际化。

（国家中医药管理局官网）

【国家中医药综合统计制度启动实施工作视频会议】 2022年11月10日，国家中医药管理局召开国家中医药综合统计制度启动实施工作视频会议，部署推进制度实施工作。国家中医药管理局局长于文明出席会议并讲话，副局长、党组成员王志勇主持会议并讲话。

于文明指出，当前，全国上下正在深入学习党的二十大精神，国家中医药管理局召开此次会议，是中医药系统深入贯彻落实党的二十大精神的具体举措，各级中医药主管部门要充分认识建立综合统计制度的重大意义。启动实施国家中医药综合统计制度是推动中医药传承创新发展的一件大事，是贯彻落实党中央、国务院有关中医药工作决策部署的有力体现，是提升中医药治理体系和治理能力现代化的有力支撑，是新时代中医药高质量发展的有力举措。于文明强调，要着力加强中医药综合统计体系建设。要在健全统一领导、分级负责的管理机制上下功夫，各省级中医药主管部门要发挥地方跨部门协调机制作用，确定专门机构，充实工作人员，完善工作机制，确保统计任务落实落细。要在打造一支稳定、高效的中医药统计队伍上下功夫，各省级中医药主管部门要将中医药统计和信息化人才队伍建设纳入本地区本部门“十四五”工作计划，建立统计人员全员培训机制，提升中医药统计人员素质。要在建立多层级、多环节的中医药统计数据质量控制体系上下功夫，加强支撑统计的基础信息化建设工作，加强数据真实性管理，确保统计质量。要在建立国家级、省级层面跨部门的中医药统计数据共享机制上下功夫，积极主动与相关部门进行沟通协调，推进数据共享。同时要加强组织领导，完善保障措施，做好数据分析利用，切实保障国家中医药综合统计制度落地见效。

王志勇表示，《国家中医药综合统计制度》是中医药行业有史以来第一个综合统计制度，内容丰富、覆盖面广，统计内容涵盖中医医疗资源与服务、中医药科研、中医药教育人才、中药流通和进出口等领域。采用的直接统计调查与部门间数据共享相结合的创新模式将为各级中医药主管部门提供更加全面、准确、及时的数据支撑。他强调，党的二十大提出的推进健康中国建设，促进中医药传承创新发展等要求，为新时代新征程深入推进中医药传承创新发展进一步指明了前进方向、提供了根本遵循，要进一步提高政治站位，站在中医药传承创新发展全局高度深化认识，以勇挑重担的拼劲，切实增强做好中医药统计工作的责任感和使命感。要进一步强化系统谋划，心系“国之大者”，切实抓好综合统计制度实施。要以抓铁有痕的韧劲，切实把各项工作落实落细，确保统计数据为中医药高质量发展提供支撑作用。

国家中医药管理局规划财务司司长刘群峰介绍《国家中医药综合统计制度》基本情况，并对制度实施工作进行安排和部署。国家中医药管理局机关各部门、直属各单位主要负责同志，各省级中医药主管部门主要负责同志、各省（区、市）中医药统计业务支撑机构主要负责同志等参加会议。（尚利娟）

【助推湘赣粤港澳中医药产业协同发展联席会议】 2022年11月16日，助推湘赣粤港澳中医药产业协同发展联席会议暨湘赣粤港澳中医药全产业链协同发展联盟（以下简称联盟）启动仪式在湖南省郴州市举行。国家中医药管理局副局长、党组成员黄璐琦出席仪式并讲话。

黄璐琦表示，党的十八大以来，以习近平同志为核心的党中央把中医药工作摆在更加突出的位置，中医药发展迎来了天时地利人和的大好时机。党的二十大报告强调“促进中医药传承创新发展”，为我们在新时代新征程上继续推进中医药高质量发展进一步指明了前进方向、提供了根本遵循。

黄璐琦指出，湘赣粤港澳五地山水人文相依，产业优势互补。湘赣粤三省为国家中医药综合改革示范区首批建设省份，要突出示范引领，加强与港澳中医药共商共建共享，深入推进中医药综合改革示范区和粤港澳大湾区中医药高地建设。联盟的成立，将为推进中医药全产业链特色发展、内涵发展、创新发展、融合发展，构建中医药新发展格局，推进健康中国建设，促进港澳融入祖国发展大局贡献积极力量。他强调，要坚持互惠共享，全面提升区域中医药发展水平，打造中医药区域协同发展的标杆；加强辐射带动，持续推进中医药开放发展，为构建人类卫生健康共同体作出贡献。

在湘期间，黄璐琦深入郴州市中医医院和基层医疗机构，调研中医药相关政策贯彻落实、中医药服务能力建设、基层中医药人才队伍建设等情况，并与医护人员交流听取意见建议。国家中医药管理局港澳台办公室相关负责同志陪同参加上述活动。（郭天蔚）

【2022世界针灸学术大会】 2022年11月19日，在国家中医药管理局大力支持下，由世界针灸学会联合会和中国中医科学院主办、新加坡中医师公会承办的2022世界针灸学术大会在新加坡开幕。新加坡卫生部长王乙康，中国驻新加坡特命全权大使孙海燕，世界针灸学会联合会主席刘保延，新加坡中医师公会会长赵英杰等嘉宾出席开幕式并致辞。中国工程院院士、国家中医药管理局副局长黄璐琦通过视频致辞。新加坡中医管理委员会主席符喜泉、中国针灸学会副会长兼秘书长喻晓春、世界针灸学会联合会秘书长杨金生等出席开幕式。

大会以“弘扬中医针灸，护佑全民健康”为主题，通过“线上+线下”相结合的方式举办，围绕“中医针灸”作为人类非物质文化遗产的传承创新及世界卫生组织传统医学战略展开学术探讨。来自26个国家和地区的620余名专家学者参加会议。

黄璐琦在致辞中指出，党的二十大报告中提出，要促进中医药传承创新发展。国家中医药管理局高度重视世界针灸学会联合会作为重要平台在促进中医药国际化中的作用，并将一如既往地支持世界针灸学会联合会的工作。希望针灸能够实现传承创新发展，提高针灸疗效，加强交流合作，发挥独特优势，团结资源力量，联手应对挑战。

（肇 红）

【第十九届世界中医药大会】 2022年11月26日，由世界中医药学会联合会主办的第十九届世界中医药大会在巴西圣保罗隆重召开，会议主题为“推动中医药高质量全球发展，为增进各国人民健康福祉作贡献”。国家中医药管理局副局长、党组成员黄璐琦，国家药品监督管理局副局长赵军宁，民政部社会组织管理局副局长黄茹作视频致辞。世界中医药学会联合会主席马建中线上出席并致欢迎辞。中国驻巴西圣保罗总领事馆总领事陈佩洁，世界卫生组织传统医药合作部门高级技术官员李亚婵，巴西－中国议会阵线主席、国会议员福斯托·皮纳托，圣保罗市卫生局局长路易斯·卡洛斯·扎马尔科等分别线上线下出席会议并讲话。

黄璐琦表示，世界中医药学会联合会作为全球最大的中医药国际性学术组织，一直致力于服务全球卫生治理，积极参与全球抗疫，为中医药国际传播和发展作出了突出贡献。希望世界中医药学会联合会继续发挥好国际组织平台和引领作用，加强与世界各国、各地区科研、文化及医疗卫生机构，以及世界卫生组织等国际组织的联络合作，推进各团体会员之间互学互鉴。要借助巴西在南美地区的区位优势，促进中医药在南美洲地区的发展。要利用好专家资源和全球会员优势，积极调动各方资源，推动中医药更好融入各国医疗卫生体系，增进世界人民健康福祉。 （肇 红）

【2022中奥中医药未来趋势视频研讨会】 2022年12月7日，由中国中医科学院与奥地利欧亚太平洋学术协会共同主办的2022中奥中医药未来趋势视频研讨会以线上会议形式召开。国家中医药管理局副局长、中国中医科学院院长黄璐琦院士，中国中医科学院副院长李鲲，欧亚太平洋学术协会主席劳施教授，奥地利中医药研究联盟负责人鲍儒德教授，以及中国驻奥地利使馆科技参赞雷风云线上参会并致辞。来自奥地利及中国中医科学院的专家围绕中医药当前研究和未来方向、中医药抗击新冠病毒感染等主题进行学术交流和分享，40余名院属各单位的科研人员在线参会。

黄璐琦代表国家中医药管理局对本次研讨会的召开表示热烈祝贺。他回顾了中奥两国政府层面的中医药合作，肯定了双方在中医药合作方面取得的重要成就，希望中奥两国的医学专家们紧紧把握历史机遇，乘势而上，积极面向两国民众健康需求，进一步拓展和深化务实合作，推动共建人类卫生健康共同体，使传统医学和西医学为维护各国民众健康贡献更多力量。 （肇 红）

【第七届中国－东盟传统医药论坛】 2022年12月12日，由国家卫生健康委、国家中医药管理局、广西壮族自治区人民政府共同主办的第七届中国－东盟传统医药论坛在广西防城港召开。国家中医药管理局副局长、党组成员黄璐琦，缅甸卫生部副部长埃吞，印尼环境和林业协调部副部长伊布·纳尼等在开幕式上作视频致辞。

黄璐琦表示，中国政府历来高度重视中医药事业发展。党的二十大报告明确指出，“促进中医药传承创新发展”“推进健康中国建设”“推动构建人类命运共同体”，为新时代新征程中医药工作指明了前进方向。《世界卫生组织中医药救治新冠病毒感染专家评估会报告》明确肯定了中医药治疗新冠病毒感染的有效性和安全性，并鼓励成员国考虑中国形成并应用的中西医结合模式。

黄璐琦指出，中国和东盟长期以来携手前行，树立了地区合作共赢、共同发展的典范，在传统医药领域的合作取得了系列丰硕成果。特别是新冠病毒感染疫情发生以来，中医药积极参与东盟国家抗疫合作，举办中医药与抗击新冠病毒感染疫情国际合作论坛，分享中医药抗疫经验，并向柬埔寨派出首支国家层面的中医援外抗疫医疗队。传统医药是打造中国－东盟命运共同体的重要内容，中国－东盟传统医药有广阔的合作前景。他建议，加强抗疫合作、平台建设和中医药开放发展，支持发挥传统医药在疫情防控中的独特作用，推动传统医药更好服务人类健康，助力打造中国－东盟命运共同体。

本届论坛以“抢抓RCEP机遇 促进中国－东盟传统医药高质量发展”为主题，同期举办第七届中国－东盟传统医药论坛成果展。国际欧亚科学院院士、南京中医药大学段金廒教授，国医大师、广西中医药大学第一附属医院黄瑾明教授等专家先后围绕论坛主题作了主旨演讲。来自中国和东盟国家传统医药领域官员、专家学者等代表180余人以线上线下相结合的方式出席论坛。

（徐 晶）

【第二届中医药考试改革发展论坛】 2022年12月12—13日，由国家中医药管理局中医师资格认证中心主办的第二届中医药考试改革发展论坛以线上方式举办，国家中医药管理局副局长、党组成员闫树江作视频讲话。

闫树江指出，在全国上下深入学习宣传贯彻党的二十大精神之际，召开此次论坛是以实际行动落实《“十四五”中医药发展规划》和全国中医药人才工作会议精神的有力举措。考试在人才成长过程中发挥着重要作用，关系到医师队伍建设的质量。近年来，中医药考试改革工作得到有效推进，在考试基地建设、分阶段考试研究、中医药经典能力考察、国际化人才评价、中医药职业体系构建等方面取得了积极进展。

闫树江强调，“十四五”期间要进一步深化中医药考试改革，坚持系统观念，充分发挥考试的“指挥棒”作用；坚持守正创新，突出中医药考试评价的特色优势；坚持结果导向，促进医教考协同，将中医师成长指数、岗位胜任力模型等研究成果及时转化，推动中医药考试评价工作高质量发展。

国家中医药管理局医政司主要负责同志，教育部高等教育司有关同志，以及各地中医药考试机构、高等院校、医疗单位等有关人员线上参加。（国家中医药管理局官网）

【中医药高等教育发展论坛】 2022年12月23日，由全国中医药教育发展中心、教育部中医教指委主办的2022年“传承精华　守正创新”中国中医药高等教育发展论坛暨教育部中医教指委年会于线上召开。国家中医药管理局副局长、党组成员秦怀金出席开幕式并致辞。

秦怀金强调，要全面深入学习宣传贯彻党的二十大精神，深入学习贯彻党的二十大关于教育、科技、人才工作和中医药工作的重要部署，深刻把握高等教育发展新形势新任务，深刻把握中医药人才成长规律，紧密结合中医药科技创新、中医药人才队伍建设等中医药事业的重大需求，深入推动中医药高等教育再上新台阶。

秦怀金指出，作为中医药人才培养的主阵地，中医药院校要坚持立德树人的根本任务，牢牢把握正确办学方向，扎根中国大地、扎根中华优秀传统文化办中医药教育，着力培养一批对中医药事业有深厚感情，对中医药文化有深刻认识、充满自信的中医药人才。要遵循中医药人才成长规律，深化医教协同，落实好中医药教育教学改革的相关举措，系统推进课程体系、教学手段、评价方式改革，强化师资队伍建设，创新中医药人才培养模式。要坚持需求导向，围绕中医药发展需求，调整完善学科专业结构，重视交叉学科建设，强化临床能力训练和科研思维培养，培养事业发展需要的专业人才。要强化师承教育，突出中医药特色，健全师承导师队伍，强化门诊跟师教学，建立早跟师早临床学习制度，传承发展好老中医药专家的学术思想和临证经验。同时，希望全国中医药教育发展中心、教育部中医教指委发挥行业专家组织作用，加强中医药教育改革研究探索，推动健全符合中医药特点的人才培养模式，不断提升中医药教育教学质量。

国家中医药管理局人事教育司、教育部高等教育司有关负责同志，教育部中医教指委委员，各中医药高等院校分管教学负责同志、教育教学管理人员等500余人线上参会。

（国家中医药管理局官网）

地方中医药工作

【北京市2022年中医药工作综述】 2022年，北京市共有中医类机构1294个，占全市医疗机构总数的10.81%，其中三级中医类医疗机构35个、二级中医医疗机构43个。全市中医类别医师2.30万人，占全市医师总人数的20.08%，医疗机构中医类医院实有床位数29187张，占全市医院实有床位数的23.11%。各级各类医疗机构中医门急诊服务总人次5673.90万人次，占全市医疗机构总诊疗人次的25.91%。中医类医院出院总人次45.20万人次，占全市医疗机构出院总量的13.42%。

一、医政工作

（一）在服务群众健康方面

推进中医药服务高地建设。东直门医院国家中医医学中心、中日友好医院国家中西医结合医学中心落地北京，8家医院获批中西医协同“旗舰”医院，持续推动北京肛肠中医医学中心、北京中西医结合心脏康复医学中心、北京中西医结合老年病医学中心建设。突出中医药服务内涵建设。形成分类分级中医重点专科管理新机制，北京市公布“十四五”首批领超类、并超类、赶超类3类50个中医重点专科名单。开展“中西医结合临床案例库暨护理子库”建设，公布北京市示范中医护理门诊名单，创建中医护理职业发展荣誉树并展示成果，启动第二批市级中医护理传承工作室建设。加强中医药健康服务。遴选建设脑痴呆病、慢性阻塞性肺炎病、代谢性骨病3个中西医结合重大疑难疾病临床防治基地。开展妇幼保健“升降浮沉”工程。启动中医儿科内病外治“321”工程，延庆等区发挥中医院中医流动大篷车作用，对中医空白村加大巡诊力度。丰富中医药健康养老服务。北京市中医管理局制定《北京中医药健康养老服务示范基地标准》，对中医药养老护理员队伍培养进行第三方评估验收，满意度超过90%。在中央国家机关推行“卡包岗”服务机制医养结合试点。双线作战彰显中医药能力和特色。修订形成《北京市新型冠状病毒肺炎中医药防治方案（第六版、第七版）》，制发《方舱医院中医药工作指引》，编制完成25种传染病的中西医结合诊疗方案，发布《新冠病毒感染者治疗相关中成药目录》，实施“6+N”机制，推动中医医疗机构急危重症医疗资源扩容，ICU床位增长达98.26%。海淀区启动“应急流动智能中药房”停驻方舱医院，朝阳区开展中医中药防疫街乡行活动等，为广大群众在疫情期间提供中医药防治保障。根据疫情不同阶段实施驻院式督导、“一把手”责任“点名式培训整改、点穴式督导检查、点评式复盘总结”专项行动、单元化管理、“三图叠加”行动，推进筑牢疫情防控防护网。

（二）在服务首都功能方面

服务科技中心建设，提升中医药科技创新显示度。北京市中医管理局发布《2023年北京市中医药科技发展资金项目申报指南》，编制《新时代北京市“十四五”中医药51510科技创新发展工程实施方案》；完成首批重点专项立项，36个项目聚焦新药、中医医疗器械研发及成果转化；北京市中医管理局联合北京市知识产权局发布《北京市中医药知识产权夯基行动计划》，在全国率先开展中医药知识产权专管员专项培训；服务文化中心建设，发挥中医药文化重要作用，建成集中医体质测评、健康管理、文化科普、互动体验于一体的中医药健康体验馆100个；通过新媒体矩阵宣传二十四节气养生知识，房山、延庆等多区举办地域特色文化节活动；北京市中医管理局联合北京市文化和旅游局共同推出5条北京中医药健康旅游精品线路，中国中医科学院屠呦呦研究员工作室也被纳入其中；北京市中医管理局联合相关部门及科研院所，建立中药种植+指引标准体系，昌平、西城等区形成中医药文化资源谱。怀柔区发现药用植物510种，形成区域中药资源图谱。北京市中医管理局组建中医药古籍保护（含修复）名师工作坊，修复一批中医药古籍；举办系列中医药古籍保护与修复讲座，师带徒、手把手教授培养古籍保护与修复青年人才队伍；服务国际交往中心建设，助力两区建设，举办2022年中国国际服务贸易交易会中医药主题日启动仪式暨第七届海外华侨华人中医药大会，签署合作协议20余项，意向签约额1.30亿元人民币；主办2022海外华侨华人中医药四季大会，建立轮值主席制，来自欧洲、加拿大、美国等地的专家围绕“要素共享、案例共享”进行中医药学术、服务贸易、跨区域发展交流。朝阳区开展驻华使节中医药健康日活动，成立涉外医疗服务协调专班，为两区建设提供优质投资软环境。

（三）在推进改革和行业治理方面

完善管理制度机制。北京市中医管理局印发《北京市西医师学习中医管理办法》《北京市以师承方式学习中医人员跟师学习管理办法》等配套文件，填补管理空白，在全国起到示范作用。深化中医药改革。起草《北京市医保支持中医药传承创新发展的实施意见》，推动建立符合中医药特点的收付费机制，推动中医医保制度改革，完善医保政策支撑体系。标准制定实现突破。出台全国首个中医养生保健服务地方标准——《中医养生保健机构服务基本要求》，在全国率先开展《中医药文化进校园工作指南》地方标准编制。强化党的全面引领。建立中医医疗机构接诉即办党政一把手同责共管机制，通过院长管事（服务、管理、技术）、书记管人（科、岗、人），标本兼治、未诉先办。发挥标杆示范作用。开展“杏林耕耘50年”“杏林健康卫士”“首都中医药文化资源普查优秀榜样人物”“国际传播榜样人物”及“为民办实事优秀案例”“榜样科室”等评选，以典型引领提升中医药服务质量和水平。京津冀等中医药协同发展有新举措。持续推进“京廊810”“京衡名片”工程，完成鼓楼中医医院京城名医馆廊坊分馆主体建设，编制实施发展指数评价标准，高质量促进中医药京津冀协同发展。推进京呼“双首”健康行动，推出5类32个项目，建立22个团队工作室和10个基层服务点。

（四）在中医药传承和人才支撑方面

中医药传承工作持续推进。北京市中医管理局启动北京中医药薪火传承“新3+3”工程，打造集“名医、名师、名家”于一身的“三名”传承工作室，形成中医药继承“门人、传人、学人”的“三人”传承谱。发布《“3+3”工程室站三类五维度十次评价排行榜》《“3+3”工程室站迭代更名名录》《第七批全国老中医药专家学术经验继承工作师生册》。丰富人才培养模式。举办3期仲景国医研修班，在全国建立具有示范性的高级中医药人才培养“三师”“三案”“三人”新模式。在海淀试点开展社区中医药人才培养工程，以“三级”“五类”“十标”为框架，创建基层中医药人才评价标准和分级分类培训管理体系。开展第六批市级师承工作，首次将师承工作与名中医评选工作相结合，累计入选271名市级师承指导老师和532名学术继承人。启动第七批全国师承工作，144名学员进岗跟师学习。突出人才培养特色。海淀区开设中医经方培训提高班，举办2022年海淀区经方大赛。通州区启动通州区运河中医药人才培养计划，推进运河中医药薪火传承基层工作室师承带教工作。

二、科研工作

北京市中医管理局组织首批中医药科技创新转化重点专项申报，吸引包括中国中医科学院、北京中医药大学、首都医科大学等国内一流高等院校，以及行业领先的中医医疗机构和中医药企业等积极响应，最终立项36个项目，是聚合北京地区中医药行业的医教研产优势，对探索科技生产力的市场转化进行的有益尝试。

北京市中医管理局发布《2023年北京市中医药科技发展资金项目申报指南》，针对北京市中医药事业发展的关键、重点和共性问题，围绕燕京医学传承、医药卫生体制改革、分级诊疗等热点问题和中医药发展中的薄弱环节，重点支持开展重大疑难疾病、急危重症和新发突发传染病等循证临床研究，以及中医药传承、理论创新、诊疗设备研发、中药创制、信息化及大数据管理等研究，拟立项120项左右，形成一批可直接服务于临床的实用中医药产品，培养一批中医药科研骨干团队，为实现首都中医药事业、行业、产业三业联动发展提供科技支撑。

三、教育工作

北京市中医管理局组织专家对建设项目到期的两个2019年立项的全国名老中医药专家传承工作室和全国基层名老中医药专家传承工作室进行验收，验收采取总结汇报、专家质询、实物资料查阅、实地查看等形式。工作室围绕条件建设、传承工作、人才培养、信息系统、制度建设、经费使用情况等方面进行汇报，专家根据实际情况进行打分，填写并反馈意见。全部项目通过验收，其中王莒生全国名老中医药专家传承工作室、栗德林全国名老中医药专家传承工作室成绩优秀，王玉英全国基层名老中医药专家传承工作室成绩良好。

2019年立项的两个全国名老中医药专家传承工作室在建设期内出版相关著作1部；发表论文27篇，其中在核心期刊发表21篇；整理提炼学术经验、制订临床诊疗方案10个；开展学术经验传承相关课题研究3项，其中省部级课题1项、其他课题2项；举办国家级中医药继续教育项目5项、省级中医药继续教育项目4项；接纳外单位人员进工作室进修学习63人。

北京市中医管理局举办北京市第七批全国老中医药专家学术经验继承工作拜师仪式暨北京中医药薪火传承“新3+3”工程启动会。主会场和各分会场同时举行全国老中医药专家学术经验继承工作拜师仪式。会上还启动北京中医药薪火传承“新3+3”工程，旨在打造集“名医、名师、名家”于一身的“三名”传承工作室，建设代表师门最高水平的名医“门人”传承工作站和代表师门较高水平的名医传人工作站，形成北京中医药继承“门人、传人、学人”的“三人”传承谱，打造名医代传类、创新类、学科类、培训类、国际类、智库类6类示范案例。会议发布全国首个中医药传承工作标准体系、《“3+3”工程室站三类五维度十次评价排行榜》《“3+3”工程室站迭代更名名录》《首批成熟类30个“三名”传承工作室名录》《首批示范15个名医“门人”传承工作站名录》，邀请3位室站代表介绍室站传承创新发展的典型案例。通过形象生动的案例示范，引

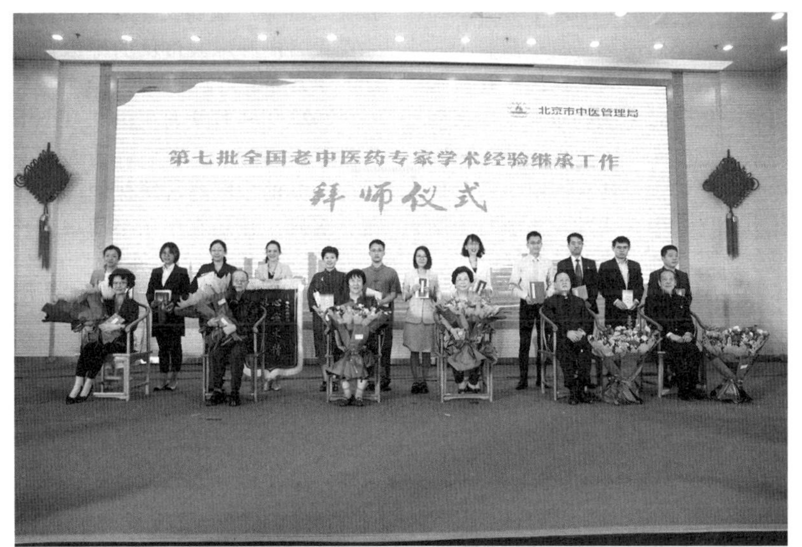

2022年9月23日，由北京市中医管理局主办的第七批全国老中医药专家学术经验继承工作拜师仪式暨北京中医药薪火传承“新3+3”工程启动会在北京召开

领首都中医药发展方向。大会同时在北京中医药大学等7个单位设立直播分会场。各级中医药专家及学术继承人等2000余人线上参会。

新增“3+3”工程传承室站及分站，“3+3”工程是北京市中医管理局于2007年启动的名老中医药专家学术思想抢救挖掘与优秀传承人才培养联动工程，即建立3类室（站）：为已故中医药名家建立名家研究室（宣传陈列室），为80岁以上老中医药专家建立名医工作室，为70岁以上老中医药专家建立学术继承工作站。选拔培养3类中医药优秀传承人才，即优秀中医药传承临床人才、优秀中医药传承科普人才、优秀中医药传承研究人才。以3年为一个建设周期滚动建设。截至2022年底，北京中医药大学东直门医院等6个单位的6个项目申报北京中医药薪火传承“3+3”工程室站建设，北京市中医管理局决定立项刘寿山名家研究室、林洪生名医传承工作站、郭霞珍名医传承工作站、王素梅名医传承工作站、于福年基层老中医传承工作室、史大卓基层老中医传承工作室6个项目。4月13日，撤销张克镇基层老中医传承工作室。至此，累计建立“3+3”工程两室一站179个，基层老中医传承工作室91个。新增室站分站11个，累计建立室站分站127个。

北京市启动第三批中药骨干人才培养项目，为北京地区医疗机构培养一批热爱中医药事业、中医药理论功底扎实、中药实践经验丰富、中药技能精湛、具有一定中药科研能力的优秀中药人才。该项目为期两年，采用理论培训、调研实践、跟师学习和自主学习的方式进行培养，并委托北京中医药学会对培养对象进行集中培训、组织调研实践及督导考核等。经组织申报、形式审查、遴选、公示等程序，最终于2022年6月23日确定并公布古欣等50人为第三批中药骨干人才培养对象，李飞等20人为第三批中药骨干后备人才培养对象。

推进中医药继续教育导航工程实施。北京市中医管理局深化管理体系改革，进一步完善北京市中医药类人员、继续教育项目管理及学分传导的分段式管理联动机制。推进北京市中医药行业培训师资库建设，录制5类95学时必修及选修课程，组织1886名学员参与中医药继续教育师资能力提升培训在线学习，其中420名学员通过考核。按照分层分类评价模式，评选北京市中医药继续教育品牌项目和精品课程，树立中医药继续教育品牌标杆，提升中医药继续教育项目质量。启动年度北京市中医药继续教育项目申报工作。

四、文化建设

北京市中医管理局印发《中医药文化建设系列活动2022年工作要点》。该要点为北京市首次印发的相关文件，旨在落实国家中医药管理局等单位印发的《中医药文化传播行动实施方案（2021—2025年）》，并结合《北京中医药发展“十四五”规划》，引导各区、各单位开展中医药文化建设，明确工作任务，共享建设成果。

北京市中医管理局组织专家就前期申报单位进行评审，最终确定中国人民大学附属小学等6家单位作为第三批北京市中医药文化素养教育试点基地，并下拨资助经费，开展相关建设工作。该项目将进一步完善北京中医药文化素养教育体系建设，提升广大市民的中医药健康养生素养，拓宽中医药服务领域。

2022年9月9日，由北京市中医管理局指导、北京中医药大学国学院主办的中医药古籍保护（含修复）名师工作坊在中国书店举行开坊仪式。工作坊设有负责人1名、秘书1名、导师1名、特聘指导专家4名、坊员16名，将着力修复一批中医药古籍，举办一系列以中医药古籍保护与修复为主题的讲座和培训，以师带徒、手把手教授为教学方法，培养出一支具备基本中医药古籍保护与修复能力的青年人才队伍。

北京市中医管理局完成2021年立项的调查项目中期考核及拨款，完成2020年立项的调查项目结题验收。稳步推进中医药文化资源转化工作，启动“党史中的医药足迹二期（1949—1978）”红色主题展、中医名家处方墨迹书法文化主题展。

五、党风廉政建设

（一）坚定捍卫“两个确立”，政治站位不断提升

注重政治理论武装，在学懂弄通做实上下功夫。北京市中医管理局坚持“看北京首先要从政治上看”的要求，把学习贯彻习近平新时代中国特色社会主义思想作为首要政治任务，切实在学懂弄通做实上下功夫。确保思想上政治上行动上同以习近平同志为核心的党中央保持高度一致。坚持“一把手”抓理论学习中心组专题学习，不断巩固和深化党史学习教育成果，充分发挥全面从严治党的政治引领和保障作用，为首都中医药事业发展提供坚强保障。严格干部教育管理，在忠诚干净担当上下功夫。加强领导班子和干部队伍建设，突出年轻干部教育管理监督，坚持把坚定理想信念作为党的思想建设的首要任务，切实解决好世界观、人生观、价值观这个“总开关”问题，引导年轻干部时刻自重自省，扣好廉洁从政的“第一粒扣子”。筑牢意识形态阵地，在防范化解风险上下功夫。严格落实意识形态工作责任制，把好意识形态总方向。加强对意识形态工作研究，定期分析形势，坚持问题导向，强化底线思维，增强斗争本领，积极主动作为，防范化解风险挑战。在冬奥会运动员驻地“北京村”和“延庆村”建设同质化的中医文化展示区。

（二）压紧压实主体责任，着力夯实组织基础

明确主体责任清单，层层传导工作压力。北京市中医管理局结合实际，研究制定《落实全面从严治党主体责任清单》，以清单的方式明确领导班子成员的政治责任，持续压实支部管党治党主体责任和“一把手”第一责任人责任。严格落实制度规定，规范基层组织建设。制订《北京市中医管理局党支部关于加强党支部标准化规范化建设的工

作方案》，以“围绕中心抓党建，抓好党建促发展”为原则，坚持把党建与各项工作同部署、同落实、同检查、同考核，推进党建与业务工作深度融合，着力加强北京市中医管理局支部工作标准化规范化建设。一年来，派出多名干部到8小时涉疫风险人员应急处置指挥部，以及丰台、海淀、东城防控一线连续开展疫情督导工作，共同筑牢首都抗疫防线。

（三）狠抓党风廉政建设，防腐防线不断筑牢

开展党风廉政教育，筑牢思想道德防线。北京市中医管理局认真落实《关于加强新时代廉洁文化建设的意见》，不断增强党员干部廉洁自律意识，夯实清正廉洁思想根基。坚持把纪律和规矩挺在前面，突出监督执纪第一种形态，做到抓早抓小、防微杜渐，不断筑牢党员干部防腐防线。深入贯彻党的十九届六中全会精神和习近平总书记关于作风建设重要指示批示精神要求，统筹做好节日期间正风肃纪工作。持续深化整治工作，纠“四风”树新风。持之以恒落实中央八项规定及其实施细则精神，在常和长、严和实、深和细上下功夫，纠“四风”树新风并举，坚决纠正形式主义、官僚主义问题，以好作风好形象干事创业。坚持党风党纪一起抓，督促党员、干部自觉遵规守纪，努力营造风清气正的政治生态。严明疫情防控工作纪律，发挥优势破解难题。修订《北京市新型冠状病毒肺炎中医药防治方案（试行第六版）》，完善新冠病毒感染救治定点医院、方舱医院中医药工作机制，实现“中医师上疫病救治第一线、患者第一时间吃上中药、有效取得第一手病例”3个第一。开展中医医疗机构院感防控“一把手”责任专项行动，坚决守住疫情防控底线。

六、其他工作

有序推进中医住院医师规范化培训工作。北京市中医管理局加强中医住院医师规范化培训结业考核管理，周密筹划考场协调、考官培训、题库建设等各项考前准备工作，严格组织并完成1055名考生报名和结业考核工作，964名考生通过结业专业理论考核和临床实践能力考核，考核通过率93.77%。开展中医住院医师规范化培训小组试点和教学门诊试点建设，探索中医规范化培训新模式新方法。实施中医住院医师规范化培训结业考核倒逼改革，将考前审核与日常管理、结业考核与过程三考（日常考核、出科考核、年度考核）、知识考核与能力提升相结合，完善中医规范化培训制度，强化监督管理，提升中医规范化培训质量。开展年度住院医师规范化培训招录工作，北京市共招收中医学员133名，同时根据北京市人民政府统一安排，2022年接纳海南省和河北省雄安新区中医住院医师规范化培训学员11名。

出版《世界传统医药发展报告（2022）》全球健康蓝皮书。在2022年中国国际服务贸易交易会中医药主题日启动仪式暨第七届海外华侨华人中医药大会上，《世界传统医药发展报告蓝皮书（2022）》发布。该书由北京市中医管理局局长屠志涛任编委会主任，业内多位资深专家参与编撰，旨在总结世界中医药的发展现状，发掘传统医药精华，推进传统医药的传承发展，并且对传统医药挖掘保护中存在的障碍进行深入分析，针对具体领域、具体问题提供建设性建议。

举办2022年中国国际服务贸易交易会中医药主题日启动仪式。2022年中国国际服务贸易交易会中医药主题日启动仪式暨第七届海外华侨华人中医药大会在北京举行。大会以“发展传统医药，共享人类健康”为主题，从融合、创新、发展、共享入手，从崭新角度对中医药新业态新成果进行全景式展现，签署合作协议20余项，意向签约额达1.30亿元人民币。

（诸远征、刘骅萱、刘增宝、刘　楠、江　南）

【天津市2022年中医药工作综述】

一、发挥中医药统筹协调机制作用

统筹推进中医药发展。天津市发挥中医药工作联席会议制度机制，推动各部门落实《天津市促进中医药工作传承创新发展的实施方案（2020—2022年）》《加快中医药特色发展的若干政策措施》《“十四五”中医药发展规划》，进行任务分解，制定工作台账，落实责任部门，统筹推进重点项目实施。

推动建设中医药强市。天津市卫生健康委落实党的二十大和天津市第十二次党代会精神，起草《天津市中医药强市行动计划（2023—2025年）(报审稿)》。目标是到2025年，全面建成与天津社会主义现代化大都市功能定位相匹配的中医药产业集群，打造中医医疗高地、传承创新高地、人才高地、产业高地、文化高地。走出一条符合规律、引领方向、体现特点的中医药传承创新发展之路，人民群众对中医药的认可度、获得感进一步提升，中医药传承创新能力进一步增强，中医药产业的支柱地位进一步强化。

制订天津市中医药传承创新发展“3+12”规划体系。为落实天津市委市政府对中医药工作的部署要求，天津市卫生健康委会同中医药工作联席会议成员单位，加强顶层设计、统筹谋划，编制印发“3+12”中医药规划体系。其中3部主要法律和文件包括《天津市中医药条例》《天津市中医药事业发展“十四五”规划》《天津市中医药强市行动计划（2023—2025年)》。12个专项方案聚焦中医药发展重点任务和关键环节，规划具体落实举措和预期成效，包括医保支持中医药传承创新发展措施、中医康复、中医治未病、中医医疗集群建设、中西医结合、基层中医药、中医药教育与人才、中医药文化、中药制剂工程、名医堂试点等12部实施方案，涵盖中医药医疗、教育、科技、产业、文化等方面。

二、加强中医药法治化和标准化建设

天津市在全行业开展“一法一条例”宣传贯彻活动，出版《天津市中医药条例释义》。开展中医药执法监督队伍能力建设，授牌4家三级中医医院为天津市中医药监督培

训基地。2022 年组织开展本行业执法检查工作，天津市卫生健康委员会配合市人大常委会完成对《天津市中医药条例》的执法检查。成立天津市中医药标准化技术委员会，召开成立大会和第一次全委会，推进中医药地方标准制修订。

三、推进中医医疗服务体系建设

推进中医重点建设项目进度。成立由天津市人民政府主要负责同志任组长的天津市国家医学中心建设工作领导小组，统筹推进天津中医药大学第一附属医院国家中医医学中心、国家中医区域医疗中心、国家中医疫病防治基地建设。天津市中西医结合医院入选中西医协同“旗舰”医院试点项目建设单位。天津市中医药研究院附属医院、滨海新区中医医院纳入中医特色重点医院项目储备库。河北区积极推进第一医院建设中西医结合医院，西青区中医医院建设主体和精装基本完成。

推进中医医疗集群建设。天津市卫生健康委等四部门印发《天津市中医医疗集群建设方案（2022—2024 年)》，打造优势中医医疗集群，推动优质中医医疗资源均衡布局，分级诊疗，通过构建以重点专科医联体和专科联盟为基础的优质高效中医药服务体系，提升天津市中医综合服务能力。组织开展中医优势重点专科和中医专科联盟申报，确定中医专科联盟 24 个、中医优势重点专科推荐专科 30 个、中医优势重点专科培育专科 15 个。

推进名医堂试点建设。天津市卫生健康委等八部门印发《天津市名医堂试点建设方案》，以“优质化”“品牌化”“规范化”“智慧化”为原则，按照“医疗为主、产业为辅、辐射世界”的工作方针，激发机制活力，分层级试点建设一批名医堂，推动名医团队入驻，充分利用天津市中医药领域院士、国医大师、岐黄学者、市级名中医等名医团队优质资源，扶持多元投入，鼓励社会力量积极参与，发挥市场机制作用，试点建成“旗舰”“区域”“基层”三级名医堂体系，打造名医堂医疗、康复、治未病等综合平台。

四、中医药全面深度参与新冠病毒感染防控救治

天津市落实国家中医药管理局和天津市疫情防控指挥部各项工作部署，全程深度介入新冠病毒感染预防、治疗、康复全过程，关注“一老一小”，强化“一头一尾”，探索出中医药抗疫的“天津模式”。

加强新冠病毒感染患者中医药预防、治疗、康复工作。建立中医药专家远程会诊机制，整建制组建中医病房，实现收治患者“零转重”，全部队员“零感染”。2022 年，天津市共组织院士领衔的新冠病毒感染重点病例中医专家远程会诊 40 次，累计会诊病例 198 例。印发《天津市新冠肺炎恢复期中西医结合康复方案（试行)》，研制清金益气颗粒，创编“胜冠康复功”和“小儿抗疫推拿法”，助力患者康复痊愈。印发《新冠肺炎隔离医学观察人员中医药预防方案（第二版)》，推进隔离医学观察人员和一线医务人员中药预防用药全覆盖。

做好中药储备保障和中医药医疗救治。天津市卫生健康委研究制定《天津市新冠病毒感染者居家治疗中医药指引专家共识》，发布天津市新冠病毒感染者中药用药参考目录，推动地产中药企业扩大产能，动态协调企业产能与医疗机构采购需求，全力保障中医药使用。为扩充天津市重症救治医疗资源，在天津市疫情防控指挥部统一部署下，建立 7 个战区，由天津中医药大学第一附属医院作为第七战区中心医院，统筹中医医疗救治资源。建立完善三级会诊机制，强化质控督导，保障医疗安全。

五、推进中医医疗服务能力建设

推进中医医院管理能力提升。天津市卫生健康委组织二、三级公立中医医院开展指标解读培训，指导医院填报数据，组织专家完成省级质控报告。完成天津市 2020 年度二、三级公立中医医院绩效考核结果分析报告，召开考核结果分析点评会。优化中医药质量控制管理体系，完善 16 个中医药质量控制中心工作职责。开展中医医疗机构煎药人员上岗培训和处方点评，推进中药饮片全流程监管。

推进中医药康复、治未病服务能力提升。天津市卫生健康委印发《天津市中医药康复服务能力提升工程实施方案》《天津市中医治未病服务能力提升工程实施方案》，充分发挥中医在治未病、康复领域的特色和优势。完成天津市中医治未病中心改扩建工程，建成后总服务面积 7000 余平方米。开展中医康复分中心、治未病分中心遴选。遴选 30 项中医康复、治未病、中医护理适宜

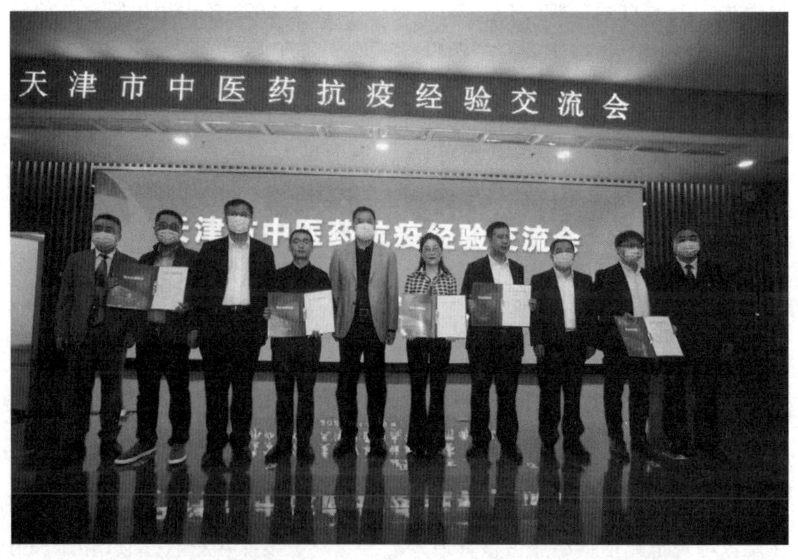

2022 年 4 月 19 日，由天津市卫生健康委主办的天津市中医药抗疫经验交流会在天津举行

技术在基层医疗卫生机构应用推广。组织中医药康复服务能力提升培训、“三伏贴”培训、膏方培训等，共培训千余人次。

推进健康中国中医药健康促进专项行动。天津市卫生健康委开展妇幼健康中医药促进行动、老年中医药健康促进行动、儿童青少年近视中医药防治行动，成立天津市儿童青少年近视中西医结合防治中心和天津市中医近视防治质量控制中心。

推动中西医结合服务能力提升。为深入贯彻习近平总书记关于“坚持中西医并重，推动中医药和西医药互相补充、协调发展”的重要指示精神，落实《关于加快中医药特色发展的若干政策措施》，天津市卫生健康委等六部门联合印发《关于促进我市中西医结合的实施方案》，遵循中医药发展规律，完善中西医结合诊疗体系，探索中西医结合服务模式，加强中西医结合人才培养，持续提升中西医结合服务能力。

推动基层中医药服务能力提升。天津市卫生健康委等八部门联合印发《天津市基层中医药服务能力提升工程“十四五”行动计划工作方案》，健全基层中医药服务网络，健全融预防保健、疾病治疗和康复于一体的基层中医药服务体系，打造百姓身边的“15 分钟中医药健康圈”，持续提高基层中医药服务的可及性、便捷性、公平性。遴选 30 个中医药特色基层医疗机构。

六、加强中医药人才队伍建设

加强中医药领军人才培养。张伯礼院士荣获国医大师称号，天津中医药大学第一附属医院毛静远、贾英杰荣获全国名中医称号。王金贵、张军平入选 2022 年度岐黄学者支持项目。天津中医药大学张俊华团队入选 2022 年度国家中医药多学科交叉创新团队。天津中医药大学第一附属医院毛静远团队入选 2022 年度国家中医药传承创新团队。天津市 15 人入选第五批全国中医临床优秀人才研修项目并启动研修工作。第二期天津市中医经典传承和西学中高级人才研修项目启动，新增研修对象 80 名。

加强中医药中青年骨干人才培养。天津市 6 人入选 2022 年青年岐黄学者支持项目，9 个工作室入选 2022 年全国名老中医药专家传承工作室建设项目。推进 17 个天津市名中医工作室建设。举办第二十二期西学中班，共培训 539 人。举办中医药行政管理人员培训班，共 388 人完成结业考试。

加强基层中医药人才培养。天津市完成 2022 年中医住院医师规范化培训招生和结业考核工作。组织开展中医临床教学基地建设。中医类别执业医师资格考试报名 1266 人，出师考核报名 143 人。完成 2022 年中医馆骨干人员培训，共培训 350 人。

加强中医特色人才培养。天津市推进 2022 年度中医护理骨干人才培训项目。组织开展全国中药特色技术传承人才培训项目结业考核。完成 2022 年度国家中医药应对重大公共卫生事件和疫病防治骨干人才库人员调整和培训计划。对市、区两级中医应急医疗队 608 名队员进行培训考核。

七、推进中医药科技创新

加强中医药重点学科建设。天津市卫生健康委推荐天津市 10 个高水平中医药重点学科申报国家中医药管理局高水平中医药重点学科建设项目。印发《天津市卫生健康委中医药重点学科建设与管理暂行办法》，遴选 20 个天津市卫生健康委中医药重点学科。

推进中医药重点科研项目实施。天津市卫生健康委完成 2022 年度重点研究室研究能力提升项目，进一步加强重点研究室条件能力建设，推进研究领域深入研究。完成中药质量保障项目，创建 6 个种子繁育和生态种植基地。完成中药炮制基地项目，举办两次全国性学术会议和 1 次炮制知识技能大赛。初步建立中医药古籍保护修复工作室，对中医药古籍进行数字化，提高古籍利用率。完成 2019 年度中医中西医结合科研项目结题 187 项，遴选 2023 年度中医药重点领域科研项目 15 项。天津中医药大学“国家现代中医药产教融合传承创新平台”项目获得国家发展改革委医学攻关产教融合创新平台项目支持，获得资助 1.5 亿元。

八、推进中医药文化科普宣传

天津市组织实施 2022 年中医药文化传播行动，组织建设天津市中医药科普专家库。完成 2022 年中国公民健康素养调查。开展第七届中医药文化健康惠民月活动。《天津市中医药》公众号累计更新 324 期，阅读量 406170 次。天津市卫生健康委与人民网签署《人民网助力天津中医药强市战略合作框架协议》，获天津市人民政府主要负责同志高度肯定。

九、推进中医药产业发展

为充分发挥中医药特色优势，传承临床验证确有疗效、具有明显特色与优势的中药方剂，在天津市范围内推广使用优秀中药制剂，天津市卫生健康委等六部门联合印发《天津市中药制剂工程建设方案》，启动天津市首批中药制剂调剂品种遴选工作，召开由张伯礼院士为专家组长的首批中药制剂调剂遴选会，确定第一批 8 个调剂品种，重点从中药饮片供应、中药制剂委托配置，以及创新中药研发等角度，助力天津市中医药产业高质量发展。加强卫药文化宣传，遵循卫药发展规律，弘扬卫药文化内涵，打造精品卫药品牌。天津市卫生健康委会同市商务局切实推进天津市中医药服务出口基地内涵建设，推动天津中医药大学、天士力医疗健康投资有限公司、天津中医药大学第一附属医院分别获得国家中医药服务出口基地认定，高标准筹划基地建设各项工作，推动中医药文化传播途径拓展、中医药国际标准的制定和推广、中医药远程医疗服务模式及中医药产品海外推广等，助力中医药产业高质量发展。

十、积极参与乡村振兴

组织选派国家中医医疗队和第七批中医药专家开展帮扶。2022 年，天津市卫生健康委组织开展支援 97 人次，派驻人员开展诊疗服务，诊疗患者 10098 人次，会诊患者 1133

人次，巡回医疗诊治患者515例次，培训受援单位医务人员3903人次。

十一、加强中医药资金绩效管理

天津市完成2021年度中央对地方转移支付中医药资金总计3536万元的绩效自评，组织第三方机构对34个项目和35家项目承担单位开展绩效评价和专项审计，并推动完成整改。强化全过程绩效管理，组织召开中医药资金绩效管理培训，指导项目承担单位做好2022年度绩效目标填报，定期督促项目承担单位完成年度目标任务。

十二、建立天津市中医药综合统计制度

天津市卫生健康委印发《市卫生健康委关于贯彻落实国家中医药综合统计制度的通知》，明确中医药综合统计支撑机构，并加强统计专业队伍建设。完成2021年度中医药综合统计数据填报。 （王　莉）

【河北省2022年中医药工作综述】

一、概况

2022年，河北省中医药管理局在着力推进中医药疫情防控、京津冀协同发展、“四医联动”改革成果“三扩大”，基层中医药、中西医临床协作、中医药行业监管工作“三深化”，中医院高质量发展、中医药人才队伍建设、中医药科技创新、中医药文化传播水平“四提升”上下功夫，编制印发“十四五”规划，一系列国家中医药振兴发展重大工程项目落户落地落成，建成国医堂2297个、基本实现全覆盖，五大基层中医药人才培养培训项目高质量实施，开启中医药文化宣传“云端”传播，加快奋进中医药强省建设目标。

二、政策法规

政策保障不断强化。河北省委书记倪岳峰、省长王正谱在承德颈复康药业、邢台内丘扁鹊祠、石家庄以岭药业、保定安国等地调研，多次对传承创新发展中医药作出指示批示。河北省充分发挥省中医药事业发展领导小组统筹协调作用，印发《河北省中医药发展“十四五”规划》，配套制订规划重点任务分工方案，统筹做好贯彻落实。2022年6月20日，河北省医疗保障局、省中医药管理局出台《河北省关于医保支持中医药传承创新发展的若干措施》，提出五大任务15项具体措施，推动形成逐级“扩目录、调价格、进医保”的工作格局。河北省中医药管理局等九部门印发《河北省基层中医药服务能力提升工程“十四五”实施方案》，六部门印发《河北省加快推进紧密型县域医疗卫生共同体建设的实施方案》，提出鼓励实力强的县级中医医院牵头组建医共体，每个国医堂由县级医院中医临床医生轮流坐诊等举措。河北省药品监督管理局印发《河北省医疗机构传统工艺中药制剂备案管理实施细则》，明确应用传统工艺配制的医疗机构中药制剂的定义及备案要求等内容。河北省将中医药科室建设、人员配备和服务内容指标列为健康河北建设和基层医疗机构评审评价年度校验考核指标，有效引导党委政府推进县级中医医院发展。

财政投入不断增加。2022年，中央和省级财政资金累计投入2.2亿元用于支持河北省中医药事业传承发展，实施基层中医药服务能力建设、中医药特色人才培养、中医药文化弘扬等重点项目。河北省中医药管理局上线省中医药资金绩效监测平台，加强项目资金管理和绩效情况动态监管。河北省在2021年度中央中医药资金绩效评价工作中获得优秀等次。

法治环境不断优化。在全省范围内开展以“法治护航中医药　砥砺奋进新时代”为主题的《中医药法》实施五周年知识竞赛活动，推出系列“普法微视频”“微纪录片”，营造社会良好法治氛围。建立中医药监督执法专家智库，开展全省中医药系统法律法规线上专题培训及中医药监督知识与能力实训班。河北省中医药管理局会同卫生健康、市场监督、药品监督等多部门开展医疗乱象、医疗美容服务专项整治行动，组织全省中医药服务监督检查，全年共检查中医医疗机构3000余家，立案267起，罚款96万元。

三、医政工作

中医药振兴发展重大工程取得新突破。中国中医科学院广安门医院保定医院、北京中医药大学东方医院秦皇岛医院获批第三、四批国家区域医疗中心项目，并投入试运营，保定、秦皇岛人民在“家门口”就能享受到由北京专家提供的医疗服务。石家庄市中医院与天津中医药大学附属第一医院合作，积极争取第五批国家区域医疗中心项目。河北省中医院入选国家中医药传承创新中心培育单位。秦皇岛市中医院等6家医院入选国家中医特色重点医院项目储备库。截至2022年底，除衡水市中医院外均开工建设。遴选推荐河北省沧州中西医结合医院等3家医院申报国家中西医协同“旗舰”医院项目。河北省中医院等4所国家中医药传承创新工程重点中医医院建设完成，全部投入使用。

中医药服务体系及能力建设取得新成果。河北省开展12个省级区域中医（专科）诊疗中心和10个“中医经典病房”试点建设。正定、柏乡两县启动公办中医医院设置工作，“全省县办公立中医院全覆盖”迈出关键一步。高邑县中医院等5家县级中医医院通过二级甲等评（复）审。积极开展“方便看中医，放心用中药”活动。以标准化县级中医院、标准化康复科、治未病科、“两专科一中心”建设为抓手，建设县域中医药特色优势科室，推广特色诊疗方案。启动“十四五”基层中医药服务能力提升工程，在乡镇卫生院、社区卫生服务中心新建280个国医堂，累计建成国医堂2279个，基本实现国医堂建设全覆盖，打造77个“旗舰”国医堂。在51家综合医院建设中医药综合服务区，开展“有机制、有团队、有措施、有成效”的中西医结合医疗模式创新探索。新增18个京津冀中医药发展专科联盟、新建20个京津冀名医传承工作室分站，在廊坊、衡水各建设1个京城名医馆分馆。石家庄市裕华区平安养老院等5家单位入选第三批省级中医药健康养老基地。

中医药医改试点取得新成绩。

邢台市继成为国家首批按病种分值付费（DIP）改革试点城市后，2022年成为河北省唯一的DIP改革国家示范城市，在积极探索开展中西医“同病同效同价”支付基础上，进一步实施中医药医保惠民工程，出台提高中医支付价格、提高常用项目报销标准、支持中医类制剂纳入医保范围、支持中医院开展长期护理保险项目、完善中医药服务价格动态调整机制等措施，当地中医药事业得发展、群众就医得实惠、医保基金使用合理化等改革效果初显。石家庄市深化国家中医药综合改革试验市建设，开展50个高水平国医堂建设，并选派50个专家团队下基层设置首席中医专家工作室，对500名基层临床医师开展西学中培养，实现基层服务人员倍增，确定33种适合基层的中医适宜技术项目，依托石家庄市中医院等6家培训基地，为基层提供“菜单式”培训，对针刺、灸法、推拿等70个基层中医诊疗项目价格进行调整，平均增长53%。

健康河北中医药专项行动取得新进展。启动健康中国·河北行动中医药专项活动，石家庄市新华区、邯郸市馆陶县被确定为全国首批中医适宜技术防控儿童青少年试点县（区），开展省级中医适宜技术防控儿童青少年近视试点工作。充分发挥中医药技术特色，开展青少年儿童脊柱侧弯防控工作，在全省建立167家专项防控基地，开展脊柱侧弯健康防控技术培训，降低脊柱侧弯增长率、减缓发展率。2022年1月26日，河北省委编制办批复河北省中医院挂牌“河北省青少年儿童脊柱侧弯防控中心”。

四、科研工作

河北省中医院加快建设国家中医临床研究基地和省级中医药循证医学中心。河北省中西医结合医药研究院贾振华牵头的“肺络病防治研究多学科交叉创新团队”入选国家中医药管理局2022年度中医药创新团队。2022年，河北省科技厅在省级重点研发计划中设立中医药创新专项，这是河北省首次在省级科技计划项目中将中医药专项与卫生健康专项分别设立，并安排资金800万元，聚焦燕赵中医药精华传承创新、中医药防病治病能力提升、中药创新研究和产业高质量发展等方面科技创新需求，以应用为导向，支持河北省企事业单位开展的技术攻关，46个项目获得立项支持。2022年，由河北省自然基金委员会、河北中医学院、华北理工大学、承德医学院共同出资设立河北省中医药联合基金，构建中医药基础研究的多元化投入机制，支持一批优势团队开展前瞻性、创新性研究。新增省级中医药科技创新平台4家，9个中医药类项目获省级科技奖励（其中省科学技术进步二等奖4项、三等奖5项）。河北省中医药管理局与澳门科技大学联合举办第三届冀澳合作中医药科研人才培训班暨河北省中医药循证医学讲座，1000余名医师代表学习交流。

五、教育工作

选拔激励中医药高级人才。姚希贤当选第四届国医大师，吴以岭、杜惠兰、梅建强3位当选第二届全国名中医。河北省中医院王鹏入选2022年青年岐黄学者培养项目。2022年7月7日，河北省人力资源社会保障厅、省卫生健康委、省中医药管理局启动第三届河北省名中医评选表彰工作，评选表彰省名中医50名，推荐名额100名，采取优中选优、差额评定的方式组织实施。2022年新建国医大师、各级名中医、名老中医药专家传承工作室24个。

加强中医药继续教育工作。河北省持续实施中医药特色人才培养工程（岐黄工程），培养高层次人才121名。启动河北省第六批师带徒及第五批全国中医临床优秀人才研修工作，遴选出70位指导老师、140位继承人及130名中医临床优秀人才。聚焦薄弱环节，实施“中医适宜技术培训、国医堂大培训、乡医学院实战培训、康复适宜技术培训、基层中医临床技术骨干培训”五大基层中医药培训项目，提升岗位胜任能力和临床实战水平，新培训6000余人。中医住院医师规范化培训新招录501人，建成中医医师规范化培训基地12家，举办中医住院医师规范化培训“入科第一课”视频作品大赛。利用网络平台和25个西学中培训基地，对全省10038名临床医师开展中医药“三基”（基本理论、基本知识、基本技能）大培训，各类中医药人才服务技能获得提升。

深化中医药院校教育改革。河

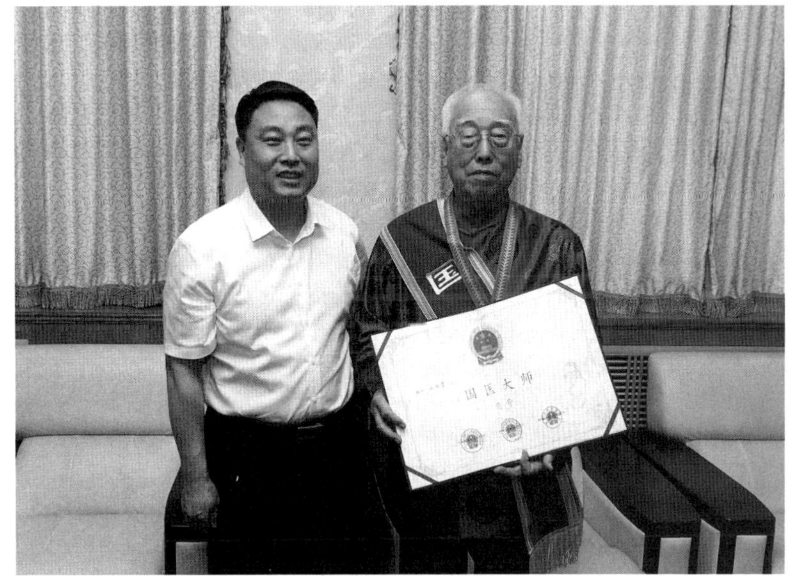

2022年7月20日，第四届国医大师和第二届全国名中医表彰大会在北京召开。会前，河北省卫生健康委主任杨猛看望第四届国医大师姚希贤并致以祝贺

北中医学院针灸推拿学专业入选国家级一流本科专业建设点，中药制药、中草药栽培与鉴定、口腔医学技术3个专业入选省级一流本科专业建设点，中医康复学、中医骨伤科学专业获教育部审批并开始招生，本科专业设置增至26个。新设立人文管理系、体育教学部，成立中医临床技能中心，深入实施中医药人才培养“扁鹊计划”，遴选确定师承教育基地58个、师承导师614人，实现中医类主干专业学生全覆盖。强化学生中医经典学习能力培养，将中医经典等级考试成绩纳入推免生遴选体系。录取全日制硕士研究生371人、博士研究生60人，录取人数创历史新高。首次开展全国老中医药专家学术经验继承工作继承人以同等学力申请中医专业学位相关工作，录取硕士研究生12人、博士研究生7人。邢台理工中等职业学校等4家高职院校新设中医药类专业。

六、文化建设

中医药文化活动丰富多彩。河北省中医药管理局与长城新媒体集团签订3年战略合作协议，共同开展国医名师云入驻等“云端”中医药健康文化传播行动。河北广电《非常大中医》栏目录制231期，累计直播点击量上亿人次。举办河北地区“说医解药”短视频大赛、中医药健康文化知识大赛、悦读中医活动、“我从经典来”经典普及活动等。河北省中医院名誉院长、国医大师李佃贵教授受聘担任健康河北行动形象大使。

中医药文化载体推陈出新。河北省中医药管理局制作《正说扁鹊》《馨医路——李东垣》等一批中医药历史文化名人纪录片。“河北中医药”开通喜马拉雅账号，推出《中医成语故事》专辑30期。“河北中医药”微信公众号上线《中草药的美丽传说》音频故事50期。河北省中医药博物馆完成建设和内部装修，全力推进布展工作。新建21家中医药文化进校园特色学校，面向80多位特色教师开展“杏林使者”中医药文化进校园师资培训。保定市中医院守真祠堂等8家单位新增入选河北省中医药健康旅游示范基地。

七、党风廉政建设

河北省中医药管理局党组及各支部认真学习贯彻党的二十大精神和习近平总书记关于发展中医药的重要论述，强化党建引领，凝聚起推动中医药传承创新发展的合力。建立局党组领导、支部书记负责、党小组长落实的党建工作机制，将党建纳入处室考评内容，落实“一岗双责”。强化理论学习，党的二十大召开后，第一时间组织全体党员通读原文、学习讨论、把握精神。在全省开展各地中医药工作“一把手”谈学习党的二十大心得活动。河北省中医药管理局连续5年开展微党课、微讲座、微阅读、微生活“四微”活动，打造中医药党建品牌，与河北省中医院、省中医药发展中心党组织联合开展“岐黄颂党恩、初心伴我行”系列活动，重温入党誓词，同过政治生日，并落实“我为群众办实事”，深入社区“双报到”，组织专家义诊，开展健康知识讲座。

八、其他工作

第六届京津冀（内丘）中药材产业发展大会暨扁鹊文化节在邢台内丘举办，发布“十大冀药”和“十大冀药”产业大县，以及特色药材产业县名单。承德市隆化县被认定为国家级区域性（中药材）良种繁育基地。颈复康药业集团王轶超、遵化市中医医院张晓静荣获2022年全国五一劳动奖章。

2022年7月6—8日，大会由河北省农业农村厅、省财政厅、省工业和信息化厅、省卫生健康委、省中医药管理局、省药品监督管理局，以及北京市农业农村局、天津市农委和邢台市人民政府共同举办，以“传承道地优势，弘扬扁鹊文化，助力健康中国”为主题，采用“线上为主，线上线下相结合”的形式，共安排精品展示、百企进百园、招商推介、基地观摩、全产业链大数据监管与服务平台展示互动、药膳品鉴、中医药文化大讲堂、专题讲座、产业集群工作交流会、总结表彰10项内容，现场签约金额34.766亿元。大会发布“十大冀药”和“十大冀药”产业大县，以及特色药材产业县名单。“十大冀药”：酸枣仁、连翘、金银花、苦杏仁、黄芩、柴胡、天花粉、山楂、苍术、知母。“十大冀药”产业大县：酸枣仁（邢台市信都区、内丘、临城、赞皇）、连翘（涉县、武安、井陉）、金银花（巨鹿）、苦杏仁（平泉、丰宁）、黄芩（滦平、宽城）、柴胡（涉县、康保）、天花粉（安国）、山楂（兴隆、清河）、苍术（隆化、青龙）、知母（蔚县）。特色药材产业县：八大祁药（安国）、艾草（馆陶、任丘）、桑葚（泊头）、赤芍（赤城）、王不留行（内丘）、半夏（安国）、丹参（灵寿）、防风（蔚县）。（吴寅莹）

【山西省2022年中医药工作综述】

一、政策法规

2022年，山西省召开建设中医药强省大会。山西省委副书记、省长蓝佛安，国家卫生健康委党组成员、国家中医药管理局党组书记余艳红出席并讲话。5月27日，山西省人大颁布《山西省中医药条例》，8月1日正式实施。山西省建设中医药强省领导小组印发《关于印发贯彻落实〈蓝佛安省长在建设中医药强省大会上的讲话〉任务分工的通知》《关于建立加快建设中医药强省工作推进机制的通知》。山西省建设中医药强省领导小组印发《山西省中医药发展“十四五”规划》并报和山西省人民政府。山西省卫生健康委联合山西省医疗保障局印发《关于全面支持中医药传承创新发展的实施意见》，将中医适宜技术门诊治疗纳入医保支付范围，医保统筹基金按60%支付；将五寨县中医院“日间病房医保报销”纳入第一批试点等。

二、医政工作

2021年度国家公立中医医院绩效考核，山西省三级公立中医医院排名位居全国第十一位，较2020年度上升5位。国家中医药管理局领导、山西省领导多次调研指导国家区域中医医疗中心建设。中国中医科学院西苑医院山西医院正式揭牌，增加编制床位400张，医院临床诊疗能力、科研能力、医院管理水平全方位快速提升，跃居全国三级公立中医医院绩效考核中医综合类医院第九十六名，首次获评A等，进入百强榜。山西省中医院、西苑医院山西医院、山西省中西医结合医院2021年完成限制类临床应用医疗技术备案30余项，综合服务能力明显提升。山西省卫生健康委联合省发展改革委推荐3所省直医疗机构申报国家中西医协同“旗舰”医院项目。深入推进基层中医药服务能力提升工程，出台《山西省基层中医药服务能力提升工程“十四五”行动计划》，支持运城市、吕梁市中医院提升中医康复能力，支持翼城县中医院等7个县级中医院建设“两专科一中心”，支持40个县级中医院建设灸疗科，加强418个基层中医馆内涵建设。开展“服务百姓健康行动”义诊活动周，累计服务群众3万余人次。启动西苑医院山西医院中医药专家山西行巡诊系列活动，组织西苑医院在晋专家赴市县义诊。启动2022年度山西省中医医院级别核定和等级评审。中医药全程参与疫情预防、救治、康复全过程，组建精干队伍深入一线，全国名中医刘光珍院长率团队远程视频会诊，开展中西医协同救治。

三、科研工作

山西省中医院入选全国中医药传承创新中心（培育）。“山西省门静脉高压中医药科技创新联盟”成立，对接国家级优质临床研究资源。山西中医药大学入选第三批全国中药炮制传承基地。山西省卫生健康委支持山西省中医院、山西中医药大学提升古籍保护能力。开展传统知识保护、道地药材保障、中医药文献大数据挖掘、经典名方推广、重点研究室中医药多学科研究能力提升、中医四诊仪设备研发等多个科研项目，下达中医药科研课题283项；完成县域中药资源名录等基础数据统计整理。省级中医药数据中心（中医馆健康信息平台）通过国家验收，支持开展本地研发。

四、教育工作

2022年，山西省新增国医大师1名，全国名中医3名，岐黄学者1名，青年岐黄学者3名，第七批全国老中医药专家学术经验继承工作指导老师30名、继承人60名；确定第二批省级师承指导老师108名、继承人206名；入选第五批全国中医临床优秀人才研修项目14名，入选全国中医护理骨干人才培训项目研修对象23名。完成100名中医类别全科医生转岗理论培训、350名基层中医骨干人才培训。支持3个中医药重点学科、1个国家级中医临床教学基地开展建设。7个传承工作室建设通过国家验收，新增19个国家级传承工作室。对173个省级名中医传承工作室开展中期考核评估。建设县级中医师承教育基地40个，开展师带徒活动。中医医师规范化培训扎实开展，完成年度水平测试工作，培训师资500余名，结业学员322名，新招录141名。开展国家级中医药继续教育项目11项，省级师承继续教育专项100项。完成传统医学师承和确有专长人员考核，818人通过。启动中医医术确有专长人员医师资格考核报名工作，完成资格审核并公示。

五、文化建设

2022年，山西省实施中医药文化弘扬工程，建设中医药文化知识角22个，支持4所学校开展中医药文化进校园。启动普及中医药经典活动。建设中医药文化传播平台1个。制作系列中医药文化产品。开展纪念傅山诞辰415周年暨学习宣传贯彻《中医药法》《山西省中医药条例》活动。召开山西省中医药事业高质量发展新闻发布会。在五寨县举办夏季康养峰会暨中医药文化研讨会。支持大同、晋城、忻州、吕梁、临汾、运城6个市建立中医药康养基地。9月2日，山西省人民政府分管副省长在中国国际服务贸易交易会第五届“一带一路”中医药发展论坛上同国内外有关政府官员、外国驻华使节、中医药领域的专家学者和企业家代表推介了山西中医药的深厚文化底蕴和建设中医药强省的主要成效，山西中医药社会影响力大幅提升。（田　敏）

【内蒙古自治区2022年中医药（蒙医药）工作综述】

一、政策法规

2022年，内蒙古自治区不断完善促进中医药（蒙医药）传承创新发展的政策法规，自治区人大常委会组织修改《内蒙古自治区中医药条例》，5月27日经自治区人大常委会审议通过并发布，于2022年7月1日起实施。自治区人民政府办公厅印发《关于促进中医药（蒙医药）特色发展若干政策措施的通知》，自治区医疗保障局和卫生健康委联合

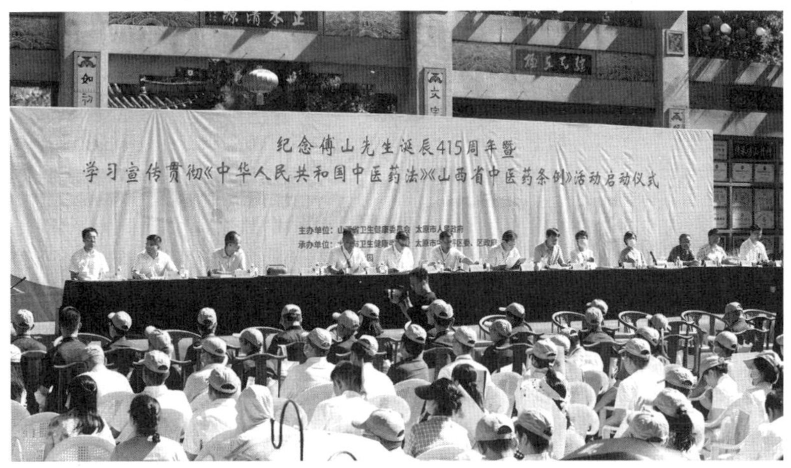

2022年7月17日，由山西省卫生健康委、太原市人民政府主办的纪念傅山先生诞辰415周年暨学习宣传贯彻《中华人民共和国中医药法》《山西省中医药条例》活动启动仪式在山西太原举行

制定《关于医保支持中医药（蒙医药）传承创新发展若干举措的通知》，自治区卫生健康、中医药、教育厅、人力资源社会保障四部门联合印发《加强新时代中医药（蒙医药）人才工作实施方案的通知》，自治区卫生健康委制定《推进中医药（蒙医药）高质量融入共建“一带一路”发展规划的通知》。按照国家“十四五”中医药发展规划，制定《关于推进中医药（蒙医药）“十四五”工作的通知》，谋划“十四五”中医药（蒙医药）10个方面的重点任务和落实措施。12个盟市针对《内蒙古自治区振兴中医药（蒙医药）行动2022年推进方案》建立重点任务台账，按照要求推进十大行动、50项任务、80项工作。《中医药法》实施五周年期间举办系列活动，中医药（蒙医药）事业在法治化的轨道上持续健康发展。

二、医政工作

加快构建优质高效的服务体系。内蒙古自治区强化政府办医主体责任和公立医院的主体地位，不断优化资源配置，加快构建优质高效的医疗服务体系。依托巴彦淖尔市中医医院建设国家区域医疗中心——首都医科大学附属北京中医医院内蒙古医院；依托自治区国际蒙医医院培育国家中医药（蒙医药）传承创新中心，建设国家中医药服务出口基地；依托自治区中医医院建设国家中医疫病防治基地；依托内蒙古民族大学附属医院建设国家康复区域诊疗中心；依托内蒙古医科大学第一附属医院建设中（蒙）西医结合“旗舰”医院；依托6个盟市级中医（蒙医）医院建设国家中医药（蒙医药）特色重点医院。逐步健全以国家区域中医医疗中心、自治区级中医（蒙医）医院为龙头，自治区级区域专科诊疗中心、盟市级中医（蒙医）医院为支撑，旗县级域中医（蒙医）医共体、旗县级中医（蒙医）医院为骨干，其他医疗机构中医药（蒙医药）服务为协同，基层医疗卫生机构中医（蒙医）服务为网底的中医药（蒙医）医疗服务体系。

做好疫情防控中医药（蒙医药）工作。内蒙古自治区不断完善中（蒙）西医协同机制，认真落实“四有机制”（有团队、有机制、有措施、有成效），全程深度参与新冠病毒感染疫情防控、预防、治疗和康复。自治区卫生健康委制订5版中医药防治方案、6版蒙医药防治方案（蒙汉文版），建设国家中医疫病防治基地和紧急医学救援队，成立中医药（蒙医药）防治工作专班，组建自治区、盟市、旗县三级中医（蒙医）医疗队，加强定点医院、方舱医院中医（蒙医）医师配备。二级以上中医（蒙医）医院全部建成发热门诊和核酸检测实验室，部分医院独立承接定点医院、亚定点医院、方舱医院任务。疫情防控进入新阶段后，全系统全力做好救治工作，制订中药（蒙药）保供方案，扩充重症医学救治资源，加强中医（蒙医）医院急诊科、重症医学科等重点科室建设，规范化、同质化开展中医药（蒙医药）治疗，在“保健康、防重症、降死亡”中发挥了重要作用。

加强中医（蒙医）临床重点专科建设。内蒙古自治区卫生健康委制定印发《内蒙古自治区中医蒙医临床重点专科建设标准》，第二批建设88个自治区级中医（蒙医）临床重点专科，同时加强中医（蒙医）医联体和专科联盟建设，逐步建立融预防、保健、治疗、康复于一体的中医药（蒙医药）特色服务网络。截至2022年底，全区建成中医（蒙医）紧密型医联体10个、城市医疗集团10个、中医（蒙医）医院牵头县域医共体68个、专科联盟57个。

实施基层中医药（蒙医药）服务能力提升工程“十四五”行动计划。内蒙古自治区卫生健康委投入专项资金支持旗县级中医（蒙医）医院实施“两专科一中心”建设，加快基层医疗卫生机构中医药（蒙医药）骨干人员培训和适宜技术推广，实施农村牧区订单定向医学生培养，推进基层医疗卫生机构中医馆（蒙医馆）提档升级，实现基础型全覆盖，建成优质型757个、示范型97个。鄂尔多斯、赤峰、锡林郭勒盟、呼伦贝尔、通辽、乌海、阿拉善盟的13个旗县新申报全国基层中医药工作示范县。

实施中医（蒙医）治未病升级工程。内蒙古自治区卫生健康委组织制订印发《推进中医蒙医治未病健康工程升级的实施方案（2022—2025年）》《中医（蒙医）医院中医（蒙医）治未病中心基本建设评估标准》，打造治未病示范中心30个。全区三级中医（蒙医）医院全部建立治未病中心，二级以上中医（蒙医）医院全部建立治未病科。

提升中医（蒙医）康复服务能力。内蒙古自治区将中医（蒙医）康复能力提升工程写入《内蒙古自治区“十四五”中医药（蒙医药）规划》《内蒙古自治区基层中医药（蒙医药）服务能力提升工程“十四五”行动方案的通知》中，制订印发《内蒙古自治区推进中医药（蒙医药）康复服务能力提升工程工作方案》，明确总体要求、目标任务，并纳入健康内蒙古行动、内蒙古中医药（蒙医药）振兴行动年度目标考核内容加以推进。截至2022年底，全区二级以上中医（蒙医）医院康复科（中心）全覆盖，全区二级以上中医（蒙医）医院全部独立设置康复科，各盟市结合本地区康复医疗服务需求，均已打造中医（蒙医）区域康复中心，带动区域中医药（蒙医药）特色康复服务能力提升。

开展特殊人群中医药（蒙医药）特色服务。内蒙古自治区卫生健康委部署在妇幼保健医院开展中医药（蒙医药）服务，在全区二级以上中医（蒙医）医院开通老年人就医绿色通道，64%的二级及以上中医（蒙医）医院设置了老年病科。65岁以上老年人和0~36个月儿童中医药（蒙医药）健康管理率分别达到75%和84%。

加强推广基层中医药（蒙医药）适宜技术。内蒙古自治区卫生健康委制订印发《内蒙古自治区推进基层中医药（蒙医药）适宜技术推广工作的实施方案（2022—2025年）》，建立自治区级、盟市级、旗县区级三级中医药（蒙医药）适宜技术推广中心，建立自治区中医药（蒙医药）适宜技术推广质控中心，组建盟市级中医药（蒙医药）适宜技术推广指导中心。2022年在全区遴选推广17项中医药（蒙医药）特色技术。

推进公立中医（蒙医）医院绩效考核。内蒙古自治区以公立医院绩效考核为抓手，推进医疗服务提档升级，全区所有三级公立中医（蒙医）医院和67所二级医院参与全国绩效考核。通过对每年的国考监测指标进行分析、通报，专题培训，建立月调度监测机制，强化规范管理。2021年考核成绩较2020年提升30.2分，全国排名提升4位，自治区中医医院全国排名第二十五位（A+级），自治区国际蒙医医院、锡林郭勒盟蒙医医院获A级。全区二级以上中医（蒙医）医院全部进行电子病历系统应用水平分级评价，其中达到四级15家，达到三级36家。

三、科研工作

完善创新体系，加快科技创新。内蒙古自治区组建的内蒙古自治区中蒙医药研究院启动运行，并加快建设自治区中医药（蒙医药）科研转化、推广与应用平台。自治区卫生健康委修订自治区中医药（蒙医药）领先学科、重点学科、重点实验室建设标准，中医药（蒙医药）循证能力建设项目通过验收。实施中药材产业技术体系建设，制定中药材（蒙药材）趁鲜加工技术规范、产地环境要求、溯源要求及信息规范，发布赤芍、桔梗、苦参、紫苏、土木香、月见草种植、栽培等18项地方标准。举办全区标准研究制定能力提升培训班，结题验收71项蒙医药标准化项目。内蒙古自然博物馆设“绿色内蒙古中医药（蒙医药）展区”并对外开放。《中国中药资源大典（内蒙古卷）》出版发行。

加强古籍整理保护研究。内蒙古自治区加大投入力度，支持内蒙古医科大学蒙医药学院提升中医药（蒙医药）古籍文献修复能力，加强蒙医药博物馆馆藏基础设施建设、文献修复和人才培养工作，推进文献抢救性发掘整理与系统研究。实施中医药（蒙医药）传统知识保护项目，收集、整理民间传统知识，建成自治区中（蒙）医药传统知识数据库，遴选、溯源并推荐蒙医药古代经典名方。《中华医学百科全书（蒙医学卷）》《蒙医药大典（影印版）》编撰工作进展顺利。

四、人才工作

内蒙古自治区认真组织实施国家岐黄工程，开展第七批国家级、第四批自治区级学术经验继承工作，新建全国名老中医药专家传承工作室5个、基层工作室7个。3名专家被评为全国名中医，2名专家入选青年岐黄学者，5人入选第五批中医优秀人才培养名单，28位指导老师培养56名继承人。启动自治区中青年领军人才支持项目。优秀人才、特色技术人才、创新骨干人才等培养项目进展顺利。培养115名中医（蒙医）全科医师，培训基层中医馆（蒙医馆）骨干人才360名。改革中、高级专业职称评价，首次开展蒙医、蒙医护理专业技术资格考试，实行考评结合。开展第三批中医（蒙医）医术确有专长人员医师资格考核。截至2022年底，有541名人员通过中医（蒙医）医术确有专长医师资格考核、注册、发证。

五、文化建设

内蒙古自治区卫生健康委等部门联合实施中医药（蒙医药）文化传播行动，大力推进中医药（蒙医药）文化弘扬工程，重点加强中医药（蒙医药）文化传播平台建设，支持建设两个国家级和8个自治区级中医药（蒙医药）文化宣传教育基地，新遴选26个自治区级基地，建设24个中医药（蒙医药）健康文化知识角，建立中医药（蒙医药）文化进校园机制，推动共建的医疗机构与学校包联，打造中医药（蒙医药）进校园示范学校；利用广播电视、报纸杂志和《健康报》《中国中医药报》、内蒙古自治区官方微信、微博等宣传阵地，以新闻发布会、制作文化宣传片等形式，强化正面宣传、舆论引导和文化宣教，增强中医药（蒙医药）文化影响力和传播力；制作《内蒙古自治区中医药文化读本》《蒙医药古籍科普读本》和中医药文化进校园科普MG动画，开展“端午艾草香，关注眼健康”中医药（蒙医药）文化进校园和义诊活动，向群众推广推拿、药浴、拔罐等养生保健方法和中药（蒙药）香囊、茶包、膏方等防疫健身用品及普及中医（蒙医）传统健身方法，全区中医药（蒙医药）医疗机构共计为群众服务50000余人次，发放宣传资料80000余份，发放健康处方6000余

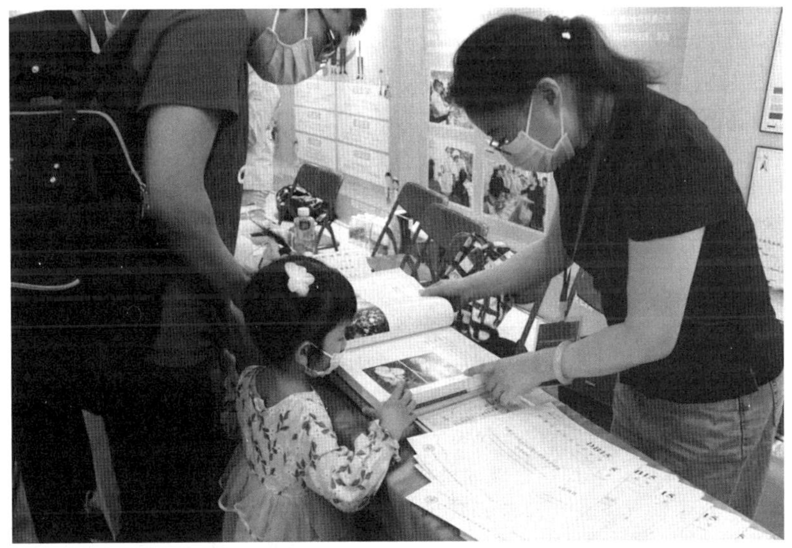

2022年9月17日，在内蒙古自治区2022年全国科普日主题活动中，内蒙古自治区中蒙医药研究院设立大数据背景下的中药（蒙药）资源信息化展台，吸引众多参观者

张。内蒙古自治区卫生健康委被《中国中医药报》社评为新闻宣传先进单位，两人被评为新闻宣传先进个人和优秀通讯员。

六、党风廉政建设

内蒙古自治区高度重视党的建设引领业务工作，通过学党史将党建与业务深度融合，提升发展建设内生动力；加强系统行业作风建设，开展中医（蒙医）医院巡察和监督整改“回头看”，制定全区中医（蒙医）医疗机构及其工作人员从业正负面清单，逐级认领签订，明确红线底线；组织系统开展“比学赶帮超　立足岗位做奉献　喜迎党的二十大”等系列活动，加强行风建设；开展比党建、比传承、比创新、比强基层、比进校园、比百草园、比便民惠民、比技术推广、比科普宣传等系列活动，提升系统文化内涵。增强服务意识，组织开展“方便用中医（蒙医）、放心用中药（蒙药）”增强服务意识，促进惠民便民。深化活动，改善就医体验，提供便捷服务，发挥基层机构作用，在群众中推广推拿、药浴、拔罐等养生保健方法和香囊、茶包、膏方等防疫健身用品，普及中医（蒙医）传统健身方法，提升百姓健康素养。

七、其他工作

推进中医（蒙医）医院信息化建设。内蒙古自治区中蒙医药管理局支持内蒙古自治区中医药（蒙医药）数据中心建设，建立与内蒙古医科大学共享蒙医药古文献数据库、蒙医医案知识库、国医典藏数据库等蒙医药资源和全国名老中医工作室线上平台，增加中医药（蒙医药）标准化项目和科研管理系统、中医（蒙医）医术确有专长人员医师资格考核管理系统和继续医学教育网络系统，实现数据信息共享，在国家中医药管理局验收中获评“优秀”。强化远程医疗和互联网医院功能，部署三级中医（蒙医）医院开展互联网医院，4家已建成的自治区级中医（蒙医）互联网医院上线运行，在疫情期间为缓解群众就医诊疗困难发挥了重要作用。

启动中医药综合统计工作。内蒙古自治区卫生健康委落实《国家中医药综合统计制度》，完善中医药（蒙医药）统计直报系统，依托内蒙古自治区中医医疗质量监测中心启动全区中医药（蒙医药）综合统计工作。（岳红娟）

【辽宁省2022年中医药工作综述】

一、政策法规

2022年，辽宁省中医药管理局联合省教育厅、省人力资源社会保障厅印发《关于强化中医临床思维构建符合中医药人才成长规律的人才培养模式的实施意见》，在总结近年来经验，分析存在的问题的基础上，结合国家对中医药人才培养工作的要求，从强化中医药经典理论在院校教育中的重要地位、创新中医药毕业后教育模式、丰富中医药继续教育内容、做好中医药高级职称评审改革、全面推行中医药师承教育模式、充分发挥中医药传承平台作用、加强政策机制保障等几个方面，进一步加强中医药人才队伍建设，建立健全符合中医药特点、突出辽宁特色优势的人才培养模式。

辽宁省中医药管理局与省发改、财政等部门联合制订印发《辽宁省基层中医药服务能力提升工程“十四五”行动计划》，从健全基层中医药服务网络、推广中医药适宜技术、做好中医药城乡对口帮扶工作、加强组织领导、明确责任分工等方面持续提升基层中医药服务能力。

补充和完善《辽宁省中医药条例》（以下简称《条例》）。《条例》工作领导小组和起草小组在调研、座谈、征求意见的基础上，持续补充完善《条例》和立法论证报告；积极协调省人大、省人民政府法制办将《条例》列入2023年立法论证计划。

二、医政工作

不断完善中医医疗服务体系。辽宁省中医药管理局加强调度和指导，补齐服务体系短板，实现市、县公立中医医疗机构设置全覆盖。将中医馆建设纳入全省民生实事，2022年新建中医馆63个，总数达到1413个，实现全省基层医疗机构中医馆全覆盖。二级以上公立中医院实现全部设置治未病科和康复科，初步构建覆盖全省的中医治未病和康复服务体系。

中医优势专科建设取得新成效。辽宁省制订中医药强省项目——中医药服务能力提升各项目建设方案，完成12个国家中医优势专科建设和省市级中医医院29个专科、县级中医医院37个专科建设。组织完成省级中医重点专科、特色专科、示范中医康复科、中医馆中医康复治疗室评审，以及“十二五”省级中医重点专科、特色专科复审工作。中医专科建设不断完善，能力明显提高，管理进一步加强。

中西医协同发展全面启动。辽宁省制订印发《进一步加强辽宁省综合医院中医药工作推动中西医协同发展实施方案》和《辽宁省推进妇幼健康领域中医药工作实施方案（2021—2025年）》，加强综合医院、专科医院、传染病医院和妇幼保健机构中医药工作。推广“有机制、有团队、有措施、有成效”的中西医结合医疗模式。积极支持大连医科大学附属第一医院等4家医院争创国家中西医协同“旗舰”医院。

加强中医医院信息化建设。辽宁省将信息化作为医院基本建设的优先领域，16家三级公立中医医院电子病历应用功能水平分级达到国家四级标准。转变服务模式，方便患者就医，开设互联网医院，数字便民惠民服务能力显著增强，探索推广智慧中药房等服务模式。

中西医结合推动“乙类乙管”实施。辽宁省建立中西医结合医疗模式，形成中医药第一时间参与应急防控和救治的工作机制，为疫情防控取得重大战略成果贡献中医药力量。全省中医药系统认真落实国家卫生健康委、国家中医药管理局要求，构筑保健康、防重症防线，推动新冠病毒感染“乙类乙管”实施。充分发挥国家疫病防治基地和辽宁省循证医学中心作用，加强对各地医疗救治的远程指导和治疗效果循证研究，中医药全力投入患者救治工作。

三、科研工作

辽宁省获批国家发展改革委、国家中医药管理局国家中医药传承创新中心项目。该项目从全省中医药发展规划、实际情况出发，依据国家中医药传承创新中心任务研究要求，遵循扶优扶强原则，对重大疑难疾病、传染病、慢性病等中医优势疾病领域，遴选出5个优势病种，确定为“1+N”模式，其中“1”为重症肌无力，“N”为糖尿病及并发症、慢性萎缩性胃炎、骨质疏松症和小儿肺炎。中心建设单位通过开展大规模、多中心的循证研究，提高重大疑难病诊疗水平，形成以专家高度共识为基础的诊疗指南，研发新产品、新技术等；通过多学科交叉研究，阐明5个优势病种的疗效机制，诠释其科学内涵；通过中医药古籍文献、经典名方、名老中医药专家经验和学术流派挖掘研究，梳理“辽派”中医学术思想，并进行理论创新。

辽宁省中药炮制技术传承基地获批10个科研项目，其中国家中医药管理局项目2项、国家自然科学基金面上项目1项、“兴辽英才计划”科技创新领军人才课题1项、其他省级课题6项。发表科研论文33篇，其中SCI 4篇。申请专利7项，其中授权2项。制定狗脊等微型饮片质量标准17项，制定灯芯炭、枯矾、煅炉甘石生产工艺操作规程和质量标准3项。

国家中医疫病防治基地项目落户辽宁中医药大学附属医院，该项目的实施带动提升中医疫病防治能力。辽宁省组织遴选12个中医药重点学科申报国家中医药管理局高水平中医药重点学科建设项目，培养一批中医药领域高层次人才和学科团队。组织开展中医药循证能力建设项目验收工作，7个基本中医药循证能力和3个专科中医药循证能力建设项目均完成项目任务书规定的研究任务，通过验收。

四、教育工作

中医药高层次人才选拔培养成果丰硕，辽宁中医药大学附属医院张静生当选第四届国医大师，实现辽宁省在世国医大师零的突破；辽宁中医药大学附属医院田维柱、杨积武，辽宁中医药大学附属第三医院田振国3位专家当选第二届全国名中医。两人入选青年岐黄学者，5人入选第五批全国中医优秀人才研修项目（基础），入选人数、入选率均列全国第四名。青年岐黄学者、全国中医临床优秀人才、全国名老专家传承工作室等项目与国家签订任务书，进一步梳理工作任务，明确培养目标。

将辽宁省中医大师、名中医、青年名中医纳入省委重大人才工程“兴辽英才计划”医学名家项目，重点培养中医药高层次人才。86名第七批全国老中医药专家学术经验继承人全部选岗到位，完成22名中医护理骨干人才结业考核。

中医住院医师规范化培训成效显著，新一轮住院医师规范化培训实践技能结业考核改革试点在辽宁省举行，考核方式由原来3站改为4站，增加了古代医案分析和专科实践操作，细化了接诊内容和考核难度，考核内容更贴近实际临床工作，更加注重中医经典理论研究，辽宁省作为全国5个试点省之一，充分体现国家中医药管理局对辽宁省中医住院医师规范化培训工作的高度肯定。

辽宁省发挥省级西学中示范效应，丰富培养手段，壮大基层中医药队伍，完成2022年度西学中招生工作，2022年度招生150人。继续支持各地自筹资金开展培训，坚持师资、教材、标准、考核“四统一”的同质化原则，全省共有24家单位自筹资金开展培训，结业人员2362人，在培人员2239人。充分发挥省属中医医疗机构专科培养师资力量优势，加强基层中医药专科技术骨干人才培养，在专科中医基本技能掌握、专科常见病诊疗、疑难杂症辨证方法等得到进一步巩固和提升，全年共完成200人次技术骨干人才培养工作。培训乡村医生等2000余人次，进一步提升辽宁省基层中医药服务能力。

进一步加强全省中医药传承工作室建设。辽宁省中医药管理局组织开展辽宁省中医药学术传承平台管理与考核线上培训，全面梳理总结中医药传承工作室现状，进一步规范工作室日常管理和考核制度，更好地传承推广名老中医药专家的学术经验、特色技术，培养中医药特色人才，全省参与培训人员共计500余人次。开展第四届国医大师和第二届全国名中医传承工作室建设。全面深入整理、继承、推广国医大师、全国名中医的学术思想和临床（实践）经验，培养一批高层次中医药人才，推进中医药的传承与发展。2022年完成两个国医大师工作室和3个全国名中医传承工作室建设任务。

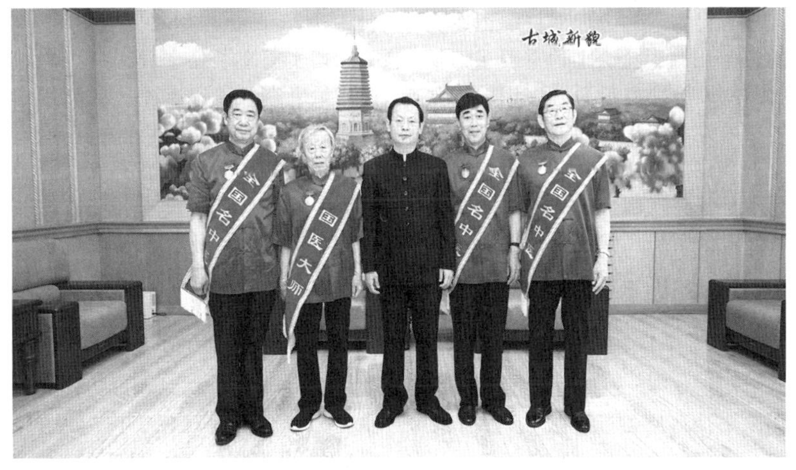

2022年7月20日，辽宁省副省长陈绿平与国医大师张静生，全国名中医田振国、全国名中医田维柱、全国名中医杨积武合影

五、文化建设

弘扬传承中医药文化。辽宁省持续开展8个辽派中医学术经验和技能活态传承项目。初步建成具有辽宁特色的辽宁中医博物馆和蒙医博物馆。辽宁省建立6个中医药文化教育基地、22个中医药文化角和1个“辽医药苑中医药文化传播平台”公众号。全面开展中医药文化活动，各级中医医疗机构进校园、进社区、进乡村、进家庭，发挥100名省级中医药文化科普巡讲专家的作用，开展中医知识普及讲座600余场，提高了广大群众的中医药文化素养。

积极开展对外交流合作。辽宁中医药大学、大连神谷中医院两所中医药对外服务贸易基地在国家评审中获得优秀等级（全国优秀等级仅5所）；持续推进中医药国际合作专项建设。支持辽宁中医药大学附属第二医院与泰国庄甲盛皇家大学（中国－泰国中医药中心项目）合作，通过线上方式指导泰方骨干两人，1人入选国家中医药管理局中医药国际化骨干人才培养对象；在泰国参加抗疫义诊活动，使用中药汤剂治疗新冠病毒感染患者306例，为611例患者提供预防新冠病毒感染药物，促进了中医药理论、文化、服务和产品走向世界。

六、党风廉政建设

辽宁省中医药系统始终把政治建设摆在首位，深入学习党的二十大报告、党章和习近平总书记在党的二十届一中全会上的重要讲话精神，深入贯彻习近平总书记关于党风廉政建设工作的重要论述，始终坚持贯彻党中央全面从严治党部署要求，坚决扛起全面从严治党政治责任，全面加强党对全省中医药工作的领导，把党风廉政建设和反腐败工作贯穿到各项工作中去。将履行全面从严治党主体责任作为一项政治性任务，一以贯之、常抓不懈。深入贯彻落实习近平总书记关于注重家庭家教家风建设重要论述，以新时代共产党人的良好家风为主题开展主题党日活动。组织党员干部学习革命前辈、“时代楷模”家风事迹。挖掘“抗日战争起始地”“抗美援朝出击地”“雷锋精神发祥地”“共和国工业奠基地”中的廉洁内涵和时代价值，传承红色基因，引导党员强化自律意识，严格遵守政治纪律和政治规矩。

七、其他

推进中医药健康产业快速发展。一是完成中药资源普查工作。调查植物种类共计2190种，药用植物1848种，重点中药材317种，重点栽培类68种。通过普查，确定以“辽药六宝”为主的辽宁省道地药材品种27种，进一步促进辽宁省中药材资源保护、研究开发和合理利用。二是完善中药材种质资源保护工作。建设10个中药材重点物种保存圃，收集保存珍稀濒危、具有中药价值的中药材资源，建立引种植物档案。保存圃占地总面积484.5亩，保存重点物种300种以上的1个、100种以上的6个。三是研究制定道地产区药材标准体系。完成5种道地药材（龙胆、北苍术、黄精、五味子、白鲜皮）质量状况调研，以及6项中药材生产地方标准、15种道地药材炮制标准、15种微型饮片生产质量标准、10种道地药材标准和20种“药食同源”物质标准的制定与修订课题项目。四是强化中药药事管理。完善中药药事技术服务体系建设，强化重点环节管理，对全省13个地市、52家医疗机构进行“放心用中药”专项检查，切实提高了辽宁省医疗机构中药质量和药事管理水平，保障了中药用药安全。

完成2021年中央转移支付资金绩效考评和专项审计。辽宁省按照《财政部关于开展2021年度中央对地方转移支付预算执行情况绩效自评工作的通知》（财监〔2022〕1号）和《国家中医药管理局办公室关于做好2021年度中央对地方转移支付中医药资金绩效自评工作的通知》（国中医药办规财函〔2022〕48号）文件要求，完成2021年度医疗服务与保障能力提升补助资金（中医药事业传承与发展部分）项目的绩效自评、专项审计和集中评审工作。涉及资金5446.00万元，完成8个方向39类项目，129家项目承担单位、202个项目系统填报、审核、现场踏勘和核查工作。资金到位率98.05%，执行率85.24%，两项指标较2021年均有大幅提升，被国家中医药管理局评价为优秀等级（全国第四名），有力促进了全省中医药服务能力提升，加强中医药特色技术支持。

（徐振东）

【吉林省2022年中医药工作综述】

一、中医药全面参与新冠病毒感染预防救治

2022年初，吉林省遭遇了常态化疫情防控以来传播速度最快、感染范围最广、防控难度最大的新冠病毒感染疫情。国家卫生健康委党组成员，国家中医药管理局党组书记余艳红，国家中医药管理局局长于文明打电话、发信息关心和指导吉林省中医药疫情防控工作。国家中医药管理局副局长闫树江带领国家工作组在吉林省连续工作28天，实地指导中医药参与疫情防控。吉林省委省政府领导多次对中医药参与疫情防控作出指示批示，在全省中医药系统广大干部职工共同努力下，有效阻止了疫情蔓延。国家中医药管理局专门致函给予充分肯定，在国家中医药管理局疫情防控工作会议上，吉林省作经验交流。国务院联防联控机制“新十条”发布后，吉林省第一时间制订并向社会公布《吉林省新冠肺炎居家防护建议》《吉林省新冠肺炎中医预防及治疗方案》《吉林省新冠病毒感染恢复期中医药专家指引》等中医药预防干预措施，吉林省疫情防控工作领导小组印发《关于在全省城乡基层充分应用中药汤剂开展新冠病毒感染救治工作的通知》，积极协调吉林省工信厅等相关部门加强中药储备，指导医疗机构增设抢救单元，配备重症治疗设备，统筹调配床位，提升救治能力。充分利用媒体发布健康指引、指南，及时回应关切，引导广大群众采用中医药方法加强自我防护和身体康复，受到广大群众的普遍认可，极大地鼓舞和坚定了人民群众战胜疫情的信心和决心。

二、深入实施“十四五”中医药发展规划

2022年5月，以吉林省人民政府办公厅名义印发《吉林省中医药发展“十四五”规划》，设定“十四五”时期全省中医药发展指标20项，明确10个方面38项重点任务。吉林省人民政府新闻办公室专门组织召开新闻发布会对规划进行全面解读。吉林省中医药管理局以省人民政府中医药工作领导小组名义，牵头制订落实中医药发展“十四五”规划任务分工台账，明确各部门工作任务，细化工作措施，压实工作责任，统筹推进落实，中医药重点任务全面融入医药强省、医药健康产业、卫生健康“十四五”规划等医药、卫生健康领域。2022年8月，召开吉林省中医药工作领导小组第二次全体会议，研究部署推进中医药工作重点任务。实施中医药振兴发展重大工程，支持白山市、通化市申建国家中医药综合改革试验区；推进国家中医药传承创新中心项目和中医特色重点医院项目建设；组织省内5家医疗机构申建中西医协同“旗舰”医院；指导长春中医药大学附属医院积极创建国家区域医疗中心。

三、着力提升中医药服务能力

吉林省组织开展中医治未病诊疗中心、中医康复诊疗中心、中医老年病诊疗中心、中医传统诊疗中心、中西医结合诊疗中心“五大中心”创建工作。指导17个省级中医质控中心对全省中医医疗机构开展质控工作，提高中医医疗管理质量。全面加强中医治未病科室建设和发热门诊、感染性疾病科、急诊急救等科室建设，全面提高治未病能力和应急救治能力建设水平。支持12家中医医疗机构提升中医药康复服务能力。安排中央转移支付资金2841万元，支持11个中医优势专科建设。印发实施《吉林省基层中医药服务能力提升工程“十四五”行动计划》，建设乡镇卫生院、社区卫生服务中心中医馆13家，实现中医馆建设项目全覆盖。推进中西医结合和民族医药工作。安排资金700万元，推动综合医院、妇幼保健院中医药服务能力。支持5家综合医院和4家妇幼保健院加强中医科建设，支持两家综合医院临床科室开展中西医协作模式试点，支持延边朝医医院建设，提升少数民族医医院制剂能力。

四、全面加强中医药人才培养

吉林省制定印发《吉林省关于加强新时代中医药人才工作的实施意见》，开展第四届吉林省名中医评选表彰，评选名中医30人。开展第五批全国中医临床优秀人才遴选，组织7名推荐对象参加国家中医药管理局组织的考试。组织国家第七批师承35名指导老师和70名继承人签订继承工作协议，推进继承人进岗。启动13个全国名老中医药专家传承工作室建设。持续开展省级3批中医临床优秀人才网络培训，进行线上讲座32期，网络培训课程300学时。开展中医防治疫病骨干人才库培训，对378名人才库成员进行线上培训，协调省教育厅确定2022年招生计划，招收订单定向免费医学生50名。开展长春中医药大学申报本科中医养生学专业审核。完成2022年吉林省中医类别医师资格考试考务工作，组织全省传统医学师承出师考试和中医医术确有专长人员医师资格现场考核。

五、持续深化中医药改革

吉林省不断完善中医药价格和医保政策，优化中医医疗服务价格政策，落实医疗服务价格动态调整机制，探索建立符合中医药特点的医保支付方式，合理确定付费标准。吉林省中医药管理局与吉林省医疗保障局、卫生健康委等部门联合印发《关于调整组建吉林省DRG/DIP支付方式改革领导小组的通知》《吉林省医疗机构中药配方颗粒阳光采购工作实施细则》，推进全省医疗机构中药配方颗粒挂网采购工作。落实《吉林省深化公立医院薪酬制度改革的实施意见》要求，加快推进公立中医医院实施体现中医药特点的公立医院绩效考核机制，完善薪酬分配政策。修订院长（书记）薪酬考核标准，推动省级中医院薪酬制度改革，代政府起草《吉林省中药材产业高质量发展实施方案》，并纳入医药强省建设“1+N”方案。吉林省中医药管理局配合省人大开展《中医药法》“一法一例”检查工作，组织开展“双随机、一公开”监管工作，突破性开展全省中医医疗机构依法执业专项监督检查。

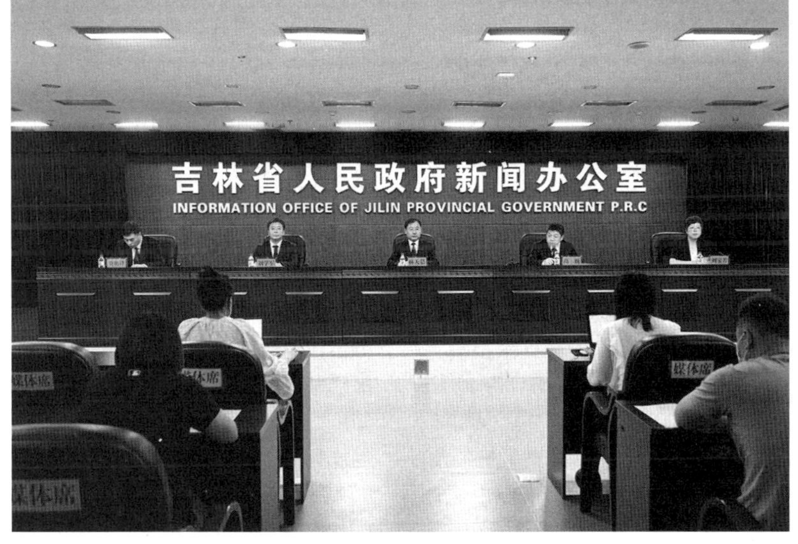

2022年7月5日，吉林省人民政府新闻办公室召开新闻发布会，解读《吉林省中医药发展“十四五”规划》有关情况

六、中医药积极助力乡村振兴建设

吉林省中医药管理局严格落实过渡期“4个不摘”要求，将中医药工作融入乡村振兴。持续开展三级中医医院对口帮扶，推动脱贫地区政府举办中医医院能力建设，提升脱贫地区公立中医医院能力建设和管理水平。加强基层中医药卫生人才培养，依托县级中医院开展乡村医生业务培训367人。依托长春中医药大学附属医院开展基层骨干全科医生和骨干人员专业培训224人。持续推进“一村一名大学生村医计划”，加强基层中医药人才储备。培训中医馆骨干310人，逐步增强中医馆服务能力。开展中医类别全科医师转岗理论培训50人。

七、重点项目实施情况

吉林省中医药管理局认真抓好国家项目实施和项目资金管理，开展中央转移支付资金专项审计和绩效评价工作，确保项目落地见效，确保项目资金专款专用。一是实施中医优势专科建设项目。安排资金2841万元，支持11个中医优势专科加强建设，持续改进中医医疗质量，提升服务能力，增强核心竞争力，充分发挥中医药在疾病治疗中的优势。二是实施基层中医药服务能力建设项目。安排资金1000万元，遴选项目单位5家，开展“两专科一中心建设”，完成10个中医特色专科和5个适宜技术推广中心建设。三是实施国家中医应急医疗队伍能力建设项目。安排资金1060万元，依托长春中医药大学附属医院组建队伍、开展培训、实施演练、配备设施，完成国家中医应急医疗队伍能力建设项目。四是中医医疗机构中医康复能力提升项目。安排资金1071.2万元，支持10家市、县级中医医院开展康复科规范化建设，改善中医药康复服务条件，持续提升中医康复服务能力。五是实施国家高水平中医药重点学科项目。安排资金800万元，开展学科基础、人才梯队、教学能力等建设。六是实施中医药康复服务能力提升项目。落实资金600万元，分别支持长春中医药大学附属第三临床医院、长春市中医院加强中医医院康复科建设，提升中医药特色康复服务能力，充分发挥中医药在疾病康复中的作用。

（冯　健）

【黑龙江省2022年中医药工作综述】

一、概况

截至2022年底，黑龙江省有中医医院204家，其中民营中医医院102家、公立中医医院102家，公立中医医院包含省级中医医院6家、地市级中医医院13家、县区级中医医院83家；全省公立中医医院总收入89.43亿元，同比增长0.53%；药品收入26.70亿元，其中西药收入12.19亿元，中药饮片收入8.63亿元、中成药收入5.88亿元；年总诊疗人次数851.67万人次，同比增长0.90%，其中年门急诊人次833.77万人次，同比增长0.22%；年出院48.04万人，同比增长5.75%；编制床位数2.41万张，实有床位数2.80万张。

二、医政工作

中医药服务体系进一步完善。黑龙江省新增三级中西医结合医院2所，新改造建设“龙江名医堂”1所，新建精品药房7所，满足百姓不同层次中医药需求；新增县办中医医院3所，实现全省县域中医医院全覆盖；新建中医综合服务区（中医馆）428个，基本实现全省社区卫生服务中心和乡镇卫生院中医综合服务区（中医馆）设置全覆盖。

中医药服务能力进一步提升。黑龙江省安排专项资金支持8个国家中医优势专科和25个省级重点专科建设；支持黑龙江中医药大学附属第四医院等两所医院开展康复科建设；指导4个省级中医药适宜技术推广基地、3个省级中医康复培训基地、5个省级中医护理骨干与护理技术培训基地分别培训师资（学员）530人、500人、500人，为基层推广中医药适宜技术、康复技术、护理技术奠定基础；组织10家三级中医医院对口帮扶28家原国贫县、省贫县中医医院。支持嫩江市等4所县级中医医院开展“两专科一中心”建设，支持青冈县等6家县级中医医院开展“紧密型县域医共体试点”建设，切实提升县域中医药服务能力。

公立中医医院高质量发展进一步提速。黑龙江省安排专项资金支持两所地市级中医医院提档升级和有效扩容；对4家三级公立中医医院开展巡查；启动新一轮三级中医医院等级评审，完成黑龙江中医药大学附属第一医院等两所医院等级评审；组织86家二、三级公立中医医院参加绩效考核。国务院深化医药卫生体制改革领导小组公布三级公立中医医院绩效考核成绩，黑龙江省位居全国第十三名。

多部门联动工作机制成效显著。黑龙江省中医药管理局联合省发展改革委等九部门转发《基层中医药服务能力提升工程“十四五”行动计划》，为多部门联合推动基层中医药工作奠定基础；联合省医疗保障局印发《关于印发医保支持中医药传承创新发展的若干政策》，出台多项医疗保障支持中医药发展政策；联合省药品监督管理局等五部门印发《关于加强医疗机构中药制剂调剂使用管理的通知》，破解医疗机构中药制剂调剂使用“最后一公里”难题。

依法履行医疗机构行政审批及管理职责。黑龙江省完成5家三级中医医院和13家中医馆年度校验工作；修订《黑龙江省中医馆管理办法》，将行政审批权限下放，为民营资本设置中医馆提供更加快捷、宽松的政策环境；开展中药饮片质量专项检查；深入省直中医医院开展“走流程、看服务”活动；印发《关于加强全省中医类医院环境卫生服务工作的通知》《关于加强全省中医医疗机构推拿治疗规范操作的通知》，全面加强提升中医医疗机构管理能力。

三、教育工作

推进落实国家级人才培养项目。2022年，黑龙江省新增国医大师1名，全国名中医3名，青年岐黄学者2名，第五批全国中医临床优秀人才23名，第七批全国老中医药专家学术经验继承工作指导老师43名、继承人86名。开展岐黄工程首席科学家项目、青年岐黄学者支持项目中期考核工作，开展2018年、2019年全国中药特色技术传承人才培训项目结业考核工作。完善中医药发展顶层设计，为全省中医药发展工作提供政策指引，印发《关于深入学习贯彻孙春兰副总理在第四届国医大师和第二届全国名中医表彰大会讲话精神的落实意见》和《关于加强新时代黑龙江省中医药人才工作的实施意见》，全面贯彻习近平总书记关于做好新时代人才工作的重要思想和中医药工作的重要论述，认真学习领会孙春兰副总理重要讲话精神。

中医药人才培养平台建设工作。黑龙江省开展第四届国医大师传承工作室和第二届全国名中医传承工作室建设工作。组织专家准备进行2019年全国名老中医药专家传承工作室建设项目验收工作。加强黑龙江省中医疫病防治人才培养和人才储备。组织开展黑龙江省应对重大公共卫生事件和疫病防治骨干人才库年度培训工作。采用线上授课、线下情景模拟训练、现场演习等形式对576名入库人员进行为期10天的培训。

开展省级中医药人才培养项目。黑龙江省组织开展第二批黑龙江省中医临床优秀人才培养工作，遴选确定100名培养对象。按照培养方案要求，签订跟师协议并开展跟师实践。组织全国老中医药专家学术经验继承工作指导教师开展首批省级学术经验继承工作，遴选确认17名指导老师和34名继承人，举办拜师仪式、签订跟师协议，继承人按照培养方案进行跟师学习。鼓励西医学习中医，允许临床类别医师通过考核后提供中医服务。制订《黑龙江省西医学习中医培训项目实施方案》，委托黑龙江省中医药科学院举办首届黑龙江省西医学习中医在职培训班，共培训865人。开展2019年第一批省级名中医传承工作室建设项目验收工作。

积极推进中医类别专业住院医师规范化培训工作。2022年，黑龙江省中医住院医师规范化培训招生144人，其中中医专业120人、中医全科专业24人；中医类别助理全科培训共招生5人。启动2022年黑龙江省中医类别住院医师规范化培训专业理论考核模拟考试工作，提高学员结业考核一次性通过率。2022年共770人通过中医住院医师规范化培训结业考核，通过率为86%；5人通过中医助理全科医生培训结业理论考核，通过率为100%。以线上线下相结合的方式举办黑龙江省中医住院医师规范化骨干师资培训班，共402人参加培训。中医专业农村订单定向免费医学生招生50人。开展中医类别全科医生转岗培训工作，2022年共培训122人。

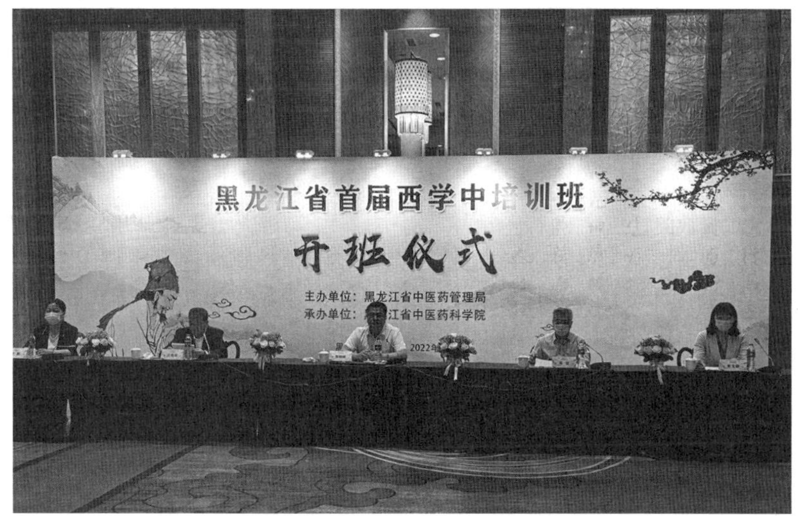

2022年6月11日，由黑龙江省中医药管理局主办的黑龙江省首届西学中培训班在黑龙江哈尔滨举行开班仪式

四、科技创新工作

黑龙江省中医药管理局组织开展2022年科研课题申报工作，立项209项。组织开展国医大师学术思想传承科研课题申报工作，以黑龙江省4位国医大师的学术思想与经验传承为研究方向的中医基础研究和中医临床研究，共立项27项。组织开展2022年中医药新技术奖的申报工作，共评出223项，其中一等奖148项、二等奖75项。开展2022年度省中医药科技奖推荐工作，共评出49项，其中一等奖30项、二等奖10项、三等奖9项。举办中医药临床科研能力提升培训班，通过线上线下相结合的形式，开展为期4天的培训，共培训400余人。召开黑龙江省中医药传统知识收集整理项目培训会，邀请国家中医药管理局中医药传统知识保护研究中心专家培训指导。

五、文化建设工作

进行中医药文化课题研究。黑龙江省开展中医药经典普及化研究专项课题申报工作，132项课题列入黑龙江省中医药管理局科研项目范围。开展中医药文化科普宣传工作，2022年《名医在线·龙江国医大讲堂》栏目播出68期，邀请嘉宾68人次，全年累计收看2300余万人次。举办5期龙江中医药文化线上科普巡讲线上活动，累计全网观看量超550万次。黑龙江省中医药管理局与黑龙江省广播电视台合作的口播广播节目《养生早点说》，全年完成播放期数342期，邀请嘉宾246人，收听率为0.4%，在同时段18套频率节目中平均排名第五，网络回看人数197万人次。

六、党风廉政建设工作

党建统领作用有效发挥。黑龙江省中医药管理局党组坚持以习近平新时代中国特色社会主义思想为指导，用党的创新理论武装头脑，指导实践，坚持“第一议题”制度，开展学习17次，召开党组理论学习中心组学习研讨会6次，制定5项常态化学习机制，推进领导班子和党支部书记讲党课20余次，邀请省委宣讲团和高校专家开展专题讲座与读书班9期，累计参加1200余人次。开展能力作风建设年活动，成立研讨专项工作组，制订“解放思想、振兴发展”研讨方案，开展2天4次的解放思想“回头看”全封闭讨论，形成关键问题39项，2022年度整改34项。围绕中医药工作短板和制约高质量发展的突出问题进行调研。完成调研报告6篇，提出意见建议12项，经过分析研判采纳8项，实现成果转化4项。学习型机关创建有成效，5项集中攻坚克难项目完成，上榜创优工作成果3项。

七、其他工作

中药材质量控制进一步加强。黑龙江省发布全省第一批道地药材目录，共62个品种。对首次遴选出的15种道地中药材制定黑龙江省道地药材标准（团体）。优选黑龙江省9种道地药材印制《黑龙江省道地药材种植技术手册》，免费发放500余册。10个道地药材种子种苗繁育基地通过评估，一定程度上解决了种质资源品质退化问题。开展中药材生态种植技术培训5次，培训350余人。完成第四次全国中药资源普查有关工作。验收材料通过国家中医药管理局验收。形成全省中药资源普查的总结报告，为后续工作提供有效的数据支撑。组织黑龙江中医药大学汇编中药资源普查材料，完成《中国中药资源大典·黑龙江卷》初稿编写，书稿约115万字、1500余张图片。

促进野生中药资源开发合理利用。黑龙江省建设10个道地药材野生抚育基地。3个野生药材资源保护基地列为野生药材资源保护基地建设单位，并设立建设领导小组。

中医药助力乡村振兴工作成效显著。黑龙江省全面引导全省中医医疗机构开展“定制药园”建设工作，2022年签约种植总面积3561.06公顷，帮扶1089人。

推动各类重大项目建设。黑龙江省以省中医医院为依托单位的国家中医疫病防治基地纳入国家中医疫病防治基地项目储备库，与中国中医科学院广安门医院共建的中医区域医疗中心项目被国家审核纳入辅导类项目推进。获得国家1亿元资金推动省级区域医疗中心建设、9600万元资金支持鹤岗市中医医院中医特色重点医院项目建设。黑龙江中医药大学附属第一医院重大疫情中西医结合救治基地项目、黑龙江中医药大学附属第二医院传承创新重点中医医院项目竣工。

（李辉杰）

【上海市2022年中医药工作综述】

一、概况

截至2022年底，上海市共有中医类医院35个，其中三级甲等中医、中西医结合医院8个，二级甲等中医、中西医结合医院14个，社会办中医、中西医结合医院13个。有中医门诊部、诊所515间。中医类医院编制床位10977张，比2021年增长3.25%。有中医类执业（助理）医师11296人，比2021年增长3.68%。全市社区中医类别（助理）医师2448人，比2021年增长3.86%，占社区医师总数的17.16%，占全市中医类执业（助理）医师的21.67%。社区中医类别全科医生1918人，比2021年增加1.70%，占社区全科医生总数17.10%。全市中医类医疗机构门急诊总诊疗人次2230.40万人次，比2021年减少13.43%。共有国医大师8名（健在4名）、全国名中医6名（健在5名）、上海市名中医186名（健在126名）。

二、政策法规

2022年7月14日，上海市人民政府办公厅印发《上海市国家中医药综合改革示范区建设方案》，构建“规划引领、内涵导向、系统评价、多元激励、提升能级”五位一体的中医药高质量发展制度创新链，为推动中医药全面融入社会经济发展大格局提供制度支撑。医保、卫生健康、中医药和财政四部门联合开展中医优势病种单病种付费改革试点，遴选首批中医优势病种试点开展单病种付费改革，制定试点病种按疗效价值付费考核办法，充分体现中西医同病同效同价的原则。贯彻落实国家卫生职称制度改革文件精神，完善中医临床实践评价指标，突出业绩和实际贡献。将中医药学科建设和人才发展纳入市级医院整体规划并列入考核评价工作体系，着力推动医疗机构建立中西医临床协作机制，促进中西医融合发展。出台实施非中医类别执业医师开展中医诊疗活动、中医从事康复执业两个政策文件，率先实现中医从事康复工作的执业管理和西医学习中医分类管理。多部门联合印发《关于加强本市公立医院中医临床重点专科（学科）建设与临床研究协同创新的实施意见》，打造科创引领中医药临床发展新模式。

三、医政工作

上海市持续拓展中医药服务内涵，支持龙华医院创建国家医学中心，岳阳医院入围国家医学中心辅导类项目。曙光安徽医院和龙华江西医院入围国家区域医疗中心辅导类项目。两家医院被纳入国家中医特色重点医院建设项目库。深化中西医临床协作，遴选9个病种开展中西医协同诊疗示范，6家综合医院建设上海市中西医结合“旗舰”医院，实施综合医院中西医协同引导项目，探索中西医协同的诊疗技术在市级医院面上推广。整合全市资源建设中西医多学科交叉重点学科，启动多期西医学习中医培训班，认定一批具有康复服务资质的中医医师，进一步壮大中西医结合人才队伍。

上海市大力提升基层中医药服务能力，持续推进“区域+专科”中医医联体建设，定期监测医联体相关运行指标，推动常见病、多发病诊疗由各级医疗机构的中医药同质化提供。开展医疗机构中药制剂在医疗联合体内基层医疗机构调剂使用试点。全面提升社区中医药服务能级，将社区中医药综合指数考核纳入卫生健康绩效考核，依托上海市为民办实事项目建成50个中医

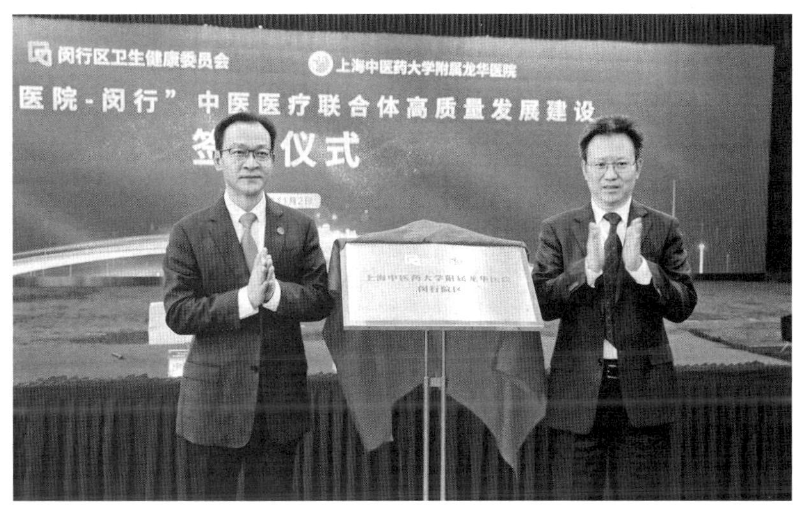

2022年11月2日，上海中医药大学附属龙华医院与闵行区卫生健康委举行签约仪式，共建“龙华医院－闵行”中医医疗联合体，龙华医院闵行分院揭牌

药特色示范社区卫生服务站（村卫生室），推进社区卫生服务中心康复区和中医综合服务区整合发展。提升治未病服务能力，开展慢病人群、亚健康人群及妇幼人群等中医治未病规范和处方库研究，开展中医治未病服务培训。

深入推进中医专科专病联盟、区域中医医联体等多种形式的中医医联体建设。定期监测中医医联体相关运行指标，通过“区域＋专科”中医医联体辐射带动，推动常见病、多发病诊疗在各级医疗机构的中医药同质化提供。上海市中医药管理局会同药监、医保部门制定下发《关于开展本市医疗机构中药制剂在医疗联合体内基层医疗机构调剂使用试点的通知》，4家市级中医医院的特色中药院内制剂可在16个区的试点医疗机构调剂使用。

四、科研工作

积极搭建传承创新平台。上海中医药大学附属龙华医院、上海中医药大学附属曙光医院、上海中医药大学附属岳阳中西医结合医院3家医院进入国家中医药传承创新中心建设单位名单。推动海派中医流派融合创新，实施海派中医流派传承延伸计划，通过不同流派互为融合，构建辨证论治新体系。加快活态传承，启动67个名老中医传承工作室建设，不断推进对中医药学术思想、实践应用、传统技术的传承。

上海市加强新冠防治科学总结，组成疫情防控科研攻关中医药专班，开展多项高水平的临床研究，5个院内制剂获备案许可，提供了强有力的科技支撑。前瞻布局中医药科技创新项目，开展中西医协同高水平攻关，鼓励探索性科学问题研究，支持市级中医医院开展示范性研究型病房建设。成立“上海创新中药转化联盟”，以“经验方、协定方及院内制剂向创新中药转化”为突破点，探索中药转化之路。

开展国家医学攻关产教融合创新平台建设。2022年12月，上海中医药大学被确定为国家医学攻关产教融合创新平台“揭榜挂帅”高校（中医药和中西医结合方向）。以技术攻关带动中医药学科建设和创新人才培养。遴选新一批国家高水平中医药重点学科，打造高水平中医药科学研究平台。推进中药炮制技术传承基地建设，结合上海市中医药3年行动计划中药炮制基地建设内容，形成《中药炮制技术传承基地建设方案》。支持上海市中医药循证医学研究中心建设，遴选优势病种开展循证研究。

五、教育工作

深入贯彻落实全国中医药人才工作会议精神。上海市中医药管理局学习国家中医药管理局、教育部等四部门联合印发的《关于加强新时代中医药人才工作的意见》，研究起草《上海市关于加强新时代中医药人才工作若干措施》。紧密结合上海市中医药人才发展特点和实际情况，在人才培养体系、人才队伍建设、人才发展体制机制3个方面提出更具体可操作的落实举措，进一步促进上海市建设中医药高层次人才中心和创新高地。

培育中医药高层次人才队伍。上海市新增国医大师2名、全国名中医3名、上海市名中医49名等一批高层次人才。通过电视、报刊、新媒体等多种渠道开展国医大师、全国名中医、上海市名中医系列宣传，发挥示范引领作用，营造上海市名医辈出良好局面。启动中医药高层次人才引领计划（创新群体班、西学中骨干人才班）项目建设，确定中医药创新群体班项目培养对象56名，西学中骨干人才经典研修班项目培养对象22名，探索中医药科技创新人才培养新模式，建设国家岐黄工程地方队。实施中医药创新团队建设，从重大临床需求入手，开展中西医协同高水平基础、临床研究和技术攻关，构建多学科融合、中西医协同、老中青结合的创新团队。上海市中医药管理局配合人社部门开展上海市“超级博士后”激励计划申报工作，10名中医药领域博士后获上海市人力资源社会保障局“超级博士后”激励计划支持。

强化基层人才队伍建设。上海市中医药管理局组织开展2022年上海市中医馆骨干人才培训，来自全市社区卫生服务中心的388人参加培训，切实提高中医药基层人才临床工作能力。开展基层双聘人员提升班及新一期中医基层骨干研修班培训，结合中医医联体建设的不断推进，切实提高中医药基层人才临床工作能力，促进中医医联体内资源协同。推进中医住院医师规范化培训工作。指导上海市中西医结合医院、宝山区中西医结合医院通过国家中医住院医师规范化培训基地评估检查，进一步提升上海市中医住院医师规范化培训基地培训能力和管理水平，为带动上海市中医住院医师规范化培训高质量发展奠定良好基础。

六、文化建设

创新健康促进与文化传播融合发展模式。上海市建设16家上海市中医药文化宣传教育基地，夯实医疗机构、景区景点、教育机构等中医药文化传播阵地。围绕中医药健康促进、提升全民健康素养，打造特色街镇。

积极探索中医药融入“功能社区”新模式。上海市将传统功法健康传习作为抓手，选拔培训各街镇卫生服务中心家庭医生、体育指导员、社区健康自我管理小组积极分子作为健康宣教员，推广体现中医治未病理念的健康工作和生活方式。

深化中医药进校园内涵。上海市形成上海中医药大学牵头、各区协同的工作网络，推出近视眼、青少年肥胖防治服务包，提升青少年健康素养。保护传承文化遗产，新增国家级非物质文化遗产代表性传承人5名，多个非物质文化遗产项目亮相第五届中国国际进口博览会“非遗客厅”。

七、党风廉政建设

上海市坚持以习近平新时代中国特色社会主义思想为指导，深入学习贯彻党的二十大精神，坚持以党的政治建设为统领，压紧压实管党治党责任，深化“四责协同”，把党风廉政建设要求贯彻到中医药相关领域和各环节。加强资金管理，严格规范中医药科研、人才等项目立项、评估、验收程序，坚持公开、公正、透明原则，党内监督与党外监督相结合，筑牢反腐倡廉防线。上海始终将党的建设与卫生事业发展、业务工作同谋划、同部署、同考核，结合基层党建工作、意识形态工作、党风廉政建设等管党治党责任主体责任，加强对相关单位、系统全面从严治党各项工作的领导，不断创新工作方式，优化治理模式，在新阶段新格局新理念引领下，以建设国家中医药综合改革示范区为契机，全面实施上海中医药“十四五”发展各项重点任务，赋予中医药在满足人民群众健康福祉的新动能。

八、对外合作

加强国际与沪港澳交流合作。上海市中医药管理局深化沪港澳合作，协助推动香港第一家中医医院动工建设。加强学术交流和抗疫国际合作，与泰国在临床救治经验、医院管理等领域开展线上研讨。推进海外中医药中心建设。中国－摩洛哥中医药中心、中国－毛里求斯中医药中心、中国－泰国中医药中心等海外中医药中心持续平稳运行，各海外中医药中心在当地积极开展新冠病毒感染救治工作。

做强标准化平台。上海市持续推进中医药国际标准化工作，成立上海市中医药国际标准化研究院，申报国家技术标准创新基地（中医药国际化）。2022年新发布ISO中医药国际标准15项，其中上海专家主导2项。

促进中医药服务贸易。优化上海市服务贸易促进指导目录相关标准，上海中医药大学成为新一批国家中医药服务贸易出口基地，在首届数字贸易博览会上海主宾市展区宣传“国医云”项目，打造中医药“上海服务”品牌。

深化长三角中医药一体化发展，开展循证中医药发展论坛、青少年学中医药文化知识大赛、中医药传统知识项目展示与科普交流活动等，大力提升长三角地区学术传承创新发展能力。（周　瑶）

【江苏省2022年中医药工作综述】

一、高位推动中医药发展

江苏省召开全省中医药大会，学习贯彻习近平总书记关于中医药工作的重要论述，落实全国中医药大会精神。江苏省委书记吴政隆作出批示，国家中医药管理局局长于文明、江苏省人民政府常务副省长费高云讲话，强调加快实现中医药大省向中医药强省跨越，为全省中医药高质量发展指明了方向。落实《中医药法》和《江苏省中医药条例》，以及江苏省委省政府《关于促进中医药传承创新发展的实施意见》，出台《关于医保支持中医药传承创新发展的实施意见》等文件，将更多中医医疗服务项目、中药纳入医保目录，强化中医药政策保障。推进实施“十四五”中医药发展规划。制定《2022年全省中医药工作要点》，扎实推动规划任务落实。

二、发挥中医药在新冠病毒感染疫情防治中的重要作用

江苏省强化未病先防，隔离点免费发放清肺排毒汤及“龙砂”“孟河”中药特色汤剂，中医药使用率92.6%。定点医院中医药治疗全覆盖，以“三药三方”为基础，采用吴门医派“疏风宣散”等治法辨证用药，中医药使用率100%。推进国家中医疫病防治基地和国家中医紧急医学救援基地建设。遴选13个地市级中医院为省级中医紧急医学救援（疫病防治）基地建设单位，完善省域重大疫情中医救治体系。派出11批次3895人参加省内及支援上海、海南、西藏、内蒙古、新疆等地疫情防控救治工作。发挥中西医协同救治优势，推行“有团队、有机制、有措施、有成效”的中西医结合医疗救治模式，建立中西医多学科诊疗机制，中医药第一时间参与新冠病毒感染病例救治。发挥江苏中医流派特色，出台中医预防方37个、治疗方55个、康复方21个，协定方在2749家医疗机构中广泛使用，服务患者达236万人次，发放汤药925万剂次。江苏省中医药管理局联合省药品监督管理局、省医疗保障局遴选19种中药制剂应急调剂使用，紧急备案江苏省中医院的防感颗粒和清宣解毒颗粒，帮助患者改善症状、减少重症。

三、全面提升中医药服务能力

江苏省开展公立中医医院绩效考核。将83所二级以上中医院纳入“省考平台”，完成省考平台质控流程改造。启用江苏省中医病案首页质控系统，推进国考省考数据质量不断提升。江苏省中医院全国排名第四，张家港中医医院在全国县级中医医院排名第一。江苏省强化中医重点专科建设。开展中医重点专科分层评价管理，制定《江苏省中医重点专科建设与评价标准（2022版）（Ⅰ、Ⅱ、Ⅲ

类)》，完成173个新申报中医重点专科评审和41个中医重点专科整改验收。推进8个国家中医优势专科、5家县级中医医院“两专科一中心”能力建设，打造优势互补的高质量中医重点专科群。推进中医优势病种诊疗方案实施，发挥中医药原创优势，组织制订第二批37个优势病种诊疗方案，形成63个中医优势病种诊疗方案。以重点疾病为突破口，开展真实世界的疗效研究。加强中医护理工作。新增10家江苏省中医护理专业化培训基地、两家江苏省中医护理专科护士基地。印发江苏省家庭医生签约中医诊疗服务项目库，分类梳理13类60项适合基层开展的家庭医生签约中医诊疗服务项目。

四、强力提升中医药监管能力

江苏省加强中医医疗质量控制管理，成立10个江苏省中医专业质控中心并发布质控指标，定期开展监测。推进医疗机构依法执业，完成江苏省中医医疗机构依法执业和医疗质量管理专项检查，覆盖1307家中医医疗机构。完成中医院大型医院巡查。加强机构和医师准入管理，21人通过第二次中医医术确有专长人员医师资格考核；完成传统医学师承人员出师考核和中医医术确有专长人员医师资格考核报名审核。加强互联网中医院建设，开发中医资源地图、名医、名科、名药及中医科普等板块，构建互联网中医院平台，江苏省互联网中医院增至30家。推进中医药智慧管理系统建设，完成中医病案首页质控、中医重点专科、等级医院评审、中医质控管理、中医药日常监管等模块的建设与应用。完成45家三级中医院数据直采与质控工作。

五、大力夯实中医药人才发展基础

江苏省注重高层次中医药人才培养，新增岐黄学者3名、青年岐黄学者两名、第五批全国中医临床优秀人才39名。遴选第四批江苏省中医临床优秀人才培养对象60名。推进中医药师承教育。新增全国名老中医药专家传承工作室建设项目28个、第二届全国名中医传承工作室两个、全国老中医药专家学术经验继承工作指导老师64名。加强中医药人才项目管理，印发《江苏省西学中人才培养项目实施方案（试行)》，启动第二批省西学中高级人才研修项目。遴选江苏省中医护理和中药骨干人才高级研修项目培养对象50人。强化基层卫生技术人员中医药知识与技能培训，推进“江苏中医在线”线上学习平台建设，制作培训视频360个。江苏省中医药管理局联合扬州大学培训中医馆骨干人才351人。推进中医住院医师规范化培训实践能力考核平台建设，中医住院医师规范化培训考核通过率92.2%。做好农村订单定向医学生免费培养工作，3所高职院校新增中医学专业，2022年招录本科生120人、专科生199人。

六、努力推进中医药传承创新

江苏省打造省级中医临床医学创新中心。布局建设5个省级中医临床医学创新中心，研究印发《江苏省中医临床医学创新中心建设指导意见》和建设方案，高质量推动创新中心成立临床研究团队、学术委员会、保障委员会及中心办公室，指导每个创新中心分别确定3～4个重点攻关研究方向。江苏省争创并推进国家重大项目实施。江苏省中医院、江苏省中医药研究院分别以第二名和第三名的成绩被纳入国家中医药传承创新中心项目储备库。承担国家中医药管理局“新冠病毒感染中医药应急专项课题”并通过结题验收。加大中医药科研项目支持力度。持续推进江苏省中医药科技发展计划项目和国家中医临床研究基地开放课题项目实施，投入近2500万元立项支持275个项目，全面系统培养中医药科技人才及科研团队。

七、积极推动中医药文化建设发展

江苏省强化顶层设计。江苏省七部门联合印发《江苏省中医药文化建设发展行动计划（2021—2025年)》，制订2022年实施方案，明确工作重点，推进年度任务实施。加强平台建设。新增省级中医药文化宣传教育基地5个，省级中医药文化基地增至15个。启动省级中医药文化基地线上展馆建设项目。优化管理措施。为进一步发挥省级中医药专项资金的引导激励作用，开展中医药文化项目申报，评审确定立项项目6个，支持推出更多文化精品。推动中医药进校园。江苏省中医药管理局联合省教育厅开展本科高校中医药入学教育活动。推进“岐黄校园行”，覆盖学校290所，中医机构与中小学校结对83所，举办中医药文化进校园活动534场次，参与人数7.6万人次。加强中医药健康促进。举办第十二届中医药就在你身边健康巡讲活动2069场次，线上讲座682期，观看人数40万人次。培育文化人才。遴选新一批省级中医药文化建设专家库成员。

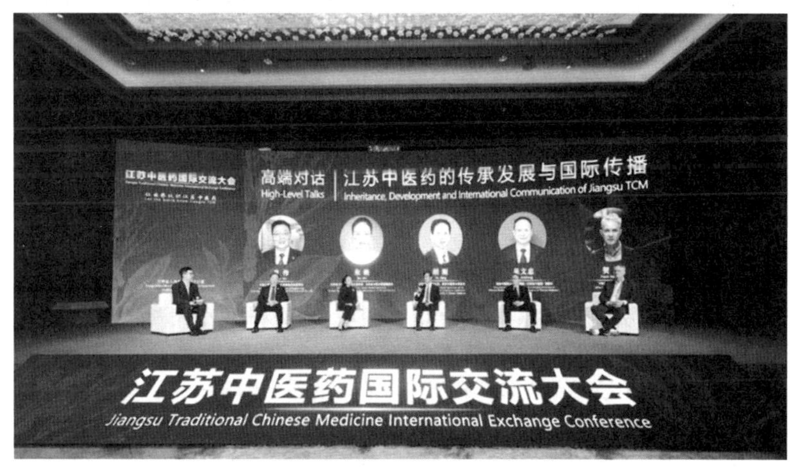

2022年11月21日，由江苏省人民政府外事办公室和江苏省卫生健康委主办的江苏中医药国际交流大会在江苏南京举行

八、促进中医药对外交流合作

江苏省中医药管理局联合省人民政府外事办公室推动中医药“走出去”，加强中医药国际交往。举行江苏中医药国际交流大会，举办中医药国际合作论坛，南京中医药大学与国外高校举行线上签约仪式，推动中医药国际教育合作再结硕果。推出中医药文化科普漫画书《小神农识药记》。举行中英文版全球首发仪式，该书英文版在美国、加拿大、澳大利亚、巴布亚新几内亚、圭亚那等地举办捐赠仪式，受到当地师生的欢迎和喜爱。举办高校中医药英文短视频大赛。获奖作品在新华社海外平台上线首发，助推中医药文化国际交流传播。

九、扩大中医药社会宣传

江苏省加强媒体合作宣传。策划实施中医药纪录片、国医大师全国名中医短视频、“非遗里的望闻问切”等项目。《新华日报》整版宣传全省中医药发展成就。组织开展中医药宣传月活动。举办普法教育活动1956场次、中医药文化科普活动1314场次，参与人数171.4万人次。发挥“江苏中医药”微信公众号宣传主阵地作用。策划开设专题36个，发布推文1232篇，服务互联网人群超百万人次。组织开展“最美中医药　献礼二十大”中医药原创摄影作品征集活动，进一步展现江苏省中医药工作者敬业奉献的时代风貌。（张小凡）

【浙江省2022年中医药工作综述】

一、概况

2022年，浙江省认真贯彻习近平总书记关于中医药工作的重要论述和《中共中央　国务院关于促进中医药传承创新发展的意见》，着眼提供与中国式现代化相匹配的浙江中医药答卷，以中医药综合改革示范区建设为牵引，优化服务供给，加快内涵提升，强化人才支撑，加强科研引领，促进产业融合，扎实推进中医药高质量发展。

截至2022年底，浙江省有公立中医医院98家，其中省级4家、市级13家、县级81家。三级中医医院35家，87%的县（市）中医院达到二级甲等以上水平。有民营中医医院116家、中医门诊部389家、中医诊所2339家。有中医执业医师44179人，其中国医大师两名、全国名中医6名、岐黄学者5名，省级国医名师、省级名中医和基层名中医362名。每千人口中医医师数0.67人，每千人口中医床位数0.64张。有全国名老中医药专家传承工作室94个、省级名老中医专家传承工作室169个。有国家中医药传承创新中心建设项目两个、国家中医临床研究基地两家、国家中医药传承创新工程建设项目5家、国家中医疫病基地1个、国家中医紧急救援基地1个、国家中医特色重点医院建设项目5家。浙江省完成中医馆“应建尽建”，基本实现“乡乡有中医馆”目标，100%的社区卫生服务中心和乡镇卫生院建成基层标准化中医馆，100%的社区卫生服务中心、100%的乡镇卫生院能提供6类以上中医药技术服务。

二、政策法规

浙江省把国家中医药综合改革示范区建设立足于共同富裕示范区和省域现代化先行大场景中，纳入浙江省第十五次党代会明确的重要建设内容，浙江省人民政府办公厅印发《浙江省国家中医药综合改革示范区建设方案》，召开全省推进会，批准杭州市等5个市和8个县（市、区）为省中医药综合改革先行区，鼓励各地先行先试。浙江省人民政府办公厅印发《关于支持浙江中医药大学建设一流中医药大学的若干意见》，推动建成特色鲜明、守正创新的一流中医药大学。

三、医政工作

提升中医医院服务水平。浙江省实施中医医院绩效考核机制，完成2021年度二级、三级公立中医医院绩效考核评价，在全国三级公立中医医院绩效考核排名中，浙江省A+级中医院数量全国并列第三名、A级中医院数量居全国第一名。2022年对24家中医医院进行等级评审。完成省人民政府民生实事项目，县级新增8家三级中医院，床位数增加2000张。围绕浙江共同富裕示范区建设，实施重大疾病联合攻关、中医诊疗能力提升、中医药人才培养、文化弘扬和健康促进等“一老一小”五大工程。建设首个中西医联合眼科诊疗中心。落实东西部对口帮扶，组织6家市级中医院对口帮扶四川省德昌县中医院等6家边远少数民族县级中医院、4家省市级中医院对口帮扶西藏嘉黎县和比如县藏医医院、浙江省立同德医院和衢州市中医院对口帮扶新疆乌什县维吾尔医医院。

筑牢基层中医药服务阵地。浙江省中医药管理局、省财政厅、省卫生健康委联合印发《浙江省山区海岛县中医医院中医药特色专科“百科帮扶”项目实施方案》，推进优质医疗资源有效扩容和均衡布局。在县域内设立全国名老中医药专家传承基层工作站30个，新招录中医全科住院医师规范化培训学员和转岗培训学员334人，培训基层中医馆骨干人才468人；争取国家中医继续教育项目139项，评定省级中医药继续教育项目206项。发挥中医药在儿童、老年人预防保健和疾病诊疗中的独特作用，浙江省卫生健康委、省中医药管理局、省人民政府妇女儿童工作委员会办公室、省民政厅联合制订印发《浙江省提升中医药“一老一小”服务能力实施方案》，杭州市拱墅区、长兴县被纳入国家首批中医适宜技术防控儿童青少年近视试点县（区）。

开展常态化疫情防控。浙江省迭代制订《浙江省新型冠状病毒肺炎中医药防治推荐方案（第六版）》，形成“密切接触者预防用方、疑似病例第一时间用上中药、中医师进隔离病房全程参与救治、康复期用中药恢复”的中医药防治体系，强化二级以上中医医院预检分诊、发热门诊、院感防控和核酸检测等能力。针对新冠病毒感染新阶段新情况，突出“中医药防重症降死亡、中医药缓症状促康复、中药新药研发与老药新用、居家用药及科普示范”4个攻关方向，启动12项新冠病毒感染中医药应急攻关任务，开展中医药为民大健康服务活动。统筹中医力量驰援外省抗疫，组织中医师84名医疗队员成建制支援“大上海保卫战”、301名医疗队员赴新疆进行疫情“动态清零”。

四、科研工作

浙江省坚持创新驱动发展战略，建立高层次合作机制和创新发展模式，首次开展局省共建重点重大项目和重点实验室，国家中医药管理局科技司和浙江省共建重大重点实验室6家，实施重大项目100项。突出传承创新和学科交叉融合，支持推荐中西医结合、妇科、骨伤、针灸、推拿等10个中医药重点学科和数字中医、中医公共卫生两个交叉创新学科创建“十四五”国家中医药重点学科。争创高能级学科科创平台，浙江中医药研究院、浙江中医药大学附属第二医院成为国家中医药传承创新中心建设单位，新增浙江省工程研究中心3家、省级重点实验室1家，浙江中医药大学金华研究院、浙中实验室正式挂牌成立。加强中医药科研攻关，获得国家自然科学基金项目82项，立项浙江省科技计划项目1165项，中医药领域获省级自然科学二等奖1项、省科技进步一等奖1项、二等奖1项、三等奖6项。中华中医药学会发布《2022年度中医医院学科（专科）学术影响力评价研究报告》，浙江省中医肺病学、脾胃病学、肾病学、肿瘤病学、血液病学、乳腺病学、骨伤科学、针灸学、康复学9个学科进入全国前十，其中中医血液病学排名全国第二名、中医肾病学排名全国第三名。

五、教育工作

浙江省支持浙江中医药大学建设一流中医药大学，支持该校9个中医药重点学科和两个交叉创新学科创建“十四五”国家中医药重点学科，浙江中医药大学附属第二医院获批建设国家中医药传承创新中心，浙江中医药大学附属第一医院获批建设国家中药炮制技术传承基地。浙江省对接国家多学科创新团队和传承创新团队建设，启动实施省级建设项目，构建多学科融合、中西医协同、老中青结合的创新团队13个，立项建设浙江省中医药创新培育团队8个。建立健全“理论培训学分制、临床实践基地化、管理考核统一化”的线上线下相结合的西学中人员培养机制，制定出台《浙江省非中医类别医师学习中医培训管理办法》。

浙江省积极推进中医药教育改革，从源头上抓中医药人才数量，从过程中抓中医药人才质量，做到量质双升。一是培育中医药高层次人才。大力实施“杏林工程”，新增国医大师1名、全国名中医3名、（青年）岐黄学者4名、第七批全国老中医药专家学术经验继承工作指导老师59名、第五批全国中医优秀临床人才38名。新建国医大师和全国名中医传承工作室4个、全国名老中医药专家传承工作室34个，制定工作室考核指标，将数字化传承工作室建设、院内制剂研发、基层工作站建立等纳入工作室建设任务。二是培养中医药骨干人才。制订中医住院医师规范化培训骨干师资培训方案，培训中医骨干师资260人，培养省级中青年临床名中医培养对象、省级名中医传承人等骨干人才528人。加强中医住院医师规范化培训质量管理，成立中医内科、中医外科等10个中医住院医师规范化培训质控中心，组织950名学员参加浙江省中医住院医师规范化培训结业考核。加强中医住院医师规范化培训基地管理，新增国家中医住院医师规范化培训教学门诊和培训小组试点单位各1家，杭州红会医院通过国家住院医师规范化培训基地评估。2022年，在中国医师协会组织的年度中医住院医师规范化培训年度业务水平测试中，浙江省名列第二名。三是加强中医药基层人才培养。实施省级基层名中医培养，在县及县以下医疗机构遴选112名有定专业理论和实践经验的基层中医业务骨干，通过学习古典医籍理论，整理相关传承谱系的学术思想，挖掘中医药特色技术和手段，提高中医药诊疗水平。以中医师承方式为切入点，开展本土化村医培养，新招245名中医师承定向培养学员进入浙江中医药大学进行医学基础理论学习，首届安吉县44名学员出师考核通过率70.5%。

六、文化建设

浙江省开展中医药传统知识保护和挖掘整理，浙江省中医药研究院、浙江省中医院入围国家中医药炮制技术传承基地建设单位，实施《浙派中医》丛书编撰工程，完成《中华医藏》25种养生类书目的编纂和27种丛书类医籍版本授权、提要的撰写，获得国家中医药古籍挖掘和保护条件提升项目两个。开展中医药文化宣传活动，推出《养生知时节》中医药文化视频节目，开展悦读中医活动作品征集，举办“U你健康·助力共富”中医药文化传播进常山县未来乡村活动，认定浙江省中医药文化养生旅游示范基地15个，评定浙江省森林康养基地24个。推进中医药进校园，《中医药与健康（第二版）》教材通过浙江省中小学教材审定委员会审查，进入全省小学五年级课堂。

七、党风廉政建设

浙江省中医药系统深入学习贯彻习近平新时代中国特色社会主义思想，学习贯彻党的二十大精神和浙江省第十五次党代会精神。针对中医药系统党建工作的特点和规律，加强学习教育、开展思想政治工作、强化党员管理，激励全系统广大党员干部担当有为。利用清廉建设指数评价机制，从严从实做好廉政风险防控，厚植清廉文化，打造清廉医院，构建良好医患关系。

八、其他工作

推进中医药产业发展。浙江省经济和信息化厅、省发展改革委、省科学技术厅、省农业农村厅、省卫生健康委、省医疗保障局、省供销合作社联合印发《推动浙江省中药产业传承创新发展行动方案（2022—2024）》，提高全省中药产业核心竞争力、创新发展力。召开浙江省中医药助力县域经济高质量发展峰会，制定中药材和中药饮片追溯码，构建包含6个环节、49类、1010项追溯指标体系。完成铁皮石斛、灵芝、山茱萸食药物质试点工作。实施“千方百剂”工程，中国科学院杭州医学所、浙江中医药大学等单位联合成立医疗机构中药制

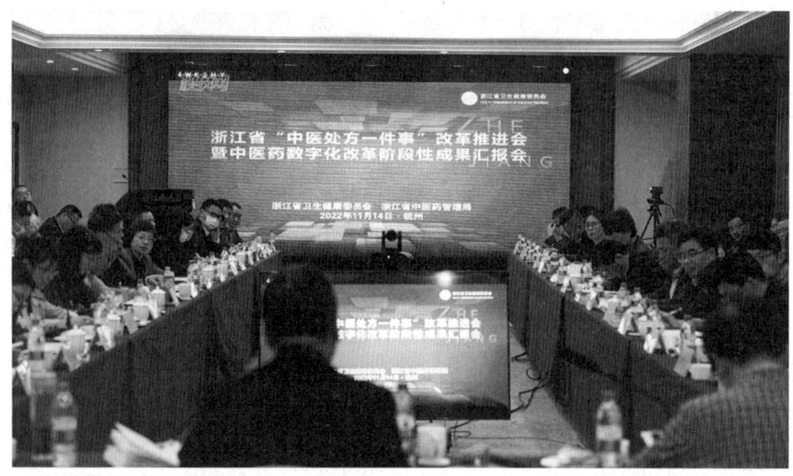

2022年11月14日，由浙江省卫生健康委、浙江省中医药管理局主办的浙江省"中医处方一件事"改革推进会暨中医药数字化改革阶段性成果汇报会在浙江杭州召开

剂研发转化公共服务平台，有16个中药制剂获批。召开医疗机构中药制剂成果路演会，发布浙江首个《医疗机构中药制剂白皮书》。

浙江省卫生健康委、省中医药管理局、省商务厅、省教育厅、省人民政府外事办公室联合印发《浙江省高质量推进中医药"走出去"三年行动计划》，推进中医药现代化、国际化发展。中国－白俄罗斯、中国－以色列、中国－新西兰3个中医药海外中心获批年度中医药国际合作专项（中心类）项目，中国－泰国中医药文化推广活动、海峡两岸青年中医药文化交流立项年度中医药国际合作专项（中心类）项目。浙江省首次进京参加2022年中国国际服务贸易交易会，设立中医药展区，展示"浙派中医"数字化改革和健康服务成果。

推进中医药数字化发展。浙江省卫生健康委、省中医药管理局、省医疗保障局、省药品监督管理局联合印发《全面开展"中医处方一件事"改革实施方案》，在全国率先开展"中医处方一件事"数字化、标准化联动改革。实施中医药标准化建设，建立全省统一的中医处方、门诊病历、中药饮片（颗粒剂）、院内制剂、针灸推拿5项行业标准。对1749种中药饮片、1142种颗粒剂、516个腧穴、117种针灸推拿操作手法进行数字编码，对350种常用中药饮品进行质量分类评级，出版发行《浙江省中药饮片规格等级推荐标准》。建设中医药数字化创新应用场景，4家省级中医医院和11个地市82家中医医院完成标准化与数字化同步改造，以中医处方大数据为核心，打造中医数字诊室、中医云服务、智能语音电子病历、名老中医活态传承、区域中医药大脑、智慧中药房等立体化、数字化应用等子场景23个，改革成果获评浙江省综合医改十大事件和全省数字化改革奖。

（陈良敏）

【安徽省2022年中医药工作概况】

一、贯彻落实中医药传承创新发展重大决策部署

安徽省人民政府印发《安徽省促进中医药振兴发展行动计划（2022—2024年）》，安徽省卫生健康委、省发展改革委联合印发《安徽省"十四五"中医药发展规划》。安徽省人民政府召开全省中医药振兴发展大会。省委书记郑栅洁作出批示，省长王清宪、国家中医药管理局局长于文明出席会议并讲话，副省长刘惠主持会议。会议签署《国家中医药管理局　安徽省人民政府推进中医药传承创新发展合作框架协议》，通过局省共建打造促进中医药传承创新发展省域示范。围绕协议内容，安徽省制定部门责任分工和2023年工作任务清单，确保协议内容有序推进、落地落实。

国家中医区域医疗中心（上海中医药大学曙光医院安徽医院）获批建设并正式开诊。国家中医药传承创新中心、国家中医疫病防治基地项目和4个中医特色重点医院、4个国家中医药传承创新工程项目建设序时推进。

二、中医药疫情防控

安徽省两次组织国医大师等专家制订完善安徽省新冠病毒感染中医药干预推荐方案和中高风险区中药预防方案，派出964名中医医护人员援沪、47名中医重症专家援疆、30多名省级专家赴各市指导中医药救治工作。省内确诊患者和无症状感染者中医药使用率99.4%，隔离人员中医药使用率90.3%。"新十条"以来，统筹中医药系统救治力量，充分发挥中医药独特作用，全力"保健康、防重症"。对新冠病毒感染患者符合规定的医疗费用不设

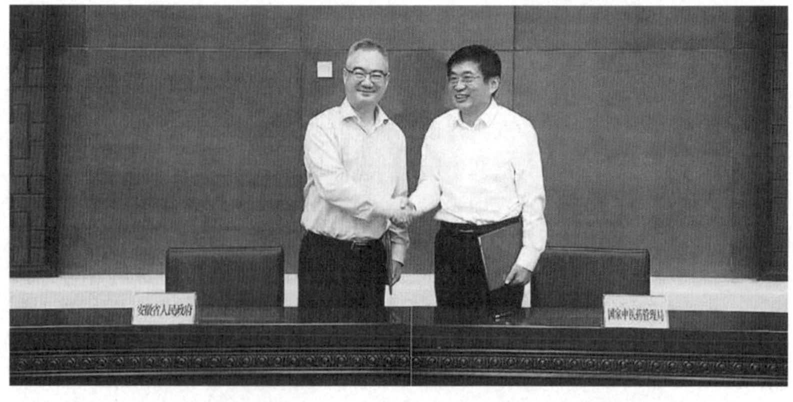

2022年9月16日，国家中医药管理局、安徽省人民政府签署《国家中医药管理局　安徽省人民政府推进中医药传承创新发展合作框架协议》

起付线和报销限额（报销比例75%）。央视新闻宣传报道了宿州市中医院和泗县中医院新冠病毒感染中医药救治工作做法。

三、中医药服务体系建设

安徽省支持建设5个省级中医医疗中心、8个省级区域中医康复中心、6个省级区域中药制剂中心、5个县级中医院“两专科一中心”和30个中医优势（特色）专科，完成8家县级中医院三级执业登记和4家三级中医院设置。安徽省2021年度公立中医医院绩效考核排名由19位上升到17位，安徽省中医院、安徽省针灸医院国家监测指标等级均为A+，分别位列全国中医院第二十名和中医专科医院第一名。安徽省卫生健康委等九部门联合印发《基层中医药服务能力提升工程“十四五”行动计划》，基层卫生医疗机构实现中医药服务全覆盖。利用县级中医药适宜技术推广平台，组织中医适宜技术培训近24222人次。选择3个市开展基层中医智能辅助诊疗系统建设试点。支持22个县创建全国基层中医药工作示范县。全省11家三级中医院对口帮扶21家县级中医院，共计接诊6万余人次，开展手术近400台次，常住人口超过10万人的中医医院全部达到二级医院标准。建立“1+2+4”模式（1个专家团队培养两个医疗团队，解决4个基层优势病种），使中医药适宜技术在基层得到更好推广。新建中医肿瘤等8个省级中医质控中心。开展长三角中医优势病种质量控制提升行动，牵头组建长三角中医脑病质控中心，制订《长三角中医脑病质量控制中心工作方案（试行）》。安徽省卫生健康委会同沪苏浙等相关医院推进中医医疗质量标准化、规范化、同质化管理，合作组建7个长三角中医专科联盟（中西医结合肿瘤和中医脑病专科联盟由安徽省牵头）。

四、中医药综合改革

安徽省支持亳州市中医药现代化产业化集聚发展、六安市“三医”联动促进中医药传承创新发展、黄山市新安医学传承创新发展、合肥市慢病中医药健康管理等试点建设。在亳州、滁州、宣城3个市和其他13个市的14个县建设“智慧中药房”。央视在喜迎党的二十大主题栏目中重点宣传报道了明光市“智慧中药房”的经验做法。安徽省卫生健康委联合省医疗保障局印发《关于扩大基层医疗机构适宜日间病床收治疾病按病种付费试点范围的通知》，筛选14个中医优势病种，在全省乡镇卫生院和社区卫生服务中心开展中医日间病床改革。安徽省426家中医医疗机构被纳入医保定点范围（基层医疗机构占90%以上），61家县级中医院牵头组建紧密型县域医共体，覆盖人口1644万人。

五、中医药人才队伍建设与科技创新

2022年，安徽省新增国医大师1名、全国名中医3名，评选省级国医名师10名、省级名中医69名、省级名中药师10名、省级基层名中医97名，引聘国医大师王琦院士任安徽中医药大学名誉校长并建立国医大师工作室；新建国医大师、全国名中医等传承工作室41个，通过柔性引进建立长三角名中医工作室16个。加快岐黄学者、领军人才和西学中高层次人才等200余名中医药特色人才培养。组织国家中医类别执业医师和传统医学师承等考核，完成确有专长人员第二批238人的医师资格认定、第三批2600人的考核报名工作。

安徽省组织实施《推动中医药科技创新体系建设实施方案》，组建安徽省新安医学研究院、安徽省华佗中医药研究院、安徽省大别山中医药研究院等传承创新平台。合肥综合性国家科学中心大健康研究院新安医学与中医药现代化研究所挂牌。遴选推荐全国知名专家组建安徽省中医药现代化高水平研究专班和分领域专家组，发布2023年安徽省中医药科技攻关专项指南，开展中医药传承创新跨学科科技攻关。组织安徽省中医药传承创新科研项目研究，其中重点项目15项、一般项目30项、立项自筹31项。中医药项目获得2021年安徽省科技进步一等奖1项、二等奖7项、三等奖4项，中华中医药学会一等奖1项。

六、中医药产业发展

安徽省印发《推动亳州现代中医药产业高质量发展工作方案》，邀请中国中医科学院等全国知名专家共同参与，深化国际中药材市场数字化建设课题研究。梳理全国中医药龙头企业清单，70家全国知名中医药百强企业落户亳州，现代中药专项小组招引项目162个，总金额449.6亿元。支持建设12个道地中药材良种繁育基地，“十大皖药”产业示范基地增加到69个。全省中药材种植面积达254.6万亩，产值190.3亿元，同比增长6.3%；全省中药工业收入331.8亿元，同比增长5.9%；中医药流通年贸易额达1092亿元，居全国第一。完成中药资源普查国家验收，推广普查成果，编制大宗、皖产道地药材县域种植推荐目录，指导规范化、规模化种植。支持铜陵市中医康养联盟试点和“大黄山”国际中医药健康旅游市场建设。

七、中医药文化传播和开放发展

安徽省深入开展健康中国中医药健康促进专项行动，组织《中医药法》实施五周年宣传、“走进名医故里”和“中医药健康你我他”等大型系列活动。组建省级中医药科普巡讲专家团，举办中医药新闻骨干培训班。支持建设28个中医药宣传教育基地、35个示范性中医药健康文化知识角，开展百余场中医药文化进校园活动。推动中医非物质文化遗产保护，14项传统医药类项目获批第六批省级非物质文化遗产。微信公众号“安徽中医药”连续4年入选全国中医药政务微信榜10强（2022年居第八名）。支持国家中医药（针灸）国际合作基地和雅典中医药中心建设，组织中国援柬埔寨中医抗疫医疗队援外活动。

八、公立中医院党的建设

安徽省52家公立中医院设立党委，落实公立中医院书记、院长分设。印发《关于加强中医药行业行风建设工作的通知》，建立健全党委领导下的行风建设工作机制，严格落实《医疗机构工作人员廉洁从业九项准则》，扎实做好纠正医药购销领域和医疗服务中不正之风、“一改两为五做到”“方便看中医、放心用中药”等工作。组织对 18 所三级中医院开展大型医院巡查。（祝劲松）

【福建省 2022 年中医药工作综述】

一、概况

截至 2022 年底，福建省有中医类医院 99 所，其中中医医院 88 所、中西医结合中医门诊部 10 所、民族医院 1 所。在所有 79 所二级以上中医院中，有三级医院 21 所、二级医院 58 所。全省中医类门诊部 180 所、中医类诊所 1987 所，二级以上公立综合医院设置中医临床科室的比例 88.71%，二级以上妇幼保健院设置中医临床科室的比例 48.15%。全省各级中医类医疗机构实有床位数 26180 张，占全省医院床位数的 14.15%。全省中医类医院共诊疗 20531958 人次，占全省医院诊疗人次的 18.77%。全省中医执业（助理）医师 21458 人，占执业（助理）医师总数的 18.48%。实现全省社区卫生服务中心、乡镇卫生院中医馆全覆盖，83.62% 的社区卫生服务站、71.71% 的村卫生室能够提供中医药服务。

全省共有省级中医临床研究基地 3 个、国家中医药管理局重点研究室 5 个，创建国家级中医重点专科 40 个、省级中医重点专科 101 个、基层特色专科 223 个，有全国名老中医传承工作室 42 个、全国中医学术流派工作室两个、基层名老中医药专家传承工作室 22 个、省级中医学术流派传承工作室 22 个。有基层中医馆 889 家，其中 32 家为精品中医馆，中医馆占全省乡镇卫生院（社区卫生服务中心）数的 80.10%。全省有 29 个县（市、区）和 1 个设区市被评为全国基层中医药工作先进单位，有 4 个专科成为国家区域中医（专科）诊疗中心建设单位，4 个中医临床医学中心、25 个中医临床重点专科列入福建省医疗“创双高”建设，覆盖城乡的中医医疗服务体系基本建立。

二、政策法规

完善中医药政策法规体系。福建省为深入贯彻习近平总书记关于中医药工作的重要论述，《中共中央　国务院关于促进中医药传承创新发展的意见》和全国中医药大会精神，持续推进《中医药法》实施。2022 年 5 月 27 日，福建省人大常委会通过《福建省中医药条例》。为落实“十四五”期间有关中医药事业发展任务，起草并由福建省人民政府办公厅印发《福建省“十四五”中医药健康发展规划》。推动国家中医药管理局、福建省人民政府签订《共同推动福建省中医药事业高质量发展超越的合作协议》（2022—2025 年）。福建省卫生健康委、省教育厅、省人力资源社会保障厅联合印发《关于加强新时代中医药人才工作的实施意见》。福建省卫生健康委、省人力资源社会保障厅联合印发《福建省名中医评审办法（2022 年修订）》等文件，强化人才工作政策供给，加快推进中医药人才队伍建设。2022 年 4 月 1 日，将中药配方颗粒纳入医保报销范围，推动制定《关于医保支持中医药传承创新发展的若干措施》。

三、医政工作

落实医改，推进中医药重点项目建设。福州市中医院等 4 所设区市级中医医院列入国家中医特色重点医院建设项目，新增福建省人民医院为国家中医疫病防治基地建设单位和国家中医药传承创新中心项目储备库，厦门市中医院为区域医疗中心试点项目。推荐三明市中西医结合医院、福建省立医院等 4 个单位申报首批中西医协同“旗舰”医院建设试点单位。推进中医医院应急和救治能力建设项目实施，遴选公布国家中医紧急医学救援队、国家中医疫病防治队成员名单。承接国家中医药管理局政府购买服务项目，开展“三明医改发挥中医药作用实证研究”。

推进公立中医医院高质量发展。福建省组织开展 2021 年度中医医院评价和公立中医医院绩效考核工作，评审两家三级中医医院，促进中医医院规范发展。推进医疗“创双高”中医类项目建设，遴选 31 个专科纳入省级临床重点专科建设，督促 9 个纳入建设的国家临床重点专科制订实施建设方案。遴选两所中医医院康复科纳入中医药康复服务能力提升建设。制定印发规范西学中政策文件，促进中西医结合。

推进中医医术确有专长医师考核管理工作。福建省分 3 期举办中医医术确有专长医师资格考核合格人员岗前培训班，培训全省首批通过考核的中医（专长）医师 298 人。做好中医（专长）医师核发资格证书、执业注

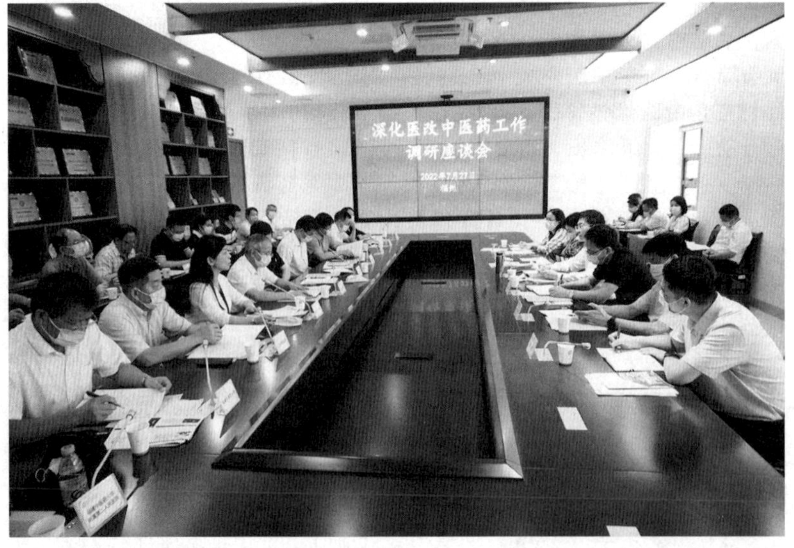

2022 年 7 月 27 日，福建省中医药管理局在福州召开深化医改中医药工作调研座谈会

册工作，举办全省考核管理人员培训班。在电子化注册管理工作方面，启动福建省考核管理信息系统建设，做好新一轮报名准备工作。

乡村振兴提升基层中医药服务能力。福建省中医药管理局与省发展改革委、省教育厅、省财政厅等七部门联合印发《福建省基层中医药服务能力提升工程“十四五”行动计划》。深化县级中医医院能力建设，开展2022年度基层中医药服务能力建设项目，遴选出项目建设单位12家。开展共享中药房及中药配送服务试点项目建设，确定连江县中医院等10家建设单位，组建“共享中药房”，实现区域优质中医药服务资源共享。推动对口帮扶乡村振兴重点县提升中医药服务能力，协调厦门市中医院对口帮扶云霄、明溪县中医院及全国名中医到平和县设立工作室。

四、科研工作

福建省围绕中医药发展关键技术环节，搭建各类中医药科研创新平台。截至2022年底，福建省有省级及以上工程研究中心4个、国家中医药管理局重点研究室5个、中医药类省级重点实验室10个、省级工程技术研究中心5个、科技创新重大研发平台两个、公共服务平台两个和省级临床医学研究中心两个；在建设3个省级中医临床研究基地的基础上，有1个基地列入第二批国家中医临床研究基地。“十三五”期间获得各级各类中医、中西医结合科研成果217项，其中1个项目获国家科技进步二等奖，13项中医药类科研成果获得福建省科学技术奖（一等奖1项、二等奖2项、三等奖10项），整理出版中医古籍和老中医经验118部。福建省卫生健康委下达省级中医药科研课题80个，开展中医药科研工作。推动中医药标准化建设，3个中药品种标准化研究课题获国家发展改革委立项，通过国家阶段评估。

五、教育工作

强化高位推动人才培养。福建省承办全国中医药人才工作会议，2022年6月，中央编制委员会办公室批复同意福建省卫生健康委加挂福建省中医药管理局牌子，福建省委编委印发《关于福建省卫生健康委员会加挂福建省中医药管理局牌子的通知》。新增第四届国医大师1名、第二届全国名中医3名、岐黄学者1名。新增第五批全国中医临床优秀人才18名和全国中医护理骨干培养对象22名。新增全国基层名老中医药专家传承工作室建设项目26个、全国名老中医药专家传承工作室建设项目24个。

选拔推荐中医人才。福建省开展3名青年岐黄学者中期考核，18名全国中药特色技术传承人才培养对象结业考核。公布2022年度名中医访问学者20人名单。新增40名第七批全国老中医药专家学术经验继承工作指导老师和80名继承人。确定福建省第四批老中医药专家学术经验继承工作103名指导老师和207名继承人，培养高层次人才。

推进青年骨干培训。福建省开展中医住院医师规范化培训，完成2022年招生257人，结业综合考核参加考试746人，考核合格686人，合格率91.96%。中国医师协会公布2022年度中医住院医师规范化培训业务水平测试结果，福建省平均成绩位列全国第四名。

夯实基层队伍。福建省为全省乡镇卫生院招聘含中医专业、针灸专业在内的医学人才、定向培养医学定向生。公布福建省第二批基层老中医药专家师承带徒工作258名指导老师和566名继承人，夯实基层中医人才基础。

发展院校教育。福建省落实深化医教协同进一步推动中医药教育改革与高质量发展的实施方案。依托中医药高层次人才培养基地，开展中医经典理论培训。推荐申报12个国家中医药管理局高水平中医药重点学科建设项目（其中备选项目3个），加大中医药院校教育支持力度。

六、文化建设

加强中医药宣传力度。福建省举办中医药健康文化大型主题系列活动，开展讲座、培训、义诊活动、调研会等。持续运行中医药文化宣传教育资源平台，传播中医药健康知识，向群众普及《中医药法》知识，了解中医药知识，提高广大居民健康素养，引导广大居民养成中医药健康习惯。

提升中医药文化素养。国家中医药管理局、福建省人民政府在漳州举办2022年金砖国家传统医药高级别会议。福建省中医药管理局联合省委宣传部等五部门印发《福建省推进中医药文化传播行动工作方案》，推动中医药文化传播，遴选中医药文化教育试点学校，确定第二批中医药文化宣传教育基地建设单位。《闽派中医荟第二季》上线，编撰《当代闽医学派概览》《福建中医药抗疫纪实》《闽医人物辞典（中英双语）》，筹办全省中医药文化书法展、中医师传统中药技能大赛。

七、党风廉政建设

福建省深入学习习近平总书记系列重要讲话精神，贯彻落实党的二十大精神，持续开展党史学习教育，深入学习贯彻习近平总书记关于开展党史学习教育的重要指示精神，认真贯彻落实中央和省委决策部署，按照福建省卫生健康委党组具体要求，扎实开展党史学习教育，坚持开展年度及阶段性学习计划，党员干部与党员共同开展有关中医药事业的党课学习、讲座等活动，坚持在党史学习教育中推进中医药工作，推动党建与中医药事业高质量发展相融合。

在党史学习教育中，福建省注重围绕党的廉洁自律准则和行为规范、纪律处分条例和中央八项规定，常态化开展党风廉政教育和警示教育。完善廉政风险防控机制，进一步健全工作流程，推进权力运行制度化、规范化、程序化，营造风清气正的工作环境。开展分管委领导与支部书记、支部书记与处室党员干部谈心谈话活动，加强党员干部之间的沟通，及时查找、指正党性党风党纪问题，凝聚人心，激发全体干部的工作干劲，重视责任归位和落实工作。（张锦丰）

【江西省2022年中医药工作综述】

一、概况

2022年，江西省中医药管理局深入贯彻习近平总书记关于中医药发展的重要论述和视察江西重要讲话精神，落实省委省政府的决策部署和工作要求，强化中医药政策举措，增强中医药服务能力，加强中医药人才队伍建设，推动中医药产业发展，不断加快中医药强省建设，取得显著成效。

2022年，江西省全年中医医院门、急诊人次1682.16万人次，比2021年增长2.06%；出院患者103.30万人次，比2021年降低6.08%；业务收入126.77亿元，比2021增长3.18%；人均业务收入30.98万元，比2021年增长1.41%；中药收入22.03亿元，比2021年增长0.70%；药品收入占业务收入37.64%，比2021年增加1.12%；中药收入占药品收入比46.17%，比2021年增加0.63%。中医药人员22561人。全省有中医医院151家，其中三级中医院增至30家。中医医院床位3.65万张，全省每千常住人口配置中医医院床位0.81张。

社区卫生服务中心和乡镇卫生院设置中医馆实现全覆盖。全省100%社区卫生服务机构、100%乡镇卫生院、77.54%的村卫生室具备中医药诊疗服务能力，基层中医药服务量占比提升到34.33%。加强中医优势病种和特色专科建设，安排省级中医专项经费1720万元支持6个中医优势专病专科和22个中医优势病种培育项目开展建设。布局建立4个中医特色治疗平台，凸显本地中医特色优势。丰富治未病服务内涵，制订《江西省打造中医药治未病传承创新发展新高地实施方案》，提高基层中医药治未病服务的针对性和有效性。

江西省拥有中药材资源3043种，道地中药材、特色药材品种40多种，国家地理标志保护产品达21个。全省中药材种植面积由2019年的165万亩增长至334万亩。主要品种种植规模化标准化率达60%以上。培育道地药材品牌，打造"赣十味""赣食十味"为主体的中药材赣药品牌，建设定制药园44个，其中枳壳、栀子、艾、吴茱萸等道地、特色大品种中药材种植总面积达17万亩，逐步建立中成药和中药饮片从种植、加工生产到应用全链条可溯源体系。全省建立了47个省级森林药材科技示范基地。

全省规模以上中药企业164户，其中中成药企业94户，中药饮片企业70户。2022年全省中药子行业实现营业收入417.68亿元。全省中药行业销售额过亿元的优势品种41个，超10亿中成药优势品种5个。拥有南昌小蓝和桑海、宜春樟树和袁州、赣州章贡、吉安峡江和永丰7个医药产业基地和集群，其中6个以中医药为主。中医药在全省医药基地和集群中的主营业务收入占比50%左右。

江西省积极探索大健康产业新模式，推动中医药与健康养生、旅游、食疗食养等产业融合。江西热敏灸健康产业投资发展有限公司相继注册成立5个下属子公司，受支持的基层热敏灸综合服务区建设项目17个，覆盖全省各设区市。培育热敏灸相关产品企业20余家，年产值近6亿元，取得热敏灸类第二类医疗器械产品16个。2022年度评选出26家省级森林康养基地。成立江西省智慧食疗养生产业发展中心，对金线莲、猴头菇等一批食疗养生产品进行产、学、研成果转化。开展铁皮石斛、杜仲叶、灵芝三味食药物质试点工作，确定食药物质试点生产企业21家，推动全省食疗养生产业高质量发展。

2022年，江西省入选第五批全国中医临床优秀人才8名、青年岐黄学者培养项目4名。开展第四批中医药中青年骨干人才培养项目，在中医临床、中医药科研、中药方面选拔新增50名中青年人才，给予重点培养。开展江西省基层中医药人才培养基地骨干师资培训，培训110名骨干师资。举办国家级中医药继续教育30期。推进住院医师规范化培训管理，全年考核通过结业343人，招录新生592人。组织基层医疗卫生机构中医全科医生转岗培训，在全省选拔具有具有执业（助理）医师资格的基层中医师227名。

二、政策法规

为进一步推动中医药强省战略，江西省相继颁布实施《江西省中医药条例》《关于加快中医药特色发展的若干措施》和《江西省"十四五"中医药发展规划》，明确了中医药特色发展方向和建设重点。江西省人民政府有关部门出台《江西打造全国中医药产业高质量发展示范区实施方案》《关于进一步支持热敏灸医疗服务项目发展的通知》《关于医保支持中医药传承创新发展的实施意见》等文件，全力支持中医药改革创新发展，完善中医药发展政策体制机制，形成推动中医药高质量发展的合力。

三、医政工作

做好新冠病毒感染防治相关工作。根据江西省疫情防控指挥部的统一部署，江西中医药大学附属医院、江西中医药大学第二附属医院、江西省胸科医院3家医疗机构陆续承担55名特殊人群的救治、隔离任务，采用中医药治疗，实现零转重、零感染、零事故。基于中医药在治疗新冠病毒感染中的独特疗效，首批援沪医疗队中选派15名中医医疗队员，2022年4月10日又增派1支由80名队员组成的中医医疗队，开展中医医疗援沪工作。从江西省自带3万剂清肺排毒颗粒、3万剂化湿除湿颗粒，在方舱内设置中医药站点，有序开展中医药治疗，积极探索方舱医院中西医结合抗疫"江西良方"。中医查房共3721人次，开展中医问诊及采集病例共2517个，发放中药人数2365人，共计33110包，指导患者填写《新冠病毒病情评估表》共计349份。印发《江西省新冠肺炎集中隔离轻型病例中医药防治方案》，开展全省中医医疗机构院感风险排查，对发热门诊建设情况进行摸排，做好新冠病毒感染疫情的中医药防控工作，全省499例确诊患者100%使用中医药治疗。

提升中医医疗服务能力建设。江西省推进国家中医药综合改革示范区治未病特色卷建设。健全中医医疗服务体系，推进市县级公立中医院全覆盖。建立省级中医药特色建设项目库，围绕中医诊疗具有优势的专科专病，支持4个专科开展重大疾病治疗重点专科建设。组建全省中医优势专病专科项目库，涵盖67个病种专科。夯实医改工作，着力推动县级中医医院在县域内与县级综合医院分别牵头组建医共体，加快县级中医医院牵头医共体建设进度。充分发挥中医医疗质控中心作用，召开全省中医住院病案首页质量控制培训会，提升病案首页填报质量。举办中医护理质量管理论坛，推动江西省中医护理质量管理标准化、同质化、科学化发展。印发《关于进一步完善中医医疗机构要是管理监测机制促进合理用药的通知》，规范中医医疗机构药事管理工作质量。开展第二批中医医疗质控中心建设申报工作，健全中医医疗质控体系。

提升基层中医药服务能力。江西省开展基层中医药服务能力提升工程“十四五”行动。完善基层中医药服务网络，改善基层中医药服务条件，推进基层中医药服务人才建设，推广基层中医药适宜技术，加强基层中医药管理能力，深化基层中医药健康宣教和文化建设，稳步推进基层中医药改革。推进新一轮全国基层中医药工作示范县（市）创建相关工作，召开全国基层中医药工作示范县（市）部署培训会，要求九江市、瑞昌市等10地按照最新标准开展创建工作。印发《2022—2024年创建周期全国基层中医药工作示范县创建评审工作方案》，组建评审专家库，高质量推动全国基层中医药工作示范县创建工作。加强基层中医馆内涵建设。安排中央资金4455万元，支持479个基层医疗卫生机构开展基层中医馆内涵建设，明确建设标准与要求，进一步提升基层中医药服务能力。支持热敏灸医疗服务项目发展，规范热敏灸项目管理、完善价格支付政策、规范医疗机构认定管理。将二级及以上公立医疗机构、符合开展热敏灸医疗服务项目的基层医疗卫生机构纳入热敏灸联盟，将认定的医疗机构热敏灸医疗技术服务纳入基本医保支付范围。

做好中医药准入和监管工作。规范开展中医药准入工作。江西省组织开展2022年度传统医学师承和确有专长人员医师资格考核工作，确定传统医学师承出师考核合格人员103人；组织开展2020—2021年度中医医术确有专长人员医师资格考核实地核验工作，做好中医（专长）医师电子化注册管理。做好医疗机构审核、校验工作，严格按照“属地管理、分级负责，谁主管、谁负责”的信访原则和“受理、办理、督查”的工作程序及时办理群众来信来访，接待群众医疗纠纷类来访19批次，受理群众医疗相关信访投诉24件。

四、科研工作

一是江西省中医药管理局联合省科技厅制定《江西省“科技+中医药”联合计划项目管理办法（试行）》，推进江西省中医药科研体制改革和协同机制创新，不断激发中医药创新活力。二是科技创新体制机制改革持续深化。探索建立“科技+中医药”联合立项模式，项目由江西省中医药管理局资助资金、省科技厅和省中医药管理局联合批准立项，属于省级科技计划项目。三是科技创新载体建设稳步推进。江西中医药大学附属医院被纳入国家中医药传承创新中心项目储备库，新增江西省中医药管理局重点研究室、临床研究基地25个。四是完成2022年度江西省中医药管理局科技计划项目立项工作，立项1535项。

五、教育工作

一是出台《江西省关于加强新时代中医药人才工作的实施方案》，江西省是国家中医药管理局等四部委印发《关于加强新时代中医药人才工作的意见》后第一个制订省级实施方案的省份，并增加省科技厅、省财政厅两家发文单位，进一步强化财政投入保障和科技支撑中医药人才队伍建设相关措施。二是持续实施中医药人才培养“岐黄工程”。江西省新增国医大师1名、全国名中医3名，组织或配合开展国家各类人才培养项目。三是搭建中医药传承平台，促进薪火传承。新增国家各类中医药传承工作室59个，遴选国家级第七批指导老师40人、继承人80人；首次开展省级师承项目，遴选指导老师137人、继承人274人。活态传承延续了中医药鲜活生命力，让中国古代科学的瑰宝焕发光彩。全省遴选培养第四批中医药中青年骨干人才50名。四是加大中医药特色人才培养力度，获批国家住院医师规范化培训中医重点专业基地两个；完成助理全科医生结业考核，考核通过率91%；完成中医医师规范化培训、中医全科转岗培训，开展中医全科转岗培训基地遴选，力争实现11个地市全科医生培养基地全覆盖。五是对6个拟新增设的中医药类专业进行评估，推动江西省中医药专业扩容。

六、文化建设

一是开展省级中医药文化宣传教育基地的创建申报工作。经各地申报、专家评审、结果公示，确定九江市传统医药促进会中医药博物馆等16个江西省中医药文化宣传教育基地。二是开展2022年中医药健康文化素养调查，涉及9个设区市、12个调查点，共完成问卷调查2881份。三是组织开展第三届全国中医药健康文化知识大赛，要求各设区市卫生健康委、中医药高等院校、省直中医医疗机构积极组织参加活动。江西省中医药管理局在第二届全国中医药健康文化知识大赛中获优秀组织奖。四是举办中医药宣传相关活动。2022年10月23日，由江西省中医药管理局主办、江西中医药大学附属医院承办的江西省第十届膏方节在江西省中医院抚生院区启动开幕式。活动现场有国医大师、全国名中医等专家义诊，以及传统中药饮片制作、院内制剂、膏方熬制等现场展示，深受群众喜爱、好评；2022年10月26—28日，樟树市举办樟帮中医药一条街开街仪式暨名老中医大型义诊活动。本次义诊活动为期3天，国医大师皮持

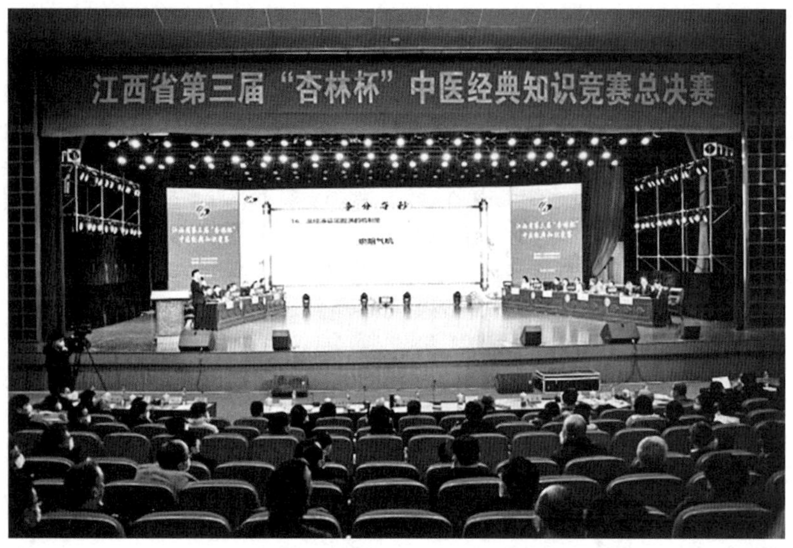

2022 年 1 月 7—9 日，由江西省中医药管理局主办、江西中医药大学承办的江西省第三届“杏林杯”中医经典知识竞赛在江西南昌举行

衡、全国名中医陈日新、岐黄学者苏友新等 35 位名老中医在此坐诊，义诊期间为就诊群众提供中医特色诊疗服务的同时，也向前来就诊的群众宣传中医药养生防病知识，传播健康生活理念。

七、党风廉政建设

加强政治思想建设，学习贯彻习近平新时代中国特色社会主义思想进一步深化。江西省中医药管理局党组坚持把深入学习贯彻习近平新时代中国特色社会主义思想作为首要政治任务，深入学习贯彻党的二十大精神，全面贯彻习近平新时代中国特色社会主义思想，深刻领悟“两个确立”的决定性意义，增强“四个意识”、坚定“四个自信”、做到“两个维护”。持续推动学懂弄通做实，不折不扣贯彻落实习近平总书记视察江西重要讲话精神和对中医药的重要指示批示精神，切实将学习成果转化为推动中医药发展的强大动力。

突出党要管党，全面从严治党主体责任进一步夯实。江西省中医药管理局党组认真贯彻落实《党委（党组）全面从严治党主体责任规定》各项要求，制定《中共江西省中医药管理局党组落实全面从严治党主体责任清单》。召开全面从严治党工作会和全面从严治党形势分析会，层层签订全面从严治党责任书，制定 2022 年度全面从严治党工作要点，定期研究重大、重要工作。做深做实政治谈话，强化对“一把手”和领导班子的监督，着力推进从严管党治党。

推进模范机关建设，机关党建工作水平进一步提升。江西省中医药管理局将“模范机关”创建作为统筹推进机关建设的总抓手，努力打造政治过硬、能力过硬、业务过硬的中医药队伍，全力推进国家中医药综合改革示范区和中医药强省建设。严肃党内政治生活，召开党史学习教育专题民主生活会和狠抓工作落实专题组织生活会，切实用好批评与自我批评的武器，不断塑造积极健康的中医药党内政治生活氛围。发挥基层党组织战斗堡垒作用和党员先锋模范作用，在疫情大战大考中彰显中医药党员本色和担当，1 人获全省抗击新冠肺炎疫情先进个人。

切实加强作风建设，风清气正的发展环境进一步优化。江西省中医药管理局党组坚定不移深化作风建设，不断强化纪律规矩意识。召开作风建设专题会，持之以恒落实中央八项规定精神，锲而不舍纠“四风”、树新风。认真落实中央纪委国家监委纪检监察建议（龚建华案）整改工作，坚持“四个服从”、时刻牢记“五个必须”、坚决防止“七个有之”，认真开展领导干部微信群清理整治工作；抓实廉政教育主体责任，通过日常廉政提醒、推送廉政信息、开展政治家访等多种方式，督促教育党员干部廉洁从政；认真贯彻落实全省医疗卫生系统警示教育大会精神，扎实做好熊汉鹏案“后半篇”文章。抓好医疗卫生领域突出问题专项治理工作，聚焦中医药医疗领域行风、群众“看病难”“看病贵”等痛点难点问题，持续推动党风、政风、行风向上向好。

（刘中惠）

【山东省 2022 年中医药工作综述】

一、概况

截至 2022 年底，山东省有中医类医疗卫生机构 6338 个，其中中医类医院 401 个（三级医院 34 个、二级医院 141 个、一级医院 145 个、未定等级 81 个），中医类门诊部 104 个，中医类诊所（卫生所、医务室）5830 个，中医类研究机构 3 个。有中医类医疗卫生机构床位 82445 张，其中中医类医院 82404 张。全省中医类医疗卫生机构人员总数 11.60 万人，有中医类别执业（助理）医师 5.89 万人。中医类医疗卫生机构总诊疗人次达 5304.37 万人次，其中中医类医院 3793.27 万人次，中医类门诊部及诊所 1511.10 万人次。中医类医疗卫生机构入院人数 216.53 万人，其中中医类医院 216.51 万人。

二、政策法规

组织开展《中医药法》实施五周年宣传月活动。山东省印发《关于开展〈中华人民共和国中医药法〉实施五周年宣传月活动的通知》，指导各市全面梳理《中医药法》实施五周年以来的工作成效和不足。开展“一法一条例”征文活动，制订印发活动方案，广泛动员，共收到征文 291 篇，评出个人一等奖 5 人、二等奖 10 人、三等奖 20 人，优秀作品在《人口健康报》、健康山东新闻客户端发布。2022 年 7 月 26 日，召开《中医药法》实施五周年专家座谈会，山东省卫生健康委党组成员、副主任张立祥出席座谈会并讲话，与会专家围绕《中医药法》《山东省中医药条例》实施以来全省中医药工作取得的经验成效、发展中存在的困难问题进行深入交流，提出建设性的意见和建议。

三、医政工作

稳步推进重大项目建设。山东中医药大学附属医院入选国家中医药传承创新中心项目储备库、国家中医疫病防治基地。广安门医院济南医院列入第四批国家区域医疗中心项目名单，同时规划建设国家区域医疗中心和国家医学中心“双中心”。山东省中医药管理局推荐山东省中西医结合医院等4家单位申报国家中西医协同“旗舰”医院建设试点项目。支持淄博、泰安和滨州3家国家中医特色重点医院开展项目建设。

提高中医医疗服务能力。山东省二级以上公立中医医院全面推广“五个全科化”（中医经典、中医治未病、中医康复、中医护理、中医外治全科化）创新服务模式，将“五个全科化”工作纳入等级评审。推进智慧共享服务，中医药特色服务电子地图第一版在“健康山东”服务号上线。综合医院、妇幼保健院、传染病医院中医药科室实现全覆盖。建立全省中医临床优势技术推广应用管理信息平台，遴选确定中医临床优势技术70项，组织拟订28项技术操作规范和诊疗方案，在全省范围组织推广。强化中西医结合儿童青少年近视防控工作，打造中西医结合眼科标杆。

山东省启动齐鲁中医药优势专科第二批集群建设，累计开展12个专科21个集群444个成员专科建设。成立第二批专科集群专家指导组。制定印发《山东省齐鲁中医药优势专科集群绩效考核办法和考核验收细则》。山东省中医药管理局会同省财政厅印发《齐鲁中医药优势专科集群资金管理办法》。国家中医优势专科开展首批遴选，遴选确定国家中医优势专科6个。

推动中医医院高质量发展。公立中医医疗机构年度新增改扩建451.32万平方米，新增床位26385张。山东省在2021年度三级公立中医院绩效考核中排名全国第四位。完成30家三级中医医院等级评审。新成立综合医院中西医结合质控中心。

四、科研工作

国家中医药传承创新中心建设持续发力。山东省中医药管理局联合省发展改革委，推荐山东中医药大学附属医院入选国家中医药传承创新中心项目储备库，获得省级财政建设资金支持，聚焦中医药防病治病作用原理和疗效阐释，推进科技创新与产业转化结合。

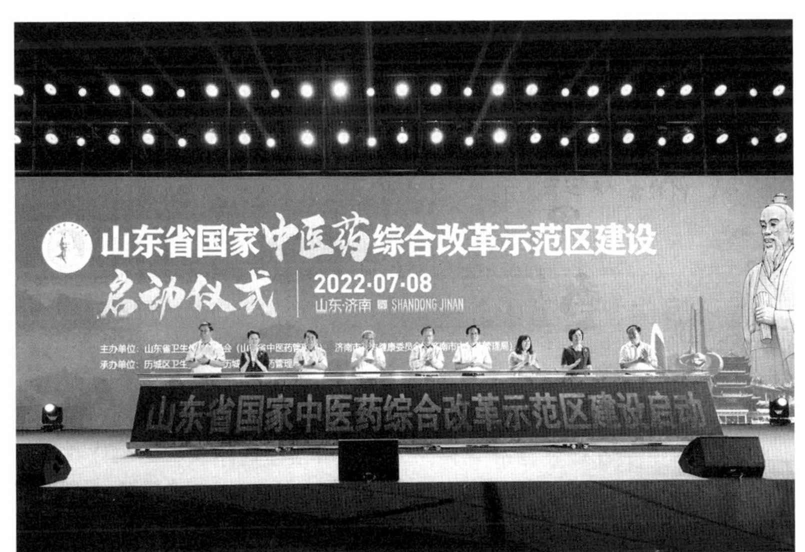

2022年7月8日，由山东省卫生健康委（山东省中医药管理局）、济南市卫生健康委（济南市中医药管理局）主办的山东省国家中医药综合改革示范区建设启动仪式在山东济南举行

推进山东省自然基金中医药联合基金项目实施。围绕中医药理论传承创新、中医优势病种临床诊疗水平提升、中药产业高质量发展、中医药现代化4个领域，继续在山东省自然科学基金中设立中医药联合基金，将指南研究方向由27个深度凝练为17个，优势力量由6家省属单位向全省16市辐射，培育项目着重支持中青年中医药科研人才。经专家评审，2022年度立项29项。

实施中医药科技项目机制改革。中医药科技项目“扩面提质”，山东省通过将项目资金“先集中后拨付”，解决项目长期无资、匹配科研经费不计入医院绩效考核成绩的问题；完善项目申报系统，实现专家在线评审，完成立项516项，较2021年增加102项，青年项目、面上项目和重点项目数量均有大幅提升；实行项目定期集中结题，完成结题审核456项。

推动中医药科技奖励单独评价。遵循中医药规律，建立中医药科技项目评价标准，对中医药类项目实行分类评价，并将其作为《山东省国家中医药综合改革示范区建设方案》的改革重点任务。在2022年山东省科学技术奖励评选中，对中医药类项目采用独立标准予以评价，获奖11项（其中山东省科技青年奖1项，山东省科技进步一等奖3项、二等奖7项），占授奖总数的5.16%，获奖比例从2020年逐年上升，较2020年度翻一番。

打造中医药重点学科群和重点实验室。山东省制发《山东省中医药重点学科建设管理办法》《山东省中医药重点实验室建设管理办法》。打破行业界限，提升中医药科研平台综合实力和发展水平，评选出山东省中医药重点学科50个、山东省中医药重点实验室10个。

持续开展中医药特色疗法挖掘整理推广。山东省完善工作机制，形成《山东省中医药特色疗法挖掘整理项目工作手册》。做好2021年度入选项目推广工作，赴4市开展推广工作调研，赴4家省级单位开展体验活动，以省级中医药继续教育项目和山东省中医药科技项目支持入选项目深入推广和研究（分别立项18项和17项）。创新建立“你身边的名中医”山东省名中医健康服务云平台，截至2022年底，总访问量15万余人次，访问人数2.26万余人。山东省中医药管理局联合省文化和旅游厅，完成2022年度中医药特色疗法挖掘整理项目评审工作，确定入选项目70项。

五、教育工作

深入挖掘和传承齐鲁中医精髓精华。山东省中医药管理局组织开展2022年度齐鲁医派中医学术流派传承项目遴选工作，评选出齐鲁医派中医学术流派传承工作室建设项目10个、中医药特色技术整理推广项目41个。举办齐鲁扁鹊脉诊联盟成立大会，邀请省内外知名专家学者围绕齐鲁扁鹊脉诊技术进行专题讲座，累计9万余人参加会议。

提升中医住院医师规范化培训质量。山东省打造一支高水平中医住院医师规范化培训师资队伍，举办骨干师资培训班3期，全省中医住院医师规范化培训基地、基层实践基地骨干师资及管理人员1600余人参加培训。完成2022年山东省中医住院医师规范化培训结业考核工作，全省1253名中医住院医师参加实践技能结业考核，1256名中医住院医师参加专业理论考核。开展基地评估工作，组织20位省内住院医师规范化培训基地评估专家对15家国家级中医住院医师规范化培训基地进行督导评估，为各基地“把脉会诊”开良方。

山东省开展2021年度中医药名医学术经验继承工作，遴选568名中医理论功底深厚、临床经验较好的中级职称人员、师承中医药名医跟师学习，名中医药专家传帮带作用日益明显。组织开展第五批西学中培训工作，确定第五批西学中培养对象7110名。组织开展2022年全省中医类别全科医生转岗培训结业考核和骨干师资转岗培训工作，444人通过结业考核，新遴选109人参加培训，超额完成既定任务。

六、文化建设

推动中医药文化综合改革。山东省中医药管理局两次召开专家座谈会，并会同省委宣传部等五部门制订印发《山东省国家中医药综合改革示范区建设中医药文化建设专项行动方案》，在六大方面推进中医药文化建设综合改革。推动济南等15市出台综合改革示范区建设中医药文化建设专项行动实施方案。

深化齐鲁中医药文化品牌建设。山东省举办第二届尼山世界中医药论坛、第二届中国（长清）扁鹊中医药文化节、第六届儒医论坛、第二届泗滨砭石文化论坛，擦亮“儒医文化、扁鹊故里、针砭发源地”3张名片。

深化中医药文化宣传教育阵地建设。山东省制定《山东省中医药文化宣传教育基地管理暂行办法》，确定第三批省级中医药文化宣传教育基地12家，建设省级中医药健康文化知识角依托单位36家。

深化中医药文化科普知识传播。山东省2022年度累计组织专家10820人次，开展巡讲活动4703场次，受益群众96余万人次。全省公民中医药健康文化素养水平快速提升，2021年全省水平达到29.81%，较2020年提高8.15个百分点，由全国第十四位上升到第四位。

七、中医药产业

山东省完善道地药材标准，新增丹参、北沙参、山楂、西洋参4个国家中药材生态种植项目。组织起草金银花、丹参、黄芩、蟾酥4种道地药材标准。山东省中医药管理局会同省农业农村厅制定生态种植基地建设标准，开展首批山东省中药材生态种植基地遴选。

山东省推动养生保健服务管理，制定中医养生保健（非医疗）标准，并将其纳入山东省地方标准立项，开展中医养生保健机构星级评定试点工作。山东省中医药管理局会同省民政厅指导创建首批中医药特色医养结合示范基地，积极开展中医药特色的健康养老服务。

实施“百味千膳进万家”工程，山东省中医药管理局组织制定老年人、青少年、女性周期药膳应用指南，确定首批300种左右齐鲁药膳，连续3年举办全省药膳大赛，擦亮“齐鲁药膳”品牌。

山东省加快中医药特色创新产品研发推广，申请齐鲁中医药名品工程项目补助资金，加大中医药创新产品研发推广力度。开展齐鲁道地药材暨中医药创新产品展示交流活动，启动全省中医药新产品创意大赛。推进康养旅游，三部门联合制订《山东省文旅康养强县财政激励政策实施方案》，遴选确定济南市莱芜区等10个文旅康养强县。

八、党风廉政建设

山东省以习近平新时代中国特色社会主义思想为指导，全面贯彻落实党中央关于党风廉政建设责任制工作要求，履行全面从严治党主体责任，严格落实“一岗双责”，全面推进党风廉政建设和反腐败工作。衷心拥护“两个确立”、忠诚践行“两个维护”。坚决扛牢全面从严治党主体责任，强化政治担当，认真履职尽责，把“严”的主基调长期坚持下去，扎实推进全面从严治党。把中央八项规定及其实施细则作为工作和生活的警戒线，坚持不碰线、不越线。全面查找廉政风险点，落实防范措施，全体干部扎实做事、干净做人。

九、其他工作

深化中医优势病种收付费改革。山东省立足发挥中医药特色优势，省市各级分别确立一批中医优势病种。2022年1月，泰安将5种中医优势病种纳入DIP付费改革，其余15市均开展中医优势病种收付费试点。其中济南、青岛、淄博等市推广中医优势病种数量20种以上。

有序推进中医日间诊疗医保支付试点工作。山东省通过问卷调查方式开展全省中医日间诊疗病房开展情况调研，中医日间诊疗医保支付试点实现16市全覆盖。试点病种数量（种）不断扩大，淄博、济宁、泰安等市试点病种数量20种以上。

扎实做好中医药资金管理使用工作。山东省按照国家中医药管理局要求，通过项目单位自评、第三方评价和现场审计等方式，对2021年中央转移支付中医药资金进行绩效评价和专项审计，并分别形成绩效自评报告和专项审计报告，在国家中医药管理局组织的集中评审中，山东省获得优秀等级、全国第二名的成绩。（马 涛）

【河南省2022年中医药工作综述】

一、政策法规

积极推动《中医药法》落地见效。2022年5月26日，河南省第十三届人民代表大会常务委员会第三十二次会议审议通过《河南省中医药条例》，2022年10月1日正式施行。《河南省中医药条例》坚持贯彻落实《中医药法》与突出地方特色相结合，遵循中医药自身发展规律，结合河南实际，将现行有效的行业政策、成功经验、共识性观点等上升为法规，为河南中医药传承创新发展提供法规保障。

实施“十四五”中医药发展规划。2022年9月2日，河南省人民政府办公厅印发《河南省“十四五”中医药发展规划》，明确河南省“十四五”中医药发展目标，提出“十四五”河南中医药7项重点任务。

发挥中医药工作领导小组作用。河南省人民政府常务副省长孙守刚、副省长宋争辉召开成员单位全体会议，研究中医药强省建设等重大事项。河南省印发《中共河南省委 河南省人民政府关于促进中医药传承创新发展的实施意见年度重点任务分工台账》，协调督促各部门加快推动中医药传承创新发展。

二、医政工作

提升专科诊疗水平。中国中医科学院望京医院南阳医院和北京中医药大学东直门医院洛阳医院被纳入第三批国家区域医疗中心建设项目。河南中医药大学一附院被纳入国家区域医疗中心“输出医院”名单，并全力争取国家（中医）医学中心建设项目。河南省完成13个省级中医专科诊疗中心和23个省级区域中医专科诊疗中心建设项目验收，命名第五批河南省重点中医专科34个。

提升基层中医药服务能力。河南省遴选中医馆建设项目671个、示范中医馆287个，命名示范中医馆259个，基本实现乡镇卫生院和社区卫生服务中心中医馆设置全覆盖，并实现25%建成示范中医馆。启动全国基层中医药工作示范市（县）申报，继续开展三级中医医院对口帮扶。鹤壁市召开全市基层中医馆提升工程现场会，加快推进全市基层中医药建设发展。南阳市创新中医药服务模式，在全市开展万名中医师家庭签约服务，提升中医药服务可及性。

提升中医药康复能力。河南省启动中医药康复服务能力提升工程，印发《河南省二级中医康复医院基本标准（试行）》，完善中医康复医院标准体系。河南省中医药管理局委托省康复学会组织制订印发《中风后认知功能障碍中医康复方案》《中风后运动性失语中医康复方案》，年度培养中医康复医师246名，推进全省康复医疗工作发展。

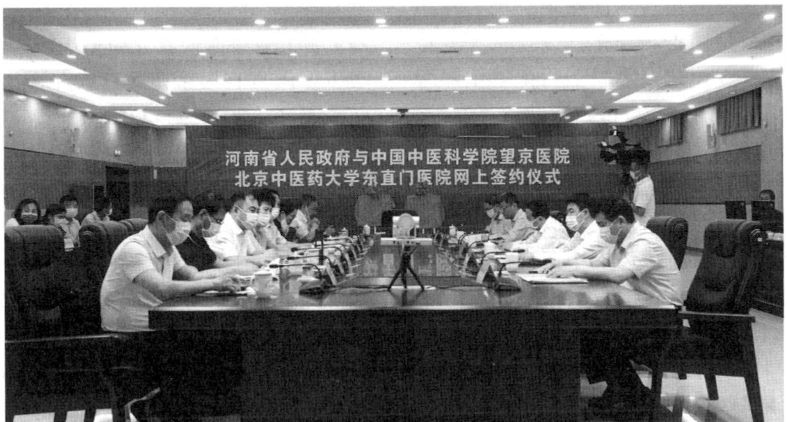

提升行业管理水平。河南省持续推进以中医特色和基础管理为核心的“双核心指标”管理评价，引导中医医院发挥特色优势。制修订二、三级中医医疗机构校验登记评价细则，进一步完善中医医疗机构设置标准。新增县级三级中医医院7个；完成137家公立中医医院绩效考核评价。加强医疗质量控制管理，制定完善各专业（医疗技术）质控标准13个。启动综合医院、专科医院中医药科室标准化建设，完成阶段性评估验收。开封市建立健全中医护理质控工作机制，成立市中医护理质量控制专家委员会，设立中医特色护理门诊。

2022年6月29日，河南省人民政府与中国中医科学院望京医院、北京中医药大学东直门医院通过视频连线的形式举行国家区域医疗中心签约仪式

三、教育工作

加强高层次中医药人才培养。河南省持续加强“岐黄工程”“仲景工程”各子项目过程管理。实施第五批全国中医临床优秀人才（基础）遴选，高标准对首批岐黄工程首席科学家、岐黄学者、青年岐黄学者进行评价管理。进行河南省第二批中医药学科青苗人才645名培养对象年度考核。完成第二批32名中医药学科拔尖人才专项课题立项。

筑牢基层中医药人才队伍。河南省培训基层医疗机构专业技术人员中医馆骨干人才350名。扩大中医农村订单定向医学生招生规模，共招录本科生100名。组织专业师资对600名中医全科医生转岗培训学员进行集中理论培训，超额完成国家任务。

医教协同推进中医药教育改革发展。河南省完成国家级中医药继续教育项目79项、省级中医药继续教育项目358项。支持河南中医药大学开展2022年针灸推拿招生。合理布局中医药专业，组织专家对河南医学高等专科学校等申请设置的19

个中医药类专业进行初评。

高度重视中医药人才表彰。河南省积极做好第四届国医大师和第二届全国名中医评选表彰工作，丁樱获评第四届国医大师，郑玉玲等 4 人被评为第二届全国名中医，组织河南省第三届十佳中医全科医生、十佳中医全科医生团队评选工作，共表扬 34 名中医全科医生，16 个中医全科医生团队。

做好中医医师准入管理。河南省完成 2022 年度中医类别医师资格考试。稳妥推进中医专长医师资格考核工作，2022 年全省报名人数 3628 人，共 2593 人通过省级审核并公示。

四、科研工作

抓好科研平台建设。河南中医药大学一附院入选国家中医药传承创新中心项目储备库。持续推进河南中医药大学一附院和河南省中医院两个国家中医临床研究基地建设，依托基地单位实施联合课题 295 项。持续推进 3 家河南省临床医学研究中心建设。

抓好科研项目管理。2022 年，河南省获批国家中医药管理局新冠肺炎中医药应急专项 4 项。河南省中医药管理局推荐联合开放课题“张仲景传承创新专项”共 12 项纳入国家中医药管理局科研专项课题管理。获国家自然科学基金课题 45 项，河南省科技进步奖 7 项，其中一等奖 1 项。遴选年度河南省中医药科学研究专项课题 303 项，组织验收专项课题 434 项。

加强科研质量控制。河南省组建省级科研专家组和预备队，定期召开重大科研平台和项目推进会，开展年度省级中医药科研能力提升培训。

五、文化建设

加强文化内涵研究。河南省深入挖掘中医药文化内涵，遴选年度中医药文化与管理研究项目 31 项、中医药文化著作出版资助专项 25 项。

开展文化传播活动。河南省开展《中医药法》实施五周年宣传月和《河南省中医药条例》系列宣传活动，推广中医药政策法规和健康养生知识。指导郑州市、许昌市推进中医药文化进校园，提升青少年对中医药文化的认知认同。南阳市举办第十届仲景论坛暨第五届中国艾产业发展大会，在全市推广“中医药文化夜市”。

打造文化传播平台。河南省命名 110 家河南省中医养生保健知识推广基地，加强省级中医药文化宣教基地建设，支持建设中医药健康文化知识角 100 个。充分发挥新媒体作用，开办丰富多样的中医药文化传播栏目。郑州市积极发布中医药参与疫情防控的权威信息，并以公众喜闻乐见的形式宣传中医药预防知识，鼓励群众积极采用中医药方法预防新冠病毒感染。

六、中医药疫情防控

持续推进协同救治工作。河南省落实中西医协同救治机制，推进国家和省级中医诊疗方案实施。制定《河南省新冠肺炎聚集性中医药防治工作指引》《河南省新冠肺炎中医防治方案》，选派中医医师支援上海、海南、郑州航空港区疫情防控，接管定点医院，推进落实中医医师配备要求，确保中医辨证论治质量。贴近疫情防控需要，郑州、南阳、洛阳等推出一批院内制剂。

抓好常态化疫情防控。河南省多种形式组织召开中医医疗机构新冠病毒感染疫情防治培训会，对中医疫情防控工作多次安排部署，特别是在流感高发季，强化工作部署和督导。结合疫情特点和节令气候，组织专家研究制定新冠病毒感染预防推荐药方，及时调整预防方案，指导做好预防干预工作。

保障新形势下中医药救治。河南省加强医疗资源储备，全省 223 家二级以上中医医院全部设置发热门诊。抓好各地资源储备督导指导，支持医院新冠中药制剂研发，协调药监部门支持新冠中药制剂在全省医疗机构间调剂，疫情过峰期间，76 种中药制剂得到全面推广，20 种制剂纳入临时医保。强化专家指导，93 名中医专家被纳入省级指导组。抓好基层中医药救治，完成中医药救治线上培训 15 万人次，全面保障中医药服务需求。（姜方方）

【湖北省 2022 年中医药工作综述】

一、概况

2022 年，湖北省有二级及以上公立中医医院（含中西医结合医院、民族医医院）98 所，总资产 397.6 亿元，编制床位 49352 张，千人口公立中医医院床位数 0.9 张，总诊疗 2759.9 万人次，较 2021 年增长 1.5%，中药饮片收入 18.2 亿元，较 2021 年增长 2.8%。全省有国家重点学科和重点专科 105 个，中医区域诊疗中心建设单位 4 个、培育单位两个。截至 2022 年底，湖北省共有国医大师 2 名、全国名中医 3 名、岐黄学者 2 名、全国中医药高等院校教学名师 2 名、青年岐黄学者 3 名。省内 9 所高等医药院校开设中医药专业。有国家中医住院医师规范化培训基地 13 个，在培学员 1600 多人。湖北省第四次中药资源普查查明中药种类 4457 种，全省中药材总面积约 516.5 万亩，其中生态种植面积 185 万亩，产量 72.4 万吨，农业产值 149 亿元。

二、政策法规

湖北省人民政府主要领导两次对中医药工作作出重要批示，要求研究制定政策文件，加快推进中医药传承创新发展。2022 年 5 月 19 日，湖北省中医药管理局正式挂牌，杨云彦副省长出席挂牌仪式并提出工作要求。2022 年 12 月 21 日，出台《中共湖北省委　湖北省人民政府关于促进中医药传承创新发展的实施意见》。2022 年 11 月 18 日，《湖北省中医药工作厅际联席会议办公室关于印发“十四五”中医药发展规划的通知》印发，为“十四五”期间湖北省中医药发展明确了总体思路和实施路径。

2022 年是《湖北省中医药条例》正式施行三周年，省人大常委会对《湖北省中医药条例》实施情况进行执法检查。

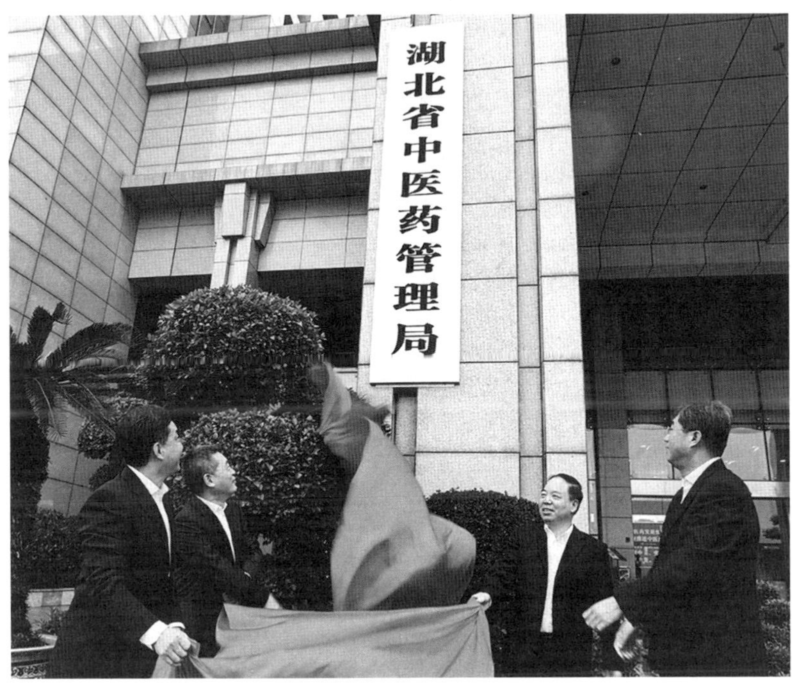

2022年5月19日，湖北省中医药管理局正式挂牌

三、中医药医政工作

推进中医医院高质量发展。湖北省支持县级中医医院提标扩能，重点支持人口超百万或经济百强县（市）、口子县中医医院创建三级医院。印发《湖北省区域中医医疗中心建设方案》《湖北省重大疑难疾病中西医临床协作能力项目建设方案》，启动省内三大片区中医（专科）中心建设，推动高水平综合医院、中医医院临床高效协同。成立湖北省中医医院绩效考核办公室，加强中医医院医疗服务信息监测、绩效改进，引导中医医院高质量发展。

聚焦中医药专科内涵建设。湖北省支持8所中医医院建设国家中医优势专科，支持42家中医医院加强紧急救治能力建设，8个县级中医医院加强“两专科一中心”建设，确定县级中医医院中医重点专科80个。推进中医药参与“323”重大健康问题攻坚行动，积极开展慢性阻塞性肺炎筛查及健康管理，稳步推进中医医院胸痛中心和卒中中心建设，胸痛中心建设通过认证两家、省级预检6家，卒中中心通过认证32家。

提升基层中医药服务能力。湖北省建设两个省级、72个县级中医适宜技术推广中心，组织开展县级师资培训班，推广7类19项适宜技术，约4000人次参与培训。制订中医治未病干预方案30个，开展儿童青少年近视防治中医适宜技术试点两个。支持117个基层医疗卫生机构开展中医综合服务区（国医堂）建设，整体提升诊疗服务环境，配备必要的中医诊疗设备，医务人员能熟练掌握6类以上中医药技术，基层中医药服务能力明显提升。

提升中医医疗机构应急救治能力。湖北省加强国家级、省级中医疫病防治基地和中医紧急医学救援基地建设和国家中医应急医疗队伍建设，持续推进中医医院公共卫生体系补短板工程建设项目，全省中医医院规范建设平战结合定点医院5家，P2实验室54个。全省三级以上中医医疗机构，均按规范要求设置发热门诊。中医药全程参与疫情防控工作，统一调度中医药医疗救治资源，组织300余名中医药医护人员参与援津、吉、沪、琼抗疫工作。开展《2022年湖北省新冠肺炎中医药防治方案（试行）》培训，提高全省中医药疫情防治能力。建立省、市、县三级中医专家指导联动机制，按照“中西医结合、中西药并用”的原则组建4支共55人的省级中西医专家组和4支共1600人的省级中西医区域协同医疗队，采用分片包干形式，对各市州重症和危重症新冠病毒感染救治工作开展实地指导、线上会诊等。组织国医大师对部分重点医院开展危重症救治巡查指导工作。

四、中医药传承创新

湖北省组织开展2023—2024年度中医药科研课题评审立项和省级中医药重点学科建设项目遴选工作，共立项中医药科研课题300个，其中重点项目25项、面上项目75项、青年项目50项、指导性项目150项。遴选确定19个中医药重点学科建设项目，推荐8个学科参加国家中医药管理局高水平中医药重点学科遴选。中药制剂清肺达原颗粒于2022年8月获得国家药品监督管理局签发的临床试验批准通知书。在6月25日召开的湖北省科技创新大会上，中医药研究项目获湖北省科技进步一等奖1项、二等奖4项、三等奖5项。

五、中医药人才培养

2022年，湖北省新增国医大师1名、全国名中医3名、青年岐黄学者1名、第五批全国中医临床优秀人才11名。武汉、黄冈、宜昌等地积极组织西学中培训，开展理论培训650人。遴选50名基层中医（助理）医师参加年度中医全科医师转岗培训。对2021年确有专长考核合格的323人发放中医（专长）医师资格证书。完成2022年度全省中医医术确有专长人员医师资格考试审核工作。

六、中医药产业发展

湖北省卫生健康委联合省农业农村厅开展“十大楚药”评选工作。2022年7月15日，湖北省人民政府新闻办公室召开发布会公布评选结果，蕲艾、半夏、天麻、黄连、茯苓、福白菊、苍术、龟鳖甲、银杏、紫油厚朴和黄精（并列第十位）共11种药材入选“十大楚药”道地药材。资丘木瓜、野菊花、虎杖、金刚藤（菝葜）、马蹄大黄共5种药材被评选为“五大特色药材”。完成2021年19个中药材产业链省级奖补资金项目的建设、验收与绩效评价，19个项目全部合格。

七、中医药文化建设

国家中医药管理局在湖北蕲春举办2022年中医药文化传播行动·走进名医故里（蕲春站）活动。湖北省中医药管理局举办2022年华创会李时珍中医药国际健康论坛，内地与港、澳、台三地专家围绕“发展中医药　助力老龄化”进行学术交流。“中医中药荆楚行”系列活动、《李时珍大讲堂》、中医药文化进校园等活动受到群众普遍欢迎。在武汉、襄阳、孝感、黄冈等地举办全省中医经典大赛、传统技能大赛、中药大赛等比赛活动，引发热烈反响。在武汉、十堰、恩施等10个地市州开展中医药传统知识收集整理，深入挖掘民间中医药知识与技术。（余　瑶）

【湖南省2022年中医药工作综述】

一、深化体制机制改革，加快释放高质量发展新动能

高位推进有力。湖南省委省政府连续两年将中医药工作纳入对市州党委、政府绩效考核，省委深改办将建设示范区纳入2022年全面深化改革工作重点任务加强督导。高位统筹中医药事业产业发展，将中医药工作联席会议制度调整升格为省长任组长的湖南省中医药工作协调小组。全省14个市州党委均研究出台促进中医药传承创新发展的实施意见，11个市州召开全市中医药大会，中医药发展环境显著优化。

部门配合有效。湖南省中医药管理局联合医保、财政等部门支持增设中医药服务项目、调升部分中医药诊疗项目价格、开展中医药门诊统筹和单病种试点、支持551种中药饮片纳入医保支付范围。湖南省药品监督、卫生健康等部门积极支持中药制剂调剂使用、中药配方颗粒管理和中药饮片规范炮制。湖南省中医药管理局联合药品监督、农业等部门联合遴选发布第一批湖南省道地药材目录，联合省科技厅等十部门建立协同联动的中医药科研工作机制。

试点改革有为。湖南省中医药管理局积极推进国家中医药综合改革示范区建设，在各试点省份中率先印发示范区建设实施方案、年度工作要点和召开省级示范区建设推进会，获国家中医药管理局简报专刊推介。梳理形成示范区建设重点工作任务分工和落实清单，细化具体举措和完成时限，实行月汇总、月汇报、月调度，高效统筹各项工作。组建高规格中医药改革发展专家咨询委员会，印发示范区建设专报3期。湖南省中医药工作协调小组通过评审遴选确定长沙、株洲、衡阳、益阳、邵阳、怀化6个市为湖南省国家中医药综合改革示范区先导区建设市，湘潭湘乡、常德临澧、岳阳临湘等9个县（市）为湖南省国家中医药综合改革示范区试点县（市），全面调动有关市州、县（市）参与改革的积极性，鼓励先导区和试点县选择不同方向和切入点先行先试，11个试点地区出台配套政策，3个试点地区召开建设动员大会，中医药改革氛围日益浓郁。

二、优化医疗服务供给，不断满足群众中医药服务新需求

以中医药服务提质促推医院高质量发展。湖南省加强省级建高地、市级扬优势、县级强基层建设，加快推进国家中医药传承创新工程、中医疫病防治基地等9个重大项目建设，建成首批中医专科诊疗中心12个、中医药特色诊疗中心34家，完成357个省级一类、二类中医重点专科分类管理。中医药服务供给水平不断提升，2021年全国公立中医医院绩效考核湖南省排名第五，医疗质量和满意度部分相关指标名列全国前茅。

以中医药基层惠民助力乡村振兴。湖南省提升基层中医药服务能力，提质升级776个中医馆，建设1080家中医阁，依托104个基层中医药适宜技术培训推广基地持续开展20项中医药适宜技术和40个中医药常见优势病种诊疗方案推广应用，完成两个县全国基层中医药工作示范县评审工作。农村地区群众可及性进一步增强，全省基层医疗卫生机构中医药服务量达29.66%，排名全国第七位。

以中西医协同发展推进中医药扩容增效。湖南省支持省中医药研究院附属医院转型建设湖南省中西医结合医院，支持4家单位申报创建国家中西医协同“旗舰”医院，建设湖南省妇幼保健院等5家省级中西医结合“旗舰”医院，建设湘雅医院中西医结合科等19个省级中西医结合“旗舰”科室，支持长沙等5市建立市级中西医结合医院。

三、强化科技人才支撑，有效聚集传承创新发展新动力

抓平台建设，促科技创新。湖南中医药大学第一附属医院获批建设国家中医药传承创新中心，在湖南省重点“芙蓉”实验室中组建中医药精准医学研究部，建设中药制剂关键技术研发平台和3个重大疾病研究中心，启动建设16个局级中医药科技创新平台。利用国省局三级科研平台，启动中医药诊疗新冠病毒感染重大科研计划，获湖南省科技厅支持，围绕“保健康、防重症”重大需求，设立8个科研项目开展分组多中心联合攻关。

抓院校教育，夯发展基础。湖南中医药大学8个专业入选全国一流本科专业建设点，湖南中医药高等专科学校入选湖南楚怡高水平学校。支持5个院校新开办中医药类专业6个，湖南省中医药管理局会同省教育厅制定高职和中职学校中医药类专业设置标准12个。2022年，26所院校招录中医药类学生1.40万人。全省中医药院校教育实现规模、质量双提升。

抓经典传承，强人才支持。湖南省建立“读经典”“跟名师”“多临床”的人才培养基地体系。加大中医药各层次人才培养力度，新增“国字号”高层次人才27名，中医临床优秀人才统考录取率全国第五。遴选培养省级中医药领军人才5名、学科带头人43名、骨干人才200名、基层实用型人才850名、西学中人才5000名。遴选27名专家、54名继承

人开展湖南省第四批基层名老中医药专家经验继承工作。

四、助力健康产业发展，充分彰显服务经济发展新作为

强化政策支撑引导发展。湖南省中医药管理局印发促进中药产业高质量发展措施12条，实施中医药健康服务业发展行动计划，出台生物医药产业链重点品种培育办法，遴选公布第一批35种湘产道地药材，发布首批6条中医药康养旅游精品线路。

强化项目建设推动发展。湖南省建设区域中药制剂中心7家、中药共享调剂配送中心9家。完成全省第四次全国中药资源普查，核验中药资源种类4667种。调研23家医疗机构开展中医药特色疗法与传统制剂配制使用情况，遴选建设和示范推广道地药材生态种植基地10家，开展湘产中成药大品种临床综合评价。

强化活动造势促进发展。湖南省中医药管理局积极协助省政协组建成立湘赣粤港澳中医药全产业链协同发展联盟，牵头起草《中医药全产业链协同发展联盟框架合作协议》，构建区域协调发展新格局。组织召开《中医药·青风藤》国际标准研究成果发布会，推动开展湘产中药材国际标准、地方标准研究制定工作，提升湘药核心竞争力。组织医疗机构中药炮制骨干参加由省人民政府主办的全省第一届职业技能大赛并荣获中药炮制单项金牌，推动行业传承中药传统技艺。

五、推动文化弘扬传播，持续焕发中医药优秀文化新活力

科普宣传成效明显。湖南省中医药管理局围绕示范区建设、中医药抗疫在国家级、省级媒体发布报道200余篇，总点击量逾千万次。“湖湘中医”微信公众号影响力提升，排名全国第七名，发布1篇超百万次浏览文章。宣传《中医药法》《湖南省实施〈中医药法〉办法》，开展公交地铁户外屏“千屏轮播”海报和中医药知识答题，300余万人次参与。湖南省中医药管理局获第二届全国中医药健康文化知识大赛优秀组织奖。《让中医药“活”起来》访谈节目获评全省卫生健康“好新闻”奖。

中医药氛围日益浓郁。湖南省中医药管理局建设马王堆、仲景祠文化地标，建成中医药文化科普宣传教育基地25个、中医药文化传播平台5家、中医药健康文化知识角140个。举办全省中医药文化高峰论坛，在28个学校开展中医药文化主题日活动，结合中医中药湖南行等系列活动，开展中医药文化知识传播和中医义诊，惠及群众5万余人。2022年，全省居民中医药健康文化素养水平达27.89%，领先全国平均水平。

海外传播积极推进。湖南省建设省内首家国家特色服务出口基地（中医药），中医药“组团服务”首次亮相2022年中国国际服务贸易交易会。中津中医针灸中心运行良好，为当地6000余人提供免费中医针灸治疗，800余次中药治疗，首批外籍学员完成中医针灸培训结业。

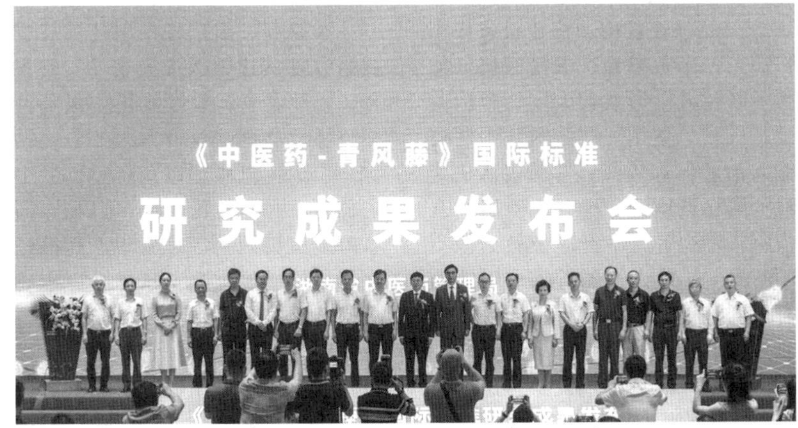

2022年5月12日，国际标准化组织（ISO）正式发布《中医药·青风藤》国际标准，该标准由刘良院士团队和湖南正清制药集团股份有限公司共同研究制定，是湖南研制的首个中药材ISO标准

六、全面全程全力参与，中医药助力疫情防控再展新作为

中医药救治一盘棋统筹。湖南省及时成立省级新冠病毒感染医疗救治中医药工作领导小组，调整省级中医医疗救治专家组，组织国医大师、全国名中医等制订《湖南省新冠肺炎中医药防治方案（2022年第二版）》，发布《湖南省农村地区新冠病毒感染中医药治疗指导方案》，全面开展新冠病毒感染中医药救治指导、培训等工作。成建制派出中医医疗队支援上海，参与吉林、重庆、成都、海南、新疆、西藏、北京等援助。

中医药作用第一时间彰显。湖南省落实“第一时间启动中医药参与救治工作机制，第一时间应用防控救治方案，第一时间派出中医药专家团队，第一时间用上中药”，全省所有县级以上中医医院通过线上线下向群众提供预防和治疗中药方剂1157.82万剂，指导全省所有社区卫生服务中心、建制乡镇卫生院使用中医协定处方或中药汤剂。

中医药保障一体化推进。湖南省中医药管理局协调出台《关于做好新冠病毒感染中医药防治方药应急保障工作的通知》，应急审批备案新冠病毒感染中医药防治参考协定处方13个共57个品种，督促省内中药生产企业稳产扩能保障中医药供应，推动24个医疗机构将新冠防治院内制剂纳入医保支付。（唐吉君）

【广东省2022年中医药工作综述】

一、概况

2022年，广东省有2.4万个中医医疗机构，较2021年增加535家，其中中医医院203家（三级甲等39家、二级甲等78家）、中医类门诊部309家、中医类诊所5609家、中医村卫生室18063家。全省医疗机构设置中医床位 8.4 万张，中医类医疗卫生机构在岗职工 13.8 万人，分别占全省总量的 13.8%、12.4%。全省 100% 的社区卫生服务中心、乡镇卫生院和社区卫生服务站，90.0% 的村卫生室能够提供中医药服务，满足城乡居民中医服务需求。全省医疗机构提供中医门诊服务 1.9 亿人次，占全省总量的 23.3%，其中中医类医院 6267.9 万人次、中医类门诊部（所）2037.3 万人次、中医类村卫生室 6056.5 万人次、其他机构中医科 4361.7 万人次。与 2021 年相比，中医门诊服务总量增加 0.9%，占全省比重提高 0.6 个百分点。全省医疗机构中医住院服务量 244.2 万人次，较 2021 年上涨 2.4%，占全省总量的 13.9%，其中中医类医院出院 210.1 万人次、其他医疗机构中医科出院 34.2 万人次。全省中医类别执业（助理）医师 5.7 万人，较 2021 年新增 4216 人，增长 8.2%；中药师 1.0 万人，较 2021 年新增 378 人，增长 3.8%，占全省药师的 21.1%。中医类医疗机构拥有注册护士 4.3 万人，占全省总量的 10.2%。

二、政策法规制定实施

2022 年，广东省中医药局与省发展改革委、省人力资源社会保障厅、省卫生健康委等部门联合印发《广东省国家医学中心国家区域医疗中心建设医院支持政策清单》《广东省基层中医药服务能力提升工程“十四五”行动计划实施方案》《广东省加快发展康复医疗服务工作的实施方案》《广东省肿瘤诊疗质量提升行动计划实施方案》《广东省加强脑卒中防治工作减少百万新发残疾工程实施方案（2022—2030 年）》《广东省卫生健康专业技术人才职称评价改革实施方案》《广东省住院医师规范化培训管理办法》等。

三、中医药综合改革

2022 年，广东省成立由省人民政府主要领导任组长的广东省建设国家中医药综合改革示范区工作领导小组，以省人民政府办公厅名义印发示范区建设实施方案，规划部署创新“四个机制”、建设“五大高地”等重点改革任务，遴选广州等 11 个地市开展“小切口”“大变化”改革试点。相关部门印发《广东省林草中药材产业发展指南》《广东省中药材产地趁鲜切制工作指导意见（试行）》《广东省促进老字号创新发展行动方案（2022—2025 年）》等政策文件，出台医保支持中医药传承创新发展、深化中医药教育改革、推动中医药科技创新体系建设、加强新时代中医药人才工作等配套措施。全省统一的中医优势住院病种分值库建立，169 种中医优势住院病种和 56 个中医日间治疗病种在全省推广。在基层服务满 10 年的中医药人才职称评审“绿色通道”有效落实。在港澳已上市的传统外用中成药内地注册机制基本形成，中医药综合改革开局良好。

四、中医医疗服务能力

2022 年，广东省以国家医学中心、国家区域医疗中心、中医药传承创新工程、中医特色重点医院等重大项目、重大工程为牵引，在大湾区打造岭南特色鲜明的高水平中医院群。截至 2022 年底，广东省有“辅导类”国家医学中心建设单位 1 家、国家区域医疗中心输出医院两家。两家省级中医医院被纳入国家中医药传承创新中心项目储备库。被纳入国家中医特色重点项目储备库的 7 家地市级中医院全部开工建设，5 家中医药传承创新工程项目建设稳步推进，大湾区高水平中医医院群初具规模。3 家医院入选国家中西医协同“旗舰”医院建设项目，10 家妇幼保健机构加快建设省级中医药工作示范基地，中西医协同能力不断提升。国家重大疫情救治基地建成投入使用，加强国家中医疫病防治队伍和紧急医学救援队伍建设，高起点建设广东省中西医结合应急救治中心，中医应急救治能力不断提升。建设全国首家中医药监督实训基地，提升广东省中医药监督执法水平。

发挥中医药特色优势，深度参与疫情防控。“乙类甲管”阶段，广东省认真落实“有团队、有机制、有措施、有成效”中西医结合医疗模式。第一时间组建省级中医药防治专家组，制订发布省级中医药治疗方案，建立“三三三”机制，坚持“三级协同、三线作战、三名保障”，坚持中西医并重、中西医结合、中西药并用，抗击新冠病毒感染疫情取得成效。实施“乙类乙管”后，广东省采取“三扩容”（发热门诊、重症救治资源、线上诊疗资源）、“四防线”（预防、治疗、康复、调养全周期）、“五保障”（优化中药饮片储备使用、发布粤产良药指导居家用药、优化中药院内制剂调剂政策、加大中医医院重症救治设备设施保障、强化基层人员中医药防治新冠技能培训）系列优化政策措施，全面发挥中医药特色优势，提升诊疗救治能力。全省二级及以上中医医院（含中西医结合医院、专科医院）均落实 100% 设置发热门诊（共 126 家），做到“应设尽设，应开尽开”。广东省中医药局组织专家编制并印发《广东省新冠肺炎中医药防治方案》《广东省 2022 年冬季疫病高发期中医调养指引》，并针对成人、儿童、体弱者等不同人群，研制应对近期疫情特点的“新救治三方”，有效指导各定点医院、各医疗机构开出中药良方。截至 2022 年底，全省确诊病例救治中，中医药参与治疗率达 95% 以上。广东省派出包括 21 名中医专家在内的医疗防疫团队全力支援香港抗疫，促进中西医协同，助力香港疫情防控取得成效。

五、中医药科研创新

2022 年，广东省中医药局持续推进省部共建中医湿证重点实验室建设，配合省科技厅推进中医药广东省实验室的论证和筹建工作。两家单位成为国家中医药传承创新中心储备单位。依托国家中医临床研究基地建设两家广东省中医药循证医学研究平台，进一步提升广东省中医药循证医学研究能力。新增国家中医药管理局中医药多学科交叉创新团队 1 个和中医药传承创新团队两个，中医药科技创新能力持续提升。6 项中医药科技成果获得 2021 年度省科技进步奖，其中一等奖两项。多项抗疫方药成功转化临床应用。

六、中医药人才建设

2022年，广东省新增国医大师1名、全国名中医4名、岐黄学者4名、青年岐黄学者6名。评选第五届省名中医80名。实施葛洪中医药人才计划，建设33个中医药人才培养基地和40个中医药重点学科，建立40个名老中医药专家传承工作室，开展69个第七批全国老中医药专家学术经验继承项目建设，培养1686名合格中医住院医师。实施中医师承薪火工程，100名广东省名中医带教200名县级基层中医临床骨干，不断提升基层临床诊疗水平和能力。实施基层中医药人才工程，招录755名中医类农村订单定向免费医学生，1180人通过中医全科转岗（岗位）和助理全科医生规范化培训考核。完成第四个年度中医医术确有专长考核工作，245人取得确有专长资格证书，进一步充实基层中医人才队伍。

七、中医药产业化发展

2022年，广东省依托粤澳合作中医药科技产业园建立拥有自主知识产权的医药创新研发与转化平台，加快中医药科技成果转化，推动9个中药产品在海外注册及上市。完善港澳传统外用中成药内地上市注册审评审批手续，有8种港澳在售传统外用中成药获批在内地上市。广东省中医药局与省工业和信息化厅、省农业农村厅、省林业局联合发布《关于广东省中药材产业化基地培育建设的管理办法（试行，征求意见稿）》的通知。中医药产业高质量发展势头良好，广东省中药材种植面积达464.2万亩，中药材种植产值约284亿元。全省中药工业营收636.8亿元，工业增加值159.3亿元。

八、中医药文化建设

2022年，广东省加强与主流权威媒体合作，与新华社、凤凰网、《羊城晚报》等主流媒体合作，推出系列中医药报道；在“南方+”平台上建立中医药“南方号矩阵”，开辟新的宣传阵地。广东省组建新媒体矩阵有效传播中医药文化的做法，在国家中医药管理局举办的新闻能力高级培训班上作经验介绍。推出《国医大讲堂》系列讲座5期，现场观众合计1000多人，线上观看总人次超20万人次。开展“大医精诚——中医名家走基层”主题活动5场，现场服务群众1500余人次，打造中医药文化精品。编撰《岭南医藏》，传承弘扬岭南中医药文化精髓。广东省中医药代表性歌曲《岭南中医赋》上线各大音乐平台，广受好评。全省中医药宣传战线与抗疫一线同步同频，及时准确发声，传播中医药防治知识，展示中医药参与疫情救治的临床效果，传递中华优秀传统文化的自信和正能量。

九、中医药交流合作

2022年，广东省举办第四届粤港澳大湾区中医药传承创新发展大会，促成9个中医药合作项目。举办第八届中医科学大会，推动一批中医药大健康产业签约，总投资额达81.5亿元。推动粤产中药颗粒剂相关产品远销美国、澳大利亚等23个国家和地区。“粤特快”青蒿素派喹片取得40个国家的专利保护，并在20多个非洲国家注册上市销售。广东省中医药局与省商务厅联合举办粤港澳大湾区中医药服务贸易高峰论坛，联合省侨办举办广东－拉美中医药论坛，支持广东省中医院与德国有关机构举办中德中医药大会等，进一步扩大中医药在海外的影响力。 （刘占峰、吴孝和）

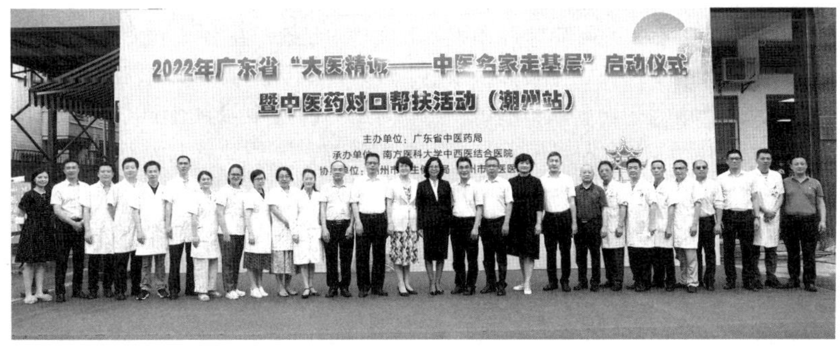

2022年5月28日，由广东省中医药局主办、南方医科大学中西医结合医院承办的2022年广东省“大医精诚——中医名家走基层”启动仪式暨中医药对口帮扶活动（潮州站）在广东潮州举行

【广西壮族自治区2022年中医药壮瑶医药工作综述】

一、政策法规

广西壮族自治区党委、政府始终把中医药壮瑶医药工作摆在更加突出的位置，自治区党委书记刘宁等对《加快推进广西中医药产业发展的建议》（参事资政专报第175期）作出批示，自治区主席蓝天立围绕广西医药商会关于将广西独审独批药品纳入广西壮族自治区医保（基药）药品目录等作出批示，分管领导深入中医药院校、中医医疗机构调研指导，对中药材种植、人才队伍建设等作出指示，研究部署重点工作，推动全区中医药壮瑶医药传承创新发展。2022年1月，自治区政府办公厅印发《广西中医药壮瑶医药发展“十四五”规划》，从4个方面10个任务内容明确“十四五”期间的具体路径和措施。自治区中医药民族医药发展领导小组印发《广西中医药壮瑶医药振兴发展三年攻坚行动实施方案（2021—2023年）》，从健全服务体系、提升临床防治能力、提高人才队伍素质等方面明确中医药壮瑶医药振兴发展6项重点任务，计划投资95亿元支持建设57个重大项目。4月，召开2022年全区中医药工作会议，部署2022年全区中医药工作。印发《2022年广西中医药工作要点》《自治区中医药民族医药发展领导小组2022年工作要点》，从中医药医疗服务、人才、科研、对外开放等方面对中医药改革发展进行部署。8月，自治区人民政府办公厅印发《关于加快中医药壮瑶医药特色发展的若干政策措施》，从夯实人才基础、提升产业发展活力、强化中西医协同

发展等7个方面明确政策支撑，中医药壮瑶医药传承创新发展政策体系进一步健全完善。

二、医政工作

广西壮族自治区健全中医药民族医药服务体系，开展国家中医紧急医学救援队伍建设和国家中医疫病防治队伍建设，开展6家中医民族医医院、5家市级中医医院、10家县级中医医院服务能力建设，新建基层中医馆183个，累计建成中医馆1421个，全区乡镇卫生院、社区卫生服务中心中医馆覆盖率97.53%，基本实现全覆盖。开展22个中医专业质控中心、20个重点专科、5个国家中医优势专科建设和6家医院的康复服务能力建设，以及6个少数民族地区县级中医药特色服务、15家中药壮瑶药特色煎煮服务能力提升建设。组织17家三级中医类医院开展对口帮扶工作，54家县级中医医院组建医共体。全区有县级及以上公立中医医院104家，河池市宜州区中医医院升级为三级公立中医医院。截至2022年底，有西医学习中医两年制学员1286人，考核合格西医学习中医一年制学员4126人。成立广西民族医药专家委员会，制定《广西民族药认定程序（试行）》《广西民族药认定标准（试行）》，组织开展广西民族药申报工作，召开广西民族医药专家委员会会议，认定并公布第一批广西民族药218个，为广西增补民族药纳入医保目录打下基础。完成《壮医执业医师实践技能考试大纲》修订。组织40个名中医团队386名专家深入40个县级医院开展2022年“名中医八桂行”活动，累计开展义诊123场，受益群众1.2万余人次，促进名中医优质资源下沉，提升基层中医药服务能力。

三、科研工作

广西壮族自治区加强中医药创新平台建设和科研项目管理，持续推动国家中医药临床研究基地、国家中医药高层次人才培养基地、国家中医药重点学科、国家中药炮制技术传承基地等平台建设。截至2022年底，共发表SCI论文288篇，获得实用新型专利138件，软件著作权5项，科技成果登记268项。获得广西科学技术奖自然科学类二等奖2项，获得广西科学技术奖科学技术进步类一等奖1项、二等奖3项，获国家第三批新型冠状病毒感染肺炎中医药应急专项课题1项。广西药用植物园中药材良种繁育工程技术研究中心荣获第三届“广西创新争先奖”集体奖。区直中医医疗机构、中医药科研机构共获国家和自治区项目新立项106项，新增合同经费6104万元，其中国家自然科学基金项目立项48项，获资助经费1602万元；广西科技计划项目立项58项，获资助经费4502万元。组织开展中医药科技项目立项、结题和成果验收等工作，下达2022年中医药自筹经费科研课题637项、中医药适宜技术开发与推广项目100项、中医药壮瑶医药治疗优势病种诊疗方案研究项目11项。开展中医药成果验收及科技成果申报推荐12项，推荐办理科技成果登记151项。科研平台建设成效显著，广西药用植物园、广西中医药大学第一附属医院入选国家中医药传承创新中心项目库，西南濒危药材资源开发国家工程实验室被纳入国家发展改革委国家工程研究中心新序列管理，广西中医药大学获批中药壮瑶药创新药物教育部工程研究中心。自治区遴选推荐国家中医药高水平重点学科7个，支持自治区中医药多学科交叉创新团队9个、培育团队4个。

四、教育工作

持续推进毕业后教育工作。住院医师规范化培训制度不断完善，广西壮族自治区中医药管理局印发《关于加强全区中医类别全科医生培养工作的通知》《广西壮族自治区中医住院医师规范化培训协同单位管理办法（试行）》《关于加强住院医师规范化培训基地绩效考评工作的通知》等文件，新认定住院医师规范化培训协同单位两家，新招录中医住院医师规范化培训学员1548人（含专硕并轨学员），培训中医住院医师规范化培训基地考官、师资500余人，举办第三届广西中医住院医师规范化培训临床能力竞赛，线上直播累计访问量超50万人次，全区967名中医住院医师规范化培训学员通过结业考核，住院医师规范化培训结业考核通过率达92.1%，较2021年（88.7%）取得较大提升，住院医师规范化培训管理取得显著实效。招收中医类别农村订单定向免费医学生220名，培训中医全科转岗及中高级职称医师中医全科转岗学员200人，培训基层中医馆骨干人才、基层卫生技术人员650人，通过自治区级中医药继续教育项目培训1万人，基础人才素质不断提升。

五、文化建设

广西壮族自治区深入打造“十个一批”文化品牌，举办一批中医药壮瑶医药文化传播活动、建设一批中医药文化传播平台、制作一批中医专家科普传记视频、创作一批中医药文化作品、建设一批中医药壮瑶医药健康文化知识角和一批中医药校园文化知识角等，开展中医药健康文化素养调查工作，举办全区中医药新闻宣传骨干培训班。围绕中医药传承创新发展理念，强化官方网站、官方微信等传统媒体和政务新媒体等阵地建设。持续加强与新华社广西分社、中新社广西分社、《人民日报》、《中国中医药报》社、《广西日报》传媒集团、广西广播电视台、广西广播电视台综合广播7家主流媒体签约合作并形成良好的合作机制。2022年8月8日，“广西中医药”微信公众号正式上线运营。2022年，广西壮族自治区中医药管理局官方网站共发布新闻稿件2200余条、通知公告55条、政策文件94条，在各主流媒体发稿量210余篇，全局新闻宣传工作再上新台阶。围绕学习宣传贯彻党的二十大精神，广西壮族自治区中医药管理局与《广西日报》等主流媒体策划报道《守正创新承岐黄之志　踔厉笃行护人民健康》《党的二十大报告在广西中医药系统引起强烈反响》等新闻10余篇，累计在官方网站和微信公众号刊发党的二十大相关新闻信息100余条。2022年12月23日，广西壮族自治区中医药管理局通过《广西日报》、广西新闻网、广西广播电视台新闻频道、中国新闻网等合作主流媒体发布《广西推进中医药壮瑶医药传承创新发展助力健康广西建设》的新闻通稿，介绍2022年度广西中医药壮瑶医药工作取得的成绩和下一步工作计划。年度累计制作完成壮医水蛭疗法、壮医滚蛋疗法、壮医药物竹罐疗法等中医药壮瑶医药非物质文化遗产或中医特色技法项目科普视频22个，制作完成“千名医师讲中医”41集、“八桂中医大讲堂”科普视频61集、中医专家科普传记视频50余集，全面促进中医药健康文化传播。

六、党风廉政建设

广西壮族自治区中医药管理局党组严格落实全面从严治党主体责任，其他班子成员严格执行“一岗双责”，结合大力推进清廉医院、清廉机关建设、纠治医疗卫生领域腐败和作风问题专项行动，不定期听取分管领导、局机关各处室和直属单位落实主体责任情况汇报，及时研究解决问题。广西壮族自治区中医药管理局党组书记、局长黎甲文召集局机关各处室和直属单位副处级以上干部开展党风廉政建设例行谈话，以严格的纪律管好局机关和直属单位领导班子成员和党员领导干部，压实责任，强化反腐意识，践行廉洁风范。严格执行党内议事规则，按照“集体领导、民主集中、个别酝酿、会议决定”原则，凡是涉及重要工作部署、重大项目安排、大额资金使用等重大问题，坚持由局党组会、局长会集体研究决定，审议《关于加快中医药壮瑶医药特色发展的若干政策措施》《自治区中医药民族医药发展领导小组2022年工作要点》、2022年中央补助广西医疗服务与保障能力提升项目资金分配方案等重大事项决策、重要项目安排、大额资金的使用等事项。把推动清廉医院建设作为深化中医药系统全面从严治党的重要抓手，广西壮族自治区中医药管理局党组3次深入广西中医药大学第一附属医院，以及钦州市、北海市等的12家单位进行清廉医院建设及专项行动调研督导检查，助推清廉广西建设。广西壮族自治区中医药管理局配合自治区卫生健康委印发《关于印发广西壮族自治区2022年纠正医药购销领域和医疗服务中不正之风工作要点工作方案的通知》，联合开展2022年医院重点领域安全风险排查整改工作。利用医师定期考核、公立医院绩效考核、医院等级评审、执业校验等多种方式，推动医疗机构主动把行风建设列为从医执业的重要内容，将医德医风建设纳入大型医院巡查范围。91家公立中医医院绩效考核和4家中医医院执业校验均将医德医风建设列入考核指标。出台项目资金管理等相关制度，严控“三公”经费支出。

七、其他工作

“中医药+健康产业”发展持续向好。广西壮族自治区合力打造“桂”药品牌，开展“桂十味”建设，持续推进“三个一批”示范基地及“定制药园”规范化建设，聚焦重点发展品种，梳理广西产区药材品质优良的药材品种，编写首批《广西道地药材目录》和《广西壮瑶等少数民族道地药材目录》。加快推进专项入库工作，推动全区7家中医特色重点医院、1家国家中医疫病防治基地、两家国家中医药传承创新中心入选国家项目储备库。2022年5月，广西壮族自治区中医药管理局联合自治区发展改革委、卫生健康委向国家推荐上报两家中西医协同“旗舰”医院名单。促进中药壮瑶药药膳产业推广应用，开展广西第一届中药壮瑶药药膳大赛，全区共451支参赛队伍参赛，进一步推进中药壮瑶药药膳产业发展。加强中医药产业宣传推广，编纂《广西中医药壮瑶医药产业宣传手册》。广西壮族自治区中医药管理局会同相关部门赴重庆、杭州、成都、北京等地开展中医药产业链招商引资活动，推介“桂十味”和中医药壮瑶医药特色资源优势。提升产业人才队伍素质，开展中药壮瑶药药膳食疗应用人才和中医药壮瑶医药康养人才培训。

促进中医药对外交流开放合作。广西中医药大学荣获第二批国家中医药服务出口基地。广西药用植物园在瑞士举办2022年有机农业与传统草药国际研讨会暨中国－东盟有机药材种植技术培训班。广西国际壮医医院举办中国（广西）－老挝（万象）中医药壮瑶医药特色诊疗技术远程国际培训班，与越南顺化医药大学附属医院签署战略合作协议书。第七届中国－东盟传统医药论坛在广西壮族自治区防城港市召开，印尼、缅甸、老挝、马来西亚、菲律宾、泰国等东盟国家官员线上视

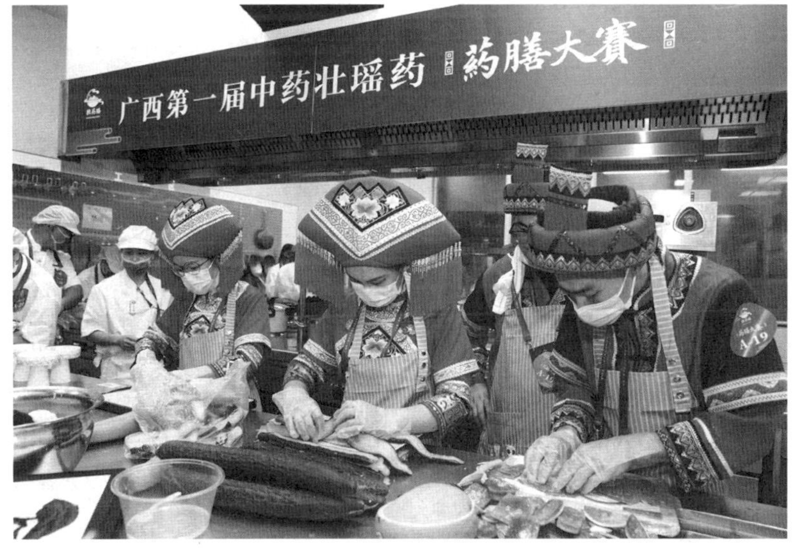

2022年10月28—30日，由广西壮族自治区卫生健康委、自治区中医药管理局、自治区市场监管局、自治区总工会主办的广西第一届中药壮瑶药药膳大赛在广西南宁举办

频致辞，来自中国和东盟国家传统医药领域官员、专家学者等代表180余人线上线下参加论坛，推动传统医药更好服务人类健康，助力打造中国－东盟命运共同体。

强化普法宣传，营造良好法治氛围。2022年，广西壮族自治区中医药管理局在全区范围内开展法治宣传教育征文比赛暨守法宣誓活动、中医药法律法规知识竞赛等普法活动，2300多家中医诊所、8600多名医师在普法平台参加线上活动，广西普法经验获国家中医药管理局发文推广。制作中医药普法宣传小视频《如何甄别中医诊疗和中医保健》，在动车、地铁和公交车站等地点投放普法小视频。积极开展中医药普法工作，结合“名中医八桂行”等项目和广西中医药文化宣传教育基地，做好联合普法宣传工作，继续组织全区各级中医医疗机构开展常态化数字化法治宣传教育活动。（刘丽娟）

【海南省2022年中医药工作综述】

一、概况

2022年，海南省卫生健康委对标海南省第八次党代会精神和《海南省中医药发展“十四五”规划》目标，在全国范围内率先制订《海南省中医药振兴发展工程重点项目建设实施方案》，将《中共海南省委　海南省人民政府关于促进中医药在海南自由贸易港传承创新发展的实施意见》中的工作要求分解为中医药服务体系、中医药服务能力、中医药科技、中医药人才、中医药产业、中医药文化6个方面29项具体建设任务，全面厘清职责任务清单。推动中医药全面、全程、深入参与新冠病毒感染疫情防治，中药汤剂成为新冠病毒感染患者的主要治疗方式，有效保护了人民群众生命安全和身体健康。召开国医大师和名中医表彰会，建立省名中医周期性评选表彰机制，激励广大中医药人才踔厉奋发、勇担使命，为推动中医药振兴发展、健康中国建设提供坚强人才保障。支持海南自由贸易港发挥示范引领作用被写入国家《推进中医药高质量融入共建“一带一路”发展规划》，提出支持海南发展中医药服务贸易、推动中医药服务与旅游、养老深度融合发展。

二、中医药参与新冠病毒感染疫情防控

海南省卫生健康委结合海南时令变化和新冠病毒感染疫情防控现状，修订形成《海南省新型冠状病毒肺炎中医药预防建议方案》试行第二、三、四版，并在大众媒体发布。海南“0801”新冠病毒感染疫情中，推动中医药全面、全程、深入参与新冠病毒感染疫情防治，海南省中医药参与新冠病毒感染患者治疗率达97%，中药汤剂为新冠病毒感染患者的主要治疗方式。2022年12月，围绕“保健康、防重症”，海南省不断优化调整防控措施，在全省各市县设置中药大锅汤发放点1063个，做到中药防感汤剂全覆盖，有效保护了人民群众生命安全和身体健康，为打赢疫情防控阻击战赢得宝贵时间。

三、中医医疗服务能力建设

海南省卫生健康委不断加强医院基础设施建设。海南省中医院江东新院区启动运营，屯昌县、琼中县、澄迈县中医院3家中医院新院区建成投用。启动优势专科建设工作，支持海南省中医院老年病科、海口市中医院推拿科、三亚市中医院脾胃病科3个重点专科建设。实施基层中医药服务能力提升工程三年行动计划。在全省新建中医馆90家，完成社区卫生服务中心和乡镇卫生院中医馆全覆盖目标。截至2022年底，100%的乡镇卫生院和社区卫生服务中心能够为城乡居民提供简、便、廉、验的中医药服务。发挥中医药特色优势，推进民族医药发展。指导琼中县制订《琼中黎族苗族自治县2022年中医适宜技术防控儿童青少年近视试点实施方案》，发放宣传册1万余册，累计筛查学生1934人，干预1249人，完成耳穴压丸6次。

四、中医药人才培养

海南省卫生健康委注重培养选拔中医药高层次人才，在国家中医药管理局的支持下，国医大师实现零的突破，新增全国名中医2名，评选省名中医10名，认定省名中医4名，并召开海南省国医大师和名中医表彰会，对以上人才进行表彰激励。建立海南省名中医周期性评选表彰机制，激发全省中医药人才踔厉奋发、勇担使命，推动中医药传承创新发展。高位推动中医师承教育有效落实，筹划并在三亚市举办海南省有史以来规模最大的中医拜师仪式，160余名指导老师和继承人参与，继承中医精髓，加快中医药传承创新速度。着力培养基层中医

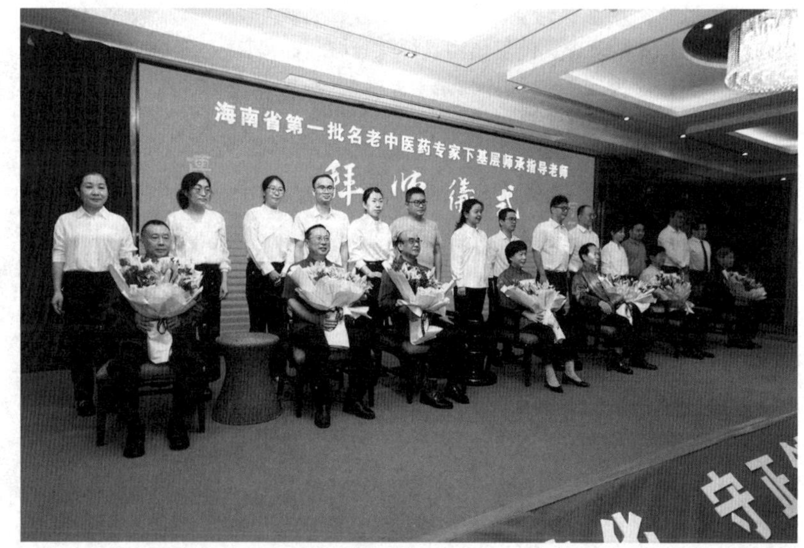

2022年11月18日，由海南省中医药管理局主办的第七批全国老中医药专家学术经验继承工作和海南省第一批名老中医药专家下基层师承项目拜师仪式在海南三亚召开

药服务“三个人”，实施“名老中医药专家下基层师承项目”，遴选69名基层医疗机构中医师师承46名名老中医药专家，为基层医疗机构培养优秀中医师。启动基层中医骨干（西学中）优秀人才培训项目，在全省面向基层医疗机构遴选110名优秀西医师，开展系统西学中学习，为基层医疗机构培养“能西会中”的西医师。组织基层护理人员学习中医常用技术，遴选400名基层护理人员开展中医药适宜技术培训，为基层医疗机构培养能开展中医药适宜技术的护理人员。开展多层次的中医药人才培养项目，组织开展全国中医临床特色技术传承人才培训、西学中骨干人才培训、中医护理骨干人才培训、全国中医药师承项目、中医全科医生转岗培训项目、中医馆骨干人才培训项目。允许医疗机构非中医药技术人员通过培训、考核合格后提供相关中医服务，印发《海南省非中医药技术人员开展中医诊疗服务管理办法（试行）》（琼卫规〔2022〕4号），鼓励西医学习中医，允许医疗机构非中医药技术人员通过培训、考核合格后提供相关中医服务，为西学中优秀人才提供制度保障。

五、中医药国家服务出口基地建设

海南省卫生健康委推动三亚市中医院建设国家中医药服务出口基地，支持澄迈县、东方市两家中医院建设中医药健康服务中心，推进中医药与旅游、养生、养老等结合，促进“以治病为中心”向“以人民健康为中心”的服务理念转变。启动中医药健康旅游基地评审，将中医药生态、绿色和健康的理念与旅游深度融合，更好满足人民群众多层次、多样化的中医药服务需求，打造海南省独特的中医药健康旅游新业态新模式。

六、中医药文化传播

海南省卫生健康委开展“中医中药中国行”暨《中医药法》实施五周年宣传月活动，在全省19个市县和195个乡镇的街道社区、医疗机构、村卫生室等2000多个醒目场所张贴宣传海报4000余份。在海口、三亚、琼海、万宁、澄迈、乐东6市县开展“中医药文化进乡村”活动7场，传播中医药文化理念。完成8个市县区，共21个乡镇48个村居委会中医药健康文化素养调查，进一步培育群众健康的生活方式。在海南省广播电视总台、《海南日报》开设中医药宣传栏目。海南省卫生健康委与海南省广播电视总台合办《奇妙的中医》电视栏目，播出30期；与海南新闻广播联合推出《新时代中医药》栏目播出43期；与《海南日报》合办《海南中医药·传承与创新》报刊专栏，发布10期，其中整版两期。（昝青锋）

【重庆市2022年中医药工作综述】

一、概况

截至2022年底，重庆市共有各级各类中医医疗机构3590个，其中中医类医院193所，占全市医院总数的22.52%；公立中医类医院有46所，其中三级中医医院15所（三级甲等中医医院10所），每个区县至少建有1家二级以上公立中医医院；中医类医院实有床位3.95万张，占全市医院总床位的21.22%。全市80.31%的综合（专科）医院设置有中医科，92.80%的社区卫生服务中心和97.78%的卫生院、72.42%的社区卫生服务站和92.67%的村卫生室能开展中医药服务。全市中医类医院门急诊量1626.34万人次，占全市医院门急诊量的20.55%，出院人次112.60万人次，占全市医院出院人次的22.38%。全市有中医药科研机构3所，开展中医药专科以上教育的院校4所。有中医药人员2.46万人，其中国医大师1名、全国名中医5名、全国中医药高等教育教学名师1名、青年岐黄学者3名，评选市级名中医173人。

二、政策法规

强化政策和资金保障。重庆市实施新修订的《重庆市中医药条例》，印发《重庆中医药发展“十四五”规划》，并发放至各区县政府和市级有关部门。召开2022年全市中医药工作会，统筹分配中医药财政专项资金1.15亿元，组织开展专项资金绩效评价、专项审计及飞行检查，提升资金使用效益。认真贯彻落实国家中医药综合统计制度，率先开展中医药综合统计业务培训，全市中医药和基层医疗机构统计报表填报率达100%。

争取国家重大项目落地重庆。江苏省中医院重庆医院、广州中医药大学第一附属医院重庆医院获批国家区域医疗中心。重庆市中医院入选国家中医药传承创新中心储备项目库。中国（重庆）－巴巴多斯中医药海外中心建设项目获国家滚动支持。太极集团获批第二批国家中医药服务出口基地。重庆市中医院中药炮制技术传承基地入选国家中医药管理局炮制技术传承基地深化建设项目。

三、医政工作

建强服务阵地。2022年，重庆市新增三级中医医院1所、二级甲等中医医院1所。以公立医院绩效考核为抓手提升内涵建设，重庆市

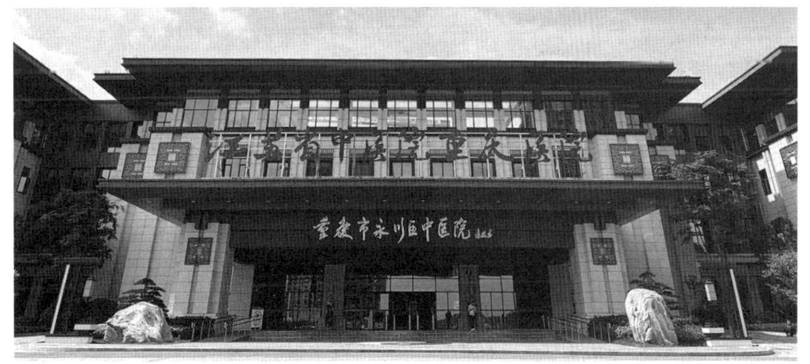

2022年5月7日，重庆市永川区中医院（输入医院）联合江苏省中医院（输出医院）获批江苏省中医院重庆医院

中医院2022年全国排名较2021年度上升28位，首次跻身全国前5%，首次获A+等级。集中验收首批精品中医馆，基本实现社区卫生服务中心和乡镇卫生院中医馆设置、中医医师配备全覆盖，基层医疗机构中医诊疗量占比达到35%。审批中医互联网医院9家，不断拓宽服务领域和方式。深化三级中医院对口帮扶机制和中医援藏工作，九龙坡区中医院援藏工作获评中宣部2021年全国文化科技卫生“三下乡”活动示范项目。

强化特色科室建设。2022年，重庆市新增国家中医优势专科5个、市级中医专科72个，推动中医名科建设，构建优势突出、特色鲜明的专科体系。大力推广中医护理技术，相关工作经验获《中国中医药报》头版头条报道。指导江津、永川两个国家试点区运用中医适宜技术防控儿童青少年近视，1876名干预对象收效良好。

加强中西医协同。重庆市中医管理局组织重庆医科大学附属第一医院等4家医院积极申报国家中西医协同“旗舰”医院，打造高标准中西医协作典范。建立西学中门户网站，上线中医基础理论等中医课程教学视频12门，推动4万余名临床类别医师参加西学中学习。实施中西医结合高层次人才研修项目，组织首批50名学员线下集中学习3期共45天。

强化质量控制。重庆市中医管理局制定《重庆市中医医疗机构质量控制中心管理办法（试行）》，指导院感、药事等质控中心建设管理，完善院感四级督导工作机制，开展多轮次中医医院院感督导。举办院感骨干人员培训，充实各级中医医院院感力量。点评全市59家公立医院215.10万余张中成药处方，合格率69.14%。开展中医医院急诊急救技能竞赛、“巴渝岐黄杯”第一届中药技能竞赛，以赛促学提升中医医院服务能力。两名护理人员获得重庆市2022年五一劳动奖章。

四、科研工作

启动实施一批市级重点项目。重庆市中医管理局联合重庆市科技局、市科协启动首批重庆市中医药创新团队建设工作，择优立项中医药创新团队建设项目10个、培育项目8个。联合市戒毒管理局实施中医药戒毒能力提升专项，开展中医药戒毒诊疗方案和中药制剂开发科技攻关。推进川渝共建感染性疾病中西医结合诊治市级重点实验室建设，举办感染性疾病中西医结合诊治川渝学术年会。

持续开展重点领域科学研究。重庆市中医管理局组织开展重庆市动物药、矿物药资源普查，发现药用动物、矿物药资源200余种，全市中药资源普查成果获市科技进步一等奖。实施中药质量保障项目，遴选建设中药材生态种植基地11个，良种繁育基地5个，优化中药材生态种植技术规程，培训中药材种植技术骨干200余人。组织开展2023年中医药科技项目申报评审工作，立项科卫联合中医药科研项目67项、重庆市卫生健康委中医药科研项目40项。重庆市中医院脑病国家中医药循证能力建设项目通过验收。

五、教育工作

2022年，重庆市新增全国名中医3人、青年岐黄学者1人、第五批全国中医临床优秀人才10人、第七批国家级师带徒学员48人。修订完善《重庆市名中医评选管理办法》，重庆市中医管理局联合市人力资源社会保障局评选第五届重庆市名中医60名。新增全国名中医、名老中医、基层名中医传承工作室12个。组织开展年度中医住院医师规范化培训招录和结业考核工作，新招录学员460人，403人通过结业考核，结业合格率94%。组织开展各层次人才研修培训，实施第三期“名医传承计划”研修项目，举办全科医师转岗培训，中医馆骨干人才、中医管理能力提升线上培训班，中医临床骨干培训班等系列人才培训，培训中医药人员1200余人。

六、文化建设

营造良好社会氛围。重庆市中医管理局以《中医药法》实施五周年和《重庆市中医药条例》实施为契机，组织开展主题宣传月活动。在重庆中心城区7000多辆公交车、700多辆迷你穿梭巴士移动车视终端投放中医药宣传片，持续滚动播放1个月。制作《重庆市中医药条例》宣传海报在轻轨站广告牌投放。重庆市中医管理局联合四川省中医药管理局举办以“依法发展、传承创新”为主题的大型现场宣传活动。全市累计举办现场宣传活动200余场，掀起中医药依法发展热潮。

拓展传播渠道。2022年，重庆市新建市级中医药文化宣传教育基地3个、中医药文化馆1个、中医药文化知识角30个。遴选确定中医药文化进校园示范学校10所、培育学校3所。优化“名中医到社区”和“千名医师讲中医”电视栏目制作，全年制作播出中医药科普节目170余期。推出“一分钟说中医”中文版视频57期、英文版视频16期，点击量突破1100万次。

讲好中医药故事。重庆市制作“渝见岐黄”系列专题纪录片，举办“‘渝’见中医药”微视频大赛、“甜甜虎一分钟说中医”青少年公益绘本大赛，开设《中医药文化传播我们在行动》专栏。《人民日报（海外版）》以《探索培养方式建设人才队伍》为题报道成都市中医药人才队伍建设工作。重庆市中医管理局与四川省中医药管理局联合培训川渝中医药宣传骨干230余名。持续开展中医药健康文化素养调查，2021年重庆市中医药健康文化素养水平26.20%，居全国第六位。

七、其他工作

强化监督执法。重庆市持续规范中医医院诊疗科目，完成限制类医疗技术备案审查17项，严格中医医疗机构依法执业。1077人通过国家医师资格考试，通过率42.48%。60人通过师承和确有专长人员考核，综合合格率22.30%。建立中医药监督执法专家库，遴选典型案例3个，选拔中医药办案能手3名，开展执法培训2次，提升全市中医药监督执法能力水平。（赵学良）

【四川省 2022 年中医药工作综述】

一、党建引领提供坚强政治保证

2022 年，四川省把学习宣传贯彻党的二十大精神作为首要政治任务，深刻领悟“两个确立”的决定性意义，增强“四个意识”，坚定“四个自信”，做到“两个维护”，自觉在政治方向、政治立场、政治言论、政治行动上同党中央保持高度一致，坚持和加强党对中医药工作的全面领导，深入开展党风廉政建设和反腐败工作。在“两弹一星”干部学院组织四川省中医药管理干部培训班，专题学习党的二十大精神。沿着总书记的足迹，四川省中医药管理局党员干部赴眉山永丰村开展专题学习习近平总书记来川视察重要指示精神，以高质量理论与实践相结合的方式，引领和推动中医药高质量发展。

二、一体推进示范区和强省建设

四川省委主要领导在省第十二次党代会、省委十二届二次全会上均对示范区及强省建设加以强调，四川省人民政府主要领导任省推进国家中医药综合改革示范区和中医药强省建设工作领导小组组长，省人民政府印发示范区实施方案，省政协主席领衔督办示范区和强省建设重点提案。充分发挥领导小组作用，推动四川省科技厅、省医疗保障局等部门出台支持中医药发展政策举措 3 项。宜宾市成立由市人民政府直管的中医药管理局，并设立中医药科学研究所。南充市及 12 个县（区）新成立中医药发展服务中心。加强统筹协调，积极争取中医药发展资金，2022 年省级专项补助资金较 2021 年增加 1 亿元，同比增幅 39.8%。

三、中医药服务格局均衡性、可及性明显提升

全面加强中医药服务体系建设。四川省争取国家中医药传承创新中心建设项目 3 个、中医特色重点医院建设项目 7 个，数量居全国第一。6 个省级中西医结合“旗舰”医院、8 个区域重大疫情中医药防控和中医紧急医学救援基地、6 个区域中医康复中心和 15 个区域中医康复次中心等重大项目启动建设。依托现有资源建成四川省藏医医院、四川省藏羌医医院和四川省彝医医院。推动巴中等 4 个市（州）独立设置政府办市级中医医院。支持 29 个县级中医医院扶优补短，依托四川省骨科医院骨伤专科等 4 个国家区域中医（专科）诊疗中心建设覆盖省内、辐射周边省市、特色突出的专科联盟。支持 20 个中心镇卫生院建设以中医药特色为主导的县域区域中医医疗次中心，带动片区中医药一体化发展。

大力提升基层中医药服务能力。四川省印发基层中医药服务能力提升工程“十四五”行动计划，实施中医强基层“百千万”行动，全年共计开展巡诊、带教和指导近 17.6 万人次，培训讲座 7.8 万场，推广中医药适宜技术 9178 项次，有效提升了基层中医药服务能力，促进优质中医药资源共享。实施 1500 个基层中医馆内涵建设，12 家县级中医医院开展“两专科一中心”等服务能力建设。派出 580 名医护人员对口支援 111 个帮扶县，提升基层中医药服务能力。开展中医药适宜技术推广县级师资培训，举办第二届基层中医药适宜技术技能大赛，4700 余人参与，掀起基层中医药适宜技术学、练、用新高潮。

充分彰显疫情防控中医药独特优势与作用。四川省中医药管理局推动四川省应急指挥部印发疫情防控中医药干预工作方案、做好中医药方药储备的指导意见等文件，推进市、县党委政府主动运用中医药防治新冠病毒感染疫情的责任和担当。修订发布第八至十一版中医药防控指南，落实定点救治场所和隔离点中医药工作机制。选派全省三级中医医院 267 名精干技术力量成建制接管新疆维吾尔自治区中医医院病区，完成援疆任务，受到国家中医药管理局领导和自治区领导高度肯定。全面加强新阶段中医药医疗救治工作，二级以上中医医院完成发热门诊设置，14 家中医医院将方舱医院改造为亚定点医院，床位 9000 张，遴选 117 种川产中成药品种和部分中药院内制剂品种，指导群众居家中医药干预和治疗。

四、中医药产业延链强链发展格局进一步完善

围绕“种好药”，强化园区建设。四川省中医药管理局对三台县麦冬现代农业产业园、彭州天府中药城等中医药特色产业园区进一步优化产业布局，新认定中药材省级星级现代农业园区 3 个、省级中药材林业园区 1 个；推进麦冬、川芎、丹参等 10 个中药材大品种关键技术攻关。

围绕“产好药”，强化质量保障。四川省推进溯源体系建设，建

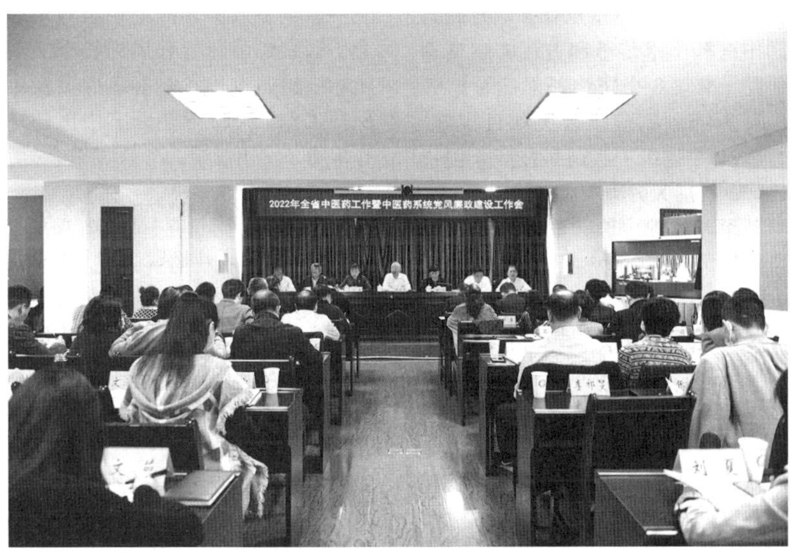

2022 年 3 月 11 日，四川省中医药管理局召开全省中医药工作暨中医药系统党风廉政建设工作会

立以溯源试点县为基础支撑、以省级溯源平台为核心、国家中药材供应保障平台为数据池的“国家－省－县”三级溯源体系，实现中药材溯源数据互联互通，195家中医药企业参与使用省级溯源平台，覆盖基地256个，面积约16万亩，涉及大宗常用中药材65种。

围绕“做强药”，培育龙头。四川省中医药管理局召开川药产业发展专题研究会，牵头川滇黔共建乌蒙山中医药传承创新发展联盟，吸纳三省36个县（市、区）高效开展跨区域合作。培育好医生药业集团有限公司、四川新绿色药业科技发展有限公司超50亿元企业两家，成都康弘制药有限公司、成都第一制药有限公司等超10亿元企业5家，成都百裕制药股份有限公司、四川新荷花中药饮片股份有限公司等超5亿元企业4家，四川利民中药饮片有限责任公司等超亿元企业48家。

五、中医药文化宣传交流更加立体多样

创新推动中医药合作交流。四川省新建“天府云医·海外惠侨远程医疗站”4个。与白俄罗斯、尼泊尔举办中医药交流会。开展岐黄四川本草天府——四川中医药走进驻蓉领事机构2场。参加2022年川渝地区－湄公河国家地方合作论坛并签署合作协议。川渝举办中医药文化传播高级研修班和中医药学术交流座谈会。川澳联合申报中医药科研项目。支持川琼、川赣、川滇、川黔中医医疗机构合作共建，推动中医药区域协调发展。

创新开展中医药文化普及宣传。四川中医药护航北京冬奥会、成都世乒赛。开展中医药文化进校园等文化普及活动，推动中医药文化融入群众生活。开展中医药主题宣传活动，灯光秀亮相成都金融城天府双子塔，主题宣传画面亮相机场、高铁站，营造全社会“信中医、用中医、爱中医”的浓厚氛围，调动社会更多力量，共同推进国家中医药综合改革示范区和中医药强省建设。常态化开展“名中医川渝行”、中医药文化“六进”、中医药健康文化知识大赛等主题宣传活动，建立中医药文化传播长效机制。

六、中医药发展保障措施更加完善

中医药人才高地建设成效显著。四川省强化高层次人才引领，2022年新增国医大师1名、全国名中医3名、岐黄学者等高层次人才24名、国家中医药创新团队3个。开展第四届四川省十大名中医评选。加强基层人才和特色人才队伍建设，培养人才10000余名。新增全国名老中医药专家传承工作室35个、全国基层名老中医药专家传承工作室38个，入选数量分别排名全国第一、全国第三。推动医教协同创新发展，新增国家高水平优势中医药重点学科11个。国家中医临床教学培训示范中心落户四川，支持新增四川省中医药职业学院建设和四川中医药高等专科学校升格为本科，为中医药发展提供技能人才保障。

持续推进中医药科技创新。四川省中医药管理局印发《四川省中医药研发风险分担基金管理实施细则》，设立3000万元中医药研发风险分担基金，激励和保护省内中医药科技创新企业的积极性，降低科研投入风险。联合四川省科技厅印发《关于实施中医药创新工程建设中医药创新高地的意见》，实施四大创新工程共15项重点任务。开展川派中医药学术传承和古籍文献整理研究，推动8个防治新冠病毒感染中药新药创制应急攻关项目实施。打造12个省级中医药科技产业创新团队，开展大健康产品科技攻关。

深入推进中医药法治建设和综合监管。四川省中医药管理局开展《中医药法》实施五周年普法宣传，组建监督执法专家智库。规范中医诊所管理，激发民间投资活力。做好事前监督，全年共完成审批事项215件。强化医疗“三监管”责任追究，全年局属及注册医疗机构共发现疑似问题线索561条，认定问题102例次，责任追究72例次，经济处罚2.7万余元。不断提升12345政务服务便民热线群众诉求办理质效，全年转办各类诉求1960件，获评四川省12345政务服务便民热线办理质效典范单位。　（赵忠明）

【贵州省2022年中医药工作综述】

一、概况

2022年，贵州省中医药系统坚持以习近平新时代中国特色社会主义思想为指导，深入贯彻党的二十大精神和习近平总书记关于中医药工作系列重要论述精神及视察贵州重要讲话精神，坚决落实“疫情要防住、经济要稳住、发展要安全”的重要要求，全面贯彻落实党中央、国务院决策部署，在贵州省委省政府坚强领导下，以高质量发展为统揽，统筹推进疫情防控和中医药传承创新发展，统筹发展和安全，全省中医药工作迈出新步伐，首次整建制派出中医医疗队援助兄弟省市快速有效处置疫情，新增国医大师1名、全国名中医3名，广东省中医院贵州医院揭牌，获得国家中医药传承创新重大项目9个。国家中医药管理局党组书记余艳红对贵州省工作专门作出批示：去年，统筹疫情防控和中医药传承创新的“贵州答卷”成绩优异，各项重点工作稳步推进，向你们表示祝贺！2023年望再接再厉，统筹推进中医药事业、产业、文化融合发展，彰显中医药特色优势，奋力开创中医药高质量发展新局面，努力推进中医药现代化。国家中医药管理局局长于文明批示：感谢贵州省委省政府重视中医药工作，2022年贵州省中医药工作取得了突出成绩。

二、政策法规

2022年，贵州省中医药管理局召开全省中医药执法监督会议，强化对中医药相关工作的监督。开展中医药监督执法能力实践培训，提升中医药执法监督质量。评选2022年贵州省中医药监督执法典型案例、中医药监督执法办案能手，与有关部门在全省开展为期一年的医疗乱象专项治理行动，不断健全医疗机构监管长效机制，整顿和规范医疗秩序，营造安全规范的看病就医环境。

三、医政工作

贵州全省市、县均组建中医药管理工作专班，做到有机构办事、有人管事。围绕建体系、促覆盖、提能力、强服务，不断加强中医医疗机构建设，率先在全国实现乡镇卫生院中医馆全覆盖，率先在全国开设“民医馆”，中医药服务体系不断健全完善。2022 年，全省中医类医疗机构达 1560 家，省市县设立公立中医类医院 77 家（省级 3 家、市级 8 家、县级 66 家）、三级以上医院 18 家，较 2017 年分别增加 14 家和 10 家，中医类医院诊疗人次、出院人数分别达到 1350.90 万人次、110.50 万人，较 2017 年增长 49.96%、30.37%。新增 1 家省级、1 家市级、两家县级中医院。新增二级甲等中医院两家，建设中医特色专科 37 个、省级示范中医馆 88 个。

四、科研工作

贵州省中医药管理局首次召开全省中医药科教工作会议，系统部署中医药人才和科教工作。建立中医确有专长医师资格考核“追试制度”、与非物质文化遗产有效衔接机制，235 人获得中医（专长）医师资格。招录中医类农村订单定向免费医学生 75 人；组织中医馆人员、疫病防治骨干、医师资格考试考前培训 1364 人。实施“脊梁”“育林”计划，第一批完成培训 25 人。7 家西学中基地招录培训 1600 余人。获批第七批全国老中医药专家学术经验继承工作指导老师 26 名、继承人 52 名；确定第三批贵州省名中医学术经验继承工作指导老师 36 名、继承人 101 名；开展第四批贵州省中医名医传承工作，确定 90 名指导老师和 180 名继承人。大力推动苗药“糖宁通络”循证医学研究，组织中医药、民族医药科学技术研究专项课题评审，共立项 41 项。建设国医大师、全国名中医、全国名老中医药专家传承工作室、工作站 5 个，推动优质中医资源下沉，全面提升中医药服务能力和竞争力。

五、教育工作

贵州省中医药工作坚持人才是第一资源、创新是第一动力，着力强化人才队伍建设，2022 年，中医类专业高级职称人数增加至 2062 人，每千人口中医执业（助理）医师数增加至 0.46 人，较 2017 年提高 56.67%。同时，积极引导全省公立中医医院更加注重姓“公”姓“中”的定位。以公立医院高质量考核和绩效考核为抓手，建立完善有利于发挥中医特色优势的医院管理和服务质量监管长效机制。

六、文化建设

贵州省开展“中医药双百千万行动”，遴选确定 100 个中医药适宜技术示范推广中心（基地）。遴选 1000 名中医药骨干人才，开展“千名医师讲中医”活动。开展“中医中药中国行”6 + N 宣传活动，发放 1 万个中医药家庭工具包，培训 1 万户家庭掌握中医药适宜技术。建设省级中医药文化宣传教育基地两个。开展公民中医药健康文化素养调查，持续做好监测工作。

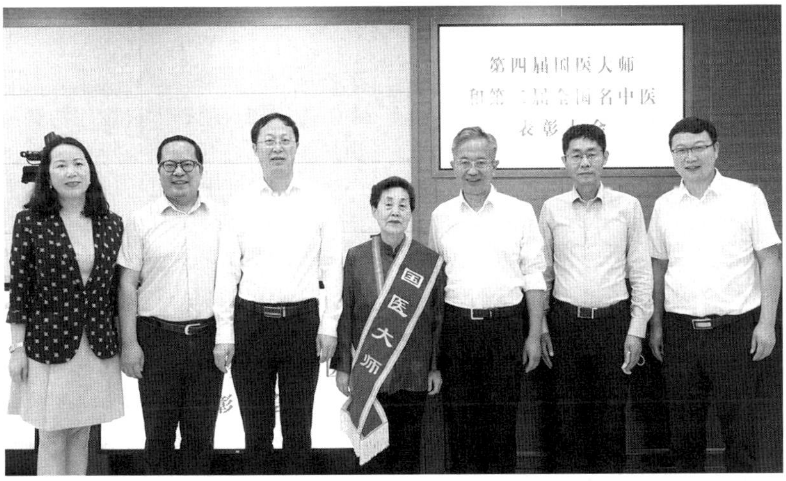

七、党风廉政建设

贵州省深入学习贯彻党的二十大精神，准确把握新时代中医药工作的新任务新要求，始终在政治立场、政治方向、政治原则、政治道路上同党中央保持高度一致。坚持以人民为中心的发展理念，切实把党的政治优势、组织优势转化为促进中医药传承创新发展的强大动力。落实全面从严治党，强化党风廉政建设，开展警示教育，筑牢廉洁自律防线；坚持抓党建与业务相结合，把党建与中医药工作同谋划、同部署、同推进、同考核；突出用制度管人、用纪律约束人，加强意识形态工作，营造风清气正的行业环境。强化中医医疗机构债务风险监测预警和防范化解，持续加强全系统安全生产和消防安全工作，及时妥善处理重复信访和化解信访积案，确保全系统和谐安全稳定。

八、其他工作

扎实开展中医药高质量发展大调研。按照贵州省人民政府部署要求，贵州省中医药管理局牵头会同省有关部门，调研相关企业、医疗机构 100 余家，召开座谈会 30 余场次，完成《贵州省中医药高质量发展调研报告》，起草《贵州省推动中医药产业高质量发展攻坚行动计划（2023—2030 年）》，并于 2023 年 1 月由贵州省人民政府办公厅以黔府办发〔2023〕1 号文件印发。强化资源保护利用，贵州省中医药管理局会同省有关部门将头花蓼等 91 种贵州省苗族等少数民族习用药材列入《贵州苗族等少数民族药材目录（第一批）》。支持贵阳、铜仁、黔东南 3 家种子种苗繁育基地建设。强化“定制药园”建设，新增面积 7.67 万亩，合计面积 40.97 万亩。强化中医药健康旅游，贵州省中医药管理局会同省文化和旅游厅制定印发《贵州省中医药健康旅游示范区（基地、项目）评定标准（试行）》，确定省级中医药健康旅游示范区（基

2022 年 7 月 22 日，第四届国医大师和第二届全国名中医表彰大会召开，贵州省中医药代表在分会场参会

地、项目）10个，开发中医药健康旅游线路11条。（张青锋）

【云南省2022年中医药工作综述】

一、概况

2022年，云南省认真贯彻落实习近平总书记关于中医药工作的重要指示批示和全国中医药工作会议精神，以深入推进实施《中共中央　国务院关于促进中医药传承创新发展的意见》《国务院办公厅关于印发加快中医药特色发展若干政策措施的通知》为抓手，全程深度参与疫情防控，全力推进中医药传承创新发展。截至2022年底，云南省建有各级各类中医医疗机构2116个，占全省医疗机构总数（27528个）的7.69%，每千人口公立中医医院床位数0.84张。云南省115所县级以上公立中医医院中有三级甲等医院11所，92所县级中医医院服务能力达到国家基本标准，2所达到推荐标准，14所县级中医医院晋级三级医院。三级公立中医医院成绩排名全国第十二位，两所医院进入全国百强；92%的综合医院、70%的妇幼保健机构、99.92%的乡镇卫生院、99.39%的社区卫生服务中心和91.34%的村卫生室、97.65%的社区卫生服务站能够提供中医药服务，基层中医馆建设实现全覆盖。中医药人才队伍持续壮大，每千人口中医执业（助理）医师数0.44人，基层医疗机构中医药人员总体占比超过20%。

二、政策法规

云南省中医药管理局深入推进贯彻落实《中医药法》《中华人民共和国医师法》，积极推进《云南省中医药条例》修订，以“四个突破”推进全省中医药工作发展。推动云南省人民政府出台《云南省“十四五”中医药发展规划》，明确“十四五”中医药重点任务。制订印发《云南省“十四五”基层中医药服务能力提升工程实施方案》，推进基层中医药服务提质增效。云南省中医药管理局联合省医疗保障局制定印发《云南省医保支持中医药传承创新发展若干措施》，细化医保支持政策，指导推进医疗机构中医病证分类与代码更新。

三、医政工作

深度介入，全力做好新冠病毒感染中医药救治。云南省中医药管理局制订印发《云南省新冠肺炎中医药防治方案（试行第三至五版）》，新冠病毒感染患者中医药救治率达100%。协调云南省药品监督管理局开通新冠治疗中药医疗机构制剂应急审批通道，紧急审批12种中药制剂，有效保障临床用药需求。组织筛选发布《云南省新冠病毒感染者用药目录》，推荐92个中药品种、46个中药医疗机构制剂进入目录，其中将43种中药制剂临时纳入医保支付。组织中医专家及时发布用药指导科普视频3期，指导广大群众合理备药、科学用药。由云南省中医医院牵头组建重症救治专家组，助力全省新冠病毒感染医疗救治度峰转段。大力推进中西医协同救治，深度开展中西医联合查房和协同治疗模式。积极支持“大上海保卫战”，139名中医系统医护人员驰援上海，紧急筹备4000万元的滇产中成药品运抵上海，助力上海疫情救治。

项目推动，加快构建高质量发展体系。国家中医疫病防治基地、中医药传承创新中心和6所州市级中医特色重点医院进入国家项目储备库。云南省大力推进云南省民族医医院建设，扩充省级中医医疗资源；积极争取地方专项债，支持州市、县级公立中医医院建设；认真推动落实各级综合医院、妇幼保健机构中医药科室建设；支持建设428个基层“示范中医馆”，鼓励支持社会办中医服务，初步构建五级中医药服务体系。

聚焦重点，着力提升中医药服务能力。云南省突出学科（专科）引领，推进做好国家中医优势专科、5个省级中医临床中心及32个州市分中心和5个国家级、10个省级中医药重点学科建设。加强中医特色专科建设，争取省级财政资金3.50亿元，支持州市、县级中医医院建设300个中医特色专科。强化县级中医医院区域龙头建设，组织完成县级中医医院综合服务能力提升行动，92所县级中医医院达到《国家县级中医医院医疗服务基本标准（试行）》，达标率97.90%，兑现省级财政奖补资金2.74亿元。持续推进三级医院对口帮扶工作，实现国家级、省级乡村振兴对口帮扶县全覆盖，帮扶县级中医医院66所，受援医院平均新增诊疗技术5项。

强化管理，推进中医医院高质量发展。云南省中医药管理局认真组织实施公立医院绩效考核，发挥考核“指挥棒”作用，实现二、三级公立中医医院绩效考核全覆盖。持续开展中医医院等级复评审，组织完成10所三级中医医院等级复审和16所县级中医医院晋级达标实地复核工作，指导全省做好二级中医医院等级评审（复审）工作。强化中医药质控管理，加强中医医疗技术的命名及临床应用管理，规范做好中医医疗技术命名及临床应用工作。新建中医护理质控中心，不断加强中医医院护理质量，中医医院74个优质护理病房（区）验收通过，通过率86.05%。加强中医医联（共）体建设，16所县级中医医院牵头组建紧密型县域医共体，建成5个州市级医疗集团，11个中医专科联盟，进一步带动基层中医药同质化发展。强化云南省中医医疗集团引领作用，用好中药制剂调剂政策，177个中药医疗机构制剂在121家成员单位调剂使用。

四、科研工作

坚持传承精华、守正创新，中医药科学研究取得新进展。云南省中医药管理局联合省科技厅持续组织开展中医药基础研究专项，推动中医药科研工作，投入2500万元支持开展20项重点项目、106项面上项目和50项青年项目，引导中医药科研进一步聚焦中医药理论研究、临床科研创新。认真组织实施国家中医药多学科研究能力提升、中医药循证能力建设和中药炮制基地建设等科研项目。积极争取专项资金支持，开展中药医疗机构制剂质量标准工艺提升项目和少数民族医医院制剂能力提升。

五、教育工作

云南省推进落实卫生健康人才工作30条措施，积极引进博士等高层次人才。组织实施岐黄学者（青年岐黄学者）、中医临床优秀人才、中医药领军人才、学科带头人等国家级、省级高层次人才培养。大力推进中医药传承工作，认真组织做好第七批全国、第五批全省老中医药专家学术经验继承工作，指导建好3个全国名中医、9个全国名老中医药专家传承工作室和77个基层名中医传承工作室。大力推进中医药骨干人才培养，培训各类骨干人才200多名，选拔省级中医临床优秀人才100名，持续开展"学经典、悟经典、用经典"活动。加强基层中医药人才培养，培训基层中医馆骨干人才441人，开展全科转岗培训80人。做好毕业后医学教育，722名中医住院医师、90名助理全科医生通过结业考核，新招录中医住院医师规范化培训生1079人、助理全科医生192人、订单定向医学生95人，组织开展中医药继续医学教育工作。组织完成2022年度中医（民族医）执业医师资格考试工作，2344人通过考试，通过率33.91%。

六、文化建设

一是组织实施中医药文化弘扬工程，建设中医药文化传播平台6个、健康文化知识角22个，举办中医药文化活动两场，推动中医药文化进校园4场，制作中医药文化产品3项，普及中医药经典两项，在12个县区开展公民中医药健康文化素养水平调查，支持提升云南省中医药民族医药博物馆馆藏能力。二是继续组织开展"中医中药中国行"大型科普宣传活动和"名老中医药专家基层行"活动，共开展义诊和中医药文化科普宣传活动14场次，接诊人数6206人次，受众人数14.75万人次。三是继续推动中医药服务贸易发展，加强国家中医药服务出口基地建设。四是持续推进中-缅中医药中心、中-老中医药中心建设。

七、党风廉政建设

一是坚持"严""实"标准，强化作风建设，为人民群众提供更方便的中医药服务。深入实施群众"方便看中医""放心用中药"行动。二是保障中医医院医疗质量安全，成立中医药质控中心8个，确保医疗质量安全。三是健全监督机制，持续加固严格遵守中央八项规定精神思想堤坝，简化中医评审评价流程，改善评审评价方式，把纪律始终贯穿于中医医院等级评审、县级中医医院综合服务能力达标验收、中医人才评价等工作中，与专家签订廉洁承诺书。四是深入推进"清廉医院"建设，构建良好的行业风气，不断巩固行业不正之风专项整治成果，全面整治不合理检查、院外购药等违规行为，推动《医疗机构工作人员廉洁从业九项准则》在中医医疗机构落地生根，2022年累计办理人民群众信访投诉件11件。

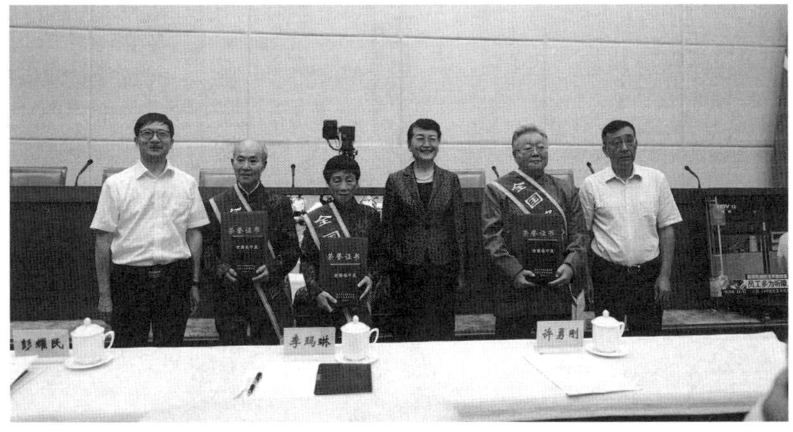

2022年7月20日，云南省人民政府副省长李玛琳与受表彰的部分全国名中医合影

八、其他工作

云南省组织完成第四次全国中药资源普查工作，编印《第四次全国中药资源普查云南省工作总结报告（2011—2022年）》。实施道地药材生态种植及质量保障项目，推进中药材追溯体系建设。认真落实《国家中医药综合统计制度》，组织完成2021年度数据填报。持续做好中医药服务"一老一小"健康管理，65岁以上老年人、0～36个月儿童中医药管理率分别达62.70%、72.80%。加快实施"健康云南中医治未病健康促进工程"，建设两个中医康复示范基地。推进做好儿童青少年近视中医适宜技术防治国家试点县。进一步规范中医药治疗艾滋病试点工作，超额完成国家下达的年度治疗任务。加强中医药项目预算管理和绩效评价，云南省2021年度中央对地方转移支付中医药资金绩效评价结果为"良好"。（柴本福）

【西藏自治区2022年中藏医药工作综述】

一、概况

2022年，西藏自治区藏医药系统坚持以习近平新时代中国特色社会主义思想为指导，深入学习贯彻党的十九大、二十大精神，全面贯彻落实习近平总书记关于中医药工作的重要论述，坚决贯彻落实党中央、西藏自治区委决策部署，发挥藏医药在健康西藏建设中的重要作用，以推进地方藏医药立法进程为重点，全面推进西藏自治区藏医药事业传承创新发展。西藏自治区共有公立藏医医院49家，其中三级甲等藏医医院4家、三级乙等藏医医院两家、二级甲等藏医医院3家、二级乙等藏医医院两家。藏医医疗机构床位数共计2895张，年诊疗334万人次。100%的县级医院和社区卫生服务中心、94.4%的乡镇卫生院、42.4%的村卫生室能够提供藏医药服务。

二、政策法规

贯彻落实《中共中央 国务院关于促进中医药传承创新发展的意见》。2022年2月9日，西藏自治区党委、政府联合印发《关于促进中

医药传承创新发展的实施意见》（藏党发〔2022〕1号），坚持把藏医药作为中医药的重要组成部分，坚持传承精华、守正创新，不断加强藏医药资源保护利用，做大做强做优藏医药产业，建立健全藏医药服务体系和管理体系，实现藏医药事业高质量发展，为全面推进西藏藏医药各项事业在传承创新中高质量发展提供根本遵循。

出台藏医药“十四五”规划。2022年8月30日，西藏自治区卫生健康委印发《西藏自治区“十四五”时期藏医药事业发展规划》，总结“十三五”时期西藏藏医药取得的明显成效，明确“十四五”时期西藏藏医药发展的总体思路、发展目标，提出8个方面38项具体工作任务，从加强组织领导、强化财政投入、完善价格和医保政策、健全实施机制、注重宣传引导5个方面提出具体保障措施。

加快藏医药保护立法工作。为加快推进西藏自治区藏医药高质量发展，西藏自治区卫生健康委联合自治区司法厅积极推进藏医药立法进程，起草《西藏自治区藏医药高质量发展条例（草案）》，邀请自治区相关部门和法律界专家对名称等进行专家论证，通过召开专题会、开展调研等形式对内容进行补充完善，同时征求国家中医药管理局意见，列入《西藏自治区第十二届人大常委会五年立法规划（2023—2027）》计划中。

三、医政工作

积极推进国家藏医医学中心和省级区域医疗中心建设。以创建国家藏医医学中心为引领，打造藏医药服务体系高地，西藏自治区人民政府副主席罗梅带队赴国家中医药管理局就西藏建设国家藏医医学中心事宜与国家中医药管理局主要领导和相关司局进行沟通协调，确定自治区藏医医院作为国家藏医医学中心项目建设单位。根据中央第七次工作座谈会精神，西藏自治区昌都市藏医医院作为西藏省级区域医疗中心建设单位，被纳入国家发展改革委“十四五”优质高效医疗卫生服务体系建设项目库中。昌都市藏医医院与自治区藏医医院签订省级区域医疗中心建设协议。推进山南市藏医医院和日喀则市藏医医院特色重点医院建设项目，两家藏医医院完成项目建设用地手续办理，对项目建设方案进一步修改完善。西藏自治区卫生健康委联合西藏自治区发展改革委申报西藏自治区藏医医院建设全国中医药传承创新中心项目，力争把西藏自治区藏医医院打造为高水平的临床诊疗中心、高层次的人才培养基地和高水准的科研创新平台，引领西藏藏医药工作发展。

以公立藏医医院绩效考核为抓手促进医院高质量发展。按照《国务院办公厅关于加强三级公立医院绩效考核工作意见》（国办发〔2019〕4号）和《关于加强二级公立医院绩效考核工作的通知》（国卫办医发〔2019〕23号）等文件要求，西藏自治区卫生健康委完成国家二、三级公立藏医医院绩效考核指标数据填报和省级数据质控。西藏自治区藏医医院及山南市藏医医院在2021年度全国三级民族医医院考核中位居全国第一和第二名。对排名靠后的藏医医院，分析绩效考核结果，强化内部管理和质量控制。按照《西藏自治区大型医院巡察工作实施方案（2019—2022年）》，西藏自治区藏医药管理局完成二级以上藏医医院巡察任务，按照巡察工作要求，积极部署巡察工作，稳步推动工作落实。

提升基层藏医药服务能力。开展县级藏医院运行现状调研。西藏自治区卫生健康委藏医药管理局负责人带队到山南市、拉萨市部分县，通过实地调研、召开座谈会等形式了解县级藏医院运行、县域医共体建设等情况，听取加快县级藏医院发展的意见建议，形成《县级藏医院运行现状及下一步功能定位调研报告》，提出加快县级藏医院发展的对策和建议。夯实藏医药服务体系的根基。2022年，西藏自治区藏医药管理局安排资金200万元，遴选10家藏医馆打造“示范藏医馆”，进一步提升基层藏医药服务能力，促进藏医药特色优势的发挥。

藏医药全程参与疫情防控。2022年8月，西藏自治区暴发新冠病毒感染疫情后，西藏自治区卫生健康委藏医药管理局按照《新型冠状病毒肺炎诊疗方案（试行第九版）》，结合西藏实际，制订《西藏自治区新型冠状病毒肺炎中（藏）医药防治方案（试行第四版）》，为全区各级医疗机构运用中（藏）医药方法预防治疗新冠病毒感染提供基本规范。全区各级藏医医疗机构及藏药生产企业加紧生产催汤、九味防瘟香囊、流感丸等预防性藏药，对全区各隔离点及高风险人群配发预防性藏药，有效阻断疫情的发展。累计向全区各隔离点发放防治藏药58.80万人次。在疫情救治过程中，坚持“宜西则西、宜中则中、宜

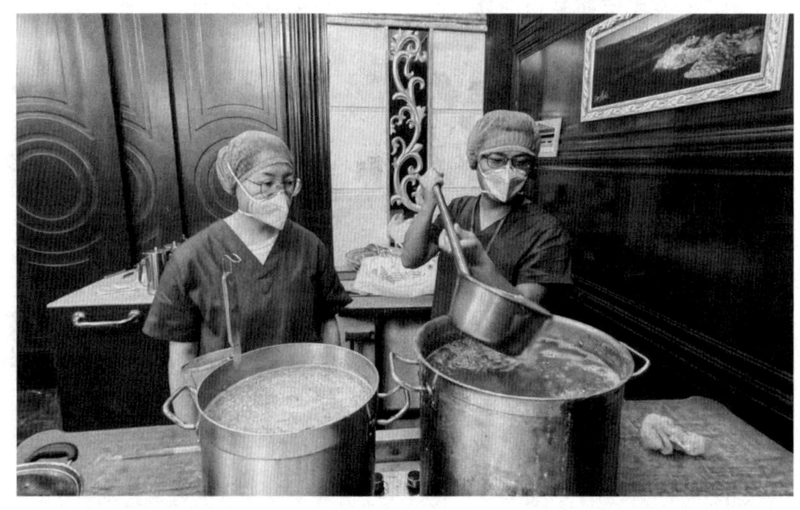

方舱医院免费为患者熬制藏药汤剂

藏则藏”的治疗方针，西藏自治区定点救治医院及方舱医院中，中（藏）医药服务实现全覆盖，中（藏）医药平均使用率93.82%，在药物治疗的同时，充分发挥中（藏）医药心理康复治疗优势，对患者进行熏香、心理疏导等辅助治疗。

四、科研工作

积极推进藏医药标准化工作。2018年，西藏自治区藏医药管理局组织专家投入170万元，联合4个省区启动《藏医药基本术语标准》编制工作。2022年5月，历时3年多编制完成《藏医药基本术语标准（藏文版）》，并正式出版发行，其中包含14000多个藏医药规范术语，成为藏医理论、临床、药物和科研等实现规范化的基本依据和根本遵循。

开展藏医药课题研究。根据西藏自治区藏医药管理局2022年度局级课题申报指南，共收集藏医药各领域项目申报书125个，经组织专家审议，对32个藏医药重点领域科研课题立项，补助资金497万元。对2021年度《藏药治疗过敏性紫癜临床疗效观察研究》等3个第二批局级课题拨付补助资金，共计267万元。2022年西藏自治区藏医药标准化委员会安排藏医药标准化项目11个，补助资金300万元。

申报藏医药应急专项。在国家中医药管理局支持下，西藏自治区藏医药管理局4次召开藏医药参与新冠病毒感染救治科研项目线上论证会，在国务院联防联控机制中医药专家组指导下，申报“藏医药防治新型冠状肺炎无症状感染者和轻症患者临床疗效评价研究”“藏医药治疗新冠肺炎的临床研究”两个课题，立项获批国家中医药管理局新型冠状病毒感染肺炎中医药应急专项计划。

开展循证医学研究。西藏自治区藏医药管理局组织专家开展西藏自治区藏医医院、昌都市藏医医院和山南市藏医医院3个藏医药循证能力建设项目验收工作，总结项目建设的成果成效与经验，提升藏医药在现代医学领域的核心竞争力，为重大卫生健康政策提供循证决策依据。

五、教育工作

旺堆教授荣获第四届国医大师称号，洛桑罗布、单松扎巴两位专家被评为第二届全国名中医。为全面深入挖掘整理、继承推广国医大师、全国名中医学术思想及临床经验，发挥国医大师、名中医在藏医药人才培养中的作用，西藏自治区安排资金150万元，建立国医大师、全国名中医传承工作室。加强人才队伍建设，优化人才成长路径，搭建分层次人才培养平台，全方位开展西藏藏医药人才培养工作。在藏医药高层次人才培养成效初显的同时，狠抓骨干人才、基层人才队伍建设，充实完善藏医药人才培养梯队，开展中医馆骨干培训、地县级藏医药临床骨干培训等基层人才培养项目，培养基层人才300余人次，进一步筑牢藏医药人才基础，提升基层藏医药服务能力。启动西藏自治区第七批老藏医药专家学术经验继承工作，共评选出指导老师19名和继承人38名。完成2022年度中藏医住院医师规范化培训招生81人。对79名藏医住院医师规范化培训人员进行结业考核，61人合格，合格率77.22%。组织开展西藏自治区2021年度岐黄学者和青年岐黄学者支持项目中期考核工作，两人均通过考核。完成2022年度全国藏医医师资格考试（实践技能考试）命审题工作。

六、文化建设

2022年，西藏自治区卫生健康委扎实推进藏医药申遗指示批示精神，联合自治区文化和旅游厅，由分管领导带队赴国家中医药管理局、文化和旅游部沟通藏医药中遗相关工作。积极配合西藏自治区外事办，组织4名藏医药专家参加中尼传统医药学术交流会，自治区藏医医院专家就有关学术作交流。加强藏医药宣传，组织藏医药健康养生知识科普宣讲和健康素养调查，开展义诊、宣传等活动。

七、党风廉政建设

西藏自治区坚决把党的政治建设摆在首位，以习近平新时代中国特色社会主义思想为指导，深入贯彻党的二十大精神，深入贯彻中央第七次西藏工作座谈会精神和新时代党的治藏方略，贯彻落实习近平总书记关于中医药工作的重要论述、重要指示批示精神和全国中医药大会精神，同党中央保持高度一致，落实全面从严治党，加强党风廉政建设，筑牢廉洁自律防线，坚持抓党建与业务相结合，把党建与藏医药工作同谋划、同部署、同推进，加强意识形态工作，营造风清气正的政治生态，以实际行动捍卫“两个确立”、做到“两个维护”。

八、其他工作

西藏自治区卫生健康委藏医药管理局按照2022年度重点工作计划，积极推进西藏藏医药发展大会筹备工作。落实财政资金绩效动态监测机制，督促各市（地）加强中医药事业财政专项资金的管理使用，加快项目实施及资金执行进度，及时掌握中医药事业专项资金使用情况，完成2021年中央转移支付地方中医药传承发展资金绩效评价、审计等工作，经国家中医药管理局集中评审，西藏自治区2021年度绩效评价结果为“良”。

2022年1—12月，西藏自治区17家藏药生产企业工业总产值25.22亿元。为充分发挥藏医药养生保健特色优势，根据西藏自治区党委、政府主要领导批示精神，结合西藏藏医药发展实际，西藏自治区产业专项组制订印发《西藏藏医药康体瘦身项目研究和推广实施方案》，明确开展藏医药康体瘦身理论研究、加强藏医药康体瘦身科普宣传、研究藏医药康体瘦身特色技术、开发藏医药瘦身系列产品、开拓藏医药健康资源的转化推广5项重点任务，进一步挖掘藏医药健康养生领域的独特优势，努力把传统资源优势转化为经济发展优势，促进藏医药传承创新发展。持续推进国有藏药企业整合重组，多次召开专题会，对整合重组相关问题进行深入交流探讨，研究企业整合重组与医院制剂室转型相关法规政策，评估风险，进一步明确整合重组思路，强调提高政治站位，树立“一盘棋”理念，实化、量化、具体化扎实推进重组工作。加强藏药材资源保障。投入1000万元启动实施两个藏药材基地建设项目，持续推进米林县“现代农业藏药材产业园”的建设。把握拉萨南北山绿化工程重大契机，积极探索藏药材生态种植试点，与南北山绿化指挥部、自治区林业规划院研讨藏药材种植试点基地建设，建议将生态文明建设与中药材产业和区域发展结合起来。做大做强西藏自治区藏医药产业，推动藏医药走出去目标，收集各藏药生产企业推荐的名优药品，组织藏医药专家召开推荐会，遴选出有市场前景、资源保障的10个藏药品种推荐至国家卫生健康委，力争更多的藏药品种被纳入国家基本药物目录。

（刘伟伟）

【陕西省2022年中医药工作综述】

一、概况

2022年，陕西省中医药管理局深入学习贯彻党的二十大精神，认真贯彻落实党中央、国务院决策部署和省委省政府工作要求，以编制实施《陕西省“十四五”中医药发展规划》为抓手，聚焦中医药事业高质量发展主线，凝心聚力、担当作为，统筹推动中医药传承创新发展和疫情防控取得积极成效。截至2022年底，全省有中医类医院189个、中医药研究院1个、中西医结合研究所1个，中医类门诊部、诊所2222个，中医医院拥有床位数45383张。提供中医药服务的社区卫生服务中心在同类机构中占比99.49%、社区卫生服务站占比94.63%、乡镇卫生院占比99.26%、村卫生室占比78.78%。全省中医药卫生人员总数2.30万人，比2021年度增加504人（增长2.24%）。其中执业（助理）医师1.77万人、中药师（士）0.48万人。中医类医院总诊疗2641.18万人次，出院总患者116.71万人次。

二、贯彻落实党中央国务院和陕西省委省政府决策部署

编制中医药发展规划计划。按照陕西省委省政府工作部署，陕西省中医药管理局组织成立起草专班，聚焦国家规划总体要求，对标发达兄弟省份政策措施和结合陕西中医药发展实际，坚持问题导向，通过多方位、多点位调研和召开专题座谈会，厘清优势和不足，形成《陕西省“十四五”中医药发展规划》《陕西省基层中医药服务能力提升工程“十四五”行动计划》，经陕西省中医药工作联席会议审定后印发实施。

发挥中医药工作联席会议职能，高位推动工作落实。陕西省召开中医药工作联席会议，通报联席会议31个成员单位和11个市（区）落实《中共陕西省委　陕西省人民政府关于促进中医药传承创新发展的若干措施》《陕西省人民政府　国家中医药管理局共同推进陕西省中医药传承创新发展合作框架协议》《陕西省人民政府　国家中医药管理局共建陕西中医药大学协议》进展情况，对工作落实仍有短板的部分单位和市（区）进行督导。

三、中医药全面参与疫情防控

陕西省中医药管理局严格按照国务院联防联控机制要求，指导全省各定点医院和集中隔离点落实中医药覆盖全部人员和治疗过程。推进国家中医疫病防治基地、国家中医紧急医学救援基地建设，加大国家中医药应对重大公共卫生事件和疫病防治骨干队伍的培训演练。在7个市级定点医院开展中医科中药房建设，提升中医药救治能力。持续加强中医医疗机构院感防控演练培训，提高传染病防控能力及应对突发公共卫生事件的应急能力。发挥中医药和中西医结合抗疫特色优势，组建中医医疗队13支（542人）支援上海、西藏阿里、内蒙古呼和浩特、新疆库尔勒等地疫情防控工作。

四、持续提升中医药服务能力

强化中医医院绩效考核。陕西省中医药管理局紧盯公立中医医院绩效考核中暴露的短板弱项，组织专家分层次、分阶段对所有参加考核的二、三级公立中医医院绩效考核数据填报进行指导和质量控制。2021年度三级公立中医医院绩效考核，陕西综合排名全国第十名，较2020年提升7个位次，全省A+中医医院达到两个。

积极争取国家重大工程项目。陕西省中医药管理局推荐3家医院申报国家中西医协同“旗舰”医院建设试点项目。加快推进4所国家中医特色重点医院建设。

着力强化中医药优势特色。陕西省在10个县级中医医院开展“两专科一中心”建设，重点为其建设两个中医优势特色专科及1个中医药适宜技术推广中心。建设县级中医医院县域紧密型医共体8个、省级中医特色康复示范中心10个、县级中医医院中医优势特色专科21个。

开展全国基层中医药工作示范市（县）创建。渭南市白水县等4个区县创建为全国基层中医药工作先进单位，西安市高陵区等16个区县通过全国基层中医药工作先进单位复审验收。

开展基层医疗卫生机构中医馆建设提档升级。陕西省建设示范中医馆60个，使全省示范中医馆比例达到15%，提前实现“十四五”目标任务。持续开展基层卫生技术人员中医药知识技能培训，培训1800余人次。对417个中医馆进行能力再提升，改善乡镇卫生院、社区卫生服务中心中医药服务条件。

持续做好县级中医医院对口帮扶工作。陕西省明确“十四五”期间三级医院对口帮扶52个县级中医医院的关系不变，明确向县级中医医院派驻管理人员和学科带头人不少于3人，通过培训人员、帮建科室、提升技术等方式，持续提升县级中医医院中医药服务能力和水平，助力乡村振兴。

五、强化中医医疗质量和安全监管工作

切实加强医疗机构日常监管。陕西省中医药管理局制订《2022年度全省中医药监督执法能力建设项目实施方案》，举办中医药监督知识能力培训，开展中医药监督执法案例评析及办案能手选拔工作。补充完善“双随机、一公开”专家库，制定“双随机、一公开”事项清单和抽查计划，定期在陕西省信用监管平台开展“双公示”工作。

陕西省中医药管理局针对中医医疗虚假违法广告、中医医疗美容行业乱象、不合理医疗检查等问题，联合有关省级部门开展专项整治行动，印发《中医医疗虚假违法广告整治要点》，开展违法中医医疗广告整治工作，实施医疗美容广告专项整治“清风行动”，有效净化中医医疗行业环境。

积极回应群众关切和诉求。2022年，陕西省中医药管理局共办理群众来访、投诉函件、网上留言等信访问题494件。对群众投诉的医患纠纷问题，及时组织专家对涉事医疗机构进行实地核查，并根据有关规定和核查结果对2所医疗机构、3个相关责任人进行行政处罚。

六、着力中医药人才培养

着力培养中医药高层次人才。陕西省中医药管理局印发《关于加强新时代中医药人才工作的实施方案》。杨震被评为第四届国医大师，刘华为、米烈汉、曹利平3人被评为第二届全国名中医，1人入选岐黄学者，8人入选全国中医临床优秀人才研修项目培养对象，27人入选全国中医护理骨干培训项目培养对象。

推进中医药学术传承创新。陕西省新增国医大师、全国名中医及基层名老中医药专家传承工作室65个。对31个工作室建设项目进行验收。遴选确定100位指导老师及200位继承人开展省级基层名老中医药专家学术经验继承工作，组织27位继承人申请中医师承专业学位。

强化继续教育。陕西省遴选确定2022年国家级、省级中医药继续教育项目94项。陕西省中医药管理局印发《陕西省非中医类别医师学习中医培训方案》，备案省级西学中班6个，组织423人临床医师参加西学中培训。

加快医师资格准入。陕西省中医药管理局指导3个国家医师资格考试基地完成4973名中医类别执业医师考试工作。指导县市两级完成2021年度中医医术确有专长医师资格考核4535人的资格审核工作。印发《关于做好中医（专长）医师执业注册工作的通知》，开展中医（专长）医师执业注册。

七、创新中医药科研发展

开展“科学家+企业家”科技助企活动。陕西省中医药管理局组织实施中医药“双链融合”中青年科研创新团队建设项目，重点培养20名青年骨干创新人才，立项打造26个“双链融合”中医药科研创新团队，解决一批技术和经营难题，帮助企业解决创新链与产业链融合发展问题，促成一批产学研合作项目。

传承创新平台建设。两家单位被分别纳入国家中医药传承创新中心项目储备库和培养库。在“秦创原”创建5个多学科融合开放共享的“医研校企”平台，立项建设5个省级中医药重点实验室。推进1个省级中医药真实世界临床研究中心和21个分中心建设。

着力提升中医药科研能力水平。陕西省中医药管理局报送国家医学攻关产教融合创新平台“悬榜”攻关技术3项。组织全省14项中医药科技成果申报陕西省科技厅科学技术奖。组织1项中医药专利申报中国专利奖。立项市级中医医院科研能力提升项目43项，促进中医药科研均衡发展。持续开展“中医药古籍修复能力建设”，加强中医药古籍文献保护性挖掘，合理化应用。

整合中医药政产研学金多方资源，陕西省中医药管理局与西咸新区沣东新城签订《秦创原中医药建设战略合作协议》，打造陕西省中医药科技成果转化基地。

八、统筹促进中药产业高质量发展

陕西省印发《关于确定2022年度陕西省中医药工作联席会议部分成员单位中医药产业工作重点的通知》，明确8个部门21项年度重点工作，形成工作合力，协同推进陕西省中药产业全链条全面发展。

推进“秦药”质量标准体系建设。陕西省中医药管理局牵头制定《陕西省中药材质量追溯体系管理办法（试行）》，完成全省中药材质量追溯体系建设一期项目，在铜川市、商洛市试点运行。遴选建设12个药用植物科技示范基地、10个道地药材良种繁育基地、10个道地药材生态种植示范基地、33个“定制药园”、10个中药材乡村振兴示范基地，夯实“秦药”质量基础。

坚持科研成果转化促进产业升级发展。陕西省中医药管理局鼓励支持中医药类科研机构、高等院校、中药制造企业研发部门入驻“秦创原”成果转化基地，发展中医药“政产学用金介才”协同创新模式，加快关键核心技术突破和科研成果转化，签署“秦药”院内制剂新药转化协议1项，签署“秦药”产品二次开发合同1项，储备成熟转化项目6项，有力促进创新链和产业链融合发展、中医药专利合理应用。

九、推动中医药文化创新发展

陕西省制定印发《2022年陕西省中医药文化建设指导意见》，持续加强全省中医药文化建设。深入推进中医药文化传播行动，开展中医药文化传播暨庆祝《中医药法》施行五周年、中医药文化进机关、“中医中药乡村行”、膏方节等活动。在56个区县规范开展中医药文化进校园活动，组织中医药科普巡讲专家积极开展中医药科普讲座、制作科普视频等。支持陕西中医药博物馆建设。支持铜川市孙思邈纪念馆、陕西中医药大学医史博物馆、西安市临潼区扁鹊纪念馆建设数字化平台。创建岐山县岐伯纪念馆、三原县中医医院、澄城县中医医院等省级中医药文化宣传教育基地。

十、加强中医药新闻宣传，塑造“秦医秦药”品牌

陕西省紧紧围绕全省中医药中心工作，持续强化对中医药政策、工作动态、健康知识的宣传力度，举办全省中医药新闻宣传和法律法规培训班，培养中医药宣传员150余人。安康市中医医院牵头的远程诊疗工作再次被央视焦点访谈报道。陕西省中医药管理局策划制作的64集陕西中医药系列专题片《长安医学》《秦药》在各大媒体平台播出后广受各方赞誉，极大提升了陕西中医药的品牌形象和社会知名度。

十一、推进中医药融入共建“一带一路”

筹备成立陕西省中医药对外出口服务贸易联盟，陕西省国家中医药服务贸易出口基地在商务部、国家中医药管理局组织的第一批国家中医药服务出口基地复审中被评为优秀单位，被陕西省商务厅认定为2022 年陕西省服务贸易人才培训基地。在 2022 中国国际服务贸易交易会暨第六届丝绸之路国际博览会上展示陕西中医药出口服务贸易成果。制定中医药国际标准（国际脑性瘫痪中医临床实践指南）1 项，承办中国－中亚五国民间友好论坛传统医学与健康分论坛。推进中国－瑞士中医药中心（日内瓦）、俄罗斯乌法中医药中心、捷克欧洲中医药中心建设，以中心为依托，在疫情期间为当地民众、我国驻日内瓦联合国总部、驻世界卫生组织等机构的使团人员 360 余人提供健康保障服务。为做好“中国＋中亚五国”外长第二次会晤成果的落实，陕西省外事办、陕西省中医药管理局率领的陕西中医药代表团出访哈萨克斯坦、乌兹别克斯坦，开展友好访问交流。依托陕西省中医医院、西安中医脑病医院与哈萨克斯坦建立合作关系，建设中国－哈萨克斯坦传统医学中心，在医疗服务、科研、学术和文化交流、人才培养等方面开展广泛交流合作。

十二、党风廉政建设

陕西省扎实抓好党风廉政建设“一岗双责”责任制，不断巩固落实中央八项规定成果，持之以恒纠“四风”，全体党员干部坚守初心、牢记使命，切实把纪律挺在前面，党员干部的廉政意识进一步增强。陕西省中医药管理局结合每名干部工作实际和岗位特点，认真进行岗位廉政风险研判及廉政风险点排查评估，并根据排查研判情况制定相应的防范措施，绘制党风廉政建设风险防控机制网络图。修订完善《党支部落实党风廉政建设主体责任和监督责任清单》，制订《党支部党风廉政建设工作计划》，确保党风廉政建设和反腐败工作落到实处。

（陈朋辉）

【甘肃省 2022 年中医药工作综述】

一、推动中医药政策措施落地见效

中医药“三中心一专科”建设列入 2022 年甘肃省人民政府工作报告。甘肃省卫生健康委通过制订方案、明确任务、召开调度会及推进会等形式全力推进，新技术新业务广泛开展，专科服务数量明显提升；会同甘肃省医疗保障局出台《关于医保支持中医药传承创新发展的实施意见》，医保支持中医药发展的优惠政策更加凸显；积极争取国家区域中医医疗中心建设，两家中医医院申报材料上报国家相关部委；组织开展《中医药法》《中医药条例》系列宣传活动。甘肃省卫生健康委在全国中医药综合改革试验区建设经验交流会上作交流发言。甘肃省中医院获批国家中医药传承创新中心建设培育单位。7 个医疗机构申请国家中西医结合“旗舰”医院建设项目。3 个中医特色重点医院建设项目进展顺利。中医药综合统计制度正式实施，首次组织上报全省中医药综合统计各项数据。

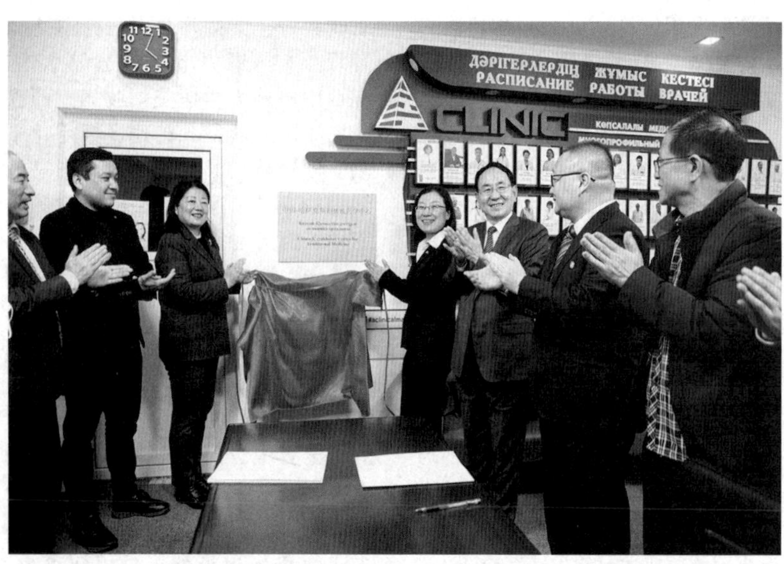

2022 年 12 月 23 日，中国－哈萨克斯坦传统医学中心（阿拉木图分中心）挂牌成立

二、中医药服务能力全面提升

甘肃省累计建成中医医院 160 家，100% 的综合医院、80% 以上的妇幼保健机构、100% 的乡镇卫生院（社区卫生服务中心）、98.81% 的社区卫生服务站和 85.09% 的村卫生室能提供中医药服务。90% 的县级中医医院达到二级中医医院服务能力基本标准。形成中医医院龙头作用明显，乡（街道）村（社区）医疗机构特色突出，综合医院、专科医院、公共卫生机构整体发展的中医药服务体系。

三、持续发挥中医药特色优势

甘肃省公立类中医医院绩效考核覆盖所有二级以上医疗机构，2020 年度三级中医医院绩效考核位列全国第十八名。累计建设 6 个国家中医优势专科、11 个省级区域（专科）医疗中心、3 个中医康复中心和 49 个省级中医特色优势专科，形成不同层次、不同专业、优势病种覆盖较广的中医专科群。19 个县级中医医院实施“两专科一中心”建设，每个县级中医医院建成两个中医特色优势专科，建成 1 个中医适宜技术推广中心，在规范开展 45 项以上中医适宜技术的同时，向辖区内的所有乡镇卫生院（社区卫生服务中心）推广不少于 10 项中医适宜技术。

四、基层中医药服务能力不断加强

甘肃省出台《甘肃省基层中医

药服务能力提升工程“十四五”行动计划》，明确6个方面20项重点任务。完成130个社区卫生服务中心、乡镇卫生院中医馆建设任务，全省基层医疗机构中医馆实现全覆盖。开展350名中医馆骨干人才培训，培养200名中医药适宜技术师资骨干，向基层医疗机构大力推广中医药适宜技术。印发《全国基层中医药工作示范市县创建工作方案》，组织开展新一轮创建工作。7个县区通过国家基层中医药工作先进单位复审。三级医院对口帮扶二级中医医院工作顺利推进。全省有备案中医诊所779家。

五、多渠道开展中医药人才培养

2022年12月6日，甘肃省卫生健康委、省教育厅、省人力资源社会保障厅印发《关于加强新时代中医药人才工作实施意见》。高层次中医药人才培育取得新突破，获评国医大师1名、全国名中医3名。甘肃省国医大师达到两名、全国名中医达到6名。确定第七批全国老中医药专家学术经验继承工作指导老师33名、继承人66名，开展为期3年的师承学习。8人获得第五批全国中医药临床优秀人才项目支持。两人确定为青年岐黄学者。注重中医药人才培养平台建设，建设1个国医大师、3个全国名中医、6个全国名老中医药专家、23个全国基层名老中医药专家和13个甘肃省名中医传承工作室。开展医疗、护理、重症、院感、管理等专业骨干人才培训。开展第四批全省五级中医药师承教育、第四批中医（藏医）优秀人才、中医助理医师培训等人才培养项目年度考核工作。组织开展国家级中医药继续教育项目23项、省级项目140项。

六、中医药传承创新工作持续推进

甘肃省组织实施中医药循证基本能力和专科能力建设，工作系统和运行平台基本搭建。中医药传统知识收集整理有序推进，开展中医药传统知识收集整理，通过挖掘、遴选、论证，上报103项民间传统中医药知识与技艺。中医药古迹修复和馆藏条件大幅度改善。评选确定中医药科研立项课题56项。推进中医药防治重大疾病科研项目研究工作，对肿瘤、心脑血管疾病、代谢性疾病、自身免疫性疾病进行中医药临床研究，提高临床疗效，降低病死率。评审皇甫谧中医药科技奖55项。

七、中医药在疫情防控中的优势作用充分发挥

甘肃省始终把人民群众生命安全和身体健康放在第一位，坚持中西医并重、中西药并用的防治策略，注重发挥中医药在大众预防、医疗救治和患者康复中的独特作用，为新冠病毒感染防治和康复发挥了重要作用。出台甘肃省第四版中医药防治方案，印发《中医药防治新冠肺炎工作指引》。组建甘肃省国家中医药应急救治和疫病防治专家队伍并开展应急演练。及时协调对5个院内中药制剂备案并在全省调剂使用。新冠病毒感染疫情防控进入新阶段以来，充分发挥“甘肃方剂”特色优势，制订印发居家治疗人员中医药救治工作方案，全力构筑“保健康、防重症”的坚固防线，全省324.99万名65岁以上老年人红色、黄色、绿色标记人群“甘肃方剂爱心药包”发放比计划提前6天实现全覆盖，甘肃省中医药防治新冠病毒感染重大科研专项启动实施。中医药抗击新冠病毒感染做法成效的工作信息分别被甘肃省人民政府办公厅《政务信息》、省委办公厅《甘肃信息决策参考》采用。

八、民族医药发展取得新成效

甘肃省积极发展民族医药，在《甘肃省关于加快中医药特色发展若干措施》中将实施民族医药发展工程列为中医药发展九大工程之一，重点健全民族医药服务体系，提升民族医药服务能力。甘南藏族自治州人大将修订《甘南藏族自治州发展藏医药条例》列为2022年立法重点工作。2022年6月28日，甘南藏族自治州十七届人大常委会第四次会议通过《甘南藏族自治州发展藏医药条例（修订草案）》一审。通过法规、政策的完善，推动中藏医药服务体系建设。截至2022年底，全省藏族地区共有公立中藏医院10所、民营中藏医医疗机构3所、民营中藏医康复保健医院1所、高等藏医药教育机构1所、藏医药研究机构1所、藏医门诊56所。所有综合医院、妇幼保健机构、社区卫生服务中心均设置中（藏）医科、中（藏）药房，112个基层医疗机构中医药综合服务（中藏医馆）建设基本实现全覆盖。各级公立中藏医院总床位数752张，床位使用率73%。中藏医就诊治疗率70.88%，床位使用率75%。藏族地区所有乡镇卫生院和社区卫生服务机构能够提供中藏医服务，85%的村卫生室能够提供中藏医服务。

九、中医药产业不断壮大

甘肃省推进绿色标准化基地建设，在陇西、岷县、渭源、宕昌和文县5个县建设省级抓点示范基地，在漳县、西和、礼县、民乐4个县建设市级道地优势品种标准化抓点示范基地。全省中药材种植面积490万亩。建成标准化示范基地426个，面积100万亩；建成标准化种植基地20000多个，面积270万亩以上，年产量147万吨。开展陇药大品种大品牌培育计划，增补培育目录，加大政策支持力度，增强企业发展内生动力，全省有规模以上中医药生产企业86户（中药饮片加工企业57户、中成药生产企业29户），2022年前三季度实现工业总产值73.94亿元，同比增长17.60%；实现工业增加值18.52亿元，同比增长16.40%。积极拓展甘肃道地药材产品销售渠道，加强中药材品牌培育和孵化，提升中药材销售规模，培育“聚和泰”“岷农人”等中药材品牌，利用直播电商等新媒体新业态开展中药材网上销售，持续提高陇药营销水平。甘肃省有限额以上中药材批发零售业销售企业138户，其中批发业80户的销售额为31.64亿元，同比增长15.01%；零售业58户的销售额为6.31亿元，同比增长42.44%。全省中药材静态仓储能力达130万吨，年交易量150万吨，交易额超过

260 亿元，网上年销售额超过 115 亿元。（刘正锁）

【青海省 2022 年中医药工作综述】

一、概况

截至 2022 年底，青海省有公立中藏蒙医医院 42 所（其中中医医院 14 所、藏蒙医医院 28 所），占全省公立医院总数的 36.8%；中藏医医院病床 6541 张（其中藏蒙医医院 3586 张），占全省公立医院床位总数的 22.5%。三级甲等中藏医医院 2 所、三级乙等藏医医院 2 所、二级甲等中藏医医院 32 所。注册中医类别执业（助理）医师 7564 人，其中中医专业 2784 人、中西医结合 679 人、藏蒙医 4101 人。

二、政策法规

《青海省中医药条例》经青海省十三届人大常委会第三十次会议审议通过，自 2022 年 6 月 1 日施行。青海省成立由分管副省长担任召集人的青海省中藏医药工作厅际联席会议制度，统筹协调全省中藏医药工作。印发《青海省“十四五”中藏医药事业发展规划》《青海省基层中藏医药服务能力提升工程“十四五”实施方案》。

三、医政工作

青海省建设国家级优势专科 6 个、省级重点专科 5 个，建成全省中医肺病科、妇科、肛肠科和藏医药浴科专科联盟。召开全省中藏医专科联盟建设启动大会，推进全省中医肺病、内分泌、妇科、藏医药浴专科联盟建设，充分发挥中藏医药专科联盟优势作用。实施中藏医药康复服务能力提升项目，分别安排 300 万元项目资金支持西宁市城北区中医院和海东市化隆县藏医院康复科建设，提高中藏医药康复服务能力和水平。安排项目资金 800 万元实施基层中医药服务能力建设项目，加强县级中藏医医院中藏医特色优势专科（专病）建设和中藏医适宜技术推广能力建设。争取一般政府债券 1100 万元，支持青南三州 10 个县中藏医医院和海西州都兰县蒙藏医医院开展省县共建中藏医特色专科建设项目。青海省中医院、青海省藏医院国家中医药传承创新工程和中医药疫病防治基地项目，以及黄南州、果洛州藏医院国家中医特色重点医院项目稳步推进。天津中医药大学第一附属医院青海医院项目入选国家区域医疗中心项目名单，青海省人民政府与天津中医药大学第一附属医院签订合作共建国家中医区域医疗中心协议书。青海省中医院被列为国家中医药传承创新中心培育单位。青海大学附属医院被列入国家中西医协同“旗舰”医院试点项目储备库。开展 10 所中医民族医医院等级评审工作。在全省推广开展中藏医药大讲堂活动 16 期，参与 1360 人次，全面提升各级卫生健康部门和中藏医医疗机构政策和管理水平。

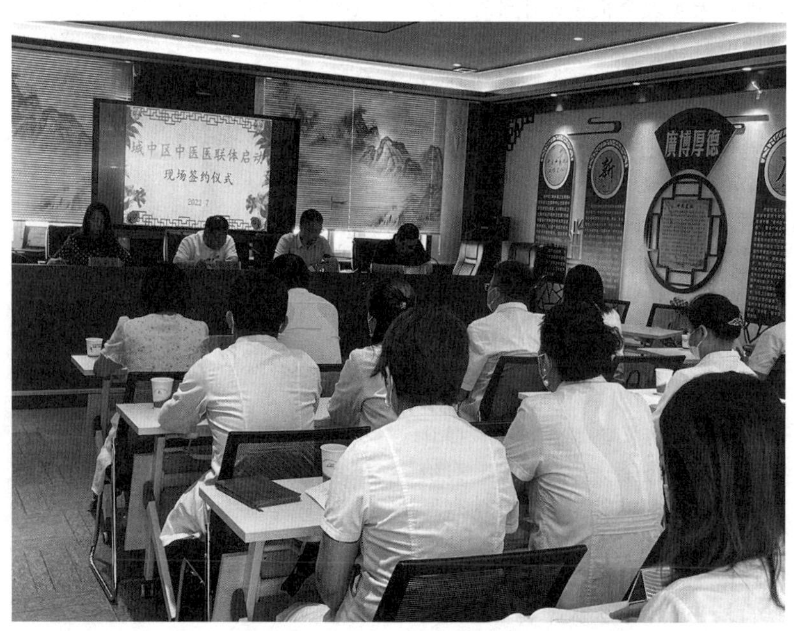

2022 年 7 月 7 日，青海省西宁市城中区启动中医医联体。图为现场签约仪式

四、科研工作

青海省中藏医药管理局开展 2020 年度青海省中藏医药科研项目结题验收会，经组织专家评审通过验收结题 14 项。组织专家制定的 100 种《藏医医疗技术》完成编撰。开展 2022 年中藏医药科研创新项目 19 项，拨付资金 80 万元。搜集挖掘藏医药古籍文献 10 部，整理出版《藏医药大典》续编等专著 26 部，出版发行《中国藏医药》期刊 4 期，发行 4000 册。组织青海省藏医院、省藏医药研究院等相关单位积极配合省药品监督管理部门编制完成《青海省医疗机构制剂规范（第一册）》《青海省藏药材标准（第二册）》的出版，推动藏医药标准提档升级。

五、教育工作

青海省邓尔禄、卡洛被评为第二届全国名中医，并建成全国名中医工作室。落实资金 420 万元建设全国基层名老中医药专家传承工作室 12 个、省级流派传承工作室 12 个。举办第四批第二期广州中医药大学中医药骨干进修培训班，20 名进修人员完成为期 6 个月的学习。招录 2022 年度中藏医住院医师规范化培训 100 人，组织开展 2019 级住院医师规范化培训结业考核。在共和县、刚察县分别举办全省基层中藏医馆骨干人才培训班，共 440 名学员参训。举办全省中藏医医院财务骨干培训班，培训 50 余人。开展果洛州、海南州、海北州、西宁市国家中医应急医疗队伍与中医疫病防治骨干人才库的培训演练，共计 200 人参加。

六、文化建设

青海省各级中藏医医疗机构不断加强中藏医药文化建设，通过开展中藏医非药物疗法、设置古籍文献收藏室、中藏药标本展览馆等，加强中藏医药文化传播和普及教育。青海省中藏医药管理局联合海东市、海南州、黄南州、海西州、果洛州、海北州、玉树州卫生健康委举办河湟中藏医药大讲堂、青海湖中藏医药大讲堂、玛洛中藏医药大讲堂、柴达木中蒙藏医药大讲堂、玛域中藏医药大讲堂、祁连山中藏医药大讲堂、三江源藏医药大讲堂。青海省人民政府公布青海省第六批省级非物质文化遗产代表性名录，其中青海省藏医院申报的藏药七性（矿）灰炮制技艺、藏药酥油丸制作技艺、藏医药酒酿（曼羌）酿制技艺、藏医烟尔美疗法，海南州申报的藏医“建么兹”疗法、藏医蒸浴疗法、藏医能秀推拿疗法，玉树州囊谦县申报的香达镇“东南丁增然杰”藏药炮制技艺等11项传统医药类项目入选。（余 静）

【宁夏回族自治区2022年中医药工作综述】

一、概况

健全中医药体系建设。截至2022年底，宁夏回族自治区共有中医类医疗机构387所，其中中医类医院38个、中医类门诊部和诊所349个；公立中医类医院21所，其中三级医院7所、二级医院14所；公立中医类医院开设床位6046张，每千常住人口公立中医类医院床位0.70张；全区中医类别执业（助理）医师3455人，每千人口中医执业类（助理）医师数0.47人；中医类别全科医生246人，每万人口中医类别全科医生0.34人；社区卫生服务中心、乡镇卫生院中医馆建设全覆盖；中医总诊疗人次409.33万人次，占医疗卫生机构总诊疗人次的9.92%；中医类医院出院人数15.98万人，占医院出院人数的16.20%。0～36个月儿童、65岁以上老年人中医药健康管理率分别为85.19%、76.67%。

落实中医药重大项目。宁夏中医医院暨中医研究院被纳入国家中医疫病防治基地项目储备库、国家中医药传承创新中心项目培育单位，项目建设进入争取土地划拨、拟订建设方案阶段。宁夏回族自治区卫生健康委组织完成中西医协同“旗舰”医院建设项目申报遴选和上报工作，国家区域中医医疗中心建设进入国家评审论证环节。推进中医药传承创新项目，宁夏中医医院暨中医研究院门急诊综合楼主体完工，制剂中心楼开工建设；银川市中医医院投入使用。实施中医特色重点医院项目，银川市中医医院完成设备招标采购；宁夏医科大学附属中医医院进行可行性研究报批。落实“两覆盖”，红寺堡区中医医院挂牌成立，泾源县人民医院挂牌县中西医结合医院。

二、政策法规

聚焦中医药顶层规划。2022年1月20日，宁夏回族自治区印发《宁夏“十四五”中医药发展规划》，明确“十四五”时期宁夏中医药发展总体思路、发展目标和重点任务，进一步完善中医药高质量发展政策和体系，增强中医药健康服务能力，在健康宁夏建设中充分发挥中医药独特优势。宁夏回族自治区卫生健康委联合自治区发展改革委、自治区财政厅等八部门印发《宁夏基层中医药服务能力提升工程“十四五”行动计划实施方案》，提出到2025年，实现县办中医类医院、社区卫生服务中心和乡镇卫生院中医馆、基层中医药服务提供、基层中医药人才配备、基层中医药健康宣教“全覆盖”，全面提升基层中医药在治未病、医疗、预防、康复、公共卫生、健康教育等领域的服务能力，满足城乡居民对中医药服务的需求。

改革中医药政策措施。2022年10月20日，宁夏回族自治区医疗保障局、自治区中医药管理局联合印发《关于医保支持中医药传承创新发展的实施意见》，从5个方面19项措施进一步激发全区医务人员提供中医诊疗服务的积极性，提高群众获取中医医疗服务的便捷度，满足群众多元化的中医服务需求。建立公立中医医院编制管理新制度，将人员编制管理调整为总量控制、备案管理，支持备案人员与编制人员同工同酬同待遇，为公立中医医院改革发展提供保障。持续推进公立中医医院人事薪酬制度改革，各级公立中医医院2022年绩效工资总量核增5%～10%。

三、医政工作

提升中医药服务能力。宁夏回族自治区实施中医药特色康复服务能力提升项目，支持宁夏人民医院、宁夏中西医结合医院、固原市妇幼保健院和灵武市、青铜峡市、西吉县中医医院等10个单位开展康复中心（科）建设，充分发挥中医药在疾病康复中的作用。做优做强宁夏中医医院暨中医研究院妇科、宁夏人民医院针灸推拿科、银川市中医医院内分泌科3个国家重点专科，提高中医临床疗效和重大疑难疾病的诊疗水平。推动宁夏医科大学温病、针灸推拿、脾胃病学3个国家级重点学科建设。提升宁夏中医医院暨中医研究院、银川市中医医院两个中药炮制技术传承基地能力和水平。在贺兰县开展全国中医适宜技术防控儿童青少年近视试点项目，984名儿童青少年参与近视干预。开展2022年全区公立中医医院绩效考核，举办培训班4期，培训1250余人次。

夯实中医药发展基础。宁夏回族自治区实施基层中医药服务能力建设项目，在平罗县、中宁县中医医院建设4个中医特色优势专科和两个县级适宜技术推广中心。开展基层医疗卫生机构中医馆基本情况调查，全面掌握中医馆发展现状。在16家乡镇卫生院和两家社区卫生服务中心实施京宁合作基层中医馆服务能力提升项目，加强内涵建设。开展三级医院对口支援、“组团式”帮扶乡村振兴重点县级中医医院，全面提升6家中医医院服务能力和水平，支持建设35个专科，新增中医医疗技术13项，通过驻点帮扶，受援医院医疗技术能力和医疗质量水平显著提升。

发挥中医药特色优势。宁夏回族自治区不断丰富中医药防治方法，科学应用中医药技术，努力提高临床疗效，全面参与疫情防控救治，特别是在“9·20”中宁突发疫情中广泛应用，全区确诊病例中医药参与治疗率98.60%。征集筛选基层医疗机构治疗新冠病毒感染中药汤剂91方，论证形成新冠病毒感染者用药宁夏地产目录33种，并将其列入自治区保供清单。两家中医医院研发的益气防瘟合剂、固本避瘟颗粒、清肺排毒合剂等6个院内制剂获宁夏回族自治区药品监督管理局备案许可，在全区各医联体内调剂使用。每个县（市、区）分别指定1～2家中医类医疗机构，负责按推荐的预防处方统一煎制中药，到疫情防控政策调整前，集中隔离医学观察人员配送中药汤剂覆盖率85.40%。

四、科研工作

提高中医药科研水平。宁夏回族自治区科技厅实施中医药自然基金77项，对宁夏道地药材甘草、枸杞、苦豆子等开展化学成分和药理药效学研究，开展“基于Nrf2/HO－1信号通路研究枸杞多糖抑制心肌细胞铁死亡在脓毒症心肌损伤中的作用机制”“苦豆子生物碱衍生物的合成及其抗心肌缺血再灌注损伤活性研究”项目。宁夏回族自治区卫生健康委开展中医药科研11项，研究中药制剂糖肾康合剂、平喘颗粒、健脾复胃颗粒等作用机制，开展“火针针刺经筋结点疗治疗脑卒中后痉挛性偏瘫的临床研究”“小针刀联合颈椎定点斜板法治疗神经根型颈椎病的临床研究”项目。宁夏中医医院暨中医研究院科研课题立项72项，发表SCI论文6篇、核心期刊17篇，出版专著6部，登记科技成果6项，申请专利12项，获自治区科技进步三等奖1项、第十二届宁夏医学科技三等奖两项。

五、教育工作

推进中医药人才培养。宁夏回族自治区启动第七批全国老中医药专家学术经验继承工作，培养学术经验继承人32名。完成12名中医护理骨干人员培训，1人入选青年岐黄学者培养项目。培训中医药应对重大公共卫生事件和疫病防治骨干人才206人。投入资金450万元建设自治区基层中医药专家传承工作室21个，培养继承人120余名。建设全国名中医传承工作室两个、全国名老中医药专家传承工作室9个、全国基层名老中医药专家传承工作室11个，培养继承人140余名。实施基层中医馆骨干人才培训项目，培训全区基层医疗卫生机构中医技术人员350名。举办中医药适宜技术培训班12个，培训社区卫生服务站、村卫生室技术人员794人。宁夏回族自治区卫生健康委联合自治区人力资源社会保障厅举办全区基层中医药卫生专业技术人员能力提升专项培训班，培训175人。

加强中医药人才培育。宁夏回族自治区实施京宁合作基层中医馆服务能力提升项目，采取订单式师徒“组团式”帮扶模式，选派54名帮扶师傅结对105名跟师徒弟；制定《宁夏基层中医馆项目绩效考核及项目工资、奖学金计发办法》，确定帮扶团队年度项目工资21万元，跟师团队年度奖学金9万元，根据绩效考评结果兑现。宁夏医科大学附属银川市中医医院获批国家中医临床教学培训示范中心。全区中医药专业技术人员1万余人次参加各类继续教育培训。招录中医医师规范化培训学员88名，其中中医全科学员20名；组织178名学员参加中医医师规范化培训结业考核，通过率91.57%；中医规范化培训业务水平测试由2021年度全国第十八名跃升至2022年度全国第三名。

六、文化建设

加大中医药宣传普及。持续强化媒体对接，加强交流协作。宁夏回族自治区借助自治区卫生健康委官方网站、微信号、视频号和宁夏广播电视台养生有道中医大讲堂、《宁夏日报》国医堂专栏的宣传作用，弘扬中医药文化，宣传中医药疫情防控知识，传播中医药养生保健知识，普及中医治未病养生理念。完成养生有道中医大讲堂专栏和国医堂专刊各52期，在《中国中医药报》发表稿件38篇。自治区各级中医医院紧扣社会热点，邀请专家做客媒体，以科普讲座等形式与宁夏广播电视台、银川广播电视台等合办《今日宁夏》《健康984》等，与《华兴时报》《银川晚报》等合作推出健康养生科普知识。

开展中医药文化传播。宁夏回族自治区成立自治区中医药健康文化宣讲团，组织百余名中医药专家开展中医药文化进机关、进军营、进校园、进厂矿、进乡村、进社区、进企业、进家庭的“八进”活动，赴宁夏科技厅、西夏区兴泾镇、宝湖社区等开展大型义诊活动20余场次，累计为3200余名群众进行把脉问诊、合理用药指导等。开展中医药进校园活动，宁夏回族自治区卫生健康委与银川市西夏区第三小学联合共建中医药文化进校园实践点，合作开发中医药系列课程等；依托吴忠市利通区中医药博物馆开展中医药研学活动8期，接待吴忠市朝阳小学、盛元小学、利通区第一小学等学校学生1200余名。石嘴山市中医医院设立中医药特色治疗专区，开展中医药适宜技术推广应用、中

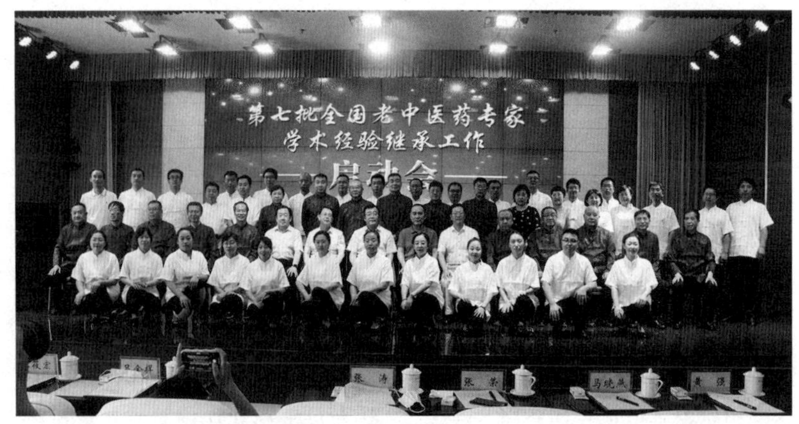

2022年6月28日，宁夏回族自治区卫生健康委组织召开第七批全国老中医药专家学术经验继承工作启动会

医养生文化传播等，视频播放太极拳、中医颈椎十字操、八段锦等；设立中医特色护理门诊，开展耳穴压豆、平衡火罐、铜砭刮痧疗法等技术。

七、党风廉政建设

加强党风廉政建设。宁夏回族自治区认真落实民主集中制，“三重一大”事项均经党员大会集体研究决定，努力提高执行能力和防腐拒变能力。继续坚持做好领导干部个人重大事项报告等制度。认真落实中央八项规定精神，开展廉政警示教育活动，通过参观廉政警示教育基地、卫生健康系统典型案例警示教育学习、开展以案促改等专题组织生活会、“严守行业底线，做清正廉洁守纪人”主题党日、分享家风家训、公开集体承诺、签订廉政承诺书、讲授廉政党课、交流心得体会、党员及支部廉政风险点排查等，践行廉洁责任，推动形成崇廉、尚廉、倡廉、守廉的浓厚氛围。做到管好关键人、管到关键处、管住关键事、管在关键时，使监督常在，形成常态。

强化党员教育培训。宁夏回族自治区卫生健康委党组坚持把党员教育培训工作作为一项重要的政治任务来抓，纳入党风廉政建设管理，制订落实《委党组理论学习中心组2022年学习计划》《委2022年党建工作要点及任务分工》《委党组党的二十大精神学习宣传教育工作计划》等十余个相关文件。扎实开展“大学习、大讨论、大宣传、大实践”活动，举办党的二十大和自治区第十三次党代会精神专题培训、基层各单位党组织书记调查研究能力提升培训班、“传承红色薪火坚定理想信念”党群干部能力提升培训班，共培训党员干部534人次，开展专题研讨54场次。采取“党组书记辅导宣讲＋班子成员研讨交流＋处室负责人交流发言”的形式，开展集体学习会13次，37人次进行交流发言。组织委机关102名干部参加干部教育网络学习，选派42名干部参加区委组织部举办的党员教育培训，选派38名党支部书记参加区直机关工委组织的党支部书记培训。委直属各单位党组织举办党员教育培训班37次，培训3962人次，交流研讨2361人次。

八、其他工作

实施中药质量保障项目。西吉县泽艾堂生物科技有限公司、瑞泰农业发展有限公司等4家企业建设黄芪、黄芩、红花、秦艽等道地药材生态种植基地4个；宁夏瑞泰农业发展有限公司建设黄芪、黄芩、金莲花等道地药材良种繁育基地1个。发挥中药资源监测网络作用，继续开展对枸杞子、甘草、银柴胡、黄芪等15个品种中药资源情况动态监测。宁夏回族自治区卫生健康委与北京市中医管理局签订《新时代京宁中医药合作升级行动协议》，组织区内两家中医医疗机构、7家中药企业等参加中国国际服务贸易交易会中医药展区活动，展出的宁夏枸杞、盐池甘草、同心银柴胡等115种道地药材和特色中药材备受瞩目。

（张　涛）

【新疆维吾尔自治区2022年中医药工作综述】

一、中医药发展政策机制进一步完善

新疆维吾尔自治区卫生健康委编制印发《自治区“十四五”中医药发展规划》，与多厅局联合印发《自治区基层中医药服务能力提升工程“十四五”行动计划实施方案》，与自治区科技厅联合印发《自治区推动中医药科技创新体系建设的若干措施》，与自治区人力资源社会保障厅联合印发《第二届自治区名中医评选表彰工作方案》，与自治区药品监督管理局联合印发《关于促进中药民族药产业高质量发展的若干措施》，为中医药传承创新发展提供政策支撑。

二、新冠病毒感染疫情防控中彰显中医药独特优势和作用

新疆维吾尔自治区坚持“中西医并重、中西医结合、中西药并用”，在疫情防控中充分发挥中医药特色优势，制定印发《自治区新冠肺炎聚集性疫情中医药防治工作指导意见》，成立自治区新冠病毒感染疫情防控工作指挥部中医药防治专班，制订印发《自治区2022年秋冬季新冠肺炎中医药防治方案》《自治区老年人新型冠状病毒肺炎中医药救治工作专家共识》《自治区儿童新冠肺炎中医药防治方案》《关于加强新冠肺炎疫情中医药防治工作的通知》，多次举办全区新冠病毒感染中医药防治培训班，确保中医药第一时间参与，深度介入预防、治疗和康复全过程。

三、中医药法治建设得到加强

新疆维吾尔自治区卫生健康委按照《新疆维吾尔自治区中医药条例》（以下简称《条例》）调研论证起草工作方案，在多次调研座谈、广泛征求意见建议、专家论证的基础上，完成《条例（草案送审稿）》、立法调研论证报告、立法说明对照表、立法汇编等相关工作。在《中医药法》实施五周年之际，组织开展《中医药法》专题讲座、专项培训，中医药健康知识宣讲、义诊，

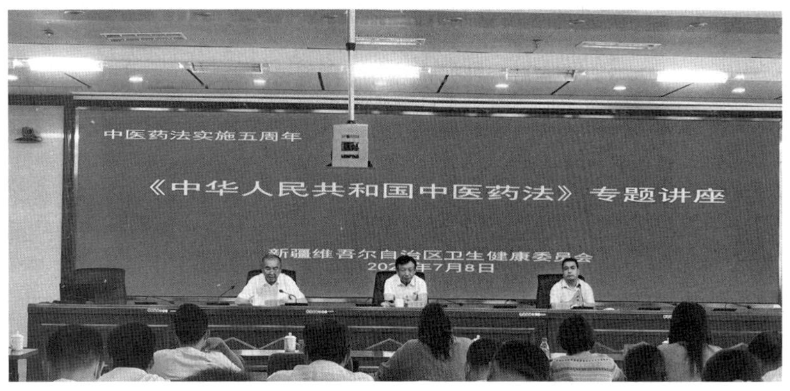

2022年7月8日，新疆维吾尔自治区卫生健康委举办《中华人民共和国中医药法》专题讲座

滚动播放宣传视频等系列宣传贯彻活动，加深了系统内外对《中医药法》的认识，提升了《中医药法》的社会知晓率和影响力。完成首次自治区中医医术确有专长人员的考核工作，22名确有专长人员通过考核并公示。

四、中医药服务能力建设进一步加强

中医药服务能力持续提升。一是加强中医药综合服务能力建设，加快推进自治区中医医院国家中医应急救治基地、自治区维吾尔医医院国家中医疫病防治基地、伊犁州中医医院和昌吉州中医医院国家中医特色重点医院的建设。二是加强中医药特色服务能力建设，开展10个国家中医优势专科、12个自治区中医临床重点专科专病的建设。支持19家医院中医药治未病、中医药康复能力的提升。三是加强中西医结合服务能力建设，组织完成中西医协同“旗舰”医院建设试点项目的申报工作，支持自治区中西医结合医院服务能力的建设。四是贯彻落实国家《基层中医药服务能力提升工程“十四五”行动计划》，支持19家县级中医医院“两专科一中心”、5家县级综合医院中医药服务能力的建设，支持294家乡镇卫生院和社区卫生服务中心中医馆服务能力的建设，持续提升基层中医药服务能力。五是继续开展三级医院对口帮扶工作，20家内地省市三级中医医院和自治区5家三级医院继续开展对24家县级中医医院的帮扶工作，进一步提升县级中医医院的服务能力。六是加强中医药防治艾滋病工作，组织举办2022年自治区中医药治疗艾滋病技术骨干培训班，启动中医药治疗艾滋病试点项目。七是统筹健康新疆行动与中医药发展布局，实施健康新疆中医药专项行动；库尔勒市、昌吉市被纳入首批国家中医适宜技术防控儿童青少年近视试点工作县。

中医医疗服务管理得到加强。一是认真开展中医类医院等级医院评审工作。自治区中西医结合医院通过三级中西医结合医院的评估，阿克苏地区维吾尔医医院、乌鲁木齐市米东区中医医院通过三级中医（民族医）医院评估。二是认真开展二、三级国家公立中医医院绩效考核工作，全区69家二级及以上公立中医医院被纳入考核范围，进一步加强和规范医院的服务管理。三是组织开展对2021年度中央对自治区转移支付中医药资金绩效评价和专项审计工作，资金执行率90%以上，基本完成预期绩效目标，确保资金安全发挥效益。

五、中医药人才培养工作稳步推进

实施中医药特色人才培养工程。新疆维吾尔自治区培养中医临床医学、中药、中医护理、青年岐黄学者等各类特色骨干人才85人，培训中医疫病防治专家库成员604人；建设全国名老中医药专家传承工作室4个、第二届全国名中医传承工作室3个，2017年、2019年全国名老中医药专家传承工作室、全国基层名老中医药专家传承工作室通过验收。

加强基层中医药人才队伍建设。新疆维吾尔自治区完成农村订单定向免费医学生中医专业本科98人招收计划。中医类别全科医生转岗培训50名，招收中医住院医师规范化培训和助理全科学员210人。培训基层中医馆骨干并考试合格621人。

六、中医药学术精髓传承创新得到加强

加强中医药学术精髓的挖掘与传承。新疆维吾尔自治区开展中医药修复能力建设项目，建立民族医药古籍修复（实验）室1个，完成56本民族医药古籍扫描录入及147本民族医药古籍信息登记。实施维吾尔医药经典名方遴选工作，完成15首方剂的文献研究和专家咨询论证研究。推进4个中药炮制技术传承基地建设，开展炮制饮片标准研究。

加强中医药科研创新能力建设。新疆维吾尔自治区组建自治区中医药科研专家组和应急科研攻关预备队，自治区中医医院被纳入国家中医药传承中心建设项目培育单位。维吾尔医白癜风诊治、中药民族药资源两个国家中医药管理局重点研究室完成整改。

加强中医药传统知识的收集整理。新疆维吾尔自治区卫生健康委组织专家开展乌鲁木齐等6个地区150余个调查点位的实地调查，收集到基本符合要求项目62项。

七、中药资源保护与利用积极推进

一是开展枸杞、红花、肉苁蓉、新疆紫草等6个道地药材生态种植示范基地建设，以及板蓝根、甘草、新疆阿魏等10个中药材规范化种植“定制药园”建设，累计组织培训820人次，辐射带动中药材种植面积17000余亩，当地农牧民实现就近就地就业和增收，助力乡村振兴。二是开展新疆特色中药材标本库建设，完成标本展馆、工作室和数字中药虚拟博物馆设计。三是新疆维吾尔自治区卫生健康委联合自治区药品监督管理局组织专家开展地方中药材名称规范工作，协调自治区药品监督管理局解决中药配方颗粒临床用药问题。

八、中医药文化传播和合作交流积极推进

实施中医药文化弘扬工程，向群众普及中医药健康养生知识，传播中医药文化理念。一是开展中医药经典普及化活动，通过电视、电台、报纸专栏等向公众开展中医药文化宣传活动。二是制作一批中医药文化科普产品，在新疆电视台体育健康频道开办《新疆中医堂》栏目；制作完成中医药文化素养科普视频，推发中医药科普短视频，制作完成“24节气·24食光”科普融媒体产品24期、中医广播节目75期。三是开展中医药健康文化科普活动，在基层医疗卫生机构建设21个中医药知识角；举行中医药健康知识讲座320余场次。四是推动中医药文化进校园，新疆维吾尔自治区卫生健康委与自治区教育厅联合举办“端午艾草香，关注眼健康——2022年校园中医药文化主题日活动”，全区45所学校15000余名中小学生同时参与活动；在乌鲁木齐市

青少年综合实践教育中心建设中医药文化宣传教育基地，种植药材 14 种，建设中医药文化长廊。 （纪 蓓）

【新疆生产建设兵团 2022 年中医药工作综述】

一、概况

2022 年，新疆生产建设兵团有中医医院 5 所，设立中医科的二级以上公立综合医院 17 所，设立中医门诊的团场医院 128 所，开展中医药适宜技术的团场医院 144 所，累计建设中医馆 123 个。公立医疗机构中医药（医、药、护）卫生人员 1422 人，其中中医执业（助理）医师 588 人。医疗机构共设有中医床位 1870 张，全年中医药总诊疗 84.23 万人次，总收入 2.70 亿元。

二、政策法规

做好顶层设计，科学编制中医药发展“十四五”规划。一是深入中医药系统开展调查研究，组织医疗、管理等领域专家开展专题研讨，广泛征求兵直有关部门和各师市意见，总结评估“十三五”中医药发展情况和困难不足的基础上，结合《兵团“十四五”卫生健康事业发展规划》《兵团党委兵团关于促进中医药传承创新发展的实施意见》《兵团贯彻落实〈关于加快中医药特色发展的若干政策措施〉的实施方案》等精神，对标国家中医药发展规划，围绕服务体系、医疗、人才、科研、产业、文化等方面重点任务，科学谋划编制《新疆生产建设兵团“十四五”中医药事业发展规划》，于 2022 年 11 月经兵团同意印发各地贯彻落实。二是制定加强中医药人才队伍建设、提升中医药服务能力等政策文件，为“十四五”各项工作定目标、绘蓝图、指路径。三是持续加强社会办中医医疗机构事中事后监管，推进中医诊所备案。

三、医政工作

坚持中西医并重，充分发挥中医药在新冠病毒感染医疗救治中的重要作用。一是持续完善“四有”诊疗模式，13 家三级综合医院、4 家二级综合医院和 1 家中医医院均建立中西医协作工作机制，确保符合条件的患者在临床救治中第一时间用上中药。二是充分发挥中医药医疗救治专家力量。组建成立的兵团重症救治专家团队、会诊专家组、3 支常规医疗队和 3 支重症医疗队中均有中医药专家。三是开展中医医疗救治专题培训 3 场，累计培训辖区中医药医护人员 3746 人次。四是借助援疆优势资源，依托湖北中医药专家救治团队，在国家诊疗方案基础上，结合临床应用，制定推广协定处方 9 个。五是依托已建成的 16 个医联（共）体推进分级诊疗，保障基层中医药诊疗能力，采取“网上下沉”“服务下沉”等方式，分区包干指导 167 家团场医院采用中西医结合方法治疗患者。

持续完善中医药服务体系。一是推进中医药重大工程项目落地，积极申报争取国家中西医协同“旗舰”医院建设项目；推进兵团奎屯中医院建设国家中医特色重点医院；兵团奎屯中医院国家中医疫病防治基地建设项目申请 2023 年中央预算投资。二是推动四师可克达拉市召开中医院建设项目协调会，以四师 66 团医院为基础组建师级中医院，打造中医及民族医特色专家门诊。三是指导五师双河市制订落实《双河市中医医院、五师医院双河院区“一体化”运行方案》，优化中医院人才结构。四是推进中医药种植加工产业发展，2022 年在五师 88 团种植红花 3000 亩。

聚力提升中医药服务能力。一是推动八师人民医院与新疆医科大附属中医院协作成立中医针灸同盟，与辽宁中医药大学附属第二医院协作成立名医工作室；在三师图木舒克市召开兵团中医药学术论坛，邀请广东、甘肃、山西等省市知名专家分享经验。二是支持兵团医院中医科建设成为国家中医特色优势专科，着力打造成为基础设施健全、医疗技术领先、中医特色突出、专科优势明显、能够带动医院发展的“龙头”科室。三是全面落实二级公立中医医院绩效考核任务，按时间节点督促指导中医医院完成信息采集、培训、数据填报等各项工作任务，并按照国家反馈的绩效考核数据进行考评分析。四是以适宜技术推广为抓手，持续提升基层中医药服务能力，全年新建中医馆 31 个，可提供中医药服务的团场医院 144 家。五是下拨资金支持中医院和 11 家综合医院中医科、20 个团场医院中医馆建设，全面提升中医药综合服务能力。六是完成 2022 年中医药健康管理服务项目暨 65 岁以上老年人体质辨识和 0～36 个月儿童中医药健康宣教项目考核，推进中医医师参与家庭医生签约服务，促进优质医疗资源不断下沉基层。

四、教育工作

不断加强中医药人才队伍建设。一是持续开展人才培训，2022 年举办兵团中医药特色人才培训班 3 次，累计培训兵师团及社区（连队）从事中医药技术服务人员和部分西医 1200 余人；举办第一期兵团中医护理适宜技术培训班，19 名专科护士参加培训并结业。全年累计开展各级各类中医药培训 747 场，累计培训 12562 人次。二是研究制订《兵团西学中人才培训项目实施方案（草稿）》，培养中西医结合人才，充实中医药人才队伍。三是协助自治区联合开展首批中医医术确有专长医师资格考核工作，兵团辖区 102 名考生有 4 人通过考核取得证书。四是新建全国名中医传承工作室两个、全国名老中医药专家传承工作室两个，遴选推荐第七批全国老中医药专家学术经验继承工作指导老师 6 名、继承人 12 名，青年岐黄学者 1 名，全国中医护理骨干人才 5 名；组织完成项目任务书签订、游学培训、青年岐黄学者中期考核等工作。五是组织开展第二届兵团名中医评选表彰活动，评选表彰兵团名中医 5 名、基层名中医 10 名；两名专家被评为第二届全国名中医，截至 2022 年底，兵团有全国名中医 4 名。

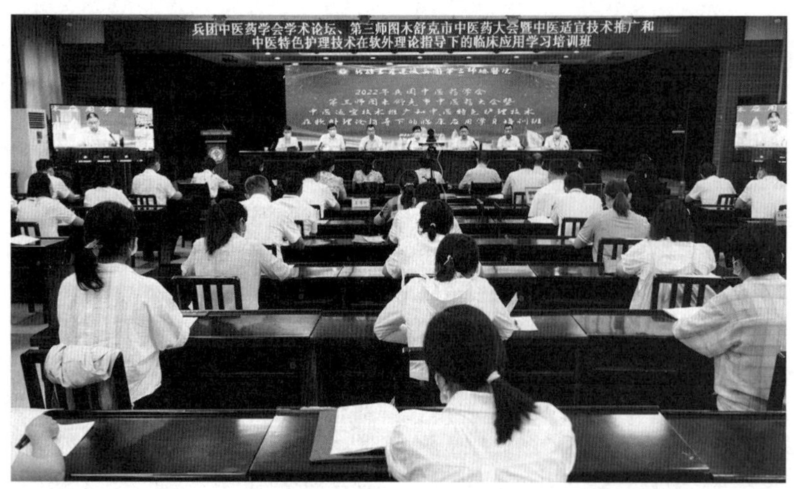

2022年7月2日，由兵团中医药学会主办的2022年兵团中医药学会学术论坛、第三师图木舒克市中医药大会暨中医适宜技术推广和中医特色护理技术在软外理论指导下的临床应用学习培训班在兵团第三师图木舒克市召开

五、文化建设

大力推进中医药文化传播行动，抓好《中医药法》实施五周年宣传贯彻工作。一是兵团卫生健康委领导发挥“头雁”作用，率先开展关于《中医药法》的学习，深刻领会精神实质，为做好中医药工作打下坚实理论基础；指导各师市将《中医药法》学习与“八五”普法相结合，纳入集中学习议程，提升依法行政的能力和水平。二是积极组织，多种形式广泛宣传。兵团辖区各单位充分利用各类平台多途径、多层次、多角度广泛宣传普及《中医药法》和中医药文化，全年累计开展各级各类中医药文化宣传、比赛、科普巡讲等活动398场，累计参与22051人次。三是开展义诊宣传活动。兵团依托兵团中医药学会组织开展中医南疆行暨“兵地大融合”名中医专家大型义诊活动，普及中医药知识，推广中医药文化。全年累计开展各级各类中医药义诊活动664场，受益群众51263人次。

六、党风廉政建设

一是强化干部日常管理监督。开展法治大培训，依法行政的意识和能力逐步提升。对委会机关及直属单位廉政风险点进行全面梳理，使权力始终在阳光下运行。主动接受派驻纪检组的监督，在干部调整、评选先进时及时征求纪检组意见。严格领导干部个人有关事项报告制度，随机抽查4名处级干部。加大对干部“庸懒散”的整治，依规依纪予以问责。二是紧盯“关键少数”，强化对权力运行的制约和监督。强化管党治党主责意识，加强对领导干部的权力监督，印发领导干部禁业范围。对重大行政决策事项进行规范，加强对同级党委和下级党组织的监督，突出“一把手”的监督。印发《兵团卫生健康委专项资金管理办法（试行）》，加强资金监管和使用。三是坚持以案为鉴筑牢思想防线。多次召开党组扩大会议，认真学习兵团作风建设专报，及时组织观看警示教育片，认真吸取系统内案件教训，加大以案明纪、以案释法教育，深刻吸取教训，推动不敢腐、不能腐、不想腐刚性制度养成。扎实开展第二十四个党风廉政教育月活动，组织委会机关及直属单位副处级以上干部赴党风廉政教育基地开展警示教育，党组书记对党员干部讲授廉政党课。分管委领导赴兵团医院对“三重一大”事项规定进行培训，进一步增强党员领导干部党性意识、法纪意识、廉洁意识，提升拒腐防变的政治自觉。

七、其他工作

全面落实其他各项工作任务。一是落实国家中医药综合统计制度，完成中医医疗服务监测网络用户管理工作，指导辖区中医医院、社区卫生服务中心、连队卫生室等基层医疗机构完成数据上报。二是指导第一师阿拉尔市一团、十三师新星市红星一场做好中医适宜技术防控儿童青少年近视试点工作。三是配合自治区完成第七届中国亚欧博览会专题论坛之丝绸之路健康论坛暨第三届“一带一路”院士高峰论坛中医药主题分论坛筹备工作。四是组织各师市认真学习贯彻孙春兰副总理在第四届国医大师和第二届全国名中医表彰大会上的讲话和全国中医药人才工作会议等精神。

（马　坤）

【沈阳市2022年中医药工作综述】

一、中医药政策法规

沈阳市贯彻落实辽宁省委省政府《关于大力促进中医药传承创新发展建设中医药强省的实施意见》（辽委发〔2021〕11号），按照市委市政府工作要求，广泛征集各区、县（市）卫生健康局和各级各类医疗机构的建议，结合《中共中央　国务院关于促进中医药传承创新发展的意见》《中共辽宁省委　辽宁省人民政府关于大力促进中医药传承创新发展建设中医药强省的实施意见》等文件和沈阳市中医药工作实际，征求21个市直有关部门意见，编制出台《中共沈阳市委　沈阳市人民政府沈阳市促进中医药传承创新发展建设中医药强市实施方案》（沈委发〔2022〕29号），该方案成为下一步沈阳市中医药事业高质量发展的重要指引。

二、中医药参与新冠病毒感染疫情防治工作

沈阳市及时启动中医药干预机制，印发《沈阳市新冠肺炎疫情中医药防治工作方案》。结合沈阳市工作实际，对重点人群第一时间进行中医药预防干预，2022年累计为相关人群配送中医药预防方剂40余万剂。加强卫生人员培训，召开基层医疗卫生机构中医馆发热患者中医药诊疗工作视频培训会，组织市级专家对各基层医疗卫生服务机构中医馆265名医疗技术人员进行线上培训，对医疗机构规范合理使用中成药和中药饮片进行指导，提高新冠病毒感染中医药救治的可及性。

三、中医药人才队伍建设

完善中医药人才队伍，组织做好各级各类中医药人才培养工作。沈阳市完善基层中医药人才队伍建设，做好西学中培训和中医类别全科医师转岗培训工作，选拔优秀人员参加辽宁省中医内科、中医外科、中医儿科、中医妇科等专科基层技术骨干培训，组织开展沈阳市中医适宜技术、中医护理技术等培训。建立中医药师承人才队伍，编制出台《沈阳市中医药专家学术经验继承项目实施方案》，开展沈阳市第一批中医药专家学术经验继承项目，推荐医术高超、医德高尚、群众赞誉、同行公认的省、市知名中医药专家30名作为指导老师，选拔学术经验继承人60名。

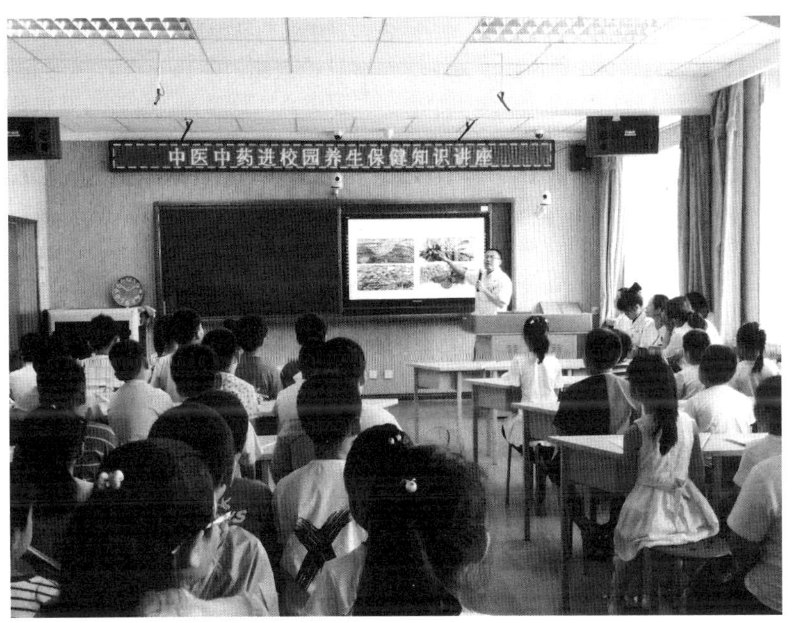

2022 年，沈阳市卫生健康委组织开展中医药文化进校园活动

四、中医药服务体系建设

健全中医药服务体系建设。沈阳市通过开展基层医疗服务机构中医馆建设为抓手，提升基层中医药服务能力，推进基层医疗卫生服务机构中医馆全覆盖。组织完成2021年度中医馆建设项目验收工作，开展3个基层医疗机构中医馆建设。支持基层医疗机构中医馆提质升级，组织58个基层医疗机构中医馆按照实施方案开展中医馆内涵建设。

五、提升中医医院服务能力

加强中医药内涵建设和能力提升，鼓励医院充分发挥中医药特色优势，建设中医药优势专科（专病）。支持沈阳市中西医结合医院开展国家中医专科诊疗中心建设。组织全市医疗机构开展辽宁省中医重点专科、中医特色专科创建工作。沈阳市中医院风湿科等8个专科和沈河区中医院皮肤疮疡科等两个专病分别获批辽宁省中医重点专科和辽宁省中医特色专科。

六、中医医保支付方式改革

探索建立符合中医药特色的医保支付方式，开展沈阳市城镇职工医保中医特色门诊治疗病种支付改革试点工作，出台《关于城镇职工医疗保险试行中医特色门诊治疗病种的通知》（沈医保联〔2022〕2号）、《关于明确中医特色门诊治疗病种支付方式改革试点管理要求的通知》（沈医保联〔2022〕3号），对腰痹、蛇串疮等23个病种分为13个病组进行中医药分组（TCM分组）管理，将4所医院纳入中医特色门诊病种支付试点范围。出台《关于开展日间病房治疗医保支付改革试点工作的通知》，确定16家医疗机构为沈阳市首批日间病房医保支付试点。印发《关于扩大中医特色门诊治疗病种医保支付试点范围通知》，新增3家机构作为试点单位。

七、提升中药药事服务质量

沈阳市卫生健康委组织市中药药事质控专家组对12家市管中医院进行检查，同时部署各区、县（市）对辖区内提供中药服务的医疗机构进行专项检查，市、区两级共抽查医疗机构147家，组织自查并上报自查结果的医疗机构457家。收集从事中药煎药服务的人员基本信息并上报辽宁省中医药管理局备案，全市共上报从业人员600余人，居全省首位。在“放心用中药”专项验收检查中，沈阳市中医院、沈阳市第二中医医院在市级医疗机构药事管理评比中排名并列第三，铁西区霁虹社区卫生服务中心在乡镇及社区医疗机构药事管理评比中排名第一。

八、中医药健康养老工作

在2022年省级中医药健康养老示范单位评审中，沈阳市辽北中医院、皇姑区中医院获评辽宁省第三批中医药健康养老服务示范单位。截至2022年底，沈阳市有省级中医药健康养老示范单位15家。

九、中医药文化宣传

沈阳市组建由省、市、区27家医疗机构推荐的53名专家组成的全市首批中医药文化宣传专家团队。沈阳市卫生健康委与市健康教育中心联合开展线上与线下同步进行的中医药文化知识普及讲座7场，全市各级中医医疗机构开展中医知识普及讲座共41场。制作沈阳市名中医讲养生系列中医药科普短视频和中医优势病种科普宣传片。通过更新社区电子屏幕和宣传栏的形式，传播与百姓息息相关的中医保健知识，全市各级中医医疗机构开展文化宣传、义诊咨询、发放宣传品等中医药文化宣传活动近百场。在和平区、浑南区和苏家屯区部分社区卫生服务中心和乡镇卫生院建设中医药文化知识角共9个。

（张　悦）

【长春市2022年中医药工作综述】

一、政策法规

长春市新型冠状病毒肺炎疫情防控工作领导小组办公室印发《关于进一步加强定点医疗机构、方舱医院中医药救治工作的通知》等一系列新冠病毒感染中医药救治文件，以进一步做好新冠病毒感染中医治疗工作，推进中西医协同救治，发挥中医药防病抗疫优势。

二、医政工作

发挥中医药抗疫优势。一是全程参与治疗康复。长春市依据国家诊疗方案和《吉林省新冠肺炎中医药防治方案》治疗标准，根据患者症状表现进行辨证，实行一人一方，精准用药，实现科学系统救治。积极开展中医非药物治疗，中医医务人员带领感染者练习八段锦、太极拳，调理情志，促进身体恢复，丰富隔离生活，传播中医药健康文化知识。开展恢复期感染者中医药干预工作，通过出院带药或者专班发药的方式，继续对出院居家人员服用至少7天中药，巩固疗效。中医医生对每位出院感染者提出个性化中医康复方案，恢复体能、体质和免疫力。二是科学开展中医药干预。长春市市级专班成立预防性用药中医指导团队，研判疫情态势、疫病特点，确定目标人员，制订干预方案。组织中医医师进入隔离点，深入社区每3天至少巡诊1次；长春中医药大学附属医院建立预防性用药信息交流平台，通过扫描二维码进入，由专业人员随时解答咨询，指导服药。建立管理机制，成立需求统计组、药品发放组、药品采购组、督导检查组。各县（市）区专班，根据重点人群范围，每日向需求统计组报送需求。审核通过后，药品发放组将分配计划下达供应企业。药品采购人员根据测算提前联系厂家，保障库存充裕。由督导检查组负责到各县（市）区、街道、社区、有关单位对目标人群精准性、发药及时性、台账完整性、管理规范性等方面进行督导检查。

中医药服务能力不断提升。长春市中医院、榆树市中医院、公主岭市中医院开展骨伤科、康复科等高水平专科建设，完善基础设施，开展科研创新，加强专科团队建设，提高优势病种诊疗水平。长春市人民医院和长春市妇幼保健院实施中医药服务能力提升项目，加强综合医院和妇幼保健机构中医科室建设。长春市卫生健康委申请经费30万元，投入基层卫生服务机构新建中医馆3家，实现基层卫生服务机构中医馆全覆盖；争取经费58万元，保持对既往建设的58家示范中医馆的持续投入。

中医医疗机构运行不断规范。长春市组织市中医院及8家二级公立中医院参加国家中医绩效考核。为加强民营中医医院管理，按照吉林省中医药管理局统一部署，长春市卫生健康委制订《长春市民营中医医院专项巡查行动方案》，并联合长春市监督所对部分医院开展现场巡查，对发现的问题进行处罚和纠正。认真落实《关于规范医疗机构中药配方颗粒临床使用的通知》，组织开展中药配方颗粒临床使用情况自查。组织各级各类中医医疗机构开展新冠病毒感染疫情防控及安全生产专项排查整治，并对28家中医院进行现场排查，发现的问题全部进行整改。面向民营中医院、医药企业开展问题清单征集，组织11家民营医院和医药企业进行座谈，并对部分企业进行现场调研。积极解答群众咨询，稳妥解决医患矛盾。

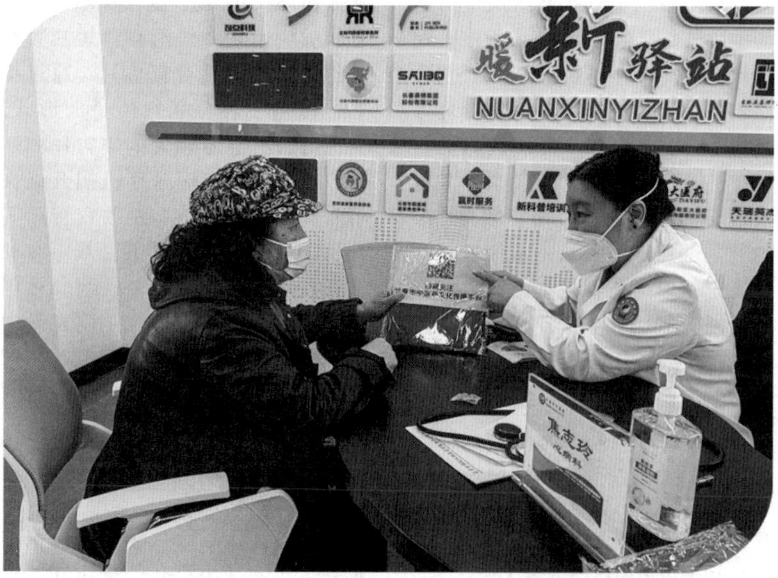

2022年9月，长春市卫生健康委组织义诊活动，宣传中医药文化

三、科研工作

长春市卫生健康委组织专家对申报和结题课题提前进行指导，修改完善，保证课题质量。2022年组织申报中医药科研课题16个，中（朝）医标准化课题立项两个。2021年科研课题结题18个。

四、人才培养工作

2022年，长春市中医院赵继福被评为全国名中医，传承与发扬赵继福全国名老中医专家的学术经验被列入“四个服务”（服务企业、服务人才、服务基层和服务群众）重要内容。为了落实好这项工作，长春市中医药管理局组织开展赵继福名老中医专家学术经验传承培训班，前3批学员共53人毕业。第四批经过笔试、面试，共录取20名学员参加跟师学习。长春市中医药管理局按照《吉林省传统医学师承跟师管理办法》，优化完善长春市跟师学习申报、审核流程。2022年180余人完成传统医学跟师学习备案。

（张　晶）

【哈尔滨市2022年中医药工作综述】

一、全力做好新冠病毒感染疫情防控

2022年，哈尔滨市坚决贯彻执行中医药“全过程参与、全方位介入、全面覆盖”的工作目标，第一时间建立应对新冠病毒感染中西医协同机制，制发20余项工作文件，召开30余次工作会议，推送机制，捋顺流程，查摆问题，强化整改，逐步推进各项中医药防疫干预措施落实、落地、落靠。一是根据国家诊疗方案，结合哈尔滨市患者证候特点，组织专家两次制定并调整中医协定处方，为方便市民线上线下获得中医药健康咨询、中药用药指导等服务，公示哈尔滨市便民中医药服务机构259家，公示信息包括机构地址、咨询电话、服务时间、公众号（微信号）等。二是制发《新冠病毒感染中医药防治指导手册》《致进驻方舱朋友的一封信：中医药与您携手共抗疫情》《中药汤剂使用说明》等，选派医护和工作人员，完成疫情支援任务2700余人次，宣传中医药的治疗作用及意义，提高患者依从性。三是强化制度管理，实施“3211”中药质量监督机制、三级中医专家指导联动机制、“日报五清”数据报送机制、隔离点模板化管理机制、中医药防疫宣传常态化机制等工作制度，不断优化工作流程，形成中医药疫情防控新模式。四是加大中医药防病抗疫科普宣教力度。截至2022年底，累计邀请省、市中医药专家18人，在《新晚报》《哈尔滨日报》、哈尔滨广播电视台等媒体平台科普42次，充分宣传中医药在新冠病毒感染“防、治、康”中的特色优势，为哈尔滨市民提供新冠病毒感染用药指导、居家康养知识与服务。哈尔滨市累计服用中药人数24万余人次，发放中药汤剂130余万付、中药香囊6万余个、宣传单19万份，专家巡诊30万人次，专题讲座培训94期。

二、持续推进基层中医药服务能力提升

一是组织开展全国基层中医药工作先进单位复审，道外区、香坊区、松北区、阿城区通过复审。完成6家二级公立中医医院巡查工作任务。二是深入推进基层中医药服务能力提升工程，形成工作方案，建立包括市、区县（市）两级卫生健康行政部门相关负责同志组成的领导小组，积极推进9家县级中医医院参与县域紧密型医共体建设，加强县级中医医院与乡镇卫生院协作，发挥县级中医医院服务优势。三是努力将中医药服务向基层延伸，协助道外区人民政府推进中华巴洛克街区国医馆和道外区中医医院门诊建设，在哈尔滨市地标街区打造中医药服务样板。四是向黑龙江省中医药管理局争取专项资金690万元，支持全市138个社区卫生服务中心和乡镇卫生院中医馆建设项目，提升基层卫生服务机构中医药服务硬件水平。五是积极推动国家中医区域诊疗中心建设，筹备将北京广安门医院与黑龙江省中医医院联合组建的中医肿瘤诊疗中心落户松北区，建成黑龙江省乃至东北地区最权威的肿瘤病中医药诊疗中心。

三、组织中医类别国家医师资格考试

认真落实国家和省考办的工作要求，严格执行健康管理制度，建立完善的疫情防控体系。开展中医类别医师资格考试报名资格审核和实践技能考试工作，哈尔滨市共有2264名考生通过报名资格审核。实践技能考试承接了绥化考点考生636人，共计2586名考生参加考试。完成231名考生传统医学师承和确有专长人员报名考核工作。

四、开展人才培养和科研能力建设

哈尔滨市组织开展2022年度黑龙江省中医类别全科医生转岗培训，全市40名基层中医人员参加培训。组织2022年度省级中医药继续教育项目和科研课题的申报工作，获得立项3项。组织开展第六批全国老中医药专家学术经验继承工作继承人以同等学力申请中医专业学位相关工作。7人获得黑龙江省第二批青年名中医。

五、抓住政策机遇促进中医药产业发展

紧紧抓住省、市政府建设“六个龙江”“七大都市”契机，找寻中医药产业发展机遇，全面促进中医药产业发展。哈尔滨市一是以促进生物经济发展为目标，与市发展改革委共同提出推进支持中药大品种二次开发奖补政策，对于符合要求的企业给予最高200万元的奖补支持。二是在发展冰雪经济、打造向北开放之都、打造东北亚消费中心城市、打造宜居幸福之都等相关规划和方案中，围绕开展特色服务、发展特色旅游、开发特色产品，纳入中医药产业发展相关内容，利用优惠政策拉动产业发展。

六、积极发展中药质量追溯体系建设

哈尔滨市卫生健康委向黑龙江省中医药管理局争取中药质量保障体系建设项目，根据项目方案要求，在哈尔滨市中医医院开展院内中药质量追溯体系试点，通过智慧药房信息化系统建设，为群众提供更加全面的中药饮片信息、中药代煎服务信息，能够对医院中药处方从抓药到煎煮进行全过程可追溯的质量监管，让群众增加用药透明度的同时，也为医院把控中药质量提供有力武器。

七、积极推动“中医药+”健康旅游产业发展

哈尔滨市卫生健康委认真落实《黑龙江省康养旅游高质量发展行动方案（2022—2026）》，积极配合哈尔滨市文化广播和旅游局制订配套方案，围绕温泉养生、中药材种植观光、中医药康养游、食疗药膳健康产品等方面提出4项15条重点工作任务加以推进。尤其是在温泉养生方面，积极组织中医治未病专家出主意想办法，研究制定推进中医药温泉养生的工作措施，以中医药药浴熏蒸疗法为切入点，不断丰富温泉养生的内涵和外延，将中医药温泉养生做大做强做成品牌。

八、做好企业服务工作

哈尔滨市卫生健康委与黑龙江珍宝岛集团有限公司、黑龙江九昌北草堂医药有限公司、天问山生物科技股份有限公司、五常北秀健康产业有限公司等10余家中医药相关企业和单位建立联系机制，定期沟通企业了解其发展情况，年内共帮助企业协调解决问题22件，努力为企业提供服务。组织5家中医药服务贸易相关企业和单位参加中国国际服务贸易交易会，展示哈尔滨市中医药服务贸易发展成果。（贯　颖）

【南京市2022年中医药工作综述】制订中医药事业发展规划、方案。南京市卫生健康委牵头起草，并提请南京市人民政府常务会、市委深化改革委员会会议通过，印发《关于促进中医药传承创新发展的实施方案》。根据国家和江苏省“十四五”中医药发展规划的目标任务，结合南京市具体情况，南京市卫生健康委与市发展改革委联合印发《南京市“十四五”中医药事业发展规划》。

建立中西医协同救治机制，全力做好新冠病毒感染疫情中医药防治康工作。建立中医应急体系。南京市卫生健康委依托南京市中医院组建省级中医紧急医学救援（疫病防治）基地，成立以肺病、急诊等多专业医护人员组成的省级中医应急医疗队，全面参与新冠病毒感染疫情防控定点收治医院（康复医院）、黄码医院及隔离点等中医药治疗和康复工作。南京市公共卫生医疗中心收治的新冠病毒感染者中医药参与治疗率98.5%（除婴幼儿、孕妇等不适宜使用中医药人员外均使用中医药）。制订印发中医药方案。针对南京地区奥密克戎变异株发病特点及临床表现，根据国家《新型冠状病毒肺炎诊疗方案》、国家卫生健康委《新冠肺炎出院患者康复方案（试行）》《新型冠状病毒肺炎恢复期中医康复指导建议（试行）》《江苏省新冠病毒感染者居家中医药（中成药）干预专家共识》，在前期临床实践基础上，南京市卫生健康委组织专家制定《新冠病毒感染者居家中医药干预指导》《新冠感染者中医药康复专家共识》，在“健康南京”公众号发布，引导新冠病毒感染者正确选用中医药。做好救治工作。2022年12月，二级以上中医院均开设发热门诊。公立中医院在南京市医疗救治组的统一调度下，增设床位，分级分类收治新冠病毒感染患者。各中医院坚持能中则中、中西结合的原则，根据患者病情使用院内制剂、中药汤剂。全市二级及以上中医医院，综合医院（专科）中医科和基层医疗卫生机构中医馆开设新冠病毒感染中医康复（养）门诊，为新冠病毒感染者提供中医药服务。强化培训指导。南京市卫生健康委落实《关于在城乡基层充分应用中药汤剂开展新冠病毒感染治疗工作的通知》要求，组织专家开展基层中医药防治新冠病毒感染线上培训，解读国家和省、市发布的中医药防治新冠病毒感染方案（指引）。

建立完善高质量的中医药服务体系。南京市卫生健康委推进区级中医医院提档升级，根据《医疗机构管理条例》《中医医院评审暂行办法》《江苏省中医医院评审办法》等有关规定，对六合区中医院、高淳中医院评审周期期满中医医院进行二级甲等中医医院评审，多次组织专家对转设三级中医院工作进行督导。推动社区卫生服务中心（卫生院）中医馆高质量发展。加快基层中医药传承创新和高质量发展，根据《关于开展基层医疗卫生机构中医馆服务能力等级建设评价工作的通知》要求，对全市132个社区卫生服务中心（卫生院）进行分类评估，分等建设。建成四级中医馆55所。秦淮区夫子庙社区卫生服务中心被江苏省中医药管理局确认为五级中医馆。培养基层中医药人才。遴选30名中医馆中医骨干人才参加江苏省中医药管理局2022年度培训班。组织开展2022年度基层卫生技术人员中医药知识与技能培训，参培人员140余名。

传承创新，提升中医药内涵质量。南京市卫生健康委加强重点专科建设，组织专家对2017年评选的南京市中医重点专科建设单位进行终期考核，确认南京市中医院眼科等19个专科为南京市中医重点专科。组织二级以上医疗机构申请省级中医重点专科，全市共申报省级中医重点专科20个。

全面做好人才培养。一是评选市级名中医。南京市卫生健康委根据南京市名中医评选办法的有关规定，组织开展南京市第七批名中医评选工作，经个人申报、资格审查、专家评选等程序，最终评选出第七批市级名中医22名。二是做好在建项目的考核管理。完成顾宁等4名江苏中医药领军人才培养任务；根据江苏省中医药管理局《关于开展全国中医临床特色技术传承骨干人才等培训项目结业考核工作的通知》要求，组织专家完成南京市1名全国中医临床特色技术传承人才和2名中医药创建骨干人才结业考核。三是积极申报各级各类人才项目。2022年新增第五批全国中医临床优秀人才研修项目两人，第四批江苏省中医临床优秀人才研修项目7人，第七批全国老中医药专家学术经验继承工作指导老师3人、继承人9人，全国名老中医药专家传承工作室建设项目专家6人，全国中医护理骨干人才3人，江苏省中药骨干人才、中医护理骨干人才各3人。四是组织2022年度全市中医类别住院医师规范化培训理论和实践考核，组织520余名学员参加结业考核。

坚持科技创新，加强中医药传承创新平台建设。南京市卫生健康委组建南京市中西医结合疫病研究中心和南京市中西医结合心血管病中心。立项江苏省中医药管理局课题19个。完成市级2022年度南京市中医药科技专项立项工作，共立项青年人才项目10项、一般项目30项，市级财政总资助经费200万元。

加强中医依法执业和质控监管。南京市卫生健康委制定印发《关于开展2022年全市中医医疗机构依法执业和医疗质量管理专项检查的通知》，开展中医依法执业和医疗质量专项检查，市区两级共监督检查二级以上中医医疗机构12家，其中公立医疗机构8家、民营医疗机构4家，中医诊所100余家，发现问题300余条，督促整改并反馈。成立南京市中医护理质量控制中心，制定中医类质控标准和活动计划，完善质量控制检查考评机制。完成对二级以上中医医疗机构的现场质控工作。

实施中医药精准扶贫。开展对口帮扶，南京市中医药系统派出5家中医院对口帮扶青海及江苏两个地区两家医院。

开展中医药文化传播。南京市卫生健康委开展《中医药法》《江苏省中医药条例》宣传活动，印发活动方案，举办学习座谈22场次，927人次参与。举办普法宣传23场次，1954人次参与。开设媒体专栏9个，发布信息21条。开展“岐黄进校园”活动，举办科普讲座、公开课20场，2690名师生参与。健康咨询义诊23场，2780人参与。举办中医药公开课6场，180名师生参与。中医机构与5所小学签约结对，开展“进深山识百草采草药”、开辟“柏草园”种植中草药等多项活动。

加强海外交流。南京市卫生健康委深化与白俄罗斯莫吉廖夫市的交流合作，举办南京－莫吉廖夫视频会议暨中医主题交流活动。强化与体育等部门的协同机制，开展体卫融合创新试点，构建运动促进健康新模式。2022年10月15日，由南京市卫生健康委、市体育局、市中医院联合筹建的南京市体育医院在南京市中医院揭牌，是全国唯一一家三级综合性医院挂牌的体育医院。该院秉持“体卫融合、中西结合”的理念，以运动促健康中心为重心，联合运动康复中心、运动医学科，打造“体育＋健康管理”“体育＋康复”“体育＋运动医学”“休育＋中医”四融合的“多专业一体化”特色服务。（李　勇）

【杭州市2022年中医药工作综述】

一、抓好中医药数字改革，建设中医药综合改革先行区

2022年8月，经浙江省人民政府批准，杭州市获批创建浙江省中医药综合改革先行区，杭州市人民政府办公厅出台《杭州市创建“浙江省中医药综合改革先行区”建设方案》，明确创建目标，遴选出拱墅区、萧山区等在内的5个杭州市中医药综合改革先行区，推进市区联动特色综合改革。全力推进“12345X”中医药数字化改革落地见效。2022年通过“揭榜挂帅”，全市共有16项中医药数字化改革项目、5家挂榜单位和13家揭榜企业共同开展推进数字化场景研究运用。积极推进“数智杭中医”、中医健康宝、中医治未病手机客户端等新系统开发。通过人工智能技术形成名老中医诊疗活态传承系统，10位老中医药专家活态传承系统搭建完成。杭州市第一人民医院打造的初版AI（人工智能）机器人基本形成。杭州市红会医院形成知识谱系的初步研究，并应用于临床、科研和教学，推动名医思想活态传承。全面深化“中医处方一件事”改革，2022年11月，标准化中医处方全面覆盖全部二级以上中医医院和市属医院，浙江“中医处方一件事”改革获得浙江省综合改革十佳典型案例，杭州市作为成员单位一起获奖。推进数字监管体系建设，搭建中医药数字化监管平台，获得浙江省中医药管埋局认可。

二、优化中医药资源布局，提升区域中医医疗整体实力

杭州市公立中医医院国考成绩稳中有升，杭州市中医院、杭州市红会医院、富阳中医骨伤医院2021年国考排名分别位列全国同类医院的第十一、第八、第七名。以第四周期中医医院等级评审为契机提升中医医院能力，推出医院等级评审市级预评审制度，淳安县中医院等5家中医院接受浙江省中医药管理局等级医院评审。成立15个杭州市中医药专科专病联盟，制定考核评价体系，推动杭州市中医院、杭州市红会医院等市级医院优质中医诊疗资源全要素下沉，全面带动基层重点疾病诊治能力提升，发挥医联体医共体补位作用。设立4家市级中医类诊疗中心，包括中西医结合蛇虫伤、中医康复、中西医结合肥胖诊疗中心，中西医结合肝癌诊疗中心，进一步凸显中医专科的优势与特色。

三、加强中医药特色打造，推进基层临床服务能力提升

杭州市持续推进“基层中医化、中医基层化”，2022年打造基层医疗机构中医特色专科（专病）33个，实现“一中心一特色”“一中心一品牌”的基层中医药专科打造目标。将中医药纳入家庭医生签约服务，做好一老一小中医药服务，为老年慢性病群体提供中医医疗服务，全市65岁以上老年人中医药健康管理率79.07%，0～36个月儿童中医药健康管理率83.11%。杭州市10个基层中医药适宜技术推广基地共开展培训56场，培训3018人次，开展竞赛9场，参赛人数342人，通过以赛促训、以赛促学、以赛促用，提升基层中医药适宜技术服务能力。全市全年共开展中医药适宜技术327项，诊疗383512人次，逐步形成“医患合作互动、健康自主管理”的服务模式。拱墅区成为国家中医适宜技术防控儿童青少年近视试点。

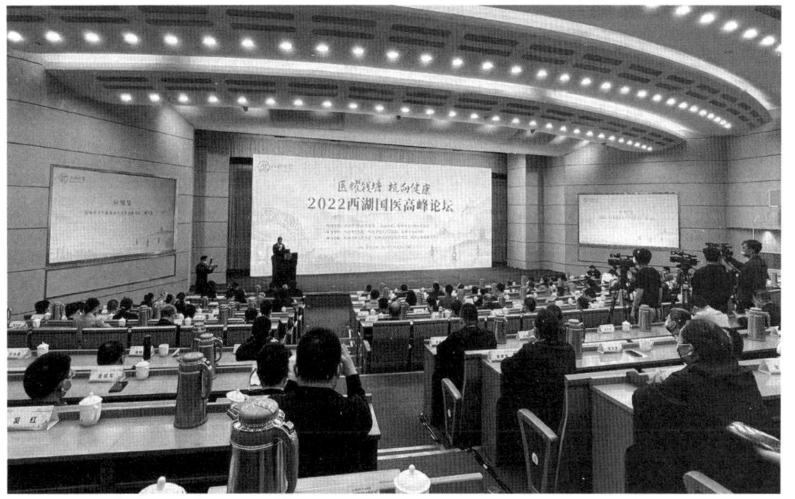

2022年11月19—20日，由杭州市卫生健康委主办的首届西湖国医高峰论坛在浙江杭州召开

四、发挥中医药特色优势，打好中医药疫情防控攻坚战

杭州市全面贯彻落实党中央、国务院决策部署，确保中医药预防干预和医疗救治工作落实到位。全市服用中药预防方 62 万余人，提供中药代茶饮 255 万余人次，发放中药防疫香囊 22 万余个。在 2022 年底优化防疫政策后，因地制宜优化新冠病毒感染救治的协定方，加强中医药物资储备，迅速启动杭州市医疗机构中药采购储备工作，全力挖掘替代药物，保障群众中医药救治需求。定点医院收治的确诊患者 100% 采用中西医结合方法治疗，治愈率达 100%。此外，坚持宣教融合，开展多形式中医药防疫科普宣传。《全力抗击奥密克戎，中医中药携手护佑》《没有连花清瘟怎么办?》等报道日阅读点击率高达 30 余万次；推出药食同源食谱、穴位按摩、八段锦功法等非药物中医功法进行康复保健。

五、依靠人才科技双驱动，促进中医药科研创新性发展

杭州市制定《关于进一步规范中医药高端人才引进管理和经费使用工作的通知》，2022 年新引进中医药高层次人才 14 名，包括国医大师 5 名、全国名中医 2 名、国家级中医药主任委员（副主任委员）8 名。有 16 名国医大师、全国名中医等高端人才在杭州市设立传承工作室，师带徒人数 52 人。2022 年 7 月，杭州市王永钧、何嘉琳教授分别被评为第四届国医大师和第二届全国名中医，本土中医药顶尖人才培育实现新突破。9 人入选第七批全国老中医药专家学术经验继承工作指导老师，6 人入选全国名老中医药专家传承工作室建设项目专家名单，9 人入选第五批全国中医临床优秀人才研修项目培养对象。新设“新苗”中医骨干跟师项目，20 名中医药人在全市最美医师评选中获得中医类别荣誉。杭州市代表队在浙江省中药炮制鉴定技能竞赛中取得团体二等奖。杭州市立项 2023 年度浙江省中医药科技计划项目重大项目 4 个、重点项目 3 个、其他项目 259 项，立项数位居全省地市首位。入选浙江省重点实验室 1 家、局省共建实验室 1 家、创新团队培育项目 1 项。杭州市中医院被纳入国家中医特色重点医院项目储备库。在 2022 年浙江省“千方百剂”医疗机构中药制剂成果路演会中，杭州市在全省 3 个“十佳”榜单中共获 13 个奖项，位居全省首位。

六、挖掘杭州中医药底蕴，促中医药文化产业融合发展

开展民间中医药课题调研，形成《杭州市挖掘传承发展民间中医药的实践与对策建议》。富阳区举办中医骨伤张绍富百年诞辰纪念，桐庐县持续举办中医药文化节，进一步打造良好的中医药文化氛围。以 2022 年杭州亚运会为契机，联合《杭州日报》等多家省市单位举办“喜迎亚运，传承国粹”杭州中医药文化创意亚运产品设计制作大赛，吸引 70 多家单位 122 件作品参赛。举办亚运情境下中医护理适宜技术大比武，打造中医护理国际化服务优秀人才。推动“中医药 + 康复”“中医药文化 + 旅游”融合发展，推进中医药种植和饮片溯源。桐庐县作为试点打造中医药种植数字化全流程溯源，富阳东梓关打造中医药康养基地。推进 5 个省级中医药文化旅游基地的申报，推进 eWPT（世界电子贸易平台）中医药企业入驻。

（潜　平）

【济南市 2022 年中医药工作综述】

一、服务体系更加健全

一是扎实推进国家中医药综合改革示范区建设工作。2022 年 7 月，山东省国家中医药综合改革示范区建设启动仪式在济南举行。济南市出台《济南市落实〈山东省国家中医药综合改革示范区建设方案〉行动方案》及基层、医保、文化专项行动方案，积极贯彻落实示范区建设各项任务。二是获批建设国家区域医疗中心项目。经国家发展改革、卫生健康专家组对国家区域医疗中心建设项目专题调研，中国中医科学院广安门医院济南医院于 10 月正式获批国家区域医疗中心。三是发挥省会经济圈“1 + 6”中医药一体化发展联盟作用。联盟单位增至 46 家，推动 14 种院内制剂在联盟内调剂使用。开展线上培训、岐黄学者论坛 40 余次，培训 1.2 万余人次。

二、服务能力不断提升

一是进一步发挥中医药在疫情防控中的作用。调整济南市新冠病毒感染中医药医疗救治领导小组和专家组成员，制订《济南市 2022 年新型冠状病毒肺炎的中医药预防方案》《济南市冬春季新型冠状病毒肺炎中医药预防方案》，并在《济南日报》等主流媒体发布。开展中医医疗机构院感防控专项督查 80 余次，全市累计配送预防汤药、代茶饮百

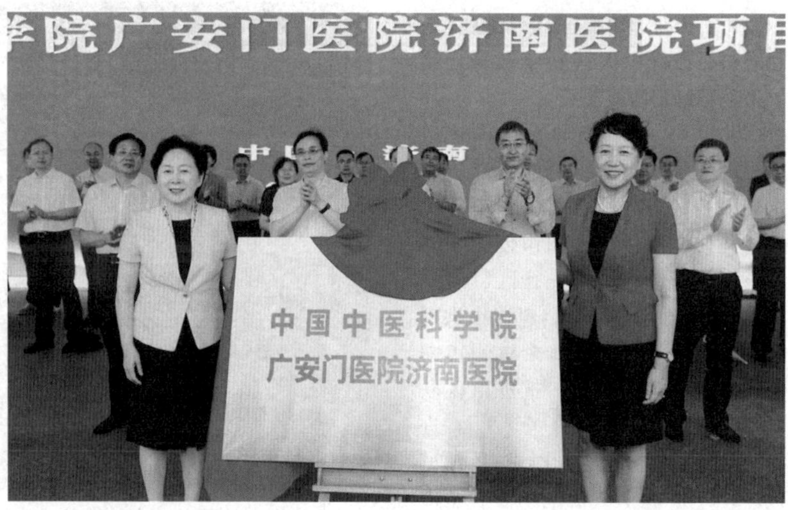

2022 年 7 月 12 日，中国中医科学院广安门医院济南医院项目启动仪式在山东济南举行

万余剂，发放中药香囊万余个，支援菏泽、滨州等地中药预防汤剂50万余袋。二是中医医院高质量发展取得长足进步。济南市卫生健康委组织二级以上公立中医医院参加各级绩效考核培训，广安门医院济南医院、济南市中西医结合医院、章丘区中医医院完成三级医院等级复审，济南市中西医结合医院、平阴县中医医院通过电子病历四级评审。三是“五个全科化”（中医经典、中医治未病、中医康复、中医护理、中医外治全科化）创新服务模式成效显著。各单位涌现出很多典型做法，在山东省中医药疫情防控暨“五个全科化”等重点任务推进会上作典型发言。四是基层中医药工作进一步夯实。大力推进全国基层中医药示范区县创建工作和区县中医医院标准化建设，66.7%的区县中医医院达到国家医疗服务能力推荐标准。

三、服务创新成效显著

一是智慧中医药服务走在全省前列。济南市推行智慧中医药服务，在100家中医诊所开展中医云HIS及辅助诊疗系统试点；出台全国首个《智慧中药房建设与运行规范》地方标准，建成智慧共享中药房7家，建成总面积1.8万平方米，日煎煮能力2.1万张处方，业务覆盖所有区县，累计服务超380万人，“互联网+医疗”打造智慧中药房服务新模式获评全市可推广的制度创新成果。二是社会办医改革和中医（专长）医师注册试点工作成效显著。备案制中医诊所发展模式被山东省人民政府列为在全省范围内推广的自贸区制度创新成果。济南市卫生健康委联合审批部门在全省率先出台《中医（专长）医师执业注册流程》，为其他地市提供经验借鉴。

四、科创阵地持续壮大

一是入选2022年度国家级和省级继续教育项目29项、山东省中医药科技项目18项、山东省中医药重点学科1个、山东省中医药重点实验室1个、齐鲁医派中医学术流派传承项目两个。7家医院21个专科入选第二批齐鲁中医药优势专科集群。济南市中医医院脾胃病科入选牵头专科建设单位。二是入选国家级、省级中医药人才项目50余人，总数居全省前列。三是举办全市中医药经典知识大赛，组织参加全科医生骨干师资转岗培训、西学中培训、中医馆骨干人才培训等。济南市入选2022年山东省中医临床优秀人才培养对象5人、后备培养对象5人。

五、产业发展独具特色

一是产业发展环境进一步优化。济南市医药流通服务业集群入围山东省“十强”产业“雁阵形”集群储备库（第四批），华润山东医药有限公司入围山东省“十强”产业集群领军企业库，4家医养健康产业龙头企业进入省级支持高质量发展奖励资金候选企业名单。二是中医药产业发展取得新成效。济南市卫生健康委积极筹备参加山东省药膳大赛，督促指导济南市两家山东省中医药特色医养结合示范基地制订建设方案并推进实施，联合自贸区济南片区管委会打造“鲁粤澳中医药协同出海模式”，被山东省人民政府列为拟在全省推广的26项最佳实践案例之一，两项课题获批山东省中医药新产品研发推广项目。

六、文化建设有力推进

一是积极开展中医药文化传播活动。济南市组建扁鹊文化宣讲团，开展“扁鹊文化泉城行”“鹊说”系列中医药文化传播活动120余次，受益16万人次。济南市卫生健康委联合济南市中医药推广交流中心，推出“二十四节气话养生”“时令养生说”等系列节目，在各大媒体播出，推广中医药的法律法规、文化理念，发布信号覆盖济南市6个城区，每天受众400万人次。二是开展“中医药伴我成长”行动。济南市卫生健康委联合市教育局遴选10家济南市首批中医药文化进校园试点学校，遴选41名师资骨干参加山东省中医药文化进校园师资培训班。三是强化阵地建设。章丘区中医医院入选第三批山东省中医药文化宣传教育基地名单。槐荫区美里湖社区卫生服务中心、莱芜区清水社区卫生服务中心入选第二批省级中医药健康文化知识角建设单位名单。四是启动2022年山东省公民中医药健康文化素养调查和中医药特色疗法挖掘整理工作，济南市两项特色疗法入选山东省中医药特色疗法项目。五是组织实施《中医药法》实施五周年宣传月活动和《中医药法》《山东省中医药条例》征文活动。全市共组织义诊、讲座、培训班、知识竞赛等各种形式的宣传活动200余次，发放中医药文化折页8000余份，养生操教学推广190余次，受益6万余人。（李　兰）

【武汉市2022年中医药工作综述】

一、加强统筹管理，凝聚中医药发展强大合力

做好中医药事业发展顶层设计。武汉市将中医药发展纳入武汉市“十四五”经济社会发展规划统筹实施，制订武汉市中医药发展“十四五”规划，为中医药强市绘就蓝图。积极争取多项中医药项目落地、政策试点、资金支持，确保中医药事业发展出特色、出亮点。加强在中医药产业发展、人才引培、行业监管等方面统筹协作，形成强大合力。

健全中医药质控体系。武汉市持续加强中医医疗质控中心建设和发展，新增中医康复质控中心和中医病案质控中心，分别设立在武汉市中西医结合医院和武汉市中医医院。武汉市中医药医疗质控中心由原来的6家增加至8家，进一步健全中医药医疗质量控制管理体系。科学推进中医药质控工作，依托质控中心开展中医医疗质量专项评估、中药饮片采购验收及合理使用专项评价等，整体提升中医临床服务能力，加强临床医疗安全。

强化中医医疗机构监管。武汉市深入推进《中医药法》《湖北省中医药条例》贯彻落实，开展中药饮片集中专项整治等专项治理，严格中医药诊疗服务监管。强化民营中医医疗机构管理，严厉打击违法违规行为。深入推进“双评议”工作，将武汉市区属5家公立中医医院74个科室纳入双评议参评范围，坚持个性问题与共性问题治理相结合，坚持以评促改，提升服务质量。

二、完善服务体系，中医药服务网络不断完善

推动中医医院高质量发展。武汉市依托湖北省中医医院、湖北省中西医结合医院、武汉市中西医结合医院、武汉市中医医院争创国家中医药传承创新中心、省级区域中医医疗中心。加强中医重点专科（专病）建设，组织开展市级中医重点专科项目评审。积极推进国家二级和三级公立中医医院绩效考核，加强中医药内涵建设，提升中医医院服务能力。深入推广福建省三明市医改经验，深化医药卫生体制改革，探索符合中医药特点的医保支付方式，全面加速中医药高质量发展。

统筹推进重大基建项目。持续加强中医药服务体系建设，武汉市中西医结合医院盘龙城院区一期项目主体结构和中医传承中心建设完成，武汉市中医医院汉阳院区二期综合楼封顶。积极争取政策，继续支持示范性中药院内制剂研发与生产基地建设；多方协调，推进谋划武汉市中西医结合医院医疗综合楼及皮肤病专科大楼和武汉市中医医院药学基地等新建项目。

筑牢基层中医药网底。截至2022年底，武汉市有三级中医医院7家。7家中医医疗机构均设置康复科，三级中医医院设置康复科比例达到100%。推进中医药“三堂一室”（国医堂、名医堂、中医养生堂和知名中医工作室）标准化建设，规范基层医疗卫生机构中医科、中药房设置。汉阳区、江夏区、经开区、硚口区新增国医堂4个，通过湖北省中医药管理局评审验收。做好“一老一小”中医药健康管理项目，65岁以上老年人和0～36个月儿童中医药健康管理覆盖率2022年底分别达到70%和77%。

三、发挥特色优势，中医药健康服务能力持续提升

大力推广中医药适宜技术。构建“1＋15＋N”中医药适宜技术推广体系，武汉市依托武汉市中医医院设立市级中医药适宜技术推广基地，联合15个区级中医适宜技术推广中心，辐射带动基层医疗卫生机构推广使用6类10项以上中医药适宜技术服务。推动江岸区、武昌区开展中医适宜技术防控儿童青少年近视试点工作，建立政府、医疗卫生机构、学校、家庭、学生五级防控模式，呵护儿童青少年眼健康。

推进中医药治未病体系建设。武汉市依托武汉市中医医院推进市级治未病中心建设，推进二级以上公立中医医疗机构治未病科建设，推广中医治未病干预方案，将中医药治未病纳入家庭医生团队签约服务，强化重点人群中医药健康服务管理。

促进中西医协同发展。武汉市卫生健康委指导武汉市中西医结合医院申报争创国家中西医协同“旗舰”医院。进一步加强综合医院中医药工作，遴选武汉市中西医结合医院等6家市属医院试点开展院际、院间、科内中西医协同，促进综合医院中西医协同发展。积极推进综合医院中医科与康复医学科合作，依托武汉市中医康复中心推广一批中西医康复方案和技术。

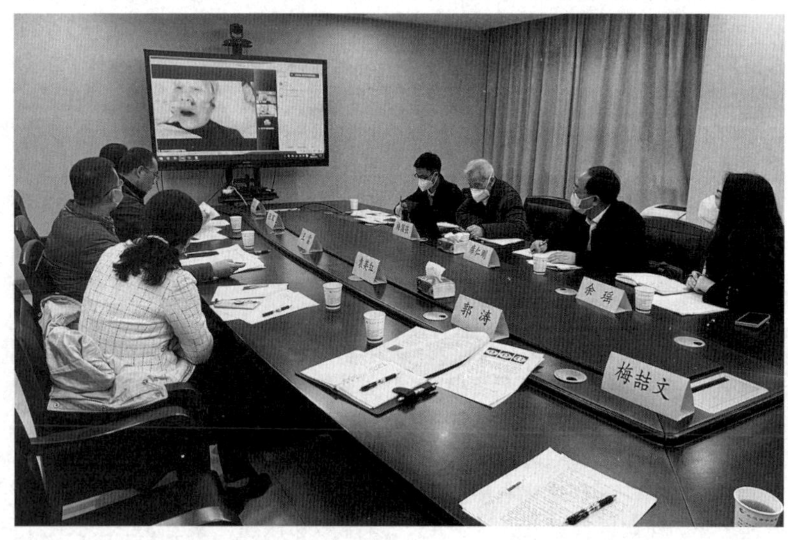

国医大师梅国强在武汉市中医医院线上会诊新冠病毒感染患者

积极发挥中医药疫情防控和救治作用。遵循中西医结合、中西药并用理念，加大新冠病毒感染中医药防治服务工作力度，及时为定点医院、隔离点及普通群众提供新冠病毒感染防治相关中医药诊疗服务，守护人民健康。2022年，武汉市集中隔离人员、新冠病毒感染患者累计服用中药269万余人次。

四、建强“人才链”，形成传承创新发展的有力支撑

扩充名医“资源库”。武汉市卫生健康委组织开展第三届武汉中医大师、武汉中医名师遴选工作，更好地发挥名医效应，增强中医软实力。率先在湖北省开展中医大师名师传承工作室建设工作，推进建设大师名师传承工作室12个，促进名医专家学术思想、技艺系统传承，推动中医药事业的创新和发展。

扩充骨干人才“蓄水池”。武汉市卫生健康委积极推荐国家第五批临床优秀人才、第七批全国老中医药专家学术经验继承工作等各级人才项目。支持武汉市中西医结合医院开办中医临床传承与创新骨干人才培训班、武汉市中医医院开办西学中培训班，合计培训人才200余人，提升中医人才队伍专业水平。持续抓好中医专业农村订单定向免费医学生培养、中医全科医生规范化培训，不断推进武汉市中医药人才队伍建设。

五、鼓励创新发展，推动科研、文化、产业齐头并进

促进中医药科研多元发展。武汉市卫生健康委鼓励开展中医类基础型、临床型和创新型等多元化课题研究，促进科技成果转化。2022年，武汉市中医药科研项目申报同比增长 54%，遴选立项 177 项。积极组织 2023 年湖北省中医药课题申报工作。

推动中药产业蓬勃发展。武汉市卫生健康委组织武汉市中药重点企业、重点项目遴选入库工作，稳步推进国药集团中联药业有限公司和湖北天济药业有限公司等获湖北省中药材产业发展资金资助项目建设。加强中医药交流与合作。积极推动马应龙药业集团股份有限公司、健民药业集团股份有限公司拓展中医药服务贸易。武汉市举办 2022 年武汉市中医药系列大赛，扩大参与面和影响力，增进社会对中医药的认知和认同。推荐 14 项优秀中医药文创作品参与湖北省中医药文创作品评选。持续开展“中医中药中国行”活动，结合下基层、察民情、解民忧、暖民心实践活动，组织武汉市中医医疗机构开展“服务百姓健康行动”大型义诊活动周，通过线上线下相结合的模式服务群众数万人次。 （刘小敏）

【广州市 2022 年中医药工作综述】

一、概况

2022 年，广州市有中医类医疗机构 1327 个，其中中医类医院 41 个、中医类门诊部 128 个、中医类诊所 501 个、中医类村卫生室 657 个。与 2021 年相比，中医医疗卫生机构增加 54 个。有中医类医疗机构医院床位 1.49 万张，比 2021 年增长 1.88%，每千人口中医床位数 0.80 张。中医类医疗机构门诊服务人次 3256.34 万人次，比 2021 年下降 3.41%。全市中医类医疗机构住院服务 52.09 万人次，比 2021 年下降 0.42%。

二、政策法规

2022 年 3 月，广州市人民政府办公厅印发《广州市卫生健康事业发展“十四五”规划》，以专门章节论述促进中医药传承创新发展，同时将中医药产业发展纳入医疗与健康产业统筹推进。4 月，广州市卫生健康委会同市医疗保障局、市体育局和市残疾人联合会印发《广州市中医药康复服务能力提升工程工作方案（2022—2025）》。

2022 年 3 月，广州市卫生健康委印发《广州市针灸医院“1 + N”建设项目实施方案的通知》。4 月，印发《广州市三级名中医工作室建设项目实施方案（2022—2024 年）》。6 月，印发《广州市中医药内涵提升工程实施方案》。7 月，印发《广州市中医治未病服务提升工程项目实施方案（2023—2025 年）》。8 月，印发《广州市中医药临床核心和特色诊疗技术建设方案》。9 月，印发《以针灸为特色的优质高效中医医疗服务体系建设实施方案》。

三、医政工作

推进中医药综合改革。广州市将针灸亚专科体系建设纳入广东省国家中医药综合改革示范区建设内容。2022 年 11 月，创建以“打造中医医疗高地”为改革主题的广东省建设国家中医药综合改革示范区试点城市。持续推进广州医科大学附属中医医院国家中医特色重点医院建设。将“以针灸为特色的优质高效中医医疗服务体系建设项目”纳入广州市公立医院改革与高质量发展示范项目。

实施中医药内涵提升工程。推动广州市针灸医院 1 + N 联盟体系不断完善，依托广州医科大学附属中医医院挂牌成立广州市针灸医院，整合全市 26 家针灸特色突出的市级综合医院及区中医医院，并延伸至贵州 3 家县级中医医院，形成针灸服务网络，强化针灸、脑病、骨伤、脾胃、肿瘤、脉管炎六大优势专科建设。遴选支持 10 项中医药临床核心技术和 30 项特色诊疗技术开展。推动医院临床协定方向院内制剂转化。

提升中医治未病服务水平。深化中医治未病服务体系建设，广州市卫生健康委继续支持 4 个市级中医治未病指导中心和 25 个中医治未病示范单位建设。广州医科大学附属中医医院创建 5A 级中医治未病服务示范单位，初步形成 20 个治未病服务方案。制订《广州市中医治未病服务提升工程项目实施方案（2023—2025 年）》，遴选确定 6 个区为中医治未病特色示范区。

提高基层中医药服务能力。广州市卫生健康委强化基层中医药工作指导，推动以全国基层中医药工作示范市（县）创建工作为抓手，全面提升基层中医药工作水平。起草《广州市创建全国基层中医药工作示范市工作方案》，完成 3 次意见征求并报市政府审定。全市 65 岁以上老年人和 0 ~ 36 个月儿童中医药健康管理率分别为 71.19% 和 82.44%。

强化中医医疗机构疫病防治能力。广州市加强各级中医医院急诊科、ICU、呼吸科等重点科室建设，扩容发热门诊，依托治未病科开设新冠病毒感染康复门诊，指导各区建立中医巡回医疗组，加强基层医疗机构的中医药培训和指导，以平战结合模式开展中医药疫情防控工作，不断完善中医药在疫病防控救治工作中早期参与、中西医协同治疗的工作机制。

四、科研工作

广州市卫生健康委推动在广州市科技项目中设立中医药治疗重大疑难疾病、中药关键技术应用等重点研究方向，立项启动 13 项。广州医科大学附属第二医院获得中医方向国家自然科学基金课题 3 项，全市获得广东省中医药科研项目立项 66 项，广州市中医药和中西医结合科技项目立项 120 项。支持省部共建中医湿证国家重点实验室、国家中医药防治传染病重点研究室、广东省中医临床研究院花都院区、新黄埔区中医药联合创新研究院建设。广州医科大学附属市八医院与广州医药集团有限公司联合开展肺炎 1 号方新药转化，由白云山和黄药业生产的透解祛瘟颗粒（肺炎 1 号方）在广东省 14 个新冠病毒感染定点收治医院广泛应用，并被纳入医保。

五、教育工作

柔性引进国医大师、中国工程院院士石学敏教授，国医大师王琦教授，岐黄学者、国家“973”项目首席科学家许能贵等团队，建立传承工作室。2022 年，广州市新增全国名老中医药专家传承工作室两个、全国基层名老中医药专家传承工作

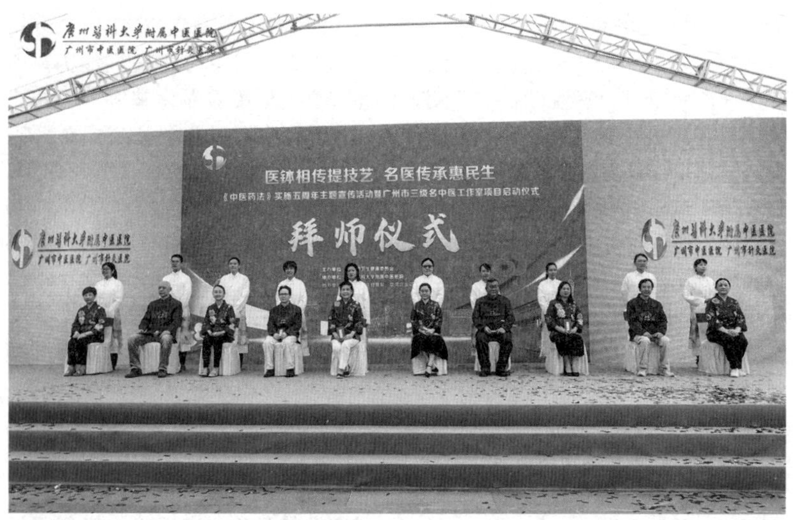

2022 年 7 月 9 日，由广州市卫生健康委主办的《中医药法》实施五周年主题宣传活动暨广州市三级名中医工作室项目启动仪式在广东广州举行。图为拜师仪式环节

室 4 个、全国老中医药专家学术经验继承工作指导老师 3 名、全国中医护理骨干人才 1 名。在全市二级以下中医医院、乡镇卫生院、社区卫生服务中心建设三级名中医工作室 62 个，培养继承人 62 名。持续开展中医类别全科医生转岗培训，参加转岗培训人员 188 名。市级、区级中医医院中医药适宜技术培训线上线下超过 3.20 万人次。加强广州市中医住院医师规范化培训基地建设，2022 年，参加广州市中医执业医师考试的住院医师规范化培训学员，首次执业医师考试通过率 91.89%，首次结业考核通过率 96.26%。

六、文化建设

广州市卫生健康委联合教育部门深化中医药文化进校园活动。推动中医药非物质文化遗产纳入各级保护名录。推动将神农草堂、陈李济中医药博物馆等中医药博物馆纳入“读懂广州”旅游路线。推进岭南中医药博物馆建设，广泛开展广州市中医药科普知识系列讲座，支持中医药文化科普基地、宣教平台建设。推进中医药文化进农村、进社区、进校园、进机关、进企业、进家庭，提升全市中医药健康文化素养水平。

七、党风廉政建设

广州市卫生健康委将中医药医疗卫生系统党风廉政建设纳入卫生健康党风廉政建设总体布局，弘扬伟大建党精神，巩固拓展党史学习教育成果，党的创新理论学习不断走深走实。抓实党建工程，配合抓好公立医院党的制度建设和基层党组织规范化建设，党的基层组织不断巩固夯实，在疫情防控大战大考中经受了历练。深化作风建设，参与“转作风、树新风”专项行动，持续整治形式主义为基层减负，切实抓好深化基层调研、优化疫情防控机制等措施落实。（王　璇）

【成都市 2022 年中医药工作综述】

一、概况

中医医疗机构。截至 2022 年底，成都市有中医医疗机构 2785 个，占全市医疗卫生机构的 22.43%，其中医院 90 个（含两家民族医医院）、门诊部 68 个、诊所 2625 个（含 5 家民族医诊所）、研究机构两个。中医医疗机构比 2021 年增加 142 个，同比增加 5.37%。社会办中医医疗机构 2745 个。有三级甲等中医医疗机构 16 家、三级乙等中医医疗机构 7 家。2022 年新增三级甲等中医医院 1 家，三级乙等中医医院两家。

基层中医药服务。2022 年，成都市 100% 的乡镇卫生院和社区卫生服务中心建有中医馆，99.47% 的村卫生室和 100% 的社区卫生服务站可提供中医药服务。65 岁以上老年人、0～36 个月儿童中医药健康管理率分别为 70.98%、83.71%，基层中医药服务量 56.67%。14 家社区卫生服务中心（乡镇卫生院）在建基层中医特色优势专科。3 家医疗机构确定为成都市综合医院/妇幼保健院中医药工作示范单位。3 家中医医院被纳入省级区域中医康复次中心建设单位。

二、中医药防控和应急能力不断增强

成都市卫生健康委在每轮疫情发生后均第一时间组织专家对确诊患者开展联合会诊，坚持中西医结合、中西药并用，中医药参与治疗率达 100%。充分发挥中医药在疾病预防中的作用，及时制定《成都市 2022 年春季新冠肺炎中医预防建议处方》《成都市 2022 年秋冬季节中医治未病指引》等，积极组织各级各类医疗机构熬制中药预防大锅汤，向隔离酒店、封控区、机场、高铁站、社区、工业园区等重点场所、重点人群发放，全年累计发放中药大锅汤 715 万余人次。成都市中西医结合医院、双流区中医医院、新津区中医医院等 18 家中医医疗机构派出支援队员共 199 人支援广安及吉林、河南、新疆等地疫情防控工作。

三、中医药服务能力进一步提升

提高中医医院服务水平。成都市卫生健康委以公立中医医院绩效考核为抓手，从 66 项考核指标中梳理 26 项重点指标数据进行监测，每季度通报，督促医院及时整改，共完成分析报告 4 篇。召开 2021 年度成都市公立中医医院绩效考核结果分析工作会，对公立中医医院绩效考核成绩进行分析、研究，郫都区中医医院取得全国排名第四十五名的好成绩。郫都区中医医院、简阳市中医医院、彭州市中医医院申报省级区域中医康复次中心建设单位。完成对新都区中医医院、都江堰市中医医院、彭州市中医医院、郫都区中医医院的大型中医医院巡查。龙泉驿区中医医院、金堂县中医医院分别获评三级甲等、三级乙等中医医院，新增二级甲等医院 1 家，二级乙等医院两家，完成都江堰市骨伤专科医院二级乙等复评工作。

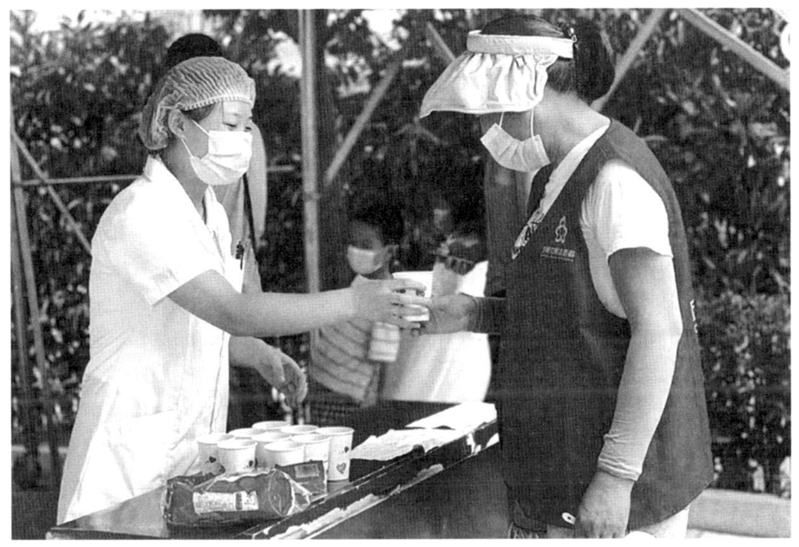

2022年，由成都市卫生健康委、成都市中医管理局组织各级各类医疗机构煎制中药预防大锅汤，全年累计向重点人群发放中药大锅汤715万余人次

提升基层中医药服务能力。成都市卫生健康委实施中医强基层“百千万”行动，共组建58支市级专家团队，近千名中医医师下沉基层开展结对帮扶，市区两级开展帮扶近2万次，全年共服务近10万人次。推进新都新繁中心卫生院、彭州通济镇卫生院中医医疗次中心建设。印发《中医治未病干预方案》，向基层推广具体操作指南。召开全市中医药参与家庭医生签约服务推进会，推广应用中医药防治慢性病服务包和家庭医生签约服务包。推进国家中医药管理局在青羊区、金牛区进行中医适宜技术防控儿童青少年近视试点工作，截至2022年底，为5000余名学生开展中医适宜技术干预。

四、中医药人才队伍建设持续加强

加强中医药高素质人才培养。成都市卫生健康委推进“天府岐黄医者”培养计划，启动首批中医临床优秀人才培养项目（岐黄班），遴选31人参加为期3年的培训。开展第五批中医药专家学术经验继承工作，完成6次大课教学。深化10个天府名中医工作室建设，1人入选成都名医工作室。

推进基层中医药人才队伍建设。成都市卫生健康委做好国家级、省市级中医药继续教育项目，开展中医全科医生转岗培训、中医住院医师规范化培训，2022年，中医住院医师规范化培训在培570人，中医全科医生转岗培训150人。继续做好中医医术确有专长人员医师资格考核工作，加强中医（专长）医师执业注册和管理，完成65名中医（专长）医师执业注册。举办以“传承中医药技艺　弘扬中医药文化”为主题的2022年成德眉资基层中医药技能比赛，来自成德眉资基层医疗机构的26支参赛队伍近200名选手参赛。举办2022年成德眉资中医经典竞赛，涵盖经典默诵、经方识用、经文理解、文献常识、经典应用等方面，共有36支队伍、144名参赛选手参与。

五、推进中医药文化传承与传播

成都市卫生健康委联合市教育局命名首批10家成都市中医药文化传承基地。创新拍摄《奇妙成语中医说》视频，讲述中国成语中隐藏的中医文化。组织各级医疗机构参加四川省“中医药文化抖音短视频”征集评选活动，《新冠预防中药》等21部作品获得一、二、三等奖。搭建蓉侨康·海外惠侨远程医疗服务平台，向30个国家和地区的“海外成都”工作站侨胞及留学生推广宣传中医药文化，提供中医药健康保健及疫情防控服务，2500套“大爱成都”中医药暖心包运抵东盟八国和意大利。

六、中医药融合发展初见成效

成都市推进中医药传承创新发展专项工作组召开中医药工作专题会议，研究部署全市中医药传承创新发展工作。积极探索公园城市背景下中医药健康养生“成都模式”，在西岭雪山开设全国首个4A景区中医馆，配置中医养生系列产品，为众多游客提供服务。完成《公园城市背景下中医药健康养生“成都模式”探讨》专题调研报告。成都市卫生健康委联合市医疗保障局印发《医疗保障促进中医药传承创新发展若干举措》，在推进平台资源共享、助力中医药产业创新提能等方面提供政策支持。推动《做好疫情防控新阶段下“惠民助企·医保十三条”工作措施》出台，将跨院调剂使用的中药类医院制剂纳入医保报销。对新增立项的5项中医医疗服务项目及时制定成都市执行价格。

七、中医药区域合作进一步深化

成都中医药大学附属医院在乐至县中医医院挂牌成都中医药大学附属医院乐至医院，选派优秀管理人才赴乐至县中医医院担任院长。眉山市中医医院委托成都中医药大学张媚教授团队对院内制剂（共计14个品种）开展成本核算，完成院内制剂成本核算报告并协助提交相关资料至四川省医疗保障局申请将院内制剂纳入医保目录。成都市中草药研究所与重庆市药物种植研究所在前期签订的合作协议框架下开展协作互补发展，完成一款基于酶解鹿血蛋白的养生酒开发，完成科研用土壤土质分析、药用植物园艺化筛选，在川渝共有道地药材灵芝、陈皮、筠姜等大品种研究上达成合作研究共识。成都市新都区中医医院儿科主任、主任中医师、四川省名中医林绍琼工作室在重庆市九龙坡区中医院建成落地，两院共同申报四川省继续教育项目4项。

八、中医医疗质量控制

2022年，成都市共开展基线调查6次、督导检查15次，召开培训班24次（覆盖39367人次）、专题会18次，参加学术交流23次，制定16个病种的质控标准，形成质控手册19本。中医药事管理质量控制中心制定并验证《中药饮片供应商评价细则》，进一步确保医疗机构购进中药饮片质量符合有关标准，保证患者用药安全。成都市中医针灸质控中心经四川省中医针灸专业医疗质量控制中心综合考评，获得 2022 年度“四川省优秀市州中医针灸专业医疗质量控制中心”称号。开展 2022 年市级医疗质量控制中心考核，全市 8 个中医质控中心均验收合格，其中中药药事管理质量控制中心、中医病案质量控制中心获得优秀质控中心。（赵春晓）

【西安市 2022 年中医药工作综述】

一、概况

截至 2022 年底，西安市有中医类医院 55 个，占全市医院的 14.21%，其中三级医院 4 个。中医类门诊部 45 个，中医类诊所 766 个。中医类医院床位 9063 张，与 2021 年相比增加 865 张。卫生人员 11406 人，卫生技术人员 9314 人。中医药人员 7843 人，其中中医类别执业（助理）医师 6355 人、中药师 1433 人。中医类医院诊疗 385.22 万人次，中医类门诊部诊疗 20.27 万人次，中医类诊所诊疗 107.21 万人次。中医类医院出院人数 21.96 万人次。

二、出台中医药政策措施，推动中医药高质量发展

制定出台中医药传承创新发展配套文件。西安市委市政府印发《西安市促进中医药传承创新发展实施方案》，西安市中医药工作联席会议办公室印发《西安市中药产业发展实施意见》，进一步完善中医药管理体制和政策机制，夯实任务目标。

促进基层中医药工作提档升级。西安市卫生健康委制订印发《西安市创建全国基层中医药工作示范市（县）实施方案（2022—2024 年）》，指导各区县对照创建任务开展自查提升。安排市级资金 180 万元，遴选确定 18 个社区卫生服务中心、镇卫生院中医馆进行改造提升。

加强中医药人才队伍建设。2022 年，西安市获批国医大师 1 人，新增全国中医药专家学术经验继承工作指导老师 1 人、继承人 6 人，12 人被确定为 2022 年省级中医药骨干人才培训对象，推选 2 名全国中医护理骨干人才，组织申报省级优秀中医药人才研修项目 11 人。依托西安市中医医院、西安市第五医院组建两个市级西学中培训基地，培养西学中人员 88 名。启动全市中医药骨干人才暨中医学术流派传承项目，培养人才 28 人。完成 1343 名中医医术确有专长人员医师资格考核市级审核任务。举办中医药知识和技能培训班，培训基层中医药人员 348 名。

开展中医药学术经验传承工作。西安市发挥省级名医传承中心引领示范作用，举办名医大讲堂活动讲座 3 次，600 余人参加活动；启动全国名老中医药专家黄雅慧名医工作室建设项目，开展第七批全国名老中医药专家（杨震、张晓峰、职利琴、孙银娣）学术经验继承工作，指导蓝田、周至县做好 2022 年全国基层名老中医药专家（王棣洲、宋鸿彦）传承工作室建设任务。

三、持续加强中医医疗科研管理，不断提升内涵质量

加强中医医疗质量管理。西安市卫生健康委组织开展中医医院等级评审，完成 11 家二级中医医院等级复审和两家三级中医医院初评工作。组织中医医院完成 2021 年绩效考核数据采集填报。印发《冬病夏治穴位贴敷技术备案管理工作实施方案》，完成 37 家市属市管医院审核公示。印发《关于进一步加强中药饮片处方质量管理强化合理使用的通知》，进一步规范医疗机构中药饮片采购、验收管理。

加强中医药科研工作。西安市卫生健康委推进西安市中医药研究院和西安市中西医结合研究所建设，完成科研课题申报、立项，基础实验研究、骨干人才培训等任务。开展全市中医药课题申报，确定市级中医药科研项目 19 项，安排下拨科研经费 20 万元。申报获批陕西省中医药“双链融合”中青年科研创新团队建设项目 1 项。

中医药深度参与新冠病毒感染疫情防治。定点医院本土确诊病例中医药参与率达 99.40%，全市免费发放预防中药 271 万余袋，累计 22.50 万名密切接触者和重点人群服用中药预防。指导方舱医院各牵头三级医院按标准配备中医药人员、中医药设备和中药，确保“舱开药到”。“新十条”公布后，西安市卫生健康委组织市级中医药救治专家指导组讨论拟订成人和儿童版中药预防方药，在西安市卫生健康委网站公布西安市预防方案。全市有 224 家基层医疗卫生机构中医馆开展中医药预防诊疗工作。2022 年 12 月 7—31 日，全市公立中医医院、社区卫生服务中心、乡镇卫生院中医馆用中药预防新冠病毒感染累计 1723883 剂次（246269 人次），治疗用中药 464590 剂次（66370 人次）。全市有 11 家公立中医医院和 72 家中医馆免费为群众提供中药预防方剂。免费为群众提供预防中药汤剂 10 万余袋。安排全市二级以上中医类医院建设发热门诊，多轮实地督导检查市属中医医疗机构疫情防控措施落实情况。

四、持续推进中医药文化宣传交流，营造发展良好氛围

开展中医药文化宣传。西安市卫生健康委印发《西安市 2022 年中医药健康文化宣传工作方案》。西安市卫生健康委、西安市中医医院被确定为省级中医药健康促进行动项目实施单位，获取项目资金 30 万元。2022 年 6 月 29 日，西安市在泾河新城茯茶镇开展以“中医国粹传千年，茯满天下通四海”为主题的庆祝《中医药法》施行五周年活动。9 月，在西安市人民政府院内举行西安市中医传统保健推进行动启动仪式暨中医传统保健知识讲座活动。

推进中医药对外交流合作。西安市筹备第三届国际中医药交流合作论坛，进一步深化西安市与“一带一路”共建国家在中医药领域的交流与合作，发挥西安市中医药资源、技术等方面优势，推动中医药“请进来，走出去”。

中医学会工作蓬勃开展。2022 年以来，中医、中西医结合及针灸 3 个学会各专业委员会积极开展线上线下学术交流活动，努力打造“西安中医药论坛”学术品牌，中医学

会共计开展学术活动60场，参加人员共计3万余人次；针灸学会共举办4期长安论坛，分期在线学习人数1万余人次，岐黄网在线学员有12456人；中西医结合学会举办不同主题的学术论坛，线上线下参会人数上万人。举办科技之春、学术金秋、科普日等活动20余次，科普讲座30余次，基层义诊10余次，受益群众超过10万人次。

五、加强中医药项目及资金管理，确保事业可持续发展

加强中医院项目督导。西安市将西安市中医药研究院、西安市中西医结合研究所项目及10个区县中医医院迁（新）建项目列入全市公共卫生体系重要工作内容。将项目建设与业务工作同步部署、同安排，全年加大对项目的督导力度，确保按月度计划完成任务。莲湖区中医院建设项目、鄠邑区中医医院整体搬迁附属设施建设及技术改造项目完成。鄠邑区中医医院正式投入使用。西安市中医院曲江院区于2022年8月开诊运营，门诊开诊科室23个，住院床位300张，与曲江养老院区建立就医绿色通道，一方面解决曲江片区群众医疗服务需求，另一方面满足入住老人就医需求。

加强中医药资金管理。2022年，西安市争取中央、省、市中医药资金1598万元，资金项目27个。制订印发《2022年市级中医药专项资金项目实施方案》，督促各项目实施单位细化方案，按期完成项目建设。积极争取2023年市级中医药专项资金，组织申报资金项目24个，申报资金2405万元。修订完善《西安市中医药事业发展专项资金管理办法》。

六、亮点工作

西安市中医医院杨震被评为第四届国医大师。西安市中医医院、西安市第五医院在2021年三级公立中医医院绩效考核中取得良好成绩：西安市中医医院2021年比2020年考核成绩增加15.68分，排名前进两个位次，首次进入A+序列；西安市第五医院成绩增加44.97分，排名前进7个位次，首次进入B+序列。西安市中医医院率先在全省开设中医护理门诊，开展刮痧、拔罐等中医适宜技术。西安市第五医院副高职称护理人员在门诊坐诊，开展耳穴疗法。西安恒丰生物科技有限公司被评为陕西省药用植物科技示范基地。西安秋兰中医医院确定为全省中医药特色医养结合示范基地。

（高　宁）

【大连市2022年中医药工作综述】

一、概况

截至2022年底，大连市有中医、中西医结合医院39所（社会力量举办32所），床位4908张。三级中医、中西医结合医院4所，其中三级甲等中医、中西医结合医院各1所。二级中医医院8所，其中二级甲等中医医院1所。中医类门诊部20所。中医类别执业（助理）医师3343人，万人口拥有执业医师4.44人。国家中医药区域诊疗中心1个，国家中医药重点学（专）科10个，辽宁省中医重点专科14个、中医特色专科10个。

二、政策法规

大连市根据《中共中央　国务院关于促进中医药传承创新发展的意见》和辽宁省委省政府印发的《关于大力发展中医药事业建设中医药强省的实施意见》，以大连市委市政府名义出台《关于促进中医药传承创新发展建设中医药强市的实施意见》，全面推动中医药事业实现高质量发展。开展《中医药法》实施五周年普法宣传活动，完成大连市人大常委会执法检查《中医药法》所提意见整改落实，依法推动中医药事业改革发展。编发《中医药行业现行有效规范性文件汇编》，指导行业健康发展。

三、医政工作

大连市二级以上公立中医医院全部参加公立医院绩效考核，通过以考促建，使医疗服务管理及运营效率更加规范高效。大力推动中医临床重点专科建设，落实大连市中医医院、大连市中西医结合医院、大连市公共卫生临床中心重点专科建设项目。推动中医重点专科、特色专科建设，经专家材料和实地评审，大连市5个医疗卫生机构的8个专科获批辽宁省中医重点（特色）专科。大连市涉农区市县均开设公办中医医疗机构，综合（专科）医院中医诊疗科目设置率分别为90%和70%以上。在完成33个乡镇卫生院和社区卫生服务中心的中医综合服务区新建项目验收后，大连市162个乡镇卫生院、社区卫生服务中心实现基层中医馆全覆盖，达到国家规划目标。组织53个基层医疗卫生机构开展基层中医馆服务内涵建设。大连市卫生健康委会同发改、教育、财政等部门联合印发《大连市基层中医药服务能力提升专项行动计划（2022—2025年）》，以持续提高基层中医药服务的可及性和便捷性为目标，提出健全基层中医药服务网络、提升基层中医药服务能力、加强中医药人才队伍建设、加强基层中医药健康宣教和文化建设、稳步推进基层中医药改革5项重点任务，合力推动基层中医药服务水平持续提高。结合2022年“服务百姓健康行动”大型义诊活动周、全国科普日等主题活动，组织开展中医义诊服务，宣传中医药健康文化，受众6000人次，发放宣传材料6000余册，使人民群众对中医药服务的获得感明显增强。实施“滨城四季养生”行动，制定出台《市民春夏秋冬中医养生指南》，规范“冬病夏治三伏贴”和“冬病冬治三九贴”服务，推动中医健康理念走进家庭。

四、科研工作

大连市卫生健康委组织新冠病毒感染大连中医药专家组积极申报国家中医药管理局应急专项课题3项，并通过结题验收。中医药科学研究计划项目工作有序开展，年度受理课题申请88项，完成结题验收31项。

五、教育工作

中医住院医师规范化培训持续开展，培训基地按计划完成年度招生和结业考核工作，结业考核率90%。大连市卫生健康委举办中医药继续教育项目74项，继续教育医疗机构覆盖率99%，中医药专业人员年度注册率和合格率分别为98%

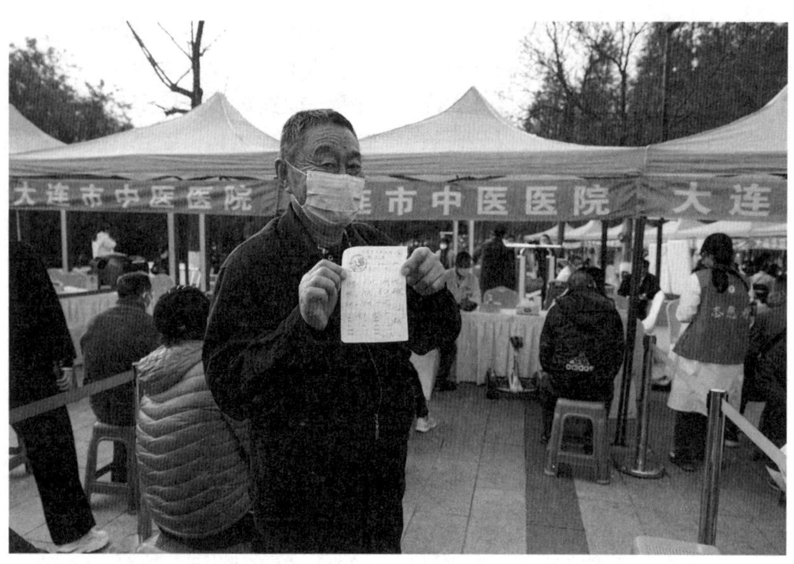

大连市中医医院开展义诊活动

和95%以上。2022年全国名老中医药专家传承工作室启动，4个名老中医药专家传承工作室挂牌建设，42名专业成员进入工作室学习。组织29名骨干人才参加第五批全国中医临床优秀人才研修、第七批全国老中医药专家学术经验继承和辽宁省中医药优秀人才等项目教育培训。推荐10名中医药优秀人才参与“兴辽英才计划”医学名家项目选拔。14名基层西学中学员结业，184名临床医师开始接受为期两年的西学中培训。106名基层中医全科医生转岗培训考核合格人员完成全科医学执业注册工作，10名新学员开始接受为期1年的专项培训。基层中医专业人员岗位胜任力培训持续开展，选派64人参加辽宁省基层中医专科技术骨干培训。

六、文化弘扬工程

省、市、县三级联动，大连市卫生健康委组织15所省、市直及解放军驻大连部队医院和14所区管医疗机构，308位中医药专业人员举办中医药健康文化大型系列主题宣传活动3场，累计为9000余人次群众提供中医药健康服务，减免诊疗费用73585元。开展中医药文化角建设，做好中医药健康文化素养调查，落实国家、辽宁省制订的中医药文化传播行动实施方案。

七、其他工作

大连市卫生健康委对22个辽宁省中医药健康养老、健康旅游示范单位进行专项督导，指导示范单位规范运用中医理论和技术，开展中医医疗和中医健康服务。华俄高新科技（大连）有限公司被命名为第四批辽宁省中医药健康旅游示范单位。完善考官选拔机制，依托大连市中医医院国家中医医师资格实践技能考试基地，完成694名考生的实践技能考试任务。完成348名考生的综合笔试考务工作。完成年度传统医学师承备案和中医医术确有专长报名资格审核工作。完成2021年度中央对地方转移支付中医药资金绩效自评，并配合第三方机构完成中央财政转移支付项目绩效评估。加强2022年度中央对地方转移支付中医药资金及项目建设情况调度，有序推进资金执行及项目建设。

（宋慧洁）

【宁波市2022年中医药工作综述】

一、概况

推进中医类医疗服务体系建设。截至2022年底，宁波市有中医类医疗机构396家，其中中医医院26家、中西医结合医院两家、中医门诊部91家、中医类诊所277家。公立中医类医疗机构13家，每个区县（市）都有一家公立中医医院。社会办中医医疗机构383家，有17家中医门诊部实行连锁经营。

增大中医医疗资源供给。截至2022年底，宁波市中医医院总床位数5586张，同比增长8.63%，其中公立中医医院床位数4118张，同比增长9.14%；有三级甲等中医医院1家，三级乙等中医医院1家，二级甲等中医医院5家，二级乙等中医医院1家。奉化区中医医院搬迁至按现代三级中医医院标准建设的新院区。宁波市中医疫病防治中心竣工并启用。鄞州区中西医结合医院、镇海区中医医院、余姚市中医医院、北仑区中医院推进新建或改扩建。海曙区中西医结合医院获得发改部门批准立项。

壮大中医药人才队伍。截至2022年底，宁波市注册的中医类执业（助理）医师5227人，同比增长249人，年增长率5%。中医类执业（助理）医师占执业医师总数达13.20%。全市注册的中医（专长）医师53人。

建立中医药科研阵地。2022年4月，宁波市中医药研究院依托宁波市中医院成立，参照国家级标准打造中心实验室，构建生物样本库、中药研究实验室、分子生物学实验室、细胞实验室及制剂中心，引进彭昕担任负责人，致力于挖掘甬派中医药宝库，开展中药新药及健康产品研发，推动科研成果向产业转化，推进中医药技术的传承，搭建起政府、企业、高校和医疗健康机构政产学研开放平台。

推进中医处方一件事改革。宁波市从中医处方和病历标准化入手，推动医生问诊规范化和辨证论治的科学化、精细化，汇集一张中医处方背后包含的患者基本情况、四诊信息、治疗方案等标准化信息流，推进中医药数据归集与智能应用。截至2022年11月28日，全市中医处方准确率98%，完整率99%；实现甬派中医、预问诊、语音电子病历应用场景。宁波市“中医智能语音电子病历”入围浙江省“中医处方一件事”改革阶段性成果，参加浙江省中医药数字化改革创新应用场景项目路演，分享经验。

推进杭甬中医药“双城记”模式。杭州市和宁波市共同制订《推进杭甬两地中医药“双城记”战略合作框架协议》，联合召开杭甬中医药传承创新发展“双城记”合作交流会，开启区域联动推进中医药传承创新发展“双城记”新模式，打造“五位一体”合作模式：强化顶层设计一张图，立足城市大脑共建中医药工作体系；织就机制协作一张网，建立联席会议制度开展季度交流工作；推进临床服务一盘棋，聚焦名中医交流和优势学科互补；锚定传承创新一目标，深入转化共享科研创新成果；搭建产业发展一座桥，加强中医药产业互动协作。杭州市中医院与宁波市中医院签署医院合作协议，国医大师王永均工作室宁波站落户宁波市中医院。

推进药品经营企业中药饮片代煎智慧化。中药饮片经营企业在代煎专用仓库、配方调剂场所、代煎场地等重点场所安装视频监控，确保药品移库、入库、装斗、调配、浸泡、煎煮、包装全程可视，并向委托医疗机构、监管部门开放，接受实时监督。建立数据追溯体系，定时结算、定期盘存，做到票、账、货、处方相符，确保中药代煎质量安全，切实打通“中医－中药－煎药”质量安全“最后一公里”。截至2022年底，宁波市智慧化代煎企业达6家。基于药品经营企业中药饮片代煎智慧化运营经验，起草市级地方标准——《中药饮片代煎服务规范》，获得立项。

推进“最多跑一次”促“看中医减少跑”。宁波市持续深化“看病少排队、付费更便捷、检查少跑腿”等项目，全面实现云诊疗、住院自助结算、床边结算、刷脸支付、电子医保卡应用、智慧食堂、智慧中药房等智慧项目建设。截至2022年底，全市有上线互联网医院的中医医院13家，比2021年增加6家，启用智慧中药房系统的中医医联体（医共体）3家，建有共享中药房的中医医联体（医共体）3家。象山县中医医院优化“云中药房”，实现中药房无纸化调配，提升调剂效率，患者等待时间从平均31分钟缩短至10分钟。

提升中医药发展指数。2022年12月27日，2021年度浙江省中医药发展报告发布，从服务能力、创新动力、产业发展、文化影响、发展环境5个维度评价中医药发展情况。2021年度宁波市中医药文化影响维度指数继续位列全省第二，创新动力维度指数继续位列全省第三；服务能力和产业发展维度指数均从2020年的第八提升至第四；发展环境维度排名位列全省第四，比2021年有下降。综合5个维度，宁波市2021年中医药发展指数为81.99，由2020年全省第三跃升全省第二，连续3年位于全省前三。

二、医政工作

健全中医药治未病服务体系。宁波市成立宁波市治未病中心，优化治未病诊疗方案，开展传承创新攻关，丰富服务内容，拓展服务途径范围，研究制定质量控制标准，全面提升治未病健康服务能力。实施《宁波市中医治未病健康促进工程实施方案》，发挥宁波市中医治未病中心的龙头引领作用，统筹指导各区县（市）级公立中医医院建设中医治未病分中心；县级中医治未病分中心统筹组织在基层医疗机构中医馆设置中医治未病门诊或科室，在社区卫生服务站和村卫生室配备人员，开展中医治未病服务；鼓励综合医院、专科医院、妇幼保健医院设置中医治未病科室和门诊；鼓励民营医疗机构设置中医治未病科室。

开设宁波市名中医馆。2022年3月8日，宁波市名中医馆依托宁波市中医院成立并开业运营，通过提供高水平的中医药健康服务提高患者获得感，开展专家师承带教活动培养中医药骨干人才，开展挖掘传承创新活动推动学科建设、科研攻关和文化传播。首批有王晖、洪善贻、叶海、董幼祺、崔云、王建康、葛琳仪（工作室成员黄平）、王邦才、陈霞波、周建扬10位国家级、省级名中医坐诊。经过多方统筹协调市内外各级名中医到馆坐诊、设工作室开展带教活动，截至2022年底，在该馆坐诊的国家级、省级、市级名中医有25名。

实施中医医疗质量持续改进活动，改进医疗质量。中医临床、中药药事、适宜技术、中医护理4个质量控制管理中心完善中医药质控标准和年度检查方案，开展全市中医药质控联合检查。宁波市卫生健康委举办宁波市中药技能竞赛，以赛促教、以赛促学、以赛促练。遴选代表队参加全省中药炮制调剂鉴定技能竞赛，获个人二等奖和团体三等奖各1项。宁波市中医院坚持中医优势，持续改进质量，在全国公立三级中医医院绩效考核中全国排名第四十四名，在全省三级甲等中医医院中排名第四位。奉化区中医医院全国排名第一百六十五名，在全省三级乙等中医医院中排名第六位。

三、科研工作

各级各类医院积极开展中医药科研工作，2022年，宁波市获2023年度浙江省中医药科技计划项目立项64项，同比增长64.10%。中医肾精亏虚证实验室获批省部共建重点实验室，全省仅6家。“基于中医肾精理论现代微观化本质的医院制剂研发”获批国家中医药管理局重大专项。“基于真实世界临床研究和质量标志物发现的温阳消癥颗粒研发”项目获批2023年浙江省“尖兵”“领雁”研发攻关计划立项。“浙江道地根茎类药材品质提升关键技术及临床转化”项目获2022年浙江省药学会科学技术一等奖。

四、教育工作

宁波市推动中医药师承带徒和学科专科梯队建设，新建国医大师传承工作室两个、全国名老中医药专家传承工作室4个、宁波市名中医药专家工作室50个。开展传统医学师承和确有专长人员培养和考核工作，348名传统医学兴趣爱好者参加传统医学师承，17人获得传统医学师承出师证。王邦才入选第六批全国老中医药专家学术经验继承工作指导老师。两人被评为浙江省优秀中青年中医师，5人入选全国中医临床优秀人才研修项目，4人入选全国中医护理骨干人才培养对象，5人

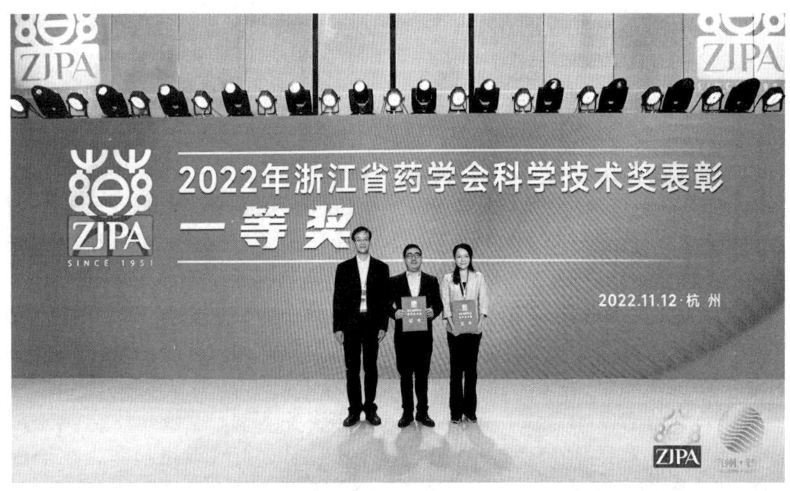

2022年11月12日，宁波市中医院获得2022年浙江省药学会科学技术一等奖

入选浙江省中医护理优秀人才，13人入选宁波市卫生健康青年技术骨干人才。

五、文化建设

推进中医药文化阵地建设。宁波市注重发挥中医药文化阵地的展示、传播和服务功能，鄞州区海创社区创立“五行”工作法打造中医药文化传播示范社区，获评2022年度健康浙江行动示范样板。中华老字号寿全斋中医药文化博物馆被评为浙江省中医药文化养生旅游示范基地。基层医疗机构、社区文化活动中心等群众活动场所新增3个中医药健康文化知识角。在屠呦呦旧居陈列馆举办“纪念青蒿素问世50周年，弘扬屠呦呦科学家精神”活动。

推进中医药文创工作。宁波市卫生健康委制作中医药文化科普产品，面向重点人群开发优质视听产品，创作中医药文艺作品。选送中医药科普文化精品参加浙江省2022年中医药健康科普作品比赛，获一等奖2个、二等奖1个、三等奖28个。

宁波市药行街中医药特色街区正式投入运营。2022年7月31日，中医药特色街区甬安里正式开业，标志着药行街中医药特色街区一期正式投入运营。甬安里与浙江中医药大学、海曙区中医院联合成立浙江中医药大学工作站、曙色杏林名医义诊点、甬安讲堂、甬安里海曙区中小学研学实践教育基地，定期开展健康科普、名医咨询，致力将中医药融入市民生活，复兴药行街，延续和发扬宁波中医药历史文化。

六、党风廉政建设

宁波市建立清廉医院建设15个部门联动工作机制，制定清廉医院建设标准化建设指导意见，落实“三重一大”民主决策、主要领导“五不直接分管”和“末位表态”、党支部参与科室重要事项决策、关键人廉政谈话制度、重点岗位人员定期轮岗等制度。推进“无红包医院”创建提质行动。精准运用网格化督廉、大数据监督机制，开展漠视侵害群众利益、医疗行业腐败问题专项整治。继续优化医疗机构综合监管服务平台，对超范围诊疗等医疗行为实时监控、实时预警。宁波市中医院探索升级“辨证施治”数智监督新路径，入选宁波市廉洁文化教育基地创建单位。宁波市中医院儿科入选清廉医院建设示范单元。（褚小翠）

【厦门市2022年中医药工作综述】

一、概况

截至2022年底，厦门市有中医类医院6个，其中三级甲等中医医院1个、二级甲等中医医院1个、二级民营中医医院2个、一级民营中医医院2个；民营中医门诊部66个、中医诊所286个，规划在建的三级民营独资中医医院1个（厦门齐安中医院，床位500张）；全市中医医院核定床位总数1700张，中医类别（含中西医结合）执业及执业助理医师3530人，每万人口中医师6.9名。

二、政策法规

将中医药事业发展纳入政府议事日程。《厦门市国民经济和社会发展第十四个五年规划》明确提出要“加强中医、中西医结合等临床重点专科和专科医疗机构建设，进一步提升临床重点专科服务能力”，为中医药事业发展提供政策支撑。将中医药事业发展纳入财政预算。在新冠病毒感染疫情时期财政经费紧张的情况下，2022年，厦门市财政继续安排扶持中医发展专项经费1000万元。在安排扶持中医发展专项经费的基础上，对于符合厦门市医学领先学科补助标准的中医学科可同等享受厦门市领先学科200万元、重点专科50万元补助。近3年安排厦门市中医院等医疗机构中医学科建设经费600万元，专项用于支持中医学科建设，鼓励中医学科做大做强。

提高中医辨证论治费和诊查费价格，进一步体现医务人员技术劳务价值，2022年8月，厦门市医疗保障局会同市卫生健康委、市财政局出台《关于调整厦门市中医院中药饮片加成事项的通知》，厦门市中医院自9月1日开始试行饮片价格加成20%。

2022年7月，厦门市卫生健康委根据福建省卫生健康委出台的《关于加强西医医师学习应用中医药技术方法规范管理的通知》，对西医学习中成药相关知识的时限、开具中成药处方的范围作出明确指引。

三、中医医院建设

2022年，厦门市中医院全年门诊患者159.50万人次，急诊44.37万人次，出院4.97万人次，业务收入13.49亿元，平均住院8.84天。同安区中医院全年门诊33万人次，急诊2.20万人次，出院0.59万人次，业务收入1.44亿元，平均住院天数9.19天。

2022年，厦门市中医院国家公立三级中医医院绩效考核排名连续3

年保持全省首位；艾力彼中国中医医院百强排名40位，连续5年晋位；获批福建省首个中医类国家区域医疗中心建设项目，项目建成后将有效扩容医疗资源，为加快推动医院高质量发展注入强劲动力，也是国家区域医疗中心建设的重要基建支撑项目；作为14家单位之一获批第二批商务部中医药服务出口基地，获批2021年度金砖示范单位，二期工程开工建设；肝病科连续3年获评艾力彼年度最佳研究型专科，儿科、肛肠科、骨伤科获评最佳临床型专科；中西医结合肝胆疾病临床医学研究中心获批厦门市首个中西医结合临床医学研究中心，获批厦门市肝病重点实验室；1人获评第十三届中国医师奖，1人入选国家中医药管理局青年岐黄学者培养项目；获批全国名老中医药专家传承工作室建设项目3个，第七批全国老中医药专家学术经验继承工作指导老师3人，新增第五批全国中医临床优秀人才项目培养对象6人。厦门市中医院在疫情防控中担当作为，发热门诊接诊量、120运送重症患者接诊量居全市医疗机构首位，充分发挥“互联网＋”中医药特色优势，为广大市民配送中药防疫协定方68万剂，取得良好社会反响，相关经验在全省全市推广。芪防败毒合剂成为全省首个通过福建省药品监督管理局紧急备案的防疫院内制剂。

四、中医药服务能力提升

厦门市有肝病科、儿科两个国家临床重点专科（中医类），肝病科、肛肠科、儿科、脾胃病科、骨伤科、风湿病科6个国家中医药管理局重点专科，肝病科、中西医结合胆胰专科、糖尿病科、中西医结合骨关节病、中医痔疮专科、中西医结合儿科、脾胃科7个福建省中医重点专科，脾胃病科、风湿病科、骨伤科、糖尿病科、针灸康复科5个省级“创双高”临床重点专科（中医类），中药临床药学1个省级第七批中医重点专科建设项目，中医妇科、中医乳腺科、中医老年病科、中医心血管专科、中医全科医学科、中西医结合精神科、中西医结合老年病科7个2022年省级临床重点专科建设项目，针灸康复科、中医妇科、中西医结合胆胰腔镜外科、中西医结合骨关节病科、中西医结合儿科、脾胃病科、肛肠科、中医风湿科、中西医结合心血管病科9个厦门市中医重点专科，中西医结合心脏康复、中医不孕不育专科两个厦门市优势亚专科，中医乳腺病科、中医老年病科两个厦门市临床重点专科建设项目。

实施中医药康复服务能力提升工程，积极发挥中医药在疾病康复中的核心作用。厦门市中医院获得福建省2022年度中医药康复服务能力提升工程项目。同安区中医院获批福建省2022年度基层中医药服务能力建设项目。加强三级中医医院康复（医学）科建设，鼓励有条件的二级中医医院设置康复（医学）科，并按照《中医医院康复科建设与管理指南（试行）》进行建设，实现二级以上公立中医医院设置康复（医学）科。综合医院康复医学科传统康复治疗室、中医类别执业医师、传统康复治疗设备达到《综合医院康复医学科建设与管理指南》《综合医院康复医学科基本标准（试行）》要求。开展中医医师康复知识和技能培训，促进中医药特色康复、传统体育运动与现代康复的技术融合，推动体医融合发展。

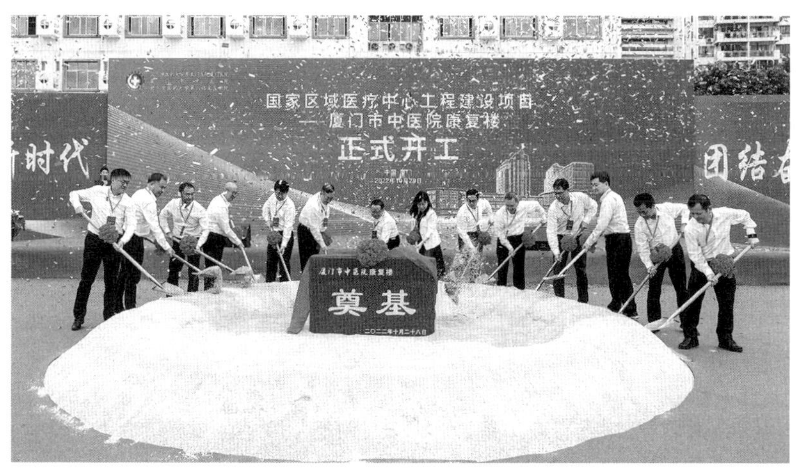

2022年10月28日，厦门市中医院举行国家区域医疗中心工程建设项目——厦门市中医院康复楼奠基仪式

五、基层中医药工作

按照福建省中医药管理局计划项目，禾山街道社区卫生服务中心被确认为2022年度精品中医馆项目建设单位。截至2022年底，厦门市共有6家精品中医馆建设单位。5家基层医疗机构获批福建省组织的基层中医馆内涵提升建设项目。同安区积极开展全国基层中医药工作示范区创建申报工作。

为持续推广中医药适宜技术，充分发挥中医药在基层卫生工作中的优势和作用，提高基层医务人员中医药技术水平，由厦门市卫生健康委主办、厦门市中医院承办的2022年度两期中医适宜技术推广培训班分别于2022年11月23日和2022年12月14日在线上举行。两期培训班共邀请到厦门市中医院、厦门大学医学院、厦门大学翔安医院的多名资深医护人员，分别讲授针灸、推拿、拔罐、刮痧、杵针、耳穴压丸、三九贴等多类中医药适宜技术，每种适宜技术都录制视频详细解说。两期培训班受到广大基层医务人员的欢迎，直播间观众浏览次数分别为1.55万人次和1.02万人次，直播间观看人数分别为1430人和1460人。

为了更好推进糖尿病基层中医药防治工作，中华中医药学会指导成立糖尿病基层防治专家指导委员会（简称“糖防委”）。“糖防委”由杨叔禹教授担任主任，秘书处设在厦门大学附属第一医院南普陀分院。"糖防委"成立以来，围绕糖尿病基层中医防治开展大量工作，制定中医药防治糖尿病指南，深度调研访谈基层糖尿病防治现状，制定发布我国首部《国家糖尿病基层中医防治管理指南》，将中医药写入国家两大糖尿病西医指南，推广糖尿病"三师共管"诊疗新模式。结合互联网的"三师共管"模式经由厦门向全国推广，培养大批糖尿病中医人才，试点在6家医院建立"糖尿病三师共管"门诊，使患者享受到"三师共管"中、西医结合专家诊疗和服务，通过互联网实现实时健康管理，满足"一站式门诊，实时线上咨询"的健康需求。

六、人才队伍建设

2022年，厦门市坚持人才传承，加快中医药队伍建设，新增全国名老中医药专家传承工作室建设项目4个，第七批全国老中医药专家学术经验继承工作指导老师3名，全国中医临床优秀人才研修项目培养对象7名，厦门市第六批中医后备人才培养对象25名，全国中医护理骨干人才培训项目培养对象1名，青年岐黄学者培养项目培养对象1名；66名中医医师通过市级中医专家基层师带徒资格考核，50人通过福建省卫生健康委组织开展的中医医术确有专长人员医师资格考核，11名名中医访问学者通过福建省中医药管理局组织的考核；西医医师授权中医药服务6401人，其中涵盖乡医560人。

七、科研教学工作

2022年，厦门市中医医院科研、教学工作有了新的发展与进步。医院发表各级各类论文197篇，获国家自然科学基金1项，福建省卫生健康科技计划项目3项，厦门市重大科技项目（生物医药与健康、社会治理领域）1项，厦门市一般科技项目生物医药大健康、社会发展与治理领域2项和中医医疗器械领域1项，厦门市科技局新冠病毒感染疫情防控应急科技攻关项目1项，厦门市自然科学基金项目20项，厦门市医疗卫生指导性项目20项，北京中医药大学新教师启动基金项目10项、横向课题1项，立项金额443.20万元。

2022年12月20日，厦门市中医院肝胆外科、麻醉科、中医肾病科、老年病科4个专业通过GCP（药物临床试验质量管理规范）备案现场检查，获得临床试验资质，医院药物临床试验专业达到22个，受理及立项审查新的临床试验项目27项，其中19项签署合同，合同总金额632万元。新启动19项临床试验，其中医疗器械类2项、药物类17项。2022年厦门市招收中医类别规范化培训学员20名、中医全科规范化培训学员15名、中医全科转岗培训学员55名，共有125人次参加省级以上师资培训班。

八、中医药文化宣传工作

厦门市贯彻落实《中医药法》《福建省中医药条例》，通过首届福建省中医药文化宣传周，积极开展膏方节、八闽园药园开放日活动、十大厦门市民喜爱的青草药评选、"心慈德厚　术湛济人"第八届保生大帝中医药文化体验等丰富多彩的主题宣传活动，进一步扩大社会影响，弘扬中医药文化，推动中医药高质量发展。为抓好贯彻落实，营造良好的宣传氛围，厦门市卫生健康委要求各区应加强电视台、报纸、网站等新闻媒体对中医药的宣传，其中包括《中医药法》《福建省中医药条例》等的宣传被纳入2022年的市对区绩效评估指标。

2022年1月13日，鑫美园中医药文化宣传教育基地被确认为福建省中医药文化宣传教育基地建设单位。厦门市卫生健康委组织厦门市同安区、思明区组建专门工作小组，开展福建省2022年中国公民中医药健康文化素养调查。

九、新型冠状病毒感染疫情防控中医药工作

厦门市卫生健康委高度重视中医药在新冠病毒感染疫情中的作用，坚持中西医并重，积极做好中医药防治和组织协调工作。组建一批中医医师赴厦门大学附属第一医院杏林分院参加新冠病毒感染患者救治，采取一人一方一策的个体化治疗方案，确保全部患者在入院24小时内服用中药，以达到早期治疗的目的。成立市级中医药专家指导小组负责集中隔离点中医药工作，并委托厦门市中医院统一配制、煎煮、配送中药方剂，共送隔离酒店七万余份，同时考虑同安区居民多、感染风险大等因素，增加对同安区民众发放防疫中药，合计发放158830人次。

在"新十条"政策施行后，厦门市卫生健康委充分发挥中医药在新冠病毒感染防治方面的独特作用，加强各级医疗卫生机构治疗新冠病毒感染中药协定方、院内制剂使用。应国家要求，每日报送二级以上中医医院医疗资源，并进行厦门市医疗卫生机构短缺中成药、中药饮片、中药配方颗粒摸底，以及收治新冠病毒感染患者情况摸底。加大全市中医药服务工作宣传，发挥互联网医院优势，加强中医在预防、治疗、康复方面服务提供。（吴康妮）

【青岛市2022年中医药工作综述】

一、概况

2022年，青岛市持续深化中医药综合改革，健全中医药管理体制，强化中医药政策供给；发挥中医药参与疫情防控优势，创新中医药防治新冠病毒路径方法，全面深入助力新冠病毒防治；实施中医药攀峰攻坚行动，建设中医药高地，完善中医药服务网络；加强中医药优势特色建设，创新惠民便民中医药服务模式，推动中医药文化传播和产业发展。2022年12月7日，青岛市委市政府召开全市中医药大会，深入学习贯彻党的二十大精神和习近平总书记关于中医药工作的重要论述，部署全市中医药传承创新发展工作。青岛市疾病预防控制中心设置"中医防病所"，构建中医药专职防病体系。截至2022年底，全市有中医医院50所，其中三级甲等中医（中西医结合）医院4所；全市注册中医类别执业（助理）医师9136人，较2021年增长8.71%，中医类别执业（助理）医师占全市执业（助理）医师总数的18.37%。

二、政策法规

青岛市顶格推进、多方联动，加大符合中医药规律的政策供给，不断健全中医药政策体系。青岛市人民政府印发《青岛市建设中医药强市的若干措施》，围绕服务能力、产业振兴、文化弘扬等关键环节，制定系列政策措施，推进中医药强市建设，促进中医药传承创新发展。青岛市卫生健康委、市发展改革委、市工业和信息化局等部门联合编制出台《青岛市中医药发展“十四五”规划》《青岛市中医药产业发展规划（2022—2025年）》，擘画全市“十四五”中医药发展蓝图，统筹推进中医药事业、产业、文化全面协调发展。青岛市促进中医药发展工作领导小组办公室印发《推动基层中医药高质量发展的若干措施（2022—2025年）》，立足基层中医药服务能力提升十大行动，推动基层中医药高质量发展。

青岛市卫生健康委联合青岛市财政局印发《关于支持中医药高质量发展的若干措施》，立足中医药人才引育、高地建设、优势培育等十大领域，加大对中医药的财政投入力度，建立健全中医药领域可持续的投入保障长效机制；联合青岛市医疗保障局印发《关于公立医院中医优势病种按病种收费有关问题的通知》《关于扩大中医日间病房医保支付方式改革试点范围的通知》《医保支持中医药传承创新发展的若干措施》，深化中医药医保支付方式改革，进一步发挥医疗保障制度优势，助力中医药强市建设；联合青岛市科学技术局印发《科技创新支持中医药高质量发展若干措施》，聚焦强化中医药科技创新平台、实施“蓝色药库”开发计划、支持中医药产业人才培育等10个方面，激发中医药科技创新活力；联合中共青岛市委宣传部、青岛市教育局、青岛市文化和旅游局印发《青岛市中医药文化建设若干措施》，进一步弘扬传承中医药文化。

三、医政工作

青岛市积极推进山东中医药大学附属医院青岛医院、青岛市中医医院城阳院区（城阳区中医医院）新建，即墨区中医医院原址扩建，西海岸新区第二中医医院、平度市中医医院新院区建设，胶州市中医医院迁建6个总投资87.70亿元的重点中医院项目建设，推动优质中医医疗资源倍增和均衡布局。全面推进“五个全科化”（中医经典、中医治未病、中医康复、中医护理、中医外治全科化）服务模式，在全市8家二级以上公立中医医院全面实行。推出3个国际中医门诊建设项目，为在青岛的国际友人提供“线上+线下”的中医药服务。大力推进智慧共享中药房建设，青岛市建成智慧共享中药房4个，其中西海岸新区建成占地1.20万平方米、拥有180台煎药机、日煎煮能力达2.60万张处方的智慧煎药平台，实现从“人等药”到“药等人”的转变。探寻中医药优势特色发挥的新路径，开展中医药适宜技术精准遴选推广工程，建立市、区（市）两级中医药适宜技术推广中心，针对临床常见病、多发病，细分为基层医疗机构、老年人、妇女、儿童等不同类型，精准遴选医用型、家庭型共50项中医药适宜技术开展培训推广及应用。在西海岸新区、平度市开展“互联网+中医药适宜技术服务”试点，将拔罐、刮痧、推拿、艾灸、穴位贴敷和耳穴压豆等26项中医药适宜技术纳入上门服务范畴，通过“网约医生”“网约护士”让中医药适宜技术服务走进家庭。升级优化“中医药特色服务电子地图”，细化医疗机构特色服务信息，方便市民就近获得优质中医药服务。研发具有自主知识产权的中医体质辨识与健康指导操作系统，为群众提供免费自测与饮食、运动等个性化中医药健康指导。开展“冬病夏治”三伏贴、“冬病冬治”三九贴、“艾进万家”艾灸中医药干预、妇女更年期中医药干预、青少年神志病中医药干预、青少年近视和脊柱侧弯中医药健康管理等项目，让中医药服务惠及千家万户。

四、科研工作

青岛市强化中医药科技创新平台建设，与山东中医药大学签订战略合作协议，共建青岛中医药科学院，建成中医外治新材料研究中心等六大中心和经典药酒研究所。推进青岛海洋中药研究院建设，完成规划审批并全面施工，拟订完成青岛市、山东中医药大学、中国中医科学院三方共建协议。推动青岛市中医医院与中国中医科学院西苑医院签订技术支持与合作协议，开展优秀专家临床指导，建立知名中医药专家工作室、研究生联合培养平台，联合开展科技攻关等合作。青岛中医药科学院获批山东省新型研发机构和山东省博士后创新实践基地、青岛市海洋中药研究重点实验室，中药抗病毒研究入选科技部优秀抗疫成果。青岛海洋生物医药研究院“源于经典名方的海洋贝类特色改善睡眠食品开发项目”入选山东省中医药新产品研发推广项目，获省级资金支持。2022年，青岛市获批国家中医药管理局中药炮制技术传承基地1个，8家医院18个专科入选齐鲁中医药优势专科集群，新增齐鲁医派中医药特色技术2项、山东省中医药科技项目24项，遴选公布青岛市中医药科技项目61项，启动建设市级中医药攀峰学科1个、中医药类临床重点专科22个、中医药类县域临床重点专科9个。

五、教育工作

青岛市强化中医药团队建设，青岛中医药科学院集聚了包括国家“百千万”人才3人、国家杰青1人、长江学者1人、中国科学院“百人计划”1人、泰山学者特聘专家3人在内的44名各类高层次人才。加强传承型、临床型、实用型中医药人才培养，2022年全市新增全国名老中医药专家传承工作室两个，全国老中医药专家学术经验继承工作指导老师4人、继承人8人，全国中医临床优秀人才研修项目培养对象两人，全国中医护理骨干人才培训项目培养对象两人，山东省名老中医（药）专家1人、名中医（药）专家8人、基层名中医（药）专家11人，山东省中医药高层次人才培育项目学科带头人1人，山东省中医临床优秀人才培养对象（含后备培养对象）29人。评选出青岛市中医类别医疗卫生优秀学科带头人8人、

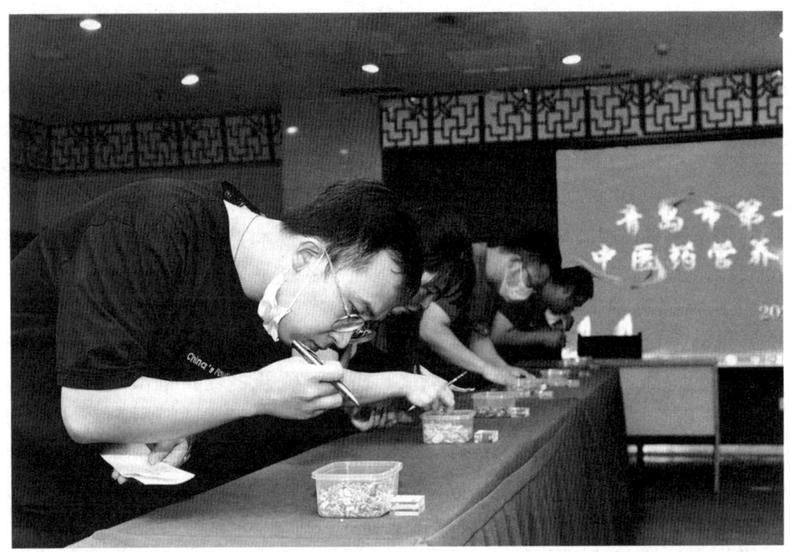

2022 年 8 月 2—4 日，青岛市卫生健康委、市人力资源社会保障局、市总工会、共青团青岛市委、市妇联主办青岛市第十届“健康杯”中医药营养膳食技能大赛。图为参赛选手在辨识中药材

优秀青年医学人才 16 人。组织开展全国中医临床特色技术传承骨干人才培训（1 人）、全国西学中骨干人才培训（1 人）、全国中医药创新骨干人才培训（1 人）、省级西学中培训（3 批共 2047 人），开展 13 项国家级和 18 项省级中医药继续教育项目。

六、文化建设

2022 年，青岛市开展第七届“三伏养生节”活动，举办中医药科普（养生）大讲堂 200 场，受益群众 20 余万人次。新增省级中医药文化宣传教育基地 1 个、省级中医药健康文化知识角 3 个、省级中医药文化进校园试点学校 2 所，建设中医药博物馆 1 个、国医书院 1 个。制作推出《四季养生那些事儿》中医科普动画视频，遴选 20 项家庭中医药适宜技术并拍摄操作视频，推出系列专题片，让群众一看就懂、一学就会、一用就灵。推进中医药跨界融合发展，建设省级中医药文旅康养强县（区）1 个、省级中医药特色医养结合示范基地两个、中医药特色街区 8 个。依托国际学生中医药文化体验基地开展中医药文化国际传播活动，有关图片在北京展览馆“奋进新时代”主题成就展中央展区展出。在中国－上海合作组织地方经贸合作示范区国家客厅规划设置中医药展厅，开设中医药事业产业发展成就展览区、传统中医场景复原区、中医药产业展品展示区等板块，陆续接待团体 140 多个，3400 余人参观。组织创作中医药文艺节目并推荐参加省级选拔，获三等奖两项。举办青岛市第十届“健康杯”中医药营养膳食技能大赛并组织参加山东省“中医药＋”营养膳食与技能大赛，获团体三等奖和个人二等奖 1 项、三等奖 2 项。

（孙　宇）

【深圳市 2022 年中医药工作综述】

一、概况

截至 2022 年底，深圳市有中医医疗机构 1121 家，占全市医疗机构总数的（5201 家）的 21.6%，其中中医院 13 家（社会办 4 家、政府办 9 家，三级甲等 7 家）；门诊类中医机构 1108 家，其中中医门诊部 17 家、中西医结合门诊部两家、中医馆 62 家、中医（综合）诊所 589 家、中西医结合诊所 61 家、中医备案诊所 369 家、中医坐堂医诊所 8 家；98.3% 的公立非中医类医院开设中医药科室（两家口腔医院未设）。全市有中医执业医师（含助理）6702 人，占全市执业医师总数的 14.2%，比 2021 年增长 2.0%。全市有中医床位 8271 张，占全市病床数（65720 张）的 12.6%；其中中医院病床数 6938 张，占全市病床数的 10.6%，比 2021 年（6633 张）增长 4.6%；非中医类医院中医病床数 1333 张，比 2021 年（1165 张）增长 14.4%。每千人口中医类执业医师（含助理）0.4 人、每千人口中医类医院床位 0.4 张。全市中医诊疗量 2370.5 万人次，占全市诊疗量（10367.2 万人次）的 22.9%；其中全市中医医疗机构诊疗量 1198.1 万人次（比 2021 年 1379.1 万人次下降 13.1%），占全市诊疗量的 11.6%。全市中医出院人次 226698 人次，占全市出院人次的 12.1%；其中中医院出院 198504 人次（比 2021 年 193650 人次增长 2.5%），占全市出院人次的 10.6%。全市 8 个行政区建立（含在建）中医医院，综合医院、妇幼保健院中医药科室全覆盖，社区健康服务中心中医药服务全覆盖。

二、政策法规

2022 年 12 月，新修订的《深圳经济特区中医药条例》通过深圳市人大常务委员会审议并于 2023 年 3 月 1 日起施行，明确市区发展中医药基本要求（区区应有公立中医院，市区应成立中医药发展联席会，二级以上综合医院中医床位应不少于 50 张或占比 5%、社区健康服务中心中医药全覆盖等），率先创新性提出 6 个允许（允许纯中医机构使用现代技术设备、允许中医类别和临床类别医师相互加注执业、允许中医药人员上门提供中医药服务、允许医疗机构会诊使用外单位中药、允许中医师在基层医疗机构调剂中药、允许中医护士开具非药物处方等），突破阻碍中医药服务瓶颈。深圳市卫生健康委制发《深圳市中医药事业发展“十四五”规划》《深圳市非中医类医院中西医协同“旗舰”科室建设方案》，完善《深圳市中医治未病工作规范》《深圳市社康机构中医药服务规范》。深圳市卫生健康委与市市场监管局联合制发《深圳市医疗机构中药临方制剂工作指南》。

三、医政工作

2022年，深圳市深入推进国家中医药综合改革试验区建设，创建广东省国家中医药综合改革示范区试点，市区中医院围绕医疗质量、运营效率、持续发展、满意度评价等全面加强医院管理，因院制宜特色发展。深圳市4家中医院入选2021年度国考全国中医综合医院百强（深圳市中医院排名全国第五、全省第一，宝安区中医院排名全国县级中医院第一），深圳市中西医结合医院为同类医院全省第二。深圳市中医院获批广东省公立医院改革与高质量发展示范单位，肝病科加强国家区域中医肝病诊疗中心建设，入选国家中医优势专科和国家高水平中医药重点学科，2022年度全国中医医院学科（专科）学术影响力排名第五。深圳市妇幼保健院成为2022年省级妇幼保健机构中医药工作示范基地创建单位。深圳光明国际中医药港获批广东省国家中医药综合改革示范区试点单位。深圳市中西医结合医院争创国家中西医结合“旗舰”医院并获推荐至国家中医药管理局和国家发展改革委。罗湖区中医院新晋三级甲等中医院。全市规划布局中医康复、肿瘤、治未病等七大市级区域中医诊疗中心。全市评定50个基层中医药服务优选示范单位。深圳市非中医类医院（综合医院、专科医院、妇幼保健机构）中西医协同“旗舰”科室启动第一批遴选建设工作。落实医保扶持政策，遴选141个中医药优势明显、治疗路径清晰、治疗费用明确的中医优势病种实施按病种付费，付费标准给予倾斜支持。中药针灸等71个中医类治疗项目价格在社区健康服务中心“打七折”。注重88个市级以上中医重点专科医教研等中医内涵能力和水平提升，并依考核成绩竞争性分配3000万元建设经费。

四、科研工作

以深圳市中医院为依托创建国家中医湿证重点实验室深圳工作站、深圳市中医临床医学研究中心。国家中医药管理局舌诊原理与应用重点研究室、深圳市针灸现代应用重点实验室等10多家中医药重点实验室持续建设，8家医院的18个专科成为中医药物临床试验基地。深圳市药检院研发两款具有自主知识产权的中药智能检验机器人，依托国家药品监督管理局和广东省院士工作站对金银花、红景天等开展基于模式识别技术质量评价研究。开展医疗机构中药饮片质量追溯管理和自动化调剂应用试点，完成广陈皮等25个物种全基因组测序，116个中药配方颗粒品种质量标准纳入省标。6项中医药课题入选2022年深圳市科创委抗疫专项并获1185万元资助。深圳市第三人民医院申报广东省中医药局中医药防治传染病重点研究室，承担广东省中医药局新冠病毒感染中医药防治临床研究应急项目及连花清瘟胶囊等中药复方药抗疫效果评价研究。

五、教育工作

深圳市卫生健康委启动深圳市高层次中医药特色人才培养“512”工程（鹏城岐黄工程）首批鹏城杏林领军人才、优秀人才、骨干人才等项目共150名高层次中医药特色人才遴选培养工作。完成第五批市级中医师承项目，60名指导老师、60名继承学员通过考核，96个市级中医药传承工作室发挥传帮带作用。首创中医专科护士认证进阶培训，建立中医护理传承工作室。宝安区中医院推进育鹰人才计划，招收“扁鹊班”针灸推拿学专业本科生。新引进12个中医药高层次医学团队，6名专家获第五届广东省名中医称号。两家住院医师规范化培训基地2022年8月通过国家中医住院医师规范化培训主基地验收。

六、文化建设

加强中医药健康文化宣教。深圳市卫生健康委开展中医药健康文化推进月活动，各医疗机构、中医药文化宣教基地等举办线上线下中医药学术论坛、培训班、知识讲座、义诊及《中医药法》实施五周年等大小活动千场次。深圳市卫生健康委联合市总工会、市人力资源社会保障局举办深圳市技能大赛——医疗机构内推拿从业人员技能竞赛，共有90家医疗机构的175名医生参赛，决出一等奖3名、二等奖6名、三等奖9名，第一名获深圳市五一劳动奖章。组织中医专家走进市民大讲堂和电视台作精彩讲演，传播中医治未病和养生保健知识。宝安区中医药传承发展基金会举办第二十四届中国国际高新技术成果交易会传承精华·守正创新——中医与中华优秀传统文化论坛。举办世界传统医药日纪念活动暨第十二届深港澳中医药高峰论坛，逾万名国内外中医药界行业人员线上线下参加

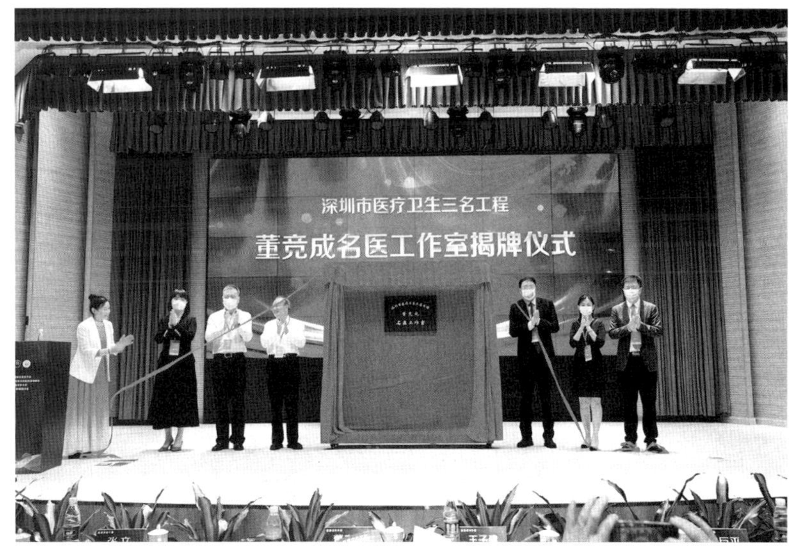

2022年11月18日，深圳市医疗卫生三名工程董竞成名医工作室在广州中医药大学深圳医院（福田）正式揭牌

会议。广州中医药大学深圳医院（福田）出版《健康中国名医在身边》系列科普丛书第二辑（5 本），委托深圳市中医护理质控中心承办全市中医护理健康科普视频大赛，42 家单位 72 个作品参赛，评出一等奖 1 名、二等奖 2 名、三等奖 3 名、优秀奖 20 名。加强中医药知识产权保护工作，深圳市卫生健康委委托光明区中医药传承发展研究院开展平乐郭氏正骨法等 17 种特色中医药技术非物质文化遗产代表性保护项目调研，支持创建中医药知识产权存证固证信息化平台。

七、党风廉政建设

深圳市中医医疗机构和中医类社会组织坚持以习近平新时代中国特色社会主义思想为指导，深入贯彻落实党的二十大精神，坚持党建引领，积极落实国家中医药发展战略部署，真抓实干推进深圳中医药传承创新和产业高质量发展。严格加强党组织建设和党员教育，坚持不懈正风肃纪，持续整治形式主义、官僚主义，切实履行全面从严治党、加强行业作风建设主体责任，加强中医药文化建设，弘扬大医精诚，不断提升中医药行业整体形象，树立中医药行业良好精神风貌。

（刘冬云）

军队中医药工作

【军队2022年中医药工作综述】 2022年，军队中医药工作全面贯彻落实习近平总书记关于中医药工作的重要论述，立足新发展阶段，贯彻新发展理念，构建新发展格局，加强继承传统，加强前沿创新，加强军民融合，统筹学科发展与人才建设，统筹医疗救治与疫情防控，着力构建优质高效中医药服务体系，加速推进军队中医药工作高质量发展。

一、健全军队中医药服务保障体系

开展中医药适宜技术推广活动。组织各军兵种派出共30批次200余名专家赴边防一线、干休所，深入开展针法、灸法、中医外治疗法等技术服务和帮带。推进中医药预防保健体系建设，通过远程讲课、健康大讲堂等多种方式，开展全员健康宣教，提高中医药健康知识普及率和覆盖面，提升基层中医药服务保障能力。积极应用中医药抗击新冠疫情，加强重症患者救治，在军队承担救治任务的上海、北京方舱医院全面开展中医查房和会诊，中药使用率达99.8%，取得良好成效。

二、加强军队中医药人才队伍建设

完善军队中医药人才培养和成长路径，推进中医药院校教育、岗前教育、继续教育有序衔接，论证军队医学院校中医专业人才培养模式，培养军队高层次中医药创新团队和领军人才。完善军队中医住院医师规范化培训，首次批准海军军医大学和解放军总医院两个军队中医住院医师规范化培训基地，依托海军军医大学组织首批中医住院医师规范化培训。加强军地对接，充分利用地方中医名师、名家资源，积极开展中医名师“师带徒”和多层次骨干人才培养，全面提高中医药人才队伍质量。

三、完善军队中医药学科技术体系

围绕攻关核心技术、集成关键技术、推广适宜技术的思路，积极开展临床实践、技术研发和成果转化，形成一批实用好用的适宜技术和产品，6项研究成果荣获中医相关协会奖励。积极推进跨领域、跨学科、跨专业协同创新机制，加强中医药学科平台建设，建设3个军队中医药临床重点专科，投入专项建设经费，开展中医药新疗法、新技术、新方案的研究和推广应用。

四、深化中医药军民融合发展

积极融入国家中医药发展体系，组织军事医学研究院联合中国中医科学院开展中医药防治高原疾病科研攻关，取得阶段性研究成果。加强与国家、地方及相关协会中医药管理部门协调对接，巩固和发展军地协同的中医药学科技术发展和人才培养建设模式。加强军队系统中医药学术组织机构管理，加大军地中医药学术交流、军事合作和技术帮扶力度，不断提升中医药学术水平和中医队伍的凝聚力战斗力。

（中央军委后勤保障部卫生局）

港澳台地区中医药工作

【香港开启“齐心抗疫——中医药遥距诊疗计划”】 2022年3月21日，香港特别行政区政府食物及卫生局（以下简称食卫局）局长陈肇始出席“齐心抗疫——中医药遥距诊疗计划”新闻发布会，并表示有关计划可进一步发挥中医药的独特优势。“齐心抗疫——中医药遥距诊疗计划”是由食卫局全力支持、中医药发展基金全额资助、香港中医中药界联合总会统筹的抗疫特别支援计划，动员中医师为在家隔离的确诊患者提供中医药诊疗服务，进一步发挥中医药的独特优势。

陈肇始表示，中医药是香港医疗体系的重要部分，衷心感谢中医药界一直同心同德，配合特别行政区政府的防疫抗疫策略，特别是在第五波的抗疫战中，中医药全方位广泛深度参与，在疫情的预防、治疗以至康复的全过程中发挥重大作用。

在预防方面，陈肇始指出，中医药对维持健康、预防疾病的理念有深刻的认识，而中医药业界一直透过不同途径向市民推广治未病及防疫抗疫的知识和具体方法，在基层健康层面守护市民健康。中医药在“分层分流”治疗机制之中也扮演重要角色。在社区隔离设施方面，香港特别行政区政府透过医院管理局（以下简称医管局）分发抗疫中成药给接受隔离的人士，医管局还特别设立免费“中医咨询服务”热线，由注册中医师解答有关中医药使用问题，提供专业支援以协助市民正确用药。 （中国新闻网）

【香港超过3万名新冠病毒感染康复患者接受免费中医药治疗】 2022年6月1日，香港特别行政区政府食物及卫生局（以下简称食卫局）局长陈肇始在立法会回应议员质询时表示，中医药在新冠病毒感染患者康复方面有明显优势，可减少后遗症和降低复阳率，截至2022年5月底，有超过3万名新冠病毒感染康复患者接受免费中医药治疗。陈肇始指出，在食卫局的推动和支持下，医院管理局（以下简称医管局）在2020年4月推出中医门诊特别诊疗服务，为符合资格的新冠病毒感染确诊患者提供免费中医内科门诊康复服务，按实际病况提供不多于10次的治疗。截至2022年5月30日，有超过30500名康复患者参与，并提供超过93900次诊疗。

陈肇始表示，第五波疫情严峻，对安老院舍的影响甚大，在食卫局的支持下，医管局迅速牵头通过社区中医服务提供者动员中医师为确诊的安老院舍院友提供遥距中医诊疗或外展中医服务。有关服务进一步扩展至中医药康复诊疗，自2022年2月开展至5月30日，有超过240间安老院舍参加，并提供超过10300次诊疗。香港特别行政区政府公布的数据显示，由2020年4月起，共批出5.45亿港元拨款进行70项新冠病毒感染相关医学研究项目。

（中国新闻网）

【澳门将中医药及远程医疗纳入抗疫预案】 2022年5月，澳门特别行政区医务委员会举行第二十二次全体会议，介绍及讨论“应对大规模新冠肺炎疫情中医全程参与抗疫”主题，探讨澳门推行远程医疗的初步构想及发展方向，并就此征询医务委员会各委员的意见建议。

澳门医务委员会主席罗奕龙表示，内地抗疫经验表明，中医药在防治新冠病毒感染中可发挥重要作用。澳门将在必要时，请求国家派出中医专家指导和协助抗疫工作，并参照国家《新型冠状病毒肺炎诊疗方案（试行第九版）》制订中医治疗方案。对于核酸检测阳性且无症状者，考虑使用中成药，或按患者体质类型给服中药汤剂。对于临床确诊病例，在西医的统一管理下，中医配合治疗，以提高临床疗效。

罗奕龙指出，邻近国家及地区均积极应用远程医疗服务，应对疫情对医疗系统造成的冲击。为此，澳门特别行政区政府在预案中明确，向在医学观察酒店或居家隔离观察的确诊者提供远程医疗或中医药服务等。此外，为配合国家积极推动智慧医疗的发展，经借鉴邻近国家及地区对远程医疗的使用情况，并根据澳门特别行政区实际情况，因地制宜构思远程医疗的初步框架。从长远而言，可促进澳门医疗事业的发展，让澳门居民享受到优质和安全的医疗服务。

澳门医务委员会各委员均对中医抗疫、远程医疗表示认同和支持，建议考虑制订新冠病毒感染确诊者痊愈后的康复方案，以横琴粤澳深度合作区作为示范点，推行跨境远程医疗等。 （人民网）

【澳门推动中医药抗击疫情】 2022年8月21日，澳门特别行政区卫生局局长罗奕龙在“落实《澳门新冠病毒中医药诊疗方案》总结分享会”上表示，澳门发生新冠病毒感染疫情期间使用中西医并重的治疗方法，把中医药列为新冠病毒治疗手段之一，不少外籍人士主动提出接受中医服务，充分表明中医药在抗疫中发挥的作用得到高度肯定及认可。

罗奕龙透露，澳门特别行政区抗疫期间，隔离酒店的核酸检测阳性人士中，至少有2/3愿意接受中医指导用药。期望通过本次阶段性总结，进一步优化中医抗疫方案，发挥中医所长，做好常态化防疫工作，保护澳门特别行政区居民的生命安全及身体健康。

澳门特别行政区2022年4月成立中医抗疫小组，7月1日至8月20日期间，中医抗疫小组对隔离酒店的核酸检测阳性人士提供义务热线服务共7113人次，其中指导用药2470人次、咨询服务4643人次。服用中药治疗共有1469人，年龄在11个月至89岁之间，派发中成药共5720盒。中医药治疗有效改善了患者的临床症状，在抗疫中发挥了积极作用。“落实《澳门新冠病毒中医药诊疗方案》总结分享会”由澳门特别行政区卫生局中医服务发展厅和世界卫生组织传统医药合作中心（澳门）共同举办。

（人民日报海外版）

直属单位及社会组织

一、直属单位

【中国中医科学院2022年工作综述】

一、认真学习贯彻党的二十大精神，凝心聚力谋发展

2022年，中国中医科学院（以下简称科学院）制订《中共中国中医科学院委员会学习宣传贯彻党的二十大精神实施方案》，实现230个基层党组织学习全覆盖。科学院党委召开党委常委会3次和常委扩大会1次，落实好"第一议题"制度，及时跟进学；召开党委理论学习中心组集体学习（扩大）会，全面系统学2次；组织各级党组织书记以"走好第一方阵　我为二十大作贡献"为主题讲专题党课，持续深入学，进一步用党的二十大精神统一思想、凝聚力量。科学院开设"学习宣传贯彻党的二十大精神"和"踔厉奋发　勇毅前行"专栏，多途径、全方位宣传报道，营造浓厚的学习氛围；与央视《国家记忆》节目组联合制作纪录片5集，讲述科学院建院史、奋斗史、发展史，在建院67周年之际连续播放。科学院领导带队赴院属各单位进行专题调研，各单位多措并举开展形式多样的学习交流，推动学习贯彻层层深入。

二、深入谋划做大做强，制订实施"十四五"发展规划

深化做大做强战略研究。科学院深入开展学习讨论，组织开展专题研究，广泛听取意见建议，不断深化对做大做强内涵要素的认识和把握，以发挥开创性、示范性、支撑性、辐射性等作用，实现引领明确新发展目标，以传承精华、守正创新催生新发展动能，以加快推进科研管理与成果转化、人才干部队伍建设、医疗健康服务等方面的体制机制改革激发新发展活力，以坚持人民健康为中心，发挥中医药整体医学和健康医学优势，加快补短板、强弱项，打造竞争新优势，进一步明确做大做强的总体布局。

印发实施"十四五"发展规划。科学院全面对接《"十四五"中医药发展规划》确定的相关任务，于2022年4月印发《"十四五"中国中医科学院发展规划》，确立主要发展目标，部署主要任务和工程项目，提出三大保障措施；制订规划任务分工方案和重点任务、重要项目实施责任部门（单位），搭建项目库框架，建立任务清单，细化形成2022年度工作台账，制订规划实施年度监测方案。

三、服务国家重大战略需求，"国家队"定位得到强化

坚决扛起中医药抗疫的责任担当。科学院聚焦说明白、讲清楚中医药疗效，组织专家团队研究阐释中医药治疗新冠病毒感染作用机制，形成多个高质量证据成果，编写中医药治疗新冠病毒感染专家报告。化湿败毒颗粒作为成果转化优秀案例被《中国科技成果转化年度报告2021》收录。清肺排毒汤复方荣获专利银奖。清肺排毒颗粒在香港获发中成药注册证明书，并被纳入2022年度国家医保目录。多名专家作为国家中医医疗救治专家组成员奔赴上海、新疆、内蒙古、香港等地执行疫情防控任务，充分发挥中医药特色优势，保障人民生命健康。4位专家获先进个人称号、两家院属单位获评为全国科技系统抗疫先进集体。

全力以赴开展急危重症患者救治。疫情防控平稳转段以来，科学院迅速成立医疗救治领导组、专家指导组和工作组，建立多部门联动工作机制，督促指导各医疗机构统筹调配床位、人力、设备资源。院属4家医院转化收治床位1261张，扩增ICU床位191张，ICU床位数占全院总床位数的8.9%，全力保健康、防重症、降病亡，确保防控措施优化转段平稳有序。

巩固脱贫攻坚成果，助力乡村振兴。科学院做好五寨县定点帮扶，完成第五批五寨县中医院驻点专家轮换，捐赠卫生健康发展资金；启动明溪县对口支援，与三明市中西医结合医院共建闽西北区域中医医疗中心；开展党建帮扶，与五寨、明溪两县4镇开展联学联建；做实做细健康帮扶，组建国家中医医疗队赴四川阿坝开展巡回诊疗，服务3市县4019人次，开展教学查房、适宜技术培训和宣教等，真正把技术留下来；开展中药材产业帮扶，与四川等5省地签署助推当地科技企业改善药材种植协议，持续开展五寨县中药材质量追溯技术服务；完成消费帮扶任务。

加快推进中国中医科学院大学建设。支持科学院高标准高水平建设创新型中医药高等学校已列入国家有关规划。2022年7月25日，大学项目建设开工仪式在江苏苏州举行。科学院编制完成《新型高水平研究型大学建设方案》《新型高水平研究型大学智慧校园设计》等报告，完成绿色校园、园林景观、校园文化等专项规划。

全力推进"名医堂"工程试点

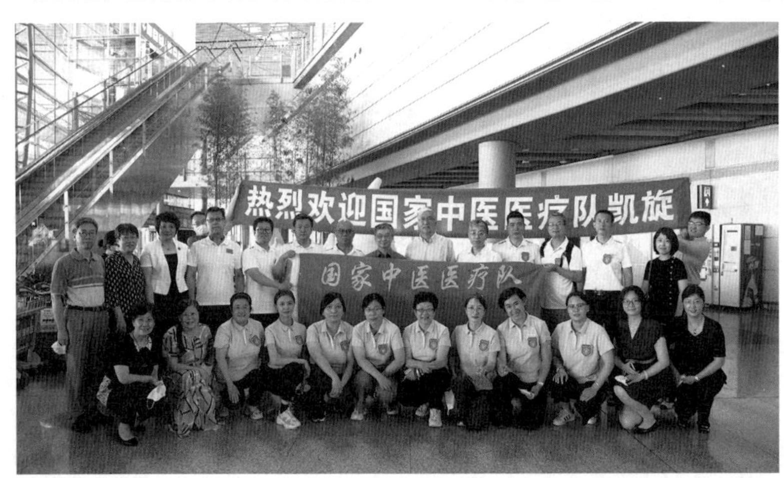

2022年7月2日，由中国中医科学院组建的国家中医医疗队第三次赴四川巡回医疗队凯旋

建设。科学院与有关部门密切沟通协调，起草名医堂工程建设方案、制度体系框架、合作协议、绩效考核办法等，赴山东、浙江等意向试点地区调研考察，组织编制可行性研究报告（代项目建议书）；组织研讨规划信息化基本功能并完成可行性研究报告编制，完成3家院属医疗机构试点建设方案编制。

深入实施科技创新工程。一是加强制度和条件建设，起草制定相关制度，基本形成工程管理体系，积极部署信息化管理平台。二是全链条协同推进科技创新工程和基本科研业务费项目，面向科技前沿聚焦热点问题，部署4个研究方向；面向国家重大需求，安排一系列研究项目，启动院学部委员传承与传播项目、多学科交叉项目、岐黄学者论坛项目；优化科学院优秀青年科技人才培养项目，启动新入职青年科研人员培养项目，建立青年人才分阶段全链条培养机制。三是做好基于“里程碑”的全过程项目管理，完成对2021年立项的科技创新工程重大攻关项目阶段考核；稳步推进创新团队项目，加强对中医肿瘤营养系列研究、青少年近视防控研究等重点协同攻关项目督导；完成科学院基本科研业务费院属二级研究所（中心）年度专项经费及中国中医药循证医学中心“业务研究室主任专项”的年度考核工作。

四、强化平台高地建设，辐射力、影响力得到增强

积极推进科技平台建设。科学院谋划建设国家级重大科研平台，积极申请道地药材品质保障与资源持续利用全国重点实验室；全面启动国家中医药传承中心建设，两家院属医院入选国家中医药传承创新项目储备库，两家院属医院入选培育库。国家中医心血管病临床医学研究中心完成阶段性任务，建立辐射30家省级医院分中心和200家基层医疗单位的科研协作网络。国家血液系统疾病临床医学研究中心中医药分中心依托西苑医院备案并挂牌。中药临床疗效和安全性评价国家工程研究中心通过优化整合纳入新序列管理。3家院属单位入选国家中医药管理局中药炮制技术传承基地。病证结合防治血管衰老重点研究室和脑肠同调治则治法重点研究室获批国家中医药管理局重点研究室。科学院加强全国中医行业古籍保护中心和国家级古籍修复中心建设，推进中国工程科技知识中心中医学分中心、国家中医病案质控中心建设。

加快推进国家医学中心和国家区域医疗中心等建设。国家医学中心建设稳步推进，国家区域医疗中心建设进入实质性建设阶段，全国中医运动医学中心建设完成病房硬件设备装备，国家中医药老年眼病防治中心和全国中医药儿童青少年近视防治中心建设成立工作专班，建设步伐不断加速。

全力推进重点建设项目。中药科技园一期——青蒿素研究中心项目基本完成二次结构砌筑、钢结构安装、机电管线铺设。中医药疫病防控中心项目基础建设工作基本完成，生物安全实验室（P3、P2、PCR）初具规模。中国中医药循证医学中心持续推进“3个100”（10月26日，《中共中央 国务院关于促进中医药传承创新发展的意见》正式发布，提出“加快中医药循证医学中心建设，用3年左右时间，筛选50个中医治疗优势病种和100项适宜技术、100个疗效独特的中药品种，及时向社会发布。聚焦癌症、心脑血管病、糖尿病、感染性疾病、老年痴呆和抗生素耐药问题等，开展中西医协同攻关，到2022年形成并推广50个左右中西医结合诊疗方案。”）工作，完成93个病种循证评价，形成480项中医适宜技术候选池，完成174个品种的量化评价和结果校正。

加紧推进中医药健康产业研究所建设运行。科学院完成所长的公开招聘，抽调人员组建工作专班全面推进运行机制建设，制定规章制度25件，规范人事、财务、科研等管理工作流程，完成11名科研人员的招录；积极探索中央与地方机构协同高效发展的管理体制和一体化运行机制。

促进大型科研仪器设备开放共享。科学院附属1家单位首次在2022年度中央级高校和科研院所等单位重大科研基础设施和大型科研仪器开放共享评价考核中获得“优秀”等次；建立在线服务平台，并与国家网络管理平台实现对接，总计231台（套）大型科研仪器被纳入国家网络管理平台。

打造高端学术品牌。科学院创办岐黄学者论坛，全年举办论坛9期，在线120万人次；举办屠呦呦班小学期名师讲堂、前沿技术论坛12期、理瀹讲坛3期、第七届中医理论学术活动周系列活动。2份新创办的英文期刊入选中国科协“2022年度中国科技期刊卓越行动计划高起点新刊”，完成《2022年度中医医院学科（专科）学术影响力评价研究报告》。

五、加快推进重大科研项目实施和成果转化，创新驱动发展作用逐步彰显

重大科研项目进展显著。一是中医药防治新冠病毒感染疫情科研攻关取得进展，“化湿败毒颗粒药效物质基础和作用机制研究”等系列研究发现化湿败毒方在炎症方面具有明显改善作用。二是全国中药资源普查成果整理成效显著，完成1644个县域的中药资源调查数据、标本实物汇交工作，完成《中国中药资源大典》系列19部专著。国家自然科学基金重大项目“中药道地性研究”形成《道地药材目录（第一批）》，完成人参属药材有效成分生物合成关键酶基因、根形态特征形成机制研究和清宫御药房药材文物11个样品的性状鉴定，建立分子考古实验室。推进中药材生态种植技术集成优化及技术示范，生态种植示范推广30余万亩。三是加强古典医籍精华梳理和挖掘，完成《中华医藏·养生类》出版，完成《中国中医古籍总目》修订和《中国中医古籍总目（第二版）》编撰，成都天回镇汉墓出土医简以来，医药文献研究领域的标志性成果《天回医简》正式出版，古代经典名方目录遴选及关键信息考证研究发布《古代经典名方目录（第二批儿科部分）》和

25 首方剂的关键信息专家共识，出版《中医历代名家学术研究丛书》30 个分册和《中医学理论体系框架结构丛书》4 个分册。四是做好中医药标准化建设和传统知识传承保护，组织制定的《健康信息学——针灸表达的语义分类结构——第 6 部分：针刺效应》作为国际标准发布，《中医药——甘草》《中医药——甘草种子种苗》国际标准进入国际标准新工作项目提案（NP）立项投票阶段，《中医药——中医临床术语系统分类框架》获年度中国标准创新贡献奖标准项目三等奖。完成 101 种饮片、59 种中成药标准制定和 161 项中医药团体标准评价，推进国家中医药健康旅游示范区建设标准在国家标准委立项。《中医临床名词术语》内科、外科、妇科、儿科等 8 项国家标准通过全国中医标准技术委员会审查，搭建团体标准评审系统和中成药综合评价数据平台。五是做好传统知识传承保护。持续开展活态中医药传统知识项目收集，建立评价认定、入库管理等工作机制，汇集全国上报项目 3051 项，编制完成民间中医技术筛选指南，形成民间中医特色诊疗技术信息化平台建设方案。六是持续推进针灸国际大科学计划，整合国内研究团队，联合加拿大、瑞士、美国等 9 个国家 48 家单位的 109 位专家，对针灸随机对照临床试验、系统评价、临床实践指南及卫生经济学研究的现状和质量进行评价，牵头在 BMJ（英国医学会下属专业医学出版机构）发表针灸系统评价系列论文，形成全球专家共识，加快推进“中医针灸进澜湄”项目实施。

科研项目数量稳步增加。2022 年，科学院中标国家级项目 120 项，其中国家自然科学基金 109 项，中标率 18%，创历年最高；中标国家重点研发计划 5 项、国家社科基金 3 项、国家社科基金冷门绝学 3 项；在研国家级项目 567 项，省部级项目（课题）356 项，在研竞争性纵向经费 6.8 亿元。

积极推进科技成果产出和转化。科学院以第一完成单位获得各级各类科技奖励 58 项，其中一级学会的科学技术一等奖 15 项；发表论文 3535 篇，其中 SCI 论文 1206 篇；在《英国医学杂志》（影响因子：93.333）和 *Science*（影响因子：57.8）发表论文各 1 篇；出版专著 140 部，授权专利 185 项。1 家单位在科技部等三部委组织的绩效评估工作中获得优秀等次。

六、实施人才强院计划，为推进做大做强提供坚实干部人才基础

建设人才高地。科学院入选第四届国医大师 2 人、第二届全国名中医 3 人、2021 年岐黄学者支持项目 8 人，分子生药学研究团队获得中国青年女科学家奖团队奖。选拔推荐 8 人作为第十届国家卫生健康突出贡献中青年专家人选。启动学部委员增选工作。完成 8 人 2022 年度西部之光访问学者对接工作、两人 2021 年度西部之光访问学者考核工作；第二十一批博士服务团考察，第二十二、二十三批博士服务团推荐工作。启动实施“名师 +”博士后项目，10 名在站博士后中标国家自然科学基金青年项目。

深化研究生教育。科学院牵头建设中国中医药联合研究生院，发起成立长三角中医药高等教育联盟，加快探索推进医工、医理等交叉学科建设，不断创新中医药复合型高层次人才培养模式。坚持立德树人，开设思政讲堂、中研课堂等，获批中国科协弘扬科学家精神项目 2 项，入选北京市青年马克思主义者培养工程 2 人，获得第八届中国国际“互联网 +”创新创业大赛北京赛区“青年筑梦红色之旅”赛道金奖。统筹京苏沪三地教学工作，修订学科培养方案 11 个。全面推进教材建设，8 部主编教材获批“十四五”全国中医药行业高等教育规划教材，首批 13 部研究生系列教材出版发行，完成第二批 33 部教材建设立项。博士、硕士、本博连读屠呦呦班（中医）招生人数分别增加 15.3%、13.3%、20%。中药学科、中医学科、中西医结合学科 3 个一级学科全部进入 A 序列，其中中药学科获 A +。40 名屠呦呦班同学及 3 名考入中医药院校的援鄂抗疫中医医疗队成员子女获得由化湿败毒颗粒转让经费设立的中医科学院人才培养奖学金资助。

强化继续教育。科学院举办人力资源社会保障部专业技术人才知识更新工程高级研修项目，首批出版继续教育培训教材 3 类 30 部，启动制作 72 个传承工作室精品视频课程样片。推进师承教育，遴选指导老师 65 名、学术继承人 134 名。国医大师、全国名中医传承工作室建设项目通过验收，获批 2022 年度传承工作室建设项目 18 个。开展第五批全国中医临床优秀人才研修项目、第七批全国老中医药专家学术经验继承项目、岐黄工程首席科学家项目和青年岐黄学者支持项目中期考核工作。2022 年申报国家级继续教育项目 100 项，获批 71 项，比 2021 年增长 12.6%。

推进人事职称改革。科学院深化人才强院专题研究，研究制定《关于促进科技人才优先发展若干举措》。成立章程制定工作组，形成《中国中医科学院章程（草稿）》；推出“三生”（本科生、硕士研究生、博士研究生）预招聘制度，提前锁定优秀生源，落实岗位调整不限比例和一次性上报工作机制。2022 年，全院共接收高校毕业生 144 名，完成全院人才引进和调入 27 名，其中博士后 8 名。

加强干部选拔管理。科学院完成 8 位干部选任、1 位干部聘任、2 位干部转任工作。注重开拓创新，首次完成对院属单位领导班子考核和选人用人“一报告两评议”，首次采取全国公开招聘方式完成产业研究所所长和科技合作中心主任聘任制招聘，眼科医院等以竞聘方式完成中层干部选拔任用，运用信息化手段对试用期满干部进行考核。完成干部个人有关事项报告集中填报和随机抽查重点核查，完成干部经商办企业、社会兼职行为专项整治等工作。

七、深化内涵建设，医疗质量服务能力得到提升

扎实做好常态化疫情防控。科学院全力支援属地核酸检测、疫苗接种等任务，派驻 291 人支援小汤山、新国展等方舱医院和佑安医院等定点医院，累计收治患者7031人，核酸采样8962人次。派出2065人次完成5.3万人次疫苗接种，派出2.6万人次完成1165.1万人次核酸采样等任务，派出145人次完成隔离点8531人次医疗保障和12.6万人次核酸检测任务，派出101人次完成4397人次属地流调等任务，派出65人完成4797人次冬奥会医疗保障任务。

医院管理持续加强。科学院召开医疗运营工作座谈会，组织医疗质量管理委员会7个专业小组完成2轮督导检查，促进医疗质量提升。举办新时期公立中医医院管理能力培训班，23位专家授课，参会171万人次。开展国际护士节、中国医师节系列活动，举办教学视频大赛、主题征文、技能大赛等。建立医疗行风“三查”（自查、抽查、督查）工作机制，形成季度汇报制度，开展自查自纠、整改落实。推进互联网医院、智慧医院建设，1家单位获2021年度北京地区卫生健康系统优秀移动应用奖。

医院服务能力稳步提升。科学院医疗服务量平稳增长，服务效率稳步提升，中医药特色更加明显。2022年，门急诊总量786.5万人次，较2021年增长5.2%；出院人数8.1万人次，增长2.5%；医疗业务总收入71.3亿元，增长1.6%；平均住院日9.9天，减少0.5天；门诊中药饮片处方比例38.9%，增加3.0%；中药饮片收入占药品收入比例54.9%，增加0.9%；门急诊患者使用中医非药物疗法比例30.7%，增加4.4%。

八、推进对外交流合作，努力提升国际影响力

完成援柬埔寨国际中医医疗队“三步走”派出工作。由科学院组织的援柬埔寨国际中医医疗队作为首支中医援外抗疫医疗团队累计诊疗1.2万人次，开展适宜技术培训并多次联合孔子学院等举办讲座，央视新闻联播、中柬友谊台等海内外主流媒体多次报道。“全球首支国家级中医抗疫医疗队助柬抗击疫情”入选2022年中柬关系十大新闻。

推进重点合作项目实施。科学院加快“一带一路”联合实验室建设，完成外观与具体设计方案；基本完成“本草惠澜湄”任务，收集整理澜湄流域国家药用资源数据2500条并建立数据集，完成对越南、柬埔寨、老挝、泰国、缅甸5个国家传统医药素材收集，签署《共建澜湄国家传统医药产业基地合作协议》，选定越南、柬埔寨、云南三地共建6个产业基地。

推进国际传统医学临床试验注册平台建设。科学院完成国际传统医学临床试验注册平台基础条件、技术规范、专业队伍、数据联通等准备工作，完善注册信息传输数据包的格式，与世界卫生组织测试数据传输15次，搭建相应数据管理系统。收到世界卫生组织（WHO）官方邮件通知，WHO首席科学家批准成立国际传统医学临床试验注册平台。

组织参加重要展览和国际会议。北京冬奥会和冬残奥会期间，科学院设置“中医药文化展示空间”，接待世界各国记者等上万人次，发放五禽戏手办、盲盒等文创产品8000余套件。组织11家院属单位参加中国国际服务贸易交易会展览，以展板加实物的形式介绍中医药国内外抗疫、科技成果转化等成果，获得组委会颁发的奖杯；组织召开国际会议23次，组织参加上海合作组织传统医学论坛、世界卫生组织西太区传统医学合作中心大会，召开中韩传统医学国际合作研讨会，主办奥中中医药未来趋势视频研讨会，协助筹备青蒿素问世50周年暨助力共建人类卫生健康共同体国际论坛等。

九、加强党建引领，强化全面从严治党

深化政治机关建设。科学院抓好“第一议题”制度，40次常委会中安排35次“第一议题”，及时学习贯彻习近平总书记重要讲话和党中央决策部署等有关内容83项。严格落实“三重一大”制度，持续做好模范机关创建，严格落实意识形态责任制，密切关注、全面掌握全院干部职工思想动态，组织好开学第一课和“青蒿讲堂”，以强化研究生思政专题教育。举办干部能力提升培训班，深入开展“向屠呦呦同志学习、弘扬青蒿素精神”活动。持续举办屠呦呦工作室开放日活动，屠呦呦研究员工作室入选首批科学家精神教育基地。

夯实基层党组织建设。科学院召开第二次党代会，国家卫生健康委党组成员，国家中医药管理局党组书记余艳红出席会议并讲话，对科学院工作给予充分肯定并提出希望要求。深化“四强”党支部创建，23个党支部获评中央和国家机关“四强”党支部。开展“学查改”专项工作，落实基层党组织按期换届提醒督促机制。

扎实推进党风廉政建设和反腐败工作。科学院从严从实开展专项检查、专项整治、责任督查，持续落实巡视、会商、审计等反馈问题整改，巩固拓展整改成果，组织制度建设专项，系统推进制度体系化建设，首次开展规章制度全面清理工作，全年出台《中国中医科学院规章制度管理办法》等规章制度22项。

十、强化服务保障能力，夯实事业发展基础

加强新闻宣传工作。科学院网站升级改版上线，实现多媒体融合。开通微信视频号，加强抖音等新媒体平台运维管理；组织2022科普讲解大赛、微视频大赛，制作“中医药抗击新冠肺炎”科普动画微视频、“中医药防治青少年近视眼”科普动画片等，提升中医药文化与科普知识传播能力。

持续强化安全保密等工作，规范信息系统安全建设和管理工作。科学院推进预算执行和内控建设，持续做好全过程跟踪审计、工程结算和合同审核工作，加强审计整改和结果运用。推动产业管理和资源整合，完成中研国际医药和中研宾馆公司制改革。（李爱军）

【中华中医药学会2022年工作综述】

一、坚持政治引领，深化学会党建强会和政治机关建设

在中医药行业迅速掀起学习党的二十大精神的浪潮。党的二十大胜利召开后，中华中医药学会（以下简称学会）党委、秘书处党支部第一时间组织集中学习，深刻领悟“两个确立”的决定性意义，增强“四个意识”、坚定“四个自信”、做到“两个维护”，切实把思想和行动统一到党中央的决策部署上来。结合党的二十大精神、全国中医药大会精神、《“十四五”中医药发展规划》和《中华中医药学会“十四五”发展规划》，理事会开展专题学习并审议通过《中华中医药学会深入学习贯彻党的二十大精神主要思路举措》，明确党建强会、学术立会、人才兴会、服务凝会、科普拓会、文化育会、开放活会、产学促会、品牌引会、依章治会十大举措。在学术会议上邀请专家就如何深入学习贯彻落实党的二十大精神作专题报告，万余名中医药科技工作者通过线上线下相结合的方式聆听报告。

强化政治机关意识，更加积极主动地服务上级决策部署。学会坚持“第一议题”制度，开展常态化政治理论学习，1 年来完成 100 余份材料的学习。注重规范化建设和问题整改落实，持续抓好作风，秘书处党支部获评中央和国家机关工委“四强”党支部。如期开展“三会一课”，通过组织党员参观中国共产党历史展览馆、与中国中医科学院中药所联合开展弘扬科学家精神主题党日活动等方式激发党员干事创业的积极性。认真落实全面从严治党“两个责任”，抓好中央巡视整改、会商会整改、专项整改、审计整改的任务落实。坚决贯彻落实中央八项规定及其实施细则精神，力戒形式主义、官僚主义，通报行业违纪违法案件，驰而不息纠治“四风”。赴五寨县旧堡村薛家组开展党建帮扶活动，慰问困难群众。

二、坚持对标对表，全力围绕中心、服务大局

主动服务中医药重点工作。学会受国家中医药管理局委托，组织开展 31 项治未病干预方案和 42 项中西医结合诊疗方案制订工作；完成 63 个优势病种的循证评价、中西医专家共识及相关中成药品种推荐工作；管理 2022 年国家级中医药继续教育项目 1310 项，完成 1070 项；建设第四批全国中医临床优秀人才、第六批全国老中医药专家指导老师和传承人电子信息查询系统；积极落实健康中国行动中医药工作任务，宣传贯彻 16 项国家标准和 23 项团体标准；完成 1 家报社、两家出版社、26 家期刊出版单位的社会效益考核，26 家期刊编校质量专项审读，10 家期刊、国家中医药管理局主管出版社图书、《中国中医药报》及其所办新媒体专项检查，2022 年国家中医药管理局主管出版社图书“质量管理 2022”专项检查，图书阅评及《国医有方》等 2 部纪录片、1 部电视剧的审看工作。

积极服务疫情防控和地方发展。一是持续开展中医药防控新冠病毒感染疫情经验交流，召开新冠肺炎疫情防控专家论坛，邀请多领域专家对《新型冠状病毒肺炎诊疗方案（试行第九版）》进行解读，分享新冠病毒感染防治经验，在线观看超过 10 万人次；急诊分会组织线上交流中医药在疫情防控中的有益经验。二是探索学会与地方联动新模式，在甘肃天水、山东菏泽启动“科创中国”中医药文化产学融合会议项目，持续为地方中医药事业产业发展把脉出方；与浙江省中医药学会签订共建合作协议，成立中华中医药学会科创联动发展浙江服务站，促进浙江中医药大健康产业的科技成果转化和转型升级。三是提升中药产业发展质量与活力，充分发挥“科创中国”中医药产业科技服务团作用，结合中药企业诉求，开展学术研讨会 7 期、线上问诊会两期，帮助企业解决技术问题与难题；启动中华中医药学会联合攻关项目（中药专项）、骨病防治交叉研究项目，引导产业开展高水平临床研究，促进创新链和产业链融合。

充分发挥学术引领作用。一是继续打造品牌活动，发布 2021 年度中医药十大学术进展，征集、遴选 2022 年度中医药十大学术进展，发布 2022 年中医药重大科学问题和工程技术难题；开展中医药学科学术影响力评价研究，继续推进中医疫病学学科发展研究项目；眼科分会等 11 个分会的学术年会被中国科协列为 2022 年度重要学术会议；组织分支机构有序开展学术论坛，提升学术活动凝聚力；继续开展中华中医药学会科学技术奖、李时珍医药创新奖推荐评审工作。二是加快推进世界一流中医药期刊培育项目，启动 2022 年期刊分级目录评审工作；全面升级中医药科技期刊集群网站，进一步提升期刊影响力，截至 2022 年底，学会有系列期刊 89 种。三是逐步完善中医药标准体系，审查立项团体标准 153 项，发布团体标准 86 项；推进《中医临床名词术语》系列国家标准起草工作；审查立项中成药临床应用专家共识 20 项，发布 11 项；累计在全国团体标准信息平台公开学会已发布且经标准化专家编审的团体标准全文 859 项，召开中华中医药学会团体标准发布会 4 场，促进团体标准宣传贯彻应用。四是探索以课题立项形式引导学术研究方向，通过“青年求实”“定向委托”“专项研究”等方式累计立项课题 40 项，预计资助金额 500 余万元，启动分支机构课题立项新模式。

为中医药科技工作者提供有温度的服务。一是首次将 5 月 24 日（学会成立纪念日）至 5 月 30 日（全国科技工作者日）作为“会员周”，进一步提升会员的获得感和参与感。二是为弘扬科学家精神，学会推荐中国中医科学院中药研究所屠呦呦研究院工作室入选七部委联合发布的首批“科学家精神教育基地”。三是举荐优秀中医药人才，向第十七届中国青年科技奖推荐候选人两名，向第十八届中国青年女科学家奖推荐候选人 3 名、候选团队 1 个，向未来女科学家计划推荐候选人两名，推荐最美科技工作者候选人两名；由学会推荐的暨南大学何蓉蓉获得中国青年科技奖，推荐的袁媛研究员团队获得中国青年女科学家团队奖，这是中医药领域首个获得该奖项的团队。四是培育优秀中医药青年人才，完成学会青年委员会换届工作，组织青年委员会举办临床优势病种的系列沙龙 8 期及医疗机构院内制剂沙龙 2 期；启动第七届青年人才托举工程项目，遴选被托举人 44 人，完成第四、五届共 60 个项目的结题验收。五是以推动卫生专业技术人员评价改革为目标，开发建设中国中医药临床案例成果库，有近 20 家三级医院参与共建，5 家医疗机构将入库案例作为职称评定、人才评价或绩效考核的指标。六是拓展名家活态传承，举办国医大师刘敏如从医 70 周年女科传承学术交流会、谭兴贵教授的学术传承活动及基层综合医院中医科人才培养项目之学术传承活动。七是开展中医师培养计划——我的中医路分享展演活动，共征集到 20 多位国医大师、全国名中医录制的视频、文稿 213 份，在学会官微和“中医药会员之家”微信公众号进行宣传推介。八是继续开展专项培训，联合内科分会完成第二届西学中临床人才公益线上培训班；完成广西全科住院医师规范化培训、吉林省第三批青年优秀中医临床人才培养项目；启动综合医院中医科人才培养项目。

持续推进中医药科学普及和文化宣传。一是以线上直播形式召开 2022 中国中医药健康科普文化传播大会，超过550 万人次在线观看，会上发布《中国中医药科普标准知识库（1.0 版）》《中国中医药科普报告（2021）》和《中医药健康科普文化传播倡议书》。二是设立 51 家中华中医药学会名医名家科普工作室、26 家中华中医药学会名医名家科普工作室（建设单位），成立 20 家中华中医药学会科普基地、4 家中华中医药学会科普基地（建设单位）；按照中国科协要求，开展科普人物、科普作品（包括科普图书、科普视频、科普展览）的遴选和发布工作，累计选出科普人物 15 名、科普作品 15 部。三是创建中医药文化动漫化创新传播平台，推出中医药动漫形象“灸童”和中医药动画片《手指的魔法》等动画系列片、动画短视频，开发“灸童”形象及系列文创产品，制作并推出系列“灸童说”动漫短视频，打造具有引领价值的中医药动漫品牌，讲好中医药故事，弘扬中医药文化。“灸童”亮相 2022 年北京冬奥会的主媒体中心——中医药文化展示空间，搭建了中医药非物质文化遗产传承推广平台。四是实施“三分钟讲透经典”“养生文化进万家”等活动，联合研究发布《全民健康指数报告》，传播与弘扬中医药文化。五是联合举办首届山西五寨夏季康养峰会中医药文化研讨分论坛。2022 年，学会荣获 2022 年度全国学会科普工作优秀单位、2022 年度全国科普日活动优秀组织单位，中国中医药科普标准知识库建设项目荣获中国科协系统 2012—2022 十年优秀工作案例，中国中医药健康文化传播大会荣获 2022 年度金旗奖案例奖。《灸童说：中医药献给世界的礼物》荣获 2022 金熊猫天府创意设计奖金奖。

着力深化中医药国际交流与合作。一是举办首届中医药文化国际传播论坛，近 6 万人线上参会。二是举办第二十四届中韩中医药学术研讨会等品牌国际会议，受众近 13 万人次。三是召开第四届海峡两岸青年中医药传承创新论坛暨道地药材临床应用论坛，签订合作框架协议 3 份，两岸参会人员 6900 余人次，国台办在例行新闻发布会作重点介绍。四是打造中华中医药学会粤港澳大湾区中医药高地建设平台，推动粤港澳中医药学术交流与科研合作，促进粤港澳地区中医药青年人才学术交流常态化。五是学会与 12 家境外中医药学术团体签订框架合作协议，合作设立中华中医药学会对外联络站，助推中医药走向世界。六是推动学会秘书处领导在中医药国际组织中担任执委以上职务，增加学会在国际组织中的话语权。

三、坚持强筋健骨，加强秘书处自身建设

抓实疫情防控。学会认真贯彻落实疫情防控有关要求，切实提高政治站位，始终保持高度警惕，绷紧疫情防控这根弦，压实责任，常抓不懈。继续严格落实全员健康监测，办公区域测温验码、通风消毒、佩戴口罩、保持社交距离、突发应急处置等各项常态化疫情防控措施。

提高秘书处内部管理水平。学会持续完善内控体系建设，健全落实秘书处规章制度。以经责审计为契机，进一步理顺独家主办期刊管理模式，明确合同文本标准表述，规范干部兼职审批程序，提高课题项目执行效率等，切实提高学会内部管理水平和风险防范能力。

增强学会数字治理能力。学会完善网络安全相关制度，全面梳理排查学会信息系统，开展学会官网

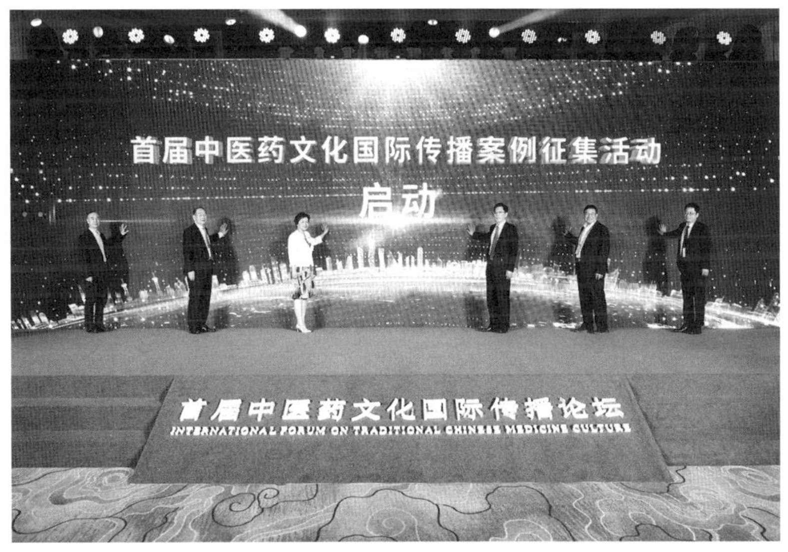

2022 年 7 月 5 日，中华中医药学会与中国对外书刊出版发行中心（国际传播发展中心）在北京举办首届中医药文化国际传播论坛。图为首届中医药文化国际传播案例征集活动启动仪式

网络安全等级保护定级评审和官方微信认证工作；加强学会各部门、各系统间信息数据共享交换；优化迭代智慧杏林、学术会议管理平台系统功能及业务逻辑。持续将学会信息资源优势转化为内容丰富、形式多样的公共服务产品，利用学会网站、微信、抖音等互联网平台做好政策宣传、科学普及等工作。

加强分支机构管理。学会完成2021年度分支机构年度考核评估及2022年任期届满分支机构主任委员述职考核，并探索将考核结果运用到分支机构动态管理中，以考核促发展，激发分支机构活力；探索疫情常态下的分支机构换届模式，完成10个分支机构换届工作。

（康　宁）

【《中国中医药报》社有限公司2022年工作综述】

一、强化政治引领，切实推动党建工作高效开展

始终把理论学习放在首位，夯实思想基础。《中国中医药报》社有限公司（以下简称报社）始终把党的政治建设摆在首位，坚持"第一议题"制度，第一时间传达学习习近平总书记重要讲话、重要论述、重要文章和指示批示精神。严格落实意识形态工作责任制，集体学习习近平总书记关于意识形态工作的重要论述和习近平总书记关于党的宣传思想工作的重要论述两次。

做好党的二十大精神的学习宣传贯彻落实。党的二十大召开前，报社开展"强国复兴有我"主题活动，围绕"走好第一方阵　我为二十大作贡献"主题，组织开展主题党日活动。党的二十大期间，报社组织全体党员通过多种渠道收听收看开幕式盛况，党的二十大胜利召开至2022年底，先后组织党总支集体学习两次，覆盖式传达学习6次，组织知识测试3次，同时制订工作方案，为贯彻落实党的二十大精神扎实根基。

积极主动作为，切实加强党风廉政建设。报社强化政治监督，2022年组织召开党总支会议16次，通过学习培训、案例通报等多举措强化党风廉政教育。严格贯彻落实习近平总书记关于党风廉政建设、廉洁文化建设的重要论述，认真贯彻落实《中共国家中医药管理局党组关于贯彻落实加强新时代廉洁文化建设意见的具体举措》。组织各支部开展家风主题党日活动，引导党员干部增强廉洁修身、廉洁齐家的思想自觉和行动自觉。

压实责任，强化日常工作监督。报社以问题为导向，通过专题会商会反馈问题、中央巡视反馈问题整改工作、以培训为名组织公款旅游问题专项整治工作，将监督工作贯穿各部门职能发挥过程中，发挥关键环节上的监督作用。通过多举措压紧压实各方责任，推动全面从严治党向纵深发展。

二、坚持正确政治方向和舆论导向，推动传统媒体和新兴媒体融合发展

做好贯彻落实习近平总书记关于中医药工作的重要论述和党的二十大精神主题报道。报社按照党的二十大主题宣传方案部署，深入宣传党的十八大以来在以习近平同志为核心的党中央带领下中医药事业发展取得的显著成就，一版开设"奋进新征程　建功新时代·中医药这十年"栏目，刊发《这十年，总书记的中医药话语》等文章。报纸微信推出"我们这十年·党的十八大以来中医药传承创新发展成就"系列报道，共刊发文章13篇。同时三版开设"中医药振兴发展这十年·足迹"栏目，每周刊发1期，每期总结全年的大事，回顾党的十八大以来中医药事业发展经历的重大事件。党的二十大召开期间，报纸刊发了综述性文章《以中医药发展浪潮激荡复兴伟业》，采访中医药领域的党的二十大代表，配发社论，开设"二十大时光"等栏目，报道各地学习贯彻党的二十大精神的举措，采访二十大代表学习报告的心得体会和中医药系统干部职工学习党的二十大报告的感想认识等。为贯彻落实习近平总书记关于中医药工作的重要论述，一版开设"说明白讲清楚中医药疗效"栏目，记者专访部分中国医学领域的权威大家谈观点看法或介绍典型案例，以启发中医药科研创新的思路，凝聚中医药行业同仁的共识。共刊发专访15篇，专访张伯礼、王琦、仝小林、汤钊猷、刘长林、刘保延、唐旭东、张忠德等知名专家学者，受到业内外广泛关注。

持续做好中医药防控新冠病毒感染重点报道。报社全面报道中医药在抗击疫情中发挥的重要作用，报纸持续开设专栏"中医药抗疫"，及时发布各地中医药抗击疫情的举措、进展、成效等。报纸、微信推送中医药抗疫文章260多篇。医院、人物版开设"中医药抗疫在行动""抗疫英雄谱"等栏目，报道中医药人全链条参与抗疫的故事，共发稿74篇。疫情防控政策优化之后，报纸发挥多媒体优势，积极报道《新冠病毒感染者居家中医药干预指引》等相关政策文件及各地疫情防控的方案举措，采访专家多方面介绍药物、食疗、非药物疗法等对防控新冠病毒感染的作用。《居家指引》和《仝小林：立足"寒湿"，知常达变治新冠》两篇文章阅读量超过10万，起到了引导舆论、解疑释惑、助力科学防控的积极作用。疫情防控"新十条"发布后，迅速组织策划1个整版报道，推出10篇疫病防治学术、科普稿件，充分发挥专家作用，突出中医药优势，回应群众关切。

做好第四届国医大师表彰和全国中医药人才工作宣传重点报道。2022年，《关于加强新时代中医药人才工作的意见》发布，中医药人才工作加速推进。6月进行全媒体充分报道，开设"岐黄工程为中医育才"栏目，系列分板块报道中医药人才培养所取得的成就。7月20日，对第四届国医大师表彰大会做重点策划宣传，组合孙春兰出席表彰大会消息和社论、大会侧记，同时推出第一期国医大师张伯礼的人物典型等组合报道，多个版面联动，形成强势宣传效果，在新媒体平台同步推出表彰视频。此后，每周四推出1位第四届国医大师近3个版的传记篇、学术篇和养生篇。

为《中医药法》实施五周年营

造良好的舆论氛围。2022年6月，《中医药法》实施五周年座谈会召开，突出报道全国人大常委会副委员长王晨出席《中医药法》实施五周年座谈会并讲话。7月1日，刊发综述文章《中医药树高千尺，根在法治沃土》，并配发评论《以良法保善治》，全面展现《中医药法》实施五周年以来中医药事业沿着法治轨道取得的成果。同时一版开设“《中医药法》实施五周年”栏目，系列刊发《中医药法》实施五周年典型报道等30多篇，形成连续性，营造良好的舆论氛围。同时，面向中医药行业内外开展贯彻实施《中医药法》五周年有奖征集宣传标语、宣传海报活动。对于遴选出的优秀作品，在报社各媒体平台上开设公益普法作品展专栏，连续刊登优秀作品。宣传海报专题浏览量突破10万次，下载量3万余次。

挖掘中医药助力乡村振兴的典型经验。报社贯彻落实国家全面推进乡村振兴的决策部署，结合国家中医药管理局定点帮扶重点任务，宣传报道山西五寨、福建明溪在拓展脱贫攻坚成果及助力乡村振兴等方面的典型经验和做法。二版开设“中医药助力乡村振兴”栏目，刊发稿件近百篇。中药、产业版立足中医药产业促进乡村振兴报道行业典型。医院、校园、人物版挖掘中医药下基层促进乡村振兴的典型人物、故事，发稿20余篇。大型深度报道《中医药打造脱贫振兴五寨模式》，全面总结在国家中医药管理局的重点帮扶下，五寨县28年来脱贫致富路上的实践和取得的成效。

做强舆情监测工作，提升报社信息服务能力。2022年，报社共采集中医药数据4980万余条，为国家中医药管理局推送数据18万余条，编辑日报362期，各类信息报告183期，落实“新十条”信息简报13期，敏感舆情台账33期，敏感舆情预判4期。制作北京中医药大学东直门医院舆情日报249期、热点信息专报9期，河北省中医药管理局舆情月报12期，全国中医药微信公众号周榜47期。为中华中医药学会提供数据服务近万条，中华中医药学会月报5期，为中华中医药学会建立健全舆情应对机制。

中医药新媒体阵地覆盖继续拓展。2022年，“中国中医药报”微信号成为中医药网上的主要新闻舆论阵地，截至2022年底，用户数达47万人。“中国中医”微信号共发布微信1572条，增加用户10余万人，截至2022年底，总用户85万人，阅读量10万次以上的文章有6篇，其中《新冠病毒感染者居家中医药干预指引》阅读量为48万次。“养生中国”共发布内容365期、1300余条，总阅读次数1504万次，全年增加用户3.2万人，截至2022年底，共有用户50万人，阅读量10万次以上的文章有7篇。“首都中医”微信共推送微信文章1488篇，累计阅读量318万次，单篇最高阅读量14.2万次，多次进入全国中医药政务微信排名前三名。中国中医药网全年发布文章7021条，新建专题9个。《中国中医药报》微博共推送微博1927条，以图文、视频等形式呈现，及时为受众提供有用靠谱的中医药知识。10月，开通报社官方抖音号，在短视频制作上发力，截至2022年底，用户数短时期达到2.7万人。

三、坚持社会效益第一，打造报社品牌影响力

开展《中医药法》宣传口号、海报征集评选活动。2022年4月起，报社面向中医药行业内外开展贯彻实施《中医药法》五周年有奖征集宣传标语、宣传海报活动，吸引中医药行业内外的积极参与，在国青实践平台开设的大学生专场页面，访问人数达153267人次，共收到投稿宣传标语1015条、宣传海报268张（套）。对于遴选出的优秀作品，在报纸开设公益普法作品展专栏，连续刊登优秀作品；在中国中医药网开设“《中医药法》实施五周年”专题页面，长期展示优秀作品；在“中国中医”微信、报社官方微信同步刊登。宣传海报专题浏览量突破10万次，下载量3万多次；报纸刊登通栏累计30次、整版公益广告3次。

中医药文化进校园活动模式日趋成熟。2022年端午节和全国爱眼日前后，在国家中医药管理局办公室指导下，报社联合中华中医药学会共同主办的校园中医药文化主题日活动在全国20多个省（区、市）开展，600多所中小学共20余万人参与。活动包括端午艾草香、关注眼健康、互动体验3个环节，集现场讲授、视频观看、手工制作为一体，涵盖节日习俗、艾草知识、护眼常识等丰富有趣的内容。共有来自24个省（区、市）的中小学校踊跃报名，参与学校数量600多所，人数超过20万人，中医药文化进校园的覆盖面显著扩大。

开展走进名医故里大型系列活动。作为报社承担的国家中医药管

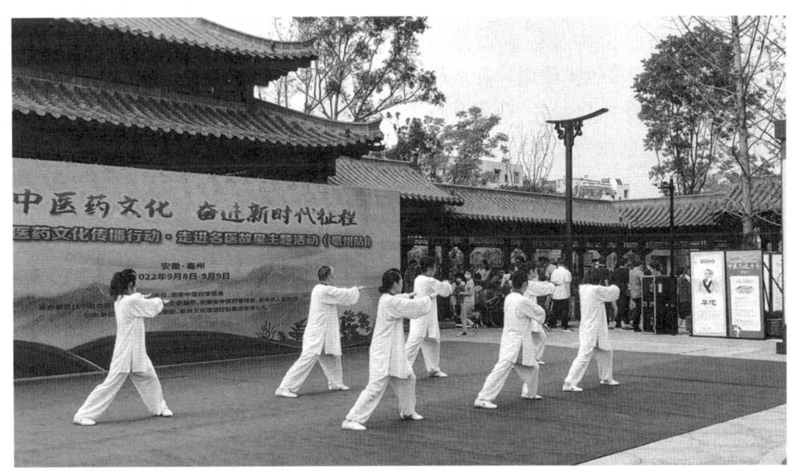

2022年9月8—9日，由国家中医药管理局主办，《中国中医药报》社有限公司等承办的2022中医药文化传播行动·走进名医故里主题活动（亳州站）在安徽亳州举行

理局委托的重点项目，2022年中医药文化传播行动大型活动走进3个名医故里（湖北蕲春、安徽亳州、河南南阳），举办主题活动，收到社会的广泛关注和宣传资源的鼎力支持，推广科学的中医药文化观，鼓励和引导更多社会力量传承和发展中医药事业。

举办中医药文创大赛。以“传承中医文化 锻造文创精品”为主题的第二届全国中医药文创产品设计大赛自2021年10月面向全国中医药行业内外人员、单位开展，吸引来自中医药行业内外的踊跃参与和全国各省级中医药管理部门、中医药学会（协会）、高等院校等单位平台的积极推荐，共收到投稿作品超过1000件。经大赛评委会甄选，选出113件（套）作品入围参与网络投票，投票小程序总访问数超过10万次，总票数累计超过100万张。2022年4月，确定网络人气奖作品和其他各项评选结果。8月，正式启动第三届文创大赛，吸引更多年轻人的关注、了解，传播中医药文化，推动营造全社会关注、信任、喜爱中医药文化的良好氛围。

开展项目合作，推动中医药科普发展。报社积极发挥中医药科普文化宣传主流平台优势，承接2022年国资预算项目中医药文化版权图片库扩容，绘制、拍摄常见中医药类别为主的原创版权高质量高清图片共计915张，其中穴位绘图100张、常见中药原植物及标本饮片摄影图片815张，有效实现图片库版权图片扩容，为报社自身用图及全行业提供图片信息服务做储备打下坚实基础。 （闫 锐）

【中国中医药出版社有限公司2022年工作综述】

一、加强党的领导，筑牢理想信念、思想根基

作为国有文化企业，中国中医药出版社有限公司（以下简称公司）始终把党的政治建设摆在首位，以习近平新时代中国特色社会主义思想为指导，认真学习贯彻党的二十大精神和习近平总书记在全国国有企业党的建设工作会议上的重要讲话精神，严格落实党建工作责任制，坚持把党的政治建设内容列为“第一议题”，切实履行管党治党政治责任，不断推动全面从严治党向纵深发展。严肃党的政治纪律和政治规矩，坚持把党章党规党纪作为公司理论学习中心组、领导班子、党支部和青年理论学习小组学习的重要内容，深刻领悟“两个确立”的决定性意义，增强“四个意识”、坚定“四个自信”、做到“两个维护”。全年组织党总支集体学习10次，开展支部主题党日活动54次，召开支委会49次。巩固和加强基层党组织建设和领导班子自身建设，不断理顺公司领导体制和管理机制，充分发挥党组织在公司重大决策等方面的决定性作用，把党的领导落实到中医药出版工作的方方面面，转化为强基固本、促进发展的具体措施，以高质量党建引领和推动公司高质量发展。

二、坚定政治立场，夯实意识形态工作主体责任

一是认真履行党总支书记第一责任人职责，落实意识形态工作责任制，并将其列入领导班子、领导干部考核管理的重要内容。班子其他成员根据职责分工，认真抓好分管领域意识形态工作，公司上下形成意识形态工作齐抓共管的良好态势。二是坚持把意识形态教育纳入各级党组织政治理论学习计划之中，及时传达学习上级关于意识形态工作的决策部署和指示精神，加强网络阵地、思想阵地和新闻宣传阵地建设，着力构建意识形态工作“常态化”学习教育机制。三是以迎接党的二十大召开、学习宣传贯彻党的二十大精神为契机，认真组织意识形态教育实践活动，唱响主旋律，打好主动仗，积极营造良好的思想舆论氛围，不断增强全体职工对社会主义意识形态的理论认同、政治认同和情感认同。

三、持续正风肃纪，推进反腐倡廉工作向纵深发展

一是按照国家中医药管理局党组关于党风廉政建设和反腐败工作总体部署，深入贯彻落实全面从严治党方针，及时调整公司党风廉政建设领导小组，与各级领导干部签订党风廉政建设责任书，确保任务到人，责任到位。二是结合新时期党风廉政建设的新任务新要求，认真开展廉政风险排查工作，紧盯重点部门、重点岗位、重大事项和关键环节，出台《公司“三重一大”事项集体决策制度的实施办法》《公司项目管理办法（试行）》《公司内部审计管理办法（试行）》等制度，召开公司警示教育大会，强化源头治理，构建监督制约的制度体系。三是班子高度重视党风廉政建设和反腐败工作，主要负责同志认真履行党风廉政建设第一责任人职责，部署各项工作，把关重要环节，督办重大问题。班子成员“一岗双责”，秉公用权，确保党风廉政建设落到实处。四是对照中央巡视、国家中医药管理局党组巡视、会商会、审计整改和专项清理工作要求，出台整改工作方案，细化工作台账，即知即改、立行立改、全面整改，推动整改工作与业务工作“两促进、两不误”。

四、加快改革创新，深化中央文化企业综合改革

一是认真研判行业发展态势和公司发展形势，调整公司内设机构设置，完善内部运行机制。为实现公司可持续发展，召开多次会议研究，提出《经济效益指标目标值调整方案》，以使企业发展更加符合市场规律，更能体现图书出版行业特性，确保国有资产保值增值。二是不断完善公司治理体系，扎实推进“制度建设年”相关工作，努力破解影响公司发展的体制机制和制度掣肘，制修订“行政管理、编辑加工、出版印制、发行销售和党建人事”系列100余项制度，以进一步厘清权责边界，优化运营流程。三是加强图书印制质量建设，强化印制周期管理和成本管控，合理利用库存陈旧纸张，完成纸张、印刷和制版公开招标工作，以进一步提高图书印制质量，节约支出成本。四是强化图书市场维护，拓展发行渠道，控制退货率，减少呆死账，发行效率得以提升。继续推进网络营销工作，全年完成直播带货销售117场。五是围绕深化国企改革工作，召开暑期工作会议，深入探讨国有文化企业改革举措，梳理“图书编辑、教材建设、发行销售、消减库存和新媒体平台利用”五大领域共65项建议，经过反复研讨论证，相关建议的落实和改进稳步推进。

五、强化能力建设，提高公司整体运营效率

一是高度重视领导班子能力建设，围绕公司年度发展总体思路，不断加强经济、科技、管理等知识学习，积极参加上级部门和行业主管部门业务培训，充实知识，更新理念，不断提高工作的系统性、预见性和创造性。二是领导班子高度重视内部决策机制建设，在调查研究的基础上，出台多项制度规定，进一步完善党总支会议、董事会会议、经理办公会议议事决策机制及周会制度，会前集思广益，会上科学决策、民主决策，会后自觉服从、坚决贯彻，提高了工作效能。

六、改进工作作风，营造风清气正政治生态

一是坚持党对图书出版工作的全面领导，努力从讲政治的高度发现问题、解决问题，善始善终，善作善成，在大是大非和原则性问题上，做到头脑清醒，立场坚定，自觉在思想上政治上行动上同党中央和国家中医药管理局党组保持高度一致。二是坚持民主集中制原则，将集体领导与个人分工负责有机结合，力行调查研究，对行业情势和公司实际有较为准确的把握。班子加强内部团结，注重工作效率，较好地发挥出班子核心领导作用。三是重视班子自身作风建设，严格落实中央八项规定及其实施细则精神，不断深化作风建设既有成效，主动在思想上画出红线，在行为上明确界限，知敬畏、存戒惧、守底线，切实做到为民务实清廉。

七、坚持德才兼备，提高选人用人工作质量

一是坚持正确的选人用人导向和好干部标准，坚持党管干部、党管人才，坚持党总支会议前置讨论制度，发挥党组织在干部选拔任用工作中的领导、把关作用。二是严格按照《党政领导干部选拔任用工作条例》和《中国中医药出版社有限公司领导干部选拔任用管理办法》规定，履行分析研判和动议、民主推荐、确定人选、发布考察预告、组织考察、讨论决定、公示、任用等程序，全面考察干部的德、能、勤、绩、廉等方面表现，不断提高选人用人的公信度。

八、聚焦主责主业，筑牢中医药图书品牌根基

2022年，公司出台《2022年编辑部任务指标》《2022年编辑绩效考核办法》，加快编辑机制改革，强化编辑业务培训，提升选题质量，确保选题任务落到实处。一是坚持正确的政治方向、出版导向和价值取向，加强图书内容质量建设。落实“二二”工程图书报送，推进“十四五”本科规划教材建设，完成《中国中医药年鉴（行政卷）》《中国民间疗法》杂志编辑出版，落实“质量管理2022”监督检查、教材内容与插图专项检查、医学教材专项检查，以及教材和少儿类图书质量专项检查等工作，严把图书内容质量关。二是深入推进《国医大师传承录》《西医大家话中医》《古代医家论医德医风医道》等重点图书选题立项，完成《中医历代名家学术研究丛书》《实用中医临床医学丛书》《中国古代伤科图书集成》等重点图书出版工程，努力提升中医药图书品牌影响。三是组织召开全国中医药行业高等教育规划教材专家指导委员会会议，凝聚专家智慧和院校力量，加强教材建设的指导和研究工作。创新“主编说教材”新形式，提升规划教材学术影响力和市场占有率，助力院校教育教学改革，共举办2季11期，点赞量超过50万人次。

九、坚持社会效益优先，提升中医药社会影响

一是完成中医药抗疫科普图书应急出版和抗疫宣传视频制作，组织新时代健康科普作品征集大赛（中医药科普类），参加首届“全民阅读”大会、“全民阅读”研究论坛，接受“悦读中医”推广专访，在国家出版单位“出版视点”上作主题发言。二是举办第八届全国悦读中医活动、第三届全国中医药健康文化知识大赛，推进全国中医药文化宣传教育基地VR巡展，参与制作《新时代中医药》《行业影像志·中医的相承》等纪录片央视播放，9种图书实现版权输出，连续8次入选海外馆藏影响力百强。三是依托国家新闻出版署“中医药知识挖掘

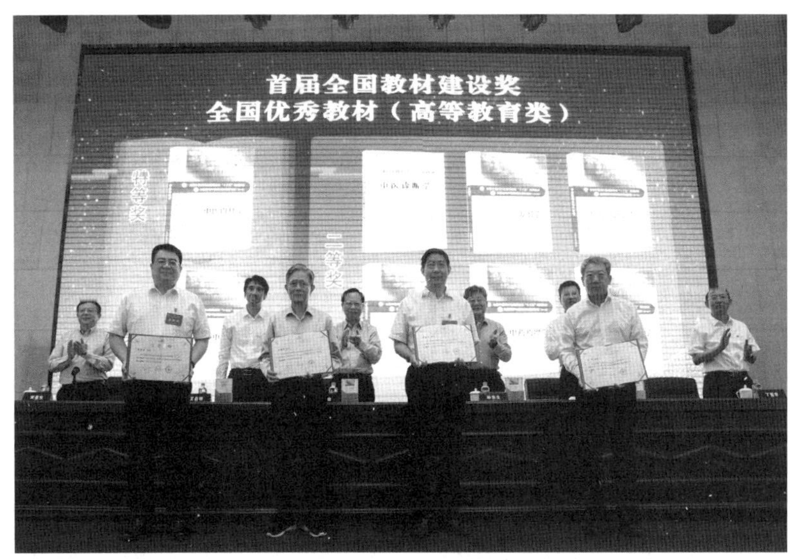

2022年8月12日，由国家中医药管理局教材办公室、全国高等中医药教材建设研究会、中国中医药出版社有限公司主办的2022年全国中医药行业高等教育规划教材专家指导委员会会议在黑龙江哈尔滨召开

与出版创新服务重点实验室”建设，加快融合出版供给侧结构性改革，完善电子图书、悦读中医知识服务平台、中医数字图书馆、医开讲、袋鼠医学等平台建设和全国中医药行业规划教材题库开发，陆续推出《温长路国学养生丛书》《百草寻源》等重点融合出版物和知识付费产品。

十、加强内控机制建设，保障公司运营行稳致远

公司一是成立内控与审计部，加强内部管控，强化预算执行，并将巡视、审计问题整改纳入年度考核。在全年纸张价格起伏、印厂经营不稳的情形下，完成纸张采购和印制招标工作。二是组织工作专班，制订清理方案，完成项目资金、文产经费的专项清理与结转工作。结合年度巡察，认真开展有价购书卡专项清理工作，进一步健全项目管理和国有资产管理的长效机制。三是按照上级决策部署，严肃整治借培训名义公款旅游等问题，坚决杜绝各种“借壳游”“顺带游”等现象。将教材师资培训班列为重点检查对象，严格程序，规范操作，专项整治工作取得成效。四是发现销售回款异常现象后，敢于“揭短”，敢于正视并坚决纠治，回款异常现象得到较好遏制。

十一、压实工作责任，统筹抓好新冠病毒感染疫情防控

公司一是按照中央、国家中医药管理局和北京市疫情防控部署要求，统筹抓好疫情防控和公司运营发展各项工作，确保全链条精准防控、复工复产、核酸检测和应急处置等工作落实到位。二是调整疫情防控工作领导小组和办公室，修订《疫情防控工作方案》《疫情防控应急预案》《疫情防控应急情况报告及处置工作流程》等5项制度，压紧压实疫情防控工作责任。三是加强疫情防控宣传教育，认真做好春节、两会、国庆节、党的二十大召开等重要节点的疫情监测、信息报备等工作，购置防护设施，加强通风消杀，建立工作台账，落实疫苗接种，关注并回应职工诉求，维护大局稳定。

十二、严格保密管理，做实保密安全风险防范

公司一是及时调整保密工作委员会及其办公室人员组成，完善《保密工作责任制规定》《保密工作管理办法》等8项规章制度，认真开展安全保密的宣传、教育、监督、检查等工作。二是把安全保密工作纳入公司年度重点任务之中，加强组织领导，周密部署实施，进一步完善计算机、移动存储介质、手机、复印机等保密管理及人员审查等安全措施。三是指导全体职工从维护国家安全和利益的高度，深刻认识开展安全保密工作的重要性和紧迫性，积极参与，主动配合，严格自查自纠，公司没有出现失密、泄密等现象。

十三、履行社会责任，助力中医药乡村振兴

公司强化国有企业的社会责任和担当作为，认真贯彻落实党中央、国务院决策部署，围绕国家中医药管理局党组重点工作计划，提高政治站位，强化组织领导，积极响应定点扶贫捐赠倡议，提供资金支持乡村振兴战略和院校服务计划。

（杨正夫）

【中国中医药科技发展中心（国家中医药管理局人才交流中心）2022年工作综述】

一、锚定政治方向，党建工作取得新成效

2022年，中国中医药科技发展中心（国家中医药管理局人才交流中心，以下简称发展中心）一是坚持以学为要，推动政治理论学习入脑入心。坚持并完善理论学习中心组学习制度，开展政治理论学习20次。制订《学习宣传贯彻党的二十大精神工作方案》，迅速组织传达学习，深入开展宣传学习。二是坚持党建与业务相融合，党建活动彰显发展中心特色。连续举办“司领导深入基层讲党课筑牢初心促发展”“红医精神”系列专题党课学习。全年召开党员大会5次、支委会42次、主题党日12次、党课5次、党小组会36次、民主生活会3次。三是积极配合国家中医药管理局党组巡视工作，以巡视整改促发展。通过扎实推进整改，完成整改举措56项。四是敢于刀刃向内，党风廉政建设取得新成效。开展警示教育13次，以案释纪讲规明矩。严肃党内政治生活，分层级开展谈心谈话30余人次。推动政治生态向上向好，使党员干部干事创业、担当作为的精气神得到大幅提振。

二、坚持党管干部，凝聚力、战斗力明显提升

发展中心树立正确导向，贯彻新时期好干部标准，建设实干担当的干部人才队伍，激发改革发展活力。根据业务发展，11个内设机构处室全部挂牌运行并配齐配强部门负责人。通过社会公开招聘和毕业生接收工作，新进人员11名，全部为本科以上学历，其中博士研究生4人、硕士研究生5人。自主开展中级专业职称评审工作，首批4名专业技术岗位人员获批中级职称，改善发展中心干部队伍专业结构，加强干部队伍建设，激活发展内在动力。

三、强化创新引领，明确中心发展方向

一是广泛调研，明确行业发展需求。系统整理全国34个省市中医药“十四五”规划及传承创新大会布置的重点任务，印发《新征程新画卷——全国各地区中医药中长期发展重点任务汇编》《全国中医药综合改革示范区建设任务材料汇编》《中医药传承创新中心建设任务分类汇编》，进一步理解国家战略要求，了解地方发展重点，明确行业需求。二是反复打磨，制订中心发展规划。多次修订并正式公布《中国中医药科技发展中心（国家中医药管理局人才交流中心）“十四五”发展规划》，提出中心发展的“坚持科技发展与人才发展相协同、坚持盘活存量与做好增量相并重、坚持自身建设与服务行业相结合、坚持方向引领与合作共赢相促进”原则，明确“十四五”期间“推进中心自身支撑体系建设、助力高质量中医药科技体系建设、中医药人才体系建设”的“三个体系”建设，实施“中医药科技成果转化示范工程、中医药医疗服务能力提升工程、中医药健康产业高质量发展工程”的“三个工程”建设等6项任务。

四、聚焦主责主业，服务资质建设取得突破

发展中心以“中医药科技成果转移转化和人才服务”为主责主业，推进中医药传承创新发展科技体系和人才体系建设，新工作模式和工作业态逐步建立和形成。一是服务认证工作步入正轨。获国家认证认可监督管理委员（CNCA）具备开展中医药科学研究服务、养老服务等认证资质机构批准。二是探索开展人才服务工作。2022年10月取得国家人力资源服务许可证，具备从事人事代理、人才招聘、人才评价等工作资格。三是初步形成课程开发业务流程。制定并印发《中医药课程服务项目管理办法》《培训课程开发技术规范》，与相关申报单位推进课程开发，明确课程开发及服务的基本业务流程。四是开展自主立项项目。制定并发布发展中心自主立项项目管理办法，组织立项一批项目。

五、勇于开拓创新，“小中心大网络”发展体系初步建立

发展中心作为政府购买服务改革试点单位，承担国家中医药管理局政府购买服务项目，推动中心承担的中医药科技成果收集、转化应用和管理评价工作的开展，也为保障中心发展奠定了基础。按照国家中医药管理局科技司的任务要求，编制并完善《中医药全国重点实验室规划建设方案》；组织中医药关键技术装备战略研究、实施方案编制和广东先行先试工作，推动重大项目立项。在国家中医药管理局人事教育司指导下，梳理首批15个创新团队的自评报告，形成阶段性建设情况分析性报告；完成岐黄学者、创新团队项目信息系统综合管理及服务平台建设主要内容与框架设计和终期考核工作。完成国家中医药管理局医政司委托任务，加强中医药特色诊疗技术推广应用；组织专家遴选适宜基层推广应用的技术，

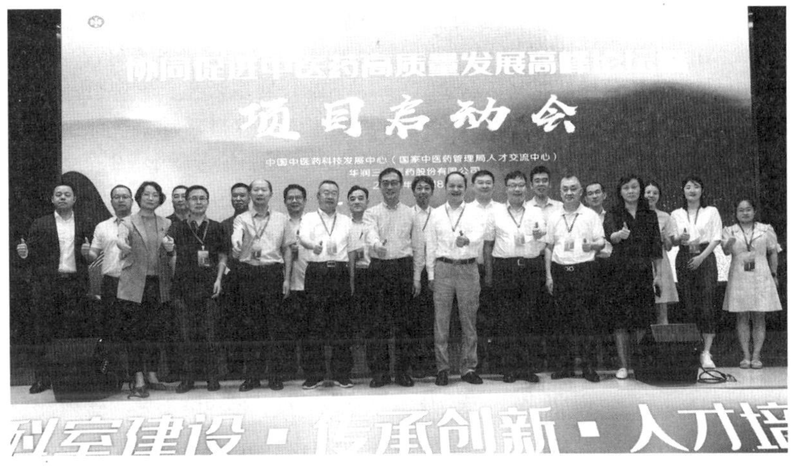

2022年8月18日，中国中医药科技发展中心（国家中医药管理局人才交流中心）与华润三九医药股份有限公司在广东深圳召开协同促进中医药高质量发展高峰论坛暨项目启动会

完成《中医医疗技术手册》的修订。

2022年6月30日，发展中心与四川省中医药管理局签订战略合作协议，完成“四川省中医药临床诊疗科研体系建设”“乌蒙山中医药发展战略规划”“西学中人才培养及评价项目”3个四川省政府购买服务项目，并通过验收。制定《四川中医药临床诊疗科研工作三年（2023—2025）提质发展工程》。举办四川省中医药科研管理能力培训班、中医药临床科研能力培训班，3000余人在线报名参加，观看人次超2.6万人次。选择4家中医医疗机构，针对性召开中医医院科研能力提升专题研讨会。构建中医临床人才科研能力评价的指标体系，并在两家医院示范应用。为构筑科技发展中心“既服务中医局、又服务各省市”的小中心大网络业务新格局开了一个好头。

2022年，发展中心与华润三九医药股份有限公司合作“中医药高质量发展促进项目”等核心业务。8月18日，发展中心主任胡镜清带队赴华润三九医药股份有限公司总部参加协同促进中医药高质量发展高峰论坛，并与华润三九医药股份有限公司共同签约并启动中医药高质量发展促进项目。

发展中心举办首届全国说医解药科普大赛。大赛在全国设置分赛区8个，2664个作品报名参赛，158个进入决赛的作品在“央视频”等国家级媒体平台展播。2022年7月16日，首届全国说医解药科普大赛湖南赛区新闻发布会在湖南省长沙市岳麓区岳麓科创港举行。

六、加快信息化建设，奠定高质量发展基础

发展中心完成办公自动化系统建设及智能化综合管理模块、中医药科技成果综合管理模块、传承创新中心管理模块、岐黄工程服务管理模块的建设，实现以信息化为抓手，助力中医药传承创新发展体系建设和中医药人才培养机制，搭建具备多元化业务拓展能力的中医药科技与人才业务管理综合信息平台，为发展中心的创新发展提供强大的技术支持。（董　华）

【国家中医药博物馆2022年工作综述】

一、提高政治站位，筑牢干事创业思想政治基础

2022年，国家中医药博物馆（以下简称博物馆）一是充分认识学习宣传贯彻党的二十大精神的重大意义，确保党的二十大精神传达到每一名党员干部群众。坚持用习近平新时代中国特色社会主义思想统一思想、统一意志、统一行动，持续在学懂弄通做实上下功夫。深刻领悟“两个确立”的决定性意义，增强“四个意识”、坚定“四个自

信”、做到“两个维护”，以实际行动践行对党忠诚。二是把巡视整改作为重大政治任务抓紧抓实抓到位，建立“台账＋工作进展＋每月督查专报”的督查督办机制，完成62项整改任务。三是发挥党支部战斗堡垒和党员先锋模范作用，提升党支部建设质量，确定6名入党积极分子，促进党建和业务工作协同开展。贯彻落实全面从严治党主体责任，推进开展纠“四风”警示教育活动，推动党风廉政建设取得实效。

二、坚持目标导向，确保各项工作落在实处干出实效

推进中医药博物馆体系建设。博物馆根据中央相关决策部署和国家中医药管理局领导要求，经前期研究座谈，初步形成《国家中医药博物馆体系建设实施方案》。明确中医药博物馆的发展方向，部署中医药博物馆体系建设的重要任务，推进中医药博物馆协同发展，为中医药事业传承创新发展提供强大的精神动力。

提升博物馆展览策划能力。2022年，博物馆与北京大学文博学院共同开展国家中医药博物馆基本陈列展览大纲（古代卷）框架的研究，为国家中医药博物馆基本陈列打下坚实的专业基础，同时锻炼专业人才队伍。与中国华侨历史博物馆联合举办《华踪医迹——东南亚华侨华人与中医药文化展》，于11月10日开幕，深受各界好评。为进一步提升展览效果，加强宣传，开展多种语言直播活动、设计制作系列文创产品、拍摄制作VR全景漫游等。筹备与中国国家博物馆联合举办《智慧之光——中医药文化展》，进一步培育打造博物馆的形象与品牌。

激发文化创意活力，赋能产业高质量发展。博物馆联合20余家单位组织2022年全国中医药博物馆文博创意设计大赛。完成《中医药文化创意服务指南第一部分：文化创意产品开发》团体标准的发布，启动《中医药文化创意服务指南第二部分：文化创意赛事活动组织》标准立项，完成草案编制。探索“以产业促事业”路径，丰富科普教育资源。编制《中医医院院史馆建设指南》。

有序开展中医药文物征集和文化遗产资源调查。博物馆完成《中医药文化遗产资源数据分析报告》《中医药文化遗产调查分类及代码》的修改编制等工作。围绕国家中医药博物馆建设立项，对北京地区藏品开展专项调研3次，接收两批捐赠的近现代藏品约90件（套）。开展线上藏品系统测试并投入试运行。开展中医药博物馆馆藏文物调查，编制中医药博物馆馆藏文物研究报

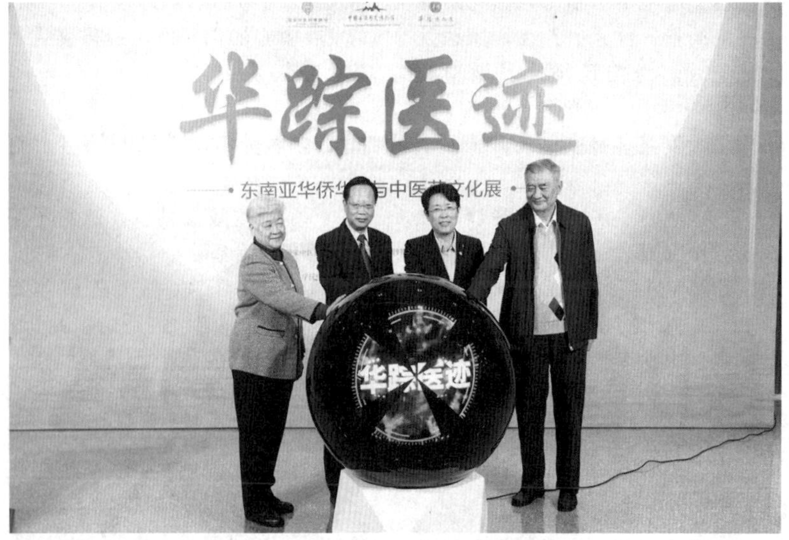

2022年11月10日，由国家中医药博物馆、中国华侨历史博物馆、华侨博物馆主办的华踪医迹——东南亚华侨华人与中医药文化展在北京开幕

告。筹备组建藏品鉴定专家委员会。

提升博物馆研究能力。博物馆起草《国家中医药博物馆技术转移项目（横向课题）管理办法（试行）》等6项制度，统筹推进课题管理工作。遴选组建涵盖中医药、文博等专业的专家资源库。

推进“数字博物馆”规划与建设。博物馆完成道地本草数字展厅一期建设。开展博物馆数字非物质文化遗产厅、中医药老字号数字展厅建设等数字化展示平台的研究。完成16件藏品的数字化扫描及应用。探索通过IP授权等模式延伸博物馆产业链，发行岐黄中国创世系列4款数字徽章。

持续推进选址立项工作。博物馆与北京市规划和自然资源委协调沟通，基本确定国家中医药博物馆地块规划用地方案，稳妥推进“十四五”期间国家中医药博物馆建设工作。

完善体制机制，推进博物馆内涵建设。博物馆基于打造品牌影响力，推进官网网站于2022年12月28日上线运行。7月12日，开通“国家中医药博物馆”官方微信，首推阅读量过万。扎实推进内控建设，持续加强博物馆制度化、规范化、科学化建设。初步形成包括内控管理职责分工、经济活动决策机制等6方面内容，68项制度的内控机制。进一步完善财务管理、资产管理，规范政府采购规程。通过向国家博物馆、首都博物馆等博物馆派出访问学者、学习锻炼等方式，推动干部队伍专业化培养。加大干部监督工作力度。进一步规范领导干部在社团和企业兼职等工作。（吴潇湘）

【国家中医药管理局监测统计中心2022年工作综述】

一、以二十大精神为指引，党的建设得到全面加强

旗帜鲜明讲政治，在捍卫“两个确立”上作表率。国家中医药管理局监测统计中心（以下简称监测统计中心）一是始终把党的政治建设放在首位，坚持以习近平新时代中国特色社会主义思想为指导，坚

持把党中央、国家中医药管理局党组重大决策部署、重要会议和文件精神作为党支部会议“第一议题”。二是党支部书记带头作“习近平总书记关于中医药、统计工作的重要论述”“走好第一方阵 我为二十大作贡献”等专题党课，推动理论武装持续深化、入脑入心。三是加强政治机关建设，引导党员干部增强“四个意识”、坚定“四个自信”，做到“两个维护”，坚持在思想上政治上行动上与以习近平同志为核心的党中央保持高度一致。

持之以恒学理论，在学懂弄通做实上作示范。一是坚持集中学习和自主学习相结合，构建党支部、党小组、青年理论学习小组三级理论学习体系。二是支部委员发挥领学促学作用，组织开展《学习贯彻党的二十大精神》《中国共产党纪律处分条例》等一系列学习活动，进一步提高党员干部的政治理论水平。三是严明党的政治纪律和政治规矩，监测统计中心领导带头学习《中国共产党纪律检查委员会工作条例》《中国共产党廉洁自律准则》等纪律准则，从思想上固本培元。四是开展丰富多彩的学习活动，组织赴中国共产党历史展览馆、屠呦呦工作室等地开展联学联建活动，巩固党史学习教育成果。举办“远志课堂”20次，不断提升党员干部综合能力。

聚焦模范单位创建，在目标思路方法上见成效。一是抓好党支部标准化规范化建设。严格落实“三会一课”制度，召开党支部委员会19次、主任办公会18次、党小组会37次、党员大会6次、党课11次、党支部委员（扩大）专题学习4次、主题党日活动12次。二是规范对入党积极分子、发展对象、预备党员的教育、管理、培养和考察过程，2022年发展1名预备党员，两名预备党员按时转正，4名入党积极分子接受培养和考察。三是积极做好意识形态教育、保密工作、扶贫工作和疫情防控等工作，充分发挥党支部的政治堡垒作用。

加强全面从严治党，在常态警示教育中强规矩。一是深化党的反腐败斗争，一体推进不敢腐、不能腐、不想腐。深入学习习近平总书记在十九届中央纪委六次全会上的重要讲话精神、《中国共产党纪律检查委员会工作条例》的核心要义和精神内涵。制定《2022年党风廉政建设和反腐败工作分工意见》《纪检工作整改方案》。二是坚持纠“四风”树新风协同发力，召开警示教育大会4次，推动规范权力运行，强化内部治理。

丰富工青妇工作，在统战群团工作中见活力。一是增强工会组织凝聚力。组织学习新修订的《工会法》。开设工间操，组织“低碳健步、勇毅前行、凝心聚力、开创未来”健步走活动，在锻炼中增添活力。组织三八妇女节健康教育讲座，为职场女性增添风采。二是创新青年活动形式。组织青年认真学习习近平总书记在中国共青团成立100周年的重要讲话精神；青年导师做“立足岗位、开拓创新，为建设智库贡献力量”专题讲座；积极参加国家中医药管理局机关团委组织的青年读书交流活动；青年理论学习小组组织开展“学习党的十九届六中全会精神知识问答”“学习屠呦呦精神，致敬中国科学家”联学联建等青年理论学习活动12次。三是深化党的统战工作。党外人士积极参加党的十九届六中全会精神暨政治能力学习网络培训班，做好统战思想政治工作。

落实巡视整改任务，在解决实际问题上下功夫。监测统计中心按照国家中医药管理局党组巡视工作安排，党支部聚焦职能责任，把巡视工作作为重要政治任务来完成。一是统一思想，提高认识。及时召开党支部委员会议、处级以上干部会议和全体干部工作会议，传达学习习近平总书记关于巡视工作的重要论述、国家中医药管理局党组2022年第一轮巡视动员会议精神，全面迎接国家中医药管理局党组巡视工作。二是配合巡视，立行立改。按照国家中医药管理局党组巡视组的要求，完成党支部工作报告、纪检工作报告和组织人事工作报告，收集整理提交相关工作材料19卷。根据国家中医药管理局党组巡视组提出立行立改问题，进一步规范财务报销、合同管理和固定资产管理程序，加强内部控制制度的落实与监督，提高科学规范管理水平。三是督促整改，逐一落实。按照国家中医药管理局党组提出的巡视整改问题，撰写巡视整改报告和整改台账，对照提出的4个方面27条突出问题，及时研究制定46项整改举措，细化每项整改措施的牵头部门、主要负责人、整改措施、推进情况和整改时限，扎实、有序、高效做好整改工作。截至2022年底，完成44项整改举措，两项整改举措按计划持续推进，按时提交巡视整改报告和整改台账。四是运用整改成效，形成风清气正良好局面。在完成对国家中医药管理局党组巡视反馈问题整改工作的基础上，监测统计中心将整改问题作为工作着力点，将聚集的突出问题作为突破口，进一步明确目标和任务，心系“国之大者”，把贯彻落实中央文件和国家中医药管理局党组的决策部署与监测统计中心功能定位结合起来，把“方便看中医、放心用中药、看上好中医”作为监测统计中心践行为人民服务宗旨和推动各项工作的出发点和落脚点，全面履行“三定方案”的工作职责，做大做强监测统计中心，更好地发挥高端智库作用。

二、明思路、强能力、抓制度，对外技术服务能力显著增强

谋划顶层设计，以点带面推动全面发展。一是通过重大工程项目的规划与实施，进一步凝练工作思路、工作方法和实现路径，确立以综合统计制度建设为抓手，全面推进“政策研究、综合统计、监测评价、信息化建设、项目评估”五位一体建设思想。二是通过综合统计制度建设、中医思维研究、中医医院重点病种监测、智慧中医医院建设、重大文件（项目）监测评估等项目的实施，全面履行“三定”方案职能，为建设高端智库奠定基础。

加强人才队伍建设，监测统计水平得到明显提升。一是根据事业发展需要，提拔5名处级干部，搭建展示才华、发挥作用的平台。二是加强高层次人才引进，招收4名高校应届毕业生，进一步充实队伍。三是组织申报7个国家社会科学基金项目和1个北京市中医药科技发展资金项目，提高学术研究的素养。四是通过学术交流会、参加项目论证会、承担课题研究、借调工作实践、课堂培训、现场调查研究等多种形式和途径，不断提高人才队伍的工作能力。

加大建章立制力度，工作效率得到明显提高。一是根据新的形势和任务要求出台新修订的制度汇编，涵盖基本工作制度、党建工作制度、人事工作制度、财务工作制度4类80项，由党政办公室会同纪检委员负责制度执行情况的检查监督。二是用制度管人、管权、管事，通过协同办公系统，基本实现管理制度化、制度流程化、流程表单化，内控制度建设进一步加强，财政预算总体执行率92%以上，有效保障各项工作的开展和高效运转。

拓宽对外技术服务渠道，可持续发展能力得到明显提升。一是积极发挥监测统计中心在中医药行业综合统计、政策咨询、医疗评价和信息管理方面的优势作用，积极与7家单位开展深度合作，及时提供技术咨询服务。二是积极签订战略合作协议，推进中医药数字化改革和转型发展，促进中医药传承创新发展。三是加强管理基础数据库建设，推动信息共建共享。建立覆盖北京、天津等31个省（区、市）、341个地市，共420位信息管理员组成的信息管理员队伍，召开首届中医药管理基础数据库信息管理员线上培训班及中医药管理基础数据库信息管理员年度工作总结会议，充分调动信息管理员的积极性、创造性。四是成立中医药监测统计专家咨询委员会（中药产业方向），为更好发挥中药领域专家政策咨询作用做好准备。

三、重点推进，监测统计工作取得积极成效

聚焦关键问题，政策研究的广度与深度得到加强。一是开展中医药参与医改落实情况监测指标体系研究。在国家中医药管理局医政司指导下，制定《中医药深化医改政策执行情况调研表》，召开浙江、江西等六省深化医改中医药工作典型经验交流视频会和医改中医药工作典型经验交流会，推动医改中医药工作再上新台阶。二是积极参与国家中医药管理局医改办重点工作，整理并形成《深化医药卫生体制改革（中医药）典型经验精选汇编》，协助起草《中医药传承创新发展试点项目实施方案编制提纲（送审稿）》。三是加强研究成果的转化。围绕医改典型经验调研、信息化建设先进典型、“十四五”规划编制、中医医疗服务质量监测等，梳理编发工作简报32期。充分发挥监测统计专家咨询委员会的作用，举办“每月一讲”学术交流会5期，累计线上线下参加近万人次。

履行统计职能，国家中医药综合统计制度建设取得历史性突破。一是积极推进国家中医药综合统计制度建设。2022年4月12日，《国家中医药综合统计制度》获得国家统计局批准实施。监测统计中心积极配合完成综合统计制度新闻宣传贯彻工作，协助制订《〈国家中医药综合统计制度〉落实工作方案》《中医药统计工作管理办法》，建立中医类医院统计及信息化工作联络员队伍，组织开展省级负责统计工作的人员培训，协助国家中医药管理局规划财务司组织召开国家中医药综合统计制度启动实施工作视频会议等工作。二是积极推进中医统计调查专项制度建设。6月29日，《中国公民中医药健康文化素养调查制度》获得国家统计局批准实施，协助组织开展2021年度中国公民中医药健康文化素养调查，完成《2021年度中国公民中医药健康文化素养分析报告》。三是启动中药材生产统计调查制度的研究工作。组织召开不同层面的专家咨询会，遴选8个试点县开展县域中药材生产统计调查试点研究。四是开展公立医疗机构中药药品配备使用情况监测指标体系研究。召开全国公立医疗机构药品配备使用中药饮片编码规则研讨会；完成2016—2020年全国公立医疗卫生机构药品使用监测专题研究报告。五是开展中医药服务贸易指标体系研究。举办中医药服务贸易培训班，完成《中医药服务出口统计分析报告》。六是加强统计数据的整理和发布。完成《2021年全国中医药统计摘编》《2021年中医药事业发展统计提要报告》《2022年第1季度中医药季度统计资料》等，为全国中医药主管部门提供决策参考。

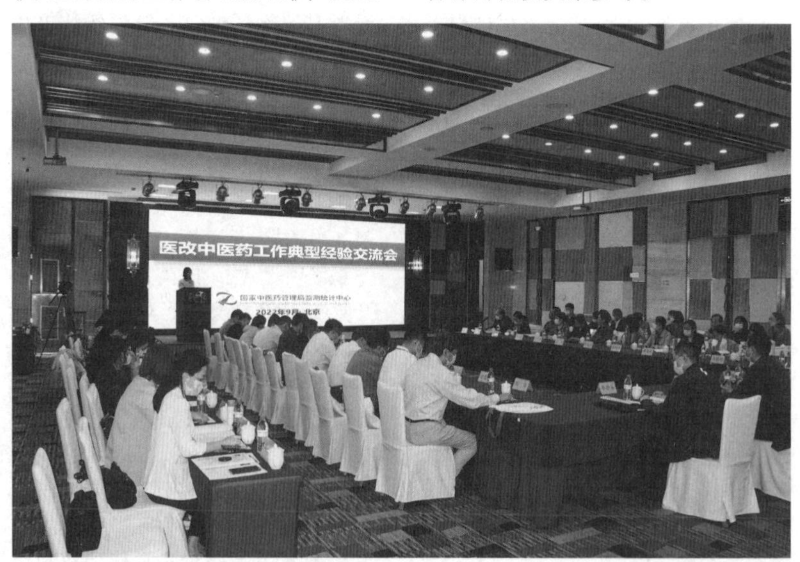

2022年9月23日，国家中医药管理局监测统计中心在北京举办医改中医药工作典型经验交流会

创新工作思路，开展中医医疗服务质量和机构运行情况监测评价的思路和路径基本建立。一是积极承担国家中医药管理局医政司委托的“中医医院评价体系研究”、人事教育司委托的“公立中医医院人员编制标准研究”、参与法监司委托的“中医医疗服务质量监测指标信息标准研究”等，组织召开30余次不同层面的专家咨询会，积极征求加强中医医疗服务质量和机构运行情况的评价思路与路径。二是组织遴选18家中医医院和1家科研机构并与其开展合作，研究制定中医特色病种诊疗统计信息采集标准，推进患者预诊和随访系统建设、中医专病电子病历模板的研究制定工作，为推进中医医疗服务质量监测探索经验取得阶段性成果。三是充分利用统计数据进行中医医院中医药特点和机构运营情况评价分析，初步完成《全国公立三级中医类医院经济运营情况分析报告》《公立中医医院中医药特色服务监测分析报告》。

深入调查研究，基本摸清公立中医医院的信息化水平。监测统计中心一是开展中医医院信息化调查，掌握全国公立中医类医院信息化发展水平，完成首次调查情况的调研报告，开展第一期线上调查。二是承担3个委托项目的研究任务和3个政府购买服务项目的全过程技术指导工作，组织或协助完成5家通用医院信息管理系统试点部署医院、8家智慧中医院、5个新兴技术研究机构、3家特色系统实施单位的遴选工作。三是协助完成对《“十四五”全民健康信息化发展规划》《“十四五”中医药信息化发展规划》等在起草过程中提交征求意见和建议，协助完成规划的政策解读。四是协助国家中医药管理局机关纪委推动纪检信息化平台建设，并完成阶段性工作。

推动项目评估，在重大文件监测评估方面发挥智库作用。一是协助开展重大文件的监测评估工作。制订《“十四五”中医药发展规划监测评估实施方案》，完成2020年度《中医药发展战略规划纲要（2016—2030年）监测情况报告》《关于中医药发展“十三五”规划主要发展指标完成情况分析报告》《关于促进中医药传承创新发展的意见重点任务实施情况监测评估报告》。二是加强对“五个一”文件的督导。完成“五个一”服务文件落实的监测工作，形成调研分析报告。（穆利华）

【国家中医药管理局中医师资格认证中心（国家中医药管理局职业技能鉴定指导中心）2022年工作综述】

一、强化政治统领，加强“四强”党支部建设

强化理论学习。国家中医药管理局中医师资格认证中心（国家中医药管理局职业技能鉴定指导中心，以下简称认证中心）落实意识形态工作责任，中心党支部制定年度党建工作要点、喜迎党的二十大党建活动工作方案、学习宣传贯彻党的二十大精神实施方案，组织全体党员干部职工观看党的二十大直播，第一时间开展党的二十大精神集体学习、答题和交流。党支部书记参加中央党校（国家行政学院）学习贯彻党的二十大精神研讨班，结合主题党日主讲《思想引领突出特色做好人才成长全过程考试评价工作》党课，被评为国家中医药管理局直属机关2022年优秀主题党日，班子成员带头撰写学习体会。分别邀请中央党校教授主讲习近平经济思想、中央纪委国家监委法规室副局级纪检监察员讲解《中国共产党纪律处分条例》、中央财经大学教授讲授《理解中国式现代化的三个维度》。组织认证中心党员干部参观中国共产党历史展览馆、南昌八一起义纪念馆等。紧密结合认证中心业务开展专题培训，邀请国家中医药管理局综合司领导、北京市公安局内部保卫局专家，以及资深新闻记者等到认证中心分别开展保密、公文、摄影等主题讲座9次。

加强组织建设。认证中心党支部严格规范开展“三会一课”、主题党日和组织生活，开展“学习研讨、查摆问题、改进提高”专项工作，制定专项台账扎实整改。与南京市中医院机关第一党支部联学共建，签署党建结对意向书。党小组、团支部、青年理论学习小组有计划、分层次开展学习，完成两名预备党员转正组织评议，及时关注一线干部职工思想动态，落实学习培训、教育监督和关心关怀。认证中心组织青年岗位练兵答题，开展中医药青年学者成才发展和青年岗位练兵竞赛机制课题研究。扎实创建模范单位，积极争先创优，认证中心两名同志分别荣获国家卫生健康委直属机关“优秀共青团员”“优秀共青团干部”称号。

落实全面从严治党主体责任。认证中心党支部2022年开展党风廉政常态化集体学习16次，制定认证中心廉洁文化建设举措台账。接受审计署进驻审计，加强内控体系建设，完成认证中心协同办公系统和财务管理系统建设验收。开展以培训为名组织公款旅游问题专项整治，强化培训报销各环节监管。制定认证中心贯彻落实“过紧日子”要求的措施，加强年度预算、财务票据、合同执行和政府采购招投标管理。动态更新认证中心党员干部廉政档案，完成中心1名干部选拔任用的考察谈话和3名干部的党风廉政意见回复工作。

二、克服疫情影响，完成各项考试及改革工作

推进机构改革。国家中医药管理局党组对认证中心机构改革高度重视，在国家中医药管理局领导关心和国家中医药管理局人事教育司、规划财务司等相关部门的大力支持下，中心机构编制得到中央机构编制委员会办公室批准。

开展中医类别医师资格考试。受新冠疫情影响，2022年中医类别医师资格考试实践技能考试4个考区延考，医学综合第一次考试18个考区延考，内蒙古自治区、河南省、重庆市、西藏自治区、青海省、新疆维吾尔自治区6个考区多地医学综合考试延期至2023年。认证中心在国家卫生健康委医师资格考试委员会领导下，会同国家医学考试中心统筹协调各考区医考安排，多次召开全国医师资格考试线上工作会议，落实延考任务。实践技能试题信息化水平持续提升，首次实现第一站试题分期投放，医学综合考试题库建设初具规模，保障全年各项考试及延考工作。线上举办中医类别实践技能考试安全保密与考官执考能力提升研修班，组织考官和考务人员培训。2022年，中医类别医师资格考试开考专业24个，全国实考154986人（含2021年度通过实践技能考试24945人），参加综合考试103858人，通过56309人；参加医学综合考试“一年两试”第二试18108人，通过6510人，总体通过率40.53%；2022年全国中医类别医师资格考试机考总体雷同率0.73%。

巩固拓展医师资格考试改革成果。认证中心组织开发全程性综合型病案试题（T型题），探索中医临床思维能力考查。完成5家国家医师资格实践技能考试基地复评，全国累计完成110家国家基地建设评审。继续在13个考区26家国家基地开展实践技能考试考务管理信息化实证研究，首次在7个考区试点试题分期投放。认证中心联合教育部高等学校中医学类教学指导委员会在40所高校开展2022年中医学类专业（本科）水平测试实证研究，疫情条件下探索手机考试模式，理论实考13408人，通过8861人；技能实考6885人，通过6556人。认证中心联合全国中医药职业教育教学指导委员会首次在8所中医药高职院校开展实证研究。

开展全国卫生专业技术资格考试命审题及巡考。受疫情影响，2022年全国卫生专业技术资格考试分两批次开展，开考4类20个专业，实考97029人，考试通过49039人，通过率50.54%。认证中心首次组织中医药专业命审题专家及工作人员与西医同步全程封闭入闱3次共81天，完成全年考试及延考工作。完成技术资格考试20个中医药类专业指导用书（2023年版）修订出版。开展专业技术资格考试题库基础试题征集及审核，入库试题9400道。

完成中医医师规范化培训结业理论考核命审题和考务工作。受疫情影响，2022年全国中医住院医师规范化培训结业理论考核分两批次开展，实考19831人，通过18253人，通过率92.04%。认证中心组织考官考务管理培训班两次、考前考试安全及疫情防控部署会两次，首次与西医同步实行“跨省借考”，2022年跨省借考考生560余名，保障考生“应考尽考、平安开考”。在全国范围发布《中医医师规范化培训结业考核实践技能考核指导标准（试行）》《中医全科医师规范化培训结业考核实践技能考核指导标准（试行）》。认证中心与全国医学教育发展中心（北京大学医学部）共同开展“全国中医医师规范化培训结业理论考核分数线划定研究”课题研究。完成在规范化培训阶段开展助理全科医生考试调研，起草《中医类别助理全科医生培训结业考核理论大纲（送审稿）》和《中医类别助理全科医生培训结业考核实践技能指导标准（送审稿）》。在规范化培训阶段，加强中医经典能力考核，在全国范围征集中医古代医案类、临床验案类试题，共在22个省市征集案例试题600余道。

完成中医药经典能力考核和优秀人才选拔考试任务。认证中心联合教育部高等学校中医学类专业教学指导委员会分两批次开展2022年全国中医药经典能力等级考试试点，全年共61所次院校参加，实考18087人，通过8735人。首次受8家院校委托，完成第六批全国老中医药专家学术经验继承工作继承人以同等学力申请中医专业博士学位医古文水平考试的命题及阅卷工作。完成第五批全国中医临床优秀人才研修项目选拔考试，首次实现境外设置考场，考试实考199人，选拔优秀人才100名。

完善中医药职业分类体系。认证中心完成《国家职业分类大典（2022年版）》修订意见反馈，该版大典由人力资源社会保障部、国家市场监督管理总局和国家统计局于2022年9月27日正式发布，其中中医药相关职业由37个增加到38个，新增“中药质检员”等5个工种，调整和完善中医药行业职业共计23个；开展新增工种“中药质检员”国家职业技能标准调研。

三、加强基础建设，推动中医药考试评价高质量发展

加强保密建设和舆情监测。认证中心完成网站、协同办公系统、考试机构评估系统、中医药国际化人才能力提升和出国中医药类专业技术人员认定系统平台、中医药科研课题申报管理系统的建设和等级保护定级，落实国家中医药管理局保密和网络安全专项检查。强化考试舆情监测，对考试期间违规违法舆情及时处理。建设中医药人才考试评价网络信息员队伍。

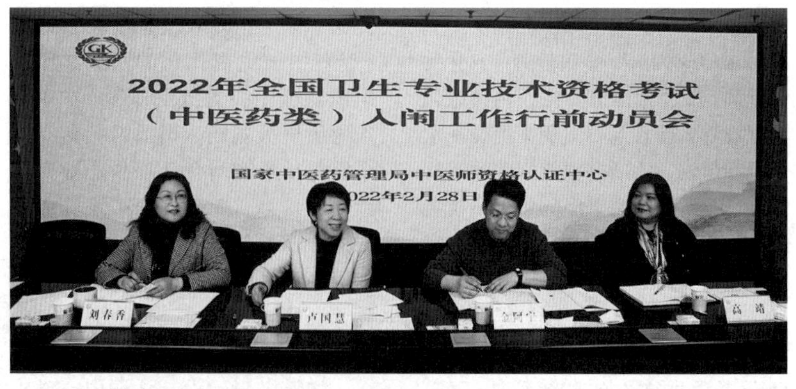

2022年2月28日，国家中医药管理局中医师资格认证中心（国家中医药管理局职业技能鉴定指导中心）在北京召开2022年全国卫生专业资格考试（中医药类）入闱工作行前动员会

开展中医药考试改革和考试科学研究。认证中心举办第二届中医药考试改革发展论坛，为中医药医疗、教育、考试机构搭建交流平台。基于中医师岗位胜任力模型和考试评价的大数据，研究形成中医师成长指数。完成2021年立项国家中医药考试规划课题的中期检查，2022年度国家中医药考试科研课题评审立项课题82项，举办中医药考试科研能力提升班。开展“素问”专家访谈，促进中医药考试命审题专家经验交流。首次承担中医药文化进校园活动效果评估，完成首批全国中医药文化宣传教育基地专家库人选推荐工作。

推动中医药考试评价对外交流。认证中心受国家中医药管理局政策法规与监督司委托，承担“一带一路”国家中医药人员资质认证基地建设项目；受国家留学基金管理委员会委托，遴选推荐中医药相关专业公派出国留学评审专家，建立中医药类专业公派出国留学评审专家库；按照国家中医药管理局要求，完成2022年中医药海外英才留学计划申报人员审核与推荐工作；受澳门特别行政区政府医疗专业委员会委托，完成首次澳门中医师资格考试的考试大纲编写、命审题、组审卷、试题保密发送等技术支持。

（吴　桐）

【国家中医药管理局机关服务中心2022年工作综述】

一、坚持政治思维，切实做好疫情防控工作

2022年，国家中医药管理局机关服务中心（以下简称机关服务中心）牢记“国之大者”，把疫情防控当作头等大事来抓，强化重点环节疫情防控，确保机关办公楼和三里屯办公区安全。扎实做好防疫物资的采购管理和储备发放工作，切实做好疫情防控期间应急车辆、文电交换、会务服务、加班用餐、文件印刷等工作保障。

二、坚持系统思维，把机关事务工作融入中医药事业发展大局

机关服务中心切实把党的二十大精神的学习贯彻工作与新时代机关事务工作相结合，确保党的二十大精神落地生根。对标对表习近平总书记关于机关事务工作重要指示精神，自觉把机关事务工作放到中医药事业发展全局中来谋划，促进机关事务提质增效。

三、坚持底线思维，推动全面从严治党向纵深发展

机关服务中心聚焦政府采购管理等重点领域，强化对权力运行的监督制约，筑牢风险防控的坚固防线。组织编写《机关服务中心纪检监察制度汇编》，推进纪检监察工作规范化。

四、坚持集约思维，提升资产管理效能

机关服务中心推动资产管理与预算管理深度融合，对国有资产实施全生命周期监管。抓好行政事业资产管理运营和集约使用，用好盘活资产资源。进一步规范资产处置行为，实行资产集中存放、统一调配、集中共享，优化资产配置。

五、坚持法治思维，提升制度优势和效能“转化率”

机关服务中心用法治思维谋划机关事务工作，用法治方式推动机关事务工作。抓好《机关事务管理条例》等法规的贯彻实施，完善配套规章制度，组织起草并推动出台《国家中医药管理局关于加强和改进机关事务工作的意见》，各项工作规范化、制度化运行初见成效。

六、坚持规范思维，保障局机关规范高效运行

机关服务中心积极推进政府购买服务，增加服务供给，加强文电中心、财务结算中心、外事项目、网络信息化建设，为国家中医药管理局机关有关司业务开展提供支撑。持续做好医疗医药、职工体检等健康管理服务。牢固树立安全发展理念，经营活动安全有序，不断提升服务保障能力。

七、坚持节约思维，持续深入推进节约型机关建设

机关服务中心开展碳达峰行动，积极推进国家中医药管理局机关办公区智能高效照明改造工作。建立“过紧日子”长效机制，深入推进“光盘行动”，推进水、电、气、油等节能减耗，最大限度减少浪费，降低运行成本。

八、坚持专业化思维，打造专业化高素质人才队伍

机关服务中心树立整体人才观，注重培养干部职工的专业思维、专业素养和专业能力，提升干部队伍适应新时代机关事务事业发展要求的能力。树立正确用人导向，建设忠诚干净担当的高素质专业化干部队伍。

（左　艇）

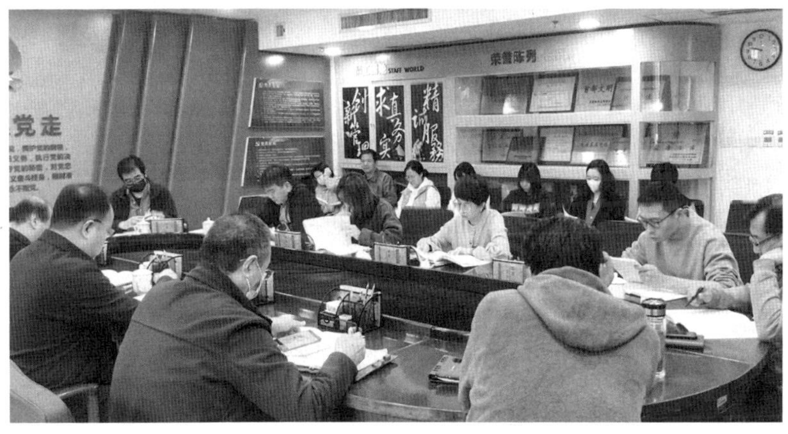

2022年10月26日，国家中医药管理局机关服务中心党支部开展学习党的二十大报告及党章修正案主题党日活动

二、社会组织

（一）全国性社会组织

【中华中医药学会】

会　　长：于文明
副 会 长：王国辰、仝小林、闫树江、李灿东、杨关林、杨明会、杨殿兴、肖　伟、陈达灿、郑　进、胡鸿毅、徐安龙
秘 书 长：王国辰（兼）
副秘书长：刘　平、孙永章（2022年8月退休）、陆　静、陈俊峰（2022年9月任职）
地　　址：北京市朝阳区樱花园东街甲4号
邮　　编：100029
电　　话：010－64205897
网　　址：www. cacm. org. cn
电子信箱：cacmbgs@ 163. com
常设机构：办公室（人事处、党办、纪检监察办公室）、学术部、师承继教部、科学普及部、国际交流部、科技评审部、标准化办公室（研究与评价办公室）、信息部（期刊管理办公室）、会员服务部、财务部、后勤保卫部
业务范围：学术交流、国际合作、科学普及、业务培训、咨询服务、书刊编辑
期　　刊：系列期刊包括《中医杂志》《中华中医药杂志》《中华中医药学刊》《中药新药与临床药理》《中国实验方剂学杂志》《世界中西医结合杂志》《现代中西医结合杂志》《中医药管理杂志》《西部中医药》《新中医》《中医学报》《中医药学报》《中医研究》《中医药信息》《中医药导报》《中医药临床杂志》《中医药通报》《光明中医》《国医论坛》《实用中医内科杂志》《中医临床研究》《当代医药论丛》《针灸临床杂志》《中国中医骨伤科杂志》《中医正骨》《风湿病与关节炎》《中国中医急症》《中医儿科杂志》《中国肛肠病杂志》《中医文献杂志》《中医药文化》《中国中医药现代远程教育》《中华养生保健》《糖尿病天地》《中医杂志（英文版）》《中医学报（英文）》《世界中西医结合杂志（英文版）》《数字中医药（英文）》《中医药文化（英文）》《中医耳鼻喉科学研究》（内刊）及《针灸和草药（英文）》《中医肿瘤学杂志》《中国中药杂志》《中国中医药科技》《中西医结合护理》《中医健康养生》《中国中医药图书情报杂志》《中国中医药信息杂志》《国际中医中药杂志》《辽宁中医药大学学报》《辽宁中医杂志》《中国现代中药》《广州中医药大学学报》《吉林中医药》《长春中医药大学学报》《山东中医杂志》《山东中医药大学学报》《云南中医药大学学报》《中国民间疗法》《天津中医药》《天津中医药大学学报》《成都中医药大学学报》《湖南中医药大学学报》《中药与临床》《江苏中医药》《中西医结合肝病杂志》《亚太传统医药》《时珍国医国药》《甘肃中医药大学学报》《康复学报》《中国针灸》《针刺研究》《世界针灸杂志》《北京中医药》《中国中医基础医学杂志》《中国中医眼科杂志》《北京中医药大学学报》《现代中医临床》《中医教育》《中医科学杂志（英文）》《河北中医》《湖南中医杂志》《环球中医药》《基层中医药》《南京中医药大学学报（社会科学版）》《南京中医药大学学报》《世界科学技术——中医药现代化》《陕西中医药大学学报》《现代中医药》《江浙中医药大学学报》

2022年学会工作概况

参见直属单位。

附：2022年度中华中医药学会科学技术奖、李时珍医药创新奖获奖名单

表8－2－1　　2022年度中华中医药学会科学技术奖获奖项目名单

编号	项目名称	单位	人员
一等奖（9项）			
202201－01	以状态为核心的中医健康管理模式及关键技术与应用	福建中医药大学、广东固生堂中医养生健康科技股份有限公司、厦门大学、漳州片仔癀药业股份有限公司、厦门越人健康技术研发有限公司	李灿东、杨朝阳、郑　项、罗志明、周常恩、林纬奇、林雪娟、吴长汶、俞　洁、陈淑娇、朱　龙、王　洋、赖新梅、闵　莉、雷黄伟
202201－02	幽门螺杆菌感染胃炎中西医协作全程诊治方案的创建和应用	北京大学第一医院、北京中医药大学东直门医院、北京中医药大学东方医院、北京积水潭医院、中国中医科学院广安门医院	张学智、叶　晖、蓝　宇、胡伏莲、成　虹、江　锋、韩海啸、刘绍能、黄秋月、陈　瑶、史宗明

（续表）

编号	项目名称	单位	人员
202201－03	络风内动病机理论和冠心病全链条干预新模式的构建与实践	北京中医药大学东直门医院、四川新绿色药业科技发展有限公司、承道智济（北京）科技有限公司、中国人民解放军总医院第七医学中心（原北京军区总医院）	王　显、王硕仁、赵明镜、徐黎明、宫　麟、朱海燕、郑相颖、谢予朋、韩文博、杨雪卿、李雪峰、王　凯、任晓霞、王达洋
202201－04	针刺治疗血管性痴呆的理论创新与临床应用	首都医科大学附属北京中医医院、北京中医药大学、天津中医药大学第一附属医院	刘存志、杨静雯、石广霞、程金莲、于建春、张雪竹、王丽琼、李倩倩、屠建锋、韩景献
202201－05	中西医结合治疗妇科内分泌疾病多维评估与应用推广体系建设	中国医学科学院北京协和医院、厦门大学、北京中医药大学东方医院	孙爱军、王海滨、王艳芳、金　哲、邓　燕、朱诗扬、张　斌、蹇　顺
202201－06	慢性骨病中药优势品种研发与上市后再评价关键技术体系创建及应用	中国中医科学院中药研究所、香港中文大学、北京中医药大学第三附属医院、新疆维吾尔自治区药物研究所、福建中医药大学附属康复医院、中国中药控股有限公司、通化金马药业集团股份有限公司、陕西盘龙药业集团股份有限公司、华润三九医药股份有限公司	林　娜、张彦琼、刘春芳、秦　岭、陈卫衡、杨伟俊、王和鸣、孔祥英、邹　兰、何承辉、徐　颖、周　跃、荆　宇、韩腾飞、潘德林
202201－07	中医药真实世界数据驱动研究模式的建立与应用	中国中医科学院中医药信息研究所（中医药数据中心）、中国中医科学院、首都医科大学附属北京中医医院、南京中医药大学、上海百岁行药业有限公司、东华医为科技有限公司	赵玉凤、李　鲲、刘清泉、高国建、胡晨骏、张小平、周洪伟、谢佳东、王　健、邵宝平、韩士斌、李　博
202201－08	基于中药现代化的中药颗粒剂产业化关键技术创新与生产体系的构建	鲁南制药集团股份有限公司、山东省食品药品检验研究院、中国中医科学院医学实验中心、中国中医科学院中药研究所	关永霞、林永强、范建伟、郭　娜、姚景春、程国良、吴宏伟、马庆文、李　冰、高艳红、李艳芳、杜昊忱、孙成宏、崔伟亮、张　徽
202201－09	纯中药治疗2型糖尿病“三辨诊疗模式”创建与推广应用	开封市中医院	庞国明、张　芳、朱　璞、王凯锋、李鹏辉、孔丽丽、武　楠、姚沛雨、王志强、周克飞、李方旭、孙　扶、娄　静、翟纪功、高言歌
二等奖（26项）			
202202－01	邹氏“补益肾元法”治疗慢性肾脏病的临床应用与转化	南京中医药大学附属医院、南京中医药大学附属南京博大肾科医院、南京市中医院、江苏康缘药业股份有限公司、云南雷允上理想药业有限公司	邹燕勤、王　钢、孙　伟、周恩超、孔　薇、易　岚、曾安平、仲　昱、朱　俊、赵　静
202202－02	针药结合治疗慢性疼痛关键技术与评价体系的建立与推广	北京中医药大学东直门医院、北京理工大学、四川大学华西医院	田贵华、李　健、商洪才、孙　鑫、李心怡、贺　珂、吴　阳、王美跃
202202－03	中医肿瘤外治技术体系的创建和推广应用	中日友好医院、山西省中医药研究院、广州中医药大学第一附属医院、南京中医药大学、贵州中医药大学第一附属医院	贾立群、娄彦妮、崔慧娟、刘丽坤、叶小卫、曹　鹏、吴文宇、谭煌英、李　园、邓　博

（续表）

编号	项目名称	单位	人员
202202－04	大数据技术在中医药领域的创新应用	中国中医科学院中医药信息研究所、北京交通大学、湖北省中医院、中国中医科学院广安门医院、南京中医药大学、陕西中医药大学附属医院、中国中医科学院中医临床基础医学研究所	刘保延、王　斌、文天才、张　磊、周雪忠、杨　杰、谢　琪、李晓东、张润顺、胡孔法
202202－05	基于“扶正解毒”理论抗肿瘤中药新药研发转化与临床应用	中国医学科学院肿瘤医院、甘肃扶正药业科技股份有限公司	冯　利、孙　燕、刘丽星、殷玉琨、李国辉、周光飚、袁　芃、包正学、陈佳阳、常全圆
202202－06	浙产道地药材炮制工艺、质量控制及生产加工示范	浙江中医药大学、浙江中医药大学中药饮片有限公司	张光霁、葛卫红、杜伟锋、楼招欢、李小宁、康显杰、杨　柳、廖广辉、张广顺
202202－07	中药绿色高效提取浓缩关键技术与工程装备的创制及产业应用	江西中医药大学、成都中医药大学、江西汇仁药业股份有限公司、华润江中制药集团有限责任公司、江西普正制药股份有限公司、江西康恩贝中药有限公司、江西赫柏康华制药设备有限公司	伍振峰、杨　明、钮　犇、王雅琪、王学成、肖军平、慈志敏、罗小荣、钟志坚、耿　炤
202202－08	中药配方颗粒国家标准及全过程质控体系关键技术创新研究与应用	江阴天江药业有限公司、广东一方制药有限公司、国药集团广东环球制药有限公司、国药集团德众（佛山）药业有限公司、国药集团同济堂（贵州）制药有限公司	王元清、胡奇飞、陈盛君、李　松、过科家、张云天、周海琴、浦香兰、魏　梅、孙冬梅
202202－09	结直肠癌中医药全程干预的综合方案构建与研究	中国中医科学院西苑医院、北京中医药大学、北京大学肿瘤医院	杨宇飞、刘建平、许　云、薛　冬、吴　煜、费宇彤、李萍萍、张　彤、孙凌云、刘　剑
202202－10	糖尿病肾脏病中药新药临床试验规范与疗效评价方案	北京中医药大学东直门医院、中日友好医院、杭州市红十字会医院、天津中医药大学第一附属医院、北京大学第一医院	赵进喜、田金洲、王世东、贾　冕、武曦蔼、牟　新、杨洪涛、黄学民、岳　虹、董　超
202202－11	“通督启神”针法治疗阿尔茨海默病的创新与应用	北京中医药大学、中国中医科学院广安门医院、首都医科大宣武医院、首都医科大附属北京中医医院	李志刚、贾宝辉、周爱红、许安萍、王　鑫、姜　婧、丁　宁、曹　瑾
202202－12	面向文献理论和临床实践的藏药品质提升创新研究及应用导分化的中药小分子组方创制	成都中医药大学、武汉大学、西藏诺迪康药业股份有限公司、宇妥藏药股份有限公司、青海久美藏药药业有限公司	张　艺、孟宪丽、洪学传、范　刚、任东升、赖先荣、温川飙、王小博、张静波、久美彭措
202202－13	中药配方颗粒智能化制造及质量控制研究	神威药业集团有限公司、河北中医学院、云南神威施普瑞药业有限公司、河北省药品医疗器械检验研究院、石家庄市中医院	牛丽颖、陈　钟、段吉平、高　晗、麻景梅、甄亚钦、安丽娜、高　乐、李军山、张岩岩
202202－14	基于经筋理论解结止痛技术治疗筋骨痛症的力学机制与临床推广应用	中国中医科学院望京医院、西安市红会医院、北京中医医院平谷医院	赵　勇、秦伟凯、张　宽、董福慧、顾力军、陈彦飞、董永丽、崔秀仁、钟红刚、王德龙

（续表）

编号	项目名称	单位	人员
202202－15	气色形态手诊法的创立及在心脑血管等常见病诊断中的应用	中国中医科学院中国医史文献研究所	刘剑锋、刘　谦、秦培洁、王柳青、国　华、杨　健、狄　颖、王　甜、石雪芹、张凤霞
202202－16	干细胞诱导分化的中药小分子组方创制	北京中医药大学	徐安龙、吴芬芳、李红梅、桑小普
202202－17	药用植物萜类功能基因多元适配性鉴定系统创建及应用	首都医科大学、首都医科大学附属北京世纪坛医院、中国中医科学院中药研究所（中药资源中心）	高　伟、苏　平、吴晓毅、周家伟、赵瑜君、童宁茹、张逸风、张夏楠、郭　娟、李　媛
202202－18	益肾通络法对男性生殖障碍患者的疗效评价及机制探讨	河南省中医院（河南中医药大学第二附属医院）、河南中医药大学第一附属医院、河南中医药大学第三附属医院、郑州市中医院	孙自学、陈建设、张宸铭、樊立鹏、赵莉娜、王祖龙、张　辉、郝高利、刘海锋、邵世营
202202－19	基于整合论治策略的降尿酸中药研发创新技术平台构建及应用	北京中医药大学	张　冰、林志健、刘小青、王　雨、李文静、黄　晶、褚梦真
202202－20	借助现代实验技术的放射性肠道损伤中医学理法方药理论体系的构建	中国人民解放军总医院、中国人民解放军军事科学院军事医学研究院	窦永起、王毓国、冯　剑、闫梓乔、汤响林、许成勇、周　维、秦　丽、郝斐然、廖泽彬
202202－21	《中医病证分类与代码》等4项国家标准修订	上海中医药大学、中国中医科学院中国医史文献研究所、上海师范大学、中日友好医院、广州中医药大学第一附属医院、江苏省中医院、上海中医药大学附属曙光医院	严世芸、朱邦贤、周　强、李照国、朱建平、竺丽明、罗颂平、阎小萍、陈小宁、严隽陶
202202－22	中成药生产工艺变更研究模式及关键技术创建与应用	中国中医科学院中药研究所、北京中医药大学、鲁南制药集团股份有限公司、鲁南厚普制药有限公司、江西省药品检查员中心	李　慧、林龙飞、姜佳峰、刘宇灵、尹兴斌、孔　慧、王子千、沈庆国、袁晓梅
202202－23	基于培土清心的特应性皮炎中医诊疗体系创新与应用	广东省中医院	陈达灿、莫秀梅、刘俊峰、林　颖、刘　炽、薛素琴、贾金靖、晏烽根、叶思祺、李红毅
202202－24	乳腺癌转移中医核心病机的创建及防治研究	上海中医药大学附属龙华医院	刘　胜、韩向晖、孙霃平、叶依依、秦悦农、吴春宇、谢　颖、蒋子威、王　怡、杨　瑞
202202－25	《中医药文化传播丛书》	天津中医药大学、中国医药科技出版社有限公司	张伯礼、毛国强、阚湘苓、李兰兰、谭秀敏、薄　彤、孔令彬、白迪迪、耿晓娟、陈红梅
202202－26	《写给老百姓的中医养生书系丛书》	天津中医药大学	于春泉、李　琳、王泓午、雒明池、徐一兰、王　邈、王洪武、周志焕、张大伟
三等奖（39项）			
202203－01	益气活血通络法防治缺血性中风病的基础研究与临床应用	黑龙江中医药大学、黑龙江中医药大学附属第二医院、黑龙江中医药大学附属第四医院、黑龙江中医药大学附属第一医院	蒋希成、李洪涛、孙晓伟、周海纯、王东岩、朱路文、白　云、刘　宏

（续表）

编号	项目名称	单位	人员
202203－02	太子参产业发展关键技术与标准化研究及推广应用	贵州中医药大学、中国中医科学院中药研究所、皖西学院、江苏大学、贵州省农作物技术推广总站	周　涛、江维克、肖承鸿、凡　迪、康传志、魏　渊、韩邦兴、蒋靖怡
202203－03	中药配方颗粒及智能调配系统关键技术研究与应用	四川新绿色药业科技发展有限公司、四川省中医药科学院、成都中医药大学、成都宇亨智能设备科技有限公司、中国中医科学院广安门医院	周厚成、胡昌江、周　翔、周巧敏、陈志敏、曾　瑾、黄世敬、骆科技
202203－04	青石止痒软膏的研发及抗炎止痒机理研究	北京中医药大学东方医院	李元文、蔡玲玲、张丰川、孙占学、杨碧莲、李　纬、胡　博、李　楠
202203－05	源自有毒动物药的华蟾素系列制剂品质提升关键技术及应用	中国中医科学院中药研究所、安徽华润金蟾药业股份有限公司	边宝林、司　南、王宏洁、高　波、周严严、唐子尧、魏晓露、杨　健
202203－06	“燮理阴阳、立法衡通”创新理论构建乳腺炎性疾病诊疗体系及应用	广东省中医院、桂林市中医医院	林　毅、司徒红林、刘晓雁、徐　飚、卓　睿、王志宇、陈前军、文灼彬
202203－07	基于“肝心和合”理论的动脉粥样硬化性疾病病机演变及推广应用	辽宁中医药大学	于　睿、张　艳、陈文娜、卢秉久、于　游、张　欢、张　颖
202203－08	基于线粒体氧化应激的通精灵治疗精索静脉曲张致不育的作用及机制研究	浙江中医药大学附属宁波中医院	崔　云、冯　奕、郑军状、吴　骏、杜宝昕、刘　冰
202203－09	中药浸膏粉吸湿与玻璃化转变理论研究及关键技术应用	江西中医药大学、江西本草天工科技有限责任公司、南昌航空大学、江西杏林白马药业股份有限公司、江中药业股份有限公司	饶小勇、何　雁、刘　微、罗晓健、梁红波、程　林、王乐云、张　尧
202203－10	基于浊毒理论与血瘀学说论治缺血性中风病的基础研究与临床应用	河北省沧州中西医结合医院、河北省中医院	赵见文、田军彪、张颜伟、闫国强、冯娜娜、王　峰、刘学飞、杨丽静
202203－11	体现儿童特点的中药品种创新研究模式及关键技术	北京中医药大学、北京中医药大学东直门医院、北京亚东生物制药有限公司、重庆希尔安药业有限公司	曲昌海、倪　健、王俊宏、张　兰、陈　犁、董晓旭、都丽卓、谯志文
202203－12	系统生物学及整合药理学平台下中药抗肿瘤研究模式构建及推广应用	潍坊医学院附属中医院、烟台大学、山东宏济堂制药集团股份有限公司	庄　静、孙长岗、陈大全、刘丽娟、周　超、刘　存、高春迪、李华瑶
202203－13	基于“筋束骨”理论摇拔戳手法治疗踝关节损伤/不稳诊疗体系建立与应用	北京中医药大学第三附属医院、北京大学人民医院、北京市大兴区人民医院、北京市丰台中西医结合医院、北京市门头沟区中医医院	陈兆军、徐海林、吴俊德、马占华、刘新民、李永恒、黄阿勇、张晓亮

（续表）

编号	项目名称	单位	人员
202203－14	益气养阴活血法防治缺血中风系列研究及推广应用	广州中医药大学第二附属医院（广东省中医院）、成都中医药大学附属医院、兰州大学、云南生物谷药业股份有限公司、河南中医药大学第一附属医院	蔡业峰、黄　燕、陈绍宏、倪小佳、乔利军、陈耀龙、林艳和、王立新
202203－15	基于人工智能中医药治疗传染病创新技术研究及应用	广西中医药大学	邓　鑫、梁　健、文　彬、彭佩纯、李玉兰、王　伟、赵晓芳
202203－16	肺间质纤维化中药新突破——温肺化纤颗粒的全链条创新性研发	江西中医药大学附属医院	刘良徛、柯诗文、吴泽南、莫丽莎、徐　磊、朱国双、邱明亮、李少峰
202203－17	基于固本逐瘀中医药防治膝骨性关节炎的诊疗体系构建与应用研究	长春中医药大学、大连理工大学、海城市正骨医院	赵长伟、赵文海、张郑瑶、蔡文君、周晓玲、苏纪权、于　栋、李振华
202203－18	基于抗 H5N1 病毒活性的 5 种特色中药活性成分发现的关键技术构建及拓展应用	中国中医科学院广安门医院、中国人民解放军军事科学院军事医学研究院、吉林华康药业股份有限公司、漯河市中心医院	陈恒文、董俊兴、张　涛、金　虹、尹海龙、李　彬、田　瑛、朱继忠
202203－19	《黄帝内经》诸湿伤脾病机的共轭机制研究	广州中医药大学、广州医科大学、广州国家实验室	骆欢欢、王新华、陈　颂、王　瑶、郭殷锐、陈地灵、王　剑、王　婷
202203－20	蔡淦教授运用“补脾胃、泻阴火”治疗慢性胃肠病经验及学术思想传承研究	上海中医药大学附属曙光医院	蔡　淦、凌江红、丛　军、林　江、张正利、申定珠、李熠萌、陈明显
202203－21	浙派中医诊疗常见恶性肿瘤的关键技术与推广	浙江中医药大学附属第一医院、浙江中医药大学	阮善明、孙磊涛、陶方方、黄大未、沈敏鹤、郭凯波、冯妤茜、郑雪儿
202203－22	中药醒鼻凝胶滴鼻剂外治干预儿童变应性鼻炎的基础与临床研究	福建中医药大学附属人民医院、福建中医药大学	郑　健、艾　斯、庄翔莉、林　雄、王　晅、邱彩霞、吴　博、褚克丹
202203－23	基于类过敏反应的中药注射剂工艺优化及配伍安全技术创研及应用	天津中医药大学、天津中医药大学第一附属医院、天津市中医药研究院附属医院、天津天士力之骄药业有限公司	张艳军、庄朋伟、石江伟、张秀君、鞠爱春、郑文科、李德坤、李遇伯
202203－24	尤昭玲教授治疗卵巢疾病学术经验系统研究及其转化应用	湖南中医药大学	刘慧萍、游　卉、熊　桀、尤昭玲、刘文娥、张韫玉、杨　硕、黄姗姗
202203－25	南药体系传承创新与应用	云南中医药大学、昆明医科大学、中国科学院昆明植物研究所、中国科学院西双版纳热带植物园、广州中医药大学	张荣平、赵荣华、裴盛基、俞　捷、熊　磊、钱子刚、陈兴龙、于浩飞

（续表）

编号	项目名称	单位	人员
202203－26	基于代谢组学针灸治疗慢性萎缩性胃炎的机制研究与临床应用	湖南中医药大学、厦门大学	刘　密、杨宗保、钟　欢、刘　琼、佘　畅、何灏龙、常小荣、朱　伟
202203－27	高血压病从肝论治的作用机制及证治规律研究	天津中医药大学第二附属医院	王保和、徐　强、赵英强、张　真、柳　威、郑偕扣、张秋月、张　晨
202203－28	中药粉体改性关键共性技术构建与示范应用	成都中医药大学、四川厚德医药科技有限公司、成都永康制药有限公司、江西中医药大学、成都中医药大学附属医院	张定堃、韩　丽、郭治平、杜晓娟、王　芳、许润春、林俊芝、刘　彬
202203－29	基于“髓系骨病”理论从髓论治股骨头坏死的基础研究和临床应用	浙江中医药大学附属第一医院、浙江中医药大学	童培建、阮红峰、吴承亮、王萍儿、胡雪琴、施振宇、付方达、徐涛涛
202203－30	依据单一症状确立病位的中医不寐五神分型及PSG特征等相关研究	新疆医科大学附属中医医院、新疆医科大学	张星平、梁政亭、邓　宁、赵智宏、安艳丽、范秀芳、陈俊逾、肖春霞
202203－31	基于“正虚毒伏”病机的中医药治疗缓解期急性白血病基础与应用	贵州中医药大学第二附属医院	黄礼明、姚宇红、陈　涛、李秀军、尹尚瑾、罗　珊、宋　娟、陈孟豪
202203－32	新“浙八味”衢枳壳质量提升与功效挖掘研究及其产业化应用	浙大城市学院、浙江省中医院、衢州市食品药品检验研究院、常山县胡柚研究院、浙江景岳堂药业有限公司	蒋剑平、陈芝芸、宋剑锋、曾玲晖、杨兴良、向　铮、王华刚、汪丽霞
202203－33	早期股骨头坏死塌陷预防策略——基于风险评估的“病证体结合”辨治体系	中国中医科学院广安门医院	谢利民、于　潼、张振南、李玉彬、白　杨
202203－34	疲郁人群身心交互机制与中医特色诊疗方案	上海中医药大学附属岳阳中西医结合医院、上海市浦东新区卫生健康委员会	张振贤、郁东海、黄　瑶、叶　盛、李冠武、陈　敏、吴丽丽、蔡之幸
202203－35	一种组分配伍中药抗缺血性脑损伤作用的研究	湖南中医药大学	黄小平、邓常清、唐映红、丁　煌、杨筱倩、刘晓丹、唐　三、欧阳波
202203－36	中药注射剂类过敏和溶血不良反应预诊关键技术创新与应用	辽宁中医药大学、哈尔滨珍宝制药有限公司	窦德强、项　峥、徐煜彬、闫久江、冉小库、陈桂荣、韩雪莹、肖　航
202203－37	《百病养生大全》	上海中医药大学附属龙华医院	肖　臻、彭　欣、田　雨、茅建春、方　泓、王　骁、陈晓旭
202203－38	《漫话中药》系列科普文创作品	中国人民解放军海军军医大学、上海中医药大学附属岳阳中西医结合医院	张慧卿、王怡超、苏永华、向　兴、龚彦溶、杨葛亮、黄　念
202203－39	《千年中华膳食养生的智慧——中医与膳食》	广东省中医院、广东科技出版社	杨志敏、林铭铭、宋莉萍、林淑娴、原嘉民、张晓轩、管桦桦、张嘉文

表 8－2－2　　2022 年度中华中医药学会科学技术奖·政策研究奖获奖项目名单

编号	项目名称	单位	人员
ZC2022－01	互联网中医医院建设规范研究与实践	北京中医药学会、中国中医科学院广安门医院	张　红、邓　娟、李　杰、杨　娜、马兆辉、蓝海涛、周建伟、刘堃靖、李　享、李　婧
ZC2022－02	中医药“一带一路”国际化注册路径与关键技术研究及应用	天士力医药集团股份有限公司	闫凯境、朱永宏、何　毅、张万良、苏　晶、张　利、王　玉、范立君、范　浩、崔　勇、张依红、郭　佳、高　敬、莫　美
ZC2022－03	基层中医药人才继续教育模式探索与实践	上海市中医药学会、上海中医药大学、上海中医药大学附属岳阳中西医结合医院上海中医药大学附属上海市中西医结合医院、善小公益基金会	胡鸿毅、舒　勤、张　敏、钱燕娟、刘春辉、顾云龙、舒　静、施晓琳、杨　洋、奚之骏、吴永强、何文忠

表 8－2－3　　2022 年度中华中医药学会科学技术奖·学术著作奖获奖著作名单

编号	项目名称	人员
等奖（5 部）		
XS202201－01	《中医药学高级丛书·中医内科学（第 2 版）》	王永炎、张允岭、鲁兆麟、陈绍宏、郭蓉娟
XS202201－02	《中医药大数据与真实世界》	谢雁鸣、王志飞、王连心、黎元元、杨　薇
XS202201－03	《气络论》	吴以岭、贾振华、吴相君、高学东、魏　聪
XS202201－04	《近代名医医著大成》	王振国、宋咏梅、杨金萍、刘更生、臧守虎
XS202201－05	《癌毒：中医病机创新理论研究与应用》	程海波、周仲瑛、吴勉华、沈卫星、李　柳
二等奖（10 部）		
XS202202－01	《糖尿病并发症中医诊疗学》	仝小林、连凤梅、宋　军、刘文科、耿树军
XS202202－02	《代谢性疾病浊毒论》	李佃贵、张素钊
XS202202－03	《新编实用中医男科学》	李曰庆、李海松、王　彬、王继升、代恒恒
XS202202－04	《中医骨内科学》	施　杞、王拥军、唐德志、李晓锋、王腾腾
XS202202－05	《传承中医五十年——田振国教授从医从教学术思想集》	于永铎、柳越冬、隋　楠、陈　萌、张斯瑶
XS202202－06	《当代中医皮肤科临床家丛书》（第三辑）	王　畅、曾碧君、汪海珍、杨志波、罗美俊子
XS202202－07	《中医药信息学》	崔　蒙、吴朝晖、乔延江、王映辉、李海燕
XS202202－08	《中医药与中华文明系列著作》	苟天林、李　峰、侯中伟、王朝阳、马　捷
XS202202－09	《〈伤寒论〉方药剂量与配伍比例研究》	李宇航、郑丰杰、孙　燕、郭明章、刘　敏
XS202202－10	《中国冷背药材清源图鉴》	彭华胜、黄璐琦、彭代银、谢　晋、程铭恩
三等奖（30 部）		
XS202203－01	《七师秘验》	金　杰、金晨曦、陈海燕、秦润笋、张　岚
XS202203－02	《风湿免疫疾病中医特色疗法》	张剑勇、娄玉钤、李满意、邱　侠、钟　力
XS202203－03	《银屑病的中医研究》	李　萍、赵京霞、王　燕、周冬梅、陈维文
XS202203－04	《临床研究样本含量估算》	吴圣贤
XS202203－05	《中医肺三十》	张　伟、田　梅、田　丽、韩　健、卢绪香

（续表）

编号	项目名称	人员
一等奖（5部）		
XS202203－06	《实用整脊手法技术》	王　平、李远栋、李　庆、张君涛、刘爱峰
XS202203－07	《阳痿论评注》	金保方、孙大林、蔡　滨、张新东、赵红乐
XS202203－08	《脾胃新论》	白长川
XS202203－09	《国医大师熊继柏临床现场教学录》	熊继柏、聂　娅、杨国强、姚欣艳、孙相如
XS202203－10	《中医药学高级丛书·中医外科学（第二版）》	何清湖、刘朝圣、陈红风、秦国政、张燕生
XS202203－11	《吉中强学术经验辑要》	纪文岩、周景想、姜　婷、聂颖颖、宋业琳
XS202203－12	《浙江中医临床名家·葛琳仪》	魏佳平
XS202203－13	《针刀治杂病》	肖德华、王文德、刘　星
XS202203－14	《张西俭脉论脉案集》	张西俭
XS202203－15	《连建伟中医传薪录》	连建伟
XS202203－16	《李济仁临床医案及证治经验》	李　艳
XS202203－17	《鼻病中医特色治法》	阮　岩
XS202203－18	《张小萍脾胃气化学说与临证经验》	张小萍
XS202203－19	《中医局部特色诊法》	彭清华、彭　俊、李书楠、蒋鹏飞、邓　颖
XS202203－20	《苏沈良方研究》	苏　颖、苏　鑫、魏晓光、王利锋、马金玲
XS202203－21	《脉动的中医》	许天兴
XS202203－22	《中医学入门（中英对照）》	顾　伟、凌昌全、郑国银、白玲玲、高　标
XS202203－23	《针法大成》	徐晓红、周　丹、李　铁、王朝辉、张红石
XS202203－24	《中医舌诊临床图解》	许家佗、张志枫、崔　骥、屠立平、黄景斌
XS202203－25	《常用养生古法选编》	蒋力生、叶明花、章德林
XS202203－26	《中国医史博物馆馆藏文物精粹》	张雪亮、侯如艳、董树平
XS202203－27	《寒湿论治》	阮诗玮
XS202203－28	《中医文化地理论》	彭榕华
XS202203－29	《中医病机新论》	于智敏、卢红蓉、赵凯维、于素敏
XS202203－30	《新编中药成分学》	许　军、孟繁浩、刘燕华

表8－2－4　2022年度中华中医药学会科学技术奖·中青年创新人才及优秀管理人才奖获奖者名单

编号	单位	人员
中青年创新人才（10位）		
CXRC2022－01	山西中医药大学	贺文彬
CXRC2022－02	北京中医药大学东直门医院	张　弛
CXRC2022－03	上海中医药大学	杨　莉
CXRC2022－04	浙江中医药大学附属第一医院	金红婷
CXRC2022－05	贵州中医药大学第一附属医院	唐东昕

（续表）

编号	单位	人员
CXRC2022－06	上海中医药大学附属岳阳中西医结合医院、上海市中医药研究院皮肤病研究所	李　欣
CXRC2022－07	中国中医科学院西苑医院	刘　玥
CXRC2022－08	中日友好医院	徐　愿
CXRC2022－09	中国人民解放军海军军医大学	王丽娜
CXRC2022－10	中国人民解放军总医院第五医学中心	柏兆方
优秀管理人才（6位）		
GLRC2022－01	北京中医药大学第三附属医院	王成祥
GLRC2022－02	北京中医药大学	丁　霞
GLRC2022－03	天津中医药大学第一附属医院	毛静远
GLRC2022－04	广西中医药大学第一附属医院	谢　胜
GLRC2022－05	上海中医药大学附属岳阳中西医结合医院	周　嘉
GLRC2022－06	南方医科大学	肖　炜

表 8－2－5　2022 年度中华中医药学会科学技术奖·岐黄国际奖获奖者名单

编号	单位	人员
QH2022－01	Università del Piemonte Orientale 意大利东皮埃蒙特大学	Giovanni Appendino 吉奥瓦尼·阿彭迪诺

表 8－2－6　2022 年度李时珍医药创新奖获奖者名单

编号	单位	人员
LSZ202201	中国中医科学院望京医院	魏　玮
LSZ202202	天津中医药大学	郭　义
LSZ202203	黑龙江中医药大学	王喜军
LSZ202204	广东省中医院	林　琳

（康　宁）

【中国中西医结合学会】

会　　长：陈香美
副 会 长：王　伟、王笑频、丛　斌、吕文良、刘继红、刘清泉、杨宝峰、施建蓉、姚树坤、高秀梅、郭　姣、唐旭东
秘 书 长：吕文良（兼）
副秘书长：马晓昌、冯　哲、刘　刚、张友根、荆志伟、荣向路、夏　平、崔军海
地　　址：北京市东城区东直门内南小街 16 号
邮　　编：100700
电　　话：010－84035154
网　　址：www. caim. org. cn
电子信箱：caim@ caim. org. cn
常设机构：秘书处
业务范围：学术交流、科学普及、继续教育、书刊编辑、成果推广、咨询服务
期　　刊：《中国中西医结合杂志》《中国结合医学杂志（英文）》《中国中西医结合外科杂志》《中国骨伤》《中国中西医结合急救杂志》《中国中西医结合肾病杂志》《中国中西医结合皮肤性病学杂志》《中国中西医结合耳鼻咽喉科杂志》《中国中西医结合影像学杂志》

2022 年学会工作概况

一、党建工作

学习宣传贯彻党的二十大精神，加强思想政治引领。2022 年，中国中西医结合学会（以下简称学会）采用线上线下、集中分散形式，学习党的二十大报告。学会党委书记、理事长等 13 人，青年科技工作者 34 人，38 个专业委员会（工作委员会）和 33 名理事提交二十大学习体会。

全面实施“党建强会计划”，开展“百名科学家讲党课”活动。截至2022年11月，学会共34个专业委员会和7位副会长开展66次党课活动，共57名专家讲授党课，受众覆盖专业委员会委员、青年委员及普通会员155380人次。

各界领导调研学会党建和发展。2022年1月，中国科协党组副书记徐延豪赴学会调研，就党史学习教育、促进学科发展、助力乡村振兴、应对疫情等方面进行有效指导。7月，国家中医药管理局副局长秦怀金来学会调研，对学会秘书处党建工作、学会学术活动多样化等作出明确指导。

二、组织建设

定期召开会长办公会。2022年，学会在陈香美会长主持下，采用线上线下相结合的方式共召开会长办公会扩大会议6次，有序推进学会工作。

完成学会组织工作。一是以通讯形式征求全体常务理事意见，专业委员会委员增加至120人，青年委员增加至60人。同意宋春生、许建秦、杨关林3位同志因管理规定辞去常务理事职务。二是组织任期届满的虚证与老年医学、活血化瘀、心血管疾病、急救医学、诊断、肝病、风湿类疾病、血液学、消化系统疾病、普通外科等37个专业委员会及科研院所工作委员会分别以线上线下相结合的方式完成改选换届工作。新成立超声医学、智慧医疗两个专业委员会。截至2022年底，学会专业委员会共计67个。三是完成2021年度优秀专业委员会评议工作。在各专业委员会自评汇总的基础上，学会对各专业委员会2021年组织、学术、财务及社会公益等工作进行审核，经评议确认肾脏疾病、消化内镜、检验医学、妇产科、消化系统疾病、医学影像、骨伤科、皮肤性病、围手术期、医学美容、活血化瘀、麻醉、内分泌13个专业委员会为中国中西医结合学会2021年度优秀专业委员会。四是完善会员管理。学会依托“中国科协全国性学会个人会员管理系统”进行会员登记管理，截至2022年底，学会登记在册的会员有122600余人。

全年共召开两次常务理事会议和一次理事扩大会议，会议主要内容包括：审议并通过《中国中西医结合学会2022年上半年工作总结及下半年工作计划》，审议第一届创伤医学、口腔医学、干细胞再生医学、针药结合4个专业委员会领导成员候选人名单；审议关于成立围产专业委员会的报告及第十次世界中西医结合大会工作进展；传达学习中国共产党第二十次全国代表大会会议精神；审议通过《中国中西医结合学会2022年工作总结及2023年工作计划》、2022年中国中西医结合学会科学技术奖获奖项目名单、2023年学术会议计划及继续教育项目。

三、学术工作

学术会议。在常态抗击疫情的状态下，2022年学会共召开学术会议64个，其中线上会议43项、线上线下相结合会议21项，参会706945人次，其中线上参会262112人次，线上线下相结合形式参会444833人次，收到会议论文7541篇，线上点击量2413743人次。

继续教育。2022年，学会共举办国家级继续教育项目16项，学会级项目11项，参加培训人数53462人，线上观看量254144人次。

四、第十次世界中西医结合大会

2022年12月21—25日，学会在四川成都召开第十次世界中西医结合大会，本次大会由中国中西医结合学会主办，四川省中西医结合学会、成都中医药大学、成都中医药大学附属医院、成都市中西医结合医院、四川大学华西医院、四川省人民医院、攀枝花市中西医结合医院、四川省中西医结合医院、四川省中医药科学院、四川省肿瘤医院承办，大会主题为“交叉融合，推动中西医结合创新发展”。

四川省人民政府副省长杨兴平，中国中西医结合学会会长、中国工程院院士陈香美、国家中医药管理局中西医结合与少数民族医药司中西医结合处处长董云龙等出席开幕式并致辞。四川省委省政府、省卫生健康委、省科学技术协会、省中医药管理局等部门负责人，我国中西医结合领域的17名两院院士，知名专家，部分中西医高等院校、科研院所和大型医疗机构负责人，以及来自美国、俄罗斯、日本、澳大利亚等国的专家学者，通过线上线下相结合的方式参会，聚焦世界结合医学前沿发展动态与科研成果，就中西医结合理论、实践进行专题交流与分享，为构建人类健康共同体贡献智慧和力量。

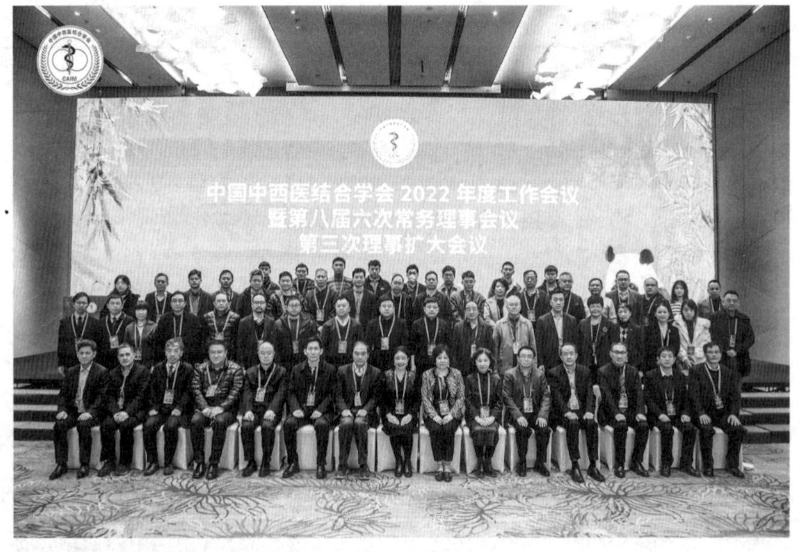

2022年12月22日，中国中西医结合学会在四川成都召开2022年度工作会议暨第八届六次常务理事会议第三次理事扩大会议

大会设立主会场、临床医学专场、药学与交叉学科专场、青年专场、线上专场及医院管理、肾脏疾病、超声医学、循证医学、耳鼻咽喉、泌尿外科6个分会场，共有250个专题报告，分别从疾病的流行病学、研究进展、综合诊治与学科发展等方面进行探讨。内容横跨基础、临床、药学等多个专业领域，就中西医结合医学的历史、前沿技术、不同专科领域内的临床和基础研究进展，展开充分的交流和研讨。大会共收到论文4541篇，通过线上和线下相结合的方式，展示优秀壁报247份。在成都现场举办中西医结合展览，从多个专业领域开展学术活动。

五、中西医结合标准化工作

2022年，学会共立项团体标准50项。在国家中医药管理局组织下，由学会牵头，联合中华中医药学会、中华医学会，召开19次工作会议。确定中西医结合诊疗方案体例，于119项指南中遴选确定50个项目，并对指南起草组进行体例格式、编制难点进行培训。

六、科技奖评审

2022年，中国中西医结合学会科学技术奖经过全国各有关单位的推荐和申报，共收到申报项目数123项，形式审查不合格9项，进入初审候评项目114项。专家通过网络初评，根据评审结果，确定基础15项、临床27项、药学9项，共计51个候选项目进入终评。其间二等奖基础类、临床类、药学类候选项目各1项，三等奖基础类候选项目1项申请退出评审，合计47项进入终评。

2022年11月20日，学会在北京组织28名专家开展终评工作，共评选出一等奖6项、二等奖16项、三等奖22项、科普奖3项，合计47项获奖项目。其中公示期间，二等奖获奖项目1项、三等奖获奖项目3项申请退出。最终评出一等奖6项、二等奖15项、三等奖19项、科普奖3项、合计43项最终获奖项目。

七、财务工作

2022年，学会完成中国科协2021年度全国学会财务决算编报，中国科协系统2021年度综合统计调查工作，获评2021年度科协系统财务数据汇总工作优秀单位名单。完成学会2021年度财务报表的审计工作。完成2023—2025年会议服务公司招标工作，入围20家。

八、科学普及“一带一路”和医疗帮扶工作

2022年，学会共有55个专业委员会（工作委员会）以各种活动形式开展科学普及、“一带一路”、医疗帮扶工作，年度科普投入费用约1526.9万元，27个专业委员会参与全国科普日和科技活动周活动，线上线下共开展科普活动次数3098次，专家参与人数11305人次，开展义诊1368次，带教12044人次，培养基层医生57940人次，健康宣教312.62万人次，捐赠药品物资274.85万元，受益人群规模2312.07万人次。经中国科协科普部考核，学会被评为2022年度全国学会科普工作优秀单位。

九、编辑工作

2022年度，学会主办的9种学术期刊共出版94期，刊发文章共计1430篇。《中国中西医结合影像学杂志》被收录为中国科技核心期刊（中国科技论文统计源期刊）。《中国中西医结合杂志》入选中国科协2022年度全国学会期刊出版能力提升计划并获科协审批。《中国中西医结合杂志》发布行业多项标准及指南共识，其中《三七总皂苷制剂临床应用中国专家共识》获得共识制订透明奖。《中国结合医学杂志》引领中医药英文期刊开展中医药英文期刊编校团体标准。2022年2月，学会与人民卫生出版社签订战略合作意向书，启动《中西医结合系列丛书》编辑工作，12本图书被纳入第一批编撰书目。

十、中国科协项目

2022年，学会获批“科创中国”创新基地（刘清泉副会长）、中国科协决策咨询专家团队（陈香美会长）、全国学会科普能力提升项目承担单位（郭姣副会长）、2022年度全国学会期刊出版能力提升计划项目、2022年度全国学会分支机构示范专项、中国科协十大代表2022年调研课题；完成第十七届中国青年科技奖候选人、第十八届中国青年女科学家奖、中国青年女科学家奖团队奖、2021年度未来女科学家候选人提名，以及2022年最美科技工作者推荐工作；按照中国科协生命科学学会联合体要求，学会作为牵头责任学会，负责申报及组织实施第八届青年人才托举工程项目申报工作。

附：2022年度中国中西医结合学会科学技术奖获奖项目名单

表8－2－7　2022年度中国中西医结合学会科学技术奖获奖项目名单

编号	项目名称	单位	人员
一等奖（6项）			
20220434B	益气活血、解毒通络法防治肝纤维化的临床及机制研究	中国中医科学院广安门医院、国家纳米科学中心、深圳市第三人民医院（南方科技大学第二附属医院）、上海中医药大学附属市中医医院、上海中医药大学附属龙华医院、陕西中医药大学附属医院	吕文良、姚乃礼、韩　东、李娟梅、刘映霞、汪青楠、聂红明、赵　鑫、武庆娟、汪九重、邢练军、陈兰羽、李京涛、白宇宁、邓　欣、曹正民、李彦波、冯佳琪、王　宁、刘　婧

（续表）

编号	项目名称	单位	人员
20220552B	视网膜静脉阻塞关键证候机制与创新诊疗策略研究	中国中医科学院眼科医院、湖南中医药大学、成都中医药大学附属医院、上海市第一人民医院	谢立科、彭清华、郝晓凤、谢学军、吴星伟、彭　俊、姚小磊、黄少兰、邓亚平、陆秉文、舒婉婷、袁　航、周亚莎、张孟姣、祁怡馨、秦　睿
20220611B	创新糖尿病肾病中西医结合诊疗新策略与转化应用	中国人民解放军总医院、北京中医药大学东直门医院、广州康臣药业有限公司	蔡广研、陈香美、柳红芳、董哲毅、洪　权、朱晗玉、王　倩、白雪源、张伟光、黎　倩、崔少远、刘晓敏、曲逸伦、王聪慧、谢惠迪
20220911A	活血温通法改善冠心病缺血微环境促进心肌损伤后再生修复机制研究	中国中医科学院广安门医院、中国中医科学院眼科医院	姚魁武、段锦龙、王擎擎、刘甜甜、李　成、李　娜、张晓彤、周思敏、林建国
20221015C	基于药效成分的中药质量控制技术与标准	中国中医科学院中药研究所、山西振东制药股份有限公司、广州白云山和记黄埔中药有限公司、福建承天药业有限公司、昆明龙津药业股份有限公司	王智民、高慧敏、陈两绵、刘晓谦、李安平、王德勤、朱晶晶、秦文杰、闫利华、傅驿钦、冯伟红、樊献俄、李　春、张　伟、张永欣
20221017B	基于“3M”模式的中成药临床药理创新体系构建与应用	中国中医科学院中医临床基础医学研究所、山东丹红制药有限公司、天津中医药大学、中山大学、南京中医药大学常州附属医院、东南大学、中国中医科学院中药研究所	王永炎、王　忠、赵　超、王跃飞、苏薇薇、申春悌、刘　骏、于亚南、陈炳为、李　兵、郭　剑、姜苗苗
二等奖（15项）			
20220023C	中药药物研究用集成器官芯片系统	天津中医药大学、中国科学院上海微系统与信息技术研究所	杨　剑、毛红菊、朱　彦、贺　爽、周　麟、武振华、董鹏志、周　昆、恢嘉楠
202200216C	注射用丹参多酚酸多维评价产业技术升级体系创研及应用	天津中医药大学、天津天士力之骄药业有限公司、天津中医药大学第一附属医院	张艳军、鞠爱春、李德坤、张　晗、郭　虹、庄朋伟、岳洪水、王蕴华、万梅绪、吕　欣、宋美珍、李　智、张燕欣、张彦明
20220033A	清热解毒中药与他汀联合治疗重症脑梗死的理论创新与应用	河北医科大学第二医院、邢台市第九医院	张祥建、张培培、张　聪、高长玉、崔丽丽、季　辉、张　兰、杨金波、吉增良、刘　莹、王力娜、苗江永、陈　荣
20220081A	基于中医藏象理论“补肾法”对老年期痴呆神经保护作用机制及临床应用	黑龙江中医药大学、黑龙江中医药大学附属第一医院、黑龙江中医药大学附属第二医院、河南中医药大学第一附属医院、河北省中医院、辽宁中医药大学附属医院	李　全、周妍妍、王　琪、杨添淞、蔡国锋、关慧波、于　森、窦金金、谢　宁、赵　敏、苏志伟
20220083C	中药抗炎活性成分快速发现及作用机制探究关键技术构建及应用	黑龙江中医药大学、哈尔滨医科大学	刘　艳、杨炳友、匡海学、王　琦、刘　源、潘　娟、管　伟

（续表）

编号	项目名称	单位	人员
20220105A	益气活血治法方药抗肿瘤关键效应机制研究	南京中医药大学、山东第一医科大学附属省立医院、常州大学、南京市中医院	毕　蕾、陈卫平、王允山、陈鹰娜、李正钧、周芙琼、滕麟鑫、陈飞燕、江玉翠、马艳霞、范茜茜
20220106B	中西医结合加速康复外科的实践及理论研究	江苏省中医院、江苏大学附属医院、东部战区总医院	江志伟、郑　曼、王　刚、陈吉祥、张利东、柳欣欣、龚冠闻、马朝群、万　莉、程　伟、范　昕
202201516B	整合药理模式下的中医药精准抗肿瘤的理论构建与临床应用	山东中医药大学、烟台大学、潍坊医学院	孙长岗、陈大全、庄　静、刘瑞娟、李华瑶、刘　存、高春迪、马笑然、姚　燕、张文峰、王　嘉
20220452B	恶性血液病中西医协同诊治关键技术的构建及应用	云南省第一人民医院	杨同华、胡　芃、赵仁彬、王娅婕、姚翔娟、裴　强、何海萍、张振勇、白　航
20220571B	基于“夏氏皮肤科外治特色疗法”中西结合关键技术创新与应用	上海中医药大学附属岳阳中西医结合医院、成都大学、上海市第七人民医院	李福伦、邓　禹、朱建勇、段彦娟、郭冬婕、郭婉军、王　怡、刘　欣、华　亮
20220581A	基于线粒体的“血脉双治”理论新内涵及在心脑血管疾病中的应用	中国中医科学院广安门医院、吉林华康药业股份有限公司、漯河市中心医院、漯河医学高等专科学校	陈恒文、李　军、高　雪、涂文军、谭雨晴、金　敏、陈寅萤、金少举、王　瑞、何轩辉、李　生、苏培栋、刘　鑫
20220712B	不育症生精障碍中医药干预技术体系构建及转化应用	成都中医药大学附属医院、成都中医药大学、河南省中医院（河南中医药大学第二附属医院）	常德贵、尤耀东、李广森、俞旭君、陈建设、阳　方、黄晓朋、陈帝昂、马紫阳、叶乃菁
202208817B	子宫内膜异位症临床证治方案建立及应用	上海交通大学医学院附属国际和平妇幼保健院、中国人民解放军海军军医大学第一附属医院、上海中医药大学附属岳阳中西医结合医院	许　泓、俞超芹、张婷婷、程　雯、林　瑜、俞　瑾、孙　帅、孙　峰、孙亚兵、倪喆鑫、顾倪浩、丁　杰、山　珊、李安吉、李国静、梅珊珊、蒋继兰、杨秉鑫
20221001B	解毒活血中药配伍抗动脉粥样硬化的疗效评价与机制探讨	中国中医科学院西苑医院、中国中医科学院广安门医院	刘龙涛、吴　敏、史大卓、曹　宇、张晓囡、王松子、陈纪烨、李晓雅、王泽平、于宗良、孙长鑫、李　昕、胡岚清
20221016B	基于真实世界的中医骨伤科临床研究模式的建立及推广应用	中国中医科学院眼科医院、中国中医科学院中医药数据中心、中国中医科学院望京医院、北京交通大学	高　云、谢　琪、张兴平、魏　戌、周雪忠、周洪伟、王　浩、董永丽、文　腾、夏秋芳、张　帅、王明远、蔡静怡、齐保玉、陈红玉
三等奖（19 项）			
20220011B	益肾生精法治疗少弱精子症的临床及基础研究	北京中医药大学东直门医院	李海松、王　彬、王继升、党　进、赵　琦、冯隽龙
20220019A	基于多源异构融合数据的青少年近视中医理论体系构建及示范应用	中国中医科学院、中国中医科学院眼科医院、中国中医科学院中医药信息研究所、中国中医科学院针灸研究所、中国中医科学院中医基础理论研究所、中国中医科学院中药研究所、广州中医药大学第一附属医院、江西同善眼科医院有限公司	霍蕊莉、张丽霞、佟　琳、刘　兵、王俊文、杜茂波、宿蕾艳、曾子玲、倘孟莹、滕　月、陈　爽、古欣怡、王智挺

（续表）

编号	项目名称	单位	人员
20220217B	基于气机升降理论中西医结合防治胃食管反流病及其并发症	天津中医药大学、天津市医药科学研究所、天津市中西医结合医院（天津市南开医院）、天津中医药大学第一附属医院、天津市南开区三潭医院	袁红霞、刘洪斌、田晶晶、胡蓆宝、张桂贤、唐丽明、宋　宁、杜红跃
20220035B	活血通络法治疗视网膜动脉阻塞的基础及临床应用	河北省眼科医院	张铭连、张　越、杨赞章、贾　鑫、李　亚、毛爱玲、石慧君、常永业、王　浩、庞　午、韩龙辉、解世朋、王聪颖、杨　洁
20220093A	基于病证结合的慢性肝病中医证候代谢物质基础发现	上海中医药大学附属曙光医院、上海市宝山区中西医结合医院、上海中医药大学、福建省厦门市中医院	张　华、苟小军、赵超群、王晓柠、蔡　虹、陆奕宇、刘　平、赵　瑜、陈高峰、蒋式骊、刘　畅、朱会明、吴剑华
20220142C	注射用增溶辅料“结构－增溶性－安全性”技术研究及在中药注射剂中的应用	江西中医药大学、南京威尔药业集团股份有限公司	张海燕、杨　明、陈新国、张　锐、王保成、宋民宪
20220181C	土家药“七·气”学说在指导土家药血筒药效物质基础研究中的实践	湖南中医药大学	王　炜、李　斌、蔡　雄、余黄合、曹　亮、苏　维、曾　嵘、彭彩云、翦雨青、盛文兵、杨玉佩
20220183B	全国名老中医蒋益兰教授防治结直肠癌学术思想及临床经验传承与推广研究	湖南省中医药研究院	王其美、李欣依、蒋盛昶、王容容、谭小宁、吴玉华、刘佳琴、唐　蔚、罗　燕、罗　吉、简小兰、李勇敏、田其学、黄　上、蒋益兰
20220184A	基于DNA甲基化/羟甲基化修饰探讨早发冠心病血瘀证及家系的表观遗传调控机制	湖南中医药大学	李　杰、陈伶利、张书萌、王建国、张湘卓
20220193B	基于脾肾－肌骨－线粒体理论研究骨质疏松症的发病机制及中药干预作用	广州中医药大学第三附属医院	黄宏兴、万　雷、黄　红、张志海、李　颖、黄佳纯、林燕平、朱根福、林贤灿
20220204A	远程非缺血性刺激改善心肌缺血再灌注损伤新疗法的研发及机制研究	广西中医药大学附属瑞康医院	任晓平、高宏君、申婷婷、刘　勇、任　帅、张卫华、张莹莹、兰荣玉、覃　杰、韩林轩
20220341A	当归明目汤联合抗VEGF药物及透明质酸磁流体复合物在眼科疾病治疗中的作用机制	宁波市眼科医院、宁波职业技术学院、中国科学院宁波材料技术与工程研究所	龚　雁、王正才、赵一天、刘小天、廖燕红、郭晓红、陈　侃、吴爱国
20220354B	基于精准医疗的中西医结合防治痛风关键技术及应用	深圳市中医院、国家卫生健康委科学技术研究所、首都医科大学	张剑勇、王彬彬、谢静静、王　晶、邱　侠、贾二涛、张燕英、钟　力、肖语雅、肖　敏、姜玉宝、唐大斌、魏嘉欣

（续表）

编号	项目名称	单位	人员
20220371B	肥胖高血压"阳亢兼痰瘀"病理机制及其心肾损害防治	上海中医药大学附属岳阳中西医结合医院、上海中医药大学附属龙华医院、上海市杨浦区中医医院	符德玉、芦　波、桂明泰、周训杰、周　端、王佑华、姚　磊、李建华、王明珠、徐金美、董振华、王　静、韩亚楠、龙　敏、谢　君
20220463B	溃疡性结肠炎中医治疗体系的建立及应用	中国人民解放军北部战区总医院、北京中医药大学第三附属医院	巩　阳、高文艳、王建云、王新月、盛天骄、崔丹阳、刘　元、王长洪、耿　晓
20220491B	中西医结合修复线粒体防治肺多发磨玻璃结节创新策略的建立与应用	同济大学附属第十人民医院、上海中医药大学附属龙华医院、同济大学附属上海市肺科医院、上海导向医疗系统有限公司	范理宏、李和根、任胜祥、曹传武、陈英群、刘海鹏、申长兴、夏　青、费鸿翔、王　菲、徐彬凯
20220631B	顾氏外科精准诊治功能性便秘的规范化方案及应用推广	上海中医药大学附属龙华医院	陆金根、曹永清、王　琛、姚一博、梁宏涛、董青军、何春梅、董　艳、尹　璐
20220714B	基于脾肾两虚兼湿热瘀毒理论治疗少弱精子症的创新应用及机制研究	广西中医药大学第一附属医院	宾　彬、陆海旺、王德胜、林思伟、王　杰、覃智标、梁劲松、田元春、崔锦珠
20221002C	创新中药地黄叶总苷治疗慢性肾小球肾炎作用机制研究	中国中医科学院中药研究所、四川美大康药业股份有限公司	边宝林、司　南、张孝奇、梁爱华、王宏洁、赵海誉、周严严、卿光明、李春英、魏晓露、杨　健、高文雅、王梦晓
科普奖（3项）			
20220098D	男科疾病中医防治科普系列丛书的开发与推广	上海市第七人民医院	孙建明、毛剑敏、梁世仕
20220931D	《国医大师孙光荣论中医养生》	湖南医药学院、湖南中医药大学	何清湖、孙贵香、王　丹、叶培汉、张冀东、魏一苇、邱丽婷
202210215D	《乳腺癌全方位全周期健康管理》	中国医学科学院肿瘤医院、中国中医科学院广安门医院、首都医科大学附属北京妇产医院、北京市朝阳区桓兴肿瘤医院	马　飞、卢雯平、徐兵河、阮祥燕、梅志红、王文娜、孙晓莹、张永明

（吕文良）

【中国针灸学会】

会　　长：刘保延

副 会 长：王　华、王　舒、王麟鹏、方剑乔、朱　兵、刘智斌、许能贵、孙忠人、杨金生、吴焕淦、余曙光、夏有兵、高树中、喻晓春

秘 书 长：喻晓春（兼）

副秘书长：贾晓健、文碧玲、刘炜宏、刘清国、易文军

地　　址：北京市东城区东直门内南小街16号

邮　　编：100700

电　　话：010－64089969

网　　址：www. caam. cn

电子信箱：caambgs@126. com

常设机构：办公室、学术部、咨询培训部、信息会员部

业务范围：组织学术交流和研究，编辑出版针灸期刊，进行针灸科普宣传，对在职专业人员进行培训，向有关部门推荐科技人才及学术成果，组织进行有关标准制定、科技咨询、国际交流与合作等

期　　刊：《中国针灸（中英文版）》

《针刺研究（中英文版）》
《世界针灸杂志（中英文版）》

2022 年学会工作概况

一、学会改革与发展

2022 年，中国针灸学会（以下简称学会）新发展会员 4759 人，召开理事会议 1 次、常务理事会议 2 次、全国工作会议 1 次、换届筹备会议 4 次；完成学科与学术工作委员、针灸文献专业委员会、科普工作委员会、实验针灸分会、针灸治未病专业委员会、针灸装备设施工作委员会、砭石与刮痧专业委员会、经筋诊治专业委员会 8 个分支机构的换届工作；完成 1 名应届毕业生面试工作并正式录用。

二、党建强会

学会所属 8 个分支机构通过选举正式成立党的工作小组；开展中国科协“2022 年度党建强会计划”项目，分别在福建龙岩、北京房山开展党史学习教育“我为群众办实事”系列主题党日活动；举办“百名科学家讲党课”线上系列讲座 34 期，累计观看人数 13 万余人次，编辑制作《中国针灸学会党委“党史学习教育”党史党课系列讲座》系列视频集。

三、会员服务与培训

学会加强对入会会员的材料审核管理，收集整理并完善会员档案，录入会员管理服务平台会员信息，及时提供各类会员查询服务；开展国家级继续教育线上培训及特色针法培训，累计培训 2000 人次。

四、学术服务创新与能力提升

学会启动中国特色一流学会建设项目实施计划，设立中国针灸学会佛山专家工作站、中国针灸学会龙岩专家工作站，完成 11 家工作站（服务站）的续签工作，建立中国针灸学会衢州科技创新服务站；召开 2022 中国针灸学会年会、第五届泰山论灸高端论坛，与世界针灸学会联合会共同举办的“名老中医百家讲坛”系列视频讲座播出 86 期，协助举办 2022 世界针灸学术大会。

五、期刊与科普

《中国针灸》复合影响因子 3.185，《针刺研究》复合影响因子 3.944，《世界针灸杂志》复合影响因子 0.575。《中国针灸》创办“全国名中医”“针灸转化医学研究”“针灸与慢性炎性疾病”专栏；承办“说明白·讲清楚”针灸论坛 6 期，每期收看人数均超过 4 万人次；出版《全国首届针灸故事大赛》，在安徽明光开展两期科普活动，受众累计超过 1500 余人次。

六、学科发展研究

在国家中医药管理局领导下，由学会牵头，成功使针灸学硕士专业列入国务院学位委员会和教育部新发布的《研究生教育学科专业目录（2022 年）》；出版《中国针灸学学科史》《针灸学学科发展报告（2013—2020）》。

七、表彰举荐科技人才

学会推荐的周德安入选第六批国家级非物质文化遗产中医针灸代表性传承人，推荐杨金生、高树中为中医药人类非物质文化遗产研究小组专家；组织完成第七届中国科协青年人才托举工程项目托举人选遴选，确定 2 名托举人选。

八、国际组织任职

学会会长刘保延当选世界针灸学会联合会第十届（2022—2027）执委会主席，学会名誉副会长梁繁荣、中国中医科学院党委副书记杨龙会当选执委会副主席，学会副会长杨金生当选执委会秘书长，学会副会长喻晓春、王华、方剑乔和学会常务理事赵百孝当选执委会执行委员。　（吴　远）

【中国中药协会】

会　　长：黄璐琦
常务副会长：吴　宪
执行副会长：刘张林
秘 书 长：王桂华
副秘书长：赵润怀、申　诺
地　　址：北京市东城区夕照寺街东玖大厦 B 座 3 层
邮　　编：100061
电　　话：010－64060498
网　　址：www.catcm.org.cn
电子邮箱：zgzyxh@catcm.org.cn
常设机构：综合办公室、财务部、会员与分支机构服务部、标准品牌与项目部、政策研究室（专家委员会办公室），设有分支机构（专业委员会）68 家，企业会员 558 家。挂靠全国中药标准化技术委员会秘书处、中医药品牌集群秘书处
业务范围：行业自律、信息交流、专业培训、书刊编辑、展览展示、国际合作、咨询服务

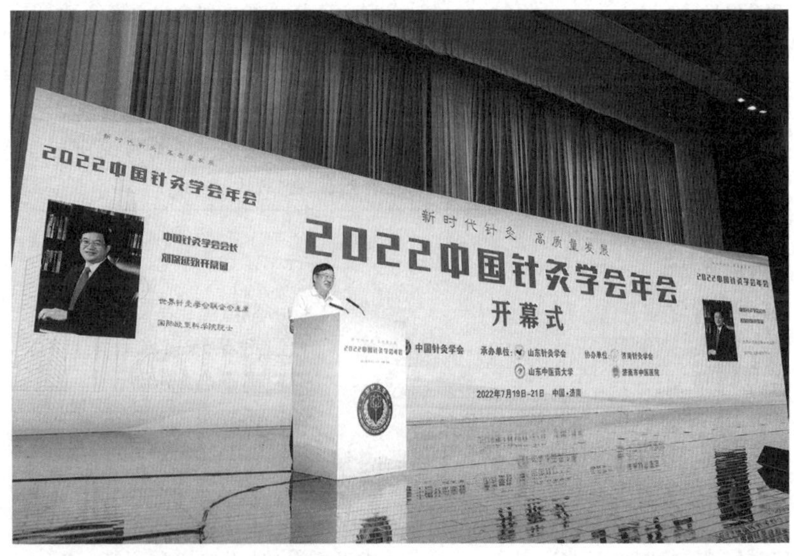

2022 年 7 月 19—21 日，由中国针灸学会主办的 2022 年中国针灸学会年会在山东济南召开

主办期刊：《中国现代中药》

2022 年协会工作概况

一、充分发挥协会引领作用，积极参与防疫抗疫

2022 年，中国中药协会（以下简称协会）严格遵守相关防疫抗疫规定，安排协会工作；推动会员企业积极参与大上海保卫战和 12 月全国优化防疫政策后的抗疫物资保供，充分发挥协会党建工作对行业的引领作用；发动会员企业捐款捐物，提高政治站位，体现责任担当，克服困难全面复工复产，重点加强抗疫中药生产储备，全力保障市场供应。

2022 年 12 月 22 日，协会会长黄璐琦主持召开会长办公会，向会员企业发出行业自律公约，专题研究部署抗疫中药生产供应的引导工作；12 月 30 日，召开中国中药协会理事会扩大会，重申行业自律公约，发布“两保一稳”清单，落实企业主体责任，满足群众用药需求，受到行业和社会各界的高度关注，新华社、《人民日报》和央视作了专题报道。

二、持续丰富产业平台内涵，打造协会品牌

2022 年 9 月，协会在江西婺源召开第四届七次常务理事会，紧扣产业发展主题，设置热点问题培训和讨论、政府产业项目推介、项目考察等环节，共商产业发展举措，促进地方经济发展，受到地方政府和参会企业好评；9 月 1 日，由外交部、国家中医药管理局牵头，中国中药协会和中国医药保健品进出口商会联合发起的“上海合作组织传统医药产业联盟”在北京成立，以实际行动，为“构建人类卫生健康共同体”贡献行业力量。

三、主动筹划，探索协会服务能力升级

按照协会业务需要，筹建中国中药协会智库，凝聚一批中药产业各个领域的科研、教学、生产、经营、管理专家，承担重大课题和专项任务，开展调查研究，编制专题研究报告，提供专业咨询服务，满足政府、行业和社会对协会的服务需求。

四、聚焦专业工作，持续发力引领产业发展

受国家药典委员会委托，协会饮片专业委员会主持起草的《全国中药饮片炮制规范》于 2022 年底由国家药品监督管理局正式发布。国家有关部门将中药国家标准制定任务委托第三方组织实施，为协会未来开展相关工作提供宝贵经验和借鉴。

2022 年，协会发布团体标准立项公告 4 项，完成《中药标准体系规划研究》。中药资源循环利用专业委员会联合江苏省药学会，编制形成江苏省地方标准《中药药渣处理规程》（DB32/4319－2022），于 2022 年 8 月 19 日实施，是目前国内第一个有关中药药渣处理的地方性标准；儿科专业委员会组织的《婴幼儿功能性消化不良综合征诊断共识》正式发布，填补国际《罗马Ⅳ》标准的空白；中药资源多样性与生态经济专业委员会编制符合中国国情的《药用生物遗传资源获取与惠益分享行为准则》，用以指导和规范中药遗传资源获取与惠益分享的实践。截至 2022 年底，《中成药治疗优势病种临床应用指南》标准化项目累计审查发布 37 个，发表 29 个，下载 3 万余次，引用 250 余次，部分推荐意见获得西医指南直接采纳推荐。

协会将国医大师晁恩祥治疗肺系病临床用药经验与学术思想研修班，张吉、聂惠民教授经验传承暨肾病临床应用研修班与国家继续教育项目相结合，组织近 2 万人次参加学习；推荐张世臣作为中药饮片炮制项目第六批国家级非遗传承人，通过国家中医药管理局评审。《中国工业史·医药卷·中药篇》由协会负责编撰完成。

五、启动乡村振兴行动计划，助力地方经济发展

协会主办或联合主办亳州、樟树、磐安等地药交会，仲景论坛、杜仲大会、中国医药健康领袖峰会、中医药健康（澳门）品牌展览会等行业或区域专题会议，协助国家中医药管理局定点扶贫单位五寨县举办五寨夏季康养峰会暨中医药文化研讨会，承办中药产业发展分论坛，支持地方中药产业发展。

2022 年 8 月 18—19 日，协会在银川主办第四届中国中药资源大会，以东西部科技合作助力黄河流域中药资源产业高质量发展，服务于乡村振兴和健康中国战略。中药生态农业、种植养殖、种子种苗、灵芝、石斛等专业委员会，在助力乡村振兴方面作出大量卓有成效的工作，发挥了中药材产业特色和优势，受到地方政府和药材产区农民的欢迎。

协会完成工信部委托“中药产业链补链强链研究”等 9 个国家课题，其中受国家林草局委托，由种植养殖专业委员会制定的《林草中药材产业发展指南》印发实施；协助国家药品监督管理局注册司再次征求中药新药评审办法意见，就《2022 年医保目录调整工作方案（征求意见稿）》等 10 余个热点问题向国家主管部门及时反映行业意见和建议。

2022 年，协会举办产业热点政策法规解读宣贯和产业信息交流活动共 21 场，收听数万人次；按照民政部下发的《关于开展全国性社会团体、国际性社会团体分支（代表）机构专项整治行动的通知》，协会组织各分支机构认真落实，对 13 家问题专业委员会进行重点督查整改，3 家进行更名，6 家提交理事会审议注销。

协会主办的科技期刊《中国现代中药》编辑部获得中华中医药学会期刊抗疫通报表扬，《中国现代中药》入选 2022 年度中国科技核心期刊、中国知网影响因子年报（2022 年版）中医药学科 Q1 区，复合影响因子超过 2。

六、充分发挥党建引领作用，强化协会政治担当

2022 年 7 月 12 日，国家中医药管理局党组成员、副局长秦怀金一行到中国中药协会开展局管社会团体专题调研，对协会工作给予充分肯定和高度评价。强调中药协会要强化行业科研创新引领、信息数据统计分析和标准品牌建设，巩固中药产业扶贫成果，全力打造中国中药协会金字招牌，充分发挥桥梁纽带作用，加强行业调研，明确着力点，切实做好服务，为中药产业高质量发展作出应有贡献。

2022年9月6日，国家中医药管理局科技司司长、党支部书记带队到协会开展联学联建活动，以"促创新，激潜能，推动中药科技创新和产业高质量发展"为题讲党课，总结中医药科技成果、发展规划和政策，对协会员工政策水平的提升起到了促进作用。10月14日，协会党支部与国家药典委第三党支部到北京同仁堂股份有限公司同仁堂制药厂大兴分厂，开展题为"创新机制、完善标准、助力产业高质量发展"的联合主题党日活动，促进业务交流，凝聚行业力量，共同推动中药产业高质量发展。（赵润怀）

【中国民族医药学会】

会　　长：许志仁

副 会 长：王　炼、王俊红、尼玛次仁、伏瑞峰、刘吉开、刘凯列、杜　江、李　俊、张　涛、张　超、阿不都热依木·玉苏甫、昂青才旦、庞宇舟、陶淑霞（驻会）、梁　峻（驻会）、谢道明、谭晓文

秘 书 长：曹京明

副秘书长：刘从明、刘玉玮、刘国正

地　　址：北京市东城区东直门内南小街16号

邮　　编：100700

电　　话：010－64089106

网　　址：www.cmam.org.cn

电子信箱：zhbgs843@163.com

常设机构：综合办公室、分会会员部、学术培训部、事业发展部、科技评审部，设有分支机构81家

业务范围：组织开展各种形式的民族医药学术交流活动；组织开展民族医药重点学术课题研究和科学考察活动，组织开展成果转化、成就和产品展陈；依照有关规定，组织编辑出版民族医药期刊、图书资料和音像制品；推进民族医药标准化建设，参与各类标准、规范、指南、专家共识等制修订和审定发布工作；开展民族医药继续教育、专业培训、适宜技术推广和科普宣传，提高会员学术水平，培养民族医药人才；加强与国际、国内相关单位、社团的联系，举办多种形式的国内外交流与合作；组织民族医药专家协助政府对相关医药政策法规、发展战略、科技政策和管理决策进行论证；积极向党和政府建言献策，反映民族医药工作者的意见、建议和诉求，维护他们的合法权益；承办政府部门委托的工作任务

期　　刊：《中国蒙医药》《民族医药报》

2022年学会工作概况

2022年，中国民族医药学会（以下简称学会）始终重视发挥党支部的引领作用，增强"四个意识"、坚定"四个自信"、拥护"两个确立"、做到"两个维护"，及时组织党员职工认真学习领会党的二十大精神；坚持政治挂帅，认真组织制订党建工作计划；党支部书记带头讲党课，充实学会机关功能性党支部活动内涵；政治理论学习形成常态化，完成党史、党建知识课程学习；坚持"三会一课"制度，建立党务、会务联席会制度，使党支部在学会的业务工作中起到保驾护航作用。

学会始终按照党中央、国务院统一部署，尤其遵循北京市具体防控要求，适时落实机关工作人员防疫举措，适时调整线上线下或两者结合等方式，落实各项工作任务。许多学会理事、会员承担了抗疫一线的救治工作，在各自岗位作出积极贡献；对外交流与合作分会组织专家研究编撰出版中英文版《中西医结合防治新型冠状病毒肺炎诊疗建议方案》，传染病分会启动新冠肺炎多民族诊疗专家共识研究制定工作。

在深刻领会习近平新时代中国特色社会主义思想基础上，总结学会第三次会员代表大会以来工作经验，许志仁会长适时提出"一体、两翼、三个架构、四轮驱动、五大任务（认真做好发掘传承，努力推进学术进步和繁荣，大力培养人才队伍，切实提高临床疗效，积极开展标准规范建设）"的办会理念和基本工作架构，并在学会工作中进行实践，进一步完善办会思路。

2022年，学会有4个分会完成换届工作，更好地体现出学会组建分会的"4个原则"（高起点、多民族、广泛性、重基层）、"6个结合"（各民族医药、中医与西医、国有与民营、省市与县级、医教研产、中医民族医机构与综合医疗机构中医科室）、"7个层级"的架构。学会新成立非物质文化遗产分会，截至2022年底，学会分会达到81个。

2022年，学会各分会紧紧围绕所属学术领域重点内容，采用专题论坛、继续教育培训班、科研项目中期评估会等多种形式联合举办学术活动。多民族医分会提高相互交流，相互学习、借鉴的能力，开展优势病种多民族医诊疗专家共识研究制定工作，对推动各民族医药学术进步起到很大作用。科研选题更贴近解决学科关键问题、难点问题、瓶颈问题、提高临床疗效问题。

2022年，学会完成2021年度科学技术奖、学术著作奖终评工作。科学技术奖评选出92项，其中一等奖17项、二等奖40项、三等奖34项、政策研究奖1项；学术著作奖评选出48项，其中一等奖11项、二等奖17项、三等奖20项。

2022年，学会受国家中医药管理局医政司、政策法规与监督司委托，完成第二批少数民族医医疗技术操作规范、少数民族医护理规范的整理和审核工作；启动少数民族医病名注释标准化研究起草制定工作。学会被批准立项的标准制修订项目10余项，其中包括少数民族医名词术语规范、技术操作规范、优

势病种诊疗指南、民族成药专家共识等项目。2022 年，学会正式发布并出版 1 个藏医、15 个维吾尔医、5 个哈萨克医诊疗指南；完成畲医 1 个医疗技术操作规范推广教学视频的摄制工作，为下一步标准推广奠定基础。

附：2022 年度中国民族医药学会科学技术奖、学术著作奖获奖项目名单

表 8－2－8　　2022 年度中国民族医药学会科学技术奖·科技进步奖获奖项目名单

项目名称	单位	人员
	一等奖（9 项）	
介入、蒙药、干细胞移植三位一体治疗糖尿病足的临床研究	内蒙古科技大学包头医学院第一附属医院	穆永旭、胡晓燕、朝鲁门、包巴特尔、闫瑞强、梁　玥、张　磊、李旻辉、张俊清、武晓云、吴常生
哈萨克医特色护理技术操作规范化研究	阿勒泰地区中医医院	热斯古丽·热合木、霍孜汗·阿木耳别克、阿娜尔·沙马尔汗、沙吾列提汗·卡依扎提、古尼沙·木田、古丽娜孜·吾肯、沙依拉·哈汗、古丽达·米拉提、封　丽、黄艳丽、董粉丽、努尔古丽·卡克木、马天春、古丽努尔·朱马别克、李雅乐
“木乘土”的科学性研究——以抑郁症肝郁致脾虚为例	中国中医科学院中医基础理论研究所、首都医科大学、中国民间中医医药研究开发协会	李玉波、翟志光、孙志波、李君玲、李志更、王恩光、贾海骅、刘文华
帕金森病中医病机理论创新及临床应用	安徽中医药大学第一附属医院	杨文明、汪　瀚、汪美霞、鲍远程、陈　彪、韩　辉、李　俊、江海林、谢道俊、董　婷、陈怀珍、张　波、董　薇、魏涛华、张　静
非活动期甲状腺相关眼病中医学术思想的建立与创新疗法应用及机制	上海中医药大学附属龙华医院	李　红、徐蓉娟、闵　婕、张亚利、杨羽诚、黄　洋、彭　欣、杨　华、曾娟花、陈秋野、吴腾飞
眼前节相关疾病中西医临床与基础研究	中国中医科学院眼科医院	谢立科、郝晓凤、黄少兰、祁怡馨、张小艳、陆秉文、李　萱、罗　傢、张志芳、秦　睿、罗金花、侯　乐、吴改萍、袁　航、张明明
膝骨关节炎（膝痹）肌骨并重诊疗养护应用体系研究	广东省第二中医院	许学猛、刘文刚、赵传喜、杜建平、卢　超、聂　斌、姜　涛、吴祖贵、陈泽华、姚　楠、王　毅、李俊毅、李聪聪、陈伟健、叶子璇
补肾强督法治疗强直性脊柱炎疗效与机制研究	中日友好医院	阎小萍、孔维萍、陶庆文、徐　愿、鄢泽然、史光耀、张英泽、金笛儿、张　楠
基于多民族体质学说的阴虚体质与衰老相关性研究	北京中医药大学国家中医体质与治未病研究院	俞若熙、王　琦、郑燕飞、倪　诚、骆　斌、罗　辉、李英帅、侯淑涓、李玲孺、王　济、董丽丹、梁全凤、包雪洁、李博怿
	二等奖（22 项）	
高血压火毒理论创新与临床推广运用	广西国际壮医医院、中国中医科学院广安门医院、广西中医药大学附属瑞康医院、南宁市中医医院	岳桂华、熊兴江、罗　远、马晓聪、张爱珍、岳　进、李建橡、杨小英、吴福佳
国医大师包金山手法治疗骨折整体观的发掘整理研究	内蒙古民族大学附属医院、内蒙古通辽市蒙医整骨医院	阿拉坦格日乐、包金山、包占宏、阿其拉吐、孟克布和
回医烙灸治疗类风湿性关节炎的临床疗效研究	宁夏回族自治区中医医院暨中医研究院	冶尕西、王龙成、王顺吉、关淑婷、马　静

（续表）

项目名称	单位	人员
蒙医灸疗法抗衰老实验研究	内蒙古民族大学附属医院	斯钦图、满都拉、孟克布和、赵策力木格、阿　利
侗医脑吓疗法的传承创新与推广应用	湖南医药学院、湖南医药学院第一附属医院、怀化五零三侗医药科技开发有限公司	郑钦方、汪　冶、肖聪颖、张凤娥、王丽萍、吴卫华
藏医智能杂脉崇锅治疗仪	西藏自治区藏医院	次　旦
基于多模态技术探索中医辨证分型对抑郁症的临床意义	浙江省中医药研究院、上海市精神卫生中心	刘兰英、骆利元、冯　斌、金卫东、侯洪涛、梁卫青、王佩蓉、张媛媛、汪　琦
中医情志疗法的理论创新与实践应用	北京心康达健康管理有限公司	包丰源、招　辉、孙　玫、岳春红、孙海燕、徐正东
基于“阳亢兼痰瘀”创新机制构建肥胖高血压心肾损害防治及应用	上海中医药大学附属岳阳中西医结合医院、上海中医药大学附属龙华医院、杨浦区中医医院	符德玉、芦　波、桂明泰、周训杰、姚　磊、李建华、王明珠、周　端、王佑华、徐金美、董振华、王　静、韩亚楠、龙　敏、谢　君
国医大师郑新论治慢性肾脏病学术思想的继承与推广应用	重庆市中医院	熊维建、刘　洪、黎　颖、丁伟森、钟　锦、骆　言、张　玲
基于脑肠互动及肝郁脾虚理论内涵探究疏肝健脾方治疗肠易激综合征的机制与应用	广西中医药大学附属瑞康医院	张　涛、潘　锋、陈远能、黄　适、黄晓燕、陈小芬、张馨月、廖美华
脾虚内环境免疫识别机制及临床应用	中山大学附属第一医院	张诗军、孙保国、陈泽雄、陈　燕、项　婷、刘嘉辉、于　玲、王永丹、莫灼锚、胡　浩、张书侨、罗绍驹、李　攀、罗　金、周美玲
化痰散结法防治肠癌前病变的复发癌变的关键技术建立及应用	上海中医药大学附属岳阳中西医结合医院、上海中医药大学、上海现代药物制剂工程研究中心有限公司、上海中医药大学附属普陀医院	付晓伶、郭晓冬、栾　鑫、刘三宏、程志红、熊光苏、邓皖利
国医大师石学敏院士醒脑开窍法干预脑病临床应用及疗效评价	承德医学院、深圳市宝安区人民医院	杨志新、王玉满、张弘毅、苏占辉、陈尚杰、王迎寒、万义文、张银娟、石　娇
基于多元统计分析的督脉入络脑及相关经穴的中枢调控效应研究	福建中医药大学	林　栋、林丽莉、吴　强、齐诗仪、林　燊、黄晓真、吴倩雯
中医特色技术临床评价方法研究与实践	中国中医科学院中医临床基础医学研究所、汝州市金庚康复医院、首都医科大学附属北京世纪坛医院、西安中医脑病医院有限公司、山东中医药大学、江苏秉华健康科技有限公司、北京市朝阳区高碑店社区卫生服务中心	何丽云、李洪皎、宋兆普、王振彪、吴秉峻、宋虎杰、张　昕、宋毅鹏、雒　琳、刘　佳、吕晓颖、艾艳珂、王　鑫、闫东宁、王祥配
《特应性皮炎中医临床诊疗指南》标准建设与推广应用研究	广东省中医院	陈达灿、莫秀梅、刘俊峰、李红毅、林　颖、刘　炽、薛素琴、贾金靖、晏烽根、叶思祺、张　瑜、黄楚君、邓家侵

（续表）

项目名称	单位	人员
针刺和中药组合物在体外受精－胚胎移植中的规范化应用	浙江大学医学院附属妇产科医院、复旦大学附属妇产科医院、北京大学、浙江工商大学	曲　凡、黄荷凤、张　嵘、韩济生、王芳芳、朱宇航、吴琰婷、叶英辉、周　珏、何依菁、戴昱辰、崔　龙、张　弦、吴　琰、潘洁雪
补肾活血法治疗肾虚血瘀型卵巢储备功能低下所致不孕症的临床（及机理）研究	中国中医科学院西苑医院	马　堃、陈燕霞、张会仙、袁　苑、李佳妮、王凯莉、王艳英、吴静娴、李　敏、原博超、张　涵、马林纳、范晓迪、刘晓倩、王洁楠
参麦注射液通过调控血红素加氧酶－1表达对重症急性胰腺炎大鼠的保护作用及机制研究	山东中医药大学附属医院	张飞虎、刘　阳、孟宪卿、赵　浩、范开亮、郝　浩、董晓斌、李国臣、李文强、邵旭鹏、田正云、刘委宏、谢　娜、路士华、孔　立
溃结安康汤治疗溃疡性结肠炎的疗效评价及临床研究	辽宁中医药大学附属第三医院	柳越冬、陶弘武、陈计智、田振国、孟宪生、彭　华、许博佳、张　威、于永铎、赵　仑、郝　帅、李　楠、张晓明、臧思源、林亚南
中西医结合运动康复改善胰岛素抵抗分子机制、临床研究与应用推广	天津医科大学、天津市天津医院、天津大学、天津体育学院	牛燕媚、傅　力、李　奇、褚晓蕾、王　巍、王仁杰、牟晓峰、陈广栋、宋西娣、李庆雯、陈　龙、刘　玉、刘素娟、孙英新
三等奖（26项）		
壮医通龙路、火路治疗中风（麻邦）的理论创新与应用	广西国际壮医医院、广西中医药大学	翟　阳、郑光珊、黄龙坚、王凯华、李　岩、黄建民、杨　鹏、周晓玲、莫雪妮、邹　敏、梅小平、舒建龙、王成龙、马　威
“三位一体”清热利湿法防治Ⅲ型前列腺炎机制研究及临床应用	广西中医药大学附属瑞康医院	朱　闽、买鹏宇、梁明坤、张爱珍、钟　静、彭　杰、叶　斌、张泽朝、戴　芳
基于伏邪理论、运用黎药益智仁及其药对、复方治疗糖尿病肾病的机制创新研究平台建设项目	海南医学院	谢毅强、李　凯、肖　曼、牛　坤、杨　帆、李　秘、尹德辉、朱　叶、刘英莲、陈应奇、孟庆雯、马天鹏、王　献、刘　畅、张　琳
哈萨克医经验方调脂饮口服方治疗罕玛依兰合（高脂血症）的临床应用	阿勒泰地区中医医院	梅花·尼合买提、加尼亚·卡克尔汗、邓永健、古丽努尔·阿哈提、叶尔扎提·海肉拉、努尔古丽·卡克木、阿依努尔·波拉提、黄安什·阿力帕木什、李建军
壮医护理技术操作规程	广西国际壮医医院	林　琴、黄国东、胡晓玥、杨　爽、黄美芳
传统整骨术治疗锁骨骨折蒙医临床指南制定	内蒙古自治区国际蒙医医院	巴虎山、那日苏、巴音额古乐、色音宝音、金爱华
益气温阳强心汤对慢性心衰sST2、NT－proBNP水平的影响	内蒙古自治区中医医院	张　晶、杨广源、马曙东、杨雨民、米裕青、孙　萍、贾　磊、王久和、张雪峰、杨　皎、赵姝欣
中医解毒通络法对大鼠心肌纤维化的干预及机制影响	长春中医药大学	郭家娟
中西医结合治疗缺血性脑血管病的策略及推广	上海中医药大学附属岳阳中西医结合医院、上海中医药大学	韩　燕、葛广波、刘明媛、吴海波、吕慧慧、霍亚静、郭　岑、柯　佳、李梦婷、张　凤、刘黔云、陆玲丹、周印廷

（续表）

项目名称	单位	人员
健脾益肾祛瘀化痰法治疗脾肾两虚痰瘀交阻型动脉粥样硬化的临床及动物实验研究	银川市中医医院	党毓起、南　一、颜　青、张　敏、张恒耀、董慧杰、杨　青、张琳婷
低频超声波配合穴位注射治疗暴盲病（血瘀证）临床研究	长春市中医院	韩　光、蒋　宇、徐小森、康健斌、赵龙妹、潘吴楠
慢性肾病中医辨证及风湿证治的临床研究	杭州市中医院	陈洪宇、朱彩凤、李亚好、俞东容、张敏鸥、马红珍、杨爱华、周柳沙
中医药防治小儿反复呼吸道感染的临床和基础研究	上海市中医医院	虞坚尔、薛　征、霍莉莉、张新光、宋辰斐、周亚兵、吴　杰、徐文斐、李利清、白　莉
疏肝和胃法治疗难治性胃食管反流病的临床应用与作用机制	上海中医药大学附属岳阳中西医结合医院	朱生樑、李　黎、孙永顺、程艳梅、周秉舵、王　轶、王晓素、方盛泉、王宏伟、闫秀丽、徐亭亭、汤　瑾、孙　吉、刘春芳、张秀莲
颈椎退变性疾病中医临床诊疗规范的研制与推广应用	贵州中医药大学、贵州云中医院	张开伟、陈久毅、郭礼跃、曾曼杰、朱　旭
项七针干预原发性高血压关键技术的研究及推广应用	山东中医药大学第二附属医院	贾红玲、张永臣、董玉江、侯志会、王　琦、张春晓、张学成、王　悦、赵焕军、范翠红
活血行气法联合损伤控制骨科技术救治骨关节多发伤的临床研	山东省文登整骨医院	初海滨、鞠传宝、殷泽刚、王昱林、于大鹏、邢元丽、代洪彬、徐道志
名老中医周培郁教授扶正祛邪活血法治疗肝纤维化的学术思想传承及临床应用推广	广西中医药大学附属瑞康医院	刘旭东、唐友明、李益忠、陈　黎、时彩红、张　婷、张红昱、黎宝珍、林　海、刘　容、王　甍、唐艳芳、庞华珍、吴铁雄
云南重大肺病中医药治疗体系构建与应用	云南中医药大学第三附属医院	付　义、杨春艳、余晓玲、陈　冰、沈云霞、张爱华、景海卿、苏　婷、刘　青、吴洪波、张俊图
从肺痹论治间质性肺疾病的系列研究及推广应用	长春中医药大学	王　檀、仕　丽、胡少丹、田　琳、陈梦竹、刘玉娇
新安健脾通痹方治疗强直性脊柱炎的临床研究及推广应用	安徽中医药大学第一附属医院	刘　健、黄　旦、黄传兵、汪　元、谌　曦、曹云祥、万　磊、姜　辉、纵瑞凯、孙　玥、方妍妍、文建庭
针刺预防性治疗偏头痛的临床评价及基于钙离子通道的机制研究	天津中医药大学第一附属医院	沈　燕、张亚男、宋　倩、杨　沙、王冠然、陈祥芳、姚文平、王光安、李　礼、王文慧、方海亮、杨　佳、王　永、史慧妍、王　鹏
慢性顽固性便秘的发病机理研究及综合诊疗方案的临床应用与推广	成都肛肠专科医院	杨向东、魏　雨、蓝海波、赵美珠、骆春梅、汪丽娜、宋崇林、敖　天
富荣通脉组方治疗糖尿病大血管病变临床研究	河北省沧州中西医结合医院	王振强、吕树泉、乔凯明、王立新、苏秀海、王庆海、张淑芳
中西医结合治疗良性肛肠疾病的微创诊疗方案	上海中医药大学附属岳阳中西医结合医院	王振宜、韩昌鹏、杨豪杰、金　炜、孙建华、吴　炯、李　盈、金　磊、陈新静、高凌卉、干　丹、崔　灿、秦凯健
异功散治疗慢性病贫血的临床应用及作用机制研究	上海市宝山区中西医结合医院	罗梅宏、郑　秦、姜一陵、石　岭、季玉婷、胡　洁、张爱萍、吴志豪、徐海涛、夏　黎

表 8-2-9　　2022 年度中国民族医药学会科学技术奖·药物创新奖获奖项目名单

项目名称	单位	人员
	一等奖（8 项）	
云南特色民族药物黄秦艽的活性评价与开发利用	中南民族大学、北京中医药大学、青海大学、大理大学、湖北药昇生物科技有限公司、武汉国粹医药科技有限公司	黄先菊、程　寒、武慧超、李敞恩、王　双、陈　晓、汪　洋、马立群、赵　丹、徐　靖、李　竣、佟海英
10 种特色蒙药材 DNA barocoding 分子鉴定方法研究	内蒙古民族大学	包桂花、包书茵、白迎春、萨其儿、敖敦格日乐、梦　月、包同力嘎
以苗药锐猫棍为代表的贵州特色民族药开发基础研究	贵州中医药大学	杨武德、龙　毅、罗国勇、於　祥、张　艳、梁珊珊、郭正红
土家药血筒抗类风湿性关节炎药效物质基础、作用机制及纳米靶向载药递送系统研究	湖南中医药大学、湖南大学	王　炜、李　斌、蔡　雄、余黄合、刘　斌、曹　亮、苏　维、曾　嵘、彭彩云、翦雨青、盛文兵
基于从肾治心理论的鹿角系列方分期防治慢性心力衰竭的应用与推广	上海中医药大学附属曙光医院	周　华、瞿惠燕、杨　涛、刘　茜、戎靖枫、赵燕燕、冯极灵、沙琬婧、刘永明、徐基杰、王英杰、杨天舒
中药饮片质量评价关键技术研究及应用	北京中医药大学、云南白药集团股份有限公司、国家药典委员会	李向日、王明辉、石上梅、何　轶、徐新房、翟为民、赵崇军、苏　钛、杨　颂、杨成金、林瑞超、王京昆
扶阳方药调控心肌梗死心脏重构作用及分子机制研究	中国中医科学院广安门医院、中华中医药学会、北京中医药大学、上海健康学院附属周浦医院、江西中医药大学	李海霞、郑燕飞、孙永章、赵志宏、李梓宁、焦　倩、孙　迪、陈寅莹、马　婧、李姗姗、陈浩琛、刘立安、林　飞、于大远
基于微透析技术的中药经皮给药系统局部药动学-药效学结合研究及其应用	广州中医药大学、广州市和一医疗科技有限公司、广州中医药大学第三附属医院、南部战区总医院、佛山市中医院、武汉市中医医院	王利胜、张洪坤、吴雪茹、张英丰、谢　波、张义生、黄晓冰、凌家俊、周莉玲、张　艳、周　开、廖卫国、苏安宇、郑昊圳
	二等奖（12 项）	
中国动物药品种调查及文献整理研究	宁夏秦杨中医医院	杨仓良、齐英杰、李遇春、李军德、程　方、潘志强、郭兰忠
基于数据挖掘的维药“依提尔菲力类方”（诃子膏）的“方-药-症-量”配伍规律及新候选方研究	新疆维吾尔自治区维吾尔医医院	热甫哈提·赛买提、艾尼瓦尔·塔力甫、伊力范江·库尔班、开比努尔·艾尔肯、买买提依力·如尔买提、伊力卡尔·拜克提亚、迪力夏提·艾力、依力夏提·阿林木
瑶药甘蔗叶系统研究及健康产品开发与产业化应用示范	广西中医药大学	侯小涛、邓家刚、郝二伟、杜正彩、韦　玮、秦健峰、黄慧学、黄大权、和顺利、吴玉强
内蒙古地区少数民族药用植物资源调查与应用研究	内蒙古自治区中蒙医药研究院、内蒙古自治区中医医院、呼伦贝尔蒙医医院、锡林郭勒盟蒙医医院	李旻辉、斯琴巴特尔、张春红、德格吉日呼、席琳图雅、李彩峰、毕雅琼、晓　花
基于特色黎药裸花紫珠片“三位一体”全过程质量控制关键技术研究与推广应用	海南九芝堂药业有限公司、江西省药品检验检测研究院、中国热带农业科学院热带作物品种资源研究所、广西壮族自治区中国科学院广西植物研究所、海南省中医院、中国医学科学院药用植物研究所海南分所、九芝堂股份有限公司	李　伟、黄　胜、刘洋洋、于福来、付辉政、林天东、务勇圣、黄　梅、周志强、颜小捷、颜冬兰、袁　莉、叶惠煊、王芝华、胡丽彬

（续表）

项目名称	单位	人员
浙西优势药材资源评价及关键技术研究与规范化应用	浙江省中药研究所有限公司、杭州市农业科学研究院、淳安县临岐中药材产业协会、浙江省农业科学院、浙江理工大学、浙江中医药大学	郑平汉、孙　健、柴伟国、李红俊、夏其乐、韩蕊莲、金雅慧、王志安、夏鹏国、单琪媛、余一搏、商朋杰、俞云林、陈颖君、任江剑
骆驼刺药理活性及药效物质基础研究	新疆维吾尔自治区中药民族药研究所、乌鲁木齐市中医医院	石磊岭、魏鸿雁、凯撒·苏来曼、徐晓琴、贾智超、马晓玲、夏提古丽·阿不利孜、孙　宇、卿德刚、张　娟、宋海龙、贾晓光、陈　刚
艾菲提蒙汤抗动脉粥样硬化的作用及分子机制研究	新疆维吾尔自治区维吾尔医医院、新疆维吾尔自治区卫生健康委员会、新疆维吾尔药业有限责任公司	米热古丽·卡米力、艾合买提·买买提、艾尼瓦尔·塔力甫、李治建、伊力范江·库尔班、热甫哈提·赛买提
现代中药复方制剂芪龙胶囊疗效物质评价及真实世界创新性研究	济宁华能制药厂有限公司、中国中医科学院西苑医院、中国中医科学院中医临床基础医学研究所、山东大学、山东省科学院生物研究所	梁会亮、吕　健、李　振、王志飞、臧恒昌、何秋霞、张　强、张　成、卞宪明、叶素艳、李明伟、张　震、李　坤、廉　慧、唐文婕
金银花产业提质增效关键技术研究及应用推广	深圳市人民医院、深圳市宝安纯中医治疗医院、华润三九医药股份有限公司、湖北医药学院、湖北武当生物医药科技有限公司	曾小斌、葛岚岚、林鹏飞、梅全喜、万浩强、唐旭东、姚　杰、江园园、杜　肖、陈琴华、谢秋杰、李志浩、叶芳健、范文昌、郭菁丹
胡蒜抗心肌缺血的物质基础、作用机制研究及产品开发	中国中医科学院西苑医院、新疆医科大学、新疆胡蒜研究院（有限公司）、新疆大蒜药用研究重点实验室	张金艳、李新霞、肖文浚、李贻奎、史荣梅、宋百灵、陈　坚、刘伟宇、马雪红、刘睿婷、徐少君、张春子、杜　娟、马丽娜、李峰杰
闽产道地药材建泽泻的基础研究及其产业化应用	福建中医药大学、福建承天药业有限公司	吴水生、许　文、杨成梓、褚克丹、黄鸣清、李小艳、傅驿钦、范世明、宋　煜
三等奖（11项）		
壮药旱田草等5个品种质量评价与标准研究	广西中医药大学	朱　华、蔡　毅、谢凤凤、黎　理、滕建北、苏　健、张　森、马雯芳、王孝勋、傅　鹏、朱意麟、笪舫芳、梁　雁、颜萍花、唐玉荣
蒙医特色肠疗法之“宝如”剂的主要药效学研究	内蒙古医科大学	布图雅
基于代谢组学技术探究中蒙药治疗高血压病的物质基础及效应机制	山东中医药大学、内蒙古蒙奇药业有限公司	蒋海强、于鹏飞、杨雯晴、王丹阳、叶瀚骏、李运伦、田振华、王小明
蒙药新Ⅱ号对扩张型心肌病患者心脏功能作用机制研究	内蒙古民族大学附属医院	张青山、赵　明、吴国华、陈少青、呼日乐巴特、马奎影、赵　小
3种蒙药复方安全性评价研究	内蒙古民族大学	白梅荣、乌日汉、特日格乐、白翠兰、陈玉花、肖田梅、胡伊力格其、韩晓静
贵州苗药大数据平台与手机APP构建及苗医药应用示范	贵州中医药大学第一附属医院、贵阳市乌当区新天社区卫生服务中心、普定县中医医院、贵州省人民医院	罗　君、唐东昕、赵琳珺、包江平、安仕刚、张丽艳、李　玲、刘　洋、于　佳、杨　兵、李　琳、朱　迪、阮婧华、焦德华、俞　洋

（续表）

项目名称	单位	人员
民族药特色品种石榴补血糖浆创研与应用	新疆维吾尔药业有限责任公司	穆丹丹、李　珊、周　琴、鲜开来木·买买江、吕　杨、苏丽艳·赛力木江、陈　静、李超杰
木尼孜其赛甫拉有效部位筛选及抗肝损伤作用研究	新疆维吾尔自治区维吾尔医医院、新疆维吾尔药业有限责任公司	艾尼瓦尔·塔力甫、伊力范江·库尔班、米尔尼沙·阿不都热依木、热甫哈提·赛买提、阿肯木江·艾尔肯、李　芸、陶　玲
三白草药效物质基础与质量控制关键技术研究	浙江药科职业大学、南京中医药大学、江苏海洋大学	陈宏降、李　祥、徐春蕾、陈建伟、蔡宝昌、阮洪生、秦昆明、罗益远
川麦冬资源的研究与利用开发	四川中医药高等专科学校、西南科技大学、绵阳市新腾源中药材有限公司	全　虹、江洪波、王化东、黄　毅、何　礼、丁建国、向晓雪、梁雪兰、曾　彬
基于整合策略的祛风通络代表方剂风湿定复杂作用现代解析研究	宿州学院、合肥工业大学	翟科峰、魏兆军、段　红、方雪梅、董　增、章建国、王　郡

表 8-2-10　　2022 年度中国民族医药学会科学技术奖·政策管理奖获奖项目名单

项目名称	单位	人员
腹膜透析患者中医慢病管理体系创建与推广应用	广东省中医院	邓丽丽、刘旭生、彭　鹿、林静霞、林启展、邓特伟、卢富华、吴秀清、张洁婷

表 8-2-11　　2022 年度中国民族医药学会学术著作奖获奖项目名单

著作名称	授奖作者
一等奖（14 部）	
《天然温泉与藏医药浴》	才让三知、娘毛吉
《藏药晶镜本草（修订版）》	嘎　务
《青藏高原藏医药特色药食两用植物研究》	占　堆
《医学诀窍秘籍》	包那木吉拉
《右翼察哈尔蒙医药》	戴雪梅、苏义拉图
《内蒙古奈曼种植蒙中药材生物学特性与品质》	奥乌力吉、白晓华、王秀兰、红　艳、包金花、白金亮、周亚星、孟和毕力格、苏都那布其
《全国名中医买买提艾力·阿木提学术经验传承实录》	艾尼瓦尔·尤努斯、阿提坎木·瓦合甫、阿不都外力·阿不都米吉提、买买提艾力·阿木提
《中国藏药资源特色物种图鉴》	钟国跃、刘　翔、张植玮、周华蓉、杜小浪、曹　岚、慕泽泾、钟卫红
《〈黄帝内经素问〉隐喻研究》	陈　战
《婴童医案》	王　烈、孙丽平、王中天
《国医器具史》	梁　峻、郑　蓉、靳宇智、孔令青、徐江雁、张　磊、孙灵芝、尹笑丹、崔京艳
《气血脉形辨证理论与临床》	宋福印
《贵州省中药资源普查标本图集（卷一至卷四）》	胡成刚、柴慧芳、魏志丹、李新辉、何席呈、江维克

（续表）

著作名称	授奖作者
《人体使用说明书——健康长寿的钥匙》	夏登杰、胡　玥、夏　岩
二等奖（23部）	
《一代名医旦巴嘉措》	桑吉东珠
《藏医妇产科学专业术语标准化研究》	达娃曲珍
《藏药“哲布松觉”的组方和药理作用研究》	多杰仁青
《藏医“昌迪医家”世袭及其学术思想研究》	南木加
《蒙藏汉合璧药名对照手册》	包红岗
《蒙药味性功能之推论》	都格尔
《蒙医方剂歌诀及注释》	白金龙、包金全、韩丽华、吴晓英、吴洋涛
《蒙医诊疗皮肤病性病》	乌　云、王美玲、乌日根白乙拉、乌云塔娜、乌伊汗
《呼伦贝尔蒙医验方集》	德格吉日呼、吴双英、白　珍、李福全、李姹润、白福美、斯日古楞
《哈萨克药志》（一至四册）	王　仁、木斯林、苏克尔拜、库丽夏西·马尼、叶尔江·达哈尔、古丽努尔·阿哈提、热斯古丽·热合木
《中国侗族医药学基础》	龙运光、吴通照、杨　焕、欧阳梦、吴秀武
《新疆特色药用资源图谱》（一、二）	李晓瑾、贾晓光、王果平、朱　军、邱远金
《彝族医药文化遗产保护传承理论与实践》	徐士奎、罗艳秋
《中西医结合肝脏病学述要》	谷　野、王　岩、于　红、田　霞、王磊石
《抑郁症中医典籍撷英》	刘兰英
《内科重症感染性疾病中西医结合诊治》	韩　云、谢东平、赖　芳、张　燕、郑静霞
《图解小儿舌诊与体质》	万力生、李海朋
《中原中医儿科学术经验与流派传承》	丁　樱、任献青、翟文生、马丙祥、孟牛安、张　炜
《实用儿童针灸学图谱》	刘振寰、李　诺、赵　勇、符文杰、金炳旭、罗冠君、张春涛
《烧伤无疤及皮肤慢性溃疡综合医案》	赵万贵、斯琴巴特尔
《中医计量诊断学》	周小青、刘旺华、晏峻峰、李金霞
《世界传统医学研究》	宋欣阳、熊　磊、王　张、张雪丹、王志永
《肝脏疾病中医外治研究与实践》	池晓玲、谢玉宝、萧焕明、施梅姐、黎　胜、蒋俊民、蔡高术
三等奖（27部）	
《亨·斯基巴尔医学著作考源》	公保东主
《藏医防治疫病经典验方挖掘整理研究》	达　娃
《藏医文献（医籍）整理研究方法》	普穷次仁、赛悟杰
《〈医疗瑰宝本草〉释注》	才让南加
《藏医特色诊疗技术》	尕藏校郎、拉毛加、杨宏权、旦正才让
《蒙医适宜技术基层应用经验》	哈斯巴根、齐根全、吴哈达、乌恩白乙拉、图　雅
《蒙医传染病的新注释》	胡玉荣

（续表）

著作名称	授奖作者
《蒙药“巴特日－7”现代化研究》	李淑艳
《蒙医四大疗法》	阿拉坦松布尔
《疗术行悟》	乌云托亚
《蒙医常见胃病分类及治疗药物》	陈香梅
《湘西地区医疗机构处方常用苗药手册》	周明高、吴一振、王　洪、罗远强、周　顺
《蒙药沙蓬现代研究》	包书茵、奥·乌力吉
《回医药防治病毒感染性实践》	张建青
《彝药资源学》	黄艳菲、张志峰、尚远宏、田金凤、杨正明
《常见损容性疾病内调外治－陈彤云学术思想临床实践》	李　丽、曲剑华
《支气管哮喘的中西医结合诊疗及健康管理》	张常喜、王龙成
《脾肾同调攻治肾病及疑难杂症国家级名老中医高惠然学术经验录》	李林运、卞　华、赵青春
《黄建业名老中医典型医案集》	彭　玉、孙海鹏、吴　敏、陈　竹、冷　丽
《重启：中医新解》	文　勇
《贫血的多学科中西医防治和管理》	林圣云、武利强、俞庆宏、高雁婷、周郁鸿
《藤黄属植物笼状呫吨酮类化合物研究概况》	高雪梅
《现代临床常见疾病诊疗与护理》	李志刚
《本草备要彩色药图》	蒲　翔、梅　颖、李来来、屈相玲、杨卫平
《中国灸疗适宜技术》	王恩光、贾春生、杨建功、李国茂、张茹蕊
《雷公藤治疗风湿病研究》	刘　健、方　磊、黄传兵、谌　曦、汪　元
《中医外治法在肛肠疾病的应用》	杨　云

（禹　雪）

【中国中医药信息学会】

会　　长：吴　刚

副 会 长：徐皖生、刘群峰、杨友群、朱佳卿、吕玉波、陈涤平、杨龙会、苏荣彪、彭清华、姜彤伟、杜建强、潘华峰、陈运中、侯卫伟、王振宇、何新飞、马晋昆

秘 书 长：徐皖生（兼）

执行秘书长：朱佳卿（兼）

副秘书长：苏庆民、彭春龙、魏　伟、王　奕、李　强、胡以明

地　　址：北京市东城区东直门内南小街16号

邮　　编：100700

电　　话：010－84083776

网　　址：www.ciatcm.org

电子信箱：xxyjh1996@163.com

常设机构：秘书处、学术部、标准化项目办公室

业务范围：开展国内外中医药信息的学术交流和研讨；组织开展中医药信息咨询和技术服务；开发中医药信息资源，提高信息利用和服务能力，推进中医药信息化建设；开展中医药信息领域的继续教育和技术培训，提高包括会员在内的广大中医药信息工作者的业务水平；开展中医药信息理论和技术的研究，推广新成果和新技术；依照有关规定，编辑出版中医药信息技术科普等期刊图书资料及音像制品；向有关部门反映中医药信息工作者的意见和要求，维护其合法权益；承办政府主管部门及有关部门在转变职能中委托交办的各项工作和任务；参与中医药信息标准政策法规的研制，参与国家相关行政法规和技术标准的制定与决策的论证，促进中医药信息相关政策和标准的贯彻落实；普及中医药信息学和

有关科学技术知识，传播科学精神思想和方法，推广先进技术

2022 年学会工作概况

一、坚持党的全面领导，深入学习贯彻党的十九大、二十大精神

2022 年，中国中医药信息学会（以下简称学会）坚持党的全面领导，加强学会党建工作，深化党的创新理论，认真落实好 2022 年党建工作要点确定的重点任务。

二、强化思想政治建设，坚持用党建统领学会各项工作建设发展

依法治会，遵章治会。在加强法制宣传教育的前提下，学会努力加强制度化、规范化、现代化建设，不断提高学会职业化管理水平，促进学会工作始终沿着规范化、科学化方向发展。重点加强学会秘书处建设。秘书处是学会工作的核心枢纽部门，承担着服务会员和与各分支机构沟通协调及与各兄弟学会和部门的联系等重要日常工作任务，除主动接受行业主管部门的指导外，还按照相关要求，紧紧围绕中医药事业发展大局，积极主动、创造性地开展工作。

积极响应上级单位下发的各项工作。学会高度重视民政部、国家中医药管理局下发《民政部关于开展全国性社会团体、国际性社会团体分支（代表）机构专项整治行动的通知》《关于开展全国性社会团体、国际型社会团体分支（代表）机构专项整治工作的通知》《关于开展领导干部经商办企业、兼职行为专项整治的通知》等文件，认真组织学习，积极部署，及时传达到各分支机构，做好贯彻落实，严格把关，并按要求将材料汇报给相关部门，加强学会内控体系建设并对分支机构进行全面梳理，加大对分支机构的管理力度。

三、整体统筹，重点突破，全面推进学会学术交流、科研课题等各方面工作建设发展

学会坚持运用整体思维，统筹推进中医药信息化各项工作建设发展。一是加强学术交流、打造学术精品。将服务中医药学科建设、学术进步和创新传承发展作为工作的出发点和落脚点，持续提高学术引领力，扩大学术影响力。二是砥砺前行，积极开展科研课题研究，进一步推进学会团体标准建设。完善学会团体标准政策管理，积极搭建中医药团体标准交流平台，加强全国范围内从事中医药信息标准化工作的专家、学者、科研工作者深入开展学术交流，推进中医药信息标准化建设。

加强中医药科普宣传工作，传播健康公益内容。学会牢记自身责任和使命，坚持以服务社会为己任，积极广泛深入开展各项社会公益活动，大力推广弘扬中医药文化。

（姜　微）

【中国中医药研究促进会】

会　　长：高　武
副 会 长：王省良、石　岩、刘　利、刘　星、冷向阳、陈传宏、陈建强、周捷三、郭宏伟、高　泉、黄文秀、雷　鸣、樊均明
监 事 长：高　毅
秘 书 长：蔡建淮
副秘书长：李瑞杰、王　奕、杨建宇、周先木、刘世文
地　　址：北京市丰台区高立庄 616 号
邮　　编：100801
电　　话：010－56218751/83719810（兼传真）
网　　址：www. cracm. org
电子信箱：bgs@ cracm. org
常设机构：办公室、会员组织处、学术事务处、计划财务处、科技信息处、发展合作处、国际交流处、政策法规处
业务范围：理论研究、学术交流、业务培训、组织推广、国际合作、咨询服务
期　　刊：《中国药物经济学》

2022 年促进会工作概况

一、加强学术交流，建立标准共识

2022 年，中国中医药研究促进会（以下简称促进会）积极开展各类学术活动，坚定不移打造具有中医药特色的开放、自由、创新的学术交流氛围的模式。各分支机构都认真组织学科交流和理论研究工作，疫情期间，在总会的引导下，很多分支机构学术年会选择以网络形式召开，学习人员大幅增加，收到很好的社会效应。高武会长等应邀出席香山科学大会，并作专题报告。

2022 年，促进会除了举办学术会议，还在学科建设上出版多项标准和共识，修订或制定《预防保健师职业评价规范》《中医技术　热沙

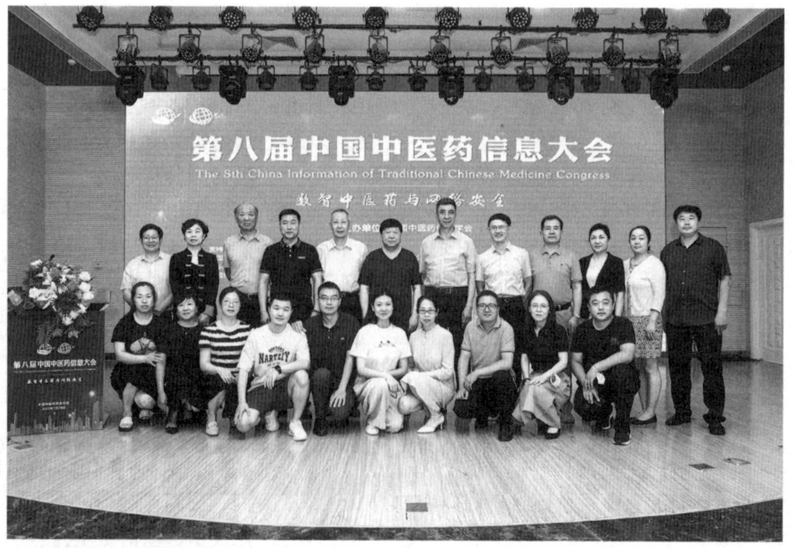

2022 年 7 月 29 日，由中国中医药信息学会主办的第八届中国中医药信息大会以线上线下相结合的方式在北京召开

治疗　操作规范》等团体标准，制定发布《老少人群疫病感染·中西医结合科学防治专家共识》。

二、组织科技评审，促进科技创新

促进会完成2021—2022年度科技进步奖评审工作；开展职业技能等级认定机构申报工作，被人力资源社会保障部列入全国性社会培训评价组织入围机构名单；开展中医专长医师考核情况调查工作，统计5年来全国所有省份的中医确有专长医师考核情况，并发布统计分析报告。

三、参与产业扶贫，推动社会公益

一是提升边疆地区基层诊疗水平。促进会认真贯彻落实习近平总书记在第三次新疆座谈会上的重要讲话，促进会与上海市对口支援新疆前方指挥部医疗队、新疆喀什地区巴楚县卫生健康委等单位联合举办“关注普遍眼健康·共筑睛彩大健康”眼健康科普活动；开展“医学科研能力提升培训——中国新疆站”主题活动，就医学科研学术进步、课题设计、技术规范、基金申请等主题进行授课和研讨。二是开展对口支援医疗帮扶工作。接受国铁集团和泰宁县总医院按照《国铁集团对口支援福建省泰宁县振兴发展工作实施方案（2021—2025年）》开展人才进修培训活动，举办现场专题讲座活动，助力泰宁县持续提升当地医疗队伍专业素质和服务水平。三是深入推进“名医走基层活动”。该活动自2019年9月开展以来，至2022年12月共举办10余场。活动深入湖北、河北、江苏、四川、陕西等地区，组织专家300余人次，开展讲座30余场，义诊10余场，提供基层中医师指导200人次，发放健康教育刊物3000余册，接诊病人10万余人次。通过为期3年的活动，将中西医专家、先进的诊疗技术下沉到基层，有效推动优势医疗资源的共享及基层中医药的传承发展。

四、扩大对外交流，开拓国际影响

促进会与北京语言大学联合组织召开新时代背景下的中医药翻译与国际传播研讨会，清华大学李希光教授、美国加州五系中医药大学兰凤利教授、意大利中医药学会郭春彪会长和全国院校专家参加会议。共有14位主旨报告专家应邀作精彩发言，6位特邀嘉宾主持大会主旨发言环节，7个分论坛共59位嘉宾作主题报告。研讨会为推动中医药走出国际建立了共识。

附：2021—2022年度中国中医药研究促进会科学技术进步奖获奖项目名单

表8-2-12　　中国中医药研究促进会2021—2022年度科技进步奖获奖项目名单

项目名称	分组	单位	人员
一等奖（10项）			
中药干预COVID-19恢复期临床研究及应用	临床	中国中医科学院广安门医院、湖北省中医院、武汉市中西医结合医院、武汉市第三医院、武汉市七医院、湖北省鄂州市中医医院、孝感市中医医院、四川济生堂药业有限公司	连凤梅、巴元明、夏　平、彭　波、严佑琴、汪卫华、杨桂平、张　清、肖明中、陶军秀、安学冬、李　莉、朱　虹、张月红、柯　潇
基于“治未病”思想对重大公共卫生疾病近视防治的系列研究及应用	基础	中国中医科学院眼科医院、深圳市眼科医院、北京星辰万有科技有限公司、广州市华蓝佳声计算机科技有限公司、杭州迅琪电子科技有限公司、上海市第三康复医院	亢泽峰、吴宁玲、宿蕾艳、邓宏伟、苏振宇、张丽霞、张祖均、杨金良、刘　登、尹连荣、张　红、侯昕玥、王健全、刘彦江、陶方方
补肾活血汤联合虚拟现实技术引导下的截骨术治疗股骨头坏死的研究	临床	江苏省中医院	沈计荣、张　超、夏天卫、刘金柱、张长昊、邴　越、林才渊
IBS肝郁脾虚证的规范化及综合治疗方案的研究	临床	辽宁中医药大学附属第三医院	柳越冬、陶弘武、金　岩、田振国、于永铎、龙再菊、陈晓杨、张　威、赵　仑、李　畅、李昕哲、许博佳、臧思源、吴宪澍、赵海静
股骨头坏死的中医系统化研究体系构建及应用	临床	河南省洛阳正骨医院（河南省骨科医院）	刘又文、朱英杰、范亚楠、王会超、贾宇东、张　颖、岳　辰、马向浩、张蕾蕾、陈献韬、郭宸豪、孙墨渊、杨光耀

（续表）

项目名称	分组	单位	人员
针刺治疗脑出血模式构建及神经重塑、炎症拮抗和自噬稳态调控研究	基础	黑龙江中医药大学	邹　伟、孔　莹、戴晓红、李明月、滕　伟、于薇薇、刘晓莹、李　丹、王　珑、马慧慧、陈秋欣、刘　鹏、孙晓伟、郑　蕾、匡炳霖
补肾生精丸治疗少精症网络药理学研究	中药	长垣中西医结合医院	张景祖、王一硕、顿琪明
基于“肝心和合”理论的动脉粥样硬化性疾病病机演变及推广应用	基础	辽宁中医药大学	于　睿、张　艳、陈文娜、卢秉久、于　游、张　颖、王　莹、张　欢、宋　囡、高钰林、孙晓宁、宋婷婷
温散酊经动力温控经皮给药系统治疗肺系疾病的效应评价	基础	中国中医科学院广安门医院、中国医学科学院北京协和医院、中国医学科学院医药生物技术研究所、北京神州汉方医药科技有限公司	李光熙、徐凯峰、夏宏盛、姚晓燕、李　亮、刘志国、杨响光、刘世刚、荣　毅、赵元辰、唐菁菁、王师菡、王梅林
中医药治疗视网膜静脉阻塞的临床疗效与效应机制	临床	中国中医科学院眼科医院	谢立科、郝晓凤、黄少兰、陆秉文、金　琪、孙　梅、秦　睿、祁怡馨、李　萱、罗　傑、李晓宇、张小艳、罗金花、胥　静
二等奖（20项）			
视网膜色素变性中医病证特点及补虚活血法治疗的基础与临床研究	临床	湖南中医药大学、湖南中医药大学第一附属医院	彭清华、李传课、杨毅敬、徐　剑、彭　俊、颜家朝、蒋鹏飞、宋厚盼、王　英、欧　晨、朱惠安、李　波、刘家琪、田　野、姚　震
围塌陷期股骨头坏死证候循证与非手术保髋技术推广	临床	广州中医药大学第三附属医院、广州中医药大学髋关节研究中心、广州中医药大学第一附属医院、广西中医药大学第一附属医院、福建省泉州市正骨医院	何　伟、张庆文、魏秋实、陈镇秋、陈雷雷、曾　平、庄至坤、何敏聪、李子祺、袁颖嘉、何晓铭、洪志楠、林天烨
科尔沁蒙古族蒙药资源调查与品种整理、质量评价	中药	内蒙古民族大学蒙医药学院	鲍布日额、陈香梅、吴七十三、勤　勤、星　星
证候类新药黄连解毒丸治疗“实热上火”证候临床生物标志物研究	中药	中国中医科学院中药研究所	周严严、王宏洁、司　南、赵海誉、罗珂珂、边宝林、顾欣如、李明利、张　艳、樊小瑞
基于石氏伤科筋骨气血理论诊治骨关节炎的辨证创新与临床应用	临床	上海中医药大学附属曙光医院	曹月龙、郑昱新、庞　坚、陈　博、石　瑛、王　翔、郭海玲、陈元川、王学宗、杜国庆、吴玉云、赵咏芳、詹红生、石印玉
中西医结合治疗肛肠良性疾病的微创诊疗方案优化研究及临床推广	临床	上海中医药大学附属岳阳中西医结合医院	王振宜、孙建华、杨豪杰、陈新静、刘　华、高凌卉、金　炜、吴　炯、韩昌鹏、李　盈、金　磊
腰椎退行性疾病脊柱功能重建的中西医结合诊疗技术创新及临床应用	临床	张家港市中医医院	王志荣、肖　龙、王素春、汪志芳、陆爱清、冯骋骋、朱丽科

（续表）

项目名称	分组	单位	人员
养肝解毒散结治疗肝癌作用及肿瘤生物学基础	临床	上海中医药大学附属龙华医院	胡　兵、安红梅、沈克平、杜　琴、邓　珊、王双双、郑佳露、闫　霞、黄晓伟、李　淼、陈　雷、彭　骁
苗医“通筋散血”法治疗膝骨关节炎的相关研究	临床	贵州中医药大学、云岩区人民医院	唐　芳、肖丽娜、马武开、周　静、蒋　总、黄　昆、曹跃朋
活血清热利湿法直肠给药治疗慢性盆腔痛的临床及基础研究	临床	上海中医药大学附属龙华医院、上海市静安区静安寺街道社区卫生服务中心、上海中医药大学附属市中医医院	付金荣、郑　锦、沈宇凤、李俊箐、王隆卉、唐　虹、王珍贞、张俊洁、张　琼
“调气治神”针法治疗中风后遗症临床疗效与机制的系列研究	临床	上海中医药大学附属曙光医院	沈卫东、马　文、李一婧、童秋瑜、高　垣、王观涛、李　嘉、蔡　娲、张　堃、高　行、雍　玥、魏翔宇
血脂异常（血浊）的临床治疗研究及中医诊疗标准构建	临床	北京大学第一医院	张学智、丰胜利、张月苗、殷梦梅、王化虹、于　靖、王文利、刘　彬
冠心病心肌缺血保护作用的中医药研究平台建立及推广应用	临床	上海中医药大学附属曙光医院	阮小芬、王肖龙、李益萍、陈铁军、张春伶、林文勇
首届全国名中医张发荣消渴病防治学术思想的传承创新及应用	临床	成都中医药大学附属医院	陈　秋、谢春光、岳仁宋、张晓冉、殷丽平、刘　桠、袁海波、孙丽莎、洪佩佩、刘美汐、田雨婷、文　青
基于“活血通督”治法的中西医协同治疗脊柱脊髓病研究与应用	临床	山东中医药大学、山东中医药大学附属医院	王卫国、徐展望、刘　巍、王建国、刘　江、丁　亮、赵明华、陈德强、吕文学、郐富琴、毕建平、孔　鹏、辛　健、于　宁、张城铭
通淋方治疗良性前列腺增生症的研究与应用	临床	上海中医药大学附属第七人民医院	孙建明、毛剑敏、刘　鹏、韩文均
益气养阴“舒心饮”系列方治疗冠心病的临床应用及机制研究	临床	上海中医药大学附属龙华医院	汤　诺、沈　琳、邓　兵、林钟香、周忠焱、肖　颖、孙丽华、王　杰、唐靖一、魏　娜、高继梅、陈　明
虚瘀毒理论下内外兼治干预膝骨关节炎的创新体系和临床应用	基础	湖南中医药大学第一附属医院	卢　敏、严　可、邝高艳、龚志贤、王林华、谭旭仪、谭开云、刘　勇、聂　颖、刘　鑫、许晓彤、易南星、欧　梁、张永辉
中医药防控骨质疏松症社区平台建设及中医综合方案延缓骨量丢失的临床应用	临床	山东中医药大学附属医院	高　毅、师　伟、王　舒、管　琳、曾令青、张　涛、陈小雪、肖　菲、王　晶
基于KDD技术对中国古代抑郁症医案的系统研究	基础	黑龙江中医药大学	刘雅芳、郭宏伟、李　丹、陈婷婷、杨玉赫、程　伟、闫朝升
三等奖（30项）			
低强度脉冲超声协同威灵仙及其有效组分促进软骨损伤修复的效应及机制	基础	南京中医药大学、无锡市中医医院	潘娅岚、张亚峰、郭　杨、尹　恒、马　勇、黄桂成、王建伟、刘孟敏、王礼宁、涂鹏程

（续表）

项目名称	分组	单位	人员
基于多靶点发现金荞麦治疗腹泻型肠道疾病的物质基础及作用机制	基础	海安市中医院、江苏省中医院、南京中医药大学	葛　飞、刘丽娜、康　安、严　晶、朱时林、田祖成、代海峰
RKIP介导的神经细胞自噬调节对脑卒中的保护作用及机制	基础	上海大学转化医学研究院、苏州市相城区第三人民医院、南京医科大学药学院、苏州市中医医院	苏　笠、陆　青、张　宇、郭　欢、邢春蕾、张晨曦、沈晓峰、吕　娟、卞慧慧
面瘫病中医临床诊疗体系的构建与实践	临床	贵州中医药大学第一附属医院	熊芳丽、肖淦辰、杨　华、曾曼杰、方志聪、吴晓勇、吕　岑
眶骨骨折围手术期中西医结合诊疗方案研究	临床	河北省沧州中西医结合医院	张沧霞、孟　辉、郑艳霞、黄　明、黄玉江、王庆全、张红顺、王义军、杨来庆
基于"项七针"疗法的中风预防诊疗技术研究及推广应用	临床	山东中医药大学第二附属医院	贾红玲、张永臣、王　琦、邢淑珍、井　静、侯志会、王浩然
中药复方养荣润肠舒对慢传输型便秘大鼠的治疗作用机理研究	临床	辽宁中医药大学附属第三医院	张虹玺、王　莉、隋　楠、陈　萌、石　宇、张　洋、庄　继、苑　博、张　悦、孔祥瑞、康宏旭、鞠博峤、王安琪、程　钰、侯福红
《针刀医学临床基础用语通用要求》团体标准发布	基础	中国中医科学院江苏分院、江苏省中医药研究院	葛恒清
推拿按法起效机制及临床应用研究	基础	湖南中医药大学	李　武、李江山、蒋全睿、刘小卫、艾　坤、张宇星、危　威、冯　祥
基于太赫兹光谱技术的中药新技术检测系统的建立和应用	中药	北京中医药大学东直门医院、首都师范大学、大恒新纪元科技股份有限公司	刘尚建、张存林、刘　凯、李　凯、张振伟、张卓勇、张　翼、王婷婷
"卅"形头穴透刺治疗肾精亏虚型耳鸣的临床疗效观察	临床	三亚市中医院、海南热带海洋学院	刘建浩、徐云升、黄文灵、潘嘉欣、王天磊、樊　伟、褚江海、莫燕丽、陈书俞、李兰竹
基于临床疗效经皮颅-耳电刺激治疗轻中度抑郁症的方案优化研究	临床	中国中医科学院广安门医院	许凤全、郑　瑀、谢乾梅、李　健、施　蕾、许琳洁、翟靓帆、陈晶晶、冯子芹、王彩凤、青雪梅、刘　超、张　成、张　莹
基于神经敏化思路敏化脱敏针法治疗肩周炎的临床应用	临床	大连大学附属新华医院	高　月、孙丽艳、王　为、赵　蒙、孙庆权、陈广滨
"八会穴"为主埋线治疗膝骨性关节炎临床研究以及对患者生存质量的影响	临床	兰州大学第一医院东岗院区、酒泉钢铁集团有限责任公司兰泰医院、北京中针埋线医学研究院	赵　达、杨才德、包金莲、于灵芝、李登科、杨建宇
中医超声药透电疗仪	其他	江西晋瑞医疗器械有限公司	张晋瑞、吴永健、张金海、张　程、范文华
基于中医文化建设的盐城市中医院科教管理的探索与实践	其他	盐城市中医院	崔国静、顾月星、唐荣芳、刘　芬

（续表）

项目名称	分组	单位	人员
蒙医熏鼻疗法治疗过敏性鼻炎临床疗效研究	临床	乌拉特前旗中蒙医院第三门诊部	董萨那巴特尔、恩格尔、姜　霞
整体疗法在慢性鼻-鼻窦炎中的治疗应用	临床	河南马丹阳健康科技有限公司	樊海燕、曹玉琴
针药结合对脓毒症脏器损伤的临床评价与应用基础研究	临床	上海中医药大学附属第七人民医院	雷　鸣、孙芳园、金　珠、许开亮、张　涛、游丽娇、朱雅迪、杨小芳、耿　欢
温经化瘀止痛法治疗原发性痛经的基础研究及临床应用	临床	山东中医药大学附属医院	王东梅、张丽娟、魏　然、曹卫平、蔡平平、王　丽、王丹丹、郭　强、翟凤婷、马　青、杨　洁、戴元权、丁萍萍、吴美玲、孙建一
膝骨关节炎中医临床诊疗体系的构建与实践	临床	贵州百灵企业集团制药股份有限公司、福建省漳州市中医院	姜　伟、陈定家、曾曼杰
徐学义全国名老中医药专家学术思想和临床经验的研究	临床	贵州中医药大学第一附属医院	颜　勤、刘誉华、刘　明、王　敏、曾曼杰、彭　勇
促愈熏洗方外治技术的规范化研究与推广应用	临床	上海中医药大学附属曙光医院	杨　巍、郑　德、瞿　胤、仇　菲、陆　宏、张志君、彭云花、芦亚峰、汪庆明、张　巍、黄志坚、韩　晔、马燕玲、杜培欣、王　坚
养肺控瘤方治疗晚期非小细胞肺癌的疗效及作用机制研究	基础	南通市中医院、南通市第三人民医院	沈水杰、王玉贤、姜水菊、顾小侠、徐玲俊、陈秋峰
养阴清热活血利水法在糖尿病视网膜病变激光术后的应用	临床	湖南中医药大学	陈向东、刘志敏、聂辅娇、何林忠、付美林、彭　俊、欧阳红波、蒲玟伶、宋　焰、覃艮艳、廉艺童、江婕妤
基于中医结扎法的高悬低切术式治疗混合痔的临床研究	临床	中国中医科学院西苑医院、北京市肛肠医院（北京市二龙路医院）、中国人民解放军空军航空医学研究所附属医院、濮阳市中医医院	贾小强、贾　山、曹威巍、权隆芳、程　芳、冯六泉、魏旭凤、赵卫兵、谢振年、徐春艳、崔春辉、王　栋
“提拿手法”治疗腰痛的临床研究	临床	甘肃省中医院	孙其斌、陈国栋、高敬辉、冀全谋、潘陇霞、王天宝、李艳萍
“和解少阳，养肝活血法”治疗类风湿关节炎临床研究	临床	临汾市中心医院（原临汾市第四人民医院）中医科	王　进、贾飞宇、刘　芳、郭华丽、侯华伟、刘晓娟
名老中医传承王氏化瘢灌肠液治疗卵巢囊肿（痰湿凝滞型）的临床及机制	临床	晋中市中医院	王金权、成海红、王乾平、刘小英、弓福利、王坤芳
中医三阶梯疗法治疗Ⅲ型前列腺炎的临床研究	临床	深圳市宝安区中医院（广州中医药大学第七临床医学院）	李其信、傅　伟、游旭军、张　清、远庚彦、丁　劲、吴丽通、车祖钊、陈树超

表 8－2－13　　中国中医药研究促进会 2021—2022 年度技术发明奖获奖项目名单

项目名称	单位	人员
一等奖（3 项）		
一次性直肠脱垂注射窥器	北京马应龙长青肛肠医院	韩　宝
扇疗：古中医疗法	国开园中医药技术开发服务中心	武　仕、吴丛蓉
周天灸	国开园中医药技术开发服务中心	朱超平、余金节、陆　玮、洪丽煌
二等奖（5 项）		
刺骨术联合拔针治疗 2 型糖尿病	南京新中医学研究院、中国人民解放军总医院第三医学中心、成都锦江泰三堂同仁济世中医医院、甘肃中医药大学第三附属医院（白银市第一人民医院）	王自平、李占武、王理康、刘学财、寇德刚、马保兴、吴泽伟、贺得祥、刘文郁、王永宏
顾氏外科治疗复杂性窦瘘类疾病的特色疗法的技术创新与应用	上海中医药大学附属龙华医院	王　琛、陆金根、曹永清、梁宏涛、姚一博、董青军
埋线针刀疗法	兰州大学第一医院东岗院区、酒泉钢铁集团有限责任公司兰泰医院、甘肃中医药大学、北京中针埋线医学研究院、甘肃百仕达科技有限公司	杨才德、包金莲、杨泽林、李登科、于灵芝
中医脉象采集与远程复现设备	北京脉之语科技有限公司、中国中医科学院广安门医院、北京慈方医院管理有限公司、北京新兴阳升科技有限公司	李俊峰、吴鸣剑、贾海忠、李海霞、俞梦孙、俞　海、费璟昊、王　涛、卢福成、关　静、姜　敏、胡为松、刘　冰、刘　震
一种具有通便排毒、减肥消脂功能的复合益生元植物饮料及制备方法	北京国医堂中医院、国医堂（北京）小儿推拿医院、北京儿研康复研究所、北京康复国际实业集团有限公司	张运杰、杨建宇、王文才、解志飞、李　扬、傅世彤、任　燕、李小成、王　玲、马　月、王子超、谭丽婷
三等奖（6 项）		
基于脊柱内牵引理论对脊柱退行性病变的治疗	首都医科大学附属北京友谊医院	唐　海
多功能套针、皮下套管针灸针	北京世界针联套针中医研究院	侯国文、杨金生、王启才、杨建宇、周　祎、朱庆文、陈英华、张晓阳、宋曼萍、郭学军、李淑珍、樊金灼、雷大彬、侯广智、侯雨田
慢性唇炎中医药新理论与防治新策略	上海中医药大学附属岳阳中西医结合医院、上海市第七人民医院	李福伦、郭冬婕、郭婉军、段彦娟、刘　欣、华　亮、王　怡、杨滢瑶、李　苏、连　侃、马　天、吴闽枫
“云中医平台”互联网诊疗平台的开发与应用	贵州云中医院有限公司、贵州云中医院	徐齐辉、曾曼杰
心脏康复扶阳导引养生功	中国中医科学院广安门医院	李海霞、肖战说、赵丰润、王　鑫、陈寅萤、李梓宁、焦　倩、孙　迪、马　婧、李姗姗、梁　辰、于　欣、傅建平
中医封包治疗技术的研发及产业化项目	湖南省健缘医疗科技有限公司	金之剑

表 8-2-14　　中国中医药研究促进会 2021—2022 年度学术成果奖获奖项目名单

项目名称	单位	人员
一等奖（4 项）		
Effect of Curcumin on the Diversity of Gut Microbiota in Ovariectomized Rats 姜黄素对去卵巢大鼠肠道微生物多样性的影响	中国中医科学院中医基础理论研究所	张治国、胡镜清、陈彦静、向丽华、王　震
中医药传承创新发展的理论及政策保障研究	湖南中医药大学	夏新斌、李　玲、李红文
《便秘古代医方荟萃》	辽宁中医药大学附属医院、广西中医药大学第一附属医院、辽宁中医药大学附属第三医院、河北省中医院、解放军 117 医院、贵州中医药大学第一附属医院肛肠病医院、福建中医药大学附属人民医院	于永铎、尹玲慧、姚秋园、陈　萌、张斯瑶、李明哲、张虹玺、柳越冬、隋　楠、刘铁龙、高记华、鲁明良、曹　波、石　荣、满　如
神经敏化思路敏化脱敏针法治疗内八字脚外八字脚的临床疗效观察	大连大学附属新华医院	高　月、高嘉文、高　明
二等奖（14 项）		
Conservative Treatment for Giant Lumbar Disc Herniation: Clinical Study in 409 Cases	苏州市中医医院	马智佳、俞鹏飞、刘锦涛、李晓春、姜　宏
功能单元网络药理学：清肺排毒汤通过抗病毒、抗炎及代谢编程对新冠肺炎损伤的保护作用	上海中医药大学	陈　健、曹永兵、曹烨民、梁志强
Banxia Xiexin decoction, a traditional Chinese medicine, alleviates colon cancer in nude mice	苏州市中医医院	颜　帅
通脉汤治疗心梗后心力衰竭患者 82 例临床观察	北京市昌平区中医医院	王居新
《中医学》（第 4、5、6 版）及其第 5 版第六版辅导读物《中医学实训及学习指导》	遵义医药高等专科学校	潘年松、丁　斗、简亚平、郭文娟、周少林、温茂兴、林国清、王世勋、周红军、王　旭、谢明夫
冠心病舌象图谱及病案分析	中国中医科学院广安门医院	李海霞、赵志宏、杨建宇、商秀洋、陈寅萤、傅建平、李梓宁、焦　倩、孙　迪、马　婧、李姗姗
鸢尾素对高血糖处理心肌细胞缺氧-复氧损伤的保护作用：AMPK 通路和线粒体保护作用	临汾市中心医院	范甲卯、朱　瑜、朱　青、苗鹏飞、丁　娇、吴振华
Meningeal lymphatics clear erythrocytes that arise from subarachnoid hemorrhage（硬脑膜淋巴管清除蛛网膜下腔出血后的红细胞）	上海中医药大学	梁倩倩、王拥军、陈锦漫、王临梅、徐　浩、庄紫欣、郑扬康、李雪菲、王沁筠、陈绍华

（续表）

项目名称	单位	人员
《玄府学说》	西南医科大学附属中医医院	王明杰、罗再琼、刘　渊、江　花、叶俏波、江　玉、金　钊
神农本草经药物解读——从形味性效到临床（1~5集）		祝之友、杨建宇、张德鸿、严雪梅、祝庆明、李　杨、郑　倩、李领娥、赵玉珍、马希林
《兰室秘藏》（校注）	北京中医药大学	谷建军
《华佗中藏经》	北京中医药大学	孙光荣、杨建宇、李　杨、王景铎、刘从明、吴　敏、邹万生、鲁?坪、徐江雁、赵文金、向传模、孙广铭、汪卉林、朱庆文、姜丽娟
早期康复治疗对创伤性骨折患者预后的影响探析	贵阳市第二人民医院	毕　宇
四级基地建设是穴位埋线技术推广的新模式	兰州大学第一医院东岗院区	李登科、杨才德、包金莲
三等奖（24项）		
乳腺癌的诊治与临床实践	三峡大学	鲁明骞、孔庆志、卢宏达
国医大师孙光荣临证学验集萃——国医大师孙光荣中和医派研究与传扬	北京中医药大学	朱庆文、郭海燕、杨建宇、李　杨、曹柏龙、刘应科、孙文正、薛武更
中医药国际标准化研究系列论文	上海中医药大学附属曙光医院	桑　珍、徐晓婷、黄虞枫、石燕红、周　华、李　静、黄奕然、沈远东、叶欣欣
《黄帝内经素问》隐喻研究	山东中医药大学	陈　战
《历代名医医案选读》	湖南中医药大学	胡方林、叶　瑜、张明锐、戴　铭、刘桂荣、李成年、李成文
《跟名医做临床》	上海市中医文献馆	黄素英
Loading of AgNPs onto the surface of boron nitride nanosheets fordetermination of scopoletin in atractylodesmacrocephala	苏州市中医医院	乐音子、颜　帅
Impact and molecular mechanism research of pomegranate seed oil on cartilage metabolism in rats with osteoarthritis	包头医学院	张　涛、刘雄伟、邵　国、刘明吉、王　志、郑丽娜、许文胜
中国古代精神医学研究	黑龙江中医药大学	刘雅芳
中西医结合传染病学	河南中医药大学第一附属医院	郭会军、刘志斌、陈莉华、李鹏宇、王丹妮、李政伟、吴　涛、陈秀敏、张晓伟
Melatonin suppresses epithelial – to – mesenchymal transition in the MG – 63 cell line	内蒙古科技大学包头医学院第一附属医院	陈永军、张　涛、刘雄伟、李增艳、周东明、许文胜
《医方约说》	山东中医药大学	刘巨海
山东中医药大学九大名医经验录系列——张志远	山东中医药大学	刘桂荣、阎兆君
荆楚历代名医学术菁华	湖北中医药大学	李成年、杨云松

（续表）

项目名称	单位	人员
和调督任法针刺治疗广泛性焦虑症56例	黑龙江中医药大学附属第一医院	陈英华、杨建宇、孙　玮、孙兴华、李俊峰、王浩宇、秦瑞琦、苏晓庆、苗　悦、吴　琳
注射固脱+肛门成形术治疗直肠脱垂的体会	西安东大肛肠医院	马俊磊、贺向东
中医泰斗专科专病丛书	云南省中医院	陈燕溪、徐莉娅、姜丽娟、杨建宇、马建国、温伟波、叶建州、李　杨、张广中、李　青、王　鹏、方　琴、王聪梅、肖元宇、杨勇英
《元气神机——先秦中医之道》《元气的力量——中医元气神机法医案与医理》	北京中医药大学	张　东、张芳芬、张　萍、姜玉娟、于志勇、宋宜宁、杨虹婕、李　斌、张　默、黄　琰
中医治未病养生有道全图解	河南中医药大学	周运峰、杨建宇、郭现辉、王光安、张　丽、王单一、严晓慧、王玉霞
颈肩肘腰腿疾病推拿与运动疗法图解	瑞安市中医院	郑润杰
五运六气系列论文	北京中医药大学	杨必安
神农本草经十家注	河南中医药大学	李成文、相宏杰
中和医派防治糖尿病及其并发症经验概述	国医大师孙光荣传承工作室、中国中医药现代远程教育杂志社、中医杂志社	庞丹丹、李　杨、杨建宇、王秀阁、郭宏昌、魏素丽、穆俊平、李伯武
《抗癌中草药（第3版）》《抗癌秘验方（第3版）》《抗癌食疗药膳方（第3版）》丛书	广西中医药大学第一附属医院	林才志、杨建宇、陈文英、陈文忠、赵鸿润、陈鑫源、林泽华

表8-2-15　中国中医药研究促进会2021—2022年度国际合作奖获奖项目名单

吴汉卿
李光熙
预防保健系统诊疗项目组

（于　轩）

【中国医学气功学会】

会　　长：高思华
副 会 长：赵百孝、章文春、黄　健、邓国峰、肖远德
秘 书 长：张海波
副秘书长：李　淳、张　勋、马　琦、侯海龙
地　　址：北京市朝阳区北三环东路11号
邮　　编：100029
电　　话：010-64286906
网　　址：www.cmqg.cn
电子信箱：cmqg66@126.com
常设机构：办公室、中国医学气功学会气功医疗专业委员会、中国医学气功学会气功教育专业委员会、中国医学气功学会中医导引专业委员会
业务范围：开展中医气功理论研究、学术交流、专业培训、书刊编辑、国际合作、咨询服务等

2022年学会工作概况

一、加强党建引领，积极发挥桥梁纽带作用

2022年，中国医学气功学会（以下简称“学会”）党支部深入学习习近平新时代中国特色社会主义思想，学习关于中医药工作的重要论述，组织党员和会员收听党的二十大报告，学习会议精神。自党的二十大召开以来，学会转发党建学习相关文件40余篇，发挥学会的党建职能作用，努力把全体会员团结在党的周围，服务中医药发展战略与健康中国建设，促进中医药传承创新发展。

二、进一步夯实基础，强化制度建设与人才队伍

面对中医气功事业发展的新需求，学会新制定制度8项，并经常务理事会审议通过；录制课程视频，推进会员内训提升工程；加强学会核心工作力量，两次在中国社会组

织动态发布招聘信息，广纳贤才，引进两位中医气功方向优秀硕士研究生，加入学会专职人员队伍。

三、搭建学术交流平台，促进中医气功学术发展

召开大型学术会议。2022 年，学会召开第六届二次会员代表大会暨第 20 届学术年会，选举产生新任会长，收编会议论文 72 篇，来自全国 20 余家高等院校与科研单位、40 余家医疗单位的中医气功科技工作者及爱好者 400 余人参加大会，学术交流热烈。学会气功医疗专业委员会举办第六届气・意识与人体生命科学论坛，中医界、气功界、现代科学界等多学科专家学者进行交流分享，促进了中医气功的跨学科研究。学会中医导引专业委员会召开第二届全国中医导引学术研讨会，以“凝练临床优势　研讨学术方向”为主题，全面梳理中医导引临床进展，系统研讨中医导引服务方向。学会气功教育专业委员会召开第二届新时代中医气功人才培养与传承创新论坛，以“人才驱动　共创未来”为主题，凝聚中医气功教育资源，推进中医气功教育发展。

开展合作培训。学会与北京郭林健身咨询有限公司合作开展郭林新气功中级功师资班培训班，与南昌本真健康咨询公司合作开展中医丹道养生气功高级研修班。

开展科普活动。学会组织开展科普周活动，2022 年，13 位科普专家、3 个分支机构共开展中医气功科普系列活动 13 场，并通过云上练功房开展功法带练，累计受益 30000 人次。

四、积极稳妥推进分支机构工作

学会气功医疗专业委员会在江西省中医院抚生院区开设中医气功医疗特色门诊，形成线下 + 线上联动的气功医疗模式：线下以诊断和教功为主，线上以带练和健康管理为主。初步制定气功医疗流程。学会中医导引专业委员会开展 8 期“夏练三伏话导引”公益直播专题讲座，主题新颖、实用性强，全网参与人数超过 5 万人次，取得良好的社会效益。学会气功教育专业委员会初步制订四年工作计划、高等院校开展中医气功相关课程现状调研问卷、医学气功文化传播行动实施方案等文件。搭建中医气功研究注册登记平台、构建首个《气功内证循经感传量表》，撰写发布《新冠病毒感染者居家中医气功干预指引（第一版）》。

五、加强媒体宣传，扩大中医气功影响力

在疫情常态化背景下，学会媒体矩阵发挥巨大作用。学会官网发布文章 127 篇，微信公众号发布文章 174 篇，抖音、快手、B 站三大视频平台发布内容 290 条，从历史、概念、内涵、实用功法和动人故事等方面对气功作了阐述和介绍，引导大家树立对中医气功的正确认识，坚定文化自信。

六、参与重大活动，多方位展示中医气功

2022 年 9 月，学会参加中国国际服务贸易交易会现场展示与合作洽谈，北京中医药大学谷晓红书记、中国医学气功学会刘天君名誉会长亲临展台对学会工作给予指导。学会接受大公网、《中国中医药报》和《中国家庭报》等多家媒体采访，洽谈多个潜在合作商；为北京地坛中医药文化节提供功法视频和图文，让中医气功更好地服务人民健康。

（杨晓玲）

【中国药膳研究会】

会　　长：杨　锐
副 会 长：焦明耀、高思华、李秋艳、荆志伟、罗增刚、王北婴
秘 书 长：王北婴（兼）
副秘书长：李宝华（常务）、高　普、赵国新、祖绍先、魏子孝
地　　址：北京市海淀区西苑操场 1 号
邮　　编：100091
电　　话：010－62876295
网　　址：www.chinayaoshan.com.cn
电子信箱：zgysyjh@sina.com
常设机构：秘书处、办公室、学术部、技术开发部、外联宣传部、标准化办公室、总务后勤部
业务范围：开展药膳理论与实践研究，制定行业标准，组织学术交流和专业培训，举办行业技能大赛和专题展览，开展文化和科普宣传，组织药膳技术合作、产品开发和推广普及，开展国际交流咨询等

2022 年研究会工作概况

一、喜迎学习党的二十大

2022 年，按照国家中医药管理局业务主管社会组织党委工作部署，中国药膳研究会（以下简称研究会）党支部先后开展学习中央经济工作

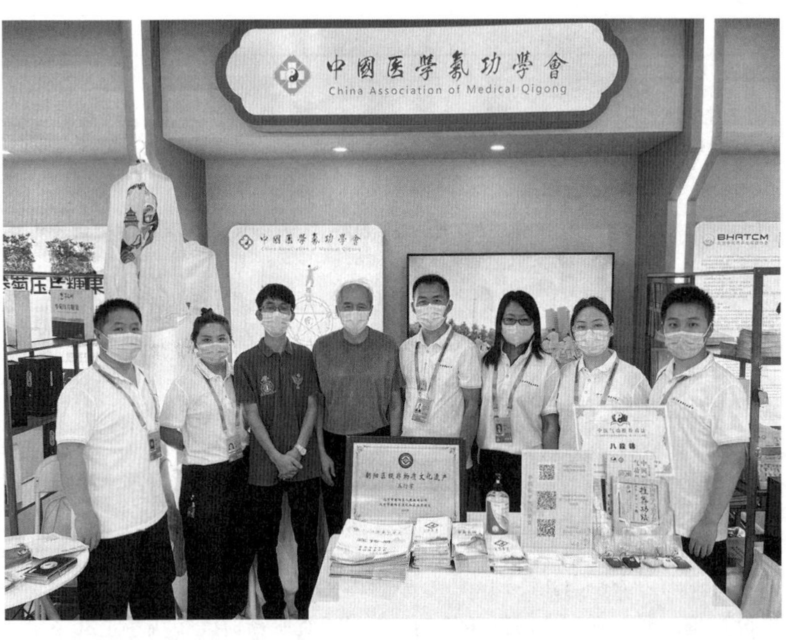

2022 年 9 月 3 日，中国医学气功学会参加中国国际服务贸易交易会

会议精神、习近平总书记关于党史学习教育的重要指示和中央党史学习教育总结会议精神、习近平总书记在省部级主要领导干部专题研讨班上的重要讲话精神、《关于认真学习宣传贯彻党的二十大精神的决定》精神、习近平总书记在党的二十大上的报告原文等。组织各专业委员会开展"迎接二十大作贡献"活动，组织收看党的二十大直播和畅谈感想。及时转发中央精神、国家中医药管理局公众号等重要文章23篇，组织干部、全员参加学习宣传贯彻党的二十大精神在线自测活动。

二、全会工作扎实推进

2022年，研究会开展"学习研讨、查摆问题、改进提高"专项工作、全国性社会团体分支（代表）机构专项整治工作、2018—2022年社会组织举办评比达标表彰论坛自查、以培训为名组织公款旅游问题专项整治工作、领导干部经商办企业兼职行为专项整治等专项工作。

三、参与多方会议活动

研究会继续积极与有关地方政府部门联合主办或参与指导会议、比赛。2022年8月6日，由研究会与昆明市商务局、中华中医药学会、云南省中医药学会联合主办，中国中药协会等单位协办的首届中国（昆明）国际药膳产业发展大会高峰论坛在昆明举办。8月13日，研究会参与三门峡市人民政府、中华中医药学会、中国中药协会、中国中医药信息学会、中国民族医药学会、中国民间中医医药研究开发协会、世界针灸学会联合会在河南三门峡举办的第五届中医药文化大会。9月9日，研究会与安徽省总工会、省人力资源社会保障厅、省科学技术协会在安徽亳州联合举办2022"华佗杯"全国（亳州）药膳大赛暨2022年安徽省药膳制作职业技能大赛系列活动。10月29日，研究会作为指导单位，参与协助广西壮族自治区卫生健康委、自治区中医药管理局、自治区市场监督管理局、自治区总工会在南宁举办广西第一届中药壮瑶药药膳大赛。11月12日，研究会参与中国民族贸易促进会、中国民族卫生协会、中国民族医药学会、中国民间中医医药研究开发协会在厦门举办的2022民族医药卫生发展大会暨厦门中医药健康产业博览会。研究会领导还以线上或线下方式出席6月18日光明网举办的中国中医药健康科普文化传播大会，7月8日的大同黄花产业发展论坛，以及9月21日的首届南阳仲景养生药膳大赛开幕式。

四、标准化建设再添新枝

2022年，研究会发布《医疗机构高血压病食疗药膳技术指南》《糖尿病食疗药膳技术指南》《产妇月子餐（汤品）食养药膳技术指南》《产褥期妇女食养药膳技术指南》《食养药膳烹饪技术操作规范通则》《糖尿病食养药膳技术指南》6个团体标准项目，新立项《预包装食养药膳食品技术通则》《优质道地食药物质种植（养殖）基地建设要求》《妊娠期糖尿病人群食养药膳技术指南》3个团体标准项目。

五、专业委员会活力不断增强

研究会基础理论工作委员会参与国家卫生健康委《成人高脂血症食养指南》行标研制工作、组织申报"2023年度国家级中医药继续教育项目"等；技术制作专业委员会召开药膳交流品鉴会并提出"药膳十大观点"，组织13家企业及20多位药膳技术制作骨干完成《食养药膳烹饪技术操作规范通则》的研制；药材食材研究专业委员会完成《优质道地食药物质种植（养殖）基地建设要求》团体标准立项，组织专家完成海淀区青少年近视防控膳食推荐工作；民族药膳专业委员会加强民族药膳基础理论研究工作，开展民族药膳文化传播和科普宣传工作；糖尿病专业委员会与山东、河南、山西、天津、武汉等10省市基层医疗机构合作开发降"五高"药膳产品；认证标准专业委员会积极引进标准化项目和发展单位会员，完成任务位居各专业委员会之首，积极参与总会标准化建设；月子食养专业委员会与《人民日报》健康客户端等单位联合制订"科学坐月子、健康一辈子"母婴健康科普传播方案，与丰台区政府洽谈建立一座药膳特色月子中心；慢病调养专业委员会完成研制《高血压病食疗药膳技术指南》《糖尿病食疗药膳技术指南》《糖尿病食养药膳技术指南》《产妇月子餐（汤品）食养药膳技术指南》4个团体标准，专业委员会主要负责人在中央电视台、北京卫视有关栏目举办中医养生及药膳食疗健康科普讲座；文化建设专业委员会多位委员2022年共在核心期刊发表学术论文145篇、SCI发表论文8篇，并积极开展线上线下广泛宣传传播药膳文化的活动；社区服务专业委员会与大型央企完成智慧药膳中心与智能化中央厨房战略合作规划，与广西金秀县达成乡村振兴产业发展平台战略合作框架；产品规范专业委员会多次组织食品、营养、中医、中药等方面专家，开展国家卫生健康委委托课题"食药物质与营养健康政策研究"项目的研讨、论证；康养旅游专业委员会助力江西婺源龙尾村全国政协乡村振兴示范点项目，协助中国药材协会年会并展示药膳文化；食养团餐专业委员会积极帮助团餐企业克服困难、度过疫情，为三里屯一中百子园校区社团开展传统文化及饮食文化培训；青少年健康专业委员会积极投身冬奥志愿服务工作，开展惠民健康进基层公益讲座，助力青少年暑期健康防护；产品开发专业委员会参与承办首届国际药膳产业（昆明）发展大会；皇苑药膳专业委员会以多种活动为载体，促进提高承德药膳产品的开发水平。

（彭依然）

【世针针灸交流中心】

会　　长：邓　孜
副 会 长：程　凯、张少鹏、孔垂成
秘 书 长：杨　轶
副秘书长：庞丹丹
地　　址：北京市东直门内南小街16号
邮　　编：100700
电　　话：010－87190518
网　　址：www.ecam.org.cn
电子信箱：acuherb@126.com

常设机构：综合办公室、外联部、培训部、学术部、技术开发部

业务范围：针灸、推拿等优秀诊疗技术的交流、培训、推广；相关学术、文化交流、信息与服务；相关图书、网络、多媒体的编辑与运作等

2022年中心工作概况

2022年，世针针灸交流中心（以下简称中心）把学习宣传贯彻党的二十大精神作为当前和今后一个时期的首要政治任务，引导广大党员干部把思想和行动统一到党的二十大精神上来。立足自身条件，向先进社会组织学习，明确定位，科学发展，就中医针灸传承及中医针灸临床适宜技术的推广开展一系列活动。

学术活动方面：中心与中国科学院中基础理论研究所和中国科学院针灸研究所专家团队合作，开展电子针灸诊断治疗仪器的研究工作，提交国家专利局4项专利申请，包括发明专利1项、实用新型专利2项、外观专利1项；与相关机构的学者联合开展“多功能智能经皮电针诊疗装置的研制”，提交中国中医科学院中医基础理论研究所自主选题研究项目课题申请。

培训工作方面：中心以承办单位身份参与申报2022年度国家级中医药继续教育项目，共提交中医针灸传承与培训项目6个；与中国科学院中基础理论研究所，云鹊医疗科技（上海）有限公司达成合作协议，联合开展基层中医药适宜技术服务能力提升培训；与北京世界针联套针中医研究所合作开办套针技术培训班；与北京金龙康而福中医刮痧拔罐研究院合作开办中医针灸刮痧技术培训班；与河北省唤本有职业培训学校联合举办中医针灸刮痧技术培训班；与北京培医教育科技有限公司合作开办中医适宜技术能力提升培训班；与北京易美臻容科技有限公司达成合作协议，联合开展中医针灸美容理论及实操相结合的规范性培训工作。　（庞丹丹）

【中和亚健康服务中心】

理 事 长：徐荣谦

主　　任：魏育林

副 主 任：李丽慧

常设机构：综合办公室、学术部、教育培训部、项目部、咨询部、会议会展部、标准部、国际部

地　　址：北京市朝阳区三里屯幸福一村55号2号楼407室

邮　　编：100027

电　　话：010－64168672

传　　真：010－64130087

电子信箱：zhsh009@126.com

网　　址：www.zhsh.org

常设机构：党支部综合办公室

业务范围：①中医治未病、亚健康的理论研究；亚健康防治服务体系的创建与推广，制定亚健康领域管理与服务的规范、标准，以及相关工作。②中医治未病、亚健康防治的宣传、科普、咨询、调研。③亚健康的预防、检测、干预、评估的专业培训，受政府委托承办或根据市场和行业（学科）发展需要开展技术推广、专题展览、专项展示、专业会议、专题文化交流活动。④服务于健康、亚健康的计算机系统、基础软件的研制与推广应用。⑤经政府有关部门批准或授权，对亚健康专业和养生保健机构及人员进行第三方评估及其他服务。⑥拓展本领域工作相关的其他事宜

2022年中心工作概况

2022年，中和亚健康服务中心（以下简称中心）积极配合国家中医药管理局实施的构建具有中医特色的预防保健服务体系工作，组织多项各种不同主题的大型活动进行宣传、推广工作；普及亚健康知识、编撰亚健康系列教材、培养亚健康专业人才、制定亚健康标准、共建国家中医药管理局亚健康干预技术实验室、共建亚健康产业总部基地、推广世界卫生组织课题成果等。　（史亚文）

【中域药物经济学发展应用中心】

理 事 长：高　泉

副理事长：陈建强

理　　事：王亚煌、黄　玲、高立省、朱玉营

监　　事：石亚静

地　　址：北京市丰台区高立庄616号新华国际中心A215

邮　　编：100801

电　　话：010－56218751

电子信箱：bgs@cracm.org

常设机构：办公室

业务范围：学术交流、科学研究、技术培训、咨询服务

2022年中心工作概况

2022年，中域药物经济学发展应用中心（以下简称中心）主要积极配合主办单位中国中医药研究促进会，积极学习贯彻习近平总书记对中医药工作的重要论述和《中共中央　国务院关于促进中医药传承创新发展的意见》精神，从开拓和发展适应中国国情的药物经济学评价角度和传统中医药文化理念出发，结合我国的实际情况，以促进中国药物经济学的理论与方法研究为主线，在推广药物经济学评价方法在医药、健康领域的应用做了一些工作。

一、聚焦药物经济学动态，开展研讨活动

中心于2022年7月29—31日在山东青岛召开第二届中药新药开发应用与创新药物研究和全过程质量控制学术研讨会，国内外知名专家就中药研究、开发及产业化的最新动态、学科前沿、发展趋势和研究热点等作大会学术报告。

中心于2022年7月22—24日在宁夏银川召开第四届全国院内制剂研发与备案及市场转化专题研讨会。研讨会形成共识：医疗机构制剂（院内制剂）是根据临床需要经批准而配制、自用的固定处方制剂，在临床防病治病、填补用药空缺、减轻病患用药负担等方面发挥着非常

重要的作用。会议邀请全国院内制剂研发与管理、专利审批与保护、院内制剂产业化、大健康产业化等领域的专家，通过对医院中药制剂发展现状、存在问题，院内制剂研发与备案流程，院内制剂产业化转化过程等相关问题进行深度探讨，进一步明确中药制剂的发展方向与思路。

中心分别于2022年3月16—21日、6月9—12日在云南腾冲召开两次中药配方颗粒临床应用讨论会。会议围绕中药配方颗粒临床应用主题研讨，来自全国的知名中医、中西医结合专家参会并做精彩讲座，充分研讨中药配方颗粒政策全面放开后的产业发展前景。

二、开展标准制定工作

针对中药和泛中药的大健康产业逐渐成为医疗健康市场的新宠，而该行业尚无统一行业标准，没有真正的龙头品牌，中心联合主办单位中国中医药研究促进会，启动药食同源评价标准制定工作。

（黄　玲）

（二）总部或秘书处设在中国的中医药国际组织

【世界中医药学会联合会】

主　　席：马建中

副 主 席：桑滨生、张伯礼、吴以岭、林子强（澳大利亚）、董志林（荷兰）、赵英杰（新加坡）、王超群（加拿大）、乔万那尔弟（意大利）、卢加宁（俄罗斯）、孙庆涪（南非）、朱勉生（法国永居）、施道丁格尔（德国）、张毅（南非永居）、狄波拉·林肯（美国）、林榕生（美国）、黄宪生（美国）、徐志峰（新西兰）、吴滨江（加拿大）、何嘉琅（意大利永居）、叶富坤（巴西）

秘 书 长：桑滨生（兼）

副秘书长：徐春波、陈立新

秘书长助理：潘　平

地　　址：北京市朝阳区小营路19号财富嘉园A座5－3层

邮　　编：100101

电　　话：010－58239006

网　　址：www. wfcms. org

电子信箱：wfcms@ foxmail. com

常设机构：秘书处

业务范围：制定与中医药有关的国际组织标准，开展标准推广及相关认证工作，推动中医药在世界各国健康有序发展；开展各类学术活动，促进世界各国和地区中医药团体之间的交流与合作，提高中医药学术水平；构建中医药国际交流平台，促进中医药、保健品和医疗器械的产品交流；组织开展各类、各级中医药从业人员的资格（水平）考试，提高中医药从业人员的素质；开展各类、各级中医药医疗、技能、保健培训，提高中医药医疗、保健人员的业务能力；提供人才交流服务、保障中医药团体的人才需求，促进中医药团体的发展；建立门户网站，开展信息交流，提供咨询服务、远程培训和网上办公；出版发行学术刊物，宣传中医药特色和优势等

期　　刊：《世界中医药》（中文刊、日文版、马来西亚版、意大利版、墨西哥版、加拿大版、澳洲版、美国版、瑞士版、泰国版、法国版）、《世界中医药杂志》（英文刊）、《世界睡眠医学杂志》

2022年学会工作概况

一、学术引领作用进一步提升

世界中医药学会联合会（以下简称世界中联）召开第十九届世界中医药大会、第六届世界中医药教育大会。世界中医药大会首次走进南美洲，会议在国内外产生积极影响；举办中国－中东欧中医药合作与发展论坛，参与组织2022年服贸会“中医药主题日”启动仪式、首届山西五寨夏季康养论坛等；各分支机构以线上线下相结合的方式召开学术会议160余场，有力促进了中医药国际学术交流与发展。

二、持续参与全球卫生治理

世界中联受邀出席联合国经济及社会理事会非政府组织委员会协商讨论会议，线上参加世界卫生组织会议、

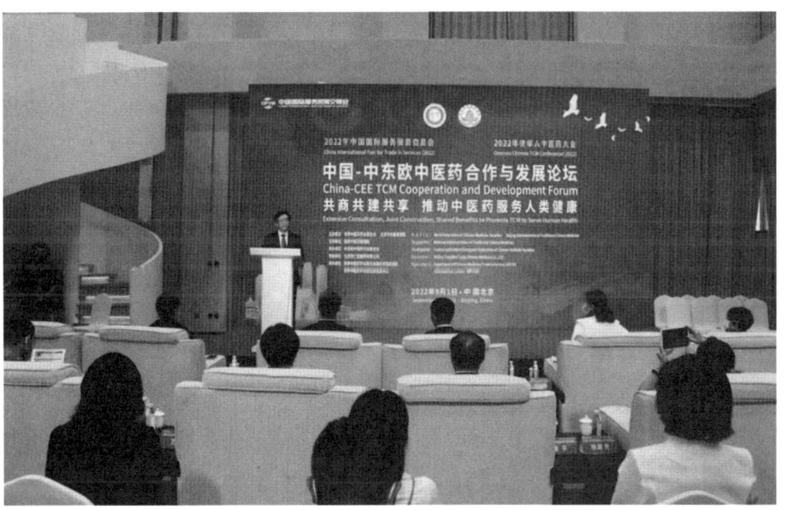

2022年9月1日，由世界中医药学会联合会、北京市中医管理局共同举办的2022年中国国际服务贸易交易会第七届海外华侨华人中医药大会中国－中东欧中医药合作与发展论坛在北京举办

国际标准化组织会议、联合国教科文组织政府间委员会会议等。世界中联国际影响不断扩大，国际地位日渐凸显。

三、标准化建设成果显著，科研管理和成果评价接续发力

世界中联不断加强标准化建设，全年发布各类标准4项，新立项标准16项；持续规范国际组织标准制定流程；积极开展北京市中医药科技发展资金项目等项目管理与服务，编写《医疗机构中医临床科研实用手册》，积极服务有关部门开展工作；新增5家机构通过CAP认证，积极探索成果评价和知识产权保护项目。

四、人才培养不断增强，考试测评不断创新

世界中联开发日本药膳技师水平考试，对日本针灸师继续教育实施能力测评，全年完成国际考试13期；开展国家级中医药继续教育项目7项，组织各类培训10余项；撰写《国际师承项目分类服务管理方案》，完善国际中医药人才培养、评价与使用机制。

五、新闻宣传成效显著，学术刊物再创佳绩

世界中联宣传内容质量和更新频率不断提升，宣传领域不断拓宽，力度不断加大，管理公众号50个，新开通视频号，更好地服务会员；举办第六届中医翻译大赛、第五届中医药主题辩论赛，促进中医药文化的国际传播。

《世界中医药》杂志影响因子逐年升高，首次跻身Q1区前10名，提前完成既定目标。英文刊被ESCI收录仅1年，影响因子达到3.42，多语种法国版正式出刊，影响力进一步提高。

六、中医药国际贡献奖影响力不断提升

世界中联完成第七届中医药国际贡献奖、中医药国际贡献奖——标准贡献奖、中医药国际贡献奖——科技进步奖等奖项的评审工作，增强国际贡献奖的广泛性和影响力。

七、服务贸易不断进取，世界中医药日备受关注

世界中联完成年中国－法国中医药中心（塞纳）建设项目结题工作。“世界中医药日”活动得到全球中医药工作者和爱好者的积极参与和广泛关注。

八、组织建设稳步推进，制度建设不断完善

2022年，世界中联新增团体会员7家，新成立分支机构3个，截至2022年底，拥有全球五大洲74个国家和地区的284个团体会员、201个分支机构，其中专业委员会175个、产业分会26个。通过配合改革，落实整改，出台《世界中联固定资产管理办法》《世界中联法人机构管理办法》《世界中联公务用车管理办法》《世界中联新闻宣传工作管理办法》《世界中联分支网站和新媒体平台管理办法》5项管理制度，修订《人事管理制度》，完善分支机构管理规章制度，不断加强制度建设和管理监督，确保规范运作。

（刘晓明）

【世界针灸学会联合会】

主　　席：刘保延

副 主 席：梁繁荣，杨龙会，曾缙云（印尼），胡　曼（伊朗），亚伊尔·迈蒙（以色列），形井秀一（日本），若山育郎（日本），金容奭（韩国），廖春华（马来西亚），郑启明（菲律宾），郭忠福（新加坡），陈文清（越南），吴滨江（加拿大），张金达（加拿大），林榕生（美国），胡　军（美国），劳力行（美国），惠　青（巴西），高　林（法国），柯立德（德国），托马斯·布劳恩（德国），陈　震（匈牙利），李国瑞（意大利），克拉克里希（意大利），董志林（荷兰），马莱克·卡尔姆斯（波兰），奥克桑娜（俄罗斯），拉　蒙（西班牙），杨春贵（瑞典），董洪光（瑞士），亚历山大·萨姆索诺夫（俄罗斯），李科元（澳大利亚），郑建华（澳大利亚），罗宾·克尔（新西兰），江元璋（南非）

秘 书 长：杨金生

司　　库：王笑频

副秘书长：杨宇洋、喻晓春、殷海波、赵百孝、景向红、胡卫国（瑞士）

地　　址：北京市东城区广渠门内夕照寺街东玖大厦B座701

邮　　编：100061

电　　话：010－64011210

网　　址：www.wfas.org.cn

电子信箱：office@wfas.org.cn

常设机构：秘书处

业务范围：理论研究、学术交流、业务培训、国际合作

期　　刊：《世界针灸杂志》

2022年学会工作概况

一、选举产生第十届执委会成员

2022年11月18日，世界针灸学会联合会（以下简称世界针联）第十届会员大会在新加坡召开，来自40多个国家和地区的230名会员大会代表、观察员代表以线上线下相结合的方式参会。会议审议通过世界针联第九届执委会的各项工作报告和工作提案，回顾了世界针联第九届执委会任期5年间的主要工作进展和工作成绩，规划了第十届执委会工作计划和发展重点。本次组委会克服多方困难，创新选举形式，开展换届选举工作。世界针联第十届执行委员会，由来自40个国家和地区的110人组成，刘保延连任主席，中方梁繁荣、杨龙当选副主席，杨金生当选秘书长，喻晓春、王华、方剑乔、赵百孝当选中方执委。会议遴选出2023—2027世界针联学术年会举办国家及承办学会。

二、开展高层次中医针灸国际学术交流活动

2022年11月19—20日，2022世界针灸学术大会在新加坡莱佛士城会议展览中心举行，新加坡卫生部长王乙康、中国驻新加坡特命全

权大使孙海燕出席开幕式并致辞，国家中医药管理局副局长黄璐琦通过视频致辞。新加坡中医管理委员会主席符喜泉、世界针联终身名誉主席洪伯荣等来自26个国家和地区的620余名专家、学者参加会议。大会以“弘扬中医针灸，护佑全民健康”为主题，通过线上线下相结合的方式举办。10月，“一带一路”中医药针灸风采行系列活动在澳门举办，组织2022中医针灸国际合作及产业发展论坛，参加第二届中国中医药健康（澳门）品牌展览会和2022中华医药产业发展澳门论坛，访问当地学会和医疗机构，继续推进中医药文化走进澳门学校。11月，“一带一路”中医药针灸风采行活动走进菲律宾，活动期间“一带一路”中医针灸国际教育培训（评估）菲律宾中心线下揭牌。世界卫生组织西太平洋地区办事处传统医学技术官员、菲律宾卫生部传统及替代医学研究院总干事、福建中医药大学校长等专家线上线下出席并致辞。同期，在菲律宾大学孔子学院举办中医药防治新冠病毒感染专题讲座。

三、推进文化传播和标准制定工作

截至2022年底，世界针联发起举办的在线公益系列讲座“名老中医百家讲坛”播出87期，累计播放量100万余次。秘书处以线上线下相结合的方式组织国内国际线上直播课程20余次，培训学员近3000人次。举办国际针灸水平考试11期，考核学员128人。在世界针联主办的“同仁堂国药杯”第四届全球大学生中医药国际化征文活动中，786名选手报名参赛，最终主赛道、风采赛道、创意赛道共有62名选手入围决赛，选手推广作品在各大社交平台累计点击量超过472万次。支持中国中医科学院针灸所期刊中心举办的“说明白·讲清楚”针灸论坛6期。世界针联的16个国际标准项目完成终审投票，经执委会审议通过，进入出版阶段。

四、提升中医针灸国际话语权

2022年是世界针联与世界卫生组织第九轮正式合作的第一年。世界针联受邀委派专家参与2022金砖国家民间社会组织论坛、世界卫生组织第75届世界卫生大会、世界卫生组织欧洲区委员会第72届会议、世界卫生组织西太区委员会第73届会议、联合国人权理事会第50届会议，以及ISO/TC 249第12届全体会等。世界针联委派代表在会议上多次为传统医学发声。

2022年，世界针联承担国家中医药管理局中医药国际合作专项，中国科协“一带一路”国际科技合作平台项目和中国科协一流学会建设项目等。在专项支持下，世界针联启动中医药针灸国际传播平台和国际标准研制修订平台搭建工作，举办第二期中医药“走出去”能力建设培训班暨中医药振兴发展研习活动、“一带一路”菲律宾中心针灸国际论坛，并与香港浸会大学合作举办两场专题讲座，近千名香港注册中医师在线参加讲座，转播观看互动人次过万。 （杨宇洋）

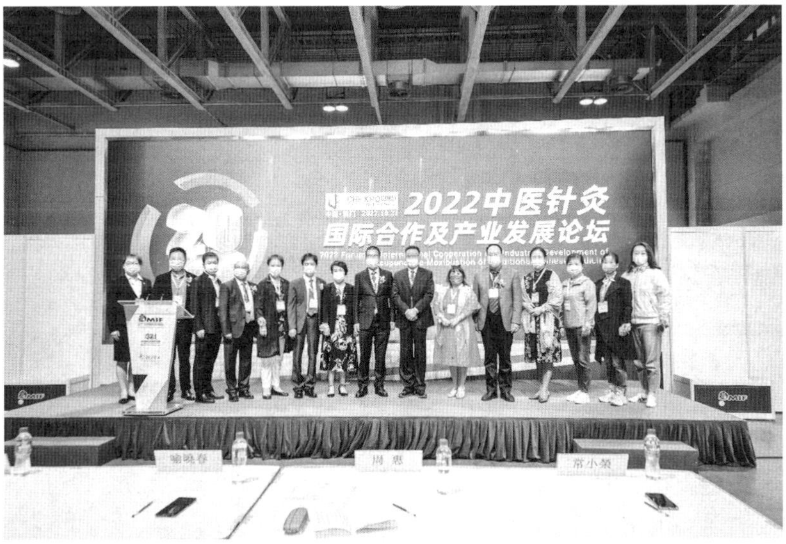

2022年10月21日，世界针灸学会联合会在中国澳门主办2022中医针灸国际合作及产业发展论坛

【世界医学气功学会】

主　　席：王庆国（中国）
副 主 席：马尔克思·本卡特 MARCUS BONGART（瑞典）、王超群（加拿大）、带津良一（日本）、黄志伟（美国）、罗悠真（中国）、杨武财（中国台湾）、林　健（美国）、万苏建（中国）、艾伦·凯尔森 ALAN KELSON（澳大利亚）、许明堂（美国）、趙秀蓮（中国香港）、早岛妙聽（日本）、青岛大明（日本）、钟　清（阿根廷）、孙尚传（中国）、章文春（中国）、魏玉龙（中国）
秘 书 长：靳振洋（中国）
地　　址：北京市朝阳区北环三环东路11号
邮　　编：100029
电　　话：010－64286909/64286908
传　　真：010－64211591
网　　址：www. wasmq88. com
电子信箱：wasmq89@163. com
常设机构：秘书处、办公室
业务范围：理论研究、学术交流、业务培训、书刊编辑、国际合作、咨询服务

2022年学会主要工作

一、党建工作

2022年，世界医学气功学会（以下简称学会）国内会员及秘书处人员紧跟党的政策方针，要求全体党员自觉加强学习，积极参加支部党员会议，履行党员义务，汇报思想，积极参加党组织的各项线上线下活动。

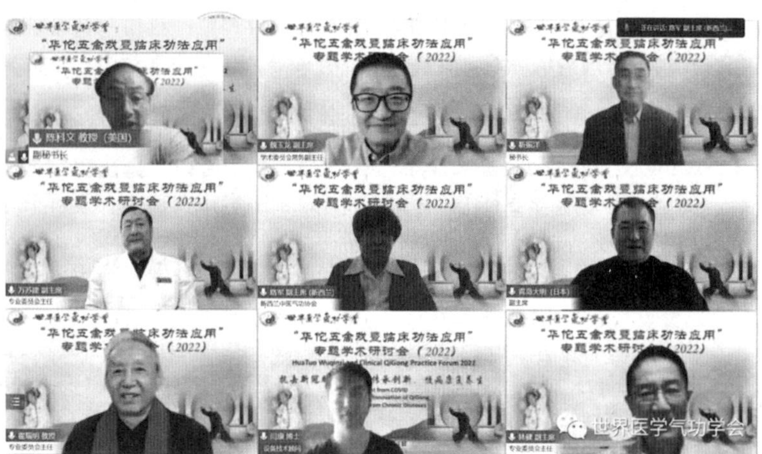

2022年11月5日，世界医学气功学会在线上举办华佗五禽戏暨临床功法应用专题学术研讨会

二、制度建设

学会建立完整制度，坚决执行民政部、国家中医药管理局相关规定，不搞任何评奖活动，杜绝不良风气的蔓延；在疫情期间坚决不召开线下会议，始终把牢工作底线；坚持民主办会，重大问题一律经过集体讨论研究，每年召开线上理事会、常务理事会两次，坚持召开线上各项学术研讨会多次；举办重大会议坚持报请上级单位国家中医药管理局批准。

学会高度重视评审工作，将评审作为提高管理水平的契机；在完善学会基础建设的同时，认真收集整理支撑材料，从基础条件、内部治理、财务管理、工作效益、社会评价、综合信息等多方面积极准备，逐条对照，逐项落实学会工作，认真学习领会国家中医药管理局各次通知文件精神，切实做好现阶段社团工作制度建设。

三、重点工作开展

3年来，学会重点开展网上学术讨论，充分发挥网络优势，与国际会员讨论学会建设，打造能够持续发展的养康医学气功卫生平台；办好线上学术活动，促进学员自身发展，在线上举办各类教授我国健身传统功法活动；组织好以中医气功文化为主题的系列活动，提升学会成员间互助协作能力，积极提升医学气功在全世界的影响力。

四、防范重大风险

学会坚决执行国家中医药管理局关于进一步落实主体责任，加强局直属机关疫情防控工作的通知，认真执行北京市防疫防控规定，坚决遵守市委防疫措施，遵照学校规定非必要不入校，指导会员和相关人员注意自身安全，不聚集，不出入高风险地区。（靳振洋）

【国际标准化组织/中医药技术委员会秘书处（ISO/TC 249）】

主　　席：沈远东（中国）
秘 书 长：桑　珍（中国）
地　　址：上海市黄浦区普安路189号曙光大厦7楼C座
邮　　编：200021
电　　话：021－53821520
网　　址：www. iso. org/committee/598435. html
电子信箱：mscsh2009@gmail. com
常设机构：上海市中医药研究院
业务范围：①所有起源于古代中医学并能共享一套标准的传统医学体系标准化领域的工作。②涵盖传统与现代继承发展的两大方面。③具体负责中药原材料质量与安全、中药制成品质量与安全、医疗设备质量与安全及信息等领域的标准化工作，且包括服务类标准（限于产品的安全使用、设备与药物的交付，不涉及临床实践及产品的临床应用）
期　　刊：ISO/TC 249 Newsletter

2022年秘书处工作概况

2022年，ISO/TC 249共发布中医药国际标准17项，截至2022年底，ISO中医药国际标准发布总数达93项，正在制定的国际标准有23项，实现了ISO领域中医药国际标准的高速发展。15项已出版的国际标准通过ISO复审程序，复审结果显示这些标准在全球范围内采标使用情况良好。

2022年6月1—29日，ISO/TC 249以网络会议的形式召开第十二次

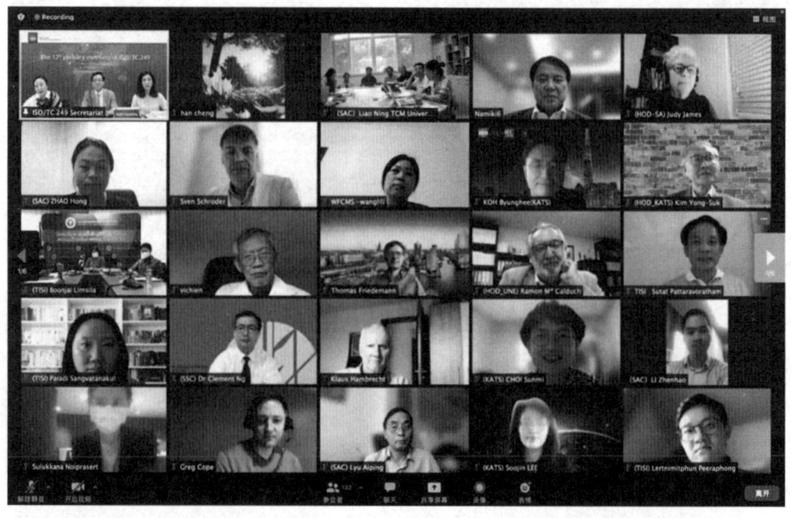

2022年6月1—29日，由ISO/TC 249秘书处主办的ISO/TC 249第十二次全体成员大会以网络会议的形式召开

全体成员大会及各工作组会议。大会共有来自ISO总部、中国、日本、韩国、加拿大、德国、荷兰、意大利、西班牙、葡萄牙、匈牙利、俄罗斯、澳大利亚、泰国、越南、新加坡、沙特、阿根廷、肯尼亚、加纳，以及世界中医药学会联合会、世界针灸学会联合会、国际标准化组织/老龄社会技术委员会（ISO/TC 314）3个联络组织的202位代表注册参会。ISO中央秘书处技术官员MonjaKorter女士、IT项目经理Julie Suter女士和Patrice Canonne先生也受邀出席开幕式。大会就商业战略计划书改版、术语协调工作、下一届大会安排等重要议题和项目推进展开讨论。

ISO/TC 249秘书处与各成员国专家保持密切沟通协调，有序推进各项国际工作平稳开展。2022年，TC 249秘书处主导提出《亚洲人参产业与标准化调研》的技术报告，该标准的制定是人参产业可持续发展的重要保证，对于促进人参生产、提高亚洲人参品质、规范市场、保护消费者权益和扩大人参出口等具有重要意义。此外，ISO/TC 249秘书处于2022年启动《ISO/TR 23975：2019中医药——单味中草药国际标准制定优先级清单》修订工作，以更好适应国际市场的新需求。

2022年，ISO/TC 249主席和秘书处成员分别受邀参加世界针联2022世界针灸学术大会、面向东盟国家中医药标准和认证认可国际培训班、第五届“一带一路”共建国家医学高端人士中医药研习班等重要活动，与有关国家进行互动交流，积极宣传ISO中医药国际标准化工作。

2022年，ISO/TC 249各工作组和主席顾问团共召开小组会议21场，积极推进国际标准项目工作。ISO/TC 249积极参与联络组织工作，拓展和深化与IEC/SC 62D（医用电气设备）、ISO/TC 215（健康信息）和ISO/TC 314（老龄社会）的交流合作。IEC/TC 62（医用电气）和IEC/SC 62B（诊断影像设备）与ISO/TC 249建立联络组织关系，并将深化在传统医学诊断影像设备和人工智能领域的合作。

2022年，上海中医药大学以ISO、WHO（世界卫生组织）、WFCMS（世界中医药学会联合会）三大国际组织平台为核心，申请成立上海市中医药国际标准化研究院，ISO/TC 249将以上海市中医药国际标准化研究院建设为契机，积极对标《ISO 2030战略》《国家标准化发展纲要》和《“十四五”中医药发展规划》等重要文件，探索中医药标准的全链式管理，集聚利用国际国内标准化两种资源，创新工作机制和模式创新，推动国际国内标准化工作相互促进、相互协同，开创中医药国际标准化发展新格局，引领中医药事业的高质量发展。

（徐　晶）

（三）地方性社会组织

1. 北京市

【北京中医药学会】

会　　长：屠志涛
副 会 长：邓　娟、冯兴中、吉保民、刘清泉、李秋艳、张学智、陈　勇、林建平、高　颖、高彦彬、窦永起、裴晓华
秘 书 长：邓　娟（兼）
副秘书长：王春生、杨　娜
地　　址：北京市东城区东单三条甲七号
邮　　编：100005
电　　话：010－65223477
网　　址：www. bjacm. com. cn
电子信箱：bjzyyxh@163. com

（杨　娜）

【北京中西医结合学会】

会　　长：刘清泉
副 会 长：冯兴中、程学仁、王成祥、亢泽峰、刘金民、阴颖宏、高彦斌、徐春凤、王笑民、张贵民、王建辉、谢院生、吴英峰
秘 书 长：刘　刚
副秘书长：韩玉洋、王　鹏、庞　博、唐　璇
地　　址：北京市东城区东单三条甲七号
邮　　编：100005
电　　话：010－65250460
网　　址：www. bjaim. org. cn
电子信箱：bjzxyjhxh@126. com

（李　萌）

【北京针灸学会】

会　　长：王麟鹏
常务副会长：程海英
副 会 长：王丽平、李　彬、吴中朝、赵百孝、刘存志、刘志顺、赵吉平
秘 书 长：黄　毅
副秘书长：于晓刚、李冬梅、张万龙、赵　宏
地　　址：北京市东城区美术馆后街小取灯胡同5号
邮　　编：100010
电　　话：010－64037810
网　　址：www. bjaam. org. cn
电子信箱：bjzjxh9495@126. com

（赵　因）

【北京中医协会】

会　　长：陈　誩
副 会 长：马谊平、朱亚春、陈立新、杨明会、张明海、徐希胜、郭桂明、程爱华
秘 书 长：徐希胜（兼）
执行秘书长：朱桂荣
副秘书长：金　玫、郑　毅、杨晓晖
监 事 长：王大千
地　　址：北京市朝阳区小关北里218号北京藏医院内门诊楼4层
邮　　编：100029
电　　话：010－64007339
网　　址：bjtcma. com
电子信箱：beijingzyxh@163. com

（苗　艳）

【北京中医药养生保健协会】

会　　长：赖南沙
副 会 长：翟华强、龚燕冰
秘 书 长：韩冰晶
地　　址：北京市东城区西总布胡同46号C座
邮　　编：100005
电　　话：010－84293032
网　　址：www. bhatcm. com

电子信箱：bhatcm@126.com

（赖南沙）

2. 天津市

【天津市中医药学会】

会　　长：李庆和
副 会 长：毛静远、郭利平、陈宝贵、张宗礼、雒明池、李忠廉、苗富来
秘 书 长：苗富来（兼）
副秘书长：张　宇
地　　址：天津市和平区南京路98号
邮　　编：300040
电　　话：022－23032602
电子信箱：tjzyyxh@126.com

（苗富来）

【天津市中西医结合学会】

会　　长：张伯礼
副 会 长：高秀梅、李志军、刘华一、雒明池、余剑波、张军平、万春友
秘 书 长：李清心
地　　址：天津市和平区南京路98号
邮　　编：300040
电　　话：022－23032635
电子信箱：zxjhxh@126.com

（李清心）

【天津市针灸学会】

会　　长：王　舒
副 会 长：郭　义、李　平、张智龙、熊　杰、郭家奎、张春红
秘 书 长：李　萌
副秘书长：李　岩、马　泰
地　　址：天津市和平区南京路98号
邮　　编：300040
电　　话：022－23120580
电子信箱：tjzj0580@163.com

（李　萌）

3. 河北省

【河北省中医药学会】

会　　长：孔祥骊
副 会 长：马玉琛、王文举、王亚利、田振华、刘玉洁、刘增祥、孙士江、张书臣、张明柱、李佃贵、李振江、高社光、裴　林
秘 书 长：武　智
副秘书长：王彦刚、刘桂香、王　欢
地　　址：河北省石家庄市槐安东路97号
邮　　编：050021
电　　话：0311－85804846
电子信箱：hbszyyxh@126.com

（刘桂香）

【河北省中西医结合学会】

会　　长：王　洪
副 会 长：王贵英、王香婷、李　勇、张铭连、赵玉斌、赵建勇、赵增仁、贾振华、郭登洲、程树杰、裴　林、戴明启
秘 书 长：王香婷（兼）
常务副秘书长：戴明启（兼）
副秘书长：刘小发
地　　址：河北省石家庄市富强大街18号
邮　　编：050011
电　　话：0311－89918665
电子信箱：hbszxyjhxh@126.com

（张晓宁）

【河北省针灸学会】

会　　长：康锁彬
副 会 长：贾春生、王艳君、袁　军、崔林华、于　岩、王九一、王国明、白志杰、李桂林、谢占清、杨志新、黄　茂
秘 书 长：袁　军（兼）
副秘书长：黄　茂（兼）、王声强、张素钊
地　　址：河北省石家庄市裕华区槐安路97号
邮　　编：050021
电　　话：0311－85814762
电子信箱：hbszjxh0311@126.com

（袁　军）

4. 山西省

【山西省中西医结合学会】

会　　长：王裕颐
副 会 长：张　才、李文学、李秀莲、杨　波、赵通理、柴瑞霁、陶功定、冯五金、宋明锁
秘 书 长：宋明锁（兼）
副秘书长：李静萍、赵建平、郭媛媛
地　　址：山西省太原市并州西街46号
邮　　编：030012
电　　话：0351－4091118

（宋明锁）

【山西省针灸学会】

会　　长：冀来喜
副 会 长：雷　鸣、燕　平、文　洪、孙德仁、田岳凤、邢文堂、李建仲、李明磊、要金元、温进中、路怀忠
秘 书 长：郝重耀
副秘书长：张天生、杨发明、张　涛、段永峰、王　杰
地　　址：山西省太原市小店区平阳路北园街2号
邮　　编：030006
电　　话：13466839493
电子信箱：sxzjxhpxb@163.com

（张天生）

5. 内蒙古自治区

【内蒙古自治区中医药学会】

会　　长：于连云
副 会 长：石海燕、苏根元、刘院君、刘宏泽、布　赫、相林扎布、毕力格、毛洪海、赵玉儒、刘成赋、刘　全、高宝发、冯学斌、布　仁、陈东亮、张景玲、魏秀英、杨广源、苏　和、赵宇明、赛西娅、陈玉华、师建平、董秋梅、李　林、赵清树、袁　军
秘 书 长：陈玉华（兼）
副秘书长：赵清树（兼）
地　　址：内蒙古自治区呼和浩特市新华大街63号10号楼203室
邮　　编：010055
电　　话：0471－6945465
电子信箱：nmgzyyxh@126.com

（吕　晶）

【内蒙古自治区蒙医药学会】

会　　长：乌　兰
副 会 长：其其格、杭盖巴特尔、巴雅尔、布仁达来、伊乐泰、王玉杰、陈沙娜、特木其乐、阿古拉、陈英松、白长喜、赵树忠、胡毕斯哈拉图、巴根那、

布仁巴图、巴图德力根、额尔敦朝鲁、奥乌力吉、胡达来、斯琴巴特尔、杨巴嘎纳、黄志刚、那生桑
常务副会长：巴雅尔（兼）
秘 书 长：杭盖巴特尔（兼）
地　　址：内蒙古自治区呼和浩特市行大街 63 号 10 号楼 201 室
邮　　编：010055
电　　话：0471－6613622
电子信箱：a812812812@ qq. com
（萨其拉）

6. 辽宁省

【辽宁省中医药学会】
会　　长：石　岩
副 会 长：吕晓东、刘继东、闫海军、于永铎、张虹玺、肖景东、韩首章、赵　凯、张有民、梁　伟、张霄峰
秘 书 长：李国信
副秘书长：张文顺、马跃海
地　　址：辽宁省沈阳市皇姑区黄河北大街 60 号
邮　　编：110034
电　　话：024－23397508
电子信箱：xueshubu2022@ 163. com
（李敏夫）

【辽宁省中西医结合学会】
会　　长：杨关林
副 会 长：李国信、陈海龙、许　斌、张　君、张　燚
秘 书 长：赵　钢
副秘书长：沈　海
地　　址：辽宁省沈阳市皇姑区崇山东路 79 号
邮　　编：110030
电　　话：18624411153
电子信箱：7024421342@ qq. com
（佟　跃）

【辽宁省针灸学会】
会　　长：马铁明
副 会 长：周鸿飞、成泽东、慈鸿飞、石月萍、丁　丽
秘 书 长：任　路
副秘书长：（暂缺）
地　　址：辽宁省沈阳市皇姑区崇山东路 79 号
邮　　编：110847
电　　话：024－31207139
电子信箱：lnszjxh@ sina. com
（董佳梓）

【辽宁省中药学会】
会　　长：谢　明
副 会 长：王铁军、王景刚、李亚秋、李　军、冷爱晶、宋玉荣、陈长兰、郑继宇、赵　喆、柳越冬、殷　军、奚灏瀛、郭晏华、韩　凌、程嘉艺、赫爱平、鞠俭奎
秘 书 长：孟宪生
副秘书长：史　锐
地　　址：辽宁省沈阳市皇姑区辽河街道崇山东路 79 号
邮　　编：116600
电　　话：024－31207301
电子信箱：shirlnutcm@ 163. com
（史　锐）

【辽宁省蒙医药学会】
会　　长：韩福印
副 会 长：齐凤山、包金全、王大雷、李铁民、尚国祥、刘国升、陈东龙
秘 书 长：武春梅
副秘书长：包红艳
地　　址：辽宁省阜新蒙古族自治县北环路 123 号
邮　　编：123100
电　　话：0418－8834016
电子信箱：smyyxh－5220@ 163. com
（武春梅）

【辽宁省养生康复学会】
会　　长：樊　旭
副 会 长：崔　鹏、张志强、吕颖葵、邹波峰、王　锐
秘 书 长：崔运浩
副秘书长：信艺辉、王　鹰
地　　址：辽宁省沈阳市皇姑区崇山东路 79 号 5 楼
邮　　编：110847
电　　话：15142505176
网　　址：www. lnsyskfxh. com
电子信箱：543840727@ qq. com
（顾铭一）

7. 吉林省

【吉林省中医药学会】
会　　长：宋柏林
副 会 长：王　健、荆　涛、董宇翔、孙良金、张海波、鲁沿坪、高　陆、田洪赋、金宝国、徐守成、王　鹰、徐　静、李世明、李根培、金成吉、王炳强、杨显英、邹建峰、崔淑红、宋　波、宋　岩、陈大勇、李一奎、郑均则、王　龙、魏志孝、姜德丰、于　涛、王国君、朱桂祯、李明宇
秘 书 长：李静静
副秘书长：吴　琼
地　　址：吉林省长春市高新技术产业开发区超凡大街以西恒大绿洲 16 幢 3 层 355 室
邮　　编：130000
电　　话：0431－86736892
网　　址：www. jlzyy. com
电子信箱：jlszyyxh2006@ 163. com
（王　愉）

【吉林省中医药健康产业协会】
会　　长：张益胜
副 会 长：于长顺、马洪君、王　凯、王　鹰、王淑范、公晓颖、冯　卓、刘春生、关凤媛、李明宇、金立华、宗树伟、钟继成、徐冰娜、高　陆、曹恩恺、温惠钧、薛峻竹、朱桂祯、仲崇杰、马德友
秘 书 长：吴　琼
副秘书长：陈德丰
地　　址：吉林省长春市高新技术产业开发区超凡大街以西恒大绿洲 16 幢 3 层 356 室
邮　　编：130000
电　　话：0431－86736892
网　　址：www. jlzyycy. com
电子信箱：jkcyxh2015@ 163. com
（韩玉海）

【吉林省民营中医医疗机构协会】
会　　长：张海波

副 会 长：于占权、王守永、王君济、王照伟、孙立忠、宋莲凤、岳士才、高　峰、单晓春、关凤媛、鲁沿坪、曲洪娟、魏百卉、杨贺翔、丛贺东、朱桂祯
秘 书 长：朱桂祯（兼）
副秘书长：杨中华
地　　址：吉林省长春市高新技术产业开发区超凡大街以西恒大绿洲16幢3层357室
邮　　编：130000
电　　话：0431－86736892
电子信箱：jlmyzy@163. com

（韩玉海）

8. 黑龙江省

【黑龙江省中医药学会】

会　　长：王学军
副 会 长：王　顺、姜德友、孙忠人、王跃光、张永刚、侯凤祥、赵永厚
秘 书 长：周　杨（代）
副秘书长：隋美娇
地　　址：黑龙江省哈尔滨市香坊区香顺街41号608室
邮　　编：150036
电　　话：0451－55651561
电子信箱：zhongyiyaoxuehui0@163. com

（周　杨）

【黑龙江省中西医结合学会】

会　　长：李显筑
副 会 长：靳万庆、张清媛、张佩青、徐　巍、陈治水、方小东、张淑清、王振宇、陈　宏、孙忠人、张永刚
秘 书 长：靳万庆（兼）
副秘书长：（暂缺）
地　　址：黑龙江省哈尔滨市松北区龙川路500号
邮　　编：150028
电　　话：0451－84010560
网　　址：www. hljaim. cn
电子信箱：hljaim@163. com

（王　星）

【黑龙江省针灸学会】

会　　长：王　顺
副 会 长：胡丙成、王东岩、李晓宁、周凌云、姜　斌、李红艳
秘 书 长：桑　鹏
副秘书长：白　妍
地　　址：黑龙江省哈尔滨市南岗区海城街105号
邮　　编：150001
电　　话：0451－87588511
电子信箱：hljszjxh2021@163. com

（白　妍）

【黑龙江省中药协会】

会　　长：田忠烈
副 会 长：徐美菊、张传臣、刘泰国、李秀波
秘 书 长：吕恒彤
副秘书长：徐东祥
地　　址：黑龙江省哈尔滨市南岗区西大直街400号和兴商厦B2603
邮　　编：150000
电　　话：13359715565/18246198750
电子信箱：hljszyxh@163. com

（吕恒彤）

【黑龙江省中医药产业协会】

会　　长：袁　纲
副 会 长：方同华、刁广军、穆　滨、王庆坤、车延拧、王树贵、李　全、李书霖、孙树文、杨　波
秘 书 长：焦桂莉
地　　址：黑龙江省哈尔滨市道里区达康路18号世一堂药厂23号楼
邮　　编：150000
电　　话：0451－84667586
网　　址：www. hljszyy. org. cn
电子信箱：13313698909@163. com

（焦桂莉）

【黑龙江省中医药文化传播协会】

会　　长：朱　彤
副 会 长：苗钱森
秘 书 长：韩兴东
副秘书长：岳　超
地　　址：黑龙江省哈尔滨市南岗区长江路376号门市
邮　　编：150000
电　　话：13845100187
电子信箱：274394174@qq. com

（杨晓红）

【黑龙江省龙江医派研究会】

会　　长：姜德友
副 会 长：王书栋、王跃光、王　群、太　鑫、曲敬来、朱广媛、刘　斌、孙志彬、李小光、李建民、李显筑、吴宝玉、张佩青、陈　宏、陈　晶、武鹏翥、金志权、赵金铭、徐　巍、唐　强、曹丽英、曹　晋
秘 书 长：柳成刚
副秘书长：刘　征、刘春红、刘　娜、李晓艳、赵国君、常佳怡、黄鹏展、韩洁茹
地　　址：黑龙江省哈尔滨市香坊区和平路24号
邮　　编：150040
电　　话：13313620413
电子信箱：44053741@qq. com

（刘春红）

【黑龙江省中医药文化产业研究会】

会　　长：关立峰
副 会 长：李显筑、陈　宏、王连生、王伟明、王喜成、梁　华、刘晓天、刘衍滨、刘　斌、柳成刚、刘　伟、周亚滨、杨　波、代晓霞、刘贵军、郑　健、朱路文
秘 书 长：王利国
副秘书长：刘　伟（兼）
地　　址：黑龙江省哈尔滨市南岗区东大直街141号212室
邮　　编：150000
电　　话：0451－82643466
网　　址：hzyy. org
电子信箱：48799878@qq. com

（刘　伟）

【黑龙江省中医中药融合发展促进会】

会　　长：宋立群
副 会 长：张业基、谢连和、车延柠
秘 书 长：于　阳
副秘书长：郭玉敏、宋利涛
地　　址：黑龙江省哈尔滨市南岗区浦江路22号
邮　　编：150000

电　　话：13936289001
电子信箱：guoyumin0451@ sina. com
（郭玉敏）

【黑龙江省中药材流通产业协会】
会　　长：侯风祥
副 会 长：王伟明、杜虹韦、王滕利、陈笑研、马明丽
秘 书 长：阎雪莹
副秘书长：刘　爽
地　　址：黑龙江省哈尔滨市香坊区赣水路地王大厦1006
邮　　编：150000
电　　话：15124549956
电子信箱：837657944@ qq. com
（刘　爽）

【黑龙江省足部医疗保健协会】
会　　长：曲　龙
副 会 长：王　梅、李海龙、赵晶媛、张忠平、罗　佳
秘 书 长：白　妍
副秘书长：陈　静
地　　址：黑龙江省哈尔滨市香坊区三辅街142号
邮　　编：150001
电　　话：0451－55653086
电子信箱：1447003128@ qq. com
（白　妍）

【黑龙江省保健协会】
会　　长：索天仁
副 会 长：郭春景
秘 书 长：常国杰
副 秘 长：高天晨
地　　址：黑龙江省哈尔滨市南岗区科研路19－1
邮　　编：150086
电　　话：13199484853
（常国杰）

【黑龙江省中医抗癌协会】
会　　长：白玉峰
副 会 长：张喜武
秘 书 长：朱　喻
副秘书长：闫昭辉
地　　址：黑龙江省哈尔滨市松北区龙川路1380号
邮　　编：150028
电　　话：0451－51954567
电子信箱：zhaoyingjie2188@ 163. com
（赵英杰）

9. 上海市

【上海市中医药学会】
会　　长：胡鸿毅
副 会 长：郑　锦、肖　臻、周　华、房　敏、徐　建、彭　文、花根才、陆金根、沈远东、杨　弘、周　嘉、陆嘉惠、邓海巨、张　聪
秘 书 长：陆金根（兼）
常务副秘书长：谈美蓉
地　　址：上海市北京西路1623号
邮　　编：200040
电　　话：021－62532271
网　　址：www. shszyyxh. org
电子信箱：shszyyxh205@ 163. com
（金文玉）

【上海市中西医结合学会】
会　　长：凌昌全
副 会 长：施建蓉、肖　臻、周　华、房　敏、周　嘉、蔡定芳、陈　震、肖涟波、王杰宁、彭　文、李永忠、吴佩颖、朱玉陵、苏俊英
秘 书 长：张友根
副秘书长：李文伟、向延卫
地　　址：上海市静安区北京西路1623号
邮　　编：200040
电　　话：021－62581714
网　　址：www. shcim. org. cn
电子信箱：shcim81@ 163. com
（于　芸）

【上海市针灸学会】
会　　长：吴焕淦
副 会 长：刘慧荣、张海蒙、东贵荣、丁光宏、王文清
秘 书 长：刘慧荣（兼）
副秘书长：（暂缺）
地　　址：上海市静安区北京西路1623号
邮　　编：200040
电　　话：021－62676864
电子信箱：shanghaizhenjiu@ystt. org. cn
（郭欣欣）

10. 江苏省

【江苏省中医药学会】
会　　长：陈亦江
副 会 长：朱　岷、吴勉华、方祝元、黄亚博、孙志广、张　琪、陆　曙、周　炜
秘 书 长：黄亚博（兼）
副秘书长：费忠东
地　　址：江苏省南京市鼓楼区汉中路282号
邮　　编：210029
电　　话：025－86669019
电子信箱：sl@ jstcm. cn　（张元清）

【江苏省中西医结合学会】
会　　长：陈亦江
副 会 长：段金廒、黄亚博、曾庆琪、王佩娟、许家仁、陈延年、葛惠男、张培影
秘 书 长：黄亚博（兼）
副秘书长：陈　宁
地　　址：江苏省南京市鼓楼区汉中路282号
邮　　编：210029
电　　话：025－86617284
电子信箱：qyy@ jstcm. cn　（张元清）

【江苏省针灸学会】
会　　长：陈亦江
副 会 长：夏有兵、黄亚博、倪光夏、施振东、孙建华
秘 书 长：黄亚博（兼）
副秘书长：费忠东
地　　址：江苏省南京市鼓楼区汉中路282号
邮　　编：210029
电　　话：025－86669019
电子信箱：sl@ jstcm. cn　（张元清）

11. 浙江省

【浙江省中医药学会】
会　　长：范永升
副 会 长：王庆来、王晓鸣、李明焱、张永华、张光霁、施　翔、高祥福、黄飞华、黄　琦、崔　云、蔡宛如
秘 书 长：王晓鸣（兼）
副秘书长：包利荣、卢建华、刘英超、陈　健
地　　址：浙江省杭州市拱墅区武

林广场8号省科协大楼16楼1605室
邮　　编：310003
电　　话：0571－85166805
网　　址：www.zjszyyxh.com
电子信箱：zjszyyxh@126.com

（方敏娟）

【浙江省中西医结合学会】
会　　长：柴可群
副 会 长：朱杭烈、孙元水、严　敏、郑文球、徐　侃、黄　琦、温成平、裘云庆、蔡利辉、蔡宛如
秘 书 长：李亚平
副秘书长：郑名友、张文娟
地　　址：浙江省杭州市西湖区天目山路132号
邮　　编：310007
电　　话：0571－88849116
电子信箱：zjszxyjhxh@163.com

（张红心）

【浙江省针灸学会】
会　　长：方剑乔
副 会 长：宣丽华、金肖青、姚新苗、陈华德、林咸明、金瑛蒋、松　鹤
秘 书 长：梁　宜
副秘书长：陈　勤、李新伟、诸剑芳
地　　址：浙江省杭州市上城区庆春路23号
邮　　编：310009
电　　话：0571－87238252
网　　址：www.zjszjxh.com
电子信箱：zjszjxh@163.com

（王芳芳）

12. 安徽省

【安徽省中医药学会】
理 事 长：李泽庚
副理事长：姚应水、周美启、张帮友、杨　骏、杨文明、黄学勇、李道昌、彭俊宇、龚建议、朱月信
秘 书 长：张帮友（兼）
副秘书长：蒋宏杰、王继学、吴德玲
地　　址：安徽省合肥市包河区屯溪路435号
邮　　编：230022
电　　话：0551－62998560

（祝劲松）

【安徽省针灸学会】
理 事 长：杨　骏
副理事长：黄学勇、储浩然、周美启、胡　玲、曹　奕、唐　巍、彭长林、袁爱红、王　敏、李思康
秘 书 长：储浩然（兼）
副秘书长：王二争、盛红梅、石海平、徐　磊
地　　址：安徽省合肥市寿春路300号安徽省针灸医院
邮　　编：230061
电　　话：0551－62668841/62668861
电子信箱：ahszjxh@163.com

（祝劲松）

13. 福建省

【福建省中医药学会】
会　　长：苏友新
副 会 长：林忠华、吴天敏、卢　峰、杨珊莉、李　芹、温立新、李朝晖、苏　寅、关　斌
名誉副会长：潘丽贞、孙伟芬
顾　　问：杨春波
常务副秘书长：陈武进
副秘书长：肖　钦
监 事 长：张峻芳
监　　事：吴　萍
地　　址：福建省福州市鼓楼区华林路新华兴大厦二楼（西侧门）
邮　　编：350003
电　　话：0591－87818827
电子信箱：fjszyyxh@163.com

（林　巧）

【福建省中西医结合学会】
会　　长：朱　琪
副 会 长：文　丹、李　芹、陈传本、吴成翰、徐国兴、姜　杰、刘宪俊、彭　军
秘 书 长：徐国兴（兼）
副秘书长：闵　军
地　　址：福建省晋安区秀峰路闽台AD创意园4号楼2层A2－A3
邮　　编：350011
电　　话：18106003169/18106003279
电子信箱：zxyjhxh@163.com

（闵　军）

【福建省针灸学会】
会　　长：吴　强
副 会 长：郑美凤、许金森、吴明霞、周文强、万文蓉、郭　伟、陈旭军
秘 书 长：陈　素
副秘书长：郑淑霞、谢雪榕、陈良华
监 事 长：姚志芳
副监事长：苏稼夫、徐珊宁
支部书记：许金森（兼）
地　　址：福建省福州市闽侯县上街镇国宾大道363号福建中医药大学附属第三人民医院
邮　　编：350003
电　　话：0591－62339620
电子信箱：fjszjxh@163.com

（陈　素）

【福建省中医体质调理学会】
会　　长：林丽莉
副 会 长：林　栋、郑国进、杨宗保
秘 书 长：朱赉峰
副秘书长：陈采益
地　　址：福建省福州市鼓楼区软件大道28号实达博雅园4－506
邮　　编：350003
电　　话：0591－63360982
电子信箱：fjszytztlxh@163.com

（邓梦瑶）

【福建省中医药研究促进会】
会　　长：彭　军
常务副会长：杨　琳
副 会 长：万文蓉、王荣泉、朱　琪、庄展齐、李　晔、范海青、郑东海、郑美凤
监 事 长：郭为汀
秘 书 长：杨　琳（兼）
地　　址：福建省福州市鼓楼区湖东路276号同心楼11层
邮　　编：350003
电　　话：0591－88016552
电子信箱：f88016552@126.com

（孙天翔）

14. 江西省

【江西省中医药学会】

会　　长：曹　麒
副 会 长：熊墨年、洪　珺
秘 书 长：伊　凡
副秘书长：王　珠、郭　健、张群芳、王招玲
地　　址：江西省南昌市东湖区文教路529号
邮　　编：330046
电　　话：15079075644
电子信箱：jxszyyxh@163. com

（王　珠）

【江西省中西医结合学会】

会　　长：李志刚
副 会 长：甘　淳、刘中勇、刘月辉、刘良徛、吴跃进、何国平、陈联斌、周宇燕、夏　昀、舒宽勇、楼小亮、廖洪斐、魏友平
秘 书 长：吴跃进（兼）
副秘书长：李才堂、李　林、陈煜昇、姚　飞
地　　址：江西省南昌市东湖区文教路529号
邮　　编：330046
电　　话：0791－88511741
电子信箱：jxszxh@126. com

（李才堂）

【江西省针灸学会】

会　　长：陈日新
副 会 长：洪恩四、康明非、迟振海、涂国卿、陈南萍、钟叙春
秘 书 长：迟振海（兼）
副秘书长：杨亚男
地　　址：江西省南昌市西湖区抚生路666号江西热敏灸医院
邮　　编：330009
电　　话：18879179998
电子信箱：348916661@qq. com

（迟振海）

【江西省中药材产业协会】

会　　长：张寿文
副 会 长：朱纪洲、余再胜、熊尚肆、吴永忠、郑先贵、王承华、余贻谋、张燎斌、何　敏、周　敏、杨伟生、陈　斌、黄友荪、罗志勇
秘 书 长：秦　倩、胡淑梅
副秘书长：曹　岚、程　访、董燕婧
地　　址：江西省南昌市新建区梅岭大道1688号
邮　　编：330004
电　　话：0791－87119207
电子信箱：1973185857@qq. com

（张寿文）

【江西省智慧食疗养生产业发展中心】

理 事 长：钟虹光
副理事长：程　诚
秘 书 长：程　诚
地　　址：江西省南昌市高新区高新一路239号
邮　　编：330096
电　　话：13340088333
网　　址：https：//mp. weixin. qq. com/s/ykTkgKS5plsfoBxjYOc9HA

（黄　杰）

【江西智慧健康公益基金会】

理 事 长：张　勇
副理事长：王旭梁
秘 书 长：谢树人
地　　址：江西省南昌市高新开发区高新一路239号
邮　　编：330006
电　　话：0791—86375186
网　　址：http：//hc. jiangxi. gov. cn/col/col70121/index. html? index＝1
电子信箱：759047570@qq. com

（张　勇）

【江西省中医药志愿者联合会】

会　　长：李士虎
副 会 长：陈联斌、陈晓明
秘 书 长：温铁军
副秘书长：张后富、李才堂
地　　址：江西省南昌市东湖区文教路529号
邮　　编：330046
电　　话：19917916537
电子信箱：2512126824@qq. com

（温铁军）

【江西省中医医疗联合会】

会　　长：刘中勇
副 会 长：无
秘 书 长：杨安金
副秘书长：无
地　　址：江西省南昌市八一大道445号江西省中医院
邮　　编：330006
电　　话：15279167831
电子信箱：zycyc312@126. com

（尧　成）

15. 山东省

【山东中医药学会】

会　　长：孙春玲
副 会 长：金　锋、战文翔、薛一涛、于静之、毕宏生、李　刚、司国民、赵国磊、贾如意、高元坤、徐云生、师　彬、贾庆文、刘德山
秘 书 长：薛一涛（兼）
副秘书长：潘月丽、刘　江、张华铮、孙晓娜、田　虎
地　　址：山东省济南市市中区万寿路2号
邮　　编：250003
电　　话：0531－67873166
网　　址：www. sdtcm. net
电子信箱：sdtcma@126. com

（王圣贵）

【山东中西医结合学会】

会　　长：武继彪
副 会 长：高　毅、李　伟、刘　宏、闫雪生、孙树印、徐云生
秘 书 长：高　毅（兼）
副秘书长：师　伟、彭　伟、陈守强
地　　址：山东省济南市长清区大学科技园大学路4655号
邮　　编：250300
电　　话：0531－89628188
网　　址：zxh. sdutcm. edu. cn
电子信箱：sdzxyxh@126. com

（张雨晴）

【山东针灸学会】

会　　长：陈少宗
副 会 长：刘英才、李心沁、戴淑青、马玉侠
秘 书 长：王正文
副秘书长：傅心昊、郭珊珊
地　　址：山东省济南市长清区大

学科技园大学路4655号
邮　　编：250355
电　　话：0531－89628160/13573160625
网　　址：www. sdtcm. net
电子信箱：sdaam1986@126. com
（傅心昊）

【山东省中药材行业协会】
会　　长：王丽云
副 会 长：曾英姿、杨朝林、杜新磊、朱　伟、王洪波、刘　坤、李兆运、李圣波、王昌明、张桂成、邢　阳、崔彦伟、尹燕雨、易贤兵、马俊华、范吉连、徐英明、田增宝、王　玮、李庆忠、张　利、谢明珠、王晓燕、孟庆廷、孙国庆、邱思刚、刘　璞、刘　伟、杨　云、刘淑武、闫庆康、刘云忠、许彦海、宋启国、谢焕高、李宗启、房　海、黄　雨、姚秀刚、张玉平、许晓玲、张玉盛、朱海寅、马洪成
秘 书 长：姜存敏
副秘书长：曲振玉、李贵海、马传江、杨纯国、刘　伟（兼）、韩金龙、刘　江
地　　址：山东省济南市共青团路28号
邮　　编：250000
电　　话：0531－80660377
网　　址：www. sdzyhy. org. cn
电子信箱：sdszyhy@163. com
（江丽丽）

16. 河南省

【河南省中医药学会】
会　　长：张智民
副 会 长：许二平、庞国明、王端权、李无阴、田元生、朱明军、崔应麟、张大伟、巴　艳、孙　锋
秘 书 长：王端权（兼）
地　　址：河南省郑州市银通路18号
邮　　编：450000
电　　话：0371－65052936
网　　址：www. hnacm. org. cn
电子信箱：hnszyyxh@sina. com
（高　纯）

【河南省中西医结合学会】
会　　长：（暂缺）
副 会 长：李建生、郑玉玲
副秘书长：朱明军
地　　址：河南省郑州市银通路18号
邮　　编：450000
电　　话：0371－65052936
网　　址：www. hnacm. org. cn
电子信箱：hnszyyxh@sina. com
（高　纯）

【河南省针灸学会】
会　　长：（暂缺）
副 会 长：路　玫
副秘书长：周友龙
地　　址：河南省郑州市银通路18号
邮　　编：450000
电　　话：0371－65052936
网　　址：www. hnacm. org. cn
电子信箱：hnszyyxh@sina. com
（高　纯）

17. 湖北省

【湖北省中医药学会】
会　　长：王　华
副 会 长：吕文亮、刘建忠、苏光祥、王　雷、苏　文、李清安
秘 书 长：胡永年
地　　址：湖北省武汉市武昌区昙华林特一号2号楼307室
邮　　编：430061
电　　话：027－68889152
网　　址：www. hbzyy. org. cn
（刘俊峰）

【湖北省中西医结合学会】
会　　长：姚　云
副 会 长：阮力艰、陆付耳、张明敏、沈　霖、丁国华、林　军、安长青、李天望、段逸群
秘 书 长：李天望（兼）
地　　址：湖北省武汉市武昌区东湖路165号
邮　　编：430070　（李天望）

【湖北省针灸学会】
理 事 长：马　骏
副理事长：蔡国伟、田　峻、周仲瑜、杜艳军、马志毅、马朝阳
秘 书 长：杜艳军（兼）
地　　址：湖北省武汉市武昌区东湖路165号
邮　　编：430070　（杜艳军）

【湖北省中医管理学会】
会　　长：李　涛
副 会 长：郭承初、安长青、官翠玲、武　风
秘 书 长：周亚娜
地　　址：湖北省武汉市洪山区珞瑜路856号湖北省中医院光谷院区
邮　　编：430074
电　　话：027－88920091
电子信箱：hbzygl@126. com
（余　瑶）

18. 湖南省

【湖南省中医药和中西医结合学会】
会　　长：邵湘宁
副 会 长：秦裕辉、李国忠、熊　辉、姚　旭、徐伟辉、邵先舫、王诚喜、陈新宇、徐军美、苏新平、盛小奇、林承雄、蔡新亚
秘 书 长：宁泽璞（代）
副秘书长：肖文明
地　　址：湖南省长沙市开福区湘雅路30号
邮　　编：410008
电　　话：0731－84822174
网　　址：www. hacm. org. cn
电子信箱：hnzyyxh@126. com
（罗　茜）

19. 广东省

【广东省中医药学会】
会　　长：吕玉波
副 会 长：王省良、冼绍祥、曹礼忠、肖　炜、祝维峰、李顺民、程学仁、金世明
秘 书 长：何羿婷
副秘书长：（暂缺）
地　　址：广东省广州市越秀区淘金北路77号麓湖阁南塔404室
邮　　编：510095
电　　话：020－83600105
网　　址：www. gdszyyxh. org/index. aspx

电子信箱：gdszyyxh@ vip. 163. com

（许碧霞）

【广东省中西医结合学会】

会　　长：郭　姣

副 会 长：王昌俊、吕志平、刘小虹、李爱民、余细勇、张诗军、张荣华、金世明、郑学宝、谢　兵

秘 书 长：洪铭范

常务副秘书长：杨建新

地　　址：广东省广州市越秀区淘金北路77号麓湖阁南塔404室

邮　　编：510095

电　　话：020－83600103

网　　址：www. gdszxyjhxh. org

电子信箱：gdszxyjhxh@ 163. com

（范　洪）

【广东省针灸学会】

会　　长：符文彬

副 会 长：许能贵、杨卓欣、刘健华、庄礼兴、唐纯志、老锦雄、刘　悦、周国平

秘 书 长：刘健华（兼）

副秘书长：赵蒨琦、王　聪、张继福、段　权、吴　倩、宁百乐、陈　玲、王舢泽、梁雪松

地　　址：广东省广州市大德路111号西区22楼

邮　　编：510120

电　　话：020－81887233－34230

网　　址：www. gdszjxh. org. cn

电子信箱：gdacaam@ 163. com

（赵蒨琦）

20. 广西壮族自治区

【广西中医药学会】

会　　长：姚　春

副 会 长：黎甲文、罗伟生、吴　林、谢　胜、唐友明、钟　鸣、易　平、罗世东、黄春英

秘 书 长：黄波夫

副秘书长：唐宏亮

地　　址：广西壮族自治区南宁市兴宁区新民路59号太阳广场A座804室

邮　　编：530012

电　　话：0771－2802519

电子信箱：gxzyyxh@ 163. com

（黄波夫）

【广西中西医结合学会】

会　　长：唐乾利

副 会 长：罗伟生、唐友明、高宏君、黄龙坚、洪坚善、谢　胜、桂雄斌、岳桂华、杨　渊、宁锦龙、黄向华、赵开亮、徐　奎

秘 书 长：黄波夫

副秘书长：黄李平、邓　鑫

地　　址：广西壮族自治区南宁市兴宁区新民路59号太阳广场A座804室

邮　　编：530012

电　　话：0771－2802519

电子信箱：gxzyyxh@ 163. com

（黄波夫）

【广西针灸学会】

会　　长：赵彩娇

副 会 长：范郁山、粟胜勇、陈日兰、廖炼炼、潘小霞、伍利民、陈　勇、张红参

秘 书 长：高炜燕

副秘书长：吴健文、李珍娟、芮靖琳、苗芙蕊、吴海标、吴椋冰、刘署鹏、廖子龙

地　　址：广西壮族自治区南宁市明秀东路179号广西中医药大学明秀校区办公楼423室

邮　　编：530001

电　　话：13687719823

电子信箱：gxzjxh@ 126. com

（高炜燕）

【广西民族医药协会】

会　　长：谭明杰

执行会长：庞宇舟、秦祖杰

副 会 长：黄国东、梁启成、韦英才、林　江、卢汝梅、吴西西、陈　锋、蓝毓营、李　彤、何天富、谢唐贵、钟　鸣、吕高荣、慕丽群、何春花

秘 书 长：黄国东（兼）

副秘书长：滕红丽、李美康、梁明坤、梁　威、张青槐、闫国跃、余丽莹、蒋桂江、王成龙

地　　址：广西壮族自治区南宁市五象新区秋月路8号

邮　　编：530201

电　　话：0771－3376969

电子信箱：gxmzyyxh@ 126. com

（王成龙）

【广西中医扶阳研究会】

会　　长：卢健棋

副 会 长：雷　鸣

秘 书 长：李启荣

副秘书长：黄　靖

地　　址：广西壮族自治区南宁市明秀东路179号

邮　　编：530001

电　　话：13607717755

电子信箱：58516267@ qq. com

（李启荣）

【广西中药材产业协会】

会　　长：史玉宝

副 会 长：胡永志、胡安金、王　和、周　媛、刘　民、李兆保

秘 书 长：黄天述

副秘书长：胡永志（兼）

地　　址：广西壮族自治区南宁市兴宁区长堽路189号

邮　　编：530023

电　　话：0771－2443551

电子信箱：gxzyccyxh2019@ 163. com

（黄天述）

21. 海南省

【海南省中医药学会】

会　　长：陈少仕

副 会 长：张永杰、蔡　敏、李　丽、谢毅强、胡建东、林炽明、王天松、黎运琪、李　漠、杨少林、程　班、阎　彬、吴坤科

秘 书 长：蔡　敏（兼）

副秘书长：张爱建

地　　址：海南省海口市美兰区白龙南路45号

邮　　编：570203

电　　话：0898－65372139

网　　址：www. hnszyyxh. org

电子信箱：hnszyyxh@ 126. com

（张爱建）

【海南省中西医结合学会】
会　　长：卓进盛
副 会 长：蔡　毅、羊轶驹、林炽明、邱晓堂、卢保强、黄守林、韩　平、张汉洪
秘 书 长：张汉洪（兼）
副秘书长：符学新
地　　址：海南省海口市美兰区和平北路47号
邮　　编：570203
电　　话：0898－66738502
电子信箱：z6205@sina.com
（张汉洪）

【海南省针灸学会】
会　　长：（暂缺）
副 会 长：罗和平、李健强、张晓阳、宋曼萍
秘 书 长：罗和平（兼）
副秘书长：张爱建
地　　址：海南省海口市美兰区和平北路47号
邮　　编：570203
电　　话：0898－66131258
电子信箱：lhpe888@163.com
（罗和平）

22. 重庆市

【重庆市中医药学会】
会　　长：邓　莉
副 会 长：毛得宏、李延萍、吴　斌、杨大坚、杨隆奎
秘 书 长：吴　斌（兼）
副秘书长：刘　璐、曾　毅、易美彤
地　　址：重庆市江北区盘溪七支路6号
邮　　编：400021
电　　话：023－67063895
网　　址：www.cqacm.org
电子信箱：cqszyyxh@163.com
（董　敏）

【重庆市中西医结合学会】
会　　长：曹文富
副 会 长：李　华、孙贵银、徐建众、刘明怀
秘 书 长：张亚冰
副秘书长：唐丽灵
地　　址：重庆市江北区盘溪七支路6号
邮　　编：400021
电　　话：023－63815494
网　　址：www.cima.vip
电子信箱：108741353@qq.com
（易　菲）

【重庆市针灸学会】
会　　长：廖惠萍
副 会 长：王竹行、刘明怀、唐成林、张康战、彭佑群、杨昆鹏、郭　亮、王义亮、龙　泉、傅念生
秘 书 长：荀春雁
副秘书长：张雪霞、马善治、杨进廉
地　　址：重庆市江北区盘溪七支路6号
邮　　编：400021
电　　话：023－89068360
电子信箱：cqszjxh@163.com
（荀春雁）

【重庆市中医药行业协会】
会　　长：左国庆
副 会 长：杨昆鹏、谢文义、毛得宏、万成绪、陈　犁、徐晓玉、王勇德、喻洪德、陈　涛、刘　爽、刘明朗、尤　聪、周静波、游洪涛、唐　峰、甘奇超、唐地萍、邵得兵、李振宇、郭晓松、邹隆琼、黄　山、王礼均、余季波、陶　蓉
秘 书 长：操复川
副秘书长：邹艳红
地　　址：重庆市江北区盘溪七支路6号
邮　　编：400012
电　　话：023－63715737/67064066，13637957702
网　　址：www.cqszyyhyxh.com
电子信箱：337656139@qq.com
（刘四新）

23. 四川省

【四川省中医药学会】
会　　长：杨殿兴
副 会 长：耿福能、龚德泉、呼永河、李　培、陆　华、李小青、彭　成、秦晓明、王　超、谢春光、杨思进、余小平、虞亚明、杨再华、张美林、张　毅、张　勇、赵春晓、钟　森
秘 书 长：田　理
副秘书长：杨向东、肖　英
地　　址：四川省成都市人民南路四段51号
邮　　编：610041
电　　话：028－85255017
电子信箱：scszyyxh@163.com
（刘　波）

【四川省中西医结合学会】
会　　长：王　超
副 会 长：王红静、李　志、李志强、杨思进、何成诗、何　佳、张美林、张勤修、陈泽君、周厚成、夏　庆、唐林俊、唐学贵、常德贵、雷　晴、樊效鸿
秘 书 长：张　达
副秘书长：邓力珲、张培海
地　　址：四川省成都市人民南路四段51号
邮　　编：610041
电　　话：15520775013
电子信箱：scszxyjhxh@163.com
（贺　艳）

【四川省针灸学会】
会　　长：梁繁荣
副 会 长：李道丕、曾　芳、张安仁、袁秀丽、李　季、李　宁
秘 书 长：冷　静
副秘书长：李　瑛、唐　勇
地　　址：四川省成都市锦江区永兴巷15号
邮　　编：610011
电　　话：028－86927008
电子信箱：zhenjiu1016@163.com
（杨　梅）

【四川省中医药信息学会】
会　　长：王　篇
常务副会长：刘　江
副 会 长：马　云、卢文华、冉启军、朱德才、刘思川、池雷霆、纪珍强、李　昂、李晓华、杨茂廷、余清和、邹学明、张国楠、张晓宁、张继成、

张富文、张鹏宗、陈小维、陈小朝、陈国庆、陈厚俊、岳 林、金 鸿、赵纯德、柯 潇、钟 勇、姜 和、姚太春、徐 宇、高健鹏、高凌云、唐小波、唐德厚、韩 平、程志鹏、曾 斌、蒙 军、鲜 明、廖国龙、谭天林、谭正怀、魏彦玉
秘 书 长：公丕安
副秘书长：石 笋、卢永芝
地 址：四川省成都市武侯区人民南路四段51号
邮 编：610041
电 话：028－85543271
网 址：www.sczyy.org
电子信箱：3512400482@qq.com
（赵忠明）

【四川省健康管理协会】
会 长：钟 森
副 会 长：涂 翔、王勇强、李汉勇、张 巍、周奉皋、蒋 奎、游鸿相、谢浩宇、雷 萍、雷学举、邱 明
秘 书 长：王 琳
副秘书长：黄云春、夏 茂、张 浩
地 址：四川省成都市青羊区浣花北路12号糖酒大楼7楼702室
邮 编：610072
电 话：19950353907
电子信箱：scsjkglxh@163.com
（王玲玲）

【四川省老年医学学会】
会 长：王剑平
副 会 长：邓昭红、邓博文、刘 建、李 霞、吴锦晖、陈 勇、郑和平、贾卫国、雷 晴、廖 洪、熊小明
秘 书 长：邢 萍
副秘书长：邓轩赓
地 址：四川省成都市人民南路四段27号
邮 编：610041
电 话：028－86278655
网 址：www.scgs.sc.cn
电子信箱：67130870@qq.com
（杨 洲）

【四川省中医药发展促进会】
会 长：杨正春
副 会 长：马 云、王礼均、江 云、杨思进、杨 聪、何文飞、何满西、邹 理、汪国友、张贤良、张 海、陈 莹、陈 彬、易进海、郑和平、赵志全、柯 潇、钟声远、侯锡斌、耿福昌、顾 建、黄 麟、龚德泉、蒋 奎、蒋钦丞、游洪涛、熊小明
秘 书 长：朱 艳
副秘书长：周宗晟
地 址：四川省成都市郫都区安德镇永安路560号
邮 编：611732
电 话：15183433013
电子信箱：1056678288@qq.com
（朱光彩）

【四川省中医药健康服务学会】
会 长：张大鸣
副 会 长：张 宇、黄华先、苏晓川、李 霞、余葱葱、徐厚平、何元军、王礼平、毛正林、龚德泉
秘 书 长：张 宇（兼）
副秘书长：黄华先（兼）、胥国勋、李自洲、吴纯洁、王艳梅
地 址：四川省成都市锦江区永兴巷15号省政府综合办公区2号楼508室
邮 编：610000
电 话：028－86200437
网 址：sczyyjkfw.cn
电子信箱：zyyjkfwxh001@163.com
（黄震斌）

【四川省中医药适宜技术研究会】
会 长：张 虹
副 会 长：彭德忠、鄢路洲、李 敏、杨向东、雷 晴、黄华先、胡幼平、邱 玲、魏绍斌、黄再军、张 艺、张 磊、陶春潮、肖 旭
秘 书 长：彭德忠（兼）
副秘书长：罗 枫、余 阳
地 址：四川省成都市下汪家拐街21号实验综合楼315室/成都市十二桥路37号华神大厦B座404室
邮 编：610031
电 话：028－83573517
网 址：www.zyysyjs.org.cn
电子信箱：zhongyiyaojishu@163.com
（罗 枫）

【四川省中医药职业教育协会】
会 长：王 飞
副 会 长：商碧辉、张美林、刘 勇
秘 书 长：赵 玲
副秘书长：唐 宝
地 址：四川省绵阳市涪城区教育中路2号
邮 编：621000
电 话：0816－2383626
网 址：www.scctcm.edu.cn/jyjt
（张李梅）

24. 贵州省

【贵州省中医药学会】
会 长：杨 柱
副 会 长：凌湘力、姜 伟、葛正行、李卿明、梁 斌
秘 书 长：肖政华
副秘书长：冯玲媚、刘学义、罗 雄、陈 颜
地 址：贵州省贵阳市南明区市东路50号
邮 编：550002
电 话：0851－85281967
电子信箱：gzszyyxh@yeah.net
（肖政华）

【贵州省中西医结合学会】
会 长：崔 瑾
副 会 长：孙 波、张 帆、舒 涛、罗新华、任 民
秘 书 长：郑曙光
副秘书长：袁维真、李永红
监 事：杨 毅
地 址：贵州省贵阳市南明区市东路50号
邮 编：550002
电 话：0851－85652096
电子信箱：3561626746@qq.com
（李永红）

【贵州省针灸学会】
会 长：杨孝芳
副 会 长：陈 波、杨 硕、李丽红、

周佐涛、陈学农、王光义、冯玲媚、何顺峰
秘 书 长：杨 硕（兼）
副秘书长：莫 倩（常务）、刘明辉、刘继生、梁 欣、李 嘉、冯 麟
地 址：贵州省贵阳市花溪区花溪大学城栋青路4号
邮 编：550025
电 话：0851－88308027
电子信箱：acugzszjxh@126.com

（莫 倩）

【贵州省民族医药学会】
会 长：杜 江
执行会长：柴慧芳
副 会 长：姚厂发、夏 文、郭伟伟、胡建山、张永萍、王 政、何正义、郑曙光
秘 书 长：胡成刚
地 址：贵州省贵阳市花溪区花溪大学城栋青路4号
邮 编：550025
电 话：13608517667
电子信箱：myyfh1408@qq.com

（胡成刚）

【中国民族医药学会苗医药分会】
会 长：杜 江
副 会 长：文明昌、姚厂发、夏 文、滕建甲、郭伟伟、张永萍、王 政、郑曙光
秘 书 长：胡成刚
副秘书长：潘卫东
地 址：贵州省贵阳市花溪区花溪大学城栋青路4号
邮 编：550025
电 话：13608517667
电子信箱：myyfh1408@qq.com

（胡成刚）

【贵州中医药大学社会科学界联合会】
主 席：邬卫东
副 主 席：陈 瑶、杨近平
秘 书 长：吴小勇
副秘书长：刘维蓉、刘维民
地 址：贵州省贵阳市花溪区花溪大学城栋青路4号
邮 编：550025
电 话：0851－88308041
电子信箱：ahxywu@gzy.edu.cn

（吴小勇）

【贵州中医药大学科学技术协会】
主 席：刘兴德
常务副主席：崔 瑾
副 主 席：朱洪波、田维毅
秘 书 长：蒲 翔
副秘书长：何 康、刘亚华
地 址：贵州省贵阳市花溪区花溪大学城栋青路4号
邮 编：550025
电 话：0851－88233004
网 址：www.gzy.edu.cn
电子信箱：gyzyxyyb@126.com

（夏 铭）

【贵州省运动康复协会】
会 长：王 松
副 会 长：朱兆庭、梁洪铭、罗世立、汪爱平
秘 书 长：彭科志
副秘书长：邱晓霞、陈 宁、郑栋华
地 址：贵州省贵阳市花溪区花溪大学城栋青路4号
邮 编：550025
电子信箱：gzsydkfxh@163.com

（彭科志）

【贵州省药学会中药民族药资源专业委员会】
主任委员：周 涛
副主任委员：乙 引、凡 迪、江维克、孙庆文、吴明开、张明生、柴慧芳、鲁道望
秘 书 长：肖承鸿
秘 书：赵 丹
地 址：贵州省贵阳市花溪区花溪大学城栋青路4号
邮 编：550025
电 话：0851－88121696
电子信箱：529968461@qq.com

（肖承鸿）

25. 云南省

【云南省中医药学会】
名誉会长：朱兆云
会 长：郑 进
常务副会长：秦国政
副 会 长：彭江云、陈林兴、温伟波、郭兆刚、李 雷、董 玮、何云长、葛元靖
秘 书 长：葛元靖（兼）
副秘书长：李兆福、苏贵强、颜志群
监 事 长：李斯文
监 事：陈 静、林亚明
地 址：云南省昆明市光华街120号
邮 编：650021
电 话：0871－63613387
电子信箱：ynszyyxh@qq.com

（崔 瑾）

【云南省中西医结合学会】
名誉会长：熊 磊
会 长：宁亚功
副 会 长：叶建州、杨同华、万启南、尹 勇、沈红梅、付 义、王吉侯、葛元靖
秘 书 长：葛元靖（兼）
副秘书长：崔 瑾、耿庆云
监 事 长：周树云
监 事：彭 华、杨昆蓉
地 址：云南省昆明市光华街120号
邮 编：650021
电 话：0871－63613387
电子信箱：ynszyyxh@qq.com

（崔 瑾）

【云南省针灸学会】
名誉会长：管遵惠、林忆平、韩励兵
会 长：姜云武
副 会 长：赵 荣、邰先桃、李绍荣、施 静、王祖红、景 明、黄 萍、葛元靖
秘 书 长：葛元靖（兼）
副秘书长：农俊菲、刘海静、王孝艳、黄培冬、吴向农
监 事 长：韩励兵（兼）
监 事：李 琦、丁丽玲
地 址：云南省昆明市光华街120号
邮 编：650021
电 话：0871－63613387
电子信箱：ynszyyxh@qq.com

（崔 瑾）

【云南省民族民间医药学会】
名誉会长：郑 进
会 长：张 超
副 会 长：玉腊波
秘 书 长：陈 普

副秘书长：王英芳、张小贝、李 祯、段忠玉、孔春芹
监 事 长：方文才
监 事：廖龙祥、汪亚岚
地 址：云南省昆明市五华区威远街166号龙园A座2104室
邮 编：650021
电 话：0871－65339255
电子信箱：ynmzyyxh@126.com

（陈 普）

26. 西藏自治区

【西藏自治区藏医药学会】

会 长：占 堆
副 会 长：尼玛次仁、巴 桑、扎西次仁、丹增平措、米 玛
秘 书 长：才 多
地 址：西藏自治区拉萨市娘热路26号
邮 编：850000
电 话：0891－6323428
电子信箱：261392110@qq.com

（四郎卓玛）

27. 陕西省

【陕西省中医药学会】

会 长：周永学
副 会 长：唐俊琪、张德兴、刘 力、于辉瑶、李联社、吉海旺、史恒军、赵 锋、宋虎杰、谢晓林、鬲向前
秘 书 长：张德兴（兼）
副秘书长：唐志书、路 波、吴喜利
地 址：陕西省西安市西华门2号
邮 编：710003
电 话：029－87250672/87275672
电子信箱：363220037@qq.com/sxszyyxh@126.com

（张玉茜）

【陕西省中西医结合学会】

会 长：李玉明
副 会 长：李宗芳、贺丰杰、董昌虎、南景一、蒋宏伟、职利琴、李 锋
秘 书 长：苟立成
副秘书长：张德兴、赵晓平、贾 明
地 址：陕西省西安市西华门2号
邮 编：710003
电 话：029－87375477
电子信箱：shanxizxyxuehui@163.com

（张玉茜）

【陕西省针灸学会】

会 长：刘智斌
副 会 长：毕宇峰、黄琳娜、黄丽萍、杨俊生
秘 书 长：雷正权
副秘书长：张德兴、苏同生、安军明、王 渊
地 址：陕西省西安市西华门2号
邮 编：710003
电 话：029－87250672/87275672
电子信箱：363220037@qq.com/sxszyyxh@126.com

（张玉茜）

28. 甘肃省

【甘肃省中医药学会】

会 长：甘培尚
副 会 长：史正刚、王振华、张晓刚、夏小军、王志刚、舒 劲、张志明、许 筠
秘 书 长：王振华（兼）
副秘书长：王 颖、汪龙德、毛 臻
地 址：甘肃省兰州市畅家巷34号
邮 编：730030
电 话：15002557335
电子信箱：36601164@qq.com

（刘福文）

【甘肃省中西医结合学会】

会 长：刘延祯
常务副会长：李应东
副 会 长：李 强、郭天康、李盛华、郑贵森、蒲朝晖、刘国安、戴恩来、张有成、余 勤、李妍怡、雷鹏举、李维义、邱玉梅、程卫东、夏小军、米登海、丁 博、刘保健
秘 书 长：刘保健（兼）
副秘书长：邢喜平
地 址：甘肃省兰州市城关区嘉峪关西路732号
邮 编：730020
电 话：13893139305
电子信箱：xxp214@126.com

（邢喜平）

【甘肃省针灸学会】

会 长：邱连利
副 会 长：方晓丽、魏清琳、姜德民、张洪涛、陈 强、刘君奇、王玉明、杨才德、严兴科、李维义、李昌瑞
秘 书 长：王海东
副秘书长：王凤丽、赵 霞、田永萍、陈国廉
地 址：甘肃省兰州市七里河区瓜州路418号甘肃省中医院
邮 编：730050
电 话：13669352298
电子信箱：gsszjxh@163.com

（赵 霞）

29. 青海省

【青海省中医药学会】

会 长：李军茹
副 会 长：华旦诺尔桑、荣增红、多 杰、张雪飞、童 丽、韩常安、张永栋、冯学祯、王晓林
秘 书 长：秦卫春
副秘书长：张力欣
地 址：青海省西宁市南川西路69号
邮 编：810000
电 话：0971－8298456
电子信箱：www.qhszyxh@126.com

（何 燕）

【青海省藏医药学会】

会 长：李先加
副 会 长：久 先、万玛拉旦、牛豫娟、日 洒、三 智、扎西本、东 雷、多 杰、华欠桑多、刘 录、余 静、昂青才旦、宗 吉、桑德才让
秘 书 长：李先加（兼）
副秘书长：仁青多杰、卡着杰、多杰加、多杰才让、李启恩、完玛仁青、张义智、彭毛卓玛
地 址：青海省西宁市城东区南山东路97号
邮 编：810007
电 话：0971－8200909
网 址：www.tmst.org.cn

电子信箱：1493152388@qq.com

（仁青措毛）

30. 宁夏回族自治区

【宁夏中医药学会】

会　　长：王忠和

副 会 长：牛　阳、高如宏、张　武、刘本臣、王龙成

秘 书 长：高如宏（兼）

副秘书长：刘　瑛、钱月慧

地　　址：宁夏回族自治区银川市西夏区北京西路114号

邮　　编：750021

电　　话：0951-2024646

电子信箱：gaoruhongnx@163.com

（高如宏）

【宁夏中西医结合学会】

会　　长：（暂缺）

副 会 长：俞大鸿、童安荣、王凤莲、谢振华

秘 书 长：童安荣（兼）

副秘书长：李晓龙、赵　军

地　　址：宁夏回族自治区银川市西夏区北京西路114号

邮　　编：750021

电　　话：0951-2024733

电子信箱：tar72578@163.com

（张　涛）

【宁夏针灸学会】

会　　长：李遇春

副 会 长：牛　阳、张　武、高如宏、胡雨华

秘 书 长：牛　阳（兼）

副秘书长：杨丽美、王宇国、刘　瑛

地　　址：宁夏回族自治区银川市兴庆区胜利街1160号

邮　　编：750004

电　　话：0951-6880501/6880507，18209687279

电子信箱：yanglm1987@163.com

（张　涛）

31. 新疆维吾尔自治区

【新疆维吾尔自治区中医药学会】

会　　长：周铭心

副 会 长：王　杰、耿　直、卢　勇、张永平、李崇瑞

秘 书 长：王　杰（兼）

副秘书长：冯　东、孟庆才、安冬青、柯　岗

地　　址：新疆维吾尔自治区乌鲁木齐市天山区解放北路148号

邮　　编：830002

电　　话：0991-2355661

电子信箱：915675629@qq.com

（陈庆如）

【新疆维吾尔自治区中西医结合学会】

会　　长：李全智

副 会 长：张泳南、安冬青、孟庆才、李崇瑞、单丽娟

秘 书 长：刘　健

副秘书长：庞　彬、王路林、张洪亮

地　　址：新疆维吾尔自治区乌鲁木齐市沙依巴克区黄河路116号

邮　　编：830000

电　　话：0991-5810052/18899170753

电子信箱：xjzxyxh@163.com

（侯克梅）

【新疆针灸医学学会】

会　　长：宋晓平

副 会 长：任宇丁、哈力甫·阿布拉、李　政、米　勇、周　钰、李　涛

秘 书 长：任宇丁（兼）

副秘书长：马　忠、霍新慧、骆　芳

地　　址：新疆维吾尔自治区乌鲁木齐市天山区和平南路45号

邮　　编：830000

电　　话：0991-8871958/8801737/8858667

电子信箱：yrzjyy2010@qq.com

（任宇丁）

32. 新疆生产建设兵团

【新疆生产建设兵团中医药学会】

会　　长：艾麦尔江·吐尼牙孜

副 会 长：何念善、杨百京、黄玉蓉、张卫江、刘石梅

秘 书 长：何念善（兼）

副秘书长：马　利、苏海华

地　　址：新疆维吾尔自治区乌鲁木齐市青年路232号

邮　　编：830001

电　　话：0991-7580654

电子信箱：512789458@qq.com

（苏海华）

33. 长春市

【长春市中医学会】

理 事 长：孙良金

名誉理事长：南　征、赵继福

副理事长：王秀阁、孙艳静、张　雷、陈明强、项　颗

秘 书 长：曹亚丽

地　　址：吉林省长春市西安大路4197号

邮　　编：130062

电　　话：0431-82773567

（张　晶）

【长春市中西医结合学会】

理 事 长：杨启光

名誉理事长：曲　生、相世和

副理事长：王彦会、田桂红、刘良军、孙艳静、张延赤

秘 书 长：李佳明

副秘书长：何勇健

地　　址：吉林省长春市西安大路4197号

邮　　编：130062

电　　话：0431-82773567

（张　晶）

34. 哈尔滨市

【哈尔滨市中医学会】

会　　长：刘　楠

副 会 长：刘世斌、洪明、张淑清、苏恩亮、王立军

秘 书 长：刘世斌（兼）

副秘书长：朱如冰、陈　刚、胡宁南、马晓峰、庞淑弘、王新本、金昌凤、张连喜、孙　勇、刘　兵

地　　址：黑龙江省哈尔滨市道里区友谊路346号

邮　　编：150016

电　　话：0451-84664507

电子信箱：hrbzhongyichu@126.com

（贾　颖）

【哈尔滨市中西医结合学会】

会　　长：贾弘智

副 会 长：刘　昶、王贵玉、王忠丹，尹旭飞、吴　云　孟庆辉、

孟飞龙、刘　赞、书　栗、富羽翔　吴　迪、郑　雪、李仆辉
秘 书 长：李仓达
地　　址：哈尔滨市道里区杏林路2号
邮　　编：150000
电　　话：0451-85731500
邮　　箱：licangda@163.coom
（贾　颖）

【哈尔滨市传统医学手法学会】
会　　长：杨金山
常务副会长兼秘书长：　王　宇
副 会 长：李彦梅、吴　迪、叶　田、宋春华、李淑芹
副秘书长：邢晓东、周志伟
邮　　编：150000
电　　话：0451-85731226
地　　址：哈尔滨市道里区杏林路2号
邮　　箱：zykjk@126.com
（贾　颖）

35. 南京市

【南京中医药学会】
名誉会长：刘玉成
会　　长：陈延年
常务副会长：刘奇志
副 会 长：赵小寅、王旭东、王佩娟、刘万里、吴素玲、张钟爱、汪　悦、胥京生、顾　宁、翟玉祥、樊志敏
秘 书 长：赵小寅（兼）
地　　址：江苏省南京市大明路157号
邮　　编：210012
电　　话：025-86369678
网　　址：www.njzyyxh.cn
（李　勇）

【南京中西医结合学会】
理 事 长：刘万里
副理事长：陈晓虎、陈宇宁、龙明智、彭宇竹、田　侃、王佩娟、王　旭、虞鹤鸣
秘 书 长：王　旭（兼）
副秘书长：童　华、杨　璞
地　　址：江苏省南京市玄武区孝陵卫街179号
邮　　编：210014
电　　话：025-85370656
网　　址：www.njzxyxh.com
电子信箱：ypwys2011@163.com
（李　勇）

【南京针灸学会】
理 事 长：朱晓慧
常务副理事长：陆　瑾
副理事长：陈朝明、刘兰英、张建斌、薛　亮
秘 书 长：赵小寅
地　　址：江苏省南京市大明路157号
邮　　编：210012
电　　话：025-86369678
（李　勇）

36. 杭州市

【杭州市中医药协会】
会　　长：张永华
副 会 长：章　勤、邵征洋、朱彩凤、傅华洲、徐　红
秘 书 长：徐　红（兼）
副秘书长：管月帆、高灵俊
地　　址：浙江省杭州市环城西路72号莲花宾馆603室
邮　　编：310007
网　　址：www.zghzzyy.com
电子信箱：hzszyyxh@aliyun.com
（高灵俊）

【杭州市中西医结合学会】
会　　长：徐　侃
副理事长：李小仙、张祖勇、邵征洋、袁　红、涂　晓、黄劲松、詹　强
秘 书 长：王　峻
副秘书长：冯　劼、杨伟莲、李　珍
地　　址：浙江省杭州市拱墅区环城东路208号
邮　　编：310003
电　　话：0571-56109585
电子信箱：hzszxyjhxh@163.com
（王　峻）

【杭州市针灸推拿学会】
会　　长：罗华送
副 会 长：王　健、王　斌、包烨华、潘　锋
秘 书 长：周　翔
副秘书长：刘承浩、曾友华
地　　址：浙江省杭州市上城区环丁路1630号
邮　　编：310044
电　　话：0571-88950158
电子信箱：hzszjtnxh888@163.com
（周　翔）

【杭州市民间中医药发展促进会】
理 事 长：陈志道
副理事长：童蒙应、郎　闯、周　辉、王来法、柳　杨、申屠银洪、马　红、詹振宇、孙彩珍、周丽俊、周国宏、戚行方
秘 书 长：郎　闯（兼）
副秘书长：郭　军
地　　址：浙江省杭州市拱墅区环城东路305号
邮　　编：310003
电　　话：0571-85193522
电子信箱：89236883@qq.com
（陈志道）

37. 济南市

【济南中医药学会】
理 事 长：贾如意
副理事长：朱茂松、陈树泉、刁兴涛、韩会萍、孟庆传、牛　俐、王建民、张　磊、张宝峰
秘 书 长：陈丽霞
副秘书长：孙晓娜
地　　址：山东省济南市共青团路76号
邮　　编：250012
电　　话：0531-86193188
电子信箱：jnzyyxh0823@163.com
（孙晓娜）

【济南针灸学会】
会　　长：郭立华
副 会 长：马玉侠、张洪星、罗广生、魏　林、赵中华、刘英才
秘 书 长：万红棉
副秘书长：（暂缺）
地　　址：山东省济南市共青团路76号
邮　　编：250012
电　　话：0531-86193336
电子信箱：wanhmian@163.com
（万红棉）

38. 武汉市

【武汉市中医药学会】
会　　长：郑承红

副 会 长：王　雷、孔明望、涂胜豪、范　恒、王小琴、王桂平、谢沛霖
秘 书 长：王　雷
副秘书长：（暂缺）
地　　址：湖北省武汉市江岸区胜利街 155 号
邮　　编：430000
电　　话：027－82862068
电子信箱：whzyyxh@163. com

（梅喆文）

39. 广州市

【广州市中医药学会】
会　　长：祝维峰
副 会 长：冯崇廉、郝建军
秘 书 长：冯崇廉（兼）
副秘书长：王树玲、魏丹蕾
地　　址：广东省广州市越秀区文德南路厂后街 14 号 202－204 室
邮　　编：510115
电　　话：020－81226220
电子信箱：gzszyyxh@qq. com

（周毅业）

40. 成都市

【成都中医药学会】
会　　长：谢春光
副 会 长：张勤修、刘友平、刘　耀、谭天林、陈小维、杨向东、邹开华、高　巍、徐晏玲、庄光彤、刘志辉、乐劲涛、李晓鲁、孟向超、熊茂德
秘 书 长：龚怀宇
副秘书长：赵晓红、陈小朝、杨　川、王忠洪
地　　址：四川省成都市青羊区贝森南路 18 号
邮　　编：610091
电　　话：028－81716845
网　　址：www. cdsyxxxs. org. cn/ykxh. do? lmbh = 67&lmmc = hb－zo1qjY_ NBPMOaFPob-DtOxhqV5jN6d
电子信箱：cdzyxh369@163. com

（徐　萍）

【成都中西医结合学会】
理 事 长：赵　聪
副理事长：张勤修、何成诗、陆志明、何恒胜、夏　庆、傅文斌、邓发斌、池雷霆、陈　敏
秘 书 长：朱勤毅
副秘书长：侯天舒、王忠洪
地　　址：四川省成都市青羊区贝森南路 18 号
邮　　编：610091
电　　话：028－81710270
网　　址：www. cdsyxxxs. org. cn/ykxh. do? lmbh = 69&lmmc = hb－zo1qjY_ NxtNwBJpvKjI6cCZ9XMWO10NPX3R3vjyY
电子信箱：cdzxyjhxh@163. com

（徐　萍）

41. 西安市

【西安市中医学会】
会　　长：赵　锋
副 会 长：李　锋、梁靖华、崔超望、童嘉龙、孙银娣、刘永惠、梁君昭、王　勇
秘 书 长：梁君昭（兼）
副秘书长：曹建华
地　　址：陕西省西安市未央区凤城八路 69 号
邮　　编：710021
电　　话：029－89629105
电子信箱：1551968078@qq. com

（梁君昭）

【西安市中西医结合学会】
会　　长：张新昀
副 会 长：虎　威、周劲松、郭雅玲、宋虎杰、王晓燕、职利琴、孙万森、任秦有、张　琳
秘 书 长：张巧娟
副秘书长：张　洁
地　　址：陕西省西安市莲湖区西关正街 112 号
邮　　编：710082
电　　话：029－84696445
电子信箱：xaszxyjhxh@163. com

（张　洁）

【西安市针灸学会】
会　　长：安军明
副 会 长：张福会、薛　辉、黄丽萍、殷继超、董联合、任媛媛
秘 书 长：赵卫锋
副秘书长：陆　鹤
地　　址：陕西省西安市未央区凤城八路 69 号
邮　　编：710021
电　　话：029－89626330，13060393925
电子信箱：15934801618@163. com

（赵卫锋）

42. 大连市

【大连市中医药学会】
会　　长：李吉彦
副 会 长：王红梅、孙　明、杜红旭、李　戈、廉治军
秘 书 长：封　硕
副秘书长：（暂缺）
地　　址：辽宁省大连市中山区解放路 321 号
邮　　编：116001
电　　话：0411－82031365
电子信箱：dlszyyxh@163. com

（封　硕）

43. 宁波市

【宁波市中医药学会】
会　　长：崔　云
副 会 长：水黎明、马伟明、林吉品、陈建明、钟光辉、徐伟民、董幼祺、蒋杰峰
秘 书 长：钟光辉（兼）
副秘书长：张可可、朱可奇、余　静
地　　址：浙江省宁波市丽园北路 819 号
邮　　编：315012
电　　话：0574－87089012
电子信箱：nbszyy@sina. com

（夏梦雪）

【宁波市中西医结合学会】
会　　长：周文华
副 会 长：叶　孟、朱　绥、陈雪琴、周新华、赵珊琼、俞万钧
秘 书 长：张亚海
副秘书长：陈为升
地　　址：浙江省宁波市海曙区西北街 42 号
邮　　编：315010
电　　话：0574－87287745
电子信箱：nbcim6@163. com

（魏琦琪）

44. 厦门市

【厦门市中医药学会】

会　　长：耿学斯

副 会 长：王彦晖、朱明国、陈少玫、陈学勤、陈洪涛、饶线明、黄献钟、黄源鹏、墙世发

秘 书 长：章　亭

副秘书长：郑惠新

地　　址：福建省厦门市思明区莲花南路10号

邮　　编：361009

电　　话：0592－2110733

电子信箱：y2058094@126.com

（刘　婧、吴康妮）

【厦门市中西医结合学会】

会　　长：高树彬

副 会 长：黄亦琦、于　杰、钱林超、牛建军、李卫华、许树根

秘 书 长：谢剑灵

副秘书长：黄　翔、陈　健、谢永丹

地　　址：福建省厦门市思明区莲花南路10号

邮　　编：361009

电　　话：0592－2029621

电子信箱：y2058094@126.com

（刘　婧、吴康妮）

【厦门市针灸学会】

会　　长：周然宓

副 会 长：谢俊杰、赵银龙、万文蓉、钱小燕、李　月

秘 书 长：张　卫

副秘书长：郑君圣、洪文新、林松青

地　　址：福建省厦门市思明区莲花南路10号

邮　　编：361009

电　　话：0592－2058094

电子信箱：y2058094@126.com

（刘　婧、吴康妮）

45. 青岛市

【青岛市中医药学会】

会　　长：赵国磊

副 会 长：池一凡、丁文龙、汪运富、郭云良、唐　明、卢彦敏、赵成欣、虞江灏

秘 书 长：张　伟

副秘书长：汪运富、王　莉、尹爱兵、綦　斐、刘思伟

地　　址：山东省青岛市人民路4号

邮　　编：266033

电　　话：0532－83777576

电子信箱：haicixuehuiban@126.com

（孙　宇）

【青岛市中西医结合学会】

会　　长：池一凡

副 会 长：丁文龙、唐　明、段海平、曲松本、颜晓波、袁　超、王　莉

秘 书 长：王　莉（兼）

副秘书长：李　捷

地　　址：山东省青岛市人民路4号

邮　　编：266033

电　　话：0532－83777576

电子信箱：haicixuehuiban@126.com

（孙　宇）

【青岛市针灸学会】

会　　长：唐　明

副 会 长：戴淑青、苏　莉、祝明浩、高　霞、王环仁

秘 书 长：孙　炜

地　　址：山东省青岛市人民路4号

邮　　编：266033

电　　话：0532－83777576

电子信箱：haicixuehuiban@126.com

（孙　宇）

【青岛市药膳研究会】

会　　长：朱维平

副 会 长：郭旭先、李兆新、杨　岩、刘晨光

秘 书 长：张云丽

地　　址：山东省青岛市人民路4号

邮　　编：266033

电　　话：0532－83777123

电子信箱：yanghong916@163.com

（孙　宇）

46. 深圳市

【深圳市中医药学会】

会　　长：李顺民

副 会 长：宁　艳、朱美玲、吴红彦、张天奉、张炜宁、张　烨、李一兵、李一明、李佑生、李保林、李惠林、肖　军、周大桥、胡世平、詹喜丰

秘 书 长：李惠林（兼）

副秘书长：彭立生、皮　敏、刘若缨、李忠新、王怡文

地　　址：广东省深圳市福田区福华路1号市中医院4栋203室

邮　　编：518033

电　　话：0755－88297504

电子信箱：sztcmh@163.com

（李忠新）

【深圳市中西医结合学会】

会　　长：聂国辉

副 会 长：吴正治、刘立昌、朱美玲、梁　真、童光东、刘映霞、张炜宁

秘 书 长：刘立昌（兼）

副秘书长：朱　炎、张永锋、金　宇

地　　址：广东省深圳市笋岗西路3002号深圳市第二人民医院内

邮　　编：518000

电　　话：0755－83366388

电子信箱：szszxyjhxh@163.com

（田　欢）

【深圳市针灸学会】

会　　长：杨卓欣

副 会 长：于海波、金远林、罗　燕、俞剑虹、冯　军、徐　佳、罗玳红、秦少福、鲍圣涌、陈尚杰

秘 书 长：皮　敏

副秘书长：刘远声、缑燕华、周　鹏

地　　址：广东省深圳市福田区福华路1号

邮　　编：518000

电　　话：0755－82771576

电子信箱：szaamzyy@163.com

（杨　颖）

【深圳市中医药健康服务协会】

会　　长：李惠林

副 会 长：王怡文、任连军、吴红彦、李一兵、周　鹏、罗江萍、郝效赟、龚春柱、詹喜丰、潘晓明

秘 书 长：王怡文（兼）

副秘书长：刘德亮、张黎群、楚淑芳

地　　址：广东省深圳市福田区园岭一街1号红荔邮政局

综合楼4楼
邮　　编：518028
电　　话：0755－25112192
电子信箱：sztcmhsa@163.com
（陈文睿）

【深圳市老中医协会】
会　　长：宋　钢
副 会 长：朱锦善、武　涛、彭尧书、魏金声、杨一松、陈加颖、史鉴欧、丘培明、杨有恒、任岩东
秘 书 长：武　涛（兼）
地　　址：广东省深圳市福田区深南中路竹子林求是大厦裙楼401
邮　　编：518040
电　　话：0755－82752700
网　　址：www.guoyi5000.com
电子信箱：szguoyi01@163.com
（朱碧云）

【深圳市按摩师协会】
会　　长：夏俊杰
副 会 长：陈小砖、张　军、邱建文、万力生、尹建平、俞剑虹、盛鹏杰、尚鸿生、金　辉、程肖芳、张　谦、焦建凯
秘 书 长：刘　东
地　　址：广东省深圳市罗湖区田贝一路21号1栋316
邮　　编：518020
电　　话：0755－82227257
电子信箱：3465881268@qq.com
（刘　东）

【深圳市中医经方协会】
会　　长：姜宗瑞
副 会 长：李一明、温天燕、郑国平、罗爱华、白　宏、颜彪华、黎德育、曹田梅、谭文光、陈德宁
秘 书 长：李新朝
副秘书长：曾伟坚
地　　址：广东省深圳市龙岗区南湾街道平李大道金科路金积嘉科技园1号6楼A区－1A室
邮　　编：518116
电　　话：0755－28377656
电子信箱：szszyjfxh@163.com
（王福磊）

【深圳市颐仁中医基金会】
会　　长：孔　飙
副 会 长：夏国新
秘 书 长：周晓宇
副秘书长：关　欣
地　　址：广东省深圳市福田区天安数码城创新科技广场A座1803室
邮　　编：518042
电　　话：0755－26903585
电子信箱：yirenzhongyi@163.com
（关　欣）

【深圳市宝安中医药基金会】
理 事 长：陈广源
副理事长：黄耀文、姚如忠、杨海栋
秘 书 长：（暂缺）
副秘书长：徐锦梅
地　　址：广东省深圳市宝安区创业一路1号宝安区政府办公大楼566室、568室
邮　　编：518000
电　　话：0755－29996932
网　　址：www.batcmdf.com
电子信箱：bazyyfzjjh@163.com
（徐锦梅）

【深圳市守正创新中医药发展基金会】
理 事 长：蔡　凡
副理事长：李　莉
秘 书 长：刘世敏
副秘书长：谢　琦
地　　址：广东省深圳市福田区红荔路1001号青少年活动中心小区4栋5楼506室
邮　　编：518000
电　　话：18676796776
电子信箱：1014522597@qq.com
（马建军）

【郭春园中医药发展基金会】
理 事 长：关晓印
副理事长：李忠新
秘 书 长：刘画敏
副秘书长：（暂缺）
地　　址：广东省深圳市坪山区坪山大道6100号
邮　　编：518000
电　　话：0755－23379102
电子信箱：18215519753@163.com
（杨　敏）

机构与人物

一、管理机构

【国家中医药管理局】

行政编制117名（含两委人员编制1名、援派机动编制2名、离退休干部工作人员编制3名）。共设8个内设机构，分别为：综合司、人事教育司、规划财务司、政策法规与监督司、医政司、中西医结合与少数民族医药司、科技司（中药创新与发展司）、国际合作司（港澳台办公室），另设机关党委。

【国家中医药管理局直属单位】

◆ **中国中医科学院（中国中医药国际合作中心）**

地　　址：北京市东城区东直门内南小街16号
邮　　编：100700
电　　话：010－64014356
传　　真：010－64007743
电子信箱：kxyyzb@163.com
网　　址：www.cacms.ac.cn
机构概况：根据《中共国家中医药管理局党组关于做好规范中国中医药国际合作中心机构设置后有关工作的通知》（国中医药党〔2022〕67号），中国中医药国际合作中心牌子回归中国中医科学院。中国中医科学院（中国中医药国际合作中心）内设党委办公室（国家中医药管理局业务主管社会组织党委办公室）、院长办公室、人事处（博士后管理办公室）、纪检监察处、党委组织部、科研管理处、医院管理处［乡村振兴（对口支援）领导小组办公室］、教育管理处、学术管理处、新闻宣传中心、国际合作处、计划财务处（财务结算中心）、审计处、行政保卫处、基本建设处、离退休干部管理处、产业管理处、工会、团委、信息管理中心、后勤服务中心、中医药防治艾滋病研究中心、中医药发展研究中心。所属机构中，法人机构（二级事业单位）包括中药研究所、针灸研究所（针灸医院）、中医基础理论研究所、中医药信息研究所、中国医史文献研究所、中医临床基础医学研究所（中医药标准研究中心）、医学实验中心、西苑医院（心血管病研究所、老年医学研究所）、广安门医院（肿瘤研究所）、望京医院（骨伤科研究所）、眼科医院（眼科研究所）、研究生院、中医药健康产业研究所。非法人机构包括中国中医药循证医学中心（挂靠中医临床基础医学研究所）、中药资源中心（挂靠中药研究所）、青蒿素研究中心（挂靠中药研究所）、中医药数据中心（挂靠中医药信息研究所）。院本部直属机构包括中医药科技合作中心、中医门诊部（培训中心）、中医杂志社、中医古籍出版社。挂靠单位包括中国针灸学会、中国中西医结合学会、世界针灸学会联合会。2022年财政补助事业编制4635名。截至2022年12月，实有在职人员6760名。

◆ **中华中医药学会**

地　　址：北京市朝阳区樱花园东街甲4号
邮　　编：100029
电　　话：010－64205897
传　　真：010－64218316
电子信箱：cacmbgs@163.com
网　　址：www.cacm.org.cn
机构概况：内设办公室（人事处、党办、纪检监察办公室）、学术部、师承继教部、科学普及部、国际交流部、科技评审部、标准化办公室（研究与评价办公室）、信息部（期刊管理办公室）、会员服务部、财务部、后勤保卫部，事业编制27名。设秘书长1名、副秘书长3名、正副主任职数11名。截至2022年12月，实有在职人员51名。

◆ **《中国中医药报》社有限公司**

地　　址：北京市朝阳区北沙滩甲4号
邮　　编：100192
电　　话：010－84249009（总机）/64854537
传　　真：010－64854537
电子信箱：cntcmbgs@163.com
网　　址：www.cntcm.com.cn
机构概况：内设办公室、党总支办公室（纪检监察室）、财务部、通联发行部、新闻部、专刊部、新闻研究室、新媒体部、照排中心、《中医健康养生》杂志社、经营中心、文化传播中心、品牌项目部。截至2022年12月，报社有领导班子成员4名，其中总编辑、监事1名，副总编辑1名，副经理2名；有中层干部8名；实有在职人员75名。

◆ **中国中医药出版社有限公司**

地　　址：北京市经济技术开发区（亦庄）科创十三街31号院二区壹中心8号楼
邮　　编：100176
电　　话：010－64405719
传　　真：010－64405721
网　　址：www.cptcm.com
机构概况：内设经理办公室（董事会办公室、网信办）、人力资源部、党总支办公室、纪检监察室、财务部、内部控制与审计部、总编办公室、发行部、出版部、市场部、教材中心、学术图书编辑部、考试图书编辑部、文化科普图书编辑部、古典医籍编辑部、中医师承编辑部、期刊编辑部、数字出版中心。另设国家中医药管理局中医药文化建设与科学普及专家委员会办公室、国家中医药管理局教材办公室、全国高等中医药教材建设专家指导委员会办公室、全国高等中医药教材建设研究会秘书处。截至2022年12月，实有在职人员144名。

◆ **中国中医药科技发展中心（国家中医药管理局人才交流中心）**

地　　址：北京市朝阳区幸福一村55号
邮　　编：100027
电　　话：010－64175372
传　　真：010－64175372
电子信箱：office@tcm.cn
网　　址：www.cstdccm.cn
机构概况：根据《中央机构编制委员会办公室关于设立中国中医药科技发展中心等事项的批复》（中编办复字〔2020〕38号），成立中国中医药科技发展中心（国家中医药管理局人才交流中心），为副局级公益二类事业单位，核定财政补助事业编制60名。内设党政办公室、人事处、财务审计处、规划与平台处、科技评价处、成果推广处、人才发展处、人才服务处、中药产业处、健康促进处和医疗创新处。截至2022年12月，实有在职人员35名。

◆ 国家中医药博物馆

地　　址：北京市朝阳区幸福一村55号
邮　　编：100027
电　　话：010－64172340
传　　真：010－64175140
电子信箱：zyybwg@126.com
机构概况：根据《中央机构编制委员会办公室关于设立中国中医药科技发展中心等事项的批复》（中编办复字〔2020〕38号），设立国家中医药博物馆，为副局级公益一类事业单位，由国家中医药管理局管理。内设党政办公室、人事处、财务审计处、行政基建处、藏品管理部、展览策划部、研究部、文创事业部、社会教育部、信息数据部。核定财政补助事业编制55名。截至2022年12月，实有在职人员26名。

◆ 国家中医药管理局监测统计中心

地　　址：北京市朝阳区幸福一村55号2－3号楼
邮　　编：100027
电　　话：010－64160550
传　　真：010－64175818
电子信箱：jctjzx2021@126.com
网　　址：www.msrcsatcm.org.cn
机构概况：根据《中央机构编制委员会办公室关于设立中国中医药科技发展中心等事项的批复》（中编办复字〔2020〕38号），设立国家中医药管理局监测统计中心，副局级公益一类事业单位，由国家中医药管理局管理。内设党政办公室、人事处、财务审计处、战略规划处（政策研究处）、综合统计处（专项调查处）、信息化建设处、医疗服务评价处（健康医疗大数据处）、项目监管处，财政补助事业编制70名。设主任1名、副主任3名、正副处长职数28名。截至2022年12月，实有在职人员33名。

◆ 国家中医药管理局中医师资格认证中心（国家中医药管理局职业技能鉴定指导中心）

地　　址：北京市西城区北三环中路3号1幢2层
邮　　编：100029
电　　话：010－62062243
传　　真：010－62062877
电子信箱：tcmtest@163.com
网　　址：www.tcmtest.org.cn
机构概况：根据中央机构编制委员会办公室《关于撤销中医药信息统计中心成立中医师资格认证中心的批复》（中编办字〔2000〕119号），成立国家中医药管理局中医师资格认证中心，为国家中医药管理局直属副局级公益二类事业单位。根据中央机构编制委员会办公室《关于国家中医药管理局中医师资格认证中心加挂牌子的批复》（中央编办复字〔2007〕26号），认证中心加挂国家中医药管理局职业技能鉴定指导中心牌子。根据《中央机构编制委员会办公室关于国家中医药管理局中医师资格认证中心等事业单位编制调整的批复》（中编办复字〔2022〕165号），核定认证中心财政补助事业编制50名。内设综合处（下设财务室）、医师资格考试一处、医师资格考试二处、技术资格考试处、职业技能鉴定一处、职业技能鉴定二处、信息统计处。截至2022年12月，实有在职人员22名。

◆ 国家中医药管理局机关服务中心

地　　址：北京市东城区工体西路1号
邮　　编：100027
电　　话：010－59957807
传　　真：010－59957776
机构概况：国家中医药管理局机关服务中心经中央机构编制委员会批准（中编办〔1994〕112号），成立于1994年，为国家中医药管理局直属副局级事业单位，实行差额预算管理，具有事业法人资格。内设综合处、人事处、财务与资产管理处、物业处、节能处、外事项目处、网络安全与信息化处。截至2022年12月，中心领导班子职数4名（其中主任1名、副主任3名），处级机构设置7个，实有在职职工57名。

【地方中医药管理部门】

◆ 北京市中医管理局

地　　址：北京市西城区枣林前街70号
邮　　编：100053
网　　址：www.bjtcm.gov.cn
机构概况：北京市中医管理局设办公室、医政处（基层卫生处）、科教处、规划财务处4个内设机构，行政编制30名，其中局长1名、副局长2名。截至2022年12月，实有在职人员28名，其中副局级3名、正处级5名（含非领导职务）、副处级12名（含非领导职务）、科级及以下8名。

◆ 天津市中医药管理局

地　　址：天津市和平区贵州路94号
邮　　编：300070
电　　话：022－23337688/23337686
传　　真：022－23337651
电子信箱：swjwzyc@tj.gov.cn
网　　址：www.tjwsj.gov.cn
机构概况：天津市中医药管理局有天津市编制委员会办公室批准的正式编制名额10名，内设中医处。截至2022年12月，实有正处级1名、副处级1名、四级调研员1名、二级主任科员5名、三级主任科员1名、试用期干部1名。

◆ 河北省中医药管理局

地　　址：河北省石家庄市合作路42号
邮　　编：050051
电　　话：0311－66165525
传　　真：0311－66165525
电子信箱：zhongyijuzonghe@hebwsjkxx.com
机构概况：根据《中共河北省委办公厅　河北省人民政府办公厅关于印发〈河北省中医药管理局职能配置内设机构和人员编制规定〉的通知》（冀办字〔2018〕105号），设立河北省中医药管理局，副厅级，由河北省卫生健康委员会管理。河北省中医药管理局设综合处、中医处、中药处、法规监督处，行政编制19名。设局长1名、副局长3名、正副处长职数8名。截至2022年12月，实有在职人员16名，其中正处级7名、副处级2名、二级调研员1名、四级调研员1名、一级主任科员5名。

◆　山西省中医药管理局

地　　址：山西省太原市建设北路99号
邮　　编：030013
电　　话：0351－3580207
传　　真：0351－3580498
电子信箱：sxswjwzyj@163.com
网　　址：wjw.shanxi.gov.cn/lxwm
机构概况：山西省中医药管理局为山西省卫生健康委员会内设处室。截至2022年12月，实有在职人员8名，其中正处级3名（局长1名、一级调研员2名）、副处级2名、科级3名。

◆　内蒙古自治区卫生健康委员会（内蒙古自治区中医药管理局）

地　　址：内蒙古自治区呼和浩特市新华大街63号8号楼
邮　　编：010055
电　　话：0471－6946801
传　　真：0471－6946036
电子信箱：mzyyzhc_wjw@nmww.gov.cn
网　　址：www.nmgwjw.gov.cn
机构概况：根据中央机构编制委员会办公室《关于内蒙古自治区卫生健康委员会加挂内蒙古自治区中医药管理局牌子的批复》（中央编办复字〔2019〕155号），中共内蒙古自治区委员会机构编制委员会办公室印发《关于内蒙古自治区卫生健康委员会加挂内蒙古自治区中医药管理局牌子的通知》（内机编办发〔2019〕193号），内蒙古自治区卫生健康委员会加挂内蒙古自治区中医药管理局牌子。按照《内蒙古自治区党委办公厅、自治区人民政府办公厅关于印发内蒙古自治区卫生健康委员会职能配置、内设机构和人员编制规定的通知》（厅发〔2019〕30号），内蒙古自治区卫生健康委员会内设中医药（蒙医药）综合处、中医药（蒙医药）服务管理处和中医药（蒙医药）传承发展处。截至2022年12月，实有在职人员10名，其中正厅级1名、副厅级1名、正处级3名、副处级2名、科级及以下3名。

◆　辽宁省中医药管理局

地　　址：辽宁省沈阳市和平区太原北街2号
邮　　编：110001
电　　话：024－23388200
传　　真：024－23388200
电子信箱：lnzyjzhc@163.com
网　　址：wsjk.ln.gov.cn
机构概况：根据中共辽宁省委办公厅、辽宁省人民政府办公厅关于印发《辽宁省卫生健康委员会职能配置、内设机构和人员编制规定》的通知（厅秘发〔2018〕186号），设立辽宁省卫生健康委员会，加挂辽宁省中医药管理局牌子。辽宁省中医药管理局设中医药综合处、中医医疗服务处、中医药健康服务处3个内设机构，行政编制15名（不含局长）。截至2022年12月，实有在职人员15名，其中正处级8名、副处级3名、科级及以下4名。

◆　吉林省中医药管理局

地　　址：吉林省长春市立信街720号
邮　　编：130021
电　　话：0431－80782658
传　　真：0431－80782688
电子信箱：jlzyjgy@163.com
网　　址：jltcm.jl.gov.cn
机构概括：根据《吉林省人民政府关于印发〈吉林省中医药管理局主要职责、内设机构和人员编制规定〉的通知》（吉政办发〔2009〕60号），设立吉林省中医药管理局，副厅级，由吉林省卫生健康委员会管理。吉林省中医药管理局设办公室（规划财务处）、法规与监督处（行政审批办）、医政处（中西医结合和民族医药处）、科技教育处4个内设机构，另设机关党委，行政编制26名。设局长1名、副局长2名、正副处长职数8名。截至2022年12月，实有在职人员26名，其中副厅级1名、正处级9名、副处级7名、科级及以下9名。

◆　黑龙江省中医药管理局

地　　址：黑龙江省哈尔滨市香坊区中山路112号
邮　　编：150036
电　　话：0451－87300105
传　　真：0451－87300105
电子信箱：824011702@qq.com
网　　址：tcm.hlj.gov.cn
机构概况：根据《中共黑龙江省委办公厅　黑龙江省人民政府办公厅关于印发〈黑龙江省中医药管理局职能配置、内设机构和人员编制规定〉的通知》（厅字〔2019〕95号），黑龙江省中医药管理局是黑龙江省卫生健康委员会的部门管理机构，副厅级。黑龙江省中医药管理局设综合处（机关党委其办事机构与综合处合署办公）、医政处、科技教育处、规划产业处、政策法规与监督处5个内设机构，行政编制31名。设局长1名、副局长2名、正副处长职数10名。截至2022年12月，实有在职人员29名，其中正处级9名、副处级6名、科级及以下14名。

◆　上海市中医药管理局

地　　址：上海市浦东新区世博村路300号4号楼
邮　　编：200125
电　　话：021－23111111
传　　真：021－83090075
电子信箱：shzyyglc@163.com
机构概况：上海市卫生健康委员会加挂上海市中医药管理局牌子，设立中医药服务监督管理处、中医药传承发展处（中医药综合协调处），两处行政编制13名。截至2022年12月，实有在职人员13名，其中正处级2名、副处级2名、一级调研员1名、一级主任科员4名、二级主任科员3名、三级主任科员1名。

◆　江苏省中医药管理局

地　　址：江苏省南京市玄武区中央路42号

邮　　编：210008
电　　话：025－83620532
网　　址：wjw. jiangsu. gov. cn/col/col57216/index. html
机构概况：根据《江苏省委办公厅 江苏省人民政府办公厅关于印发〈江苏省卫生健康委员会职能配置、内设机构和人员编制规定〉的通知》（苏办〔2019〕59号），江苏省卫生健康委员会加挂江苏省中医药管理局牌子，为江苏省人民政府组成部门。根据职责，中医药管理工作职能主要由江苏省卫生健康委员会中医综合处、中医医政处、中医科教处承担。截至2022年12月，实有在职人员20名，其中副厅级1名、二级巡视员兼正处级1名、正处级3名、副处级3名（其中援疆1名）、一级调研员1名、二级调研员3名、二级调研员1名、四级调研员2名、一级主任科员3名、二级主任科员1名、三级主任科员1名。

◆ 浙江省中医药管理局

地　　址：浙江省杭州市拱墅区庆春路216号
邮　　编：310025
电　　话：0571－87709140
传　　真：0571－87709373
电子信箱：zjtcm@ zjwjw. gov. cn
网　　址：wsjkw. zj. gov. cn
机构概况：根据《中共浙江省委机构编制委员会关于调整省卫生健康委内设机构设置的批复》（浙编〔2021〕66号），浙江省卫生健康委员会加挂浙江省中医药管理局牌子，设立中医药综合管理处、中医药传承创新处，行政编制12名。设正、副局长各1名（兼），正副处长职数5名。截至2022年12月，实有在职人员11名，其中正处级6名、副处级2名、科级及以下3名。

◆ 安徽省中医药管理局

地　　址：安徽省合肥市包河区屯溪路435号
邮　　编：230022
电　　话：0551－62998560
传　　真：0551－62998560
电子信箱：ahszyyj@ 163. com
网　　址：www. ahtcm. ahwjw. gov. cn
机构概况：根据中共安徽省委办公厅、安徽省人民政府办公厅关于印发《安徽省卫生健康委职能配置、内设机构和人员编制规定》的通知（厅〔2018〕99号），安徽省卫生健康委是安徽省人民政府组成部门，正厅级，保留安徽省中医药管理局牌子。安徽省卫生健康委内设中医药发展处、中医药服务管理处，行政编制10名。截至2022年12月，实有在职人员8名，其中正处级2名、副处级5名、科级以下1名。

◆ 福建省中医药管理局

地　　址：福建省福州市鼓楼区鼓屏路61号
邮　　编：350003
电　　话：0591－87274537
传　　真：0591－87859750
电子信箱：fjswstzyc@ 126. com
网　　址：www. fjhfpc. gov. cn
机构概况：福建省卫生健康委员会中医药管理处加挂福建省中医药管理局牌子。截至2022年12月，实有在职人员6人，其中正处级1人、副处级1人、四级调研员3人、一级主任科员1人。

◆ 江西省中医药管理局

地　　址：江西省南昌市东湖区豫章路72号（原老省委大院内）
邮　　编：330006
电　　话：0791－86266281
传　　真：0791－86266281
电子信箱：jxzgj2012@ 163. com
网　　址：www. jxhfpc. gov. cn
机构概况：根据江西省委办公厅、江西省人民政府办公厅关于印发《江西省中医药管理局职能配置、内设机构和人员编制规定》的通知（赣厅字〔2018〕102号），设立江西省中医药管理局，副厅级，由江西省卫生健康委员会管理。江西省中医药管理局设综合处、医政处、产业促进处、科技教育处、传承创新指导处5个内设机构，行政编制28名。设局长1名、副局长2名、正副处长职数12名。截至2022年12月，实有在职人员22名，其中正厅级1名、正处级8名、副处级5名、科级及以下8名。

◆ 山东省中医药管理局

地　　址：山东省济南市燕东新路9号
邮　　编：250014
电　　话：0531－51766303
传　　真：0531－51766333
电子信箱：zyyzfc@ shandong. cn
网　　址：wsjkw. shandong. gov. cn
机构概况：根据《关于印发山东省卫生和计划生育委员会（山东省中医药管理局）主要职责内设机构和人员编制规定的通知》（鲁政办发〔2017〕18号），设立山东省卫生和计划生育委员会（山东省中医药管理局），2018年10月25日，山东省卫生健康委员会挂牌成立，更名为山东省卫生健康委员会（山东省中医药管理局）。根据中共山东省委机构编制委员会《关于加强中医药行政机构和促进单位建设有关事项的通知》（鲁编〔2020〕10号），山东省中医药管理局设中医药发展规划处、中医药政策法规处、中西医结合指导处、中医药科技教育处、中医药产业发展处5个内设机构。截至2022年12月，实有在职人员24名，其中正厅级1名、正处级5名、副处级4名、二至四级调研员及以下14名。

◆ 河南省卫生健康委员会（河南省中医管理局）

地　　址：河南省郑州市金水东路与博学路交叉口东南角
邮　　编：450046
电　　话：0371　85961312
传　　真：0371－65957134
电子信箱：zyjzhc@ 126. com
网　　址：wsjkw. henan. gov. cn/tcm/
机构概况：根据《中共河南省委办公厅 河南省人民政府办公厅关于印发河南省卫生健康委员会职能配置内设机构和人员编制规定的通知》（厅文〔2019〕22号），河南省卫生健康委员会加挂河南省中医管理局牌子，内设中医处。截至2022年12月，实有在职人员11名，其中正处级1名、三级调研员2名、科级及以下8名。

◆ 湖北省中医药管理局

地　　址：湖北省武汉市洪山区卓刀泉北路39号
邮　　编：430079
电　　话：027-87366423
传　　真：027-87710423
电子信箱：hbzyyglj@163.com
网　　址：wjw.hubei.gov.cn
机构概况：内设中医药综合处、中医药医政管理处，行政编制10人。截至2022年12月，实有在职人员10名，其中正处级4名、副处级2名、科级及以下4名。

◆ 湖南省中医药管理局

地　　址：湖南省长沙市开福区湘雅路30号
邮　　编：410000
电　　话：0731-84828512
传　　真：0731-84822038
电子信箱：zhc8512@126.com
网　　址：tcm.hunan.gov.cn
机构概况：根据《中共中央办公厅 国务院办公厅关于印发〈湖南省机构改革方案〉的通知》（厅字〔2018〕113号）、《中共湖南省委机构编制委员会办公室关于湖南省中医药管理局机构编制调整的通知》（湘编办发〔2019〕5号）文件要求，湖南省中医药管理局内设规划综合处、医政医管处、中药发展处、科技教育处，行政编制23名。设局长1名、副局长2名、正副处长8名。截至2022年12月，实有在职人员20名，其中副厅级1名、正处级6名、副处级4名、四级调研员1名、科级及以下8名。

◆ 广东省中医药局

地　　址：广东省广州市越秀区东风中路483号24楼粤财大厦
邮　　编：510045
电　　话：020-83848486
传　　真：020-83814580
电子信箱：gdszyyj001@gd.gov.cn
网　　址：szyyj.gd.gov.cn
机构概况：根据《中共广东省委 广东省人民政府关于印发〈广东省人民政府机构改革方案〉的通知》（粤发〔2009〕8号）设立广东省中医药局，副厅级，由广东省卫生健康委员会管理。内设办公室（与机关党委合署）、规划财务处（人事处）、医政处、科技教育处，行政编制30名。设局长1名、副局长2名、正副处长职数9名。截至2022年12月，实有在职人员30名，其中副厅级1名、正处级14名、副处级6名、科级及以下9名。原编制内有后勤服务人员2名。

◆ 广西壮族自治区中医药管理局

地　　址：广西壮族自治区南宁市青秀区桃源路35号
邮　　编：530012
电　　话：0771-2448582
传　　真：0771-2869657
电子信箱：jbgs@wsjkw.gxzf.gov.cn
网　　址：zyyj.gxzf.gov.cn
机构概况：根据《广西壮族自治区中医药管理局职能配置、内设机构和人员编制规定》（厅发〔2019〕30号），设立广西壮族自治区中医药管理局，副厅级，由广西壮族自治区卫生健康委员会管理。内设办公室、规划产业处、政策法规与监督处、医政处、科技教育处，行政编制23名。设局长1名、副局长2名、正副处长职数10名。截至2022年12月，实有在职人员23名，其中副厅级1名、二级巡视员1名、正处级6名、副处级7名、科级及以下8名。

◆ 海南省中医药管理局

地　　址：海南省海口市美兰区海府路38号
邮　　编：570203
电　　话：0898-65350509
传　　真：0898-65388337
电子信箱：hnszyyglj@hainan.gov.cn
机构概况：海南省中医药管理局由海南省卫生健康委员会管理，行政编制6名。设局长1名、常务副局长1名。截至2022年12月，实有在职人员6名，其中正处级3名、副处级1名、科级及以下2名。

◆ 重庆市卫生健康委员会（重庆市中医管理局）

地　　址：重庆市渝北区旗龙路6号
邮　　编：401147
电　　话：023-67705034
传　　真：023-67705034
电子信箱：67706807@163.com
网　　址：wsjkw.cq.gov.cn
机构概况：根据《中共重庆市委办公厅 重庆市人民政府办公厅关于印发〈重庆市卫生健康委员会职能配置、内设机构和人员编制规定〉的通知》（渝委办发〔2019〕30号），设立重庆市卫生健康委员会，加挂重庆市中医管理局牌子，正局级。内设中医综合处、中医医政处，行政编制11名。设局长1名、副局长1名、正副处长4名（正副局长不占用行政编制）。截至2022年12月，实有在职人员13名，其中正厅级1名、副厅级1名、正处级2名、副处级2名、一级调研员2名、三级调研员1名、科级及以下4名。

◆ 四川省中医药管理局

地　　址：四川省成都市锦江区太升南路155号
邮　　编：610020
电　　话：028-86523301/86523002
传　　真：028-86625761
网　　址：sctcm.sc.gov.cn
机构概况：根据《四川省人民政府办公厅关于印发四川省中医药管理局主要职责内设机构和人员编制规定的通知》（川办发〔2010〕43号），设立四川省中医药管理局，副厅级，为四川省卫生健康委员会管理的行政机构。设办公室、规划财务处、医政处（民族医药与基层中医处）、科技产业处、人事教育处、政策法规处（行政审批处）、对外合作处7个内设机构，设置中共四川省中医药管理局机关委员会办公室1个，行政编制59名。设局长1名、副局长2名、机关党委书记1名、正副处长职数17名（含机关党办主任1名）。截至2022年12月，实有在职人员78名，其中正厅级1名、副厅级1名、正处级10名、副处级2名、一至四级调研员26名、科级及以下

35 名、机关工勤 3 名。

◆ 贵州省中医药管理局

地　　址：贵州省贵阳市云岩区中华北路 242 号省政府大院 7 号楼
邮　　编：550004
电　　话：0851－86827117
传　　真：0851－86827117
电子信箱：gzszyyjzhc@163.com
网　　址：atcm.guizhou.gov.cn
机构概况：根据《中共贵州省委办公厅　贵州省人民政府办公厅关于印发〈贵州省中医药管理局职能配置、内设机构和人员编制规定〉的通知》（黔委厅字〔2018〕104 号），设立贵州省中医药管理局，副厅级，由贵州省卫生健康委员会管理。设综合处、医政处、科教处、规划财务与信息化处、政策法规与监督处，行政编制 25 名。设局长 1 名、副局长 2 名、正副处长职数 8 名。截至 2022 年 12 月，实有在职人员 22 名，其中正处级（含调研员）7 名、副处级（含调研员）8 名、科级及以下 7 名。

◆ 云南省中医药管理局

地　　址：云南省昆明市国贸路 309 号政通大厦
邮　　编：650200
电　　话：0871－67195137
传　　真：0871－67195137
电子信箱：ynwstzyc@126.com
网　　址：ynswsjkw.yn.gov.cn
机构概况：根据《云南省卫生健康委员会职能配置、内设机构和人员编制规定》（云厅字〔2018〕91 号），云南省卫生健康委员会加挂云南省中医药管理局牌子，正厅级。云南省中医药管理局设中医医疗管理处、中医发展处、中医综合处，行政编制 17 名。设局长 1 名、副局长 1 名、正副处长职数 7 名、正处级监察员 1 名。截至 2022 年 12 月，实有在职人员 14 名，其中正处级 3 名（含监察员 1 名）、副处级 4 名、科级及其他 7 名。

◆ 西藏自治区藏医药管理局

地　　址：西藏自治区拉萨市城关区罗布林卡南路 2 号
邮　　编：850000
电　　话：0891－6289582
传　　真：0891－6289582
网　　址：zyyglj@163.com
机构概况：根据中共西藏自治区委员会办公厅、西藏自治区人民政府办公厅关于印发《西藏自治区卫生健康委员会职能配置、内设机构和人员编制规定的通知》（藏委厅〔2019〕48 号），西藏自治区卫生健康委员会内设西藏自治区藏医药管理局，正处级。截至 2022 年 12 月，实有在职人员 5 名，其中正处级 2 名、副处级 1 名、三级调研员 1 名、科级 1 名。

◆ 陕西省中医药管理局

地　　址：陕西省西安市莲湖路 112 号
邮　　编：710003
电　　话：029－89620688
传　　真：029－87345442
电子信箱：sxszyyglj@shaanxi.gov.cn
网　　址：atcm.shaanxi.gov.cn
机构概况：根据《中共陕西省委办公厅　陕西省人民政府办公厅关于印发〈陕西省中医药管理局职能配置内设机构和人员编制规定〉的通知》（陕办字〔2018〕128 号），设立陕西省中医药管理局，副厅级，由陕西省卫生健康委员会管理。设综合处、医政医管与教育处、科技与产业发展处，行政编制 18 名。设局长 1 名、副局长 2 名、处级领导职数 6 名。截至 2022 年 12 月，实有在职人员 18 名，其中副厅级 1 名、正处级 6 名、副处级 6 名、科级 5 名。

◆ 甘肃省中医药管理局

地　　址：甘肃省兰州市白银路 220 号
邮　　编：730030
电　　话：0931－4818133
传　　真：0931－4818135
电子信箱：727338654@qq.com
机构概况：由甘肃省编制委员会办公室批准在甘肃省卫生健康委员会加挂甘肃省中医药管理局牌子。在甘肃省卫生健康委员会设置中医药一处、中医药二处 2 个中医药管理处室。截至 2022 年 12 月，实有副厅级人员 1 名，两处（不包含局长）共有在职人员 13 名，其中正处级 5 名、副处级 5 名、科级及以下 3 名。

◆ 青海省中藏医药管理局

地　　址：青海省西宁市城西区西山一巷 5 号
邮　　编：810008
电　　话：0971－8244247
传　　真：0971－8232347
电子信箱：qhszzyyglj@126.com
网　　址：wsjkw.qinghai.gov.cn/ywgl/zzyyglj/index.html
机构概况：根据中共青海省委办公厅、青海省人民政府办公厅《关于印发〈青海省卫生健康委员会职能配置内设机构和人员编制规定〉的通知》（青办发〔2018〕68 号），设立青海省中藏医药管理局，正县级，由青海省卫生健康委员会管理，行政编制 5 名。截至 2022 年 12 月，实有在职人员 5 名，其中正处级 1 名、副处级 3 名、科级及以下 1 名。

◆ 宁夏回族自治区中医药管理局

地　　址：宁夏回族自治区银川市金凤区凤悦路 159 号
邮　　编：750011
电　　话：0951－5022124/5054134/5054131
传　　真：0951－5022124/5054131
电子信箱：zyyglc326@163.com
网　　址：wsjkw.nx.gov.cn
机构概况：2018 年 10 月，宁夏回族自治区卫生健康委员会成立，加挂宁夏回族自治区中医药管理局牌子。宁夏回族自治区卫生健康委员会内设中医药管理处，行政编制 6 名，设正处级领导职数 1 名、副处级领导职数 2 名。截至 2022 年 12 月，实有在职人员 6 名，其中正处级 1 名、副处级 3 名、科级 2 人。

◆ 新疆维吾尔自治区卫生健康委员会

地　　址：新疆维吾尔自治区乌鲁木齐市天山区龙泉街 191 号
邮　　编：830001
电　　话：0991－8500027
传　　真：0991－8560415

网　　址：www. xjhfpc. gov. cn
机构概况：根据《新疆维吾尔自治区党委办公厅　自治区人民政府办公厅关于印发〈新疆维吾尔自治区卫生健康委员会职能配置、内设机构和人员编制规定〉的通知》（新党厅字〔2018〕161号）内容，新疆维吾尔自治区卫生健康委员会内设22个处室，中医药管理处为内设处室之一。现行政编制167名。截至2022年12月，中医药管理处实有在职人员11名，其中二级巡视员1名、正处级2名、副处级4名、科级及以下4名。

◆　新疆生产建设兵团卫生健康委员会

地　　址：新疆维吾尔自治区乌鲁木齐市天山区光明路196号
邮　　编：830002
电　　话：0991－2890326
传　　真：0991－2899235
电子信箱：xjbtyzc@163. com
网　　址：www. xjbt. gov. cn
机构概况：内设医政医管处（含科教处、药政处、中医药管理处），行政编制7名。截至2022年12月，实有在职人员6名，其中正处级2名（含监察专员1名）、科级4名。

◆　沈阳市卫生健康委员会

地　　址：辽宁省沈阳市和平区北七马路13号
邮　　编：110001
电　　话：024－23412357/23830962
传　　真：024－82616332/23418319
电子信箱：syzyglj@126. com
机构概况：根据中共沈阳市委办公室、沈阳市人民政府办公室《关于印发〈沈阳市卫生健康委员会职能配置、内设机构和人员编制规定〉的通知》（室秘发〔2019〕52号），在沈阳市卫生健康委员会设置中医综合医疗服务处、中医药健康服务处2个内设机构，行政编制9名，其中正处级2名、副处级1名。截至2022年12月，实有在职人员6名，其中正处级2名、二级调研员1名、三级调研员2名、科级1名。

◆　长春市中医药管理局

地　　址：吉林省长春市东南湖大路1281号
邮　　编：130033
电　　话：0431－84692077/84692058
传　　真：0431－84692077
电子信箱：ccswsjzyc@163. com
机构概况：根据《中共吉林省委办公厅　吉林省人民政府办公厅关于印发〈长春市机构改革方案〉的通知》（吉厅字〔2018〕118号），设立长春市卫生健康委员会，正局级，加挂长春市中医药管理局牌子。截至2022年12月，实有在职人员5名，其中副厅级1名、正处级1名、调研员2名、科级及以下1名。

◆　哈尔滨市卫生健康委员会

地　　址：黑龙江省哈尔滨市松北区世纪大道1号
邮　　编：150021
电　　话：0451－84664507
传　　真：0451－84664507
电子信箱：hzyycyc@126. com
网　　址：xxgk. harbin. gov. cn/col/col11584/index. html
机构概况：根据《哈尔滨市卫生健康委员会职能配置、内设机构和人员编制规定》（哈厅字〔2019〕54号），哈尔滨市卫生健康委员会设中医综合医疗处、中医药健康产业处2个中医药管理机构，行政编制5名。截至2022年12月，实有在职人员5名，其中正处级1名、副处级3名、科级1名。

◆　南京市卫生健康委员会

地　　址：江苏省南京市建邺区江东中路265号
邮　　编：210019
电　　话：025－68787811
传　　真：025－68787811
网　　址：www. njh. gov. cn
机构概况：南京市卫生健康委员会内设中医处。截至2022年12月，实有在职人员4名，其中正处级1名、副处级1名、三级调研员1名、四级调研员1名。

◆　杭州市卫生健康委员会

地　　址：浙江省杭州市解放东路18号市民中心D座
邮　　编：310016
电　　话：0571－85255372
传　　真：0571－85255375
电子信箱：hzwsjzyc@163. com
网　　址：wsjkw. hangzhou. gov. cn
机构概况：根据杭州市委办公厅、杭州市人民政府办公厅《关于印发〈杭州市卫生健康委员会职能配置、内设机构和人员编制规定〉的通知》（厅发〔2019〕42号），杭州市卫生健康委员会内设中医处。截至2022年12月，实有在职人员3名，其中正处级1名、副处级1名、科级1名。

◆　济南市中医药管理局

地　　址：山东省济南市历下区龙鼎大道1号龙奥大厦12楼
邮　　编：250099
电　　话：0531－51701663
传　　真：0531－51701663
电子信箱：wjwzyyglc@jn. shandong. cn
网　　址：jnmhc. jinan. gov. cn
机构概况：根据中共济南市委办公厅、济南市人民政府办公厅《关于印发济南市卫生健康委员会职能配置、内设机构和人员编制规定的通知》（济厅字〔2019〕53号），设立济南市卫生健康委员会，正局级，加挂济南市中医药管理局牌子。根据《中共济南市委机构编制委员会关于加强中医药行政机构建设有关事项的通知》（济编发〔2020〕4号），撤销济南市卫生健康委员会（济南市中医药管理局）中医药处，设立中医药综合处、中医药业务处、中医药产业发展处。截至2022年12月，实有在职人员13名，其中副厅级1名、副局级1名、正处级3名、副处级2名、科级及以下6名。

◆　武汉市卫生健康委员会

地　　址：湖北省武汉市江岸区江汉北路20号
邮　　编：430014
电　　话：027－85697910
传　　真：027－85697910

电子信箱：whswjwzyc@163.com
网　　址：wjw.wuhan.gov.cn
机构概况：根据《中共武汉市委办公厅　武汉市政府办公厅关于印发〈武汉市卫生健康委员会职能配置、内设机构和人员编制规定〉的通知》（武办文〔2019〕29页），武汉市卫生健康委员会内设中医药管理处。截至2022年12月，武汉市卫生健康委员会中医药管理处实有在职人员3名，其中正处级1名、副处级1名、科级1名。

◆ 广州市卫生健康委员会

地　　址：广东省广州市越秀区竹丝岗四马路12号
邮　　编：510080
电　　话：020－81081186
传　　真：020－81085698
网　　址：wjw.gz.gov.cn
机构概况：根据中共广州市委、广州市人民政府办公厅关于印发《广州市卫生健康委员会职能配置、内设机构和人员编制规定》的通知（穗文〔2019〕37号），广州市卫生健康委员会是广州市人民政府工作部门，内设办公室、财务处、政策法规处、规划建设处、信息与统计处、审批管理处、体制改革处、疾病预防控制处、卫生应急处、综合监督处、医政医管处、中医药管理处、药物政策与基本药物制度处、基层卫生健康处、妇幼健康处、职业健康处、爱国卫生管理处（市爱国卫生运动委员会办公室）、家庭发展与老龄健康处、考核评价处、科技教育处、保卫处、宣传处、人事处、干部保健局（市委保健委员会办公室）、机关党委等。截至2022年12月，中医药管理处实有在职人员4名，其中正处级1名、副处级1名、四级调研员1名、一级主任科员1名。

◆ 成都市卫生健康委员会（成都市中医管理局）

地　　址：四川省成都市高新区锦城大道366号2－10－21035
邮　　编：610041
电　　话：028－61881941
传　　真：028－61884743
电子信箱：zyc61881941@126.com
网　　址：www.cdwjw.gov.cn
机构概况：内设办公室、人事处（国际合作处）、规划财务处、信息与统计处、政策法规与体制改革处（研究室）、行政审批处、综合监管处、卫生应急办公室（市突发公共卫生事件应急指挥中心）、疾病预防控制处（市重大疾病防治工作委员会办公室）、爱国卫生工作处（市爱国卫生运动委员会办公室）、基层卫生健康处、妇幼健康处、医政医管处、药物政策与药械临床使用监测评价处（食品安全标准与监测处）、职业健康处、人口监测与家庭发展处、老龄健康处、科教与健康服务业处、保健处、宣传处、中医处、安全管理处（信访处）、机关党委。成都市卫生健康委员会是负责成都市卫生健康工作的市政府组成部门。成都市卫生健康委员会中医处有行政编制4名。截至2022年12月，实有在职人员4名，其中正处级1名、副处级1名、四级调研员1名、二级主任科员1名。

◆ 西安市中医药管理局

地　　址：陕西省西安市未央区凤城八路109号
邮　　编：710007
电　　话：029－86787709
传　　真：029－86787709
机构概况：西安市卫生健康委员会内设西安市中医药管理局，设副局长2名，其中1名为正处级。截至2022年12月，实有在职人员4名，其中正处级1名、副处级3名。

◆ 大连市卫生健康委员会

地　　址：辽宁省大连市中山区人民路75号
邮　　编：116001
电　　话：0411－39052227
传　　真：0411－39052227
电子信箱：dlzhongyichu@163.com
网　　址：hcod.dl.gov.cn
机构概况：根据《关于印发大连市卫生健康委员会职能配置、内设机构和人员编制规定的通知》（大委办〔2019〕45号），大连市卫生健康委员会内设中医处，行政编制5名。设处长1名、副处长1名。截至2022年12月，实有在职人员4名，其中正处级1名、其他级别3名。

◆ 宁波市中医药管理局

地　　址：浙江省宁波市海曙区西北街22号
邮　　编：315010
电　　话：0574－89189381
传　　真：0574－87363936
电子信箱：nb87288737@163.com
网　　址：www.nbwjw.gov.cn
机构概况：根据宁波市机构编制委员会办公室通知要求，设立宁波市中医药管理局，处级，由宁波市卫生健康委员会管理。行政编制3名，设局长1名。截至2022年12月，实有在职人员4名，其中正处级2名、副处级2名。

◆ 厦门市卫生健康委员会

地　　址：福建省厦门市同安路2号天鹭大厦B幢6楼606室
邮　　编：361003
电　　话：0592－2057612
传　　真：0592－2051535
电子信箱：xmkjzyc@126.com
网　　址：hfpc.xm.gov.cn
机构概况：根据《中共厦门市委办公厅　厦门市人民政府办公厅关于印发〈厦门市卫生健康委员会职能配置、内设机构和人员编制规定〉的通知》（厦委办发〔2019〕28号），设立厦门市卫生健康委员会中医药管理处（科技教育处）。截至2022年12月，实有在职人员4名，其中正处级1名、副处级1名、科级及以下2名。

◆ 青岛市中医药管理局

地　　址：山东省青岛市市南区香港中路17号
邮　　编：266071
电　　话：0532－85912536
传　　真：0532－51917112
电子信箱：wjwzhongyiyaochu@qd.shandong.cn
网　　址：wsjkw.qingdao.gov.cn

机构概况：根据中共青岛市委办公厅、青岛市人民政府办公厅《关于印发〈青岛市卫生健康委员会职能配置、内设机构和人员编制规定〉的通知》（青厅字〔2019〕34 号），设立青岛市卫生健康委员会，加挂青岛市中医药管理局牌子。设局长 1 名、专职副局长 1 名、处长 1 名、副处长 1 名。根据中共青岛市委机构编制委员会《关于加强中医药行政机构和促进单位建设有关事项的通知》（青编字〔2020〕10 号），撤销青岛市卫生健康委员会（青岛市中医药管理局）中医药处，设立中医药政策规划处、中医药管理指导处、中医药发展处，并增加行政编制 7 名，其中正处级 2 名、副处级 2 名。截至 2022 年 12 月，实有在职人员 11 名，其中正局级 1 名、副局级 1 名、正处级 3 名、副处级 3 名、科级及以下 3 名。

◆　深圳市卫生健康委员会

地　　址：广东省深圳市福田区深南中路 1025 号新城大厦东座
邮　　编：518031
电　　话：0755－88113977
传　　真：0755－88113796
电子信箱：zyc@ wjw. sz. gov. cn
网　　址：wjw. sz. gov. cn
机构概况：内设秘书处（宣传教育处）、工委办公室、政策法规处（审批服务处）、财务处、规划和信息处、体制改革和基层健康处、科技教育和国际合作处、公共卫生和职业健康处、爱国卫生处（市爱国卫生运动委员会办公室）、医政医管处、家庭发展和妇幼健康处、中医处、老龄健康处、机关党委（人事处）。中医处有行政编制 5 名。截至 2022 年 12 月，实有在职人员 5 名，其中正处级 1 名、副处级 3 名、科级 1 名。

二、管理干部

【国家中医药管理局局领导】

国家卫生健康委员会党组成员，国家中医药管理局党组书记、副局长：余艳红
国家中医药管理局局长：于文明
副局长、党组成员：王志勇
副局长、党组成员：闫树江
副局长、党组成员：秦怀金
副局长、党组成员、直属机关党委书记，中国中医科学院院长、党委常委、党委副书记、研究生院院长：黄璐琦

【国家中医药管理局部门负责人】

◆　综合司

司长：王思成（2022 年 10 月重新明确职务）
副主任（副局级）：欧阳波
副司长：邢　超（2022 年 10 月重新明确职务）
二级巡视员：李亚婵（2022 年 10 月重新明确职务）
二级巡视员：陈梦生（2022 年 10 月重新明确职务）

◆　人事教育司

司长：卢国慧（兼任机关党委副书记，2022 年 7 月免职）
司长：陆建伟（兼任机关党委副书记，2022 年 7 月任职）
二级巡视员（保留原局正司级待遇）：金二澄（2022 年 5 月免职，退休）
副司长（副局级）：闫　冰
副司长、二级巡视员：张欣霞

◆　规划财务司

司长：刘群峰
副司长（副局级）：贾忠武（2022 年 7 月免职）
副司长：李　强
二级巡视员：王　岩

◆　政策法规与监督司

司长：余海洋（2022 年 6 月晋升一级巡视员；2022 年 12 月免职，退休）
副司长、二级巡视员：孟庆彬
副司长：周景玉

◆　医政司

司长、一级巡视员：蒋　健（2022 年 5 月免职，退休）
司长：贾忠武（2022 年 7 月任职）
副司长、二级巡视员：赵文华（2022 年 10 月免职）
副司长：邴媛媛（2022 年 7 月免职）
副司长：严华国（2022 年 10 月重新明确职务）

◆　中西医结合与少数民族医药司

司长：邴媛媛（2022 年 7 月任职）
副司长、二级巡视员：赵文华（2022 年 10 月任职）

◆　科技司（中药创新与发展司）

司长、一级巡视员：李　昱（2022 年 10 月重新明确职务）
副司长、二级巡视员：周　杰（2022 年 10 月重新明确职务）
副司长：陈榕虎（2022 年 10 月重新明确职务）

◆　国际合作司（港澳台办公室）

司长：吴振斗
副司长、二级巡视员：朱海东
副司长：魏春宇

◆　机关党委

常务副书记：陆建伟（兼任人事教育司副司长，2022 年 7 月免职）
常务副书记：卢国慧（兼任人事教育司副司长，2022 年 7 月任职）
机关纪委书记（正司长级）：朱　桂

【国家中医药管理局直属单位正、副职领导】

◆　中国中医科学院（中国中医药国际合作中心）

国家中医药管理局副局长、党组成员、直属机关党委书记，中国中医科学院院长、党委常委、党委副书记、研究生院院长：黄璐琦
党委书记、副院长：查德忠
党委副书记：杨龙会
党委常委、副院长：唐旭东
党委常委、纪委书记：于林勇
党委常委、副院长：李　鲲
副院长：杨洪军（2022 年 6 月任职）

◆　中华中医药学会

副会长兼秘书长：王国辰

副秘书长：刘　平
副秘书长：孙永章（2022 年 8 月免职，退休）
副秘书长：陆　静
副秘书长：陈俊峰（2022 年 9 月任职）

◆ 《中国中医药报》社有限公司

执行董事、经理：武　东（2022 年 12 月免职，退休）
总编辑、监事：王淑军
副经理：罗会斌
副总编辑：马　骏
副经理：陆烨鑫（2022 年 7 月任职）

◆ 中国中医药出版社有限公司

董事长、经理：宋春生
总编辑、董事：李秀明
副总编辑、监事：李占永
副经理：张峘宇
副总编辑：芮立新（2022 年 9 月任职）

◆ 中国中医药科技发展中心（国家中医药管理局人才交流中心）

主　　任：胡镜清
副主任：周　杰
副主任：范劲松
副主任：刘陆阳（2022 年 7 月任职）

◆ 国家中医药博物馆

馆长：杨荣臣
副馆长：杨德昌
副馆长：郭宇博
副馆长：陈　峥

◆ 国家中医药管理局监测统计中心

主任：李宗友
副主任：厉将斌
副主任：李钟军（2022 年 7 月任职）

◆ 国家中医药管理局中医师资格认证中心（国家中医药管理局职业技能鉴定指导中心）

主任：金阿宁
副主任：刘春香
副主任：高　靖

◆ 国家中医药管理局机关服务中心

主任：侯卫伟
副主任：关树华
副主任：曹鑫和（2022 年 4 月免职，退休）
副主任：马学东（2022 年 9 月任职）

【各省、自治区、直辖市、新疆生产建设兵团、计划单列市、副省级城市主管中医药工作负责人】

◆ 北京市

北京市中医管理局局长：屠志涛
北京市中医管理局副局长：罗增刚
北京市中医管理局副局长：李德娟（女）

◆ 天津市

天津市人民政府副秘书长；天津市卫生健康委员会党委副书记、主任，爱国卫生运动办公室主任；天津市中医药管理局局长：顾　清
天津市卫生健康委员会副主任：杜洪印

◆ 河北省

河北省卫生健康委员会二级巡视员：靳文龙
河北省中医药管理局副局长：樊继光
河北省中医药管理局副局长：胡永平
河北省中医药管理局副局长：刘彦红（女）

◆ 山西省

山西省卫生健康委员会党组成员、副主任、一级巡视员：冯立忠
山西省中医药管理局局长：魏　来
山西省中医药管理局副局长：侯建树
山西省中医药管理局副局长：郭君伟

◆ 内蒙古自治区

内蒙古自治区卫生健康委员会党组书记、主任，内蒙古自治区中医药管理局局长：许宏智
内蒙古自治区卫生健康委员会党组成员、副主任、一级巡视员：伏瑞峰

◆ 辽宁省

辽宁省卫生健康委员会党组成员、副主任，辽宁省中医药管理局局长：杨鹓祥（2022 年 1 月任职）

◆ 吉林省

吉林省卫生健康委员会副主任，吉林省中医药管理局党组书记、局长：林天慕
吉林省中医药管理局副局长：毕明深
吉林省中医药管理局副局长：宋秀英（女）

◆ 黑龙江省

黑龙江省中医药管理局副局长：杨景波

◆ 上海市

上海市卫生健康委员会党组书记主任，上海市中医药管理局局长：闻大翔
上海市卫生健康委员会副主任、上海市中医药管理局副局长：胡鸿毅

◆ 江苏省

江苏省卫生健康委员会副主任、党组成员，江苏省中医药管理局局长：朱　岷（女）

◆ 浙江省

浙江省卫生健康委员会党委书记、主任，浙江省中医药管理局局长：王仁元
浙江省卫生健康委员会党委委员、副主任，浙江省中医药管理局副局长：曹启峰

◆ 安徽省

安徽省卫生健康委员会副主任、安徽省中医药管理局局长：吴振宇（2022 年 11 月任职）
安徽省卫生健康委员会一级巡视员：董明培

◆ 福建省

福建省卫生健康委员会副主任：黄　昱
福建省中医药管理局局长：钱新春
福建省中医药管理局副局长：刘雪松

◆ 江西省

江西省中医药管理局党组书记、局长（正厅级）：谢光华
江西省中医药管理局党组成员、副局长、一级调研员：周秋生
江西省中医药管理局党组成员、副

局长、一级调研员：洪　珺（女）

◆　**山东省**

山东省卫生健康委员会党组书记、主任，山东省中医药管理局局长：马立新（女）

山东省卫生健康委员会党组书记、主任，山东省中医药管理局局长：袭燕（女，任期至2022年8月）

山东省卫生健康委员会党组成员、副主任：张立祥

◆　**河南省**

河南省卫生健康委员会党组成员、副主任：王福伟

◆　**湖北省**

湖北省卫生健康委员会党组成员、副主任，湖北省中医药管理局局长：邓小川

◆　**湖南省**

湖南省中医药管理局局长：郭子华

湖南省中医药管理局副局长：曾　清（女）

湖南省中医药管理局副局长：肖文明

◆　**广东省**

广东省卫生健康委员会党组成员、副主任，广东省中医药局党组书记、局长：徐庆锋

广东省中医药局党组成员、副局长：柯　忠

广东省中医药局党组成员、副局长：金文杰

◆　**广西壮族自治区**

广西壮族自治区中医药管理局党组书记、局长：黎甲文

广西壮族自治区中医药管理局党组成员、副局长：张玉军

广西壮族自治区中医药管理局党组成员、副局长：潘　霜

◆　**海南省**

海南省卫生健康委员会党委书记、主任，海南省中医药管理局局长：周长强

海南省卫生健康委员会党委委员、海南省医改办公室副主任：李钟军

海南省中医药管理局常务副局长：张连帅

◆　**重庆市**

重庆市中医管理局局长（正厅级）：黄明会

重庆市中医管理局副局长（副厅级）：邓　莉（女）

◆　**四川省**

四川省中医药管理局党组书记、局长：田兴军

四川省中医药管理局党组成员、机关党委书记：方　清（女）

四川省中医药管理局党组成员、副局长：米银军

四川省中医药管理局党组成员、副局长：李道丕

四川省中医药管理局二级巡视员：杨正春

◆　**贵州省**

贵州省卫生健康委员会党组成员、副主任，贵州省中医药管理局党组书记、局长：安仕海

贵州省中医药管理局党组成员、副局长：宋文勇

◆　**云南省**

云南省卫生健康委员会副主任、云南省中医药管理局局长：姜　旭

云南省中医药管理局副局长：赵　强

◆　**西藏自治区**

西藏自治区卫生健康委员会党组书记、副主任：谭相东

西藏自治区藏医药管理局局长：德　吉（女）

西藏自治区藏医药管理局卫生监察专员：尼　玛

西藏自治区藏医药管理局副局长：刘伟伟（女）

西藏自治区藏医药管理局副局长：王晓燕（女）

◆　**陕西省**

陕西省中医药管理局局长：刘　峰

陕西省中医药管理局副局长：孔　群（女）

陕西省中医药管理局副局长：赵　文

◆　**甘肃省**

甘肃省卫生健康委员会党组成员、副主任，甘肃省中医药管理局局长：刘伯荣

◆　**青海省**

青海省卫生健康委员会副主任、青海省中藏医药管理局局长：端　智

青海省中藏医药管理局监察专员：李渊海

◆　**宁夏回族自治区**

宁夏回族自治区卫生健康委员会副主任：宋晨阳

宁夏回族自治区中医药管理局局长：吕金捍

◆　**新疆维吾尔自治区**

新疆维吾尔自治区卫生健康委员会党组成员、副主任：邹小广

◆　**新疆生产建设兵团**

新疆生产建设兵团卫生健康委员会党组副书记、主任：艾麦尔江·吐尼牙孜

◆　**沈阳市**

沈阳市卫生健康委员会副主任：刘　郁（女）

◆　**长春市**

长春市卫生健康委员会主任、长春市中医药管理局局长：王维学

◆　**哈尔滨市**

哈尔滨市卫生健康委员会副主任：闫　松

◆　**南京市**

南京市卫生健康委员会主任：夏海鸣

南京市卫生健康委员会副主任：周　楠

◆　**杭州市**

杭州市卫生健康委员会党委副书记、副主任：应旭旻

◆ **济南市**

济南市中医药管理局局长：马效恩

济南市卫生健康委员会副主任：米宽庆

◆ **武汉市**

武汉市卫生健康委员会党委副书记、副主任：彭厚鹏

◆ **广州市**

广州市卫生健康委员会党组成员、一级调研员：胡文魁

◆ **成都市**

成都市卫生健康委员会主任、成都市中医管理局局长：金　城（任期至2022年2月）

成都市卫生健康委员会主任、成都市中医管理局局长：杨小广（2022年2月任职）

◆ **西安市**

西安市中医药管理局副局长：翟静娴（女）

西安市中医药管理局副局长：倪　安

◆ **大连市**

大连市卫生健康委员会副主任：曲　刚

◆ **宁波市**

宁波市卫生健康委员会副主任：应黎明

宁波市中医药管理局副局长：吴　敏

◆ **厦门市**

厦门市卫生健康委员会副主任：苏妙玲（女）

◆ **青岛市**

青岛市卫生健康委员会主任、青岛市中医药管理局局长：薄　涛

青岛市卫生健康委员会党组成员、副主任，青岛市中医药管理局专职副局长：赵国磊

◆ **深圳市**

深圳市卫生健康委员会副主任、二级巡视员：常巨平

三、教育机构

【第二届全国中医、中药学专业学位研究生教育指导委员会】

主任委员：秦怀金

副主任委员：徐安龙、陈红专、卢国慧、王　伟

秘 书 长：张立平

副秘书长：陈跃来

委　　员：王国辰、王金贵、仁青加、方祝元、吕晓东、李灿东、李金田、李建生、杨　明、余曙光、冷向阳、宋春生、高树中、高维娟、郭宏伟、唐志书、黄必胜、黄　茜、彭代银、彭清华、温成平、戴　铭

地　　址：北京市朝阳区北三环东路11号北京中医药大学研究生院

机构概况：专业学位研究生教育指导委员会经国务院学位委员会、教育部、人力资源社会保障部批准设立，按照国务院学位委员会批准设置的专业学位类别组建，是协助主管部门开展相应类别专业学位研究生教育研究、咨询、指导、评估和交流合作的专业组织，经批准可设立若干分委员会。

业务范围：①研究中医药专业学位研究生教育改革发展的重大问题，制订有关专业学位研究生教育发展规划，推动中医药专业学位研究生教育服务中医药发展需求，大力培养高层次、创新型、复合型、应用型人才，提升中医药专业学位研究生教育整体水平；②研究并推动中医药专业学位研究生招生选拔机制改革和培养体系建设，制订和修订指导性培养方案、教学大纲和学位基本要求，指导加强课程建设和学位论文工作等；③研究并指导中医药专业学位研究生实践能力培养，加强与行业实务部门的联系，构建产学研协同创新机制，推动专业学位与职业资格的衔接认证工作；④对新增、调整、撤销中医药专业学位授权点进行评议并提出审核意见，组织开展专业学位授权点合格评估、质量监测和专项检查等工作；⑤就专业学位研究生教育的发展状况、教育质量、社会需求等开展调查、监测、分析和研究，并向主管部门、研究生培养单位提供咨询建议；⑥组织开展中医药专业学位研究生教育的国内外交流与合作，指导培养单位提高办学水平；⑦加强中医药专业学位研究生教育的宣传与引导，提高信息化服务和管理水平；⑧其他相关工作。

【北京中医药大学】

党委书记：谷晓红

校　　长：徐安龙

党委副书记：徐安龙、汪庆华、张继旺、刘江平

副 校 长：翟双庆、陶晓华、王耀献、刘铜华、闫振凡

中医学院院长：李　峰

中药学院院长：雷海民

生命科学学院院长：华　茜

针灸推拿学院院长：刘存志

管理学院院长：李瑞锋

护理学院院长：刘香弟

人文学院院长：陈　锋

马克思主义学院院长：谷晓红

国学院院长：李良松

岐黄学院院长：徐安龙

地　　址：北京市房山区良乡高教园区北京中医药大学（良乡校区）/北京市朝阳区北三环东路11号（和平街校区）/北京市朝阳区北四环东路望京中环南路6

号（望京校区）
邮　　编：102488（良乡校区）/100029（和平街校区）/100102（望京校区）
电　　话：010－53911913（良乡校区）/64286426（和平街校区）/84738205（望京校区）
传　　真：010－53912478（良乡校区）/64213817（和平街校区）
电子信箱：xiaoban@bucm.edu.cn
网　　址：www.bucm.edu.cn

专业统计

2022年，学校职工人数1277人。专任教师805人，其中正高级职称218人、副高级职称252人、中级职称309人、初级职称26人。

表9－3－1　　北京中医药大学2022年专业统计

专业设置	学制（年）	2022毕业生数（人）	2022招生数（人）	在校生数（人）
中医学（5＋4岐黄）	5＋4	18	30	172
中医学（5＋3一体化）	5＋3	548	299	1 772
中医学	5	226	300	1 590
中医学（台港澳）	5	112	87	453
中医骨伤科学	5	0	31	64
中药制药	4	97	58	305
中药学（第二学士学位）	2	5	21	29
中药学（4＋2）	4＋2	28	0	0
中药学	4	173	216	799
中西医临床医学	5	0	40	99
针灸推拿学	5	130	166	834
针灸推拿学（台港澳）	5	2	0	2
英语（第二学士学位）	2	4	27	40
英语	4	52	70	242
药学	4	59	29	150
药学（台港澳）	4	13	0	1
药事管理	4	27	31	111
信息管理与信息系统	4	42	0	32
生物工程	4	0	34	91
康复治疗学	4	59	29	137
护理学	4	310	320	1 324
公共事业管理（第二学士学位）	2	3	26	33
公共事业管理	4	56	0	162
公共事业管理（台港澳）	4	0	0	0
工商管理	4	0	0	62
法学	4	40	53	178

（续表）

专业设置	学制（年）	2022 毕业生数（人）	2022 招生数（人）	在校生数（人）
法学（台港澳）	4	0	0	0
大数据管理与应用	4	0	50	143
中药学（时珍国药）	4	0	19	19
公共管理类	4	0	93	93
中医学（留学生）	5	87	56	378
合计	/	**2 091**	**2 085**	**9 315**

注：上表统计数据为本专科学生数。

研究生教育

在校硕士研究生 4439 人，2022 年招收硕士研究生 1484 人，毕业 1296 人。

在校博士研究生 1590 人，2022 年招收博士研究生 509 人，毕业 326 人。

留学生在校硕士研究生 89 人，2022 年招收留学生硕士研究生 11 人，留学生毕业 19 人；留学生在校博士研究生 41 人，2022 年招收留学生博士研究生 3 人，留学生毕业 3 人。

硕士学位专业设置：中医基础理论、中医临床基础、中医医史文献、方剂学、中医诊断学、中医内科学、中医外科学、中医骨伤科学、中医妇科学、中医儿科学、中医五官科学、针灸推拿学、民族医学、中医体质学、中医临床药学、中医皮肤性病学、医药卫生法学、中医药外语、中医药管理、中医养生康复学、中医文化学、健康管理学、中西医结合基础、中西医结合临床、中西医结合内科学、中西医结合外科学、中西医结合骨科学、中西医结合妇科学、中西医结合五官科学、中西医结合肿瘤学、中西医结合循证医学、中西医结合药理学、中西医结合护理学、药物分析学、微生物与生化药学、中药资源学、中药炮制学、中药鉴定学、中药化学、中药分析学、中药药理学、中药药剂学、临床中药学、民族药学、社会医学与卫生事业管理、马克思主义理论、护理学。

博士学位专业设置：中医基础理论、中医临床基础、中医医史文献、方剂学、中医诊断学、中医内科学、中医外科学、中医骨伤科学、中医妇科学、中医儿科学、中医五官科学、针灸推拿学、民族医学、中医体质学、中医临床药学、中医皮肤性病学、医药卫生法学、中医药外语、中医药管理、中医养生康复学、中医文化学、中西医结合基础、中西医结合临床、中西医结合内科学、中西医结合外科学、中西医结合骨科学、中西医结合妇科学、中西医结合五官科学、中西医结合肿瘤学、中西医结合循证医学、中西医结合药理学、中西医结合护理学、中药资源学、中药炮制学、中药鉴定学、中药化学、中药分析学、中药药理学、中药药剂学、临床中药学、民族药学、健康管理学。

重点学科及带头人

“双一流”学科

中医学：（暂无）

中西医结合：（暂无）

中药学：（暂无）

一级学科国家重点学科

中医学：（暂无）

中药学：乔延江

二级学科国家重点学科

中医基础理论：王　琦

中医诊断学：陈家旭

方剂学：谢　鸣

中医内科学：姜良铎

中医临床基础：王庆国

中医医史文献：（暂无）

针灸推拿学：（暂无）

中医外科学：（暂无）

中医妇科学：（暂无）

中医骨伤科学：（暂无）

中医儿科学：（暂无）

中医五官科学：（暂无）

民族医药：（暂无）

中西医结合基础：牛建昭

中药学：乔延江

国家中医药管理局重点学科

伤寒学：李宇航

中医基础理论：高思华

中医脑病学（东直门医院）：高　颖

中西医结合基础：刘建平

中药化学：石任兵

中药分析学：乔延江

临床中药学：张　冰

中医诊断学：陈家旭

中药鉴定学：刘春生

中药药理学：孙建宁

针灸学：赵百孝

中西医结合临床（东方医院）：林　谦

中医肝胆病学：叶永安

中医妇科学：金　哲

中医全科医学：唐启盛

中医肺病学：张立山

中医内分泌病学：赵进喜

中医老年病学：田金洲

中医急诊学：刘清泉

中医骨伤科学：王庆甫

中医血液病学：侯　丽

内经学：翟双庆

金匮要略：贾春华

古汉语与医古文：王育林

中医脑病学（东方医院）：刘金民

中医痹病学：朱跃兰

中医肛肠病学：刘仍海

中医乳腺病学：裴晓华

中医周围血管病学：庞　鹤

中医男科学：李海松

中医儿科学：吴力群

中医眼科学：周　剑

中医耳鼻喉科学：王嘉玺

中医护理学：郝玉芳

推拿学：于天源

中西医结合基础（药理）：王　伟

中西医结合临床（东直门医院）：王　显

中医药信息学：乔延江

中医文化学：张其成

中医神志病学：唐启盛

中医循证医学：刘建平

中医体质学：王　琦

中医药英语：吴　青

中医国际传播学：张立平

中医药管理学：程　薇

医药卫生法学：霍增辉

航天中医药学：马长华

航海中医药学：李　峰

一级学科北京市重点学科

中西医结合：（暂无）

护理学：郝玉芳

二级学科北京市重点学科

中医临床基础：王庆国

中医医史文献：严季澜

中医外科学：李曰庆

中医药管理学：房耘耘

中西医结合临床：李乃卿

中医人文学：张其成

中西医结合基础：刘建平

护理学：郝玉芳

北京高校高精尖学科

中医生命科学：徐安龙

系统中药学：雷海民

重点实验室及负责人

教育部重点实验室

中医内科学教育部重点实验室：商洪才

中医养生学教育部重点实验室：刘铜华

证候学与方剂学教育部重点实验室：王　伟

教育部工程研究中心

中药制药与新药开发教育部工程研究中心：吴志生

中药材规范化生产教育部工程研究中心：魏胜利

智慧中医装备教育部工程研究中心：徐安龙

中医骨伤治疗与运动康复智能化：陈卫衡

北京市教委重点实验室

中药基础与新药研究实验室：雷海民

中医内科学实验室：商洪才

证候与方剂基础研究北京市重点实验室：王　伟

北京市科委重点实验室

中医养生学北京市重点实验室：刘铜华

中药生产过程控制与质量评价北京市重点实验室：乔延江

中药品质评价北京市重点实验室：林瑞超

北京市教委工程研究中心

中药质量控制技术北京高校工程研究中心：石任兵

国家中医药管理局重点研究室

心脉病证益气活血研究室：王　显

糖尿病肾病微型癥瘕研究室：赵进喜

证候规范化方法研究室：王天芳

中医体质辨识研究室：王　琦

针灸特色疗法评价研究室：刘存志

中药信息工程研究室：乔延江

脑病中医证治研究室：高　颖

中药经典名方有效物质发现研究室：雷海民

循证中医药临床评价研究室：刘建平

名医名方研究室：徐安龙

附属机构及负责人

北京中医药大学第一临床医学院（东直门医院）：王　显

北京中医药大学第二临床医学院（东方医院）：刘金民

北京中医药大学第三临床医学院（第三附属医院）：王成祥

北京中医药大学第四临床医学院（枣庄医院）：晏　军

北京中医药大学第五临床医学院（深圳医院）：韩振蕴

北京中医药大学第六临床医学院（房山医院）：孙鲁英

北京中医药大学第七临床医学院（孙思邈医院）：丁治国

北京中医药大学第八临床医学院（厦门医院）：裴晓华

（沈　琦）

【天津中医药大学】

党委书记：刘革生

校　　长：高秀梅

党委副书记：李　鑫、刘怡蔓

副 校 长：王耀刚、邱　峰、郭　义

第一附属医院党委书记：张艳军

第一附属医院院长：王金贵

第二附属医院党委书记：李正全

第二附属医院院长：雒明池

中医学院院长：邹澍宣

中药学院执行院长：邱　峰

针灸推拿学院院长：郭永明

中西医结合学院院长：边育红

护理学院院长：庞晓丽

中药制药工程学院院长：李　正

管理学院院长：何　强

公共卫生与健康科学学院院长：王泓午

医学技术学院副院长：王　虹

文化与健康传播学院院长：毛国强

马克思主义学院院长：李大凯

体育健康学院院长：李　超

研究生院院长：王　涛

国际教育学院院长：金　军

中医药研究院院长：张俊华

继续教育学院院长：马云伟

地　　址：天津市静海区团泊新城西区鄱阳湖路10号

邮　　编：301617

电　　话：022－59596111

传　　真：022－59596110

电子信箱：tcmoffice@ tjutcm. edu. cn

网　　址：www. tjutcm. edu. cn

专业统计

2022年，学校职工人数1836人。专任教师1197人，其中正高级职称256人、副高级职称413人、中级职称480人、初级职称31人。

9－3－2 天津中医药大学2022年专业统计

专业设置	学制（年）	2022年毕业生数（人）	2022年招生数（人）	在校生数（人）
传播学	4	28	48	171
工商管理类	4	0	101	101
公共管理类	4	0	132	133
公共事业管理	4	34	0	141
汉语国际教育	4	42	0	139
汉语言	4	44	0	146
护理学	4	412	453	1 894
健康服务与管理	4	29	0	140
康复治疗学	4	99	97	562
劳动与社会保障	4	50	0	101
临床药学	5	72	88	427
临床医学	5	0	50	80
社会体育指导与管理	4	29	50	198
食品卫生与营养学	4	32	48	183
市场营销	4	102	0	306
药物制剂	4	53	0	97
药学	4	98	0	297
药学类	4	0	197	411
医学技术类	4	0	99	104
医学检验技术	4	0	0	140
医学实验技术	4	39	0	113
医学信息工程	4	26	50	184
应用统计学	4	0	49	49
应用心理学	4	54	49	202
预防医学	5	0	48	48
针灸推拿学	5	109	0	338
制药工程	4	90	159	645
中国语言文学类	4	0	91	91
中西医临床医学	5	53	98	330
中药学	4	116	15	285
中药学类	4	0	264	547
中药制药	4	83	0	202

（续表）

专业设置	学制（年）	2022 年毕业生数（人）	2022 年招生数（人）	在校生数（人）
中药资源与开发	4	46	0	103
中医学	5	258	0	1 204
中医学（5+3 一体化中医儿科学）	5+3	29	30	147
中医学（5+3 一体化）	5+3	95	99	488
中医学	9	20	20	99
中医学类	5	0	476	1 015
合计	/	**2 142**	**2 811**	**11 861**

注：上表统计数据为本专科学生数。

研究生教育

在校硕士研究生 3506 人，2022 年招收硕士研究生 1232 人，毕业 998 人。

在校博士研究生 537 人，2022 年招收博士研究生 181 人，毕业 125 人。

硕士学位专业设置：中医基础理论、中医临床基础、中医医史文献、方剂学、中医诊断学、中医内科学、中医外科学、中医骨伤科学、中医妇科学、中医儿科学、中医五官科学、针灸推拿学、民族医学、中西医结合基础、中西医结合临床、中药学、生药学、药物分析学、药理学、药物化学、药剂学、微生物学与生化药学、护理学、管理科学与工程、全科医学、汉语国际教育、应用心理、护理、医学技术、生物与医药、药学。

博士学位专业设置：中医基础理论、中医临床基础、中医医史文献、方剂学、中医诊断学、中医内科学、中医外科学、中医骨伤科学、中医妇科学、中医儿科学、中医五官科学、针灸推拿学、民族医学、中西医结合基础、中西医结合临床、中药学。

重点学科及带头人

教育部重点学科

针灸推拿学：石学敏

中医内科学：张伯礼

国家中医药管理局重点学科

中医妇科学（第二附属医院）：宋殿荣

针灸学（第一附属医院）：石学敏

方剂学：高秀梅

中医心病学（第一附属医院）：毛静远

中医肺病学（第二附属医院）：孙增涛

中医肾病学（第一附属医院）：杨洪涛

中医疮疡病学（第二附属医院）：张朝晖

中医儿科学（第一附属医院）：马　融

中药药理学：张艳军

中西医结合基础：边育红

中医药工程学：王益民

温病学：王秀莲

中医各家学说：秦玉龙

中医心病学（第二附属医院）：杜武勋

中医痹病学（第一附属医院）：刘　维

中医血液病学（第一附属医院）：史哲新

中医疮疡病学（第一附属医院）：王　军

中医护理学（第一附属医院）：王维宁

推拿学（第一附属医院）：王金贵

临床中药学（第二附属医院）：王保和

中医预防学：王泓午

中医治未病学（第二附属医院）：王德惠

中医神志病学（第一附属医院）：颜　红

天津市高校第五期重点学科

中医基础理论：孟静岩

中医内科学：张伯礼

针灸推拿学：王　舒

方剂学：高秀梅

临床评价：张俊华

中西医结合：边育红

药学：王　涛

中药学：邱　峰

护理学：刘彦慧

天津市“双一流”学科

中医学：毛静远

中药学：张伯礼

天津市“双一流”特色学科群

中西医结合-中西医结合：边育红

药学（智能制药与绿色制药）：李　正

护理学（生命关怀照护、生命关怀护理）：刘彦慧

天津市顶尖学科

中药学：邱　峰

中医学：郭　义

中西医结合：边育红

天津市高校服务产业特色学科群

中西医结合医学：边育红

智能制药与绿色制药：李　正

老年整合照护与社会服务：刘彦慧

重点实验室及负责人

省部共建国家重点实验室

组分中药省部共建国家重点实验室：张伯礼

国家临床医学研究中心

国家中医针灸临床医学研究中

心：石学敏

国家级国际联合研究中心

中意中医药联合实验室：张伯礼

科技部创新人才推进计划创新人才培养示范基地

科技部创新人才培养示范基地：高秀梅

教育部重点实验室

方剂学教育部重点实验室：高秀梅

教育部工程研究中心

现代中药发现与制剂技术教育部工程研究中心：刘志东

国家地方共建创新中心

国家地方共建现代中药创新中心：宋新波

海河实验室

现代中医药海河实验室：张伯礼

天津市技术工程中心

天津市组分中药技术工程中心：宋新波

省部共建协同创新中心

现代中药省部共建协同创新中心：张伯礼

省级产业技术研究院（天津市）

现代中药产业技术研究院——中药先进制造技术与转化研究：李　正

省级科技成果转化中心（天津市）

天津中医药大学科技成果转化中心：刘二伟

天津市临床医学研究中心

天津市中医内科临床医学研究中心：张伯礼

天津市中医针灸临床医学研究中心：石学敏

天津市慢性肾病临床医学研究中心：杨洪涛

国家中医药管理局中医药科研三级实验室

中药药理实验室：王　怡

分子生物学实验室：于建春

细胞生物学实验室：王　虹

病理实验室：范英昌

医用化学传感器实验室：郭　义

呼吸功能实验室：孙增涛

中药制剂实验室：崔元璐

中药毒理实验室：胡利民

中药化学实验室：王　涛

中药制剂实验室：李　进

针刺量效关系实验室：樊小农

认知和运动分析实验室：于　涛

肾脏组织生物学实验室：杨洪涛

推拿手法生物效应实验室：王金贵

国家中医药管理局重点研究室

针刺效应重点研究室：王　舒

方剂组分配伍重点研究室：高秀梅

天津市重点实验室

中药药理重点实验室：胡利民

针灸学重点实验室：樊小农

中药化学与分析重点实验室：王　涛

中医方证转化研究重点实验室：樊官伟

天津市现代中医理论创新转化重点实验室：郭　义

天津市中药功效物质重点实验室：邱　峰

天津市科普基地

天津中医药大学中医药文化研究与传播中心科普基地：毛国强

天津中医一附院静脉血栓防治科普基地：王　刚

天津中医一附院风湿病中西医科普基地：刘　维

天津中医一附院脊柱关节健康科普基地：刘爱峰

天津中医药大学中药植物园科普基地：李天祥

天津中医二附院中医疫病康复科普基地：雒明池

天津中医一附院慢性肾脏病防治科普基地：杨洪涛

天津中医一附院针灸科普基地：李桂平

天津中医一附院推拿科普基地：董　桦

国家药品监督管理局重点实验室

中医药循证评价重点实验室：张俊华

天津市高校智库

中医药发展战略研究中心：张伯礼

天津市中医药循证医学中心

天津市中医药循证医学中心：张俊华

天津市卫生健康委重点研究室

针刺效应重点研究室：王　舒

方剂组分配伍重点研究室：高秀梅

心系疾病证治重点研究室：张军平

肺科治未病重点研究室：孙增涛

中医药儿科脑病重点研究室：马　融

中医药生殖健康重点研究室：宋殿荣

中药药性重点研究室：张德芹

中医药研究方法与应用重点研究室：王泓午

附属机构及负责人

天津中医药大学第一附属医院：王金贵

天津中医药大学第二附属医院：雒明池

天津中医药大学附属保康医院：任　明

天津中医药大学第四附属医院：古恩鹏

天津中医药大学附属武清中医院：苏学利

天津中医药大学附属北辰区中医医院：马国海

天津中医药大学附属南开中医院：闫　安

（崔吉义）

【河北中医学院】

党委书记：姜建明

党委副书记、校长：高维娟

党委副书记：张祥竞、孙士江

副 校 长：任德亮、王占波、李永民、张明莉（任期至2022年11月）、方朝义、王鑫国

纪委书记：王　贞

副校级领导：刘超颖、杜惠兰

基础医学院院长：王少贤（2022年6月任职）

中西医结合学院院长：丁英钧（2022年6月任职）

针灸推拿学院院长：佘延芬

药学院院长：张一昕

护理学院院长：张　颖（2022年4月任职）

继续教育学院院长：王秀芳（2022年6月任职）

国际教育学院院长：赵梅赏

研究生学院党总支书记：闫翠环

马克思主义学院执行院长：赵冬云（2022年6月任职）

人文管理系主任：高永刚（2022年4月任职）

体育教学部主任：李维华（2022年6月任职）

马克思主义学院执行院长：秦爱军

研究生学院院长：孙东云
电　　话：0311－89926020
地　　址：河北省石家庄市鹿泉区杏苑路3号（杏苑校区）/河北省石家庄市桥西区新石南路326号（橘泉校区）/河北省保定市安国市保衡南大街99号（祁州校区）
邮　　编：050200（杏苑校区）/050091（橘泉校区）/071200（祁州校区）
传　　真：0311－89926000
电子信箱：hbzyxydzb@126.com
网　　址：www.hebcm.edu.cn

专业统计

2022年，学校职工人数857人。专任教师507人，其中正高级职称120人、副高级职称176人、中级职称192人、初级职称19人。

表9－3－3　　河北中医学院2022年专业统计

专业设置	学制（年）	2022年毕业生数（人）	2022年招生数（人）	在校生数（人）
中医学	5	327	305	1 453
中医学（5＋3一体化）	5＋3	0	59	295
针灸推拿学	5	226	200	1 073
中医儿科学	5	0	59	328
中医养生学	5	0	30	88
中医骨伤科学	5	0	28	29
中医康复学	5	0	30	30
中西医临床医学	5	298	293	1 417
医学检验技术	4	77	70	309
医学影像技术	4	97	52	311
康复治疗学	4	53	28	191
口腔医学技术	4	45	22	138
中药学	4	85	108	392
中药资源与开发	4	50	29	143
中草药栽培与鉴定	4	49	28	149
药学	4	60	50	213
护理学	4	303	490	1 306
助产学	4	0	30	183
应用心理学	4	54	39	183
生物工程	4	50	31	146
制药工程	4	46	0	0
中药制药	4	0	39	197
市场营销	4	55	0	0
公共事业管理	4	0	0	28
健康服务与管理	4	0	30	84
汉语国际教育	4	0	30	30
护理	3	1	0	1
合计	/	**1 876**	**2 080**	**8 717**

注：上表统计数据为本专科学生数

研究生教育

在校硕士研究生1028人，2022年招收硕士研究生371人，毕业322人。

在校博士研究生154人，2022年招收博士研究生60人，毕业39人。

硕士学位专业设置：中医学、中医基础理论、中医临床基础、中医医史文献、方剂学、中医诊断学、中医内科学、中医外科学、中医骨伤科学、中医妇科学、中医儿科学、中医五官科学、针灸推拿学、民族医学、中西医结合、中西医结合基础、中西医结合临床、中药学、护理硕士、中药学硕士、中医硕士。

博士学位专业设置：中医学、中医基础理论、中医临床基础、中医医史文献、方剂学、中医诊断学、中医内科学、中医外科学、中医骨伤科学、中医妇科学、中医儿科学、中医五官科学、针灸推拿学、民族医学、中西医结合、中西医结合基础、中西医结合临床、中医博士。

重点学科及带头人

河北省重点学科

中西医结合：杜惠兰

中医诊断学：方朝义

国家中医药管理局“十一五”中医药重点学科

中医脾胃病学：李佃贵

中医肾病学：陈志强

中西医结合临床：檀金川

中医肛肠病学：李静君

中医急诊学：梅建强

中医护理学：陈秀荣

中医眼科学：白世淼

河北省“一流学科”

中西医结合：杜惠兰

中医学：方朝义

中药学：王鑫国

省局共建中医药重点学科

中西医结合基础：杜惠兰

中药分析学：牛丽颖

针灸学：佘延芬

中药炮制学：张一昕

中医文献学：张再康

重点实验室及负责人

河北省重点实验室

河北省浊毒证重点实验室：裴　林

河北省心脑血管病中医药防治研究重点实验室：高维娟

河北省中西医结合肝肾病证研究重点实验室：杜惠兰

河北省中西医结合肺病研究重点实验室：方朝义

河北省中医药康养照护研究重点实验室：张明莉

河北省中西医结合胃肠病研究重点实验室：杨　倩

国家中医临床研究基地

国家中医临床研究基地：孙士江

河北省技术创新中心

河北省中药配方颗粒技术创新中心：王鑫国

河北省中药炮制技术创新中心：郑玉光

植物生物反应器制备技术工程实验室：安胜军

中药材品质评价与标准化工程研究中心：牛丽颖

河北省中药组方制剂技术创新中心：郭秋红

河北省智慧财务技术创新中心：张祥竞

国家中医药管理局重点研究室

慢性胃炎浊毒证重点研究室：李佃贵

国家中医药管理局中医药科研二级实验室

中药药理实验室：牛丽颖

生理学实验室：吉恩生

国家中医药管理局公共卫生服务传承基地

中药炮制技术传承基地：郑玉光

河北省国际科技合作基地

河北省中药资源利用与质量评价国际联合研究中心：张一昕

河北省中医针灸优势病证国际联合研究中心：佘延芬

河北省离子通道功能与创新中药国际联合研究中心：高永刚

河北省协同创新中心

河北省中西医结合生殖疾病协同创新中心：杜惠兰

河北省中医药结合氢医学技术创新中心：吉恩生

河北省脾肾病证中医治疗技术创新中心：赵宝玉

河北省产业技术研究院

河北省中药制剂产业技术研究院：孙士江

河北省中医药重点研究室

河北省中医药慢性肝病浊毒证重点研究室：王彦刚

河北省中医药溃疡性结肠炎浊毒证重点研究室：刘启泉

河北省刺灸法效应特异性重点研究室：贾春生

河北省中医药数据中心

河北省中医药数据中心：程顺达

河北省高校应用技术研发中心

河北省高校中药开发与产业化应用技术研发中心：刘兴超

附属机构及负责人

河北中医学院第一附属医院（河北省中医院）：党委书记孙士江、院长郭登洲

河北中医学院第二附属医院（河北省第七人民医院）：党委书记杨永利（2022年3月任职）、院长王鹏（2022年3月任职）

河北省中医药科学院：党总支书记、院长陈虎（2022年3月任职）

（左　焕）

【华北理工大学中医学院】

校党委书记：刘晓平

校　　长：张福成

副 校 长：郭立稳、杨玉桢、王书桓、李昌存、侯清华、赵彦刚、张艳博、张秀军、齐西伟

中医学院院长：崔建美

院党委书记：吴范武

院党委副书记、副院长：杨雨旸

地　　址：河北省唐山市曹妃甸新城渤海大道21号

邮　　编：063210

电　　话：0315－8805750

传　　真：0315－8805750

电子信箱：ldtcm5378@163.com

网　　址：zyx.ncst.edu.cn

专业统计

2022年，中医学院职工人数54人。专任教师54人，其中正高级职称7人、副高级职称18人、中级职称27人、初级职称2人。

表9-3-4 华北理工大学中医学院2022年专业统计

专业设置	学制（年）	2022年毕业生数（人）	2022年招生数（人）	在校生数（人）
中医学	5	59	92	639
针灸推拿学	5	52	59	292
中西医临床医学	5	55	57	313
合计	/	**166**	**208**	**1 244**

注：上表统计数据为本专科学生数。

研究生教育

在校硕士研究生242人，2022年招收硕士研究生82人，毕业81人。

硕士学位专业设置：中医内科学、中医外科学、中医骨伤科学、中医妇科学、中医儿科学、中医五官科学、针灸推拿学、中西医结合临床、中医基础理论、中医诊断学、中医临床基础、中医医史文献、方剂学。

重点学科及带头人

国家中医药管理局"十二五"重点学科

中西医结合临床：李继安

重点实验室及负责人

河北省重点实验室

河北省中西医结合防治糖尿病及其并发症重点研究室：李继安

河北省中医药管理局重点研究室

河北省防治糖尿病药理分析重点研究室：李继安

唐山市重点实验室

唐山市中药药理重点实验室：李继安

附属机构及负责人

华北理工大学中医学院门诊部：李继安

匈牙利佩奇大学中医孔子学院：崔建美

（齐 峰）

【山西中医药大学】

党委书记：刘 星
校 长：郝慧琴
党委副书记：苑 静
纪委书记：乔军红
副 校 长：苗 强、张岩波、张桓虎
第一临床学院院长：郝旭亮
第二临床学院院长：刘照峰
第三临床学院院长：周 芸
第四临床学院院长：杨 润
傅山学院院长：何丽清
基础医学院副院长：刘 琪
中药与食品工程学院院长：张朔生
护理学院院长：赵 华
马克思主义学院院长：李 俊
人文社会科学学院院长：吉广庆
健康服务与管理学院院长：闫娟娟
国际教育学院院长：秦 勇
继续教育学院（职业技术学院）院长：刘 洋
体育教学部主任：王浩娟
地 址：山西省晋中市榆次区大学街121号（晋中校区）/山西省太原市晋祠路一段89号（太原校区）
邮 编：030619（晋中校区）/030024（太原校区）
电 话：0351-3179818
传 真：0351-3179962
电子信箱：szybgs@sxtcm.edu.cn
网 址：www.sxtcm.edu.cn

专业统计

2022年，学校职工人数988人。专任教师780人，其中正高级职称137人、副高级职称237人、中级职称299人、初级职称99人。

表9-3-5 山西中医药大学2022年专业统计

专业设置	学制（年）	2022年毕业生数（人）	2022年招生数（人）	在校生数（人）
普通本科（高中起点）				
中医学（5+3）	5+3	0	60	235
食品科学与工程	4	43	42	178
食品科学与工程（药茶）	4	0	0	178
药物分析	4	38	0	81
药学	4	37	44	182
中医养生学	5	0	46	241
制药工程	4	41	43	185
应用心理学	4	46	0	0
生物技术	4	45	0	0
市场营销	4	36	47	249
生物制药	4	46	41	184
信息管理与信息系统（医药管理方向）	4	40	0	0

（续表）

专业设置	学制（年）	2022年毕业生数（人）	2022年招生数（人）	在校生数（人）
信息管理与信息系统	4	42	46	182
中药学	4	141	86	436
中药学（临床中药学方向）	4	39	90	260
中药学（中药分析方向）	4	0	0	0
中药制药	4	0	44	89
中药资源与开发	4	0	42	167
中西医临床医学	5	259	306	1 811
护理学	4	93	141	639
护理学（涉外护理方向）	4	88	0	86
中医学	5	262	344	1 803
康复治疗学	4	173	97	632
中医康复	5	0	50	50
针灸推拿学	5	226	156	1 174
健康服务与管理	4	0	45	120
小计	/	**1 695**	**1 770**	**9 162**
普通本科（专科起点）				
中医学	3	20	98	150
针灸推拿学	3	48	120	292
护理学	2	257	220	500
中药学	2	121	120	220
小计	/	**446**	**558**	**1 162**
普通专科（对口招生中职生）				
针灸推拿	3	117	0	139
中医骨伤	3	87	0	48
护理学	3	230	0	101
中药学	3	46	0	48
小计	/	**480**	**0**	**336**
成人专科				
中药学（高中起点、函授）	3	16	0	22
护理（高中起点、函授）	3	16	0	8
临床医学类专业	3	0	0	0
中医学（高中起点、业余）	3	0	0	0
针灸推拿（高中起点、业余）	3	14	0	21
中医骨伤（高中起点、业余）	3	2	0	0
小计	/	**48**	**0**	**51**
成人本科				
护理学（高中起点、业余）	5	10	0	13
中医学（高中起点、业余）	5	0	13	204
护理学（专科起点、业余）	3	109	59	165
中医学（专科起点、业余）	3	68	79	248
针灸推拿学（专科起点、业余）	3	39	36	87

（续表）

专业设置	学制（年）	2022 年毕业生数（人）	2022 年招生数（人）	在校生数（人）
中药学（专科起点、业余）	3	43	34	131
中西医临床医学（专科起点、业余）	3	39	30	84
小计	/	**308**	**251**	**932**
合计	/	**2 977**	**2 579**	**11 643**

研究生教育

在校硕士研究生 1202 人，2021 年招收硕士研究生 457 人，毕业 301 人。

硕士学位专业设置：中医基础理论、中医临床基础、中医医史文献、方剂学、中医诊断学、中医内科学、中医外科学、中医骨伤科学、中医妇科学、中医儿科学、中医五官科学、针灸推拿学、中医优势治疗技术、中医康复学、中药学、护理、中药学、中医。

重点学科及带头人

国家中医药管理局重点学科

中医文献学：杨继红

方剂学：周　然

针灸学：冀来喜

中西医结合临床：冯前进

中医肾病学：高继宁

中医基础理论：郭　蕾

中医脾胃病学：任顺平

中西医结合基础：马存根

中医儿科学：秦艳虹

中医康复学：郝重耀

中医药信息学：赵建平

中医治疗技术工程学：张俊龙

省级重点学科

中医学：冀来喜

中药学：李青山

护理学：孙建萍

中西医结合基础：马存根

重点实验室及负责人

国家级重点实验室

中药微乳技术国家地方联合工程实验室：王颖莉

分子中医药学国际联合研究中心：贺文彬

国家三级重点实验室

中药化学实验室：原红霞

针灸针法实验室：燕　平

国家二级重点实验室

中医临床基础实验室：门九章

中医药基因表达调节技术实验室：郝慧琴

国家中医药管理局重点实验室

多发性硬化益气活血重点研究室：马存根

省级重点实验室

中医脑病学实验室：张俊龙

基于炎性反应的重大疾病创新药物实验室：马存根

中药炮制山西省重点实验室：张朔生

经方扶阳山西省重点实验室：赵　杰

中医学基础实验室：贺文彬

中药生物化学实验室：薛慧清

附属机构及负责人

山西中医药大学附属医院：安玉兰

山西中医药大学附属针灸推拿医院（山西省针灸研究所）：刘照峰

山西中医药大学附属中西医结合医院（山西省中西医结合医院）：樊东升

山西中医药大学附属晋中医院（晋中市中医院）：武保平

山西中医药大学附属中医药研究院（山西省中医院）：刘光珍

（苏宏权）

【内蒙古医科大学】

党委书记：乌　兰

校　　长：赵云山

党委副书记：乔　彪（任期至 2022 年 2 月）

党委副书记：高志祥（2022 年 7 月任职）

副 校 长：刘　斌、鲁海文、伊乐泰（2022 年 2 月任职）

纪委书记（内蒙古自治区监察委驻内蒙古医科大学监察专员）：苏振荣

基础医学院院长：李志军

药学院院长：王焕芸

中医学院院长：董秋梅

蒙医药学院院长：松　林

公共卫生学院院长：王学梅

口腔医学院常务副院长：金武龙

卫生管理学院院长：范艳存

外国语学院院长：奎晓岚

计算机信息学院院长：王呼生（任期至 2022 年 6 月）、宁鹏飞（2022 年 6—7 月作为副院长主持工作，2022 年 7 月任职院长）

护理学院院长：扈瑞平

马克思主义学院院长：岳冬青

人文教育学院院长：温国政

体育教学部主任：韩　贵（任期至 2022 年 7 月）、杜　文（2022 年 7 月任职副主任，主持工作）

研究生院院长：师建平

国际教育学院院长：郝美清

继续教育学院院长：高莉莉（任期至 2022 年 11 月）、张亚军（2022 年 11 月任职副院长，主持工作）

医学模拟中心负责人：贾永峰

第一临床医学院院长：赵海平

内蒙古临床医学院院长：孙德俊

第三临床医学院院长：张向群

赤峰临床医学院院长：张析哲

鄂尔多斯临床医学院院长：折占飞

包头临床医学院院长：梁　鲁

通辽临床医学院院长：孙成山

巴彦淖尔临床医学院院长：高　雯

中医临床医学院院长：杨广源

蒙医临床医学院院长：陈沙娜

锡林郭勒蒙医临床医学院院长：白松林

精神卫生学院院长：于东升

第四附属医院院长：胡　琦

地　　址：内蒙古自治区呼和浩特市敕勒川乳业开发区

邮　　编：010110
电　　话：0471-6653034
传　　真：0471-6653094
电子信箱：nmgykdx@immu.edu.cn
网　　址：www.immu.edu.cn

专业统计

2022年，学校职工人数1311人。专任教师966人，其中正高级职称308人、副高级职称292人、中级职称300人、初级职称66人。

表9-3-6　内蒙古医科大学2022年专业统计

专业设置	学制（年）	2022年毕业生数（人）	2022年招生数（人）	在校生数（人）
普通本科（高中起点）				
医学检验技术	4	79	40	193
药学	4	95	120	469
健康服务与管理	4	0	40	149
社会工作	4	34	40	152
制药工程	4	30	30	68
生物医学工程	4	39	40	154
英语	4	30	0	100
应用心理学	4	29	35	143
蒙药学	4	32	34	151
生物技术	4	26	0	0
数据科学与大数据技术	4	40	40	160
儿科学	5	40	40	202
市场营销	4	28	40	146
口腔医学	5	60	60	313
信息管理与信息系统	4	30	40	150
中药学	4	39	35	146
公共事业管理	4	28	35	141
临床医学	5	512	530	2 826
精神医学	5	35	60	236
中医学	5	212	206	1 146
蒙医学	5	183	252	1 049
中药资源与开发	4	38	35	153
法医学	5	40	40	193
预防医学	5	70	120	428
麻醉学	5	56	80	338
康复治疗学	4	40	60	201
针灸推拿学	5	73	75	387
临床药学	5	38	40	199
护理学（蒙医护理方向）	4	39	35	154
护理学	4	231	216	869
医学影像学	5	82	80	397
劳动与社会保障	4	25	35	138
药物制剂	4	34	35	146
中医康复学	5	0	40	40
卫生检验与检疫	4	0	30	60
小计	/	**2 367**	**2 638**	**11 797**

（续表）

专业设置	学制（年）	2022 年毕业生数（人）	2022 年招生数（人）	在校生数（人）
普通本科（专科起点）				
药学	2	82	14	19
医学检验技术	2	8	4	12
药物制剂	2	4	1	7
蒙医学	3	4	7	24
蒙医学	2	29	0	0
临床医学	3	3	10	37
临床医学	2	25	27	53
劳动与社会保障	2	4	3	7
中医学	3	0	6	10
护理学	2	103	32	56
市场营销	2	8	2	8
蒙药学	2	0	7	8
康复治疗学	2	0	0	1
小计	/	**270**	**113**	**242**
普通专科				
医学检验技术	3	34	0	0
临床医学	3	79	0	0
护理	3	40	130	310
护理（社区方向）	3	79	0	0
蒙医学	3	41	0	0
保险	3	16	0	0
药品生产技术	3	30	40	118
眼视光技术	3	26	80	237
护理（对口招收中职生）	3	38	0	81
护理（5 年制高职转入）	2	201	0	0
小计	/	**584**	**250**	**746**
合计	/	**3 221**	**3 001**	**12 785**

注：上表统计数据为本专科学生数。

研究生教育

在校硕士研究生 3098 人，2022 年招收硕士研究生 1119 人，毕业 671 人。

在校博士研究生 33 人，2022 年招收博士研究生 12 人，毕业 4 人。

硕士学位专业设置：理学、生物学、生理学、医学、基础医学、人体解剖与组织胚胎学、免疫学、病原生物学、病理学与病理生理学、法医学、放射医学、临床医学、内科学、儿科学、老年医学、神经病学、皮肤病与性病学、影像医学与核医学、临床检验诊断学、外科学、妇产科学、眼科学、耳鼻咽喉科学、肿瘤学、康复医学与理疗学、运动医学、麻醉学、急诊医学、口腔医学、口腔临床医学、公共卫生与预防医学、流行病与卫生统计学、中医学、中医基础理论、中医临床基础、中医医史文献、方剂学、中医诊断学、中医内科学、中医外科学、中医骨伤科学、中医妇科学、中医儿科学、中医五官科学、针灸推拿学、民族医学（含：藏医学、蒙医学等）、药学、药物化学、药剂学、生药学、药物分析学、微生物与生化药学、药理学、中药学、护理学、精神病与精神卫生学、重症医学、全科医学、儿外科学、骨科学、临床病理、放射肿瘤学、放射影像学、超声医学、核医学、医学遗传学。

博士学位专业设置：医学、中医学、民族医学（含：藏医学、蒙医学等）。

重点学科及带头人

国家临床重点专科

骨科学：霍洪军、刘万林

神经外科学：窦长武

普通外科学：孟兴凯

国家中医药管理局重点学科

伤寒学：麻春杰

蒙药学：那生桑
蒙医学：阿古拉
国家中医药管理局重点专科
蒙医脾胃病学：图门乌力吉
自治区优势特色学科
中医学（蒙医学）：阿古拉
内蒙古自治区重点培育学科
人体解剖与组织胚胎学：李志军、任明姬
内科学（血液病）：肖　镇、高　大
内蒙古自治区重点学科
病理学与病理生理学：师永红
眼科学：朱　丹
影像医学与核医学：苏秉亮、刘挨师
外科学（普外、骨外）：孟兴凯
民族医学（蒙医学）：阿古拉
内蒙古自治区医疗卫生领先学科
放射肿瘤学：郁志龙
妇科学：宋静慧
骨外科学：银和平
核医学：王雪梅
口腔颌面外科学：金武龙
麻醉学：于建设
普通外科学：孟兴凯
手外科学：温树正
重症医学：周丽华
蒙医肺病学：图门乌力吉
中医针灸推拿学：谭亚芹
内蒙古自治区医疗卫生重点学科
呼吸内科学：付秀华
产科学：其木格
超声医学：张小杉
儿科学：任少敏
耳鼻咽喉科学：崔晓波
风湿病学与自体免疫病学：李鸿斌
急诊急救医学：陈凤英
临床护理学：霍巧枣
内分泌学：闫朝丽
皮肤与性病学：吕新翔
神经内科学：赵世刚
神经外科学：窦长武
肾脏内科学：赵建荣
实验诊断学（临床检验学）：张军力
消化内科学：苏秉忠
心血管内科学：王悦喜
胸外科学：郭占林
医学影像学：刘挨师
中医治未病科学：张亚军
社会医学：范艳存
蒙医文献学：包哈申
中医基础理论：李永乐
中医医史文献：李　林

重点实验室及负责人

自治区级工程研究中心（工程实验室）
新药筛选工程研究中心：常福厚
动物脏器高值化利用生物活性肽工程实验室：苏秀兰
肿瘤细胞基因检测应用与研究工程实验室：云　升
眼视光学和视觉科学内蒙古自治区工程研究中心：赵海霞
蒙医传统疗法操作技术及器械研发内蒙古自治区工程研究中心：松　林
自治区级工程技术研究中心
内蒙古自治区分子与功能影像工程技术研究中心：王雪梅
内蒙古自治区数字转化医学工程技术研究中心：张元智
内蒙古自治区蒙医药器械研发工程技术研究中心：松　林
内蒙古自治区蒙药药效物质与质量控制工程技术研究中心：董　玉
自治区级重点实验室
内蒙古自治区中蒙药重点实验室：白长喜
内蒙古自治区医学细胞生物学重点实验室：苏丽娅
内蒙古自治区分子影像学重点实验室：王雪梅
内蒙古自治区分子病理学重点实验室：肖　瑞
内蒙古自治区分子生物学重点实验室：郑源强
内蒙古自治区临床病原微生物重点实验室：王俊瑞
内蒙古自治区药效物质研究重点实验室：董　玉
内蒙古自治区风湿病发病机制与免疫诊断重点实验室：李鸿斌
内蒙古自治区人文社科重点研究培育基地（自治区编办研究所）
内蒙古自治区卫生政策研究所：范艳存
内蒙古自治区心血管研究所：赵海平
内蒙古自治区骨科研究所：刘万林
内蒙古自治区公共卫生应急管理重点实验室：张　楠
内蒙古自治区医疗卫生重点实验室
医学细胞生物学临床医学研究中心：苏丽娅
方剂学实验室：董秋梅
蒙药炮制学实验室：呼日乐巴根
蒙药学实验室：白长喜
内蒙古自治区协同创新中心
内蒙古自治区蒙医药协同创新中心：乌　兰
内蒙古自治区协同创新培育中心
内蒙古自治区肿瘤生物治疗协同创新培育中心：贾永峰

附属机构及负责人

内蒙古医科大学附属医院：赵海平
内蒙古医科大学第二附属医院：刘万林
内蒙古医科大学附属人民医院：杨学军

（杨　雷）

【内蒙古民族大学蒙医药学院、临床医（蒙医）学院】

校党委书记：陈永胜
校党委副书记、校长：赵东海
副 校 长：任　军、杨恒山、陈英松、裴志利
蒙医药学院党委书记：齐日麦图
蒙医药学院党委副书记、院长：拉喜那木吉拉
蒙医药学院党委副书记：包明兰
蒙医药学院副院长：喜　杰
临床医（蒙医）学院党委书记：布仁巴图（任期至2022年10月）、康曙光（2022年10月任职）
临床医（蒙医）学院院长：巴图德力根（任期至2022年10月）、张天资（2022年10月任职）
院　　址：内蒙古自治区通辽市科尔沁区西拉木伦大街996号内蒙古民族大学北区蒙医药学院
邮　　编：028000
电　　话：0475－8314242
电子信箱：myy@imun.edu.cn
网　　址：myy.imun.edu.cn

专业统计

2022年，学院职工人数67人。专任教师50人，其中正高级职称15

人、副高级职称12人、中级职称20人、初级职称3人。

表9-3-7　内蒙古民族大学蒙医药学院、临床医（蒙医）学院2022年专业统计

专业设置	学制（年）	2022年招生数（人）	2022年毕业生数（人）	在校生数（人）
药物制剂学	4	80	47	197
蒙药学	4	60	54	196
临床医学	5	119	136	671
蒙医	5	98	98	502
合计	/	**357**	**335**	**1 566**

注：以上统计数据为本专科学生数。

研究生教育

内蒙古民族大学蒙医药学院

在校硕士研究生188人（其中蒙古国留学生12人），2022年招收硕士研究生54人（其中蒙古国留学生2人），毕业31人。

在校博士研究生29人（其中留学生7人），2022年招收博士研究生0人，毕业7人。

硕士学位专业设置：蒙药学、民族医学、中西医结合基础、中（蒙）医史文献。

博士学位专业设置：蒙药学。

内蒙古民族大学临床医（蒙医）学院

在校硕士研究生373人，2022年招收硕士研究生106人，毕业114人。

硕士学位专业设置：临床医学、民族医学、中西医结合临床。

重点学科及带头人

国家中医药管理局重点学科

蒙医学：陈英松

蒙药学：拉喜那木吉拉

中西医结合临床：布仁巴图

内蒙古自治区重点学科

蒙医学：陈英松

蒙药学：拉喜那木吉拉

国家民委重点学科

中西医结合基础：宝　龙

内蒙古自治区卫生健康委重点学科

蒙医诊断学：吴七十三

蒙药药理学：王秀兰

重点实验室及负责人

省部级重点实验室

国家药品监督管理局中药（蒙药）质量控制重点实验室：拉喜那木吉拉

蒙药研发国家地方联合工程研究中心（国家发展改革委）：奥乌力吉

国家民委-教育部共建蒙医药研发工程重点实验室：白梅荣

厅局级重点实验室：

内蒙古自治区蒙医药重点实验室（科技厅）：拉喜那木吉拉

内蒙古自治区高校蒙医药研发工程重点实验室：包明兰

内蒙古自治区蒙药工程研究中心（科技厅）：陈英松

内蒙古自治区蒙医药研发工程实验室（发展改革委）：陈英松

附属机构及负责人

内蒙古民族大学附属医院党委书记：布仁巴图　（王胡格吉乐图）

【辽宁中医药大学】

党委书记：石　岩
校　　长：吕晓东
纪委书记：张洪新（任期至2022年7月）、张锦徽（2022年7月任职）
副 校 长：关雪峰（任期至2022年7月）、刘继东、戴　旭
国际教育学院院长：刘景峰
研究生学院院长：任　路
中医学院院长：鞠宝兆（任期至2022年9月）、杨宇峰（2022年9月任职）
中西医结合学院院长：谷　松（任期至2022年9月）、樊　旭（2022年9月任职）
药学院院长：谢　明（任期至2022年9月）、窦德强（2022年9月任职）
针灸推拿学院（养生康复学院）院长：马铁明（任期至2022年9月）、董宝强（2022年9月任职）
护理学院院长：李　超（任期至2022年9月）、常　亮（2022年9月任职）
经济管理学院院长：景　浩（任期至2022年9月）、姜庆丹（2022年9月任职）
信息工程学院院长：孙艳秋
外国语学院院长：曹玉麟（任期至2022年9月）、潘海鸥（2022年9月任职）
医学检验学院院长：陈文娜（任期至2022年9月）、迟寿军（2022年9月任职）
实验动物医学与科学学院院长：王春田（2022年9月任职）
继续教育学院院长：李海权
马克思主义学院院长：马其南
创新学院院长：陈　冰
地　　址：辽宁省沈阳市皇姑区崇山东路79号
邮　　编：110847
电　　话：024-31207108
传　　真：024-31207133
电子信箱：lnutcmdyh@sina.com
网　　址：www.lnutcm.edu.cn

专业统计

2022年，学校职工人数1103人。专任教师459人，其中正高级职称110人、副高级职称169人、中级职称155人、初级职称25人。

表 9-3-8　　辽宁中医药大学2022年专业统计

专业设置	学制（年）	2022年毕业生数（人）	2022年招生数（人）	在校生数（人）
中医学	5	158	240	1 138
中医学（5+3一体化）	5+3	152	150	764
中医学［5+3一体化（儿科学）］	5+3	58	30	204
中医骨伤科学	5	0	60	150
中西医临床医学	5	87	210	628
市场营销	4	21	35	109
公共事业管理	4	27	30	115
物流管理	4	20	35	89
药学	4	56	120	359
药物制剂	4	30	60	171
中药学	4	112	180	539
中药学（D2）	2	1	18	15
中药制药	4	24	60	217
中草药栽培与鉴定	4	29	40	107
中药资源与开发	4	0	40	91
针灸推拿学	5	143	150	727
康复治疗学	4	27	30	115
中医养生学	5	0	30	112
中医康复学	5	0	30	83
运动康复	4	0	30	28
针灸推拿学（D2）	2	5	33	19
康复治疗学（D2）	2	6	43	51
护理学	3	42	506	1 466
护理学	4	499	150	1 399
护理学（中外合作）	4	0	90	229
医学检验技术	4	36	60	231
医学信息工程	4	26	30	112
医学信息工程（D2）	2	1	3	2
信息管理与信息系统	4	28	30	114
英语	4	27	45	130
中医学（D2）	2	1	45	45
数据科学与大数据技术	4	0	56	82
实验动物学	4	0	30	30
中西医临床医学（D2）	2	0	31	28
医学检验技术（D2）	2	0	14	6
公共事业管理（D2）	2	0	5	1
市场营销（D2）	2	0	4	3
信息管理与信息系统（D2）	2	0	4	1
护理学（D2）	2	0	1	1
合计	/	**1 616**	**2 758**	**9 711**

注：1. 上表统计数据为本专科学生数。2. D_2，指第二学士。

研究生教育

在校硕士研究生2355人，2022年招收硕士研究生817人，毕业658人。

在校博士研究生337人，2022年招收博士研究生109人，毕业70人。

硕士学位专业设置：中医基础理论、中医临床基础、中医医史文献、方剂学、中医诊断学、中医内科学、中医外科学、中医骨伤科学、中医妇科学、中医儿科学、中医五官科学、针灸推拿学、中医药标准化学（自设）、中医人工智能科学与技术（自设）、中西医结合基础、中西医结合临床、中西医结合护理（自设）、中药学、生药学、药理学、药物化学、药剂学、药物分析学、微生物与生化药学、思想政治教育、护理、中医硕士。

博士学位专业设置：中医基础理论、中医临床基础、中医医史文献、方剂学、中医诊断学、中医内科学、中医外科学、中医骨伤科学、中医妇科学、中医儿科学、中医五官科学、针灸推拿学、中医药标准化学（自设）、中医人工智能科学与技术（自设）、中西医结合基础、中西医结合临床、中药学、生药学、中医博士。

重点学科及带头人

国家重点学科

中医基础理论：战丽彬

辽宁省高等学校一流特色学科

中医学：石　岩

中西医结合：杨关林

中药学：康廷国

药学：孟宪生

辽宁省重点学科

中医基础理论：战丽彬

方剂学：范　颖

中医内科学：于世家

针灸推拿学：马铁明

中西医结合临床：杨关林

生药学：孟宪生

中药学：康廷国

国家中医药管理局中医药重点学科

中医基础理论：战丽彬

方剂学：范　颖

中医神志病学：任　路

伤寒学：谷　松

中西医结合基础：张立德

中药鉴定学：张　慧

中药炮制学：高　慧

中医儿科学：王雪峰

中医心病学：王凤荣

中医脾胃病学：白　光

中医内分泌病学：高天舒

中西医结合临床：杨关林

中医肾病学：远　方

中医痹病学：高明利

中医血液病学：刘　欣

中医络病学：吕晓东

中医预防医学（附属医院）：刘文华

中医老年病学：陈　民

中医耳鼻喉科学：冷　辉

中医传染病学：卢秉久

中药临床药理学：王文萍

中医肺病学：乔世举

临床中药学：李国信

中医预防医学（附属二院）：董　波

中医肛肠病学：于永铎

中医皮肤病学：张　燚

重点实验室及负责人

国家地方联合工程实验室

心脑合病中西医结合防治技术国家地方联合实验室：杨关林

教育部重点实验室

中医脏象理论及应用：杨关林

辽宁省教育厅重点实验室

辽宁中医药现代研究实验室：康廷国

中医分子生物重点实验室：郑洪新

针灸生物学重点实验室：张小卿

病毒重点实验室：王雪峰

辽宁省科技厅重点实验室

辽宁省中药临床药代动力学重点实验室：王文萍

辽宁省现代中药制剂重点实验室：尤献民

辽宁省中药鉴定与品质评价重点实验室：康廷国

辽宁省科技厅重点实验室

辽宁省中医分子免疫学重点实验室：（暂缺）

辽宁省中医临床验方系统评价重点实验室：马跃海

辽宁省中药活性筛选重点实验室：张　颖

辽宁省中医辨证论治基础研究重点实验室：鞠宝兆

辽宁省中医肺病重点实验室：于雪峰

辽宁省中药有效复方再评价重点实验室：闵冬雨

辽宁临床中药重点实验室：夏素霞

辽宁省中医风湿免疫诊断重点实验室：韩　波

辽宁省心藏象理论及应用重点实验室：贾连群

辽宁省便秘病重点实验室：于永铎

辽宁省针灸养生康复重点实验室：马铁明

辽宁省糖尿病中医病症结合重点实验室：石　岩

辽宁省重症肌无力重点实验室：乔文军

辽宁省中医药防治骨代谢与关节退行性疾病重点实验室：姚啸生

辽宁省中医老年心脑血管病重点实验室：宫丽鸿

辽宁省肠菌移植微生态精准治疗重点实验室：柳越冬

辽宁省中医脾藏象现代研究重点实验室：战丽彬

辽宁省科技厅工程专业技术创新中心

辽宁省中药质量及资源开发专业技术创新中心：窦德强

辽宁省中药炮制专业技术创新中心：史　辑

辽宁省中医外治法与健康器械研发专业技术创新中心：董宝强

辽宁省临床中药工程专业技术创新中心：张　宏

辽宁省中医转化医学工程技术研究中心：关雪峰

辽宁省中药多维分析专业技术创新中心：孟宪生

辽宁省中医药健康素养专业技术创新中心：张　哲

辽宁省发展改革委工程实验室

辽宁省现代中药研究工程实验室：孟宪生

辽宁省中医药康复技术工程实验室：吕晓东

辽宁省教育厅工程研究中心

辽宁省中医转化医学工程研究中心：杨关林

辽宁省科技厅临床医学研究中心

辽宁省心血管疾病（中医）临

床医学研究中心：杨关林

辽宁省肺病临床医学研究中心：李国信

辽宁省中医眼针临床研究中心：王鹏琴

辽宁省教育厅协同创新中心

中医现代传承技术集成与应用协同创新中心：石 岩

沈阳市科技局重点实验室

沈阳市中医药健康产品研究与开发重点实验室：李 军

附属机构及负责人

辽宁中医药大学附属医院（辽宁省中医院、辽宁中医药大学第一临床学院）：党委书记闫海军（2022年9月任职），院长于永铎（任期至2022年9月）、吕静（2022年9月任职）

辽宁中医药大学附属二院（辽宁省中医药研究院、辽宁中医药大学第二临床学院）：党委书记李国信（任期至2022年9月）、于永铎（2022年9月任职），院长吴景东（任期至2022年9月）、张文顺（2022年9月任职）

辽宁中医药大学附属三院（辽宁省肛肠医院、辽宁中医药大学第三临床学院）：党委书记张虹玺、院长柳越冬

辽宁中医药大学附属四院（辽宁省中西医结合医院、辽宁中医药大学第四临床学院）：党委书记黄春元（任期至2022年9月）、肖景东（2022年9月任职），院长肖景东（任期至2022年9月）、王圣治（2022年9月任职）

辽宁省中医药科学院：常务副院长许斌（任期至2022年9月）、乔铁（2022年9月任职）

辽宁省中医药产业技术创新研究院（挂靠辽宁省科技厅）：院长许斌

（张文一）

【长春中医药大学】

党委书记：江凤艳
校　　长：冷向阳
党委副书记：潘正岩、高文义
纪委书记：刘春雷
副 校 长：陈长宝、李 磊、王洪峰、徐晓红
基础医学院院长：张文凤
附属医院、中医学院院长：王 健
药学院院长：林 喆
针灸推拿学院院长：刘明军
护理学院院长：周秀玲
健康管理学院院长：越 皓
临床医学院院长：汤 勇
附属第三临床医院、康复医学院院长：朱国琪
中西医结合学院院长：黎明全
国际教育学院院长：林 非
职业技术学院、继续教育学院院长：宋 岩
马克思主义学院院长：徐德斌
体育教学部主任：郭忠奎
创新实践中心主任：祝恩智
青年马克思主义者培养学院院长：江凤艳
创新创业学院院长：冷向阳
外语教学部主任：刘 淼
医药信息学院院长：邹元君
地　　址：吉林省长春市净月国家高新技术产业开发区博硕路1035号
邮　　编：130117
电　　话：0431－86045228
传　　真：0431－86172345
电子信箱：723468609@qq.com
网　　址：www.ccucm.edu.cn

专业统计

2022年，学校职工人数916人。专任教师467人，其中正高级职称104人、副高级职称185人、中级职称168人、初级职称10人。

表9－3－9　　长春中医药大学2022年专业统计

专业设置	学制（年）	2022年毕业生数（人）	2022年招生数（人）	在校生数（人）
中医学	5+3	0	58	1 439
中医学	5	352	268	297
中西医临床医学	5	98	218	673
中医儿科学	5	0	55	221
中药学	4	94	168	557
制药工程	4	85	100	327
药学	4	142	168	518
药物制剂	4	46	60	216
生物制药	4	48	0	0
生物制药（中外合作办学）	4	0	113	412
中药资源与开发	4	39	55	141
中药制药	4	27	0	5
针灸推拿学	5	323	216	1 115
护理学	4	229	318	1 119
英语	4	0	0	0
药事管理	4	53	120	283

（续表）

专业设置	学制（年）	2022年毕业生数（人）	2022年招生数（人）	在校生数（人）
公共事业管理	4	54	59	209
财务管理	4	1	0	0
市场营销	4	100	119	380
健康服务与管理	4	0	60	210
康复治疗学	4	101	60	215
中医康复学	5	0	48	167
临床医学	5	120	170	673
医学信息工程	4	0	58	211
中医骨伤科学	5	0	55	159
市场营销（专升本）	2	0	0	0
临床医学（专升本）	3	0	0	61
康复治疗学	3	0	0	3
康复治疗学	2	59	0	181
药事管理（专升本）	2	108	123	234
护理学（专升本）	2	57	237	296
康复治疗学（专升本）	2	0	120	122
针灸推拿学（专升本）	3	29	0	0
中医学（专升本）	3	36	0	2
中药制药（专升本）	2	0	0	0
中药学（第二学士学位）	2	3	1	2
中医学（第二学士学位）	2	11	3	10
针灸推拿学（第二学士学位）	2	3	3	3
市场营销（第二学士学位）	2	1	0	0
临床医学（第二学士学位）	2	4	6	7
康复治疗学（第二学士学位）	2	0	2	5
中西医临床医学（第二学士学位）	2	0	1	2
护理	3	87	58	375
康复治疗技术	3	86	0	179
药品经营与管理	3	42	0	97
药品生产技术	3	36	0	0
药物制剂技术	3	0	0	94
针灸推拿	3	56	0	1
中药学	3	46	0	87
中医康复技术	3	0	0	96
助产	3	49	0	0
合计	/	**2 625**	**3 100**	**11 404**

注：上表统计数据为本专科学生数。

研究生教育

在校硕士研究生2722人，2022年招收硕士研究生964人，毕业556人。

在校博士研究生448人，2022年招收博士研究生171人，毕业77人。

硕士学位专业设置：马克思主义基本原理、马克思主义中国化研究、思想政治教育、青年马克思主义者培养研究、中医基础理论、中医临床基础、中医医史文献、方剂学、中医诊断学、中医内科学、中医外科学、中医骨伤科学、中医妇科学、中医儿科学、中医五官科学、针灸推拿学、中医心理学、中医药信息学、中医康复学、中医文化学、中西医结合基础、中西医结合临床、中西医结合临床基础、药物化学、药剂学、生药学、药物分析学、微生物与生化药学、药理学、制药工程学、社会发展与管理药学、药物经济学、中药资源学、中药化学、中药药理学、中药分析学、中药药剂学、中药生物技术、中药炮制学、中药鉴定学、临床中药学、内科学、儿科学、神经病学、急诊医学、重症医学、全科医学、康复医学与理疗学、外科学、儿外科学、骨科学、妇产科学、眼科学、耳鼻咽喉科学、麻醉学、临床检验诊断学、放射影像学、超声医学、护理学、护理、公共卫生、中药。

博士学位专业设置：中医基础理论、中医临床基础、中医医史文献、方剂学、中医诊断学、中医内科学、中医外科学、中医骨伤科学、中医妇科学、中医儿科学、中医五官科学、针灸推拿学、中医心理学、中医药信息学、中医康复学、中医文化学、中药资源学、中药化学、中药药理学、中药分析学、中药药剂学、中药生物技术、中药炮制学、中药鉴定学、临床中药学。

重点学科及带头人

吉林省高校世界一流学科培育计划立项建设学科

中医学：宋柏林

吉林省特色高水平学科一流学科A类

中医学：宋柏林

吉林省特色高水平学科一流学科B类

中药学：邱智东

吉林省特色高水平学科优势特色学科A类

中西医结合：冷向阳

吉林省特色高水平学科优势特色学科B类

护理学：刘兴山

吉林省重中之重学科

中医学：宋柏林

中药学：邱智东

吉林省“十二五”优势特色重点学科

中医学：宋柏林

中药学：邱智东

中西医结合：冷向阳

国家中医药管理局“十一五”重点学科

中医脑病学：王　健

中医心病学：邓　悦

中医肺病学：王　檀

中医骨伤科学：赵文海

针灸学：王富春

推拿学：丛德毓

药用动物学：张　辉

中药药理学：林　喆

内经学：苏　颖

国家中医药管理局“十二五”重点学科

中医护理学：刘兴山

中医络病学：王秀阁

中医康复学：宋柏林

中医神志病学：赵德喜

中医眼科学：魏丽娟

中西医结合临床：冷向阳

中医全科医学：张守琳

中医预防医学：赵为民

中医耳鼻喉科学：韩　梅

中医儿科学：孙丽平

吉林省中医药管理局第二批重点学科

方剂学：张文风

中药分析学：贡济宇

中医康复学：宋柏林

中西医结合临床：冷向阳

中医儿科学：孙丽平

中医内分泌病学：王秀阁

中西医结合基础：郭　焱

中医肛肠病学：周建华

中医眼科学：魏丽娟

中医护理学：刘兴山

吉林省中医药管理局第三批重点学科

古汉语与医古文：崔　为

中药药剂学：邱智东

中药化学：陈　新

中药鉴定学：翁丽丽

中医肾病学：张守琳

中医妇科学：王艳萍

中医养生学：赵为民

中医痹病学：王成武

中医皮肤病学：刘　颖

重点实验室及负责人

教育部重点实验室

中药有效成分重点实验室：邱智东

人参功效物质基础与生物学机制研究重点实验室：赵大庆

吉林省科技厅重点实验室

吉林省中药生物大分子重点实验室：李香艳

吉林省人参化学与药理重点实验室：陈长宝

吉林省中药生物技术重点实验室：赵　雨

吉林省教育厅重点实验室

中药有效成分重点实验室：邱智东

药用动物可持续利用重点实验：张　辉

手法效应基础重点实验室：宋柏林

中药生物转化重点实验室：邱智东

中西医结合慢病基础与临床重点实验室：冷向阳

推拿重点实验室：丛德毓

腧穴配伍重点实验室：王富春

人参分析筛选与利用重点实验室：吴　巍

吉林省卫生健康委重点实验室

中药药理学重点实验室：林　喆

附属机构及负责人

长春中医药大学附属医院：聂海洋

长春中医药大学附属第三临床医院：刘爱东　　（张瑞彬）

【黑龙江中医药大学】

党委书记：赵炜明

党委副书记、校长：郭宏伟

党委副书记：尹占军

党委副书记、工会主席：乔广霞

党委常委、副校长：王　顺

党委常委、副校长：罗会斌（2022年6月挂职结束）

党委常委、纪委书记：刘彦辉

党委常委、副校长：徐　峰、杨炳友、李　全、张　浩

基础医学院副院长（主持工作）：胡晓阳

药学院院长：杨　波

第一临床医学院：李书霖

护理学院院长：梁　群

第二临床医学院、针灸推拿学院、康复医学院副院长（主持工作）：朱路文

第三临床医学院院长：杨福彪

第四临床医学院院长：刘贵军

佳木斯学院院长：张丽宏
继续教育学院院长：姚素媛
国际教育学院院长：孙尧尧
研究生院院长：张　洋
人文与管理学院院长：于钦明
马克思主义学院院长：周苏娅
医学信息工程学院院长：闫朝升

地　　址：黑龙江省哈尔滨市香坊区和平路24号
邮　　编：150040
电　　话：0451－82193000
传　　真：0451－82110652
电子信箱：bgs@hljucm.net
网　　址：www.hljucm.edu.cn

专业统计

2022年，学校职工人数1685人。专任教师1140人，其中正高级职称289人、副高级职称360人、中级职称406人、初级职称66人。

表9－3－10　　黑龙江中医药大学2022年专业统计

专业设置	学制（年）	2022年毕业生数（人）	2022年招生数（人）	在校生数（人）
普通本科				
药学	4	153	157	625
助产学	4	0	90	474
中医康复学	5	59	137	414
中药制药	4	125	190	649
康复治疗学	4	234	309	1 086
针灸推拿学	5	229	281	1 298
药物制剂	4	159	150	608
医学检验技术	4	138	150	569
食品科学与工程	4	39	48	171
药物分析	4	51	47	197
医学实验技术	4	109	72	400
中医骨伤科学	5	0	144	244
运动康复	4	60	59	233
医学信息工程	4	37	38	154
制药工程	4	76	79	329
应用心理学	4	35	37	148
生物技术	4	44	48	190
市场营销	4	39	34	141
中药学	4	112	111	444
中西医临床医学	5	425	320	1 616
公共事业管理	4	32	38	153
护理学	4	247	326	1 176
中医学	5	280	466	1 984
中医学（5＋3）	5＋3	168	170	850
中药资源与开发	4	59	48	193
智能医学工程	4	0	38	38
健康服务与管理	4	0	31	31
小计	/	**2 910**	**3 618**	**14 415**
专升本				
针灸推拿学	3	25	25	80
医学实验技术	2	6	32	51
康复治疗学	2	17	30	66

（续表）

专业设置	学制（年）	2022年毕业生数（人）	2022年招生数（人）	在校生数（人）
中药制药	2	37	51	97
护理学	3	50	47	93
中西医临床医学	3	69	67	111
中药学	2	13	0	1
小计	/	**217**	**252**	**499**
二学位本科				
针灸推拿学	2	4	0	0
医学检验技术	2	2	0	0
康复治疗学	2	1	0	0
小计	/	**7**	**0**	**0**
合计	/	**3 134**	**3 870**	**14 914**

注：上表统计数据为本专科学生数。

研究生教育

在校硕士研究生3618人，2022年招收硕士研究生1282人，毕业835人。

在校博士研究生655人，2022年招收博士研究生227人，毕业138人。

硕士学位专业设置：中医基础理论、中医临床基础、中医医史文献、方剂学、中医诊断学、中医内科学、中医外科学、中医骨伤科学、中医妇科学、中医儿科学、中医五官科学、针灸推拿学、民族医学、中医康复学、中医心理学、中医伦理学、中西医结合基础、中西医结合临床、中西医结合重症医学、中西医结合影像学、药物化学、药剂学、生药学、药物分析学、微生物与生化药学、药理学、中药化学、中药药剂学、中药药理学、中药炮制学、临床中药学、中药资源学、中药鉴定学、护理学、医学技术、马克思主义理论。

博士学位专业设置：中医基础理论、中医临床基础、中医医史文献、方剂学、中医诊断学、中医内科学、中医外科学、中医骨伤科学、中医妇科学、中医儿科学、中医五官科学、针灸推拿学、民族医学、中医康复学、中西医结合基础、中西医结合临床、中西医结合重症医学、中西医结合影像学、药物化学、药剂学、生药学、药物分析学、微生物与生化药学、药理学、中药化学、中药药剂学、中药药理学、中药炮制学、临床中药学、中药资源学、中药鉴定学。

重点学科及带头人

国家级重点学科

中药学：匡海学、王喜军

方剂学：李　冀

中医妇科学：吴效科

中医内科学：周亚滨

国家中医药管理局重点学科

中医基础理论：谢　宁

金匮要略：姜德友

中医史学：郭宏伟

方剂学：李　冀

中医妇科学：吴效科

中医眼科学：孙　河

中医康复学：唐　强

针灸学：孙忠人

推拿学：李同军

中西医结合临床：邹　伟

中药化学：杨炳友

中药炮制学：王秋红

中药鉴定学：王喜军

临床中药学：刘树民

中医预防医学（培育）：郭文海

中医药工程学（培育）：李永吉

中医内科心病学：周亚滨

中医内科内分泌学：马　健

中医血液病学：孙　凤

中医老年病学：金　泽

中医皮肤病学：杨素清

省级重点学科

中药创新药物：匡海学

中药学：匡海学

药学：王喜军

中医学：李　冀

中西医结合临床：邹　伟

方剂学：李　冀

中医内科学：周亚滨

中医外科学：杨素清

中医妇科学：吴效科

中医骨伤科学：张晓峰

针灸推拿学：孙忠人

康复医学及理疗学：唐　强

中医基础理论：谢　宁

中医临床基础：姜德友

中医医史文献：常存库

黑龙江省领军人才梯队

中药学：匡海学

针灸推拿学：孙忠人

中医基础理论：谢　宁

中医临床基础：姜德友

中医医史文献：郭宏伟

方剂学：李　冀

中医内科学：周亚滨

中医妇科学：侯丽辉、从慧芳

中医骨伤科学：张晓峰

中医康复学：唐　强

中西医结合基础：周忠光

中西医结合临床：邹　伟

药剂学：李永吉

生药学：王喜军

中医外科学：杨素清

中医眼科学：姚　婧

中医脾胃病学：谢晶日

中医血液病：王金环

重点实验室及负责人

教育部工程技术研究中心

经典名方有效性评价及产业化开发：王喜军

教育部重点实验室

北药基础与应用研究重点实验室：匡海学

国家中医药管理局中医药科研三级实验室

方药分析实验室：李　冀

分子生物学实验室：周亚滨

中药药理（妇科）实验室：吴效科

中药质量评价与血清药物化学实验室：王喜军

中药化学实验室：匡海学

中药材质量控制实验室：孙　晖

中药药理（行为）实验室：李廷利

中药制剂实验室：李永吉

细胞分子生物学实验室：姜德友

中药毒理实验室：刘树民

国家中医药管理局重点研究室

中药血清药物化学重点研究室：王喜军

方剂配伍重点研究室：李　冀

不孕症痰瘀证治重点研究室：吴效科

黑龙江省重点实验室

中药天然药物药效物质基础重点实验室：匡海学

黑龙江省重大疾病中医药临床疗效评价实验室：周亚滨

黑龙江省骨坏死基础与临床研究重点实验室：徐西林

中药血清药物化学重点实验室：王喜军

黑龙江省脑功能与神经康复实验室：唐　强

针灸临床（脑病）神经生物学重点实验室：尹红娜

黑龙江省中医生殖发育重点实验室：吴效科

黑龙江省方药研究与转化重点实验室：葛鹏玲

黑龙江省中西医结合临床分子生物学重点实验室：邹　伟

黑龙江省中医药信息学重点实验室：杨添淞

黑龙江省工程技术研究中心

黑龙江省中药健康保健品工程技术研究中心：张　宁

黑龙江省教育厅高校重点实验室

北药基础与应用研究重点实验室：匡海学

中药学实验室：王　栋

针灸临床神经生物学重点实验室：尹红娜

中药材规范化生产及质量标准实验室：孙海峰

中医药基础研究实验室：姜德友

附属机构及负责人

黑龙江中医药大学附属第一医院：李书霖

黑龙江中医药大学附属第二医院：朱路文

黑龙江中医药大学附属第三医院：杨福彪

黑龙江中医药大学附属第四医院：刘贵军

（张宏伟）

【上海中医药大学】

党委书记：曹锡康

党委副书记：季　光、朱惠蓉、许铁峰

校　　长：徐建光（任期至2022年7月）、季　光（2022年7月任职）

副 校 长：陈红专（任期至2022年1月）、朱惠蓉、杨永清、王拥军、舒　静

基础医学院院长：吕　嵘

中药学院院长：张　彤

针推学院院长：赵　琛

护理学院院长：张翠娣

公共健康学院院长：赵海磊

康复医学院院长：单春雷

国际教育学院院长：韩丑萍

继续教育学院院长：何文忠

马克思主义学院院长：王　芳

地　　址：上海市浦东新区蔡伦路1200号

邮　　编：201203

电　　话：021－51322001

传　　真：021－51322000

电子信箱：zyd. xb@ 163. com

网　　址：www. shutcm. edu. cn

专业统计

2022年，学校职工人数1428人。专任教师784人，其中正高级职称172人、副高级职称268人、中级职称297人、初级职称32人、未定级15人。

表9－3－11　　上海中医药大学2022年专业统计

专业名称	学制（年）	2022年毕业生数（人）	2022年招生数（人）	在校生数（人）
高中起点本科				
食品卫生与营养学	4	31	19	96
针灸推拿学	5	38	32	171
智能医学工程	4	0	17	55
康复治疗学	4	61	30	113
预防医学	5	24	40	162
中医学	5	96	71	416
中医学（5＋3一体化）	5＋3	63	65	310
中医学（5＋3一体化针灸推拿英语方向）	5＋3	28	30	143

（续表）

专业名称	学制（年）	2022年毕业生数（人）	2022年招生数（人）	在校生数（人）
中医学（5+4屠呦呦班）	5+4	0	30	70
护理学	4	129	148	535
公共事业管理	4	24	28	113
中西医临床医学	5	62	49	270
中药学	4	123	117	487
听力与言语康复学	4	29	25	99
生物医学工程	4	30	18	82
康复物理治疗	4	24	50	221
康复作业治疗	4	13	20	72
药学	4	50	60	232
小计	/	**825**	**849**	**3 647**
专科起点本科				
食品卫生与营养学	2	2	31	55
中药学	2	24	0	0
护理学	2	60	0	0
小计	/	**86**	**31**	**55**
合计	/	**911**	**880**	**3 702**

注：上表统计数据为本专科学生数。

研究生教育

在校硕士研究生2826人，2022年招收硕士研究生966人，毕业855人。

在校博士研究生863人，2022年招收博士研究生289人，毕业225人。

硕士学位专业设置：中医基础理论、中医临床基础、中医医史文献、方剂学、中医诊断学、中医内科学、中医外科学、中医骨伤科学、中医妇科学、中医儿科学、中医五官科学、针灸推拿学、中医外语、中医伦理学、中医工程、中西医结合基础、中西医结合临床、中西医结合康复学、中西医结合护理学、药剂学、生药学、药理学、中药学、医学技术、科学技术史、马克思主义理论、全科医学（中医）、护理、翻译、公共卫生。

博士学位专业设置：中医基础理论、中医临床基础、中医医史文献、方剂学、中医诊断学、中医内科学、中医外科学、中医骨伤科学、中医妇科学、中医儿科学、中医五官科学、针灸推拿学、中西医结合基础、中西医结合临床、中西医结合康复学、中药学。

重点学科及带头人

国家“双一流”建设学科

中医学、中药学

国家级重点学科（一级）

中药学

国家级重点学科（二级）

中医内科学、中医外科学、中医骨伤科学

国家级重点学科（培育）

针灸推拿学、中医医史文献

上海高校一流学科A类

中药学

上海高校一流学科B类

中医学、中西医结合、科学技术史

上海高校一流学科B类培育

护理学、药学

上海高校Ⅰ类高峰学科

中药学：王峥涛

中医学：刘　平

中西医结合：柯尊记

上海高校Ⅰ类高原学科

科学技术史：严世芸

国家中医药管理局重点学科

中医各家学说：朱邦贤

中医诊断学：王忆勤

中医肝胆病学：胡义扬

中医肾病学：何立群

中医肿瘤病学：许　玲

中医肛肠病学：曹永清

中医骨伤科学：王拥军

针灸学：沈雪勇

推拿学：房　敏

药用植物学：王峥涛

中医药工程学：杨华元

中医传染病学：陈建杰

中西医结合临床（岳阳医院）：张　腾

中医基础理论：方肇勤

内经学：陈　晓

中医史学：陈丽云

中医文献学：张如青

古汉语与医古文：刘庆宇

中医痹病学：苏　励

中医血液病学：周永明

中医皮肤病学：李　斌

中医疮疡病学：阙华发

中医乳腺病学：刘　胜

中医儿科学：虞坚尔

中医急诊学：方邦江

中医养生学：周英豪

中医康复学：张　宏

中医护理学（龙华医院）：周文琴

中医护理学（曙光医院）：张雅丽

中医全科医学：彭　文

中西医结合基础：施建蓉

中西医结合临床（普陀医院）：暂　无

中西医结合临床（曙光医院）：周　嘉

中医药信息学：周　华

中医治未病学：张振贤

中医文化学：李其忠

中医神志病学：徐　建

中医复杂科学：苏式兵

重点实验室及负责人

国家中医药管理局重点研究室

中医医疗服务评估：沈远东

慢性肝病虚损：刘成海

脊柱退变肾骨相关：王拥军

中药新资源与品质评价：王峥涛

针灸免疫效应：吴焕淦

中医传染病学：陈建杰

中医药健康服务模式与应用：张　磊

教育部重点实验室

中药标准化：王峥涛

肝肾疾病病证：刘　平

筋骨理论与治法：王拥军

教育部工程研究中心

中药现代制剂技术：冯　怡

中医智能康复：徐建光

教育部协同创新中心

上海中医药慢性病防治与健康服务省部共建协同创新中心（上海中医健康服务协同创新中心）：杨永清

上海市重点实验室

复方中药：王峥涛

中医临床：刘成海

健康辨识与评估：王忆勤

上海高校研究基地

中药化学生物学前沿研究基地：陈红专

炎癌转化病证生物学前沿研究基地：季　光

上海市医院中药制剂产业转化协同创新中心：王拥军

中医内科学E－研究院：刘　平

上海高校中西医结合防治心脑疾病重点实验室：吕　嵘

上海高校中药创新药物研发工程研究中心：徐宏喜

上海高校针灸推拿诊疗技术工程研究中心：沈雪勇

医学科技史研究中心（上海高校人文社科基地）：陈丽云

上海高校中药药效物质E－研究院：李医明

中医药文化研究与传播中心（上海市社会科学创新研究基地）：严世芸

附属机构及负责人

上海市中医药国际标准化研究院：郑林赟

上海市气功研究所：许　峰

上海市中医老年医学研究所：陈　川

上海市针灸经络研究所：所长吴焕淦、法人代表周嘉

上海中医药大学中医文献研究所：吴志新

上海中医药大学附属龙华医院：陈跃来

上海中医药大学附属曙光医院：房　敏

上海中医药大学附属岳阳中西医结合医院：周　嘉　　（刘红菊）

【南京中医药大学】

党委书记：程　纯

校　　长：胡　刚

党委副书记：程　革

党委常委、副校长，第一附属医院党委书记：方祝元

党委常委、第一附属医院院长：翟玉祥

党委常委、副校长：程海波、乔学斌、孙志广、胡立宏

党委常委、纪委书记：张玉清

中医学院、中西医结合学院院长：马　勇

护理学院院长：徐爱军

人工智能与信息技术学院院长：胡孔法

养老服务与管理学院院长：田　侃

国际教育学院院长：张　旭

继续教育学院院长：唐德才

马克思主义学院、医学人文学院院长：张宗明

公共外语教学部主任：蒋继彪

体育部主任：孙新新

第一临床医学院院长：方祝元（兼）

翰林学院院长：张　丽

地　　址：江苏省南京市栖霞区仙林大道138号

邮　　编：210023

电　　话：025－85811001

传　　真：025－85811006

电子信箱：xiaoban@ njucm. edu. cn

网　　址：www. njucm. edu. cn

专业统计

2022年，学校职工人数1915人。专任教师1239人，其中正高级职称197人、副高级职称385人、中级职称605人、初级职称52人。

表9－3－12　　南京中医药大学2022年专业统计

专业设置	学制（年）	2022年毕业生数（人）	2022年招生数（人）	在校生数（人）
中医学	5＋4	30	30	149
中医学	5＋3	114	120	600
中西医临床医学（本博贯通培养）	5＋X	0	20	20
中医学	5	133	240	808
中医学（农村定向本科班）	5	45	0	183
中西医临床医学	5	58	120	623
中医学（妇产科学）	5	0	53	210
中医儿科学	5	0	51	206

（续表）

专业设置	学制（年）	2022 年毕业生数（人）	2022 年招生数（人）	在校生数（人）
针灸推拿学	5	80	100	436
针灸推拿学（盲人本科）	5	0	20	93
中医养生学	5	55	50	266
中医康复学	5	0	50	261
临床医学	5	123	120	619
生物技术	4	60	0	74
电子商务	4	39	0	0
公共事业管理（卫生管理与沟通）（联合办学）	4	85	120	440
公共事业管理（卫生事业管理）	4	50	0	129
国际经济与贸易	4	38	40	172
市场营销	4	37	0	120
信息管理与信息系统	4	37	40	109
劳动与社会保障	4	18	0	58
公共管理类	4	0	40	37
健康服务与管理	4	49	0	132
药事管理	4	37	40	163
大数据管理与应用	4	0	40	75
康复治疗学	4	97	38	218
康复治疗学（中德合作）	4	0	100	186
食品卫生与营养学	4	31	31	119
眼视光学	4	40	40	148
护理学	4	198	220	815
护理学（助产学）	4	57	0	113
助产学	4	0	42	81
英语	4	58	0	0
应用心理学	4	89	30	188
计算机科学与技术	4	66	0	95
软件工程	4	47	0	77
医学信息工程	4	47	40	176
人工智能	4	0	0	75
计算机类	4	0	83	157
生物制药（联合办学）	4	112	0	228
食品质量与安全（联合办学）	4	97	0	223
药物制剂	4	30	0	94
药学	4	90	0	278
药学类	4	0	120	121
中药学	4	97	0	313
中药学类	4	0	180	183
中药学	4 + 5	32	30	121

（续表）

专业设置	学制（年）	2022年毕业生数（人）	2022年招生数（人）	在校生数（人）
中药学（屠呦呦班）	4+5	0	0	19
中药制药	4	32	0	96
中药资源与开发	4	56	0	101
眼视光学（专升本）	4	59	0	0
护理学（老年服务与管理）（专升本）	4	59	0	1
计算机科学与技术（专升本）	4	119	0	0
国际经济与贸易（专升本）	4	52	0	0
市场营销（专升本）	4	57	0	0
食品质量与安全（专升本）	4	57	0	1
药物制剂（专升本）	4	61	0	0
康复治疗学（专升本）	4	60	0	0
食品卫生与营养学（专升本）	4	59	0	1
健康服务与管理（养老服务与管理）	4	0	0	35
养老服务管理	4	0	40	40
康复治疗学（老年康复）	4	0	43	76
护理学（老年护理）	4	0	40	77
临床医学（老年医学）	4	0	51	101
生物制药（普通本科）（泰州校区）	4	0	120	329
制药工程（普通本科）（泰州校区）	4	0	60	191
生物制药（普通本科）（合作办学）（泰州校区）	4	0	117	226
食品质量与安全（合作办学）（泰州校区）	4	0	116	217
中医学（农村本科班）（泰州校区）	5	0	117	339
中医学（全科医学）（泰州校区）	5	0	234	540
合计	/	**2 947**	**3 186**	**12 382**

注：上表统计数据为本专科学生数。

研究生教育

在校硕士研究生5908人，2022年招收硕士研究生2116人，毕业1140人。

在校博士研究生771人，2022年招收博士研究生229人，毕业175人。

硕士学位专业设置：植物学、动物学、生理学、水生生物学、微生物学、神经生物学、遗传学、发育生物学、细胞生物学、生物化学与分子生物学、生物物理学、生态学、科学技术史、软件工程、人体解剖和组织胚胎学、免疫学、病原生物学、病理学与病理生理学、法医学、放射医学、航空航天与航海医学、内科学、儿科学、老年医学、精神病与精神卫生学、皮肤病与性病学、影像医学与核医学、临床检验诊断学、外科学、妇产科学、眼科学、耳鼻咽喉科学、肿瘤学、康复医学与理疗学、运动医学、麻醉学、急诊医学、中医基础理论、中医临床基础、中医医史文献、方剂学、中医诊断学、中医内科学、中医外科学、中医骨伤科学、中医妇科学、中医儿科学、中医五官科学、针灸推拿学、中医康复学、中医外语、中医养生学、中医文化、中医药信息学、临床中药学、经方医学、中西医结合基础、中西医结合临床、中西医结合内科学、中西医结合外科学、中西医结合护理、中西医结合精神医学、中西医结合营养学、护理学、药物化学、药剂学、生药学、药物分析学、微生物与生化药学、药理学、中药学、中药炮制学、中药药理学、中药药剂学、中药资源学、中药鉴定学、中药化学、中药分析学、中药制药工程学、行政管理、社会医学与卫生事业管理、教育经济与管理、社会保障、土地资源管理、中医、中药学、药学、护理、应用心理。

博士学位专业设置：中医基础理论、中医临床基础、中医医史文献、方剂学、中医诊断学、中医内科学、中医外科学、中医骨伤科学、中医妇科学、中医儿科学、中医五官科学、针灸推拿学、中医康复学、中医养生学、中医文化、中医药信息学、临床中药学、经方医学、中西医结合基础、中西医结合临床、中西医结合内科学、中西医结合外科学、中西医结合护理、中西医结合精神医学、中西医结合营养学、护理学、中药学、中药炮制学、中药药理学、中药药剂学、中药资源与鉴定、中药化学与分析、中药制药工程学、中医。

重点学科及带头人

国家“双一流”学科

中药学

江苏高校优势学科建设工程（三期）

中医学：方祝元

中西医结合：胡　刚

护理学：徐桂华

“十四五”江苏省重点学科

基础医学：麻彤辉

临床医学：秦叔逵

公共卫生与预防医学：李国春

药学：胡立宏

医学技术：王中秋

生物学：韩 欣

公共管理：乔学斌

人文医学：张宗明

国家中医药管理局“十一五”重点学科

方剂学：樊巧玲

温病学：马　健

中医儿科学：韩新民

中医妇科学：谈　勇

中医肝胆病学：薛博瑜

针灸学：徐　斌

药用植物学：吴启南

中药药理学：陆　茵

中药炮制学：吴　皓

中医文献学：王旭东

中医护理学：徐桂华

中医脾胃病学：沈　洪

中医肾病学：孙　伟

中医肛肠病学：金黑鹰

国家中医药管理局“十二五”重点学科

伤寒学：周春祥

中医诊断学：吴承玉

临床中药学：唐德才

中西医结合基础：詹　臻

中医痹病学：周学平

中医肿瘤病学：吴勉华

中医骨伤科学：黄桂成

中医耳鼻喉科学：严道南

中医养生学：陈涤平

推拿学：顾一煌

中药药剂学：狄留庆

中药化学：李　祥

中药资源化学：段金廒

中医药信息学：虞　舜

中医文化学：张宗明

中医药管理学：申俊龙

中医皮肤病学：闵仲生

中西医结合临床：刘沈林

中医心病学：陈晓虎

重点实验室及负责人

国家工程研究中心

中药资源产业化与方剂创新药物国家地方联合工程研究中心：段金廒

教育部工程研究中心

中药炮制规范化及标准化教育部工程研究中心：蔡宝昌、陆兔林

教育部重点实验室

针药结合教育部重点实验室：程海波

国家中医药管理局重点研究室

国家中医药管理局中医瘀热病机重点研究室：吴勉华、叶　放

国家中医药管理局中药炮制标准重点研究室：蔡宝昌、李伟东

国家中医药管理局名医验方评价与转化重点研究室：程海波

国家中医药管理局中药资源循环利用重点研究室：段金廒

江苏省高校协同创新中心

江苏省中药资源产业化过程协同创新中心：段金廒

江苏省中医药防治肿瘤协同创新中心：程海波

江苏省 JMRH 创新平台

江苏省应激反应中医药防治 JMRH 创新平台：程海波

江苏省中西医结合外伤救治 JMRH 创新平台：曾　莉

其他江苏省重点科研机构

江苏省海洋药物研究开发中心：吴　皓

江苏省工程（技术）研究中心

江苏省植物药深加工工程研究中心：朱华旭

江苏省理血方剂创新药物工程中心：段金廒

江苏省中药高效给药系统工程技术研究中心：狄留庆

江苏省中医药健康养生技术工程研究中心：陈涤平

江苏省抗肿瘤中药工程研究中心：程海波

江苏省中医外用药开发与应用工程研究中心：曾　莉

江苏省经典名方工程研究中心：程建明

江苏省重点实验室

江苏省中药药效与安全性评价重点实验室：陆　茵

江苏省方剂高技术研究重点实验室：段金廒

江苏省高校重点实验室

江苏省针灸学重点实验室：倪光夏

江苏省方剂研究重点实验室：段金廒

江苏省中药炮制重点实验室：蔡宝昌、李伟东

江苏省儿童呼吸疾病（中医药）重点实验室：赵　霞

中药品质与效能国家重点实验室（培育）：胡　刚

江苏省中药功效物质重点实验室：胡立宏

江苏省退行性疾病药靶与药物重点实验室：沈　旭

江苏省海洋重点实验室

江苏省海洋药用生物资源研究与开发重点实验室：吴　皓

江苏省高校哲学社会科学重点研究基地

中医文化研究中心：张宗明

江苏重大健康风险管理与中医药防控政策研究中心：乔学斌

南京市工程技术研究中心

南京市中药微丸产业化工程技术研究中心：狄留庆

南京市中医药健康养生工程技术研究中心：陈涤平

附属机构及负责人

南京中医药大学附属医院（江苏省中医院）：方祝元

南京中医药大学第二附属医院（江苏省第二中医院）：殷立平

南京中医药大学附属南京中医院（南京市中医院）：虞鹤鸣

南京中医药大学附属南京医院（南京市第二医院）：杨永峰

南京中医药大学附属中西医结合医院（江苏省中西医结合医院）：王佩娟

南京中医药大学附属盐城中医院（盐城市中医院）：顾月星

南京中医药大学附属康缘药业（江苏康缘药业股份有限公司）：肖 伟

南京中医药大学附属苏中药业（江苏苏中药业集团股份有限公司）：唐仁茂

南京中医药大学附属位元堂药业（香港位元堂药业控股有限公司）：邓梅芬 （王 颖）

【浙江中医药大学】

党委书记：黄文秀

党委副书记：张光霁、张元龙

纪委书记：王 轶

校　　长：陈 忠

副 校 长：吴承亮、温成平、罗伟明、黄建波

党委委员：黄爱军、马重阳

第一临床医学院院长：高祥福

第二临床医学院院长：张 威

第三临床医学院、康复医学院院长：林咸明

第四临床医学院院长：徐 骁

杭州临床医学院常务副院长：章 勤

基础医学院院长：朱爱松

公共卫生学院院长：陈卫建

口腔医学院院长：冯剑颖

药学院院长：秦路平

护理学院院长：何桂娟

医学技术与信息工程学院院长：丁志山

生命科学学院院长：窦晓兵

人文与管理学院院长：林 敏

继续教育学院院长：成信法

国际教育学院院长：王 颖

马克思主义学院院长：杨 华

滨江学院院长：黄建波（兼）

地　　址：浙江省杭州市滨江区滨文路548号（滨文校区）/浙江省杭州市富阳区百川街260号（富春校区）

邮　　编：310053（滨文校区）/311402（富春校区）

电　　话：0571－86633077/86633177

传　　真：0571－86613500

电子信箱：xiaoban@ zcmu. edu. cn

网　　址：www. zcmu. edu. cn

专业统计

2022年，学校职工人数1739人。专任教师1155人，其中正高级职称218人、副高级职称409人、中级职称392人、初级职称39人。

表9－3－13　浙江中医药大学2022年专业统计

专业设置	学制（年）	2022年毕业生数（人）	2022年招生数（人）	在校生数（人）
中医学	5	119	178	820
中医学（基层卫生人才定向）	5	0	104	104
中医学（5＋3一体化，国医丹溪实验班）	5＋3	0	15	15
中医学（5＋3一体化）	5＋3	129	110	646
临床医学（第一临床医学院）	5	56	65	314
医学影像学	5	61	57	315
医学影像学（基层卫生人才定向）	5	0	13	22
中医骨伤科学	5	0	70	160
医学影像技术	5	52	40	144
临床医学（第二临床医学院）	5	179	297	1 124
中西医临床医学	5	0	90	148
中西医临床医学（创新实验班）	5	0	15	15
针灸推拿学	5	131	150	765
中医康复学	5	0	117	330

（续表）

专业设置	学制（年）	2022 年毕业生数（人）	2022 年招生数（人）	在校生数（人）
中医学（5+3 一体化，针灸推拿学方向）	5+3	0	25	25
康复治疗学	4	56	89	241
临床医学（第四临床医学院）	5	58	157	407
儿科学	5	59	28	261
儿科学（基层卫生人才定向）	5	0	12	25
预防医学	5	33	99	381
预防医学（基层卫生人才定向）	5	54	53	237
口腔医学	5	64	112	389
中草药栽培与鉴定	4	35	65	169
中药学	4	88	170	476
药学	4	137	164	572
食品卫生与营养学	4	0	84	246
药学（专升本）	2	31	33	65
药学（专升本联合培养）	2	63	0	61
护理学	4	170	370	789
助产学	4	87	70	268
医学信息工程	4	77	100	318
医学检验技术	4	135	140	565
卫生检验与检疫	4	57	70	244
听力与言语康复学	4	99	120	399
计算机科学与技术（专升本）	2	68	66	126
计算机科学与技术	4	1	101	99
数据科学与大数据技术	4	0	70	103
医学实验技术	4	59	129	323
生物科学	4	85	131	402
生物技术	4	0	90	89
健康服务与管理	4	45	80	243
公共事业管理	4	51	80	252
市场营销	4	0	40	39
市场营销（专升本）	2	62	76	145
英语	4	0	60	59
康复治疗学（专升本联合培养）	2	0	20	41
合计	/	**2 401**	**4 225**	**12 981**

注：上表统计数据为本专科学生数。

研究生教育

在校硕士研究生 4235 人，2022 年招收硕士研究生 1598 人，毕业 758 人。

在校博士研究生 425 人，2022 年招收博士研究生 145 人，毕业 82 人。

硕士学位专业设置：中医基础理论、中医临床基础、中医医史文献、方剂学、中医诊断学、中医内科学、中医外科学、中医骨伤科学、中医妇科学、中医儿科学、中医五官科学、针灸推拿学、民族医学、中医药卫生事业管理、中医药信息学、中西医结合基础、中西医结合临床、中西医结合预防医学、中药学、医学生物化学与分子生物学、化学生物学、基础医学、内科学、儿科学、老年医学、神经病学、精神病与精神卫生学、皮肤病与性病学、影像医学与核医学、临床检验诊断学、外科学、妇产科学、眼科学、耳鼻咽喉科学、肿瘤学、康复医学与理疗学、运动医学、麻醉学、急诊医学、听力学、口腔修复重建医学、药物化学、药剂学、生药学、药物分析学、微生物与生化药学、药理学、实验动物与比较药理、中医药生物工程学、医学技术、护理学、马克思主义理论、公共卫生与预防医学、全科医学、重症医学、儿外科学、骨科学、临床病理、放射肿瘤学、放射影像学、超声医学、核医学、医学遗传学、口腔医学、公共卫生、公共管理、生物与医药。

博士学位专业设置：中医基础理论、中医临床基础、中医医史文献、方剂学、中医诊断学、中医内科学、中医外科学、中医骨伤科学、中医妇科学、中医儿科学、中医五官科学、针灸推拿学、民族医学、中医药卫生事业管理、中医药信息学、中西医结合基础、中西医结合临床、中西医结合预防医学、中药学、医学生物化学与分子生物学、化学生物学。

重点学科及带头人

国家重点学科

中医临床基础：范永升

国家中医药管理局高水平中医药重点学科

金匮要略：温成平
中医基础理论：朱爱松
中西医结合临床：高祥福
中医骨伤科学：童培建
中医脾胃病学：吕　宾
中医全科医学：王新昌
针灸学：方剑乔
推拿学：吕立江
中医妇科学：赵宏利

国家中医药管理局重点学科

中医基础理论：张光霁
中医皮肤病学：曹　毅
中医外治学：宣丽华
中医妇科学：何嘉琳
中医康复学：姚新苗
中医护理学：孙秋华
中医全科医学：蔡宛如
推拿学：范炳华
中药药理学：吕圭源
中西医结合临床：吕　宾
中医药信息学：江依法
中医药工程学：万海同
中医预防医学：史晓林
中医治未病学：沈敏鹤
中医实验动物学：陈民利
中医药生物技术学：丁志山
针灸学：方剑乔
金匮要略：范永升
中医痹病学：温成平
中药药剂学：李范珠
中医骨伤科学：童培健
中医诊断学：徐　珊
中医脾胃病学：吕　宾
中医肺病学：王　真
中医肾病学：王永钧
中医肿瘤病学：郭　勇
中医血液病学：高瑞兰
中医临床基础：万海同
中医内科消化学科：吕　宾

浙江省重点高校建设优势特色学科

中医学：方剑乔
中药学：秦路平

浙江省一流学科（A类）

中西医结合：吕　宾
中药学：李大鹏
中医学：范永升

浙江省一流学科（B类）

药学：李范珠
医学技术：应　航
护理学：孙秋华
临床医学：吕伯东
公共卫生与预防医学：郭　清
生物学：万海同

浙江省重中之重一级学科

中药学：李大鹏
中医学：范永升

浙江省重中之重学科

中西医结合：吕　宾
针灸推拿学：方剑乔
中西医结合临床：宋　康
中药学：吕圭源
中医临床基础学：范永升

浙江省重点学科

护理学：孙秋华
动物学：陈民利
精神病与精神卫生学：陶　明
影像医学与核医学：许茂盛
妇产科学：吕　玲
口腔基础医学：谷志远
微生物和生化药物：丁志山

浙江省重点学科（A类）

动物学：陈民利
中西医结合临床（内科）：高瑞兰

浙江省重点学科（B类）

中药资源学：黄　真
中医骨伤科学：肖鲁伟
中西医结合基础：沃兴德
中医诊断学：龚一萍
针灸推拿学：方剑乔

重点实验室及负责人

浙江省临床医学研究中心

浙江省中医重大疫病临床医学研究中心：高祥福

浙江省重点实验室

浙江省中医“瘀毒”证重点实验室：张光霁

浙江省神经药理学与转化研究重点实验室：陈　忠

浙江省针灸神经病学研究重点实验室：方剑乔

浙江省中西医结合循环系统疾病诊治重点实验室：毛　威

浙江省中医风湿免疫病省级重点实验室：温成平

浙江省中药治疗高血压及相关疾病药理研究重点实验室：吕圭源

浙江省骨关节疾病中医药干预技术研究重点实验室：童培建

浙江省消化道疾病病理生理研究重点实验室：吕　宾

浙江省中医脑病重点实验室：万海同

浙江省中西医结合防治性功能障碍重点实验室：吕伯东

浙江省工程实验室（工程研究中心）

中医康复智能化技术与装备浙

江省工程研究中心：林咸明

中药真实世界循证与转化浙江省工程研究中心：温成平

中药复方制剂现代化浙江省工程研究中心：石森林

中药植物精油浙江省工程研究中心：阮叶萍

中医治未病智慧健康浙江省工程研究中心：张光霁、朱爱松

中药炮制规范化及标准化浙江省工程研究中心：曹　岗

浙江省国际科技合作载体

浙江－日本中西医结合老年虚瘀证诊疗国际联合实验室：史晓林

药食植物活性成分与健康国际科技合作基地：开国银

浙江－日本脑部重大疾病中西医结合数字诊疗及装备联合实验室：李　凯

分子医学国际科技合作基地：李昌煜

大气污染与健康国际科技合作基地：刘翠清

国家中医药管理局重点研究室

风湿脏痹证治研究室：范永升

骨痹研究室：肖鲁伟

再生障碍性贫血益气养血研究室：高瑞兰

国家中医药科研重点实验室：免疫实验室：范永升

脂代谢实验室：沃兴德

血液细胞分子生物学实验室：高瑞兰

骨重建技术实验室：童培建

临床病理实验室：宋　康

中药药理实验室：吕圭源

实验动物实验室：陈民利

中药炮制实验室：张　云

中药制剂实验室：李范珠

神经生物学（针灸）实验室：刘　喆

国家中医临床研究基地

血液病研究基地：周郁鸿

免疫风湿病研究基地：范永升

国家中医药管理局协同创新中心

中医风湿病协同创新中心：范永升

浙江省协同创新中心

免疫性疾病中医诊治协同创新中心：温成平

浙江道地中药协同创新中心：石森林

疼痛性疾病中医诊治协同创新中心：方剑乔

浙江省新药创制科技服务平台

科技创新平台：陈民利

浙江省实验动物公共服务平台

科技创新平台：陈民利

附属机构及负责人

浙江中医药大学附属第一医院院长：高祥福

浙江中医药大学附属第二医院院长：张　威

浙江中医药大学附属第三医院院长：林咸明　（黄　晨）

【安徽中医药大学】

党委书记：王先俊（任期至2022年5月）、王　琦

党委副书记、校长：彭代银

党委副书记：张永群

党委常委、副校长，安徽省中医药科学院专职副院长：李泽庚（任期至2022年7月）

副校长：戴　敏

党委常委、副校长：魏　骅

党委常委、纪委书记：石金明

党委常委、副校长：许　钒

督导员：高怀荃

研究生院院长：王　鹏

中医学院院长：方向明

针灸推拿学院院长：唐　巍

中西医结合学院院长：蔡　标

药学院院长：桂双英

医药信息工程学院院长：阚红星

医药经济管理学院院长：丰志培

护理学院院长：颜贵明

人文与国际教育交流学院院长：周亚东

马克思主义学院院长：董玉节

体育健康学院院长：林　红

继续教育学院院长：方正清

创新创业学院院长：吴臣军

新安书院院长：尹　刚

第一临床医学院院长（安徽省中医院）：杨文明

第二临床医学院院长（安徽省针灸医院）：董昌武

上海中医药大学附属曙光医院安徽医院院长：高月求

地　址：安徽省合肥市新站区龙子湖路350号（少荃湖校区）/安徽省合肥市蜀山区梅山路103号（梅山路校区）/安徽省合肥市蜀山区史河路45号（史河路校区）/安徽省合肥市庐阳区寿春路300号（六安路校区）

邮　编：230012（少荃湖校区）/230038（梅山路校区）/230031（史河路校区）/230061（六安路校区）

电　话：0551－68129004/68129026

传　真：0551－68129028

电子信箱：xb@ahtcm.edu.cn

网　址：www.ahtcm.edu.cn

专业统计

2022年，学校职工人数1831人。专任教师1434人，其中正高级职称258人、副高级职称488人、中级职称452人、初级职称134人。

表9－3－14　安徽中医药大学2022年专业统计

专业设置	学制（年）	2022年毕业生数（人）	2022年招生数（人）	在校生数（人）
中医学	5	488	629	2 830
中医儿科学	5	62	58	320
针灸推拿学	5	318	180	1 025
中医骨伤科学	5	0	118	245
中医康复学	5	0	120	120
运动康复	4	0	60	113

（续表）

专业设置	学制（年）	2022 年毕业生数（人）	2022 年招生数（人）	在校生数（人）
康复治疗学	4	109	60	406
针灸推拿学（专升本）	3	61	64	245
康复治疗学（专升本）	2	80	61	139
中西医临床医学	5	441	417	2 204
中药学	4	115	175	581
药学	4	182	179	716
药物制剂	4	53	120	292
制药工程	4	60	60	233
生物制药	4	29	60	170
药学（专升本）	2	61	60	126
中药学（专升本）	2	88	99	172
食品质量与安全	4	28	29	109
计算机科学与技术	4	211	238	839
生物医学工程	4	99	59	325
数据科学与大数据技术	4	0	179	355
信息管理与信息系统	4	55	60	223
医学信息工程	4	57	119	345
国际经济与贸易	4	178	178	666
保险学	4	43	118	306
公共事业管理	4	51	59	204
人力资源管理	4	60	118	374
护理学	4	510	471	1 648
护理学（专升本）	2	76	100	204
汉语国际教育	4	59	60	230
应用心理学	4	116	118	462
合计	/	**3 690**	**4 426**	**16 227**

研究生教育

在校硕士研究生 3151 人，2022 年招收硕士研究生 1096 人，毕业 500 人。

在校博士研究生 135 人，2022 年招收博士研究生 63 人，毕业 26 人。

硕士学位专业设置：中医学、中西医结合、药学、公共管理、马克思主义理论、中医基础理论、中医临床基础、中医医史文献、方剂学、中医诊断学、中医内科学、中医外科学、中医骨伤科学、中医妇科学、中医儿科学、中医五官科学、针灸推拿学、中西医结合基础、中西医结合临床、药物化学、药剂学、生药学、中药学、药物分析、微生物与生化药学、药理学、社会医学与卫生事业管理、中医护理学、中医文化学、中医药信息学、药物代谢动力学、马克思主义基本原理、马克思主义中国化研究、思想政治教育、中医、护理。

博士学位专业设置：中医学、中药学、中西医结合、中医。

重点学科及带头人

国家中医药管理局重点学科

中医肺病学：李泽庚
中医基础理论：王　茎
中医痹病学：刘　健
中医内分泌病学：方朝晖
药用植物学：彭华胜
中医史学：陆　翔
中医疮疡病学：于庆生
中医养生学：唐　巍
中医老年病学：张念志
中药化学：吴德玲
临床中药学：高家荣
中西医结合临床：杨文明
中医药信息学：阚红星
中医传染病学：张国梁
中医治未病学：程红亮
中医文化学：周亚东

安徽省重点学科

中医学：杨文明
中药学：彭代银
中医内科学：刘　健
针灸推拿学：储浩然
中医妇科学：李伟莉
中西医结合基础：申国明
中医诊断学：董昌武
中药药理学：许　钒
药剂学：桂双英
方剂学：方向明

中医外科学：于庆生

重点实验室及负责人

国家级重点实验室

国家中药现代化科技产业（安徽）基地：彭代银

国家中医临床研究基地：杨文明

国家药物临床研究基地：杨文明

省部级重点实验室

安徽道地中药材品质提升省部共建协同创新中心：彭代银

徽学研究中心－新安医学文化研究分中心：储全根

安徽省中药研究示范性国际科技合作基地：彭代银

药物制剂技术与应用安徽省重点实验室：桂双英

安徽省中医肺病临床医学研究中心：张念志

安徽省针灸临床医学研究中心：储浩然

安徽省中医脑病医学临床研究中心：杨文明

中药复方安徽省重点实验室：彭代银

现代中医内科应用基础与开发研究安徽省重点实验室：刘　健

中药研究与开发安徽省重点实验室：戴　敏

安徽省针灸临床国际合作基地：储浩然

安徽省生物医药产业科技创新专业智库：丰志培

中医药针灸临床研究国际合作基地（安徽）：董昌武

国家中医药国际合作基地：储浩然

世界针灸学会联合会“临床基地”：储浩然

国家中医药管理局数字化影像技术实验室：李传富

细胞分子生物学（脑病）实验室：朱国旗

慢性阻塞性肺疾病肺气虚证重点研究室：李泽庚

国家中医药管理局神经生物学（针灸）实验室：唐　巍

中药制剂实验室：夏伦祝

免疫实验室：刘　健

安徽中医药发展研究中心：周亚东

中国特色社会主义理论体系研究基地：董玉节

安徽日报－思想周刊共建基地：董玉节

附属机构及负责人

安徽中医药大学第一附属医院（安徽省中医院）：杨文明

安徽中医药大学第二附属医院（安徽省针灸医院）：董昌武

上海中医药大学附属曙光医院安徽医院：高月求

安徽中医药大学资产经营有限公司：张亚辉　　（王陈红）

【福建中医药大学】

党委书记：陈立典

党委副书记、校长：李灿东

党委副书记（正厅级）：黄子杰

党委副书记：林　羽

副 校 长：刘献祥

党委常委、纪委书记，福建省监察委驻福建中医药大学监察专员：叶　虹

党委常委、副校长：苏友新、陶　静

副 校 长：彭　军

海外教育学院院长：陈凌琦

成人教育学院院长：陈　群

研究生院院长：何　坚

中医学院院长：林雪娟

中西医结合学院副院长（主持工作）：李西海

药学院院长：徐　伟

针灸学院院长：（暂缺）

人文与管理学院院长：王建忠

护理学院副院长（主持工作）：葛　莉

康复医学院副院长（主持工作）：黄　佳

地　　址：福建省福州市闽侯上街邱阳路 1 号（旗山校区）/福建省福州市五四路 282 号（屏山校区）

邮　　编：350122（旗山校区）/350003（屏山校区）

电　　话：0591－22861989

传　　真：0591－22861989

电子信箱：yzbgs@fjtcm.edu.cn；fjzy1958@163.com

网　　址：www.fjtcm.edu.cn

专业统计

2022 年，学校职工人数 1324 人。专任教师 910 人，其中正高级职称 169 人、副高级职称 347 人、中级职称 369 人、初级职称 14 人。

表 9－3－15　福建中医药大学 2022 年专业统计

专业设置	学制（年）	2022 年毕业生数（人）	2022 年招生数（人）	在校生数（人）
制药工程	4	0	28	28
食品科学与工程	4	23	29	80
临床医学	5	272	355	1 497
中医学	5	334	375	2 002
中医学（5＋3 一体化）	5＋3	115	149	617
中医学（5＋3 一体化）（修园班）	5＋3	27	0	129
针灸推拿学	5	183	182	922
中西医临床医学	5	49	118	541
护理学	4	251	286	1 032

（续表）

专业设置	学制（年）	2022年毕业生数（人）	2022年招生数（人）	在校生数（人）
药学	4	112	119	470
中药学	4	103	115	453
药物制剂	4	79	60	330
信息管理与信息系统	4	41	59	225
市场营销	4	0	0	0
公共事业管理	4	122	133	486
医学影像技术	4	46	50	194
康复治疗学	4	0	30	30
康复治疗学（闽台合作）	4	32	0	60
健康服务与管理（闽台合作）	4	49	60	237
听力与言语康复学	4	25	30	113
康复作业治疗	4	43	45	182
康复物理治疗	4	91	90	393
中医骨伤科学	5	0	116	292
中药学（专升本）	2	58	60	119
临床医学（成人业余专升本）	3	0	0	19
中医学（成人业余专升本）	3	44	52	178
针灸推拿学（成人业余专升本）	3	51	91	213
中西医临床医学（成人业余专升本）	3	32	23	71
护理学（成人业余专升本）	3	35	153	451
药学（成人业余专升本）	3	0	4	31
中药学（成人业余专升本）	3	255	269	784
康复治疗学（成人业余专升本）	3	78	216	501
合计	/	**2 550**	**3 297**	**12 680**

注：上表统计数据为本专科学生数。

研究生教育

在校硕士研究生2430人，2022年招收硕士研究生846人，毕业641人。

在校博士研究生162人，2022年招收博士研究生51人，毕业27人。

硕士学位专业设置：中医基础理论、中医临床基础、中医医史文献、方剂学、中医诊断学、中医内科学、中医外科学、中医骨伤科学、中医妇科学、中医儿科学、中医五官科学、针灸推拿学、中西医结合基础、中西医结合临床、中药学、医学技术、内科学、儿科学、精神病与精神卫生学、老年医学、神经病学、皮肤病与性病学、临床检验诊断学、外科学、影像医学与核医学、妇产科学、眼科学、耳鼻咽喉科学、麻醉学、肿瘤学、运动医学、康复医学与理疗学急诊医学、药物化学、药剂学、生药学、药物分析学、微生物与生化药学药理学、中西医结合康复学（自设）、中医康复学（自设）、护理学、中西医结合护理学（自设）、社会发展与药事管理学（自设）、中医文化学（自设）、全科医学（中医）、护理、药学、临床医学。

博士学位专业设置：中医基础理论、中医临床基础、中医医史文献、方剂学、中医诊断学、中医内科学、中医外科学、中医骨伤科学、中医妇科学、中医儿科学、中医五官科学、针灸推拿学、中西医结合基础、中西医结合临床、中医康复学（自设）、中西医结合康复学（自设）、中西医结合护理学（自设）。

重点学科及带头人

国家中医药管理局重点学科

中医诊断学：林雪娟

方剂学：阮时宝

伤寒学：张喜奎

中医文献学：邓月娥

中医骨伤科学：李　楠

中医康复学：陶　静

中医脾胃病学：纪立金

中医护理学：葛　莉

针灸学：吴　强

中药化学：吴锦忠

中西医结合临床：彭　军

内经学：纪立金

中医急诊学：文　丹

中医养生学：邓月娥

推拿学：廖　军

中药分析学：陈　丹

临床中药学：吴水生

中西医结合基础：施　红

中医心理学：黄俊山

中医预防医学：张喜奎

福建省首轮“双一流”建设高峰高原学科

福建省A类高峰学科：中西医结合、中医学

福建省高原学科：中药学、护理学、药学

福建省首轮“双一流”建设应用型学科

临床医学、管理学

福建省第二轮“双一流”建设主干学科

中医学、中西医结合

重点实验室及负责人

国家发展改革委与地方联合工程研究中心

康复医疗技术国家地方联合工程研究中心（福建）：陈立典

闽台中药分子生物技术国家地方联合工程研究中心（福建）：林　羽

国家中医药管理局中医药科研二级实验室

病理生理学实验室：何才姑

针灸生理实验室：许金森

骨重建生物力学实验室：牛素生

中医康复技术实验室：杨珊莉

分子生物学实验室：廖凌虹

中药药理（细胞结构与功能）实验室：林　珊

中药生药学实验室：吴锦忠

细胞生物学实验室：林久茂

教育部重点实验室

中医骨伤及运动康复实验室：李　楠

教育部省部共建协同创新中心

康复技术省部共建协同创新中心：陈立典

国家中医药管理局科研中心

中医药文献检索中心：蔡鸿新

中医康复研究中心：陈立典

省级中药原料质量监测技术服务中心：林　羽

省级中药炮制技术传承基地：林　羽

国家中医临床研究基地：赵红佳

福建省2011协同创新中心

康复技术协同创新中心：陈立典

中医健康管理协同创新中心：李灿东

闽台特色药材资源产业化科技协同创新中心：林　羽

中西医结合防治重大心血管慢病协同创新中心：彭　军

省级重点实验室、中心、基地

中西医结合基础福建省高校重点实验室：林久茂

中药资源研究与开发利用福建省高校重点实验室：徐　伟

福建省闽台中医文化文献研究中心：蔡鸿新

闽产中药研发科技平台：褚克丹

福建省中药产业技术开发基地：吴水生

福建省中西医结合老年性疾病重点实验室：彭　军

福建省兔类实验动物技术服务基地：王训立

福建省康复技术重点实验室：陈立典

中医证研究福建省高校重点实验室：杨朝阳

闽台中医药科研合作基地：陈立典

福建省中药学重点实验室：褚克丹

福建省中医健康辨识重点实验室：李灿东

福建省经络感传重点实验室：许金森

福建省中医睡眠医学重点实验室：黄俊山

福建省康复产业研究院技术创新平台：陈立典

闽台牛樟芝产业技术合作基地：王　宫

福建省中医药文化研究中心：陈玉鹏

中西医结合皮肤病福建省高校重点实验室：黄　宁

数字福建中医健康管理大数据研究所：李灿东

数字福建康复大数据研究所：陈立典

省级中医药特色技术和方药筛选评价中心：胡　娟

福建省中医药研究院中医药技术转移中心：王　宫

康复产业研究院：陈立典

福建省中医药研究院省级产学研合作示范基地：王　宫

中西医结合慢性病研究福建省高校重点实验室：陈　沁

中医药文化博物馆科普中国共建基地：李灿东

南少林易筋经中华优秀传统文化传承基地：鄢行辉

国家中医心血管病临床医学研究中心分中心：彭　军

福建省中西医结合骨科与运动康复临床医学研究中心：杨珊莉

福建省妇科微创与整合盆底临床医学研究中心：王小红

中医药文化博物馆福建省优秀科普教育基地：丁志山

中医证研究基地福建省优秀科普教育基地：李灿东

福建省中西医结合心血管慢病转化医学融合平台：彭　军

时珍园药用植物福建省优秀科普教育基地：褚克丹

福建省中医脾胃临床医学研究中心：柯　晓

中医药慢病防治闽澳科技合作基地：林　尧

福建省中西医结合防治骨质疏松重点实验室：葛继荣

福建省认知功能康复重点实验室：薛偕华

福建省医疗机构中药制剂重点实验室：倪立坚

康复科普教育基地福建省优秀科普教育基地：陶　静

省级工程技术研究中心

福建省中药临床前研究与质量控制工程技术研究中心：胡　娟

福建省中药制剂与质量控制工程技术研究中心：陈　丹

海峡两岸牛樟芝产业福建省高校工程研究中心：王　宫

福建省中医四诊智能诊疗设备工程研究中心：李灿东

中西医结合心血管疾病转化医学福建省高校工程研究中心：彭　军

省级重点研究室

中医健康状态辨识重点研究室：李灿东

中医康复重点研究室：陈立典

经络感传重点研究室：许金森

福建省卫生健康委中医药科研二级实验室

中药药理毒理实验室：黄　枚

舌苔脱落细胞实验室：高碧珍

四诊资料标准化采集实验室：林雪娟

证素辨证与数据挖掘技术实验室：甘慧娟

中西医结合基础综合实验室：何才姑

中药制剂与质量控制实验室：陈　丹

方药分析实验室：马少丹

福建省卫生健康委中医药科研一级实验室

电生理实验室：纪　峰

附属机构及负责人

福建省中医药科学院：周美兰

福建中医药大学附属人民医院（第一临床医学院）：陈　捷

福建中医药大学附属第二人民医院（第二临床医学院）：魏　真

福建中医药大学附属第三人民医院（修园临床医学院）：陈建洪

福建中医药大学附属康复医院（康复临床医学院）：杨珊莉

福建中医药大学附属厦门中医院（第三临床医学院）：裴晓华

福建中医药大学附属厦门第三医院（第四临床医学院）：谢　强

福建中医药大学附属三明第二医院（第五临床医学院）：廖冬平

福建中医药大学附属三明中西医结合医院（第六临床医学院）：朱道斌

福建中医药大学附属福鼎医院（第七临床医学院）：汪敬恒

福建中医药大学附属福州中医院：杨晓煜

福建中医药大学附属漳州中医院：林石明

福建中医药大学附属泉州中医院：孙伟芬

福建中医药大学附属宁德中医院：李光荣

福建中医药大学附属南平人民医院：钟文亮

福建中医药大学附属晋江中医院：刘其聪　　（郑新兴）

【江西中医药大学】

党委书记：徐兰宾

党委副书记、校长：朱卫丰

党委副书记：章德林（2022 年 9 月任职）

党委委员、副校长：刘　潜（正厅长级）

党委委员、纪委书记：邹健生

副 校 长：杜建强、陈焕文（2022 年 1 月任职）

党委委员、副校长：朱根华、严小军

党委委员、岐黄国医书院党总支书记、副院长：聂国林（2022 年 4 月任职）

党委委员、统战部部长：薛铁瑛（2022 年 4 月任职）

党委委员、组织部部长：郑　晴（2022 年 4 月任职）

党委委员、宣传部部长：徐道富（2022 年 4 月任职）

（原党委副书记赵恒伯 2022 年 5 月结束任职，原党委委员、副校长杨明 2022 年 6 月结束任职）

临床医学院院长：薛汉荣

中医学院院长兼生命科学学院院长：章文春

计算机学院院长：何　雁

经济与管理学院院长：姚东明

人文学院院长：余亚微

护理学院院长：刘建军

针灸推拿学院院长：周志刚（2022 年 2 月任职）

研究生院院长：章新友

岐黄国医书院院长：朱卫丰（兼）

继续教育学院院长：刘　海（2022 年 2 月任职）

科技学院院长：张　璋（2022 年 2 月任职）

国际教育学院副院长：周平生

地　　址：江西省南昌市新建区梅岭大道 1688 号

邮　　编：330004

电　　话：0791-87118800

传　　真：0791-87118800

电子信箱：xzxx@jxutcm.edu.cn

网　　址：www.jxutcm.edu.cn

专业统计

2022 年，学校职工人数 1565 人。专任教师 1253 人，其中正高级职称 259 人、副高级职称 372 人、中级职称 473 人、初级职称 87 人。

表 9-3-16　　江西中医药大学 2022 年专业统计

专业设置	学制（年）	2022 年毕业生数（人）	2022 年招生数（人）	在校生数（人）
本　科				
中医学（含国际交流方向、骨伤方向、维吾尔医学方向）	5	341	487	2 292
中西医临床医学	5	207	260	1 305
中医养生学	5	0	106	609
护理学	4	188	337	976

（续表）

专业设置	学制（年）	2022年毕业生数（人）	2022年招生数（人）	在校生数（人）
针灸推拿学（含康复方向）	5	275	359	1 538
康复治疗学	4	49	85	298
中药学（含国际交流方向、维吾尔药学方向）	4	156	251	952
制药工程	4	87	0	112
生物工程（含生物制药方向）	4	70	0	45
环境科学	4	0	0	0
中药资源与开发	4	35	50	327
药学（含医药营销方向）	4	269	317	1 071
药物制剂	4	55	145	432
保险（含健康保险方向）	4	51	95	284
公共事业管理（含法学方向、卫生管理方向）	4	58	76	233
计算机科学与技术（含医药软件开发方向、医药信息方向）	4	41	126	323
健康服务与管理	4	54	75	268
生物医学工程（含医疗电子方向）	4	51	95	325
医学信息工程	4	46	110	288
医学影像技术	4	88	113	386
英语	4	41	130	322
应用心理学	4	78	122	495
应用化学	4	42	0	2
音乐学（音乐治疗方向）	4	43	60	230
市场营销（含中外合作办学）	4	169	153	608
中药制药	4	99	86	358
食品质量与安全	4	68	131	342
中医骨伤科学	5	0	256	679
运动康复	4	0	60	170
医学检验技术	4	0	109	188
预防医学	5	0	40	40
小计	/	**2 661**	**4 234**	**15 498**
专　科				
中药	3	57	0	4
医药营销（药品经营与管理）	3	62	0	1

（续表）

专业设置	学制（年）	2022年毕业生数（人）	2022年招生数（人）	在校生数（人）
护理	3	57	0	5
药物制剂技术（药品生产技术）	3	44	0	12
药学	3	56	0	3
医疗美容技术	3	0	0	0
针灸推拿	3	95	0	9
小计	/	**371**	**0**	**34**
合计	/	**3 032**	**4 234**	**15 532**

注：上表统计数据为本专科学生数。

研究生教育

在校硕士研究生2727人，2022年招收硕士研究生1028人，毕业586人。

在校博士研究生162人，2022年招收博士研究生71人，毕业24人。

硕士学位专业设置：计算机科学与技术、中医基础理论、中医临床基础、中医医史文献、方剂学、中医诊断学、中医内科学、中医外科学、中医骨伤科学、中医妇科学、中医儿科学、中医五官科学、针灸推拿学、中医肛肠病学、中医养生学、中医翻译学、中医文化学、中西医结合基础、中西医结合临床、药物化学、药剂学、生药学、药物分析学、药理学、中药学、民族药学、公共管理学、中医、中药、药学、应用心理、护理、电子信息。

博士学位专业设置：中医学、中药学、中医。

重点学科及带头人

国家中医药管理局“十一五”中医药重点学科

中药炮制学：龚千锋

中药药剂学：罗晓健

针灸学：康明非

中医骨伤科学：万小明

中西医结合基础：汪建民

中医肺病学：薛汉荣

国家中医药管理局“十二五”中医药重点学科

伤寒学：蒋小敏

中医诊断学：丁成华

中医心病学：刘中勇

中医疮疡病学：王万春

中医养生学：蒋力生

中医康复学：余　航

中医全科医学：廖为民

药用植物学：罗光明

中药化学：罗永明

中药分析学：饶　毅

中医药信息学：杜建强

中医心理学：刘红宁

江西省“十四五”期间一流学科

中药学：杨　明

中医学：章德林

中西医结合：刘　潜

重点实验室及负责人

国家级科研平台

中药固体制剂制造技术国家工程研究中心：钟国跃

中蒙药丸剂关键技术及工艺国家地方联合工程研究中心：杨　明

创新药物与高效节能制药设备国家重点实验室：杨　明

省部级科研平台

现代中药制剂教育部重点实验室：杨　明

循证医学教育部网上合作研究中心分中心：朱卫丰

江西省实验清洁级大、小鼠生产基地：徐　彭

江西省中药种质资源重点实验室：罗光明

江西省现代中药制剂及质量控制重点实验室：饶　毅

江西省中药制药工艺与装备工程技术研究中心：杨　明

江中国家工程研究中心博士后工作站：杨世林

国家药物临床试验机构：刘良徛

江西省制药工程与技术产学研合作示范（培育）基地：刘红宁

中药质量控制实验室（国家中医药管理局中医药科研三级实验室）：刘荣华

中药制剂实验室（国家中医药管理局中医药科研三级实验室）：廖正根、罗晓健

中药资源评价实验室（国家中医药管理局中医药科研三级实验室）：罗光明

腧穴热敏实验室（国家中医药管理局中医药科研三级实验室）：康明非

中药质量分析实验室（国家中医药管理局中医药科研三级实验室）：饶　毅

国家中药炮制技术传承基地：杨　明

中药学学科博士后科研流动站：刘荣华

中医学学科博士后科研流动站：左铮云

赣鄱中医文化心理研究中心：刘红宁

热敏灸重点研究室（国家中医药管理局重点研究室）：陈日新

江西创新药物与高效节能制药设备协同创新中心：杨世林

江西省中药药理学重点实验室：余日跃

江西省传统中药炮制重点实验室：龚千锋

江西民族传统药现代科技与产业发展协同创新中心：刘红宁

灸疗研究与临床转化协同创新

中心：陈日新

江西省中医病因生物学重点实验室：刘红宁

江西省健康服务业发展软科学研究基地：刘红宁

江西省中西医结合临床医学研究院：左铮云

江西中医药文化旅游协同创新中心：陈明人

江西省中医肺科学重点实验室：刘良徛

江西省民族药质量标准与评价重点实验室：钟国跃

江西省中药精油产业化关键技术工程研究中心：杨　明

江西省级院士工作站：黄璐琦

江西省热敏灸临床医学研究中心：陈日新

江西省中医妇科疾病临床医学研究中心：梁瑞宁

江西省中医心血管疾病临床医学研究中心：刘中勇

江西省肺系病临床医学研究中心：刘良徛

中国医学气功学会科研基地：章文春

国家体育总局健身气功管理中心中国健身气功科研基地：章文春

江西省现代中药技术创新平台：杨　明

江西省中医药产业产教融合战略联盟：左铮云

江西创新药物与节能降耗制药装备产教融合重点创新中心：杨　明

江西省中医药食疗产品开发与评价技术工程研究中心：朱卫丰

创新药物与高效节能制药设备省部共建协同创新中心：杨　明

江西省癌症技术转化工程研究中心：韩平畴

江西省热敏灸技术应用与开发工程研究中心：陈日新

江西省葛产业技术创新战略联盟：朱卫丰

江西省中药防治血管重塑相关疾病重点实验室：余　军

江西省女性生殖健康中医研究重点实验室：梁瑞宁

中药制造工艺与装备国家技术创新中心（培育）：杨　明

热敏灸国家临床医学研究中心（培育）：焦　琳

江西省中医经典名方（验方）开发与评价技术工程研究中心：周步高

江西省中医药防治认知障碍脑疾病重点实验室：艾志福

江西省力敏腧穴重点实验室：付　勇

江西省中医心血管病重点实验室：刘中勇

江西省骨伤科疾病中西医结合临床医学研究中心：杨凤云

江西省 SPF 级实验大小鼠生产基地：罗小泉

国家技术标准创新基地（江西绿色生态制药装备中心）：杨　明

江西省大健康管理科学研究基地：章德林

市厅级平台

江西省中药制药研究中心：朱卫丰

江西省高等学校中医信息化工程技术研究中心：刘英锋

江西省南方灸疗中心：陈日新

南昌市中药复方释药系统重点实验室：杨　明

南昌市现代中药制剂及质量控制重点实验室：饶　毅

江西省高等学校艾灸学重点实验室：陈日新

中药制剂江西省高等学校高水平实验室：杨　明

养生文化与健康产业发展研究中心：左铮云

南昌市中药药理及转化应用研究重点实验室：余　军

南昌市中药与天然药物活性成分研究重点实验室：李志峰

方－证研究重点研究室：左铮云

抑郁症中医证候动物模型重点研究室：艾志福

中药药效（扶正祛邪抗肿瘤）评价重点研究室：陈兰英

力敏针刺重点研究室：付　勇

毒蛇咬伤重点研究室：王万春

中医肛肠病重点研究室：安明伟

银屑病重点研究室：刘　巧

江西省中医生殖内分泌疾病临床研究基地：梁瑞宁

膝痹病临床研究基地：杨凤云

江西中医消化病临床研究基地：葛来安

南昌市天然药物结构修饰和药物合成重点实验室：杨尊华

血管瘤中医药防治重点研究室：刘　潜

中药防治老年性疾病重点研究室：刘　波

中医心理与脑科学：刘红宁

盱江医学重点研究室：章德林

药食两用产品循证评价重点研究室：陈晓凡

中医气学说重点研究室：章文春

医院制剂重点研究室：张国松

芳香推拿重点研究室：章海凤

中医疫病重点研究室：刘良徛

经筋病重点研究室：焦　琳

慢性肾衰病重点研究室：吴国庆

中风病（临床研究基地）：洪恩四

血瘤、紫癜（临床研究基地）：曾英坚

中医人工智能重点研究室：杜建强

癌病方证信息数据挖掘重点研究室：章新友

中医证候基础重点研究室：程绍民

六经辨证重点研究室：石　强

中药炮制（炆法等）关键技术重点研究室：钟凌云

中药药效（防治精神障碍脑疾病）评价重点研究室：朱根华

痹证重点研究室：李华南

小儿推拿重点研究室：迟振海

中医口齿病重点研究室：邵益森

呼气质谱中医体质辨识重点研究室：刘红宁

附属机构及负责人

江西中医药大学附属医院（江西省中医院）：刘良徛

江西中医药大学第二附属医院（南钢医院）：甘　淳

江西中医药大学附属中西医结合医院（江西省中西医结合医院）：魏友平

江西中医药大学附属洪都中医院：邱慈桂

江西中医药大学附属鹰潭中医院：刘建国

江西中医药大学附属丰城中医院：黄　平

江西中医药大学附属宜春中医院：冷辉林

江西中医药大学附属九江中医院：伍宏泽

江西中医药大学附属玉山中医院：顾晓军

江西中医药大学附属新余中医院：章小稳

江西中医药大学附属赣州中医院：赵乘明

江西中医药大学附属生殖医院：陈胜辉

江西江中医药包装厂：谢伏明

江西江中安可科技有限公司：谢伏明

（王　寒）

【山东中医药大学】

党委书记：武继彪

校　　长：高树中

党委副书记：田立新

纪委书记：王丽丽

副 校 长：王振国、金　锋、李可建、艾　邸

中医学院院长：王世军

药学院院长（天然药物研究所）：张永清

针灸推拿学院院长（针灸研究所）：杨继国

护理学院院长：王诗源

管理学院院长：田思胜

马克思主义学院院长：崔瑞兰

外国语学院院长：李茂峰

理工学院院长：曹　慧

康复学院院长：马　婷

健康学院院长：韩　辉

体育教学部部长：虞靖彬

国际教育学院院长：金一兰

继续教育学院院长：唐炳舜

中医文献与文化研究院院长：（暂缺）

中医药创新研究院院长：朱　姝

青岛中医药科学院常务副院长：赵衍刚

第一临床医学院院长：任　勇

第二临床医学院院长：徐云生

眼科与视光医学院院长：毕宏生

地　　址：山东省济南市长清区大学科技园大学路4655号

邮　　编：250355

电　　话：0539－89628012

传　　真：0539－89628015

电子信箱：sdzyybgs@163.com

网　　址：www.sdutcm.edu.cn

专业统计

2022年，学校职工人数1283人。专任教师1214人，其中正高级职称181人、副高级职称352人、中级职称493人、初级职称188人。

表9－3－17　　山东中医药大学2022年专业统计

专业设置	学制（年）	2022年毕业生数（人）	2022年招生数（人）	在校生数（人）
高中起点本科				
中医学	5	638	630	2 910
中西医临床医学	5	343	240	1 575
针灸推拿学	5	425	230	1 596
中药资源与开发	4	42	40	147
中药学	4	247	120	831
中草药栽培与鉴定	4	46	40	168
药学	4	155	110	470
眼视光医学	5	127	110	616
眼视光学	4	54	141	314
中医康复学	5	0	55	180
听力与言语康复学	4	50	40	194
康复治疗学	4	257	149	769
中医养生学	5	0	110	172
食品卫生与营养学	4	54	60	217
健康服务与管理	4	45	50	199
护理学	4	420	284	1 371
信息管理与信息系统	4	93	50	305
市场营销	4	142	59	310
劳动与社会保障	4	0	55	106
公共事业管理	4	93	55	297
中医骨伤科学	5	0	30	59
临床医学	5	0	100	406

（续表）

专业设置	学制（年）	2022年毕业生数（人）	2022年招生数（人）	在校生数（人）
制药工程	4	237	180	833
药物制剂	4	54	55	211
数据科学与大数据技术	4	113	110	449
生物医学工程	4	85	110	403
计算机科学与技术	4	119	110	460
英语	4	99	110	415
运动人体科学	4	88	0	47
运动康复	4	0	55	102
应用心理学	4	106	104	427
社会体育指导与管理	4	120	120	481
法学	4	101	60	318
智能医学工程	4	0	55	55
康复物理治疗	4	0	55	55
小计	/	**4 353**	**3 882**	**17 468**
普通专科				
护理学	2	38	41	78
康复治疗学	2	41	37	78
市场营销	2	36	32	73
药学	2	32	34	65
针灸推拿学	2	55	62	107
中药学	2	38	39	69
中医学	2	102	113	201
制药工程	2	38	40	72
小计	/	**380**	**398**	**743**
合计	/	**4 733**	**4 280**	**18 211**

注：上表统计数据为本专科学生数。

研究生教育

在校硕士研究生4298人，2022年招收硕士研究生1718人，毕业1121人。

在校博士研究生456人，2022年招收博士研究生140人，毕业86人。

硕士学位专业设置：儿科学、中药学、康复医学与理疗学、中医基础理论、精神病与精神卫生学、影像医学与核医学、药剂学、药物分析学、方剂学、生物医学工程、中医儿科学、妇产科学、中医诊断学、中医骨伤科学、护理学、中西医结合临床、中医妇科学、针灸推拿学、药理学、微生物与生化药学、中医内科学、中医五官科学、中医学、神经病学、基础心理学、中西医结合基础、应用心理学、发展与教育心理学、中医外科学、药物化学、临床检验诊断学、生药学、肿瘤学、外科学、临床医学学科、眼科学、中医临床基础、马克思主义中国化研究、中医医史文献、内科学、药学。

博士学位专业设置：中医基础理论、中医医史文献、中医内科学、中药学、中医外科学、中西医结合临床、中医妇科学、针灸推拿学、中西医结合基础、中医诊断学、方剂学、中医临床基础、中医儿科学、中医骨伤科学、中医五官科学。

重点学科及带头人

国家级重点学科

中医基础理论：乔明琦

中医医史文献：王振国

国家中医药管理局中医药重点学科

中医基础理论：乔明琦

中医文献学：王振国

中医心病学：杨传华

中医脑病学：齐向华

中医肿瘤病学：齐元富

中医妇科学：王东梅

中医儿科学：李燕宁

中医全科医学：姜建国

针灸学：吴富东

中药药剂学：田景振

中西医结合基础：王世军

中西医结合临床：葛　明

中医文化学：欧阳兵

中医外治学：高树中

中医各家学说：张成博

中医康复学：商庆新

中医教育学：石作荣

内经学：王小平

金匮要略：吕翠霞

中医健康管理学：张思超
中医情志病学：张甦颖
中医心理学：张伯华
中医预防医学：高　毅
中西医结合临床：张　伟
中医肝胆病学：李　勇
中医护理学：李　平
中医预防医学：冯建华
中医男科学：孙　伟

国家重点（培育）学科
中医内科学：尹常健

山东省“十二五”特色重点学科
中医基础理论：乔明琦
中医医史文献：王振国
中医内科学：尹常健
中医儿科学：李燕宁
中西医结合基础：王世军
中药学：田景振

山东省“十二五”重点学科
中医妇科学：王东梅
中医全科医学：姜建国
方剂学：王均宁
中医外科学：宋爱莉
生药学：李　峰
眼科学：毕宏生

重点实验室及负责人

教育部重点实验室
中医药经典理论实验室：王振国

国家中医药管理局中医药科研三级实验室
中药质量分析实验室：张惠云
微循环实验室：王世军
细胞生物学实验室：郑广娟
中药制剂实验室：于维萍
视觉分析实验室：毕宏生
辅助生殖技术实验室：孙　伟

山东省重点实验室
中医药基础研究重点实验室：齐冬梅
中西医结合眼病防治：毕宏生
中药药效物质发现与纯化工程实验室：田景振

“十二五”强化建设重点实验室
中西医结合眼病防治技术：毕宏生
中药资源学：张永清

“十二五”重点实验室
中西医结合肿瘤防治：王世军
中医心血管病：李运伦
天然药物：张惠云
中药制剂：杨培民

附属机构及负责人

山东中医药大学附属医院（山东省中医院）：党委书记金锋、院长任勇

山东中医药大学第二附属医院（山东省中西医结合医院）：党委书记王永志、院长徐云生

山东中医药大学附属眼科医院（山东施尔明眼科医院、山东省儿童眼科医院）：院长毕宏生

（张晓菲）

【河南中医药大学】

党委书记：李小芳
校　　长：（暂缺）
副 书 记：张小平
纪委书记：王少玉
副 校 长：李建生、徐江雁、田　力、张加民、苗明三
中医学院（仲景学院）院长：张　瑞
医学院院长：李根林
药学院院长：陈随清
管理学院院长：张丽青
外语学院院长：郭先英
信息技术学院院长：许成刚
护理学院院长：曹　珊
康复医学院院长：冯晓东
继续教育学院院长：翟立武
国际教育学院院长：周友龙
马克思主义学院院长：张会萍
体育学院院长：崔东霞
第一临床医学院院长：朱明军
儿科医学院院长：丁　樱
第二临床医学院院长：崔应麟
骨伤学院院长：崔应麟
第三临床医学院、针灸推拿学院院长：张大伟
第五临床医学院院长：张思森
本草书院院长：刘雅琳
尚真书院院长：李志轩
河南中医药大学管理科大联合学院院长：禄保平
地　　址：河南省郑州市郑东新区金水东路156号
邮　　编：450046
电　　话：0371－65945879
传　　真：0371－65944307
电子信箱：wenmike@hactcm.edu.cn
网　　址：www.hactcm.edu.cn

专业统计

2022年，学校职工人数1639人。专任教师1503人，其中正高级职称222人、副高级职称403人、中级职称680人、初级职称105人、未定级93人。

表9－3－18　　河南中医药大学2022年专业统计

专业设置	学制（年）	2022年毕业生数（人）	2022年招生数（人）	在校生数（人）
公共管理类	4	0	246	246
公共事业管理（健康保险方向）	4	36	0	0
公共事业管理（卫生事业管理方向）	4	30	0	171
汉语国际教育	4	54	0	172
护理学	4	247	179	787
护理学（民族传统体育与保健英语方向）	4	113	117	518
护理学（中外合作办学）	4	0	121	471
计算机类	4	0	179	179

（续表）

专业设置	学制（年）	2022 年毕业生数（人）	2022 年招生数（人）	在校生数（人）
计算机科学与技术	4	50	0	158
计算机信息管理	2	1	0	0
健康服务与管理	4	61	0	143
康复治疗学	4	134	119	418
临床医学	5	0	268	1 292
软件工程	4	45	0	171
食品卫生与营养学	4	0	59	210
外国语言文学类	4	0	149	149
生物工程	4	45	0	151
市场营销	4	53	0	131
文化产业管理	4	0	0	146
信息管理与信息系统	4	62	89	292
药物制剂	4	97	0	345
药学	4	115	0	360
药学（中外合作办学）	4	0	90	90
医学检验技术	4	73	60	249
医学信息工程	4	0	0	112
医学影像技术	4	66	60	256
医学影像技术（中外合作办学）	4	0	118	236
应用心理学	4	55	0	168
英语	4	74	0	249
预防医学	5	118	119	581
运动康复	4	0	120	429
针灸推拿（单独招生）	3	40	40	114
针灸推拿学（专升本）	3	121	155	606
针灸推拿学	5	372	326	2 032
制药工程	4	80	0	262
制药工程（中外合作办学）	4	0	67	67
中西医临床医学	5	497	338	1 954
中西医临床医学（海外办学项目）	5	40	0	0
中药学类	4	0	595	595
中药学	4	130	0	367
中药制药	4	70	0	244
中药资源与开发	4	47	0	152
中医儿科学	5	0	90	456
中医骨伤科学	5	0	299	1 085
中医康复学	5	0	179	906
中医学	5	519	318	1 987
中医学（5+3 一体化）	5+3	0	30	148

（续表）

专业设置	学制（年）	2022年毕业生数（人）	2022年招生数（人）	在校生数（人）
中医学（5+3一体化，儿科学）	5+3	0	29	148
中医学（免费医学定向）	5	29	47	185
中医学（海外办学项目）	5	34	73	266
中医学（专升本）	3	0	160	160
中医养生学	5	0	120	582
合计	/	**3 508**	**4 959**	**21 292**

注：上表统计数据为本专科学生数。

研究生教育

在校硕士研究生3270人，2022年招收硕士研究生1162人，毕业659人。

在校博士研究生185人，2022年招收博士研究生74人，毕业40人。

硕士学位专业设置：马克思主义基本原理、马克思主义发展史、马克思主义中国化研究、国外马克思主义研究、思想政治教育、中国近现代史基本问题研究、人体解剖与组织胚胎学、免疫学、病原生物学、病理学与病理生理学、法医学、放射医学、内科学、儿科学、老年医学、神经病学、精神病与精神卫生学、皮肤病与性病学、影像医学与核医学、临床检验诊断学、外科学、妇产科学、眼科学、耳鼻咽喉科学、肿瘤学、康复医学与理疗学、运动医学、麻醉学、急诊医学、中医基础理论、中医临床基础、中医医史文献、方剂学、中医诊断学、中医内科学、中医外科学、中医骨伤科学、中医妇科学、中医儿科学、中医五官科学、针灸推拿学、民族医学、中医康复学、中医养生学、中西医结合基础、中西医结合临床、药物化学、药剂学、生药学、药物分析学、微生物与生化药学、药理学、中药学、医学技术、护理学、翻译、公共管理、生物与医药。

博士学位专业设置：中医基础理论、中医临床基础、中医医史文献、方剂学、中医诊断学、中医内科学、中医外科学、中医骨伤科学、中医妇科学、中医儿科学、中医五官科学、针灸推拿学、民族医学、中医康复学、中医养生学、中药学。

重点学科及带头人

河南省“双一流”创建学科

中医学：李建生

河南省特色骨干学科

中医学：李建生

中药学：冯卫生

中西医结合：徐江雁

第九批河南省重点学科

中药学：陈随清

中西医结合：朱明军

基础医学：高剑峰

临床医学：张　楠

药学：苗明三

生物工程：郑晓珂

计算机科学与技术：余海滨

护理学：杨巧菊

医学技术：任伟宏

重点实验室及负责人

国家药品监督管理局重点实验室

中药安全研究与评价重点实验室：苗明三

河南省重点实验室

河南省中药资源与中药化学重点实验室：陈随清

河南省病毒性疾病中医药防治重点实验室：徐立然

河南省中医药防治呼吸病重点实验室：李建生

河南省中医方证信号传导重点实验室：司富春

河南省仲景方药现代研究重点实验室：许二平

河南省中医药防治心脑血管病重点实验室：崔应麟

郑州市重点实验室

郑州市针灸推拿学重点实验室：高希言

郑州市中西医结合防治脑认知疾病重点实验室：詹向红

郑州市代谢性疾病中医药防治重点实验室：徐江雁

郑州市抗体组学重点实验室：张振强

郑州市中药质量控制与评价重点实验室：冯素香

郑州市仲景方药防治抑郁症研究重点实验室 ：栗俞程

中医药信息智能分析与利用郑州市重点实验室：余海滨

附属机构及负责人

河南中医药大学第一附属医院：朱明军

河南省中医院（河南中医药大学第二附属医院）：崔应麟

河南中医药大学第三附属医院：张大伟

（董新刚）

【湖北中医药大学】

党委书记：唐　峻

党委副书记、校长：刘松林

党委副书记：李水清、陈　刚、张子龙

党委常委、纪委书记、监察专员：胡少萍

党委常委、副校长：黄必胜、杨　波、何小明

副校长：马　骏、何绍斌

党委常委：曹继刚、王彦春

中医临床学院院长：王彦春

第一临床学院院长：何小明

针灸骨伤学院院长：彭　锐

药学院院长：吴和珍

基础医学院常务副书记（主持工作）：吴芮凌

检验学院院长：张国军

护理学院院长：胡　慧

管理学院院长：官翠玲
信息工程学院院长：邓文萍
人文学院常务副书记（主持工作）：倪　娅
外国语学院院长：刘　娅
马克思主义学院院长：胡慧远
体育健康学院院长：邵玉萍
继续教育学院副院长（主持工作）：黄运明

地　　址：湖北省武汉市洪山区黄家湖西路16号
邮　　编：430065
电　　话：027－68890088
传　　真：027－68890017
电子信箱：1043@ hbtcm. edu. cn
网　　址：www. hbtcm. edu. cn

专业统计

2022年，学校职工人数1682人。专任教师1187人，其中正高级职称183人、副高级职称446人、中级职称487人、初级职称33人。

表9－3－19　　**湖北中医药大学2022年专业统计**

专业设置	学制（年）	2022年毕业生数（人）	2022年招生数（人）	在校生数（人）
中医学	8	135	136	598
中医学	5	370	436	2 312
中西医临床医学	5	256	335	1 415
针灸推拿学	5	256	256	1 300
医学检验技术	4	211	217	742
护理学	4	328	277	1 282
生物技术	4	59	47	214
中药资源与开发	4	55	68	226
食品质量与安全	4	54	44	212
公共事业管理	4	118	174	558
市场营销	4	100	144	373
中药制药	4	79	101	418
中药学	4	174	130	589
药学	4	231	221	735
助产学	4	48	59	193
汉语国际教育	4	103	41	267
医学信息工程	4	124	100	497
运动康复	4	108	42	300
英语	4	84	96	334
健康服务与管理	4	49	29	194
药物制剂	4	102	88	364
信息管理与信息系统	4	62	52	262
商务英语	4	46	43	176
应用心理学	4	101	73	366
医学实验技术	4	38	44	154
保险学	4	55	45	195
卫生检验与检疫	4	50	57	192
物流管理	4	60	43	211
康复治疗学	4	36	54	174
物联网工程	4	61	56	235
制药工程	4	58	58	225
国际商务	4	57	0	218
医学影像技术	4	63	0	117
药事管理	4	37	0	37
中医骨伤科学	5	110	0	110
合计	/	**3 878**	**3 566**	**15 795**

注：上表统计数据为本专科学生数。

研究生教育

在校硕士研究生2306人，2022年招收硕士研究生835人，毕业416人。

在校博士研究生335人，2022年招收博士研究生89人，毕业59人。

硕士学位专业设置：中医基础理论、中医临床基础、中医医史文献、方剂学、中医诊断学、中医内科学、中医外科学、中医骨伤科学、中医妇科学、中医儿科学、中医五官科学、针灸推拿学、中西医结合基础、中西医结合临床、药物化学、药剂学、生药学、药物分析学、药理学、中药学、管理科学与工程、护理学、药学、护理、翻译、医学技术、公共管理。

博士学位专业设置：中医基础理论、中医临床基础、中医医史文献、方剂学、中医诊断学、中医内科学、中医外科学、中医骨伤科学、中医妇科学、中医儿科学、中医五官科学、针灸推拿学、中药学、中西医结合临床。

重点学科及带头人

国家中医药管理局重点学科

伤寒学：李家庚

中医肝胆病学：李晓东

中医肾病学：王小琴

中医脑病学：丁砚兵

中医传染病学：陈盛铎

中医老年病学：谭子虎

针灸学：王　华

内经学：王　平

中医诊断学：邹小娟

临床中药学：周祯祥

中药炮制学：刘艳菊

药用矿物学：黄必胜

中医护理学：胡　慧

中医药信息学：沈绍武

中医文化学：胡　真

省级重点学科（国内一流学科建设学科）

中医学：吕文亮

省级重点学科（群）

中医学：吕文亮

中药学：吴和珍

护理学：胡　慧

中医传承与创新学科群：王　华、吕文亮

中药发掘与产业发展学科群：郑国华

中西医结合：王小琴

管理科学与工程：邓文萍

重点实验室及负责人

教育部重点实验室

中药资源与中药复方教育部重点实验室：宋贵生

老年脑健康中医药防护技术与新产品研发教育部工程研究中心：王　平

国家中医药管理局重点实验室

老年性痴呆（醒脑益智）重点研究室实验室：王　平

中药药理学科研三级实验室：谌章和

中药化学科研三级实验室：郑国华

慢性肝病肝肾论治重点研究室：盛国光

国家中医药管理局分子生物学三级实验室：李瀚旻

中医药优势学科中医药信息学继续教育基地：邓文萍

国家中医药标准化技术培训与研究中心：邓文萍

湖北省中药原料质量监测技术服务中心：黄必胜

中药炮制技术传承基地：刘艳菊

稀缺中药材种苗基地：黄必胜

省级重点实验室

中医肝肾研究及应用湖北省重点实验室：何绍斌

茯苓工程技术研究中心：陈树和

湖北省科技厅重点实验室

湖北省中药资源与中药化学重点实验室：叶晓川

道地药材与创新中药新产品研发技术创新基地：郑国华

湖北省中药标准化工程技术研究中心：郑国华

湖北省中药保健食品工程技术研究中心：陈运中

湖北省中药炮制工程技术研究中心：王光忠

针灸治未病国际科技合作基地：王　华

湖北中医药大学与湖北福人药业共建中药研究实验室：刘焱文

湖北省药用植物研发中心：卢金清

老年病中药新产品湖北省协同创新中心：王　平

针灸治未病湖北省协同创新中心：王　华

中医药发展研究中心：官翠玲

湖北省非物质文化遗产研究中心：胡　真

湖北省经济和信息化委员会重点实验室

湖北省中小企业共性关键技术中药工程研发推广中心：叶晓川

湖北省卫生健康委重点实验室

湖北省中医药信息研究中心：沈绍武

湖北省中医药数据中心：姚　云

湖北省发展改革委重点实验室

现代中药与民族药湖北省工程研究中心：吴和珍

湖北省临床医学中心

湖北省中医肝病学临床医学临床研究中心：李晓东

武汉市科技局重点实验室

武汉市中药现代化共性关键技术中试平台：吴和珍

武汉市中药创新与规范化工程技术研究中心：吴和珍

武汉市功能食品工程技术研究中心：陈运中

附属机构及负责人

湖北省中医院：党委书记陈刚、院长何小明　（王　欢）

【湖南中医药大学】

党委书记：秦裕辉（任期至2022年9月）、戴爱国（2022年10月任职）

党委副书记、校长：戴爱国（任期至2022年11月）、易刚强（2022年11月任职）

党委副书记：汤文胜（2022年12月任职）

副校长：曾福生

党委委员、副校长兼马克思主义学院党总支书记：刘鸿翔

党委委员、副校长：彭清华

党委委员、纪委书记：张玉芬

党委委员、副校长：熊　辉、廖　菁、刘平安（任期至2022年4月）、刘红华

党委委员、组织人事部部长、教师工作部部长：焦洛珈

中医学院书记：郭志华
中医学院院长：邓奕辉
针灸推拿学院书记：肖四旺（任期至2022年9月）
针灸推拿学院副书记、院长：岳增辉
中西医结合学院书记：王国佐
中西医结合学院副书记、院长：邓常清
药学院书记：曹一瑜
药学院院长：夏新华（任期至2022年1月）
人文与管理学院书记：朱久宜
人文与管理学院副书记、院长：周良荣（任期至2022年3月）
马克思主义学院：书记刘鸿翔（兼），副书记、院长李晖
信息科学与工程学院：书记钟艳、院长晏峻峰
护理学院书记、院长：罗尧岳
医学院：书记文红艳、院长庹勤慧
湘杏学院：书记王文波，副书记、院长谢辉
继续教育学院院长：曹建雄
体育艺术学院：书记胡晖，副书记、院长罗华（任期至2022年3月）
研究生院（党委研究生工作部）书记、院（部）长：喻 嵘
国际教育学院书记、院长：王军文
第一附属医院：书记程博，副书记、院长朱镇华
第二附属医院：书记杨声辉，副书记、院长李木清（任期至2022年9月）
临床医学院：书记罗志红、院长周绍明
口腔医学院：书记曾春明，副书记、院长谢辉

地　　址：湖南省长沙市岳麓区含浦科教产业园学士路300号（含浦校区）/湖南省长沙市韶山中路113号（东塘校区）
邮　　编：410208（含浦校区）/410007（东塘校区）
电　　话：0731－88458000
传　　真：0731－88458111
电子信箱：hnutcm@163.com
网　　址：www.hnucm.edu.cn

专业统计

2022年，学校职工人数2083人。专任教师1526人，其中正高级职称254人、副高级职称478人、中级职称528人、初级职称133人。

表9－3－20　　湖南中医药大学2022年专业统计

专业设置	学制（年）	2022年毕业生数（人）	2022年招生数（人）	在校生数（人）
高中起点本科				
公共事业管理	4	61	132	334
护理学	4	280	471	1 402
计算机科学与技术	4	80	178	500
康复治疗学	4	90	118	417
口腔医学	5	105	181	645
临床医学	5	307	324	1 519
生物工程	4	35	65	198
食品科学与工程	4	35	62	198
市场营销	4	80	146	417
信息管理与信息系统	4	43	57	220
药物制剂	4	56	63	230
药学	4	117	158	499
医学检验技术	4	65	175	381
医学信息工程	4	46	81	253
医学影像学	5	171	181	880
英语	4	92	185	465
应用心理学	4	85	110	401
运动康复	4	42	59	146
针灸推拿学	5	296	331	1 529
制药工程	4	52	58	222
中西医临床医学	5	261	348	1 483
中药学	4	116	164	511
中药资源与开发	4	40	55	174
中医康复学	5	0	117	223

（续表）

专业设置	学制（年）	2022年毕业生数（人）	2022年招生数（人）	在校生数（人）
中医学	5	625	718	3 233
中医养生学	5	0	59	231
中医儿科学	5	0	58	112
中医骨伤科学	5	0	110	164
小计	/	**3 180**	**4 764**	**16 987**
专科起点本科				
护理学	2	123	140	269
康复治疗学	2	14	34	52
口腔医学	3	18	1	37
食品科学与工程	2	21	43	84
市场营销	2	20	56	108
信息管理与信息系统	2	0	0	0
药学	2	55	37	72
医学检验技术	2	24	35	70
应用心理学	2	14	18	37
制药工程	2	13	0	0
中药学	2	47	43	85
中医学	3	6	0	17
小计	/	**355**	**407**	**831**
第二学士学位				
计算机科学与技术	2	3	0	0
中医学	2	12	0	0
应用心理学	2	11	3	3
小计	/	**26**	**3**	**3**
湘杏学院				
制药工程	4	41	36	143
应用心理学	4	0	30	69
生物工程	4	0	27	59
中药学	4	43	49	196
中医学	5	120	195	723
针灸推拿学	5	79	79	401
中西医临床医学	5	103	172	646
药学	4	98	102	412
药物制剂	4	0	30	62
康复治疗学	4	49	47	193
护理学	4	287	434	1 398
市场营销	4	34	69	209
医学影像技术	4	35	37	167
护理学（专升本）	2	92	201	376
市场营销（专升本）	2	0	37	56
药学（专升本）	2	88	48	99
制药工程（专升本）	2	0	0	5

（续表）

专业设置	学制（年）	2022年毕业生数（人）	2022年招生数（人）	在校生数（人）
中药学（专升本）	2	55	47	100
中医学（专升本）	3	0	0	18
小计	/	**1 124**	**1 640**	**5 332**
合计	/	**4 685**	**6 814**	**23 153**

注：上表统计数据为本专科学生数。

研究生教育

在校硕士研究生3119人，2022年招收硕士研究生1089人，毕业785人。

在校博士研究生466人，2022年招收博士研究生144人，毕业89人。

硕士学位专业设置：中医学、中西医结合、中药学、药学、护理学、马克思主义理论、基础医学、口腔医学、临床医学、中医基础理论、中医临床基础、中医医史文献、方剂学、中医诊断学、中医内科学、中医外科学、中医骨伤科学、中医妇科学、中医儿科学、中医五官科学、针灸推拿学、民族医学、中西医结合基础、中西医结合临床、药理学、药物分析学、药物化学、药剂学、生药学、微生物与生化药学、马克思主义基本原理、马克思主义发展史、马克思主义中国化研究、国外马克思主义研究、思想政治教育、中国近现代史基本问题研究、人体解剖与组织胚胎学、免疫学、病原生物学、病理学与病理生理学、法医学、放射医学、口腔基础医学、口腔临床医学、内科学、儿科学、老年医学、神经病学、精神病与精神卫生学、皮肤病与性病学、影像医学与核医学、临床检验诊断学、外科学、妇产科学、眼科学、耳鼻咽喉科学、肿瘤学、康复医学与理疗学、运动医学、麻醉学、急诊医学、医药经济与管理、中药制药工程、中药生物工程、中药保健食品研究与开发、中西医结合护理学、中西医结合精神病学、中西医结合影像医学、中西医结合康复医学、中西医结合检验医学、中医肿瘤学、中医亚健康学、中医药膳学、中医药信息学、中医心理学、临床中药学、中医文化学、中医管理学。

博士学位专业设置：中医基础理论、中医临床基础、中医医史文献、方剂学、中医诊断学、中医内科学、中医外科学、中医骨伤科学、中医妇科学、中医儿科学、中医五官科学、针灸推拿学、民族医学、中西医结合临床、中西医结合基础、中医亚健康学、中医肿瘤学、中医药膳学、中医药信息学、中医心理学、临床中药学、中医文化学、中医管理学。

重点学科及带头人

国家级重点学科

中医诊断学：周小青

国家中医药管理局重点学科

中医诊断学：周小青

药用植物学：李顺祥

中药药剂学：夏新华

中西医结合临床（心脑疾病）：葛金文

针灸学：常小荣

方剂学：贺又舜

中医肝胆病学：孙克伟

中医妇科学：雷　磊

中医肿瘤病学：蒋益兰

中医皮肤病学：杨志波

中医眼科学：彭清华

各家学说：黄政德

中药炮制学：蒋孟良

中医药信息学：晏峻峰

中医儿科：王孟清

中医耳鼻喉科：朱镇华

中医肛肠病学：何永恒

中医康复学：张　泓

中医男科学：何清湖

推拿学：常小荣

中医肾病学：黄新艳

中医老年病学：卜献春

中医骨伤科学：仇湘中

省级重点学科

中医诊断学（优势特色重点学科）：周小青

中医内科学（优势特色重点学科）：蔡光先、黄政德

药学：廖端芳

中西医结合基础：葛金文

中药学：李顺祥、郭建生

针灸推拿学：常小荣

中西医结合临床：何清湖

中医外科学：杨志波

中医五官科学：田道法

方剂学：贺又舜

中西医结合：田雪飞

药学：王　炜

省级国内一流建设学科

中医学：彭清华

中西医结合：葛金文

药学：王　炜

中医学：彭清华

重点实验室及负责人

科技部重点实验室

省部共建国家重点实验室培育基地湖南省中药粉体与创新药物重点实验室：蔡光先

国家发展改革委重点研究室

中药粉体关键技术及装备国家地方联合工程实验室：蔡光先

国家中医（肝病）临床研究基地：陈新宇

教育部重点实验室

中医内科重大疾病防治研究及转化重点实验室：陈新宇

医药粉体技术工程研究中心：张水寒

国家中医药管理局重点研究室

中药粉体技术重点研究室：左亚杰

经穴－脏腑相关重点研究室：常小荣

国家中医药管理局中医药科研三级实验室

中药药性与药效实验室：鲁耀邦

中药鉴定与资源实验室：刘塔斯

中药药理（心血管）实验室：陈新宇

肝脏病理实验室：孙克伟

针灸生物信息实验室：岳增辉

皮肤免疫病理实验室：杨志波

分子病理实验室：邓奕辉

病理生理实验室：周小青

血管生物学实验室：严　杰

中药药理实验室：郑　冰

中药制剂实验室：王实强

显微形态学实验室：陈　安

分子生物学实验室：何迎春

病原免疫实验室：伍参荣

骨伤治疗技术实验室：田心义

中药化学实验室：王实强

干细胞中药调控与应用实验室：廖端芳

国家中医药管理局中医药基地

稀缺中药材种苗基地和中药材炮制技术传承基地：王　炜

湖南省科技厅重点实验室、工程中心、临床医学研究中心

中医方证研究转化医学湖南省重点实验室：喻　嵘

湖南省中药饮片标准化及功能技术研究中心：陈乃宏

中药成药性与制剂制备湖南省重点实验室：贺福元

中医药防治眼耳鼻咽喉疾病湖南省重点实验室：彭清华

湖南省中医药防治眼耳鼻喉疾病与视功能保护工程技术研究中心：何迎春

中西医结合心脑疾病防治专业性技术创新平台：梅志刚

中医肿瘤学湖南省重点实验室：苏新平

中医脑病临床医学研究中心：周德生

男性疾病中医临床医学研究中心：陈其华

中医诊断学重点实验室：周小青

中药新药研究与开发重点实验室：张水寒

湖南省中药有毒有害物质快速检测及脱除工程技术研究中心：廖端芳

中药超微技术工程中心：蔡光先

中西医结合心脑疾病防治重点实验室：葛金文

湖南省中药活性物质筛选工程技术研究中心：李顺祥

湖南省特色中药制剂创新服务平台：邓桂明

湖南省药食同源功能性食品工程技术研究中心：谢梦洲

湘产大宗药材品质评价湖南省重点实验室：廖端芳

中西医结合病原生物学湖南省重点实验室：陈伶俐

抑郁类疾病中医药防治湖南省重点实验室：王宇红

湖南省性与生殖健康中医临床医学研究中心：周　青

湖南省中医骨伤临床医学研究中心：孙绍裘

湖南省科技厅国际合作基地

湖南省中医药民族医药国际科技创新合作基地：王　炜

湖南省中美老年性退行性疾病治疗药物国际联合研究中心：李顺祥

湖南省发展改革委重点实验室

中药有毒物质防控技术湖南省工程实验室：廖端芳

特色中药制剂湖南省工程实验室：邓桂明

中医药防治眼病与视功能保护湖南省工程研究中心：彭清华

抗肿瘤中药创制技术湖南省工程技术研究中心：曾普华

湖南省委宣传部研究基地

湖南省健康中国战略实施研究基地：秦裕辉

湖南省中医药文化研究基地：何清湖

湖南省思想政治工作研究基地：陈　弘

湖南省教育厅重点实验室

中药现代化研究实验室：裴　刚

针灸生物信息学实验室：岳增辉

天然药物资源与功能实验室：王　炜

慢病中医智能诊断与治未病：郭志华

中医视功能保护：彭清华

血管生物学与转化医学：戴爱国

中医肿瘤学：田雪飞

湖南省2011协同创新中心

数字中医药协同创新中心：周小青

湖湘中药资源保护与利用协同创新中心：刘塔斯

湖南省中医药管理局重点研究室

重型肝炎证治研究室：孙克伟

中医皮肤性病特色疗法研究室：杨志波

肿瘤研究室：蒋益兰

推拿特色技术重点研究室：李铁浪

中医护理特色技术重点研究室：陈　燕

中医心肺辨证与药膳食疗重点研究室：谢梦洲

湘产大宗道地药材种质资源及规范化种植重点研究室：周日宝

中西医结合防治血管疾病基础研究中心：庹勤慧

中医防治肿瘤机理重点研究室：田雪飞

智慧中医工程技术重点研究室：晏峻峰

中医生殖健康临床研究中心：谈珍瑜

中医防治肛肠疾病临床研究中心：王真权

附属机构及负责人

湖南中医药大学第一附属医院：党委书记程博、院长朱镇华

湖南中医药大学第二附属医院：党委书记杨声辉、院长王国佐

湖南中医药大学附属中西医结合医院：党委书记陈燕、院长何永恒

湖南中医药大学附属（人民）医院：党委书记罗志红、院长周绍明

湖南中医药大学附属衡阳医院：党委书记陈秋生、院长傅友生

湖南中医药大学附属常德医院：党委书记屈贵顺、院长李振龙

湖南中医药大学附属宁乡医院：院长刘亮

湖南中医药大学附属岳阳医院：党委书记方奎明、院长黎珊

湖南中医药大学附属第二中西医结合医院：院长周秋涛

湖南中医药大学附属长沙市中医医院：党委书记杨人贵、院长李波

湖南中医药大学附属省直中医院：党委书记段云峰、院长伍世葵

湖南中医药大学附属口腔医院：党委书记曾春明、院长谢辉

湖南中医药大学附属益阳中心

医院：党委书记胡丽、院长胡景云

湖南中医药大学附属长沙医院：党委书记周中苏、院长昝家宁

湖南中医药大学附属益阳中医医院：党委书记熊建清

（吕梦颖、龙飞宇）

【广州中医药大学】

党委书记：张建华

党委副书记、校长：王　伟

党委副书记、纪委书记：白建刚（任期至2022年4月）

党委常委、副校长：潘华峰、林　彬、张忠德

副 校 长：刘中秋、王宏斌

党委常委、副校长、校工会主席：郭　鸿

基础医学院院长：黎　晖

中药学院（中医药数理工程研究院）院长：詹若挺

针灸康复临床医学院（华南针灸研究中心）党委书记：张　正

第一临床医学院院长：冼绍祥

第二临床医学院院长：陈达灿（任期至2022年7月）、张忠德（2022年7月任职）

第三临床医学院院长：林兴栋

护理学院院长：赵文光

公共卫生与管理学院院长：周尚成

医学信息工程学院院长：张洪来

继续教育学院（职业技术学院、广东省中医药职业学院）院长：李震华

马克思主义学院党总支书记：陈　霖

体育健康学院党委书记：王　宏

外国语学院院长：苏　红

地　　址：广东省广州市番禺区广州大学城外环东路232号

邮　　编：510006

电　　话：020－39358190

传　　真：020－39359999

电子信箱：xiaoban@gzucm.edu.cn

网　　址：www.gzucm.edu.cn

专业统计

2022年，学校职工人数2135人。专任教师1675人，其中正高级职称521人、副高级职称548人、中级职称442人、初级职称36人。

表9－3－21　　广州中医药大学2022年专业统计

专业设置	学制（年）	2022年毕业生数（人）	2022年招生数（人）	在校生数（人）
计算机科学与技术	4	67	0	141
健康服务与管理	4	0	57	227
国际经济与贸易	4	93	0	155
体育教育	4	125	149	571
医学信息工程	4	52	106	313
制药工程	4	47	0	58
生物医学工程	4	34	53	171
英语	4	99	0	212
应用心理学	4	118	99	460
生物技术	4	55	58	222
假肢矫形工程	4	0	0	50
眼视光学	4	27	46	154
中药学	4	188	0	593
中西医临床医学	5	49	60	269
公共事业管理	4	68	99	268
护理学	4	172	184	747
临床医学	5	115	120	592
中医学（5＋3）	5＋3	152	160	794
中医学	9	16	20	99
中医学	5	431	527	2 694
医学影像学	5	30	40	208
中药资源与开发	4	31	0	115
康复治疗学	4	147	150	568
针灸推拿学	5	128	180	826
医学检验技术	4	80	62	296
中药学类专业	4	0	279	279
药学	4	158	0	613

（续表）

专业设置	学制（年）	2022 年毕业生数（人）	2022 年招生数（人）	在校生数（人）
药学类专业	4	0	200	200
中医养生学	5	0	59	234
临床药学	5	0	49	49
中医骨伤科学	5	0	40	40
助产学	4	0	39	39
保险学	4	28	0	0
公共事业管理（第二学士学位）	2	5	0	0
应用心理学（第二学士学位）	2	19	0	0
英语（第二学士学位）	2	8	0	0
中医学（港澳台）	5	112	114	612
针灸推拿学（港澳台）	5	3	0	4
护理学（港澳台）	4	1	0	2
合计	/	**2 658**	**2 950**	**12 875**

注：上表统计数据为本专科学生数。

研究生教育

在校硕士研究生 5419 人，2022 年招收硕士研究生 1903 人，毕业 1220 人。

在校博士研究生 1178 人，2022 年招收博士研究生 305 人，毕业 212 人。

硕士学位专业设置：中医基础理论、中医临床基础、中医医史文献、方剂学、中医诊断学、中医内科学、中医外科学、中医骨伤科学、中医妇科学、中医儿科学、中医五官科学、针灸推拿学、中医心理学（大学自设专业）、中医神志病学（大学自设专业）、中医药信息学（大学自设专业）、中医皮肤病学（大学自设专业）、中医养生学（大学自设专业）、中医药管理学（大学自设专业）、中医肿瘤学（大学自设专业）、中药学、中西医结合基础、中西医结合临床、内科学、儿科学、老年医学、神经病学、精神病与精神卫生学、皮肤病学与性病学、影像医学与核医学、临床检验诊断学、外科学、妇产科学、眼科学、耳鼻喉科学、肿瘤学、康复医学与理疗学、运动医学、麻醉学、急诊医学、诊断病理学（大学自设专业）、药物化学、药剂学、生药学、药物分析学、微生物与生化药学、药理学、护理学、人体解剖和组织胚胎学、免疫学、病原生物学、病理学与病理生理学、法医学、放射医学、航空航天与航海医学、科学技术哲学、社会医学与卫生事业管理。

博士学位专业设置：中医基础理论、中医临床基础、中医医史文献、方剂学、中医诊断学、中医内科学、中医外科学、中医骨伤科学、中医妇科学、中医儿科学、中医五官科学、针灸推拿学、中医心理学（大学自设专业）、中医神志病学（大学自设专业）、中医药信息学（大学自设专业）、中医皮肤病学（大学自设专业）、中医养生学（大学自设专业）、中医药管理学（大学自设专业）、中医肿瘤学（大学自设专业）、中西医结合基础、中西医结合临床、中药学。

重点学科及带头人

“双一流”学科、广东省高水平大学重点学科

中医学：许能贵

广东省高水平大学重点学科

中西医结合：陈达灿

中药学：刘中秋、王宏斌

药学：王宏斌、刘中秋

临床医学：邱士军、黄　燕

疫病防治与应急管理学：张忠德

广州市重点学科

药学：刘中秋

重点实验室及负责人

产教融合创新平台

基于大数据的中药经典名方机理阐释及研发创制关键技术融合创新平台：刘　良

国家中医药传承基地

中医药炮制技术传承基地：赵忠祥

广东省重点实验室

广东省中医心脾相关病机和方药研究重点实验室：王　伟

附属机构及负责人

广州中医药大学第一附属医院：冼绍祥

广州中医药大学第二附属医院（广东省中医院）：张忠德

广州中医药大学第三附属医院：林兴栋　　（孙瑞荃）

【广东药科大学中医学院、中药学院、中药资源学院】

校党委书记：刘　晟

校　　长：郭　姣、翟理祥（2022 年 4 月任）

分管副校长：黎锦城、邢晓辉、甘远洪、肖　炜、杨　全

中医学院院长：傅南琳

中药学院院长：何　新

中药资源学院院长：庞玉新

地　　址：广东省广州市大学城外环东路 280 号

邮　　编：510006

电　　话：020－39352086

传　　真：020－39352086

电子信箱：yuanban@ gdpu. edu. cn

网　　址：www. gdpu. edu. cn

专业统计

2022年，学校中医学院、中药学院、中药资源学院职工人数184人。专任教师160人，其中正高级职称38人、副高级职称55人、中级职称67人。

表9-3-22 广东药科大学中医学院、中药学院、中药资源学院2022年专业统计

专业设置	学制（年）	2022年毕业生数（人）	2022年招生数（人）	在校生数（人）
中药学	4	126	0	189
中药制药	4	119	0	190
中药学类	4	0	438	694
中药资源与开发	4	174	127	410
中草药栽培与鉴定	4	102	129	391
中医学	5	71	253	1 248
中西医临床医学	5	0	63	128
合计	/	**592**	**1 010**	**3 250**

注：上表统计数据为本专科学生数。

研究生教育

在校硕士研究生805人，2022年招收中医药硕士研究生279人，毕业151人。

在校博士研究生0人，2022年招收中医药博士研究生0人，毕业0人。

硕士学位专业设置：中药学、中西医结合。

博士学位专业设置：中西医结合。

重点学科及带头人

广东省攀峰重点学科

中西医结合：郭　姣

广东省优势重点学科

中药学：王淑美

广东省高等教育“冲一流、补短板、强特色”提升计划重点建设学科

中西医结合：郭　姣

中药学：王淑美

国家中医药管理局中医药重点学科

中西医结合基础：郭　姣

国家中医药管理局“十二五”中医药重点学科

中药分析学：王淑美

国家中医药管理局高水平中医药重点学科

中西医结合基础：郭　姣

中药分析学：王淑美

重点实验室及负责人

部级重点实验室

糖脂代谢病教育部重点实验室：郭　姣

国家中医药管理局高脂血症调肝降脂重点研究室：郭　姣

国家中医药管理局脂代谢实验室：郭　姣

国家中医药管理局岭南药材生产与开发重点研究室：杨　全

国家中药材产业技术体系广州综合试验站：杨　全

国家中医药管理局中药制剂实验室：张陆勇

国家中医药管理局中药数字化质量评价技术重点研究室：王淑美

中医药防治代谢性疾病国际合作基地：郭　姣

药物警戒技术研究与评价重点实验室：张陆勇

省级重点实验室

广东省药物新剂型重点实验室：杨　帆

广东省生物活性药物研究重点实验室：金小宝

广东省代谢性疾病中医药防治重点实验室：荣向路

广东省代谢病中西医结合研究中心：郭　姣

广东省化妆品工程技术研究中心：刘环宇

广东省中药质量工程技术研究中心：王淑美

广东省先导化合物发现与新药研发工程技术研究中心：何祥久

广东省局部精准递药制剂工程技术研究中心：杨　帆

广东省微生态治疗工程技术研究中心：何兴祥

广东省食管癌精准治疗工程技术研究中心：陈斯泽

广东省中医药精准医学大数据工程技术研究中心：蔡永铭

广东省中药饮片规范化炮制工程技术研究中心：王秋红

广东省天然产物与新药研发工程技术研究中心：苏政权

广东省南药规范化种植与综合开发工程技术研究中心：杨　全

广东省垂体疾病干细胞治疗工程技术研究中心：张　威

广东省光与健康工程技术研究中心：李卫东

广东省分子探针与生物医学影像工程技术研究中心：梅文杰

广东省医药3D打印机及个性化医疗工程技术研究中心：阮　泙

广东省智慧护理工程技术研究中心：潘　宣

市厅级重点实验室

广州市新药筛选模型体系构建与应用重点实验室：张陆勇

粤港澳大湾区大健康产业技术转移示范中心：曹　华

新药发现与成药性评价重点实验室：张陆勇

广东省高校天然产物与药物工程技术研究中心：苏政权

模式动物与糖脂代谢病基础研究重点实验室：叶得伟

医药信息真实世界工程技术研究中心：易法令

广东省公共卫生检测与评价工程技术研究中心：陈青松

临床精准用药重点实验室：李　雄

中华医药文化传承创新与人类文明新形态研究基地：刘小龙

肿瘤免疫治疗重点实验室：陈斯泽

现代中药重点实验室：张陆勇

广东省普通高校药物缓控释制剂工程技术研究中心：杨　帆

基于云计算的精准医学大数据平台：蔡永铭

广东高校中药质量工程技术研究中心：孟　江

岭南中药创新研究中心：杨　全

药物警戒重点实验室：张陆勇

广东省药品监管科学研究基地：张陆勇

广东省化妆品数字化技术重点实验室：曹　华

CAR－T细胞治疗相关不良反应监测重点实验室：陈斯泽

广东省常用民族药质量标准评价与标准提升研究：李　雄

基于云计算早期胃癌筛查创新平台：何兴祥

附属机构及负责人

广东药科大学附属第一医院：张　威

广东药科大学附属第二医院：傅南琳

（何穗妍）

【南方医科大学中医药学院】

校党委书记：（暂缺）

校　　长：黎孟枫

分管副校长：刘叔文

中医药学院院长：杜庆锋

地　　址：广东省广州市沙太南路1023－1063号

邮　　编：510515

电　　话：020－61648245

传　　真：020－61648004

电子信箱：smutcm@163.com

网　　址：www.smu.edu.cn

专业统计

2022年，学校中医药学院职工人数131人。专任教师110人，其中正高级职称35人、副高级职称43人、中级职称30人、初级职称2人。

表9－3－23　南方医科大学中医药学院2022年专业统计

专业设置	学制（年）	2022年毕业生数（人）	2022年招生数（人）	在校生数（人）
中医学	5	113	141	634
针灸推拿学	5	62	60	299
中西医临床医学	5	75	100	434
中药学	4	50	61	220
中药制药	4	28	0	67
合计	/	**328**	**362**	**1 654**

注：上表统计数据为本专科学生数。

研究生教育

在校硕士研究生363人，2022年招收硕士研究生145人，毕业58人。

在校博士研究生78人，2022年招收博士研究生21人，毕业23人。

硕士学位专业设置：中西医结合、中药学、中医学。

博士学位专业设置：中西医结合、中药学。

重点学科及带头人

国家级重点学科

中西医结合临床：杜庆锋

国家特色重点学科

中西医结合临床医学：杜庆锋

国家中医药管理局重点学科

中医内科脑病学科：谢　炜

中医内科肾病学科：孙晓敏

中药制药学科：谭晓梅

中医痹病学：李　娟

中药药理学：余林中

中西医结合基础：杜庆锋

广东省攀峰重点一级学科

中西医结合医学：吕志平

广东省重点学科

中西医结合临床：贺松其

广州市重点学科

中药学：余林中

重点实验室及负责人

国家中医药管理局中医药科研三级实验室

中药制剂实验室：谭晓梅

分子生物学实验室：孙学刚

中药药理实验室：余林中

广东省重点实验室

广东省中药制剂重点实验室：谭晓梅

广东省教育厅重点实验室

人类疾病斑马鱼模型研究联合实验室：余林中

广东高校基于人类疾病斑马鱼模型的高通量新药筛选重点实验室：余林中

广东省工程技术研究中心

广东省中西医结合肝病工程技术研究中心：吕志平

广东高校中药化妆品工程技术研究中心：刘　强

中药制剂技术工程实验室：谭晓梅

广东省药品监督管理局基地

化妆品科技成果转化基地：刘　强

广州市白云区公共实验室

白云区中药化妆品行业创新公共实验室：刘　强

附属机构及负责人

南方医科大学中西医结合医院：李爱民

南方医科大学南方医院：李文源

南方医科大学珠江医院：郭洪波

南方医科大学第三附属医院：

蔡道章

南方医科大学第五附属医院：李绍波

南方医科大学深圳医院：廖四照

南方医科大学皮肤病医院：杨　斌

南方医科大学顺德医院：沈　洁

南方医科大学第七附属医院：邹小明

南方医科大学坪山总医院：冯天元

（黄少慧）

【暨南大学（医学部）中医学院、药学院】

校党委书记：林如鹏

校　　长：宋献中

分管副校长：叶文才

医学部主任：罗良平

中医学院院长：陈家旭

药学院院长：叶文才

地　　址：广东省广州市天河区黄埔大道西601号

邮　　编：510632

电　　话：020－85220250

传　　真：020－85226089

电子信箱：yixuebu@jnu.edu.cn

网　　址：www.jnu.edu.cn

专业统计

2022年，学校中医学院、药学院职工人数254人。专任教师171人，其中正高级职称72人、副高级职称71人、中级职称28人。

表9－3－24　暨南大学（医学部）中医学院、药学院2022年专业统计

专业设置	学制（年）	2022年毕业生数（人）	2022年招生数（人）	在校生数（人）
中医学	5	78	82	379
药学	4	60	61	232
中药学	4	21	35	120
生物制药	4	19	28	95
临床药学	4	0	3	3
合计	/	178	209	829

注：上表统计数据为本专科学生数。

研究生教育

在校中医药硕士研究生943人，2022年招收中医药硕士研究生344人，毕业217人。

在校中医药博士研究生180人，2022年招收中医药博士研究生78人，毕业35人。

中医药硕士学位专业设置：中医内科学、中医临床基础、中医诊断学、针灸推拿学、方剂学、中医妇科学、中医骨伤科学、中西医结合基础、中西医结合临床、药物化学、药剂学、生药学、药物分析学、微生物与生化药学、药理学、天然药物化学、临床药学、中医（专业学位）、药学（专业学位）。

中医药博士学位专业设置：中西医结合基础、中西医结合临床、药物化学、药剂学、生药学、药物分析学、微生物与生化药学、药理学、天然药物化学、生物与医药（制药工程方向）。

重点学科及带头人

国家中医药管理局重点学科

中医老年病学：赵国平

中西医结合基础：陈利国

教育部"双一流"建设学科

药学：叶文才

广东省优势重点学科

中药学：叶文才

重点实验室及负责人

教育部重点实验室

中药现代化与创新药物研究国际合作联合实验室：高　昊

广东省重点实验室

广东省中药药效物质基础及创新药物研究重点实验室：叶文才

广东省中医药信息化重点实验室：张荣华

广州市中医方证重点实验室：陈家旭

广州市心脑血管疾病创新化学药物研发重点实验室：王玉强

广州市精准化学药物研究重点实验室：丁　克

附属机构及负责人

暨南大学附属第一医院（广州华侨医院）中医科：韩　莉

暨南大学附属第五医院（河源市深河人民医院）中医科：赵长鹰

暨南大学附属第六医院（东莞市东部中心医院）中医科：刘　磊

暨南大学附属顺德医院（顺德第二人民医院）中医科：高　璟

暨南大学附属江门中医院（江门市五邑中医院）：李宇明

暨南大学附属南海中医院（广东省中西医结合医院）：魏成功

暨南大学附属黄埔中医院：洪少东

（李桂荣）

【广西中医药大学】

党委书记：莫锦荣

党委副书记、校长：姚　春

党委副书记：庞宇舟、何并文

党委常委、副校长：冷　静

党委常委、纪委书记：覃宇环

党委常委、总会计师：何刚亮

基础医学院：党委书记龚名师，党委副书记、院长林江

药学院党委书记：蒋　林

骨伤学院（骨伤研究所）院长：周红海

针灸推拿学院（针灸研究所）：党总支书记蒋闽义，党总支副书记、院长范郁山

壮医药学院：党总支书记、副院长张煜，党总支副书记、院长蓝毓营

瑶医药学院副院长：李　彤

护理学院党委书记、院长：吴　彬

公共卫生与管理学院党委书记：李怀泽
研究生学院：党委书记黄贵华，党委副书记、院长唐梅文
马克思主义学院院长：韦兆钧
高等职业技术学院：党委书记蒋子华，党委副书记、院长刘竑清
国际教育学院院长：蒋基昌
第一临床医学院：党委书记桂雄斌，党委副书记、院长谢胜
瑞康临床医学院：党委书记高宏君；党委副书记、院长唐友明
壮医临床医学院：党委书记秦祖杰，党委副书记、院长岳桂华
成人教育学院、继续教育学院（合署）副院长：黄瑞诚

地　　址：广西壮族自治区南宁市西乡塘区明秀东路 179 号（明秀校区）/广西壮族自治区南宁市青秀区五合大道 13 号（仙葫校区）
邮　　编：530200（明秀校区）/530200（仙葫校区）
电　　话：0771－3137577
传　　真：0771－3137517
电子信箱：zyd3137577@163.com
网　　址：www.gxtcmu.edu.cn

专业统计

2022 年，学校职工人数 1258 人。专任教师 1144 人，其中正高级职称 323 人、副高级职称 414 人、中级职称 369 人、初级职称 13 人、未定职级 25 人。

表 9－3－25　　广西中医药大学 2022 年专业统计

专业设置	学制（年）	2022 年毕业生数（人）	2022 年招生数（人）	在校生数（人）
普通本科				
口腔医学	5	47	30	235
中医学	5	180	300	1 115
中医学（5＋3 一体化）	5＋3	0	60	296
中医学（免费医学定向）	5	118	120	596
中医学（中医骨伤方向）	5	50	0	109
中医学（桂派杏林师承班）	5	42	0	159
公共事业管理（卫生方向）	4	54	60	134
护理学	4	388	240	1 194
护理学类（中外合作办学）	5	1	0	51
医学检验技术	4	42	39	159
医学影像技术	4	44	40	148
临床医学	5	265	120	743
临床药学	5	37	0	0
中西医临床医学	5	0	180	427
食品卫生与营养学	4	24	0	0
食品质量与安全	4	50	40	176
药学	4	125	100	548
制药工程	4	36	40	110
中药学	4	199	220	761
康复治疗学	4	105	56	277
针灸推拿学	5	113	129	587
壮医学	5	60	64	280
预防医学	5	37	120	200
预防医学（妇幼保健班）	5	0	0	100
预防医学（预防医学班）	5	0	0	118

（续表）

专业设置	学制（年）	2022 年毕业生数（人）	2022 年招生数（人）	在校生数（人）
信息管理与信息系统	4	45	60	182
中医养生学	5	0	60	235
助产学	4	0	60	227
中医儿科学	5	0	59	227
中医骨伤科学	5	0	80	201
中医康复学	5	0	60	171
健康服务与管理	4	0	62	57
健康服务与管理（健康服务管理班）	4	0	0	110
健康服务与管理（医药卫生事业管理班）	4	0	0	82
临床医学整合课程教改班	5	0	0	60
药学（产教融合班）	4	0	0	28
护理学（专升本康养班）	4	0	0	33
小计	/	**2 062**	**2 399**	**10 136**
普通专科				
护理	3	147	119	403
护理（2+3）	2+3	229	117	345
康复治疗技术（2+3）	2+3	38	0	0
口腔医学	3	58	40	145
药学（2+3）	2+3	138	97	164
药学（订单班）	3	111	120	397
医疗美容技术（2+3）	2+3	17	0	0
医学美容技术（订单班）	3	37	0	58
医学美容技术（高职）	3	53	0	0
针灸推拿（2+3）	2+3	57	68	191
针灸推拿（订单班）	3	18	0	0
针灸推拿（免费医学定向）	3	99	100	299
针灸推拿（高职）	3	24	0	155
中药学（订单班）	3	144	0	526
中药学（2+3）	2+3	55	40	77
小计	/	**1 225**	**1021**	**2 760**
合计	/	**3 287**	**3 420**	**12 896**

注：上表统计数据为本专科学生数。

研究生教育

在校硕士研究生3429人，2022年招收硕士研究生1262人，毕业645人。

在校博士研究生144人，2022年招收博士研究生65人，毕业13人。

硕士学位专业设置：内科学、儿科学、老年医学、神经病学、皮肤病与性病学、影像医学与核医学、临床检验诊断学、外科学、妇产科学、眼科学、耳鼻咽喉科学、肿瘤学、康复医学与理疗学、运动医学、麻醉学、急诊医学、中医基础理论、中医临床基础、中医医史文献、方剂学、中医诊断学、中医内科学、中医外科学、中医骨伤科学、中医妇科学、中医五官科学、针灸推拿学、民族医学（含：藏医学、蒙医学等）、医学社会学、中西医结合基础、中西医结合临床、药物化学、药剂学、生药学、药物分析学、微生物与生化药学、药理学、中药学、民族药学、护理学、翻译、护理、中医儿科学。

博士学位专业设置：中医临床基础、中医医史文献、方剂学、中医内科学、中医骨伤科学、针灸推拿学、民族医学（含：藏医学、蒙医学等）、中医外科学、中医妇科学、中医儿科学、中医五官科学、中西医结合临床。

重点学科及带头人

广西壮族自治区一流学科

中医学：戴　铭

中药学：朱　华

广西壮族自治区一流学科（培育）

中西医结合：罗伟生

广西壮族自治区优势特色重点学科

中医内科学：谢　胜

民族医学（壮医学）：庞宇舟

中药学：朱　华

中西医结合临床：唐友明

广西壮族自治区重点学科

中医医史文献：戴　铭

中西医结合基础：罗伟生

中医骨伤科学：钟远鸣

壮药学：朱　华

护理学：杨连招

针灸推拿学：范郁山

广西民族院校特色重点学科

壮医学：庞宇舟

壮瑶医养生学：谢　胜

国家中医药管理局中医药重点学科

中医各家学说：戴　铭

推拿学：雷龙鸣

临床中药学：秦华珍

中西医结合临床（第一临床医学院）：谢　胜

中医骨伤科学：陈　锋

民族医学（壮医学）：庞宇舟

中医儿科学：艾　军

中医急诊学：卢健棋

中药药理学：夏　星

中西医结合临床（瑞康临床医学院）：唐友明

中医皮肤病学：朱　闽

中医耳鼻喉科学：桂雄斌

中医老年病学：郑景辉

中医全科医学：陈日兰

民族药学（壮药学）：秦祖杰

国家中医药管理局中医药重点培育学科

中医传染病学（第一临床医学院）：毛德文

中医传染病学（瑞康临床医学院）：邓　鑫

中医预防医学：姜　枫

海洋中药学：侯小涛

广西壮族自治区中医药管理局重点学科

中医各家学说：戴　铭

方剂学：杨力强

壮医学：庞宇舟

瑶医学：李　彤

壮药学：朱　华

中药资源学：李永华

中药鉴定学：田　慧

中药药剂学：奉建芳

中药化学：卢汝梅

中药药理学：夏　星

中医心病学：卢健棋

中医心病学：郑景辉

中医肝胆病学：毛德文

中医肝胆病学：刘旭东

中医肝胆病学：王振常

中医脾胃病学：陈国忠

中医脾胃病学：张　涛

中医肺病学：陈斯宁

中医肾病学：钟　建

中医脑病学：胡跃强

中医脑病学：王凯华

中医肿瘤病学：练祖平

中医骨伤科学：钟远鸣

中医骨伤科学：陈　锋

中医养生康复学（中医养生学）：谢　胜

中医养生康复学（中医养生学）：王　强

中医养生康复学（中医康复学）：桂雄斌

中医养生康复学（中医康复学）：陈晓峰

中医妇科学：林寒梅

中医妇科学：林　江

中医老年医学：莫云愁

针灸推拿学（针灸学）：栗胜勇

针灸推拿学（针灸学）：朱　英

针灸推拿学（推拿学）：何育风

中医传染病学：姜　枫

中医儿科学：李伟伟

中医耳鼻喉科学：李　艺

中医急诊学：邓海霞

中医全科医学：陈日兰

中医眼科学：吴西西

中西医结合（中西医结合基础）：高宏君

中西医结合（中西医结合临床）：古　联

中西医结合（中西医结合临床）：唐友明

中西医结合（中西医结合临床）：黄国东

中医护理学：黄　沂

中医护理学：钟美容

民族医药学（壮医学）：李美康

民族医药学（壮医学）：秦祖杰

民族医药学（壮医经筋推拿学）：梁树勇

民族医药学（壮医外治学）：滕红丽

中药学（中药药剂学）：黄　敏

中医肾病学：向少伟

中医脑病学：张永全

中医肿瘤病学：石　玮

民族医药学（壮医护理学）：林　琴

重点实验室名称及负责人

国家中医药管理局重点研究室

国家中医药管理局重点研究室（扶阳法学术流派）：胡跃强

国家中医药管理局重点研究室（中医整脊疗法）：陈　锋

国家中医药管理局重点研究室

（慢性重型肝炎解毒化瘀）：韦艾凌

国家中医药管理局中医药科研三级实验室

中（壮）药化学与质量分析实验室：覃洁萍

中药药理实验室：郑作文

医学分子生物学实验室（第一临床医学院）：韦艾凌

医学分子生物学实验室（瑞康临床医学院）：唐友明

广西壮族自治区重点实验室

广西中药药效研究重点实验室：邓家刚

广西中医基础研究重点实验室：戴　铭

广西壮瑶药重点实验室：朱　华

广西高发传染病中西医结合转化医学重点实验室：冷　静

广西海洋药物重点实验室：刘永宏

广西高校重点实验室

中医临床研究重点实验室：毛德文

中药提取纯化与质量分析重点实验室：覃洁萍

广西高校中药神经－代谢及免疫药理重点实验室：夏　星

广西高校特色实验动物模型重点实验室：冷　静

广西高校中药制剂共性技术研发重点实验室：丁文雅

广西高校壮医毒病研究重点实验室：方　刚

广西高校中药民族药资源保护与利用重点实验室：谭　勇

广西壮族自治区卫生健康委重点（重点培育）实验室

广西药食同源资源开发重点实验室：赵立春

广西中医骨伤科生物力学与损伤修复重点实验室：周红海

广西中医湿病方药理论与转化重点实验室：郝二伟

广西壮医应用基础研究重点实验室（重点培育）：方　刚

国家级特色服务出口基地（中医药）

国家中医药服务出口基地：姚　春

教育部工程研究中心

中药壮瑶药创新药物教育部工程研究中心：刘永宏

自治区级技术转移示范机构

广西中医药大学技术转移中心：姚　春

广西壮族自治区院士工作站

陈可冀院士工作站：唐友明

广西科技基地与人才专项

中国－东盟中医药大健康产业国际创新中心：唐红珍

广西高校人文社会科学重点研究基地

中国－东盟传统医药发展研究中心：唐红珍

自治区级工程研究中心

广西壮族自治区医疗机构制剂与药食同源产品工程研究中心：姚　春

广西壮族自治区民族药资源与应用工程研究中心：朱　华

自治区级工程技术研究中心

广西壮瑶药工程技术研究中心：庞宇舟

广西优势中成药与民族药开发工程技术研究中心：奉建芳

广西壮族自治区协同创新中心

农作物废弃物功能成分研究协同创新中心：邓家刚

壮瑶药协同创新中心：朱　华

广西中医药科技成果转化与应用协同创新中心：唐红珍

附属机构及负责人

广西中医药大学第一附属医院（广西壮族自治区中医医院）：桂雄斌、谢　胜

广西中医药大学附属瑞康医院（广西壮族自治区中西医结合医院）：高宏君、唐友明

广西中医药大学附属国际壮医医院（广西国际壮医医院、广西民族医药研究院）：秦祖杰、岳桂华

广西中医药大学附设中医学校（广西中医学校）：蒋子华、刘竑清

百年乐制药有限公司：何天富、陈洪涛

广西中医药大学赛恩斯新医药学院（独立学院）：李成林、梁天坚

广西中医药大学第三附属医院（柳州市中医医院）：易　平、周晓玲

广西中医药大学附属桂林医院（桂林市中医医院）：刘朝晖、谭永星

广西中医药大学第五附属医院（玉林市中医医院）：李　文、黄春英

广西中医药大学附属骨伤医院（广西骨伤医院）：李宏宇

广西中医药大学第六附属医院（梧州市中医医院）：梁　平、卢　正

广西中医药大学附属贺州医院（贺州市中医医院）：周正银、宁锦龙

广西中医药大学附属防城港医院（防城港市中医医院）：徐　奎、唐宏亮

广西中医药大学附属北海医院（北海市中医医院）：刘建航

广西中医药大学附属南宁市中医院（南宁市中医医院）：倪钰荣、岳　进

广西中医药大学附属中国人民解放军第九二三医院（中国人民解放军联勤保障部队第九二三医院）：张来源、吴风富

广西中医药大学附属中国人民解放军第九二四医院（中国人民解放军联勤保障部队第九二四医院）：张兴群、肖　庆

广西中医药大学附属钦州市中医医院（钦州市中医医院）：姚宝农、赵开亮　　（蓝开宝、孙　昱）

【海南医学院中医学院】

校党委书记：杨　俊

校　　长：赵建农

副 校 长：马志健

中医学院副院长：宫爱民

地　　址：海南省海口市龙华区学院路3号

邮　　编：571199

电　　话：0898－66893398

传　　真：0898－66893761

电子信箱：zhaosheng@hainmc.edu.cn

网　　址：www.hainmc.edu.cn

专业统计

2022年，学院职工人数63人。专任教师60人，其中正高级职称19人、副高级职称30人、中级职称8人、初级职称2人。

表 9-3-26 海南医学院中医学院 2022 年专业统计

专业设置	学制（年）	2022 年毕业生数（人）	2022 年招生数（人）	在校生数（人）
中医学	5	107	149	712
中西医结合学	5	31	43	218
针灸推拿学	5	43	55	272
合计	/	**181**	**247**	**1 202**

注：上表统计数据为本专科学生数。

研究生教育

在校硕士研究生 32 人，2022 年招收硕士研究生 10 人，毕业 7 人。

硕士学位专业设置：中医内科学、中医外科学、针灸推拿学。

重点学科及带头人

国家中医药管理局重点学（专）科

中医肝胆病、针灸学

省级重点学科

中医学：谢毅强

海南省创新团队

海南省自然科学基金创新研究团队

海南省“双百”人才团队

热带特色中医药（民族医药）治疗常见病多发病的开发研究团队

（李宏英）

【重庆医科大学中医药学院】

校党委书记：刘宴兵

校　　长：黄爱龙

副 校 长：魏光辉、邓世雄、杨　竹、田　杰、杨燕滨、袁　军

中医药学院院长：王建伟

地　　址：重庆市渝中区医学院路 1 号

邮　　编：400016

电　　话：023-68485000

传　　真：023-68485111

电子信箱：xiaoban@ cqmu. edu. cn

网　　址：www. cqmu. edu. cn

专业统计

2022 年，学院职工人数 86 人。专任教师 77 人，其中正高级职称 11 人、副高级职称 26 人、中级职称 31 人、初级职称 5 人。

表 9-3-27 重庆医科大学中医药学院 2022 年专业统计

专业设置	学制（年）	2022 年毕业生数（人）	2022 年招生数（人）	在校生数（人）
中医学	5	172	198	989
针灸推拿学	5	90	148	707
中西医结合临床	5	100	127	589
中药学	4	49	64	227
中药制药	4	38	63	209
合计	/	**449**	**600**	**2 721**

注：上表统计数据为本专科学生数。

研究生教育

在校硕士研究生 165 人，2022 年招收硕士研究生 53 人，毕业 30 人。

在校博士研究生 22 人，2022 年招收博士研究生 8 人，毕业 6 人。

硕士学位专业设置：中医学、中西医结合、中医、中药学。

博士学位专业设置：中医内科学、针灸推拿学、中西医结合临床、中医五官科学。

重点学科及带头人

重庆市教委重点学科

中医学：曹文富

中西医结合：王建伟

重庆市卫生健康委重点学科

针灸推拿学：唐成林

重点实验室及负责人

重庆市科技局重点实验室

中医药防治代谢性疾病重庆市重点实验室：王建伟

附属机构及负责人

重庆医科大学附属永川中医院：毛得宏

（唐成林）

【成都中医药大学】

党委书记：刘　毅

校　　长：余曙光

党委副书记：杨　静

党委副书记、纪委书记：郑学斌

副 校 长：彭　成、黎胜红、曾　芳、冯全生、郑　川

基础医学院院长：冯全生（兼）

临床医学院院长：谢春光

药学院院长：韩　波

针灸推拿学院院长：赵　凌

眼科学院院长：路雪婧

养生康复学院院长：唐　勇

民族医药学院院长：古　锐

医学与生命科学学院院长：罗晓红

公共卫生学院院长：王世宇

医学技术学院院长：国锦琳

护理学院院长：高　静

智能医学学院学术院长（主持工作）：蒋　涛

管理学院院长：李家伟

马克思主义学院院长：刘东梅

体育健康学院院长：谢　卫

外语学院副院长（主持工作）：陈　骥

国学院院长：任玉兰
国际教育学院院长：陈　媛
继续教育学院院长：王　晨
地　　址：四川省成都市温江区柳台大道1166号
邮　　编：611137
电　　话：028－61800000
传　　真：028－61800013
电子信箱：dzb@cdutcm.edu.cn
网　　址：www.cdutcm.edu.cn

专业统计

2022年，学校职工人数2231人。专任教师1659人，其中正高级职称331人、副高级职称544人、中级职称623人、初级职称及未定职级161人。

表9－3－28　　**成都中医药大学2022年专业统计**

专业设置	学制（年）	2022年毕业生数（人）	2022年招生数（人）	在校生数（人）
藏药学	4	53	59	207
藏医学	5	50	30	163
工商管理	4	129	0	187
公共事业管理	4	99	167	628
汉语国际教育	4	61	67	264
护理学	4	484	597	2 250
健康服务与管理	4	50	55	208
康复治疗学	4	122	68	298
临床医学	5	439	383	2 106
日语	4	53	0	106
社会体育指导与管理	4	110	98	389
生物技术	4	52	123	302
生物科学	4	50	73	255
食品卫生与营养学	4	87	55	247
食品质量与安全	4	71	60	238
市场营销	4	132	138	510
体育教育	4	126	107	405
卫生检验与检疫	4	111	59	333
眼视光学	4	56	56	215
药物制剂	4	66	58	233
药学	4	158	159	651
医学检验技术	4	123	179	692
医学信息工程	4	113	116	542
英语	4	70	87	285
应用心理学	4	56	57	241
预防医学	5	88	198	757
运动康复	4	53	60	217
针灸推拿学	5	269	255	1 382
制药工程	4	57	58	234
智能医学工程	4	0	68	126
中西医临床医学	5	129	141	654
中药学	4	291	273	1 107

（续表）

专业设置	学制（年）	2022 年毕业生数（人）	2022 年招生数（人）	在校生数（人）
中药资源与开发	4	48	57	237
中医儿科学	5	0	60	247
中医骨伤科学	5	0	60	187
中医康复学	5	0	58	236
中医学	5	593	604	3 207
中医养生学	5	67	57	297
护理学（专升本）	2	17	0	1
针灸推拿学（专升本）	3	14	25	90
健康服务与管理（专升本）	2	15	0	0
食品质量与安全（专升本）	2	4	0	0
市场营销（专升本）	2	10	0	0
卫生检验与检疫（专升本）	2	2	0	0
眼视光学（专升本）	2	9	0	0
药学（专升本）	2	37	0	0
医学检验技术（专升本）	2	21	0	0
运动康复（专升本）	2	69	0	0
中药资源与开发（专升本）	2	30	0	0
中医学（专升本）	3	40	0	79
预防医学（第二学士学位）	2	0	15	21
医学信息工程（第二学士学位）	2	1	0	0
临床医学（专科）	3	38	0	15
药学（专科）	3	0	0	1
合计	/	**4 823**	**4 840**	**21 050**

注：上表统计数据为本专科学生数。

研究生教育

在校硕士研究生 4076 人，2022 年招收硕士研究生 1368 人，毕业 929 人。

在校博士研究生 818 人，2022 年招收博士研究生 240 人，毕业 150 人。

硕士学位专业设置：中医基础理论、中医临床基础、中医医史文献、方剂学、中医诊断学、中医内科学、中医外科学、中医骨伤科学、中医妇科学、中医儿科学、中医五官科学、针灸推拿学、民族医学、中医药信息学、中西医结合基础、中西医结合临床、中药学、药物化学、药剂学、生药学、药理学、药物分析学、微生物与生化药学、人体解剖与组织胚胎学、免疫学、病原生物学、病理学与病理生理学、法医学、放射医学、航空航天与航海医学、内科学、儿科学、老年医学、神经病学、精神病与精神卫生学、皮肤病与性病学、影像医学与核医学、临床检验诊断学、外科学、妇产科学、眼科学、耳鼻咽喉科学、肿瘤学、康复医学与理疗学、运动医学、麻醉学、急诊医学、社会医学与卫生事业管理、社会保障、马克思主义中国化、护理学。

博士学位专业设置：中医基础理论、中医临床基础、中医医史文献、方剂学、中医诊断学、中医内科学、中医外科学、中医骨伤科学、中医妇科学、中医儿科学、针灸推拿学、民族医学、中医眼科学、中医耳鼻喉科学、中西医结合基础、中西医结合临床、临床中药学、中药药理学、中药资源学、中药化学、中药药剂学、中药药事运营管理、民族药学。

重点学科及带头人

“双一流”建设学科

中药学：彭　成

中医学：梁繁荣

教育部国家重点学科

中药学：彭　成

中医五官科学：段俊国

针灸推拿学：梁繁荣

中医妇科学：陆　华

国家中医药管理局中医药重点学科

临床中药学：王　建

中医眼科学：段俊国

中医妇科学：陆　华

方剂学：贾　波

中医肝胆病学：钟　森

中医内分泌病学：谢春光

中医急诊学：张晓云

针灸学：梁繁荣

温病学：杨　宇

金匮要略：张　琦

中西医结合基础：高永翔

中医养生学：马烈光

中西医结合临床：钟　森

中医耳鼻喉科学：田　理

中医老年病学：王　飞

中医肛肠病学：黄德铨

中医护理学：张先庚

推拿学：彭德忠

民族药学：张　艺

中药炮制学：吴纯洁

中医神志病学（培育）：杨东东

中药毒理学（培育）：彭　成

中医药信息学（培育）：温川飙

四川省重点学科

中医内科：谢春光

中西医结合临床：钟　森

中西医结合基础：高永翔

中医外科学：陈明岭

方剂学：贾　波

生药学：吕光华

民族医学：降拥四郎

中医学：梁繁荣

中西医结合：马跃荣

药学：孟宪丽

药理学：曾　南

药物化学（培育学科）：刘友平

中医临床基础：杨　宇

中医骨伤科学：樊效鸿

中医基础理论（一级覆盖）：周　宜

中医医史文献（一级覆盖）：刘　渊

中医诊断学（一级覆盖）：马维骐

中医儿科学（一级覆盖）：常　克

药剂学（一级覆盖）：李小芳

药物分析学（一级覆盖）：张　梅

微生物与生化药学（一级覆盖）：孟宪丽

四川省重点学科建设项目

中医内科学：谢春光

生药学：吕光华

方剂学：贾　波

四川省医学重点学科（实验室）

内分泌科：陈　秋

血管外科：何春水

眼科：郑燕林

病理科：马跃荣

成都市医学重点学科

病理学与病理生理学：马跃荣

中医脾胃病科：冯培民

重点实验室及负责人

省部共建国家重点实验室

西南特色中药资源国家重点实验室：彭　成

国家发展改革委工程研究中心

中药饮片炮制国家地方联合工程研究中心：江　云

国家级实验教学示范中心

中药学实验教学示范中心：彭　成

中医学实验教学示范中心：田　理

国家级虚拟仿真实验教学示范中心：丁维俊

教育部工程研究中心

西部中药材综合开发利用教育部工程研究中心：彭　成

教育部重点实验室

中药材标准化教育部重点实验室：彭　成

国家中药种质资源库

国家中药种质资源库（四川）：彭　成

国家中药临床试验研究中心

国家中药临床试验研究中心（成都）：谢春光

国家中医临床研究基地

国家中医临床研究（糖尿病）基地：谢春光

国家中医药管理局重点研究室

中医药视功能保护重点研究室：段俊国

经穴效应临床基础重点研究室：梁繁荣

中药药性与效用重点研究室：彭　成

中医药养生健康产业发展：余曙光

国家中医药管理局中医药科研三级实验室

中药药理学实验室：曾　南

中药药剂学实验室：傅超美

视觉生理实验室：段俊国

中药鉴定实验室：严铸云

时间生物学实验室：刘旭光

病理生理实验室：郭蓉晓

病理学实验室：黄秀深

分子生物学实验室：丁维俊

中药化学实验室：董小萍

中药炮制实验室：吴纯洁

民族药资源评价实验室：张　艺

四川省重点实验室

中药资源与综合开发利用四川省重点实验室：彭　成

针灸与时间生物学四川省重点实验室：刘旭光

中医药眼病防治与视功能保护四川省重点实验室：段俊国

代谢性疾病中医药调控四川省重点实验室：谢春光

中央与地方共建实验室

中药品种质量鉴定实验室：卫莹芳

视听生理实验室：段俊国

中医药与病毒实验室：马　萍

针灸与细胞分子生物学实验室：宋开源

中西医临床模拟实验室：罗才贵

针灸与系统生物学实验室：余曙光

中药学实验室：彭　成

中医眼科与视觉功能保护实验室：段俊国

中医诊断技能实验室：陈　钢

西部民族医药实验室：张　艺

中药炮制制剂实验室：董小萍

针灸推拿技能训练实验室：刘旭光

中药复方与细胞工程实验室：黄秀深

中医临床模拟教学中心实验室：罗才贵

中医证候分子生物学实验室：张天娥

中药安全性控制实验室：吴纯洁

中医气血机能实验室：张三印

中医脏腑病症实验室：谢春光

中药 GMP 实训实验室：傅超美

中药安全性评价实验室：孟宪丽

四川省高校重点实验室

中药学科中心实验室：李祖伦

眼科实验室：段俊国

针灸学实验室：梁繁荣

中药品质资源研究与开发实验室：严铸云

中药药剂实验室：傅超美

中药药效物质基础系统研究及

评价实验室：董小萍

中药药理实验室：黄国均

民族医药资源与新药开发实验室：张　艺

中医证候实验室：黄秀深

中医藏象生物学基础研究实验室：高永翔

中医实验诊断实验室：罗　萍

中药炮制：胡昌江

中西医结合特色护理：张先庚

中医脏腑病证：王　飞

中医药养生健康：余曙光

四川中医药文化协同发展研究中心：刘　毅

四川省省级高校实验教学示范中心

形态学实验教学示范中心：黄秀深

中药学教学实验中心：刘友平

中医临床技能实验教学中心：陆　华

针灸学实验教学中心：刘旭光

中医药虚拟仿真实验教学中心：丁维俊

中西医护理虚拟仿真实验教学中心：邬颖华

公共卫生实验教学示范中心：陈大义

中药学虚拟仿真实验教学中心：彭　成

针灸推拿虚拟仿真实验教学中心：曾　芳

四川省医学重点实验室

医学分子检测实验室：罗　萍

四川省2011协同创新能中心

针灸经穴效应协同创新中心：梁繁荣

视网膜图像技术与慢性血管性疾病防治协同创新中心：段俊国

省部共建协同创新中心

西南道地药材协同创新中心：彭　成

四川省工程技术研究中心

四川省中医药数字化工程技术研究中心：温川飙

四川省濒危药用动物工程研究中心：吴纯洁

四川省社科联重点实验室

出土医学文献文物保护研究数字重点实验室：杨　静

附属机构及负责人

成都中医药大学附属医院（四川省中医院）：谢春光

成都中医药大学第二附属医院（附属生殖妇幼医院）：张勤修

成都中医药大学第三附属医院：程宏斌

成都中医药大学附属眼科医院：路雪婧　（朱　迁）

【贵州中医药大学】

党委书记：杨　柱

党委副书记：滕　红、邬卫东

纪委书记：李　兴

党委副书记、校长：刘兴德

党委委员、副校长：崔　瑾、于　浩、田维毅

副校长：周　英

基础医学院院长：楼迪栋

药学院院长：庞玉新

护理学院院长：石国凤

人文与管理学院院长：吴小勇

针灸推拿学院院长：陈　波

骨伤学院院长：张开伟

马克思主义学院院长：杨近平

信息工程学院院长：陈　坚

体育健康学院院长：幸　兴

中医养生学院副院长：曹　峰

继续教育学院副院长：冯　波

研究生院常务副院长：朱　星

第一临床医学院院长：孙　波

第二临床医学院院长：黄礼明

地　　址：贵州省贵阳市花溪区花溪大学城栋青路4号（花溪校区）/贵州省贵阳市南明区市东路50号（甲秀校区）

邮　　编：550001

电　　话：0851－88233004

传　　真：0851－88233019

电子信箱：xiaoban@gzy.edu.cn

网　　址：www.gzy.edu.cn

专业统计

2022年，学校职工人数1739人。专任教师1297人，其中正高级职称213人、副高级职称481人、中级职称568人、初级职称32人。

表9－3－29　　贵州中医药大学2022年专业统计

专业设置	学制（年）	2022年毕业生数（人）	2022年招生数（人）	在校生数（人）
劳动与社会保障	4	173	77	394
医学检验技术	4	177	80	344
中医学	5	384	392	2 094
中医学（尚义班）	5＋3	57	61	296
中医学（袁家玑班）	5	0	60	91
中药资源与开发	4	86	0	237
中药制药	4	166	76	307
康复治疗学	4	171	80	253
针灸推拿学	5	158	159	805
健康服务与管理	4	170	77	403
法学	4	170	158	490
运动康复	4	333	157	481
医学信息工程	4	239	81	328

（续表）

专业设置	学制（年）	2022 年毕业生数（人）	2022 年招生数（人）	在校生数（人）
制药工程	4	86	79	236
应用心理学	4	174	78	406
生物制药	4	90	80	317
中药学	4	93	233	1 008
中西医临床医学	5	253	376	1 726
公共事业管理	4	184	79	393
护理学	4	340	159	576
药学	4	86	79	396
中医养生学	5	0	160	643
药物制剂	4	85	193	459
中草药栽培与鉴定	4	87	0	247
中医儿科学	5	0	80	391
医学实验技术	4	0	80	232
数据科学与大数据技术	4	0	79	313
食品质量与安全	4	0	77	226
中医骨伤科学	5	0	239	554
中医康复学	5	0	79	323
食品卫生与营养学	4	0	76	156
中药学类专业	4	0	238	238
实验动物学	4	0	72	72
医疗保险	4	0	80	80
养老服务管理	4	0	73	73
药学	2	1	10	89
针灸推拿学	3	21	31	71
康复治疗学	2	80	80	160
中医学	3	20	30	131
护理学	2	168	160	336
中药学	2	82	30	60
医学检验技术	2	0	0	10
健康服务与管理	2	0	160	240
合计	/	**4 134**	**4 648**	**16 685**

注：上表统计数据为本专科学生数。

研究生教育

在校硕士研究生 2336 人，2022 年招收硕士研究生 954 人，毕业 451 人。

在校博士研究生 35 人，2022 年招收博士研究生 35 人，毕业 0 人。

硕士学位专业设置：中医基础理论、中医临床基础、中医医史文献、方剂学、中医诊断学、中医内科学、中医外科学、中医骨伤科学、中医妇科学、中医儿科学、中医五官科学、针灸推拿学、民族医学、中医老年医学、中医药工程学、中医药事业管理、中西医结合基础、中西医结合临床、中西医结合心理学、中西医结合护理学、中医养生学、全科医学、中药学、护理学。

博士学位专业设置：中医学、中药学。

重点学科及带头人

国家重点（培育）学科

中药学（民族药学）：周 英

贵州省国内一流建设学科

中药学：周 英

中医学：杨 柱

省级特色重点学科

中药学：周 英

针灸推拿学：崔 瑾

中西医结合临床：黄礼明

民族医学：马武开

省级重点学科

中药学：周 英

中医基础理论：陈云志

中医内科学：杨　柱
中医骨伤科学：张开伟
针灸推拿学：崔　瑾
中西医结合临床：黄礼明
中西医结合基础：田维毅

国家中医药管理局重点学科

针灸学：杨孝芳
中医内分泌学：孔德明
中医脑病学：朱广旗
中医血液病学：黄礼明
药用植物学：庞玉新
中医眼科学：王利民
中医耳鼻喉科学：张燕平
中医护理学：谢　薇
中药药剂学：张永萍
中医肛肠病学：赖象权
中药化学：潘炉台
民族医学（苗医学）：熊芳丽
民族药学（苗药学）：周　英
中西医结合临床：肖政华
中医络病学：杨孝芳
中医心理学：胡　捷
中医预防医学：欧江琴
中医药英语：陈　嘉

重点实验室及负责人

省部级重点实验室

贵州省苗医药重点实验室：杜　江

国家中医药管理局中药分析实验室（三级）：叶世芸

国家中医药管理局中药制剂实验室（三级）：张永萍

苗医苗药治疗慢性疼痛重点研究室：唐东昕

贵州省中药生药重点实验室：王悦云

贵州省普通高等学校特色重点实验室

贵州省中医药方证药理研究重点实验室：钱海兵

贵州省普通高等学校中药民族药制剂重点实验室：徐　剑

贵州省针灸推拿学特色重点实验室：陈　波

贵州分子生药学特色重点实验室：周　涛

中医证候实质研究实验室：赵　博

附属机构及负责人

贵州中医药大学第一附属医院：党委书记郑曙光、院长唐东昕

贵州中医药大学第二附属医院：党委书记张敬杰、院长肖政华

（胡　婧）

【云南中医药大学】

党委书记：王翠岗（任期至2022年8月）、邱　勇（2022年8月任职）
校　　长：熊　磊（任期至2022年10月）
党委副书记、校长：丁中涛（2022年9月任党委副书记，2022年10月任校长）
党委副书记：祁苑红、杨鹤清、荀传美（任期至2022年9月）、郭　平（任期至2022年8月）
副 校 长：温伟波、陈祖琨、郃先桃、孟庆红（任期至2022年10月）、祁苑红（任期至2022年8月）、杨鹤清（任期至2022年9月）
纪委书记：陈　颖
保留厅级待遇干部：王翠岗、熊　磊
保留副厅级待遇干部：荀传美、郭　平、钱子刚、陈林兴
第一临床医学院院长：温伟波
第二临床医学院院长：袁　恺
基础医学院院长：石安华
中药学院院长：马云淑
护理学院院长：孙瑞芬
人文与管理学院院长：陈守聪
民族医药学院院长：陈清华
信息学院副院长（主持行政工作）：叶东海
马克思主义学院院长：苗　丽
继续教育学院、职业技术学院（合署）院长：吕　峰
国际教育学院院长：孙永林
体育部主任：彭利民
外语部副主任：黄兴亚
地　　址：云南省昆明市呈贡区雨花路1076号
邮　　编：650500
电　　话：0871－65919009
传　　真：0871－65919009
网　　址：www. ynutcm. edu. cn

专业统计

2022年，学校职工人数997人。专任教师716人，其中正高级职称107人、副高级职称267人、中级职称250人、初级职称69人。

表9－3－30　　云南中医药大学2022年专业统计

专业设置	学制（年）	2022年毕业生数（人）	2022年招生数（人）	在校生数（人）
中医学	5	480	598	2 558
针灸推拿学	5	204	217	893
中医儿科学	5	0	55	284
中医养生学	5	0	54	277
中医康复学	5	0	55	284
中医骨伤科学	5	0	55	170
傣医学	5	38	30	157
中西医临床医学	5	325	494	2 171
中药学	4	125	214	890
中药资源与开发	4	0	59	204
中草药栽培与鉴定	4	37	57	99

（续表）

专业设置	学制（年）	2022 年毕业生数（人）	2022 年招生数（人）	在校生数（人）
药物制剂	4	46	58	206
食品科学与工程	4	43	0	0
食品质量与安全	4	0	57	148
制药工程	4	45	114	281
生物制药	4	0	37	37
药学	4	126	232	721
护理学	4	232	328	1 016
康复治疗学	4	94	115	399
公共事业管理	4	41	174	311
市场营销	4	40	0	37
应用心理学	4	43	0	102
医学信息工程	4	37	176	283
计算机科学与技术	4	34	0	48
中医学（专升本）	3	98	58	303
针灸推拿学（专升本）	3	61	60	289
中药学（专升本）	2	106	55	185
药学（专升本）	2	263	54	180
中药资源与开发（专升本）	2	13	0	0
护理学（专升本）	2	276	118	238
康复治疗学（专升本）	2	0	120	240
市场营销（专升本）	2	0	60	60
医学信息工程（专升本）	2	0	59	59
公共事业管理（第二学士学位）	2	0	1	1
应用心理学（第二学士学位）	2	4	0	0
合计	/	**2 811**	**3 764**	**13 131**

注：上表统计数据为本专科学生数。

研究生教育

在校硕士研究生 2277 人，2022 年招收硕士研究生 804 人，毕业 500 人。

在校博士研究生 34 人，2022 年招收博士研究生 15 人，毕业 4 人。

硕士学位专业设置：中医基础理论、中医临床基础、中医医史文献、方剂学、中医诊断学、中医内科学、中医外科学、中医骨伤科学、中医妇科学、中医儿科学、中医五官科学、针灸推拿学、民族医学、全科医学、中医心理学、中医人类学、中西医结合基础、中西医结合临床、中西医结合护理、中西医结合康复学、中医免疫学、中药学、药学（不设领域）、药物化学、药剂学、生药学、药物分析学、药理学、社会与管理药学、民族药学、护理（不设领域）。

博士学位专业设置：中医基础理论、中医临床基础、中医内科学、中医外科学、针灸推拿学、民族医学。

重点学科及带头人

国家中医药管理局“十一五”重点学科

中医男科学：秦国政

中医痹病学：彭江云

中医肾病学：吉　勤

临床中药学：照日格图

民族医学（傣医学）：张　超

国家中医药管理局“十二五”重点学科

彝药学：饶高雄

中医儿科学：熊　磊

推拿学：王春林

中医老年病学：万启南

中医耳鼻喉科学：周家璇

傣药学：冯德强

中医心理学：秦　竹

中医管理学（中医药对外合作管理学）：周　青

中医文化学：王　寅

中西医结合基础：陈文慧

中医人类学：贺　霆

中医预防医学：何渝煦

云南省“八五”重点学科

实用中药学：钱子刚

中医内科学：彭江云

云南省“九五”重点学科

中医基础理论：王志红

临床中药学：照日格图

云南省“十五”重点学科

针灸学：王建明

云南省“十一五”重点学科

中西医结合基础：袁嘉丽

民族医学：郑　进

云南省“十二五”优势特色学科

中西医结合：彭江云、陈文慧

药学：饶高雄

云南省“一流学科”A类高原学科

中医学：秦国政

中药学：钱子刚

中西医结合：袁嘉丽、温伟波

云南省中医药临床重点学科建设项目

中医脑病学：林亚明

云南省一流建设学科“省级重点支持建设学科、特色学科提升计划”

中医学：温伟波

中药学：张荣平

云南省一流建设学科“新学科培育计划”

中西医结合护理学：郃先桃

重点实验室及负责人

省部级重点实验室

中药药理实验室：林　青

中药药理（免疫）实验室：毛晓健

云南省傣医药与彝医药重点实验室：张　超

云南省中医药学分子生物学重点实验室：袁嘉丽

云南省南药可持续利用重点实验室（培育）：张荣平

昆明市重点实验室

昆明市民族医药资源研究重点实验室：饶高雄

昆明市中医药学分子生物学重点实验室：陈文慧

昆明市代谢性疾病中医药防治重点实验室：俞　捷

附属机构及负责人

云南中医药大学第一附属医院：徐莉娅、温伟波

云南中医药大学第二附属医院：唐柱生、袁　恺

（陈宗翰）

【西藏藏医药大学】

党委书记：鞠明兵

校　　长：米　玛

党委委员、副校长：吴正国（援藏干部，任期至2022年8月）

党委委员、纪委书记：黄国慧

党委委员、副校长：于广琮（援藏干部，2022年8月任职）

党委委员、副校长：张红伟

地　　址：西藏自治区拉萨市城关区当热中路10号

邮　　编：850000

电　　话：0891－6387272

传　　真：0891－6389296

电子信箱：zyydxxxbs@163.com

网　　址：www.ttmc.edu.cn

专业统计

2022年，学校职工人数277人。专任教师153人，其中正高级职称21人、副高级职称40人、中级职称67人、初级职称25人。

表9－3－31　西藏藏医药大学2022年专业统计

专业设置	学制（年）	2022年毕业生数（人）	2022年招生数（人）	在校生（数）
藏医学	5	220	200	926
中（藏）西医结合学	5	0	80	197
护理学	4	0	120	306
藏药学	4	68	70	246
藏医学（对口高职）	3	37	40	212
市场营销学	4	0	0	55
制药工程学	4	0	0	30
合计	/	**325**	**510**	**1 972**

注：上表统计数据为本专科数。

研究生教育

在校硕士研究生292人，2022年招收硕士研究生100人，毕业42人。

在校博士研究生32人，2022年招收博士研究生15人，毕业2人。

硕士学位专业设置：藏医学、藏药学。

博士学位专业设置：藏医学。

重点学科及带头人

中医学（藏医）重点学科

藏医药文献传承与创新研究：仁青加

藏医基础理论研究：次　仁

藏医临床研究：多吉仁青

藏医预防与保健研究：罗布顿珠

藏医天文历算研究：普琼次仁

藏医用药规范化研究：顿　珠

中药学（藏药）重点学科

藏药药理学：格桑次仁

藏药炮制学：格桑顿珠

藏药生药学：次　仁

藏药方剂学：占　堆

临床藏药学：顿　珠

重点实验室及负责人

教育部重点实验室

藏医药基础实验室：米　玛

科技部重点实验室

藏医药与高原生物省部共建实验室：吴宗耀

国家中医药管理局中医药科研三级实验室

传统藏药炮制及质量控制实验室：仁青加

西藏自治区重点实验室

藏药炮制实验室：格桑顿珠

藏医临床实验室：多杰仁青

教育部藏医药省部共建协同创新中心：罗布顿珠

附属机构及负责人

西藏藏医药大学附属医院：多杰仁青

（赵　敏）

【陕西中医药大学】

党委书记：刘　力（任期至2022年2月）、刘双耀

党委副书记、校长：孙振霖

党委副书记：于远望、蒲济生、苏晓波

党委副书记、纪委书记：巨旺民

副 校 长：杨晓航、杨景锋、缪　峰

总会计师：李　宇

马克思主义学院院长：窦红莉
体育部主任：蔺 颖
基础医学院院长：张 红（任期至2022年11月）、第五永长
第一临床医学院院长：李 哲
第一临床医学院中医系副主任（主持工作）：杨 锋
第一临床医学院中西医临床医学系主任：雷根平（任期至2022年11月）、袁普卫
第二临床医学院院长：缪 峰
第二临床医学院临床医学系党总支书记（主持工作）、主任：第五永长（任期至2022年11月）、付小卫
药学院院长：唐于平
针灸推拿学院院长：乔海法
护理学院院长：刘 芳
医学技术学院院长：贺太平
公共卫生学院院长：史传道
人文管理学院院长：欧阳静
外语学院、国际教育学院院长：李永安
继续教育学院院长：张小嵩
地 址：陕西省咸阳市秦都区世纪大道
邮 编：712046
电 话：029－38185000
传 真：029－38185333
电子信箱：szydxb@ sntcm. edu. cn
网 址：www. sntcm. edu. cn

专业统计

2022年，学校职工人数3176人。专任教师1168人，其中正高级职称249人、副高级职称438人、中级职称426人、初级职称23人。

表9－3－32 陕西中医药大学2022年专业统计

专业设置	学制（年）	2022年毕业生数（人）	2022年招生数（人）	在校生数（人）
中医学	5	415	420	2 208
中医儿科学	5	0	54	159
中医骨伤科学	5	0	53	165
中西医临床医学	5	282	359	1 626
临床医学	5	403	431	2 245
中药学	4	98	134	446
制药工程	4	44	54	209
药物制剂（注：授予理学学士学位）	4	55	54	252
药学	4	49	55	209
中药资源与开发	4	44	50	195
中药制药	4	47	54	223
针灸推拿学	5	309	255	1 406
中医康复学	5	0	55	223
康复治疗学	4	78	51	199
医学检验技术	4	98	108	427
医学影像学	5	103	152	639
生物技术	4	50	54	202
护理学	4	159	164	581
助产学	4	0	45	143
预防医学	5	99	115	510
应用心理学	4	43	48	220
食品卫生与营养学	4	58	57	214
汉语言文学	4	45	50	250
公共事业管理	4	33	43	138
市场营销	4	39	44	152
健康服务与管理	4	39	44	164
合计	/	**2 590**	**3 003**	**13 405**

注：上表统计数据为本专科学生数。

研究生教育

在校硕士研究生2777人，2022年招收硕士研究生962人，毕业562人。

硕士学位专业设置：中医基础理论、中医临床基础、中医医史文献、方剂学、中医诊断学、中医内科学、中医外科学、中医骨伤科学、中医妇科学、中医儿科学、中医五官科学、针灸推拿学、中西医结合基础、中西医结合临床、内科学、神经病学、影像医学与核医学、临床检验诊断学、外科学、妇产科学、麻醉学、药物化学、药剂学、生药学、药物分析学、药理学、公共卫生、护理、汉语国际教育、应用心理。

重点学科及带头人

陕西省一流学科

中医学：王亚丽

省部级重点学科

中医诊断学：谭从娥

临床中药学：卫培峰

中药药理学：王　斌

中医脑病学：闫咏梅

中医脾胃病学：王捷虹

中医妇科学：贺丰杰

中医基础理论：邢玉瑞

内经学：孙理军

中医康复学：王瑞辉

中药化学：宋小妹

中西医结合基础：张　红

中医文化学：李亚军

中医疮疡病学：马拴全

中医耳鼻喉科学：张　雄

中西医结合临床（附属医院）：赵晓平

中医血液病学：董昌虎

中西医结合临床（第二附属医院）：郑　刚

中医学（中医临床基础－伤寒论）：李小会

中医学（中医基础理论）：邢玉瑞

中医学（中医骨伤科学）：杨利学

中药学（中药制药）：王昌利

中医学（中医药特色文化的传承与发展研究）：李亚军

中医学（中医养生学）：史传道

重点实验室及负责人

陕西省重点实验室

陕西省中药基础与新药研究重点实验室：郭东艳

陕西省中医体质与疾病防治重点实验室：李翠娟

陕西省中医脑病学重点实验室：闫咏梅

陕西省针药结合重点实验室：乔海法

陕西省中西医结合心血管病防治重点实验室：于远望

省部共建重点实验室（培育对象）

秦药特色资源研究开发重点实验室：唐志书

咸阳市重点实验室

咸阳市神经生物学（针灸）重点实验室：乔海法

咸阳市胃肠病证方药研究重点实验室：闫曙光

咸阳市中西医结合心血管病防治重点实验室：王海芳

咸阳市中医脑病学重点实验室：张　琪

咸阳市中药基础与新药研究重点实验室：郭冬艳

咸阳市中医体质与疾病防治重点实验室：李翠娟

咸阳市骨退行性疾病中西医结合防治重点实验室：袁普卫

陕西省中医药管理局重点实验室

"秦药"研发重点实验室：张　岗

针灸神经生物学重点实验室：乔海法

附属机构及负责人

陕西中医药大学附属医院：李　哲

陕西中医药大学第二附属医院：缪　峰

陕西中医药大学制药厂：李　宏

（徐小茜）

【甘肃中医药大学】

党委书记：王学军

校　　长：赵继荣

党委副书记：王志年

纪委书记：范　康

副 校 长：贾国江、王新华、史正刚、汪永锋、金　华

中医临床学院院长：赵鲲鹏

针灸推拿学院院长：严兴科

第一临床医学院院长：田利民

基础医学院院长：万生芳

经贸与管理学院院长：杨敬宇

人文与外国语学院副院长：姚雅琼

国际教育学院院长：舒　畅（兼）

继续教育学院院长：张凤英

药学院院长：晋　玲

中西医结合学院院长：刘　凯

护理学院副院长：许　瑞

公共卫生学院院长：吴建军

信息工程学院院长：张晓河

马克思主义学院院长：齐　明

体育健康学院院长：马玉德

地　　址：甘肃省兰州市和平开发区中医大道1号

邮　　编：730101

电　　话：0931－5161009

传　　真：0931－5161003

电子信箱：yb@gszy.edu.cn

网　　址：www.gszy.edu.cn

专业统计

2022年，学校职工人数1148人。专任教师986人，其中正高级职称87人、副高级职称374人、中级职称467人、初级职称58人。

表9－3－33　　甘肃中医药大学2022年专业统计

专业设置	学制（年）	2022年毕业生数（人）	2022年招生数（人）	在校生数（人）
藏药学	4	42	38	157
藏医学	5	81	78	371
公共事业管理	4	32	57	150
国际经济与贸易	4	34	57	191
汉语言文学	4	0	44	44

（续表）

专业设置	学制（年）	2022年毕业生数（人）	2022年招生数（人）	在校生数（人）
护理学	4	151	114	454
健康服务与管理	4	0	57	149
康复治疗学	4	68	48	226
临床医学	5	435	448	2 272
软件工程	4	0	44	132
食品质量与安全	4	0	47	47
卫生检验与检疫	4	49	57	217
药学	4	50	49	185
医疗保险	4	0	55	110
医学检验技术	4	67	60	263
医学信息工程	4	43	58	210
医学影像学	5	110	148	736
应用心理学	4	0	53	157
预防医学	5	48	89	319
运动康复	4	36	46	166
针灸推拿学	5	162	97	735
中草药栽培与鉴定	4	45	48	180
中西医临床医学	5	347	271	1 756
中药学	4	57	95	436
中药制药	4	47	49	179
中药资源与开发	4	29	46	89
中医骨伤科学	5	0	58	172
中医康复学	5	0	49	49
中医学	5	428	432	2 211
助产学	4	0	50	144
药物制剂	4	50	0	0
公共事业管理	2	0	135	135
护理学	2	119	244	362
康复治疗学	2	0	98	98
药学	2	0	115	115
医学检验技术	2	0	92	92
医学信息工程	2	0	124	124
应用心理学	2	0	166	166
针灸推拿学	2	0	100	100
中药学	2	0	50	50
中医学	2	50	50	103
公共卫生管理	3	31	0	0
护理	3	94	0	309
药品经营与管理	3	32	0	74
药品生产技术	3	38	0	72
药品质量与安全	3	32	0	83
医学检验技术	3	93	0	206
医学影像技术	3	44	0	99
针灸推拿	3	37	0	108
中医骨伤	3	45	0	92

（续表）

专业设置	学制（年）	2022 年毕业生数（人）	2022 年招生数（人）	在校生数（人）
中医学	3	50	0	135
合计	/	**3 076**	**4 016**	**15 030**

注：上表统计数据为本专科学生数。

研究生教育

在校硕士研究生 3266 人，2022 年招收硕士研究生 1184 人，毕业 540 人。

在校博士研究生 194 人，2022 年招收博士研究生 67 人，毕业 21 人。

硕士学位专业设置：中医基础理论、中医医史文献、方剂学、中医诊断学、中医老年病学、中西医结合、临床病理、中医临床基础、中医内科学、中医外科学、中医骨伤科学、中医妇科学、中医儿科学、中医五官科学、民族医学、敦煌医学、针灸推拿学、中西医结合临床、中药学、药学、内科学、老年医学、精神病与精神卫生学、影像医学与核医学、外科学、妇产科学、眼科学、肿瘤学、康复医学与理疗学、麻醉学、比较医学、儿科学、神经病学、皮肤病与性病学、急诊医学、重症医学、全科医学、儿外科学、骨科学、耳鼻咽喉科学、放射肿瘤学、放射影像学、超声医学、医学遗传学、公共卫生、临床检验诊断学、临床检验、中西医结合护理学、护理、生物医学工程。

博士学位专业设置：中医基础理论、中医医史文献、方剂学、中医诊断学、中西医结合基础、中医临床基础、中医内科学、中医外科学、中医骨伤科学、中医妇科学、中医儿科学、中医五官科学、针灸推拿学、中西医结合临床、中药学。

重点学科及带头人

甘肃省一流（特色）学科

中医学：李金田

中西医结合：李应东

中药学：郭　玫

临床医学：陈　彻

公共卫生与预防医学：郑贵森

生物医学工程：李　燕

精神病与精神卫生学：彭晓明

重点实验室及负责人

教育部重点实验室

敦煌医学与转化重点实验室：李金田

省部级重点实验室

中药药理与毒理实验室省级重点实验室：任　远

甘肃省中医药防治慢性疾病重点实验室省级重点实验室：李应东

中医方药挖掘与创新转化重点实验室省级重点实验室：安耀荣

甘肃省中药质量与标准研究重点实验室省级重点实验室：王亚丽

甘肃省中医药研究中心：李金田

中药生药实验室中医药三级实验室：李成义

中药药理实验室中医药三级实验室：马　骏

中药化学实验室中医药三级实验室：郭　玫

厅局级重点实验室

中藏药化学与质量研究省高校重点实验室：赵　磊

重大疾病分子医学与中医药防治研究省高校重点实验室：刘永琦

甘肃省道地药材质量标准化技术研究推广工程实验室省级工程实验室：赵　磊

附属机构及负责人

甘肃中医药大学第一附属医院：张志明

甘肃中医药大学第二附属医院：谢兴文

甘肃中医药大学第三附属医院：高振华

甘肃中医药大学第四附属医院：孙兴昌

（李　斌）

【青海大学藏医学院】

院总支书记：冉永春

藏医学院院长：李先加

地　　址：青海省西宁市城北区宁大路 251 号

邮　　编：810000

电　　话：0971－8568503

传　　真：0971－8568503

电子信箱：TUTMC@ qhu. edu. cn

网　　址：zyxy. qhu. edu. cn

专业统计

2022 年，学院职工人数 44 人。专任教师 38 人，其中正高级职称 7 人、副高级职称 12 人、中级职称 19 人。

表 9－3－34　　青海大学藏医学院 2022 年专业统计

专业设置	学制（年）	2022 年毕业生数（人）	2022 年招生数（人）	在校生数（人）
藏医学	5	185	256	1 347
藏药学	4	0	87	158
合计	/	**185**	**343**	**1 505**

注：上表统计数据为本专科学生数。

研究生教育

在校硕士研究生 115 人，2022 年招收硕士研究生 44 人，毕业 11 人。

在校博士研究生 17 人，2022 年招收博士研究生 7 人，毕业 4 人。

硕士学位专业设置：藏医学。

博士学位专业设置：藏医学。

重点学科及带头人

青海省自然科学与工程技术学科

藏医学：李先加

藏医养生：贡却坚赞

藏医学：仁青东主

附属机构及负责人

青海省藏医院（附属医院）：李先加 （王宁波）

【宁夏医科大学中医学院】

院党委书记：邱鹏飞

院　　长：朱向东

地　　址：宁夏回族自治区银川市兴庆区胜利南街1160号

邮　　编：750004

电　　话：0951－6880501

传　　真：0951－6980018

电子信箱：nyzy@nxmu.edu.cn

网　　址：www.nxmu.edu.cn/zyxy

专业统计

2022年，学院职工人数76人。专任教师60人，其中正高级职称29人、副高级职称21人、中级职称3人、初级职称7人。

表9－3－35　宁夏医科大学中医学院2022年专业统计

专业设置	学制（年）	2022年毕业生数（人）	2022年招生数（人）	在校生数（人）
中医学	5	34	60	254
中医学（全科医生）	5	21	30	170
中西医临床医学	5	31	39	185
针灸推拿学	5	35	84	229
合计	/	**121**	**213**	**838**

注：上表统计数据为本专科学生数。

研究生教育

在校硕士研究生306人，2022年招收硕士研究生108人，毕业80人。

在校博士研究生6人，2022年招收博士研究生2人，毕业0人。

硕士学位专业设置：中医基础理论、中医临床基础、中医内科学、针灸推拿学、方剂学、中医医史文献、中医外科学、中医妇科学、中医儿科学、中医骨伤科学、中西医结合临床。

博士学位专业设置：临床医学。

重点学科及带头人

国家中医药管理局重点学科

温病学：周　波

宁夏少数民族医学：牛　阳

推拿学：马惠昇

中医诊断学：梁　岩

中医脾胃病学：李卫强

自治区优势特色学科

宁夏少数民族医学：牛　阳

自治区一流学科

中医学：牛　阳

重点实验室及负责人

教育部重点实验室

宁夏少数民族医药现代化教育部重点实验室：牛　阳

宁夏回族自治区重点实验室

宁夏区域高发病中西医结合防治研究重点实验室：牛　阳

附属机构及负责人

宁夏医科大学附属中医医院：姜　红

宁夏医科大学附属自治区中医医院：夏　清

宁夏医科大学附属银川市中医医院：王　军 （李婉璐）

【新疆医科大学中医学院】

党委书记：李国良

校　　长：阿吉艾克拜尔·艾萨

院　　长：韩　荣

地　　址：新疆维吾尔自治区乌鲁木齐市尚德北路567号

邮　　编：830011

电　　话：0991－2110270

传　　真：0991－2110270

网　　址：zyxy.xjmu.edu.cn

专业统计

2022年，学院职工人数89人。专任教师71人，其中正高级职称21人、副高级职称17人、中级职称17人、初级职称16人。

表9－3－36　新疆医科大学中医学院2022年专业统计

专业设置	学制（年）	2022年毕业生数（人）	2022年招生数（人）	在校生数（人）
中医学	5	56	173	686
中西医临床医学	5	58	114	508
针灸推拿学	5	55	94	776
中药学	4	43	106	472
中医学（免费医学生）	5	50	89	365
哈萨克医学	5	30	21	51
合计	/	**292**	**597**	**2 858**

注：上表统计数据为本专科学生数。

研究生教育

在校硕士研究生160人，2022年招收硕士研究生247人，毕业54人。

在校博士研究生14人，2022年招收博士研究生7人，毕业0人。

硕士学位专业设置：中医基础理论、中医临床基础、中医医史文献、方剂学、中医诊断学、中医内科学、中医外科学、中医骨伤科学、中医妇科学、中医儿科学、针灸推拿学、中西医结合基础、中西医结合临床、中药学、中医五官科学、全科医学。

博士学位专业设置：中西医结合基础、中西医结合临床、中医内科学、中医外科学、中医骨伤科学、中医妇科学、中医儿科学、中医五官科学、针灸推拿学。

重点学科及带头人

新疆维吾尔自治区“十三五”重点学科（高峰学科）

中西医结合：李风森

中医学：安冬青

中医学：曾斌芳

重点实验室及负责人

新疆维吾尔自治区科学技术厅重点实验室

新疆名医名方与特色方剂学实验室：安冬青

（梁政亭）

【新疆医科大学维吾尔医学院】

党委书记：李国良

校　　长：阿吉艾克拜尔·艾萨

院党委书记：郑　平

院　　长：库热西·玉努斯

地　　址：新疆乌鲁木齐市尚德北路567号

邮　　编：830011

电　　话：0991－2110415

传　　真：0991－2110415

网　　址：wweyxy. xjmu. edu. cn

专业统计

2022年，学院职工人数23人。专任教师12人，其中正高级职称1人、副高级职称2人、中级职称7人、初级职称2人。

表9－3－37　　新疆医科大学维吾尔医学院2022年专业统计

专业设置	学制（年）	2022年毕业生数（人）	2022年招生数（人）	在校生数（人）
维医学	4	65	58	229
合计	/	65	58	229

注：上表统计数据为本专科学生数。

研究生教育

在校硕士研究生43人，2022年招收硕士研究生8人，毕业10人。

硕士学位专业设置：民族医学（含：藏医学、蒙医学等）。

（马玉琪）

四、获奖机构与人物

【2022年全国五一劳动奖和全国工人先锋号名单（中医药系统获奖名单）】　2022年4月28日，中华全国总工会印发《关于表彰2022年全国五一劳动奖和全国工人先锋号的决定》，旨在进一步增强新时代工人阶级的自豪感和使命感，营造劳动光荣的社会风尚和精益求精的敬业风气。中华全国总工会决定，授予北京奥林匹克公园管理委员会等200个单位全国五一劳动奖状，授予邹平等966名职工全国五一劳动奖章，授予北京市西城区疾病预防控制中心疫情防控应急队等956个集体全国工人先锋号。其中多个中医药集体和个人入选。以下为2022年全国五一劳动奖和全国工人先锋号名单（中医药行业，排名不分先后）：

全国五一劳动奖状

四川省好医生药业集团有限公司

陕西汉王药业股份有限公司

全国五一劳动奖章

卜睿臻（女）　天津达仁堂京万红药业有限公司副总经理、高级工程师

王轶超（女，满族）　颈复康药业集团有限公司执行董事、常务副总经理，高级工程师

张晓静（女）　河北省遵化市中医医院护理部主任、副主任护师

王　檀　吉林省长春中医药大学附属医院肺病、肿瘤血液中心主任，主任医师

杨亚波（女）　吉林省松原市中医院门诊部医生、主任医师

柴慧萍（女）　山西省晋城新太行中医医院院长

王振中　江苏康缘药业股份有限公司研究院副院长、研究员级高级工程师

邱　健　福建省福鼎市医院中医内科一区科主任、主任医师

程书桃　江西省鹰潭市中医院针灸科主任、主任中医师

张梅红　江西普正制药股份有限公司运营管理部副经理、助理工程师

赵艳军（女）　御生堂制药有限公司胶剂生产车间外包班组班长

朱青霞（女）　河南省漯河市第二人民医院中医针灸科主任、主任中医师

孙　燕（女）　湖南省新邵县中医医院小儿骨伤科主任、主任医师

陈小兰（女）　建昌帮药业有限公司南城分公司生产制造部技术操作员

陈伟玲（女）　广东罗浮山国药股份有限公司财务、工会主席

马宏亮　广东省中山市中智药业集团有限公司中药资源开发与利用研究中心总监，制药高级工程师、高级工

黄　博　广东雷允上药业有限公司生产经理，中级执业药师、中级工

李伯藩　云南省宾川县中医医院名誉院长、副主任医师

代月娇（女，回族）　云南省中医医院项目办干事、主管护师

王　仁（蒙古族）　伊犁哈萨克自治州阿勒泰地区自然资源局阿尔泰山中草药博物馆名誉馆长、主任医师

白玛措姆（女，藏族）　西藏自治区藏医院隆病科副主任医师

全国工人先锋号

天士力医药集团股份有限公司质量检验中心

天津红日药业股份有限公司新药技术转移突击队

沈阳神龙药业有限公司中药提

取班

吉林省图们江制药有限公司提取车间提取班

湖南省张家界市中医医院中药科

浙江红石梁集团天台山乌药有限公司乌药车间

广州中医药大学第二附属医院（广东省中医院）脑血管病中心

广西源安堂药业有限公司技术部

广西中医药大学第一附属医院急诊科（感染性疾病科）

重庆市长寿区中医院口腔科

重庆三峡云海药业股份有限公司饮片及提取车间

重庆市奉节县中医院针灸康复科

四川好医生攀西药业有限责任公司康复新液班组

贵州百灵企业集团制药股份有限公司供应部搬运组

昆明圣爱中医馆有限公司圣爱中医药研究院 （中国中医）

【全国消除疟疾工作先进集体和先进个人名单（中医药系统）】 2022年7月18日，国家卫生健康委、海关总署、国家中医药管理局联合印发《关于表彰全国消除疟疾工作先进集体和先进个人的决定》，授予100个集体“全国消除疟疾工作先进集体”称号，授予297名同志“全国消除疟疾工作先进个人”称号。中医药系统获奖名单如下：

全国消除疟疾工作先进集体名单（中医药系统3个）

中国中医科学院中药研究所

浙江省中医院

广东省广州中医药大学青蒿研究中心

全国消除疟疾工作先进个人名单（中医药系统10人）

屠呦呦（女） 中国中医科学院青蒿素研究中心主任、研究员

黄小民 浙江省中医院急诊医学科主任、主任医师、教授（退休）

付耀武 安徽省太和县中医院医务科科长、副主任中医师

周宇燕（女） 江西省中医药管理局二级调研员

闫雪生 山东省中医药研究院党委副书记、研究员

侯淑娅（女） 河南省郑州市第六人民医院副主任中医师

柏涛 湖北省武汉市金银潭医院主治医师

王建国 湖南省益阳市第四人民医院感染科主任、主任中医师

宋健平 广东省广州中医药大学青蒿研究中心主任、研究员

钟森 成都中医药大学附属医院（四川省中医医院）主任医师、教授 （国家卫生健康委官网）

【国家中医药管理局科技司获全国科技系统抗击新冠肺炎疫情先进集体】 2022年1月26日，《科技部关于表彰全国科技系统抗击新冠肺炎疫情先进集体和先进个人的决定》（国科发奖〔2022〕18号）印发，授予163个集体“全国科技系统抗击新冠肺炎疫情先进集体”称号，314人“全国科技系统抗击新冠肺炎疫情先进个人”称号。国家中医药管理局科技司中药科技与发展处获得“全国科技系统抗击新冠肺炎疫情先进集体”称号。 （吕泽、李瀚）

【国家中医药管理局科技司获第三届中国生态文明奖】 2022年11月18日，生态环境部印发《关于表彰第三届中国生态文明奖先进集体和先进个人的公告》，授予中央宣传部新闻局应急新闻处等40个集体“中国生态文明奖先进集体”称号，授予于京凯等60名个人“中国生态文明奖先进个人”称号。国家中医药管理局科技司中药科技与发展处获得第三届“中国生态文明奖先进集体”称号。 （吕泽、李瀚）

【中央和国家机关“四强”党支部（国家中医药管理局系统）】 2022年8月，《中央和国家机关工委关于命名中央和国家机关“四强”党支部的决定》印发，授予国家中医药管理局直属机关27个党支部“四强”党支部：

国家中医药管理局办公室党支部

国家中医药管理局规划财务司党支部

国家中医药管理局医政司党支部

中国中医科学院西苑医院肺病科党支部

中国中医科学院西苑医院急诊科党支部

中国中医科学院西苑医院心血管党支部

中国中医科学院西苑医院门诊二党支部

中国中医科学院西苑医院门诊三党支部

中国中医科学院广安门医院风湿病科党支部

中国中医科学院广安门医院心血管科党支部

中国中医科学院广安门医院院办党支部

中国中医科学院广安门医院肿瘤科党支部

中国中医科学院广安门医院医疗党支部

中国中医科学院望京医院脊柱二科党支部

中国中医科学院望京医院骨伤综合科骨关节四科血管外科党支部

中国中医科学院望京医院血透室肿瘤科党支部

中国中医科学院眼科医院第三党支部

中国中医科学院眼科医院第四党支部

中国中医科学院中药研究所第一党支部

中国中医科学院针灸研究所基础第一党支部

中国中医科学院中医基础理论研究所第三党支部

中国中医科学院中医药信息研究所第二党支部

中国中医科学院中国医史文献研究所党支部

中国中医科学院中医临床基础医学研究所第五党支部

中国中医科学院研究生院党总支职工党支部

中国中医科学院院直党总支第六党支部

中华中医药学会党支部

（郭丹丹）

【中国中医科学院眼科医院获2022年度全国家庭工作先进集体】　在2022年5月15日国际家庭日来临之际，全国妇联表彰997户全国五好家庭、200个全国家庭工作先进集体、198名全国家庭工作先进个人，揭晓997户全国最美家庭。中国中医科学院眼科医院获2022年度全国家庭工作先进集体。　（郭丹丹）

【2022年首都学雷锋志愿服务“五个100”先进典型获奖名单（国家中医药管理局系统）】　为深入贯彻落实习近平新时代中国特色社会主义思想，学习贯彻落实党的二十大精神，积极培育和践行社会主义核心价值观，大力弘扬“奉献　友爱　互助　进步”的志愿精神，进一步推进学雷锋志愿服务制度化、常态化，首都文明委在北京市开展2022年宣传推选首都学雷锋志愿服务“五个100”先进典型活动。国家中医药管理局系统获奖名单如下：

首都最美志愿者

李智慧　中国中医科学院广安门医院

首都最佳志愿服务项目

中国中医科学院广安门医院“微笑暖阳”志愿服务项目

首都最美志愿家庭

中国中医科学院广安门医院洪燕志愿家庭　（郭丹丹）

【清肺排毒汤复方专利荣获第二十三届中国专利奖银奖】　2022年7月22日，《国家知识产权局关于第二十三届中国专利奖授奖的决定》印发，由葛又文研发的清肺排毒汤复方专利——“一种治疗新型冠状病毒感染的肺炎的中药复方及其应用”荣获银奖。　（吕　泽、李　瀚）

【王瑾获全国“人民满意的公务员”称号】　2022年8月30日，在党的二十大即将召开之际，为表彰先进典型、弘扬奋斗精神，激励动员广大公务员和公务员集体奋进新征程、建功新时代，党中央、国务院决定，授予朱琴等397名同志全国“人民满意的公务员”称号，授予北京丽泽金融商务区管理委员会等198个集体全国“人民满意的公务员集体”称号。国家中医药管理局医政司医疗管理处处长王瑾被授予全国“人民满意的公务员”称号。（李　素）

【田贵华、付长庚获第十七届中国青年科技奖】　2022年11月12日，第十七届中国青年科技奖揭晓并举行颁奖仪式。中共中央组织部、人力资源社会保障部、中国科协、共青团中央决定表彰包括北京中医药大学东直门医院主任医师田贵华、中国中医科学院西苑医院主任医师付长庚两名中医人在内的100名青年科技人才。田贵华为青年岐黄学者，致力于针药结合防治慢性疼痛的临床评价和效应机制研究；付长庚为全国中医药创新骨干人才，致力于中西医结合防治心血管疾病的基础和临床研究。中国青年科技奖每两年评选1次，表彰在国家经济发展、社会进步和科技创新中作出突出贡献的优秀青年科技人才代表。

（中国中医药报）

【齐文升获2021—2022年度“首都精神文明建设奖”】　“首都精神文明建设奖”是经北京市委市政府批准，由北京市委宣传部（首都文明办）、市人力资源社会保障局主办的，旨在表彰长期支持和参与首都精神文明建设，带头践行社会主义核心价值观，为建设“社会风气和道德风尚最好的城市”作出突出贡献的个人类奖项，一般每两年开展1次评选表彰工作。中国中医科学院广安门医院急诊科主任齐文升被评为2021—2022年度“首都精神文明建设奖”。　（郭丹丹）

附录

一、国外中医药发展

【2022年世界防治疟疾日图片信息展】 2022年4月25日世界防治疟疾日，中国－法国中医药中心（塞纳）在法国塞纳市和平广场中医养生中心前举办2022年世界防治疟疾日图片信息展。本次活动通过图文展出形式集中介绍防治疟疾的中国贡献和中医方案，吸引众多本地市民前来观看、交流。此次图文展览，介绍世界卫生组织提供的全球防治疟疾关键数据，展示中国科学家、诺贝尔奖获得者屠呦呦带领团队提取青蒿素、抗击疟疾的事迹。展览还展出世界卫生组织关于中医药抗击新冠病毒感染疫情的相关报告。展示内容证明中国参与国际卫生治理作出的贡献，同时也说明中医药在防治传染性疾病中的成果与潜力。为防控新冠病毒感染疫情，避免人员聚集，展览采取户外展陈、专人讲解的形式。展览中市民与展览工作人员进行交流互动，了解青蒿素的前世今生，认识中医药在抗击传染性疾病的贡献。

（世界中医药学会联合会官网）

【马来西亚中医药历史文化馆开幕】 2022年6月22日，由马来西亚中医总会设立的马来西亚中医药历史文化馆开幕。中国驻马来西亚大使欧阳玉靖和马来西亚国际贸易和工业部副部长林万锋出席开幕仪式。

该馆在吉隆坡中华中医院二楼设立永久性展览馆。历史文化馆以展出文献、图片、文物、中医药文化藏品等方式，讲述马来西亚中医药故事，展现马来西亚中医药的发展和取得的成就。该馆充分发挥教育、交流、研究、服务等多项功能，举办形式多样的展览、科普教育，成为展现中医药底蕴、培育中医药文化、传承中医药精神的重要窗口。

欧阳玉靖出席开幕式时表示，中医药历史文化馆的开幕，有助于加深马来西亚社会各界对中医药及其在马来西亚发展历程的了解，激励中医药从业者为传承中华文明、促进人类健康和谐发展作出更大贡献。中国政府历来高度重视中医药的发展，把中医药提升到国家战略高度，提出发挥中医药独特优势，为构建人类卫生健康共同体贡献“中国智慧”。希望马来西亚中医药界积极参与到两国政府搭建的合作平台和机制中。

林万锋分享了马来西亚政府推广传统及辅助医疗产业的最新政策并表示，马来西亚《国家投资愿景》将制药业列为具有投资潜能的领域，希望马来西亚中医药团体和传统草药业界人士把握战略机遇，利用好政府奖励配套和优惠政策，把更多本地中医药产品打入国际市场，打响本地中医药国际名声。

（中国中医药报）

【津巴布韦举办首个中医针灸人才培训班】 当地时间2022年7月8日，津巴布韦首个中医针灸人才培训班在位于首都哈拉雷的中国－津巴布韦中医针灸中心正式开班。20名来自津巴布韦全国各地的医护人员成为培训班首批学员。他们通过为期3个月的课程培训，学习中医针灸治疗技术，并将中医针灸疗法带到津巴布韦各地，惠及当地民众。中国－津巴布韦中医针灸中心位于哈拉雷最大公立医院——帕里雷尼亚图瓦医院。中心开设中医诊疗室、针灸艾灸治疗室、推拿理疗室、特色技术培训室等，通过针灸、艾灸、火罐等中医药特色技术，为当地民众提供高水平的诊疗服务，同时对津巴布韦医护人员进行中医理论和实践培训等。（央视新闻客户端）

【“中医针灸与世界”主题展览在伦敦开幕】 2022年9月15日，“中医针灸与世界”主题展览在英国伦敦南岸大学卡克斯顿学府伦敦中医孔子学院开幕。展览展品包括图文、书籍和实物，内容涵盖人类非物质文化遗产、中医针灸的历史、中医针灸的诊疗技术、中医针灸传承与教育及针灸国际交流5个方面。伦敦南岸大学校长大卫·菲尼克斯教授在致辞中提到，中西医在理论和诊疗上各有特点，并对伦敦中医孔子学院在推动中西医文化交流方面作出的贡献表示高度赞赏与支持。伦敦南岸大学副校长黛博拉·约翰斯顿教授在致辞中重申了伦敦中医孔子学院的3个使命：促进跨文化理解与交流，帮助当地中小学开展正式课程中的汉语教学，在英国发展中医针灸和与其相关的替代医学。伦敦中医孔子学院的英方院长许亦农教授代表主办单位介绍了展览的宗旨和概况。

近年来，英国民众更加关注健康、养生和非药物疗法，中医针灸也随之在英国受到越来越多的关注和认可。以此为契机，此次展览多方面、全方位地向当地民众展示中医针灸。

本次展览由伦敦南岸大学卡克斯顿学府主办。淑兰中医学院院长汤淑兰、英国针灸学院院长王天俊、牛津大学中医药研究中心主任马玉玲等专家，英国针灸学会、英国中医药学会、英国中医联盟会员，以及社会民众等50余人出席活动。

（中国中医药报）

【意大利中医药学会在罗马召开首届学术年会】 2022年10月9日，为庆祝世界中医药日，意大利中医药学会在罗马召开首届线下学术年会。中国驻意大利大使馆科技处郝晓彤、蒋磊，意大利高等卫生院国际关系部主任卢卡·罗西高级专员等出席会议并致辞。

郝晓彤表示，中医药在深入中国千家万户的同时，也逐渐加快走向世界的步伐，国际社会对中医药的作用给予高度评价。中医药就像一座桥梁、一根纽带、一剂良方，成为中意两国增进了解、促进交流的重要一环。在两国政府的推动下，在各位中医药从业者和支持者的不懈努力下，中医药在意大利落地生根、茁壮成长。

意大利高等卫生院国际关系部主任卢卡·罗西表示，中医针灸越来越受到意大利人民的欢迎，他因患关节疼痛也曾接受针灸治疗。他很高兴回忆起两年前出席意大利中医药学会成立大会时的情景。他表示，将继续关注、鼓励和支持中医药事业在意大利的发展。

意大利中医药学会会长郭春彪向大会报告了学会成立以来开展的工作：指导和帮助旅意同胞抗击新冠病毒感染疫情并寄送中药；与意大利高校开展学术合作、通过网络开展学术讲座等，取得良好的效果和社会反响。

意大利中医药学会于2020年世界中医药日成立，是中、意两国医生共同组成的学术性中医团体，共有141名会员。学会还设有26位中医专家组成的专家委员会，指导学会的学术和临床工作。

（世界中医药学会联合会官网）

二、2022年度发文目录

（一）2022年国家中医药管理局联合印发文件

【2022年国家中医药管理局部分联合印发文件】 见表11－2－1。

表11－2－1　　2022年国家中医药管理局部分联合印发文件一览表

文号	文件名称	时间
国中医药办医政函〔2022〕33号	国家中医药管理局办公室　国家卫生健康委办公厅关于规范医疗机构中医医疗技术命名　加强中医医疗技术临床应用管理的通知	1月4日
国中医药办人教函〔2022〕26号	国家中医药管理局办公室　国家卫生健康委办公厅　国务院学位委员会办公室关于做好第六批全国老中医药专家学术经验继承工作继承人以同等学力申请中医专业学位相关工作的通知	1月28日
国卫办基层函〔2022〕40号	国家卫生健康委　国家中医药管理局关于通报表扬2021年“优秀服务基层行”活动中表现突出、服务优质机构的通知	1月30日
国卫医发〔2022〕6号	国家卫生健康委　国家医保局　国家中医药管理局　中央军委后勤保障部卫生局关于印发医疗机构检查检验结果互认管理办法的通知	2月14日
国卫宣传发〔2022〕11号	国家卫生健康委　中央宣传部　中央网信办　科技部　工业和信息化部　国家广电总局　国家中医药管理局　中国科协　健康中国行动推进委员会办公室关于建立健全全媒体健康科普知识发布和传播机制的指导意见	3月2日
国卫基层发〔2022〕10号	国家卫生健康委　财政部　人力资源社会保障部　国家医保局　国家中医药管理局　国家疾控局关于推进家庭医生签约服务高质量发展的指导意见	3月3日
国中医药医政发〔2022〕3号	国家中医药管理局　国家卫生健康委　国家发展改革委　教育部　财政部　人力资源社会保障部　文化和旅游部　国家医保局　国家药监局　中央军委后勤保障部卫生局关于印发基层中医药服务能力提升工程“十四五”行动计划的通知	3月8日
国卫办医函〔2022〕71号	国家卫生健康委办公厅　国家中医药管理局办公室关于印发新型冠状病毒肺炎诊疗方案（试行第九版）的通知	3月14日
国中医药人教发〔2022〕5号	国家卫生健康委　国家中医药管理局关于表彰第二届全国名中医的决定	3月15日
教高厅函〔2022〕5号	教育部办公厅　国家中医药管理局办公室关于开展国家中医临床教学培训示范中心建设工作的通知	3月21日
人社部发〔2022〕19号	人力资源社会保障部　国家卫生健康委　国家中医药管理局关于表彰第四届国医大师的决定	3月29日
发改社会〔2022〕527号	国家发展改革委　国家卫生健康委　国家中医药管理局关于印发有序扩大国家区域医疗中心建设工作方案的通知	3月31日

（续表）

文号	文件名称	时间
国卫办基层函〔2022〕93号	国家卫生健康委办公厅　国家医保局办公室　国家中医药管理局办公室关于做好2022年紧密型县域医共体建设监测工作的通知	3月31日
国中医药人教发〔2022〕4号	国家中医药管理局　教育部　人力资源社会保障部　国家卫生健康委关于加强新时代中医药人才工作的意见	4月8日
发改办社会〔2022〕366号	国家发展改革委办公厅　国家中医药管理局办公室关于印发国家中医药传承创新中心项目储备库和培育库的通知	4月21日
国卫医函〔2022〕84号	国家卫生健康委　工业和信息化部　公安部　财政部　商务部　国家税务总局　国家市场监督管理总局　国家医疗保障局　国家中医药管理局关于印发2022年纠正医院购销领域和医疗服务中不正之风工作要点的通知	5月9日
医保函〔2022〕24号	国家医保局　财政部　国家卫生健康委　国家中医药管理局关于开展2022年度医疗保障基金飞行检查工作的通知	5月27日
国卫办基层函〔2022〕183号	国家卫生健康委办公厅　国家中医药管理局办公室关于深入开展“优质服务基层行”活动和社区医院建设的通知	5月31日
文旅公共发〔2022〕68号	文化和旅游部　国家中医药管理局关于调整《中华医藏》规划指导委员会、编纂委员会、专家委员会的通知	6月10日
教职成厅函〔2022〕17号	教育部办公厅　国家中医药管理局办公室关于做好2022年中等职业学校中医药类专业设置和人才培养工作的通知	6月27日
国卫办医发〔2022〕9号	国家卫生健康委办公厅　国家中医药管理局办公室关于印发公立医院高质量发展评价指标（试行）的通知	6月29日
国卫基层发〔2022〕21号	国家卫生健康委　财政部　国家中医药管理局关于做好2022年基本公共卫生服务工作的通知	7月5日
国中医药办医政函〔2022〕165号	国家卫生健康委办公厅　国家中医药管理局办公室关于进一步做好中医（专长）医师电子化注册管理等工作的通知	7月12日
国卫基层函〔2022〕117号	国家卫生健康委　国家中医药管理局关于印发乡镇卫生院服务能力标准（2022版）等3项服务能力标准的通知	7月16日
国卫疾控发〔2022〕24号	国家卫生健康委　海关总署　国家中医药管理局关于表彰全国消除疟疾工作先进集体和先进个人的决定	7月18日
国卫医函〔2022〕122号	国家卫生健康委　国家中医药管理局关于进一步加强用药安全管理提升合理用药水平的通知	7月27日
国中医药办新函〔2022〕219号	国家中医药管理局办公室　国家卫生健康委办公厅关于开展2022年中国公民中医药健康文化素养调查工作的通知	8月1日
国卫规划发〔2022〕29号	国家卫生健康委　国家中医药管理局　国家疾控局关于印发医疗卫生机构网络安全管理办法的通知	8月8日
国卫办医函〔2022〕267号	国家卫生健康委办公厅　国家中医药管理局办公室关于将阿兹夫定片纳入新型冠状病毒肺炎诊疗方案的通知	8月9日
国科发社〔2022〕234号	科技部　国家中医药管理局关于印发《“十四五”中医药科技创新专项规划》的通知	9月2日
国卫办医函〔2022〕303号	国家卫生健康委办公厅　国家中医药管理局办公室　中央军委后勤保障部卫生局关于开展2022年“服务百姓健康行动”全国大型义诊活动周的通知	9月6日

（续表）

文号	文件名称	时间
国健推委办发〔2022〕5号	健康中国行动推进办　国家卫生健康委办公厅　国家中医药管理局办公室关于开展健康中国行动中医药健康促进专项活动的通知	9月8日
国中医药办科技发〔2022〕3号	国家中医药管理局办公室　国家药品监督管理局综合和规划财务司关于发布《古代经典名方关键信息表（25首方剂）》的通知	9月16日
发改办社会〔2022〕887号	国家发展改革委办公厅　国家卫生健康委办公厅　国家中医药管理局办公室关于印发第四批国家区域医疗中心建设方案要点的通知	10月18日
国卫医函〔2022〕185号	国家卫生健康委　教育部　科技部　工业和信息化部　财政部　生态环境部　农业农村部　国家广电总局　国家医保局　国家中医药管理局　国家疾控局　国家药监局　中央军委后勤保障部卫生局关于印发遏制微生物耐药国家行动计划（2022—2025年）的通知	10月25日
国卫规划发〔2022〕30号	国家卫生健康委　国家中医药管理局　国家疾控局关于印发“十四五”全民健康信息化规划的通知	11月7日
国中医药综发〔2022〕10号	国家中医药管理局　中央宣传部　教育部　商务部　文化和旅游部　国家卫生健康委　国家广电总局　国家文物局关于印发《“十四五”中医药文化弘扬工程实施方案》的通知	11月9日
国卫医政发〔2022〕33号	国家卫生健康委　国家中医药管理局关于印发诊所备案管理暂行办法的通知	12月20日
国卫办医政函〔2022〕455号	国家卫生健康委办公厅　国家中医药管理局综合司关于印发疼痛综合管理试点工作方案的通知	12月22日
国卫办宣传函〔2022〕447号	国家卫生健康委办公厅　科技部办公厅　国家中医药管理局综合司　国家疾控局综合司　中国科协办公厅关于公布健康知识普及行动——2022年新时代健康科普作品征集大赛优秀及入围作品名单的通知	12月23日
国中医药综结合函〔2022〕351号	国家中医药管理局综合司　国家卫生健康委办公厅关于印发加强中医药老年健康服务工作实施方案的通知	12月30日

（二）2022年国家中医药管理局印发文件

【2022年国家中医药管理局部分印发文件】　见表11－2－2。

表11－2－2　　2022年国家中医药管理局部分印发文件一览表

文号	文件名称	时间
国中医药人教函〔2022〕1号	国家中医药管理局关于公布第五批全国中医临床优秀人才研修项目培养对象名单的通知	1月7日
国中医药办规财函〔2022〕11号	国家中医药管理局办公室关于印发《2020年中医药事业发展统计提要报告》的通知	1月13日
国中医药人教函〔2022〕6号	国家中医药管理局关于公布2021年岐黄学者支持项目人选名单的通知	1月14日
国中医药人教函〔2022〕8号	国家中医药管理局关于公布2022年度中医药创新团队及人才支持计划项目入选团队名单的通知	1月17日
国中医药办医政函〔2022〕35号	国家中医药管理局办公室公布2021年全国基层中医药工作先进单位复审结果的通知	1月24日

（续表）

文号	文件名称	时间
国中医药医政发〔2022〕1号	国家中医药管理局关于印发全国基层中医药工作示范市（县）管理办法和建设标准的通知	1月25日
国中医药人教函〔2022〕27号	国家中医药管理局关于公布第六批全国老中医药专家学术经验继承工作延期结业考核合格继承人名单的通知	2月18日
国中医药办医政函〔2022〕47号	国家中医药管理局办公室关于印发首批中医适宜技术防控儿童青少年近视试点县（市、区）名单（2022—2023年度）的通知	2月21日
国中医药人教函〔2022〕28号	国家中医药管理局关于公布2022年全国基层名中医药专家传承工作室建设项目专家名单的通知	2月21日
国中医药办医政发〔2022〕1号	国家中医药管理局办公室关于印发国家三级公立中医医院绩效考核操作手册（2022版）的通知	3月22日
国中医药办医政发〔2022〕2号	国家中医药管理局办公室关于印发《2022—2024年创建周期全国基层中医药工作示范市（县）创建评审工作方案》的通知	4月7日
国中医药办人教函〔2022〕91号	国家中医药管理局办公室关于公布2018年全国基层名老中医专家传承工作室建设项目验收结果的通知	4月15日
国中医药办人教函〔2022〕92号	国家中医药管理局办公室关于公布第三届国医大师、全国名中医、2018年全国名老中医专家传承工作室建设项目验收合格名单的通知	4月15日
国中医药办医政函〔2022〕96号	国家中医药管理局办公室关于统筹做好中医医疗机构新冠肺炎疫情防控和正常医疗秩序工作的通知	4月19日
国中医药办人教函〔2022〕110号	国家中医药管理局办公室关于加强岐黄学者培养的通知	5月6日
国中医药人教函〔2022〕75号	国家中医药管理局关于公布2022年全国名老中医药传承工作室建设项目专家名单的通知	5月9日
国中医药人教函〔2022〕76号	国家中医药管理局关于公布第七批全国老中医药专家学术经验继承工作指导老师及继承人名单的通知	5月9日
国中医药人教函〔2022〕78号	国家中医药管理局关于公布2022年全国中医护理骨干人才培训项目培养对象名单的通知	5月17日
国中医药办人教函〔2022〕133号	国家中医药管理局办公室关于印发《2022年卓越中医药师资（中医规培骨干师资）培训项目实施方案》的通知	6月6日
国中医药办人教函〔2022〕134号	国家中医药管理局办公室关于印发《中医临床教学基地建设项目实施方案》的通知	6月6日
国中医药办医政函〔2022〕196号	国家中医药管理局办公室关于加强公立中医医院绩效考核数据质量管理工作的通知	7月22日
国中医药办人教函〔2022〕226号	国家中医药管理局办公室关于印发第四批全国中医（藏医、蒙医）优秀人才研修项目结业考核方案的通知	8月22日
国中医药办人教函〔2022〕233号	国家中医药管理局办公室关于印发《岐黄学者培养项目终期评价实施方案》的通知	8月29日
国中医药办人教函〔2022〕245号	国家中医药管理局办公室关于印发第四届国医大师传承工作室和第二届全国名中医传承工作室建设项目实施方案的通知	9月13日
国中医药科技函〔2022〕180号	国家中医药管理局关于发布《古代经典名方目录（第二批儿科部分）》的通知	9月14日
国中医药人教发〔2022〕7号	国家中医药管理局关于印发《“十四五”中医药人才发展规划》的通知	10月14日

（续表）

文号	文件名称	时间
国中医药人教函〔2022〕226 号	国家中医药管理局关于印发《国家中医药管理局高水平中医药重点学科建设项目实施方案》的通知	11 月 3 日
国中医药规财发〔2022〕9 号	国家中医药管理局关于印发《中医药统计工作管理办法（试行）》的通知	11 月 4 日
国中医药综函〔2022〕227 号	国家中医药管理局关于印发《国家中医药传承创新发展试验区建设管理办法》的通知	11 月 8 日
国中医药规财函〔2022〕238 号	国家中医药管理局关于印发“十四五”中医药信息化发展规划的通知	11 月 25 日
国中医药人教函〔2022〕239 号	国家中医药管理局关于公布 2022 年第五批全国中医临床优秀人才研修项目培养对象名单的通知	11 月 27 日
国中医药人教函〔2022〕256 号	国家中医药管理局关于公布 2022 年青年岐黄学者培养项目人选名单的通知	12 月 8 日
国中医药综医政函〔2022〕333 号	国家中医药管理局综合司关于 2021 年度全国三级公立中医医院绩效考核国家监测分析情况的通报	12 月 9 日
国中医药综医政函〔2022〕335 号	国家中医药管理局综合司关于进一步加强中医医院发热门诊建设的通知	12 月 12 日
国中医药综医政函〔2022〕339 号	国家中医药管理局综合司关于加强治疗新冠病毒感染中药协定处方和医疗机构中药制剂使用的通知	12 月 19 日
国中医药综人教函〔2022〕340 号	国家中医药管理局综合司关于做好当前中医医师规范化培训工作的通知	12 月 19 日
国中医药综医政函〔2022〕342 号	国家中医药管理局综合司关于进一步做好中医医院评审工作的通知	12 月 20 日

三、省市中医药优秀机构与人物

【省市中医药优秀机构与人物获奖情况（部分）】

◆内蒙古自治区

2022 年 9 月，内蒙古自治区卫生健康委党组成员、副主任、一级巡视员伏瑞峰被内蒙古自治区党委组织部评为担当作为好干部。

（岳红娟）

◆吉林省

2022 年 8 月 10 日，吉林省人民政府印发《关于授予王文义等第四届吉林省名中医称号的决定》，授予王文义、王彦红、王晓岩、丛德毓、刘春、刘玉书、刘爱东、刘淑荣、闫凤杰、孙莉、李跃飞、杨世红、杨亚波、杨丽华、宋水清、张文风、张顺花、陈颖、陈大勇、赵德喜、胡少红、姜殿德、徐玉刚、徐慎彦、郭锋、崔立金、韩梅、楚云杰、窦逾常、黎明全 30 人“吉林省名中医”称号。此次为吉林省首次以省人民政府名义授予省名中医。

（冯 健）

◆黑龙江省

2022 年 1 月，黑龙江中医药大学附属第二医院唐强教授被科技部评选为全国科技系统抗击新冠肺炎疫情先进个人。

2022 年 7 月，黑龙江中医药大学附属第一医院急诊、重症医学科主任，中医急症教研室主任梁群和黑龙江中医药大学附属第二医院妇科一科主任丛慧芳被中共黑龙江省委省政府评为黑龙江省第十三届劳动模范。

（李辉杰）

◆山东省

2022 年 12 月 15 日，鲁南制药集团股份有限公司中药制药共性技术国家重点实验室副主任关永霞获得由山东省人民政府颁发的山东省科学技术青年奖；山东中医药大学附属医院心血管病科主任医师李运伦、潍坊医学院中医学院院长孙长岗、山东中医药大学附属医院肺病科专业主任医师张伟获得由山东省人民政府颁发的山东省科学技术进步一等奖。

（马 涛）

◆重庆市

2022 年 2 月，奉节县中医院方园荣获中共中央宣传部全国送文化科技卫生“三下乡”服务标兵。

2022 年 4 月，垫江县中医院黄婉云被共青团中央评为全国优秀共青团员。

（赵学良）

◆四川省

2022年11月1日，四川省人民政府决定，授予八一骨科医院主任中医师马云、乐山市中医医院主任中医师汤一新、西南医科大学附属中医医院主任中医师杨文信、成都肛肠专科医院主任中医师杨向东、四川何氏骨科医院主任中医师何天祺、成都中医药大学教授张廷模、成都中医药大学附属医院主任中医师罗才贵、四川省人民医院主任药师童荣生、成都中医药大学附属医院主任中医师魏绍斌9人“第四届四川省十大名中医”称号，追授成都中医药大学附属医院主任中医师亓鲁光“第四届四川省十大名中医”称号。

（赵忠明）

◆厦门市

2022年8月，厦门市中医院院感管理部主治医师陈德钦获得由海南省委省政府颁发的抗疫荣誉证书。

（吴康妮）

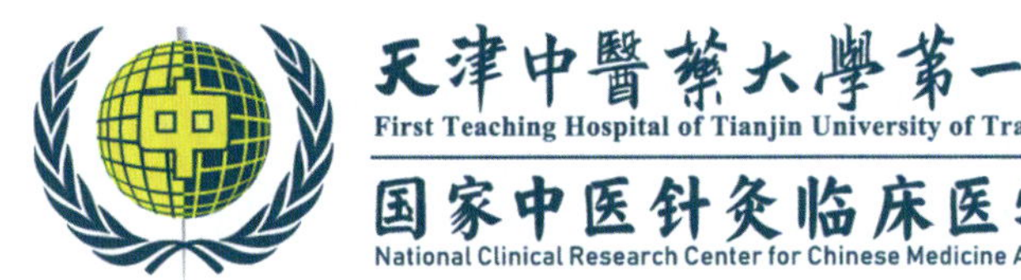

医院概况 天津中医药大学第一附属医院始建于 1954 年，总建筑面积 26 万平方米，有职工 2600 余人，其中工程院院士 2 名、国医大师 3 名、全国名中医 5 名、岐黄学者 5 名、青年岐黄学者 4 名；设临床技术科室 44 个、专病门诊 110 个，编制床位数 2600 张。2022 年，医院一手抓防疫，一手抓发展，聚力患者健康和国家项目需求，各项工作卓有成效，年门急诊量 300 万人次，年出院量 5.2 万人次，连续 4 年在国家三级公立医院绩效考核评价中被评为 A+ 等级。

重大项目 医院推进国家医学中心创建，进入“ 辅导类 ”行列，形成国家医学中心建设方案，具备创建国家医学中心的全部条件。国家中医针灸临床医学研究中心新增网络协作成员单位 9 家，总数达 194 家。中医药传承创新工程暨北院区提升改造工程项目建设进展顺利，完成地下连续墙、钻孔灌注桩及后注浆、钢筋混凝土水平支撑施工工程等。

津门抗疫 在张伯礼院士带领下，医院主持制订《天津市新型冠状病毒肺炎中医药防治方案（试行第七版）》，组建天津市中医药会诊专家组每周为重症肺炎患者会诊，重症高峰期实施三诊合一制度，确保高质量救治重症患者。医院研究制定 5 个院内制剂（成人制剂：清瘟 1 号、清瘟 2 号、清瘟 3 号；儿童制剂：解表退热汤剂、清宣退热汤剂），外派驰援上海、海南、内蒙古等医疗队 115 人次，派出 2.8 万人次支援核酸大筛查、313 人次支援核酸检测基地、361 人次支援定点单位。

医疗服务 医院强化多学科综合救治，发挥中西医结合治疗优势，优化卒中中心、胸痛中心建设，对重症患者实行先救治、后缴费；以就医需求为导向，优化门诊诊疗流程，加强专病管理，开展“MDT（多学科诊疗）门诊 ”，为患者提供“ 一站式 ”多学科诊疗方案；承担 11 个中医专科联盟建设项目和 16 个天津市中医优势重点专科建设项目。

教育教学 医院住院医师规范化培训基地获批中国医师协会中医全科重点专业基地、培训小组试点单位；有“ 十四五 ”规划教材主编 7 人次、副主编 22 人次；1 项教学成果荣获 2022 年天津市高等教育（研究生）教学成果奖一等奖；住院医师规范化培训结业考核通过率 95.9%，全国中医住院医师规范化培训业务水平测试 2022 年提升至第七名。

科学研究 医院 2022 年新增各级各类科研项目 82 项，其中国家自然科学基金项目 15 项；新增科研经费 2352 万元；获得省部级科技奖励 6 项（参与 4 项）、专利授权 28 项（发明专利 3 项）。医院在 2021 年度中国医院科技量值（STEM）的医院综合类排名（TOP100）升至第 78 名，5 年总科技量值（ASTEM）排为第 85 名。

人才队伍 2022 年度，医院新增国医大师 1 名、全国名中医 2 名、岐黄学者 2 名、第五批全国中医临床优秀人才 3 名、第七批全国老中医药专家学术经验继承工作指导老师 13 名、全国名老中医药专家传承工作室建设项目专家 6 名、天津市有突出贡献专家 1 名、国家中医药传承创新团队 1 个。

运营管理 医院以章程为统领建章立制，健全内部审计监督，实现精细化管理，推进业财融合一体化，搭建运营管理体系，落实内控工作体系，健全长效监管机制，基本形成医院管理、临床医疗、患者服务的信息化体系。

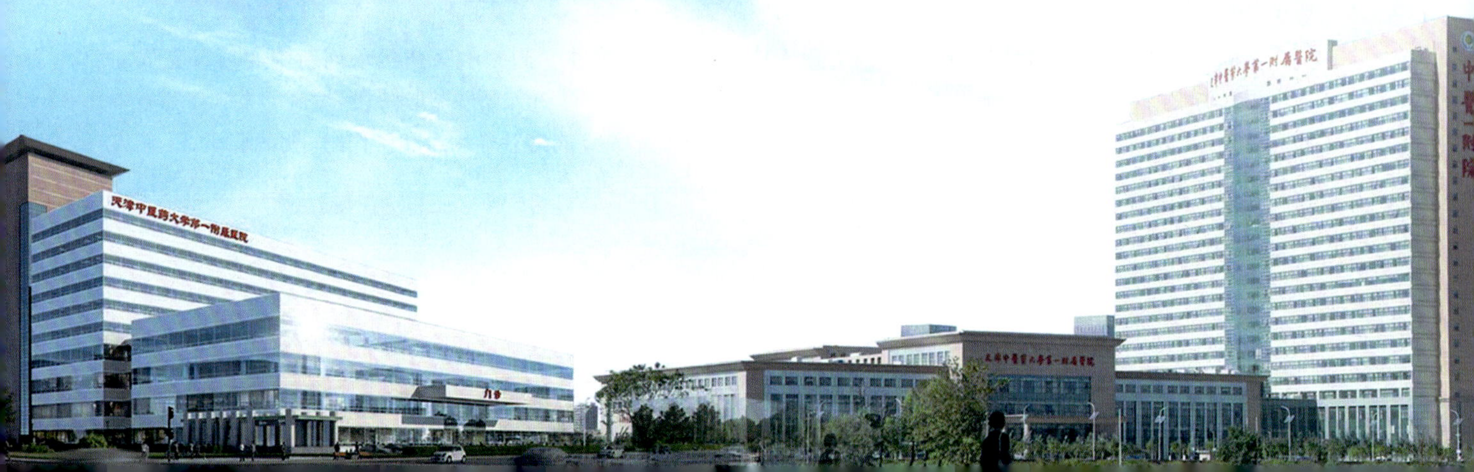

江苏省中医药研究院
江苏省中西医结合医院

/// 主要成绩

江苏省中医药研究院（江苏省中西医结合医院，以下简称研究院）增挂江苏省职业病医院牌子，入选省公立医院高质量发展试点建设单位；入选2022—2023年度江苏省博士后创新实践基地，获批江苏省中医药临床转化公共服务平台、中国医药教育协会临床合理用药示范基地；获得2023年江苏省新技术引进二等奖2项，2022年江苏中医药科技一等奖1项，2023年江苏中医药科学技术二等奖1项、三等奖1项，江苏省科学技术三等奖1项；5人入选第三批江苏省中医药领军人才培养对象，4人入选江苏省中医药领军人才；获批南京市中医康复护理专科护士、糖尿病护理专科护士培训基地，重症护理专科护士、肿瘤护理专科护士、产科护理专科护士、骨科护理专科护士实践基地。外科病房楼建设被评为BIM（建筑模型信息化）技术应用示范工程、优质结构工程。研究院荣获全省厂务公开民主管理先进单位、2022年度定点医疗机构医保先进单位、DRG（疾病诊断相关分组）改革先进单位、耗材集中采购先进集体等荣誉，连续4年被评为南京市特种设备管理先进单位，获2022年度江苏卫生健康优秀新闻作品一等奖。肿瘤科获得“全国青年文明号”称号。

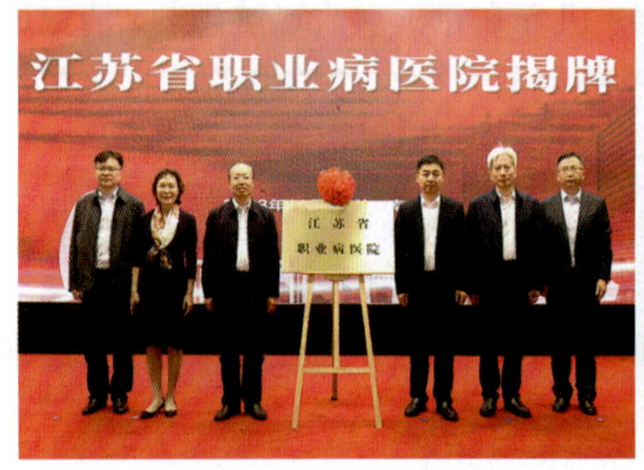

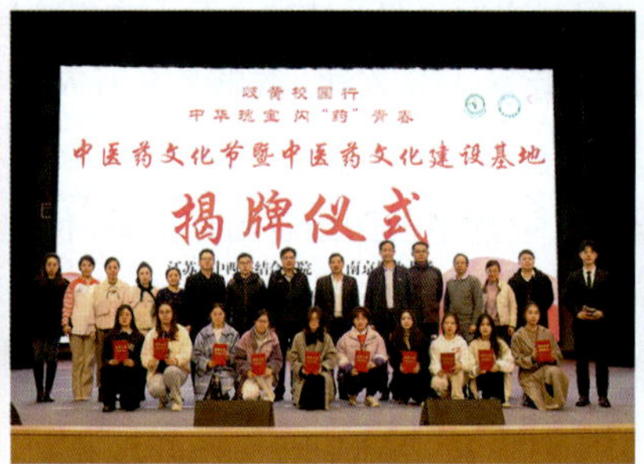

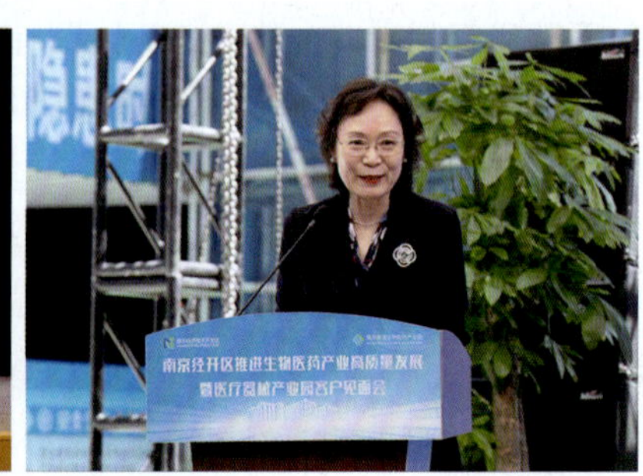

/// 具体做法

抓实抓细“乙类乙管”医疗救治各项工作，提升公共卫生服务能力 研究院积极应对新冠病毒感染疫情的重症高峰，加强预检分诊和发热门诊管理，建立有效分流机制，增加120分站急救班组，临时组建亚重症病房、新冠病毒感染康复病区，组织全院各科室积极收治新冠病毒感染重症患者，完成感染高峰期的大流量诊疗工作任务。完成新冠病毒感染乙类乙管医疗救治预案制订。聚焦疾病防控、突发公共卫生事件应对、重大疾病防治等关键领域，提升公共卫生服务能力。进一步做细做实医院感染监测，同质化、分层次开展感控督查，提升感控队伍能力建设。

着力防范化解重大风险，牢牢守住安全发展底线 研究院始终强化底线思维和红线意识，始终坚持“党政同责、一岗双责、齐抓共管、失职追责”，着力构建安全生产工作长效机制，切实提高安全生产风险防范化解能力和应急管理水平，组织开展安全生产风险专项整治巩固提升年行动和信访突出问题攻坚化解巩固提升年行动，确保单位发展和谐稳定。全面排查消防安全、危化品使用、后勤安全、既有建筑等重点领域安全隐患。持续加强信息系统安全监测，推进平安医院建设。强化医疗纠纷处置法制化，改进完善医患沟通流程，增强医务人员风险意识，树立依法行医观念，抓好抓实意识形态工作。

全面开展“十四五”规划任务中期评估，重大项目建设有序推进 国家中医药传承创新中心项目完成立项申报。制剂生产研发中心选址工作稳步推进。外科病房暨转化医学楼进入消防验收阶段。编制印发《江苏省中西医结合医院高质量发展试点建设工作组织管理和职责分工方案》，成立领导小组和工作组，明确职责、工作方案和监测指标，有序推进公立医院高质量发展试点建设工作。

进一步提升医疗服务能力水平，打造品牌建设新高地 研究院推进学科专科能力建设，实施专科建设目标责任制度，制定科室年度发展目标及质量指标，签署责任书。推进优势病种建设，中西医结合优势病种增加至72个。开展新技术、新项目22项。完善职业病医院组织构架，设立职业病管理办公室、职业病诊断办公室，成立职业病科，确定科室负责人。完成康复科建设方案和运行方案。以医疗核心制度为抓手，全面保障医疗安全管理。优化就医流程，患者满意度和员工满意度评价逐渐升高。坚持“以患者为中心”的服务理念，落实“改善就医感受提升患者体验”主题活动方案。深入推进全预约诊疗服务，提供多途径预约挂号，提供门诊“一站式”服务台特色服务，在就诊高峰设立导医“流动红旗”岗。依托互联网医院引进智能导航系统，设立智能化门诊药房。实施“全日制”专家门诊制度，门诊各科室实行弹性排班，优化医疗资源供给。提升中医特色护理优势。积极开展中医非药物疗法。

加快中医药传承创新和人才队伍建设，增强发展新动能 研究院严格项目过程管理，积极开展项目申报。完成291项各级各类纵向科研项目申报，其中国家自然科学基金项目82项。立项各级各类纵向科研项目89项。发表论文244篇，其中SCI 108篇。完善人才培养评价制度，抓好人才队伍建设。持续推进职能部门、临床科室组织构架调整，以强化干部人才队伍建设为重点，进一步明确和修订职能部门职责，推进全员定岗定编。认真开展数据调研和实地走访，建立科主任目标考核数据模型，推动临床各科室的高质量发展。完善《干部选拔任用管理办法》，结合工作实际，分岗位稳步开展干部选拔聘任工作，充分调动骨干积极性。完善、修订继续医学教育相关制度，组织院内中医师承，加强青年中医临床人才培养。合理分配资源，构建多层次、全方位、系统化的临床技能课程体系。完成技能培训中心整体搬迁及OSCE（临床医师技能培训考试系统）考站建设，承办并完成2023年度江苏省中医住院医师规范化培训结业技能考核工作。

持续提档升级医院基础管理，强化事业发展支撑保障 研究院落实全面预算管理，完善医院内部管理制度机制。持续推进完善每月经济运行分析，提出合理化建议。进一步规范经济活动及相关业务活动，有效防范和管控内部运营风险，建立健全科学有效的内部制约机制。完善物资招采及设备管理等保障支撑。严格落实国家及省市医保局耗材带量采购任务，并按序时进度完成签约量。充分发挥设备委员会作用，健全制度体系，借助信息化手段分析大型设备运营效率效益。加强药事管理，落实药品集中带量采购和网上采购工作，药品网上采购率达99%以上。加强基本药物配备与使用管理，做好医院制剂委托生产与调剂工作。采用合同能源管理模式，节能减排初见成效。积极开展国有资产管理绩效评价工作。加快智慧医院信息化建设，完成互联互通四甲测评工作并获得通过。

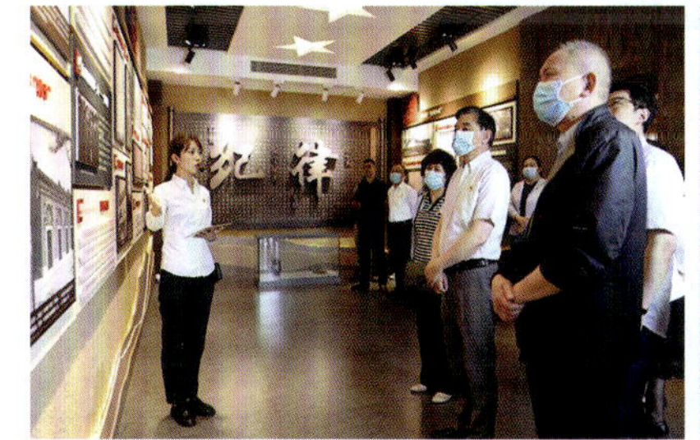

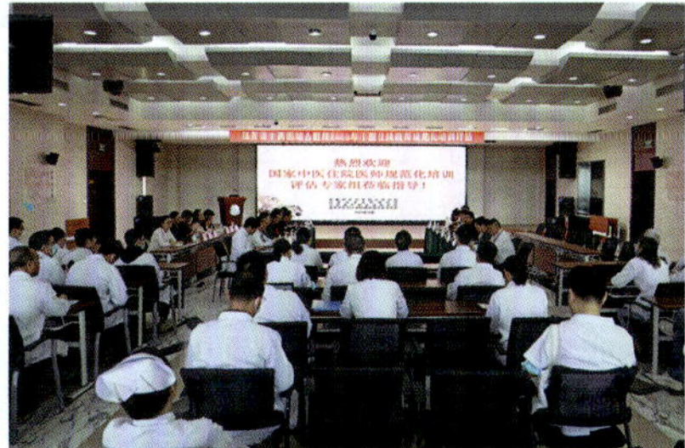

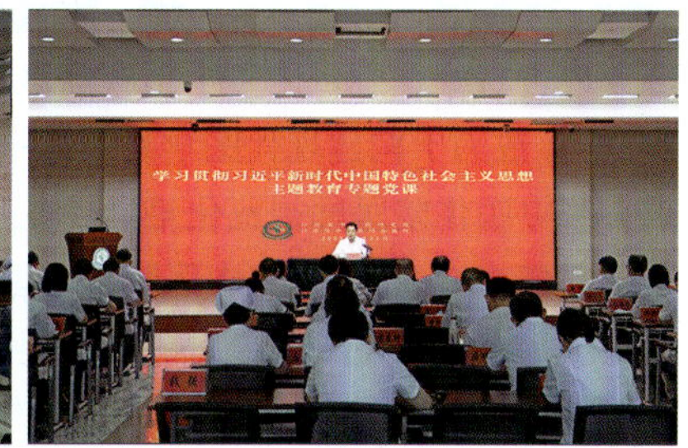

聚焦主责主业，持之以恒深化党建引领 院党委始终坚持把党的政治建设摆在首位，以党的政治建设为统领，增强推进党的政治建设的自觉性和坚定性。强化政治理论武装，不断加强学习型党组织建设。深入学习贯彻习近平新时代中国特色社会主义思想。扎实抓好调查研究，深刻开展检视整改。全面夯实党建基础，深入推进党支部标准化规范化建设。持续压实党支部工作四步落实法，进一步完善党支部工作量化管理评分表，完成党支部换届选举工作。深化党风廉政建设，着力推进全面从严治党。制定党风廉政工作要点及纪检工作要点，细化“两个责任”清单。强化宣传教育，纪律意识和规矩意识得到增强。认真执行“九项准则”，行风建设取得显著成效。发挥群团和统战力量，做实精神文明建设。充分发挥工会组织在单位建设、民主决策、民主管理、民主监督等方面的作用和桥梁纽带作用，做好一线员工的关心关爱工作。坚持以党建带团建，组织各支部深入开展青年大学习。进一步做好统战工作，定期召开民主党派座谈会。以争创江苏省文明单位和全国文明典范城市创建工作为契机，开展普法宣传教育工作。

中日友好医院
中医住院医师规范化培训基地

医院概况

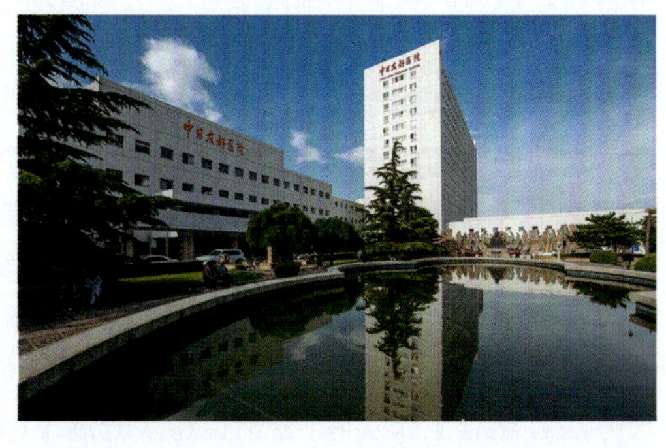

中日友好医院是国家卫生健康委直属的大型三级甲等综合医院，于1984年10月23日开院，编制床位1610张(含北区、西区)，集医疗、教学、科研和预防保健等功能为一体，并承担中央保健医疗任务、国家紧急医学救援任务，附设中日友好临床医学研究所，是国家呼吸医学中心、国家中西医结合医学中心、国家高质量发展试点医院、国家高水平医院临床研究和成果转化能力试点单位、国家呼吸系统疾病临床医学研究中心、国家远程医疗管理与培训中心、国家远程医疗与互联网医学中心、国家基层远程医疗发展指导中心、世界卫生组织戒烟与呼吸疾病预防合作中心。

医院有研究生导师近200人，是中医、西医20个专业的住院医师规范化培训(以下简称规培)基地，也是呼吸与危重症医学科等6个专科医师规范化培训基地。医院是北京中医药大学、北京大学、首都医科大学的临床医学院、北京协和医学院、清华大学医学院的教学医院，与北京航空航天大学、北京化工大学等国内知名学术机构建立战略合作关系，与日本、美国、法国等国多所医疗机构和大学建立长期友好合作关系。

基地基本情况

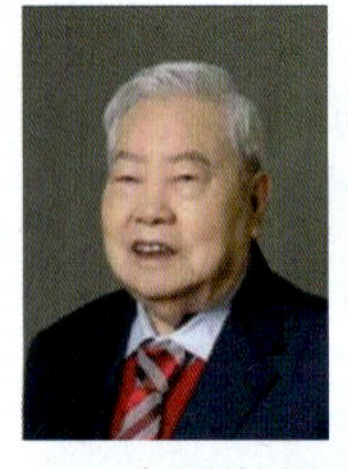
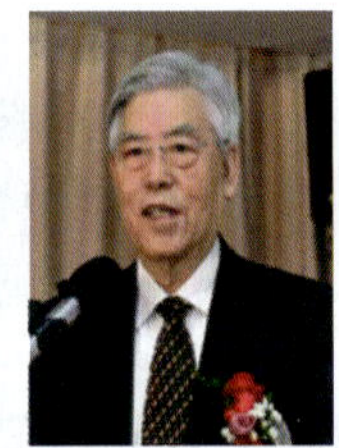
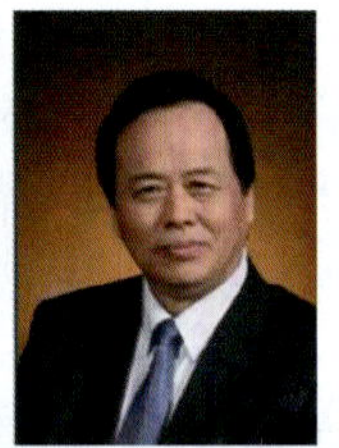
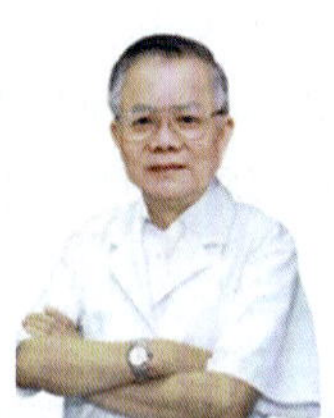
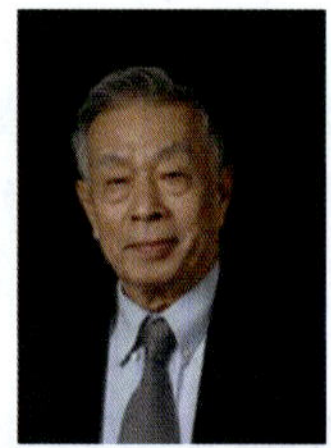
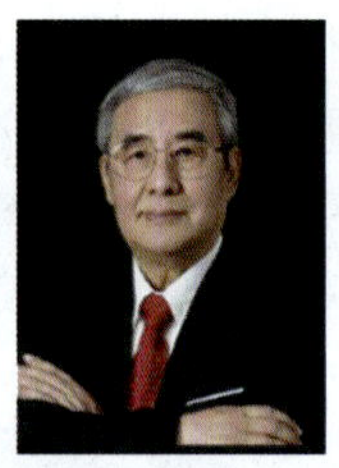
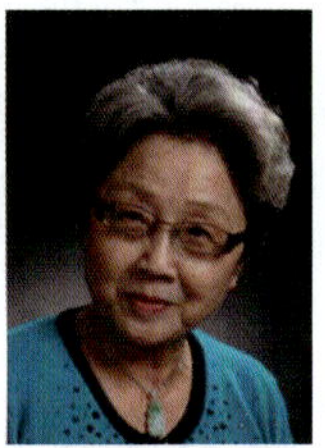

中日友好医院以“做中国医疗事业先进的思想源和强劲的动力源”为愿景，本着“昌明进取、正道力行”的院训，致力于构建现代医学教育体系，建设经典的学院型医院。中日友好医院中医住院医师规范化培训基地是国家级中医住院医师规范化培训专业基地，是全国中西医结合医学中心的重要组成部分，包含20余个临床科室，中医师资150余人。基地中医特色浓厚，有国医大师许润三、晁恩祥，院士仝小林，还有张代钊、李佩文、史载祥、阎小萍等多位名老中医参与的教学团队，成立有焦树德、印会河、晁恩祥等北京市薪火传承“3+3”工程名老中医工作室、多个名医工作站及师带徒工作室，另有全国中医药杰出贡献奖获得者1人、全国名中医3人、岐黄学者5人。

重视中医规培，取长补短，优培优育

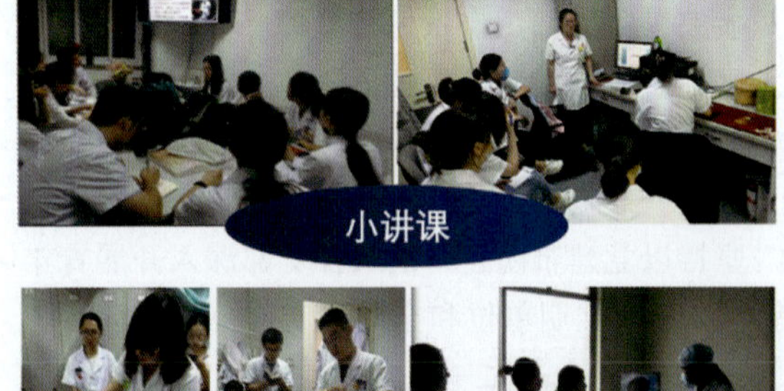
小讲课

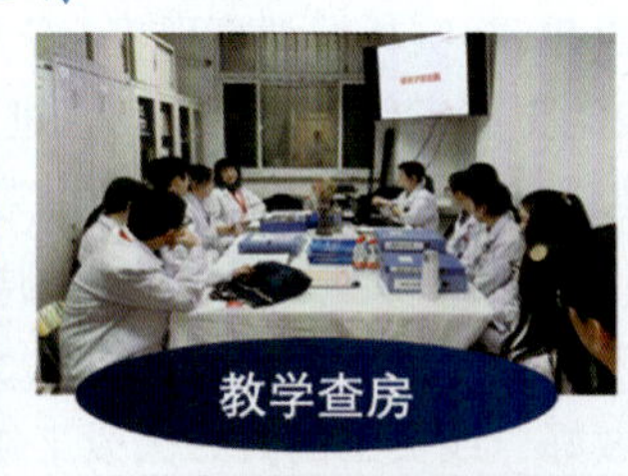
教学查房

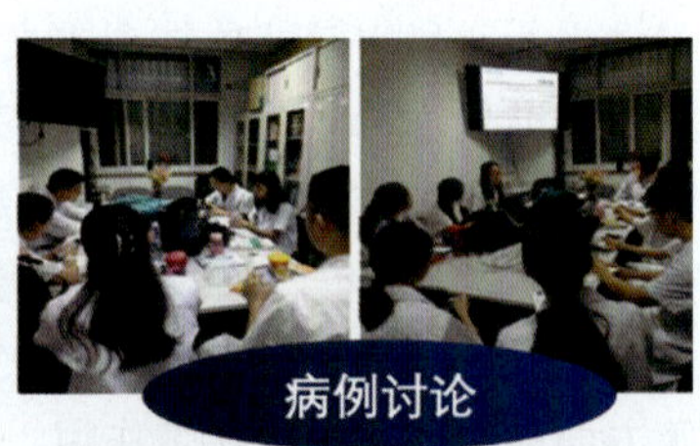
病例讨论

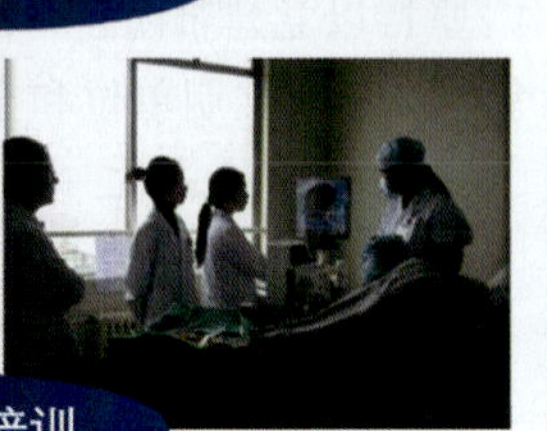
专科技能培训

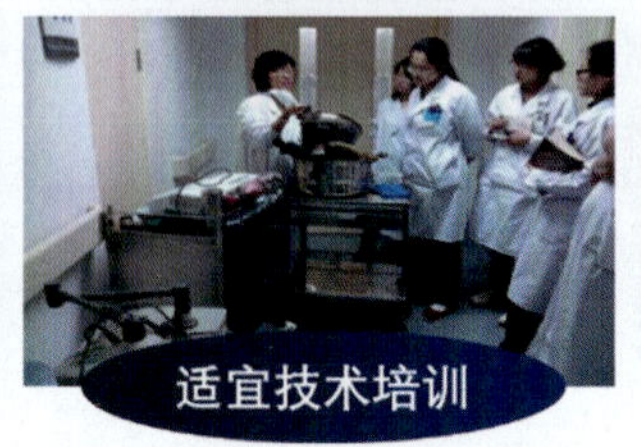
适宜技术培训

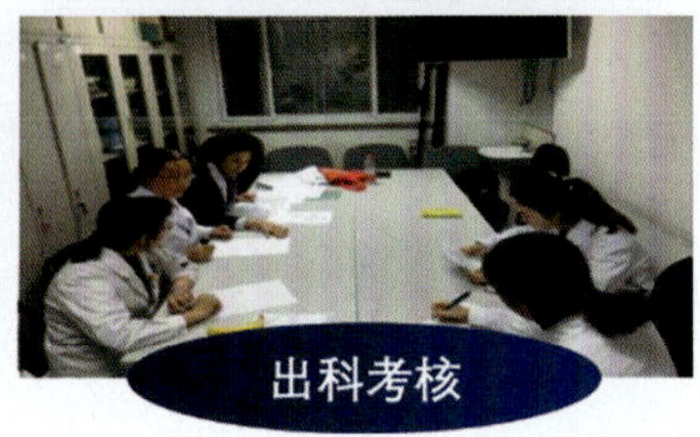
出科考核

医院十分重视中医规培教学工作，采取多种有效措施，不断推进、完善中医规培基地的发展。医院教育处特设中医教研部，整体管理、协调中医教学相关事宜。中医教研部具有良好的结构设置和丰富的中医教研特色活动，在中医临床师资培训和中医规范化培训、临床带教等诸多工作中发挥重要作用。在中医规培基地整体共同努力下，基地连续多年蝉联北京市中医住院医师规范化培训考核通过率第一名，2023 年医院中医规培结业考核通过率 100%。医院联合东直门医院开展中医规培教学病例公共课，进一步充实医院中医规培学员轮转科室中急诊、儿科、神经科、肾内科和血液科等科室的中医教学内容，同时在相关西医科室设立专职中医教秘，负责中医规培轮转相关工作。此外，医院中医规培基地充分利用医院中医、西医科室并重、学科发展各有所长的优势，为规培学员开展多学科联合会诊（MDT）教学查房活动，更好地培养规培学员的临床思维，切实提高其实际诊疗能力。

/// 中医学术氛围浓厚，创新特色教学活动

每月 1 期的“名老中医论坛”系列活动是学员们领略大师风采、畅享学术盛宴的机会。论坛邀请国医大师晁恩祥、许润三，国医名师史载祥、阎小萍、冯世纶、张铁忠、张代钊等近 20 位专家讲授学术思想、临床经验，活动受到全院中医临床医师和规培学员好评，即便在疫情期间，每期线上线下参加人数亦破百人。中医教研部将每期内容录制成经典课件保存，形成规范化培训的特色项目课程，使老专家们的经验得到更好的传承。基地 2023 年创新性开展古今医案赏析系列课程，通过学习，剖析古代医家叶天士、徐灵胎、柯琴、丁甘仁，以及赵绍琴、王洪图等现代医家的医案、验案，与古今名医名家“对话”，旨在强化学员对中医经典的学习及对中医临床思维的培养。医院重视“赛学教结合”理念，每年举办青年医师岗位技能大赛、住院医师病例汇报大赛等，全院数百名住院医师参培参评，为青年医师营造良好的“比学赶超”氛围。每年举办的学术壁报设计大赛培养了学生的科研创新能力。

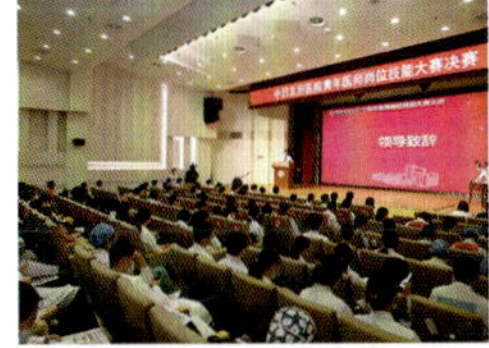

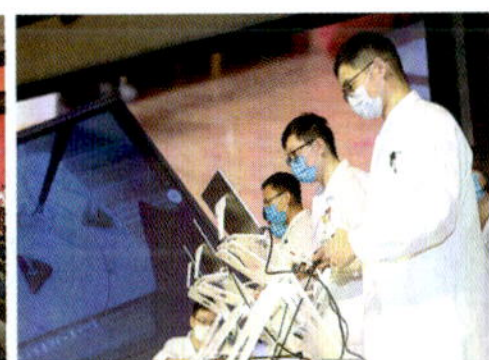

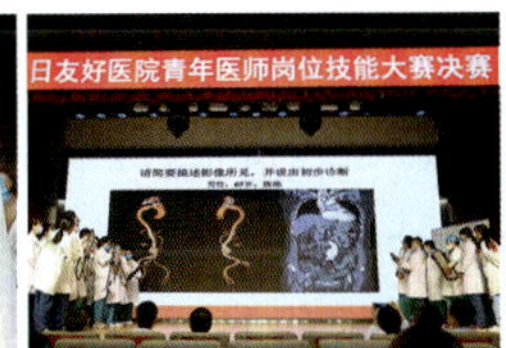

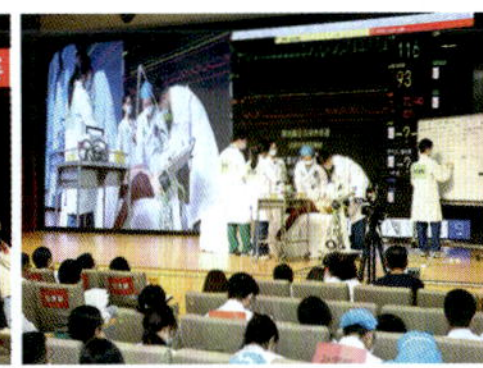

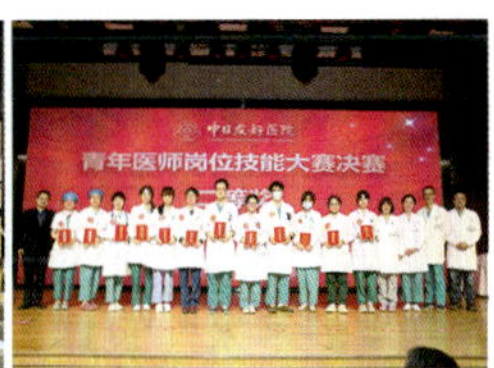

/// 学员待遇优渥，公开透明

医院严格落实《国务院办公厅关于加快医学教育创新发展的指导意见》（国办发〔2020〕34 号）政策，为社会人提供基本工资和五险一金，本单位培训人员、外单位委托培训人员和自主培训人员，生活补贴、绩效奖金、夜班费发放标准在同等条件下享受同等待遇，绩效水平第一年 5000 元 / 月、第二年 6000 元 / 月、第三年 7000 元 / 月，另享住宿补贴 800 元 / 月。此外季度奖、年终奖参照院内奖金基数、系数执行，夜（值）班费标准同本院在职员工。中医全科等国家急需紧缺专业的培训对象在上述待遇基础上，额外享受 12000 元 / 人 / 年的专项津贴。

/// 尊师重道，注重师资培训

医院每年举办院内师资培训项目，并积极送出各专业师资参加北京市、国家级师资培训项目，其中强制各专业教学主任参加相关培训，以确保教学主任掌握相关专业教学最新动态。医院严把师资关，对于获得师资培训证书的临床带教老师，每 3 年对其带教资格进行再认定。截至 2023 年 10 月，医院有具备中医执业医师资格的临床带教老师 150 余人。医院具有中西医结合的传统和独特优势。2023 年，医院与北京市中西医结合学会合作，积极筹备参与北京第四期西学中培训班，培养一批高层次中西医结合人才队伍，将医院的西医学科优势转化为推动中医药发展的强劲动力，扩大医院中医临床带教师资队伍。此外，医院举办教学查房大赛、小讲课比赛、临床技能培训骨干师资大赛，不断提升医院中医临床带教师资水平。

/// 创新规培管理模式，信息化助力规培教学

信息技术是助力规培工作快速发展的有力保障。为了改变传统规培工作中组织考试压力大、专业区分不明显、考试难度不一致、考勤考核效率低等问题，医院紧扣国家规培教学大纲，构建 ZR 教学管理系统，量化员工学习任务、学习目标，沉淀、共享院内教学知识。解放传统教学烦琐的统计工作，实现多级部门管理、角色管理、授权管理。使过程管理标准化、技能教学数字化、人员身份标签化，规范、高效、实用、经济地管理中医规培学生日常学习、工作、考核等内容。中医规培工作和中医规培基地建设任重而道远，医院作为全国中西医结合医学中心，致力于探索中西医结合医院中医规培教学的新模式、新方法，不断优化教学结构，创新教学理念，提高规培质量，在中医规培教学中“重经典、重临床”，尊师重道，规贤矩圣，推陈出新，培育新人。

湖南省中西医结合医院
中医住院医师规范化培训基地

/// 医院基本情况

湖南省中西医结合医院（湖南省中医药研究院附属医院）是一所集医疗、科研、教学、预防、保健为一体的综合性三级甲等中西医结合医院，系全国 10 所重点中西医结合医院之一、国家中西医协同“旗舰”医院试点项目建设单位、国家中医药临床研究基地、国家药物临床试验基地、国家区域中医诊疗中心、湖南省高质量示范性医院建设单位。

医院建于 1957 年，名医荟萃，人才辈出。医院有高级职称专家 197 人、国医大师 3 人、全国中医药杰出贡献奖获得者 1 人、“百千万”人才工程国家级人选 1 人、全国青年岐黄学者 1 人、享受国务院政府特殊津贴专家 27 人、国家级有突出贡献中青年专家 3 人、全国老中医药专家学术经验继承工作指导老师 23 人、湖南省名中医 20 人、省老中医药专家学术经验继承工作指导老师 5 人、省“225”工程高层次卫生人才 5 人、省“121”创新人才 7 人、省“神农人才”6 人、博士研究生导师 15 人、硕士研究生导师 67 人，以及一大批中青年骨干。

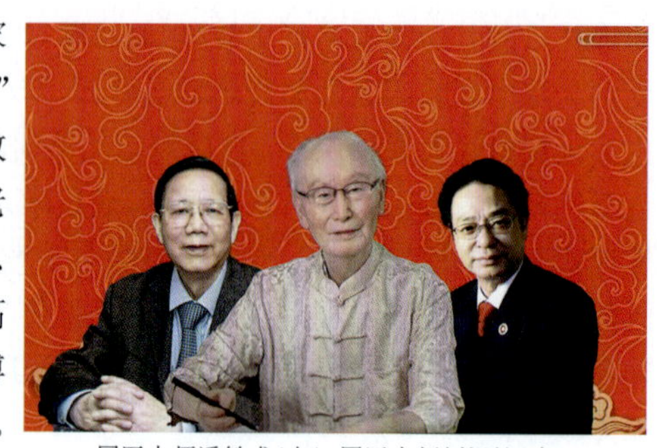

国医大师潘敏求（左）、国医大师刘祖怡（中）、国医大师孙光荣（右）

/// 规培基地简介

2014 年医院获批全国首批中医（全科）医师规范化培训（以下简称规培）基地，2021 年获批全国中医全科规培重点专业基地，累计培养中医规培学员 1000 余人，连续 6 年被指定为全省中医规培临床实践能力考核考点单位，多年来一直作为全省中医执业医师临床技能考官派出单位，承担多项省级招收、考试、培训班等工作。基地始终秉承“厚德、敬业、传承、创新”院训，严格把握人才质量的源头，为国家输送众多有志趣、有潜力的优秀学员。10 年来医院规培活动扎实推进，从无到有，从有到优，推动医院育人迈向新台阶。

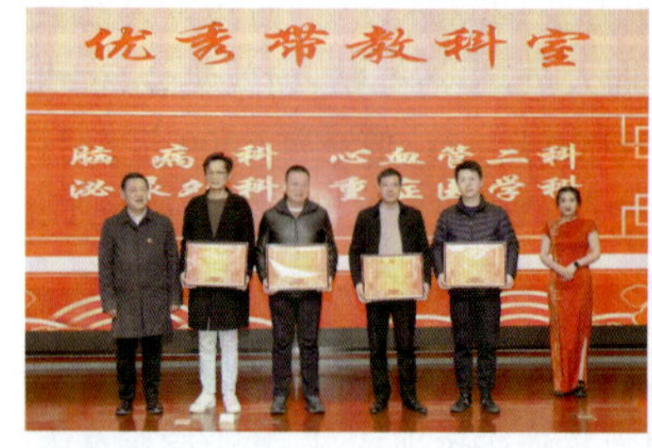

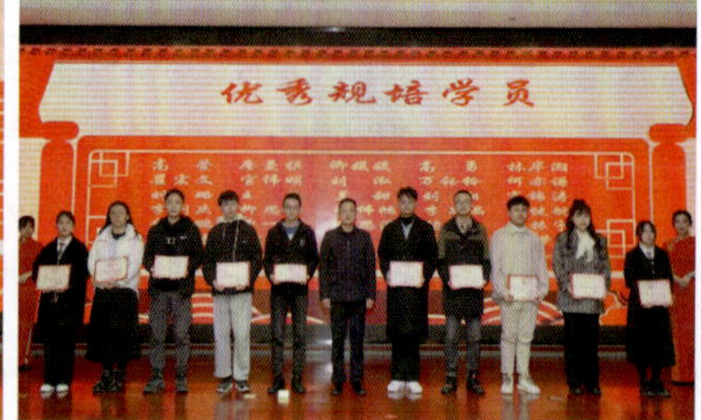

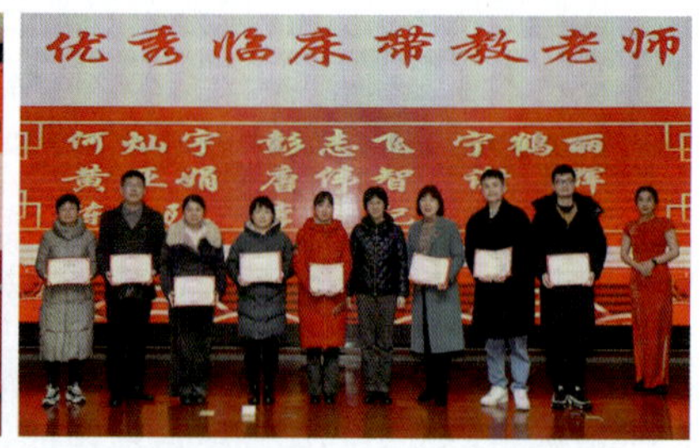

/// 规培工作亮点

一、保落实、抓实干、显实效的工作体系

领导机制保落实：2017 年基地顺利通过国家级现场评估后，院级领导小组立足当下、着眼长远，以中医成长与培养的科学流程为抓手，逐步搭建起保落实、重基础的工作框架与规范化、制度化的管理体系，奠定了规培工作稳步前进、面向未来的扎实基础。基地日常工作参照《中医住院医师规范化培训标准》和《中医医师规范化培训规培基地工作指南》，实施“一把手负责”、分线管理，有效保障规培工作向高标准看齐。

管理机制抓实干：其一，在教学活动组织方面实行院科同质化管理。基地制订了规范临床科室培训计划，规范教学活动，将入科教育作为重点督查内容，实时跟进关注。其二，在课程设计管理方面，围绕提升学员岗位胜任力制订培养计划，开发多样化中医课程，率先开展舌诊、脉诊课程，将《濒湖脉学》里 20 首歌诀作为必考内容，以经典课程增强学生实训跟诊信心。

成绩成果显实效：2014 年至今，医院规培医师结业考核合格率与执业医师通过率均在 90% 以上；2018 年医院在全国理论水平测试湖南省中部地区排名第一；2019 年中医类执业医师技能操作医院合格率位居全省第一；2021 年度中医类别执业医师考试湖南省考生状元在医院产生。医院学生荣获国家级、省级荣誉 10 余项，申报创新课题 60 余项，发表学术论文近 200 篇，彰显规培教学实效。

二、重师承、强师资、育名师的培养体系

名医名院底蕴深厚，国粹国医传承续薪：医院历史悠久，底蕴深厚，湖南“中医五老”中的李聪甫、刘炳凡、欧阳錡等生前曾业医于斯，“新中医五老”中刘祖贻、孙光荣、潘敏求亦出于此。基地共有五大临床技能导师团队，据“老带新”和“不交叉”原则，高级职称教师带中青年教师搭班授课，一人讲解、一人演示、同步呈现。大师传承，名医坐镇，为规培工作蓄力赋能。

提高师承跟师门槛，激励责任双轨并行：基地师资实力雄厚，名老中医带徒传薪。师承导师均要求副高级及以上职称，高于国家主治医生 8 年工作经验的标准。国医大师、名老中医工作室和学派内导师均在师承师资库，学员入学后固定跟诊名优导师，还可轮流跟随国医大师和名中医出诊学习，“跟名师习名术”，提升规培实效。此外，基地与师承导师均签订跟师协议，激励责任双轨并行，保障教学任务高质量落实。

搭建师资进阶平台，教学提质精准施针：一是师资培训全面覆盖，全院规培带教师资 100% 参加培训。教学主任参加国家级师资培训班，带教秘书参加省级培训和骨干师资培训班，分层分类精准施针。二是提供师资成长的土壤，培育教育教学优质青苗。基地着力搭建骨干教师培养发展阶梯，通过培训—准入—督导—竞赛—导师遴选等环节逐层选聘教学秘书参与科室规培工作，开展专门教学督导观摩，互学互督。

全面强化激励机制，鼓励教学争先创优：为全面提升教学质量，院方实施了多项措施。其一，将基地带教授课质量计入工作量，关联教学奖励、职称晋升。其二，定期发放教学补助、购置教学模具，对年度优秀科室、优秀师承带教老师等进行表彰奖励。其三，鼓励教师跳出传统模式，基于临床病例，以小讲课、读书报告会等活动激发学员主动性。

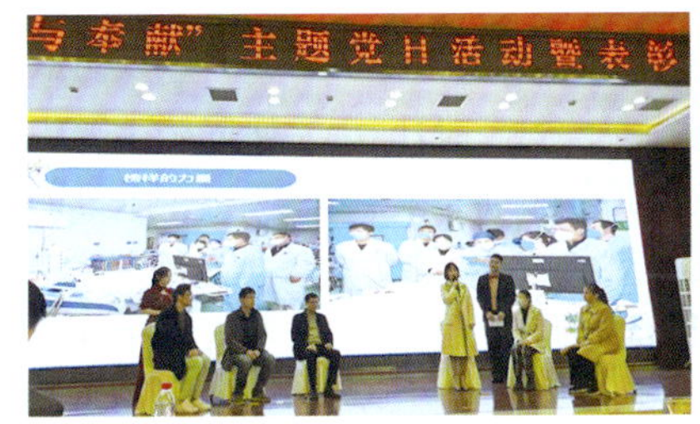

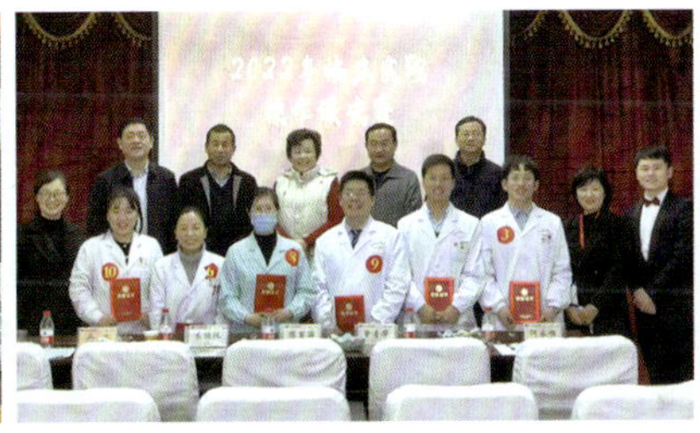

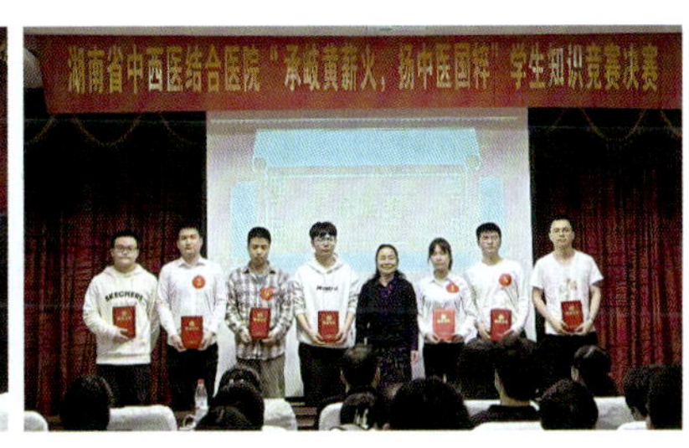

三、习医术、修医德、成大医的进阶体系

习医术，固本培元抓实力：医术是行医之基。基地创新教学模式，持续开办院前急救、临床指南等系列讲座；此外，编印优质学习资料，6 年内经多次改版、持续精修，编成口袋装中医经典背诵手册。此外，基地坚持问题导向，补足学员短板，通过个别谈话、集体交流让学员释放潜力。

修医德，价值引领提素养：医德是为医之本。基地高度重视学生德育工作，以党建促学风，搭建了兼职班主任—学生班组委—学生的网格化管理模式。教职工坚持提高政治站位，共创“全面立德树人”的格局与全院育人的氛围。基地坚持以医德塑医本，定期开展导师学员座谈会，全方位关爱学员身心健康与思想状况，以价值引领提升核心素养。

成大医，慈悲济世讲情怀：多年来，医院坚持打造“育英才、成大医”的初心理念与文化环境，教师医者以身为范、躬身实践，形成大医济世的情怀氛围，为学员树立了精神标杆。新冠病毒感染疫情 3 年，临床教师率队冲锋，医学生积极响应。全院师生并肩作战、携手抗疫，共同绘就逆行抗疫的感人画卷。医院着力疫情防控思政育人，对所有抗疫师生给予表彰奖励，鼓励学员在疫情防控中锤炼实战本领，实践热爱生命、为民服务的医者初心，培养逆行献身、慈悲济世的大医情怀。

“雄关漫道真如铁，而今迈步从头越。”湖南省中西医结合医院将以“十四五”为契机，扎实推进卓越中医医学人才培养与中医药传承创新，在健康中国、健康湖南建设中作出更大贡献。

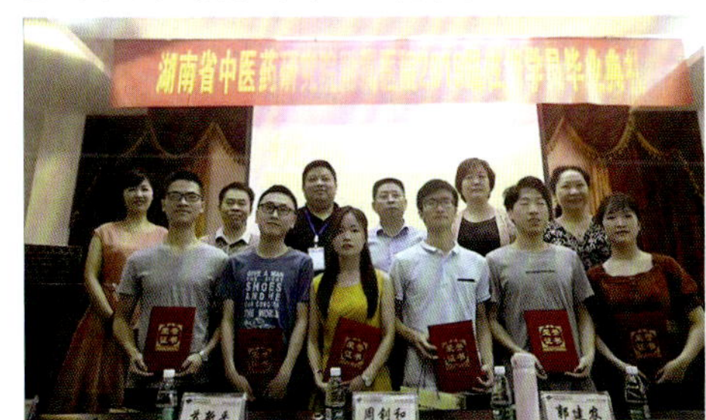

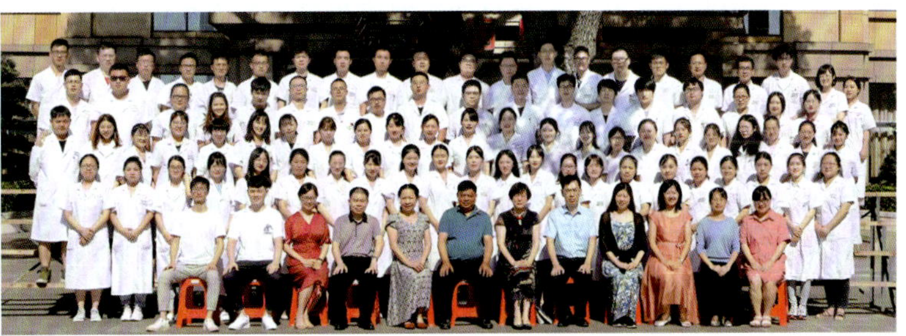

中国中医科学院广安门医院
全国名中医林兰

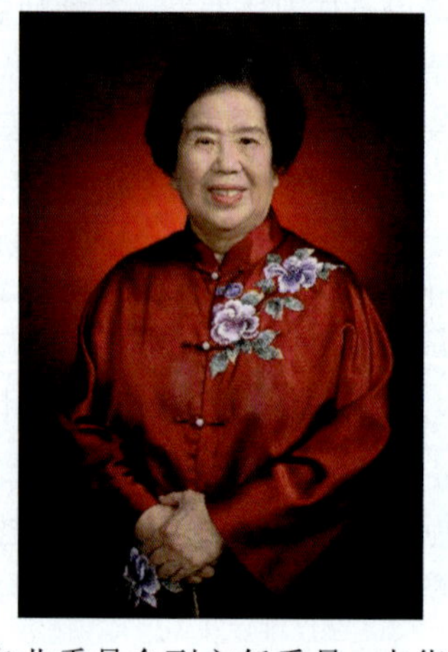

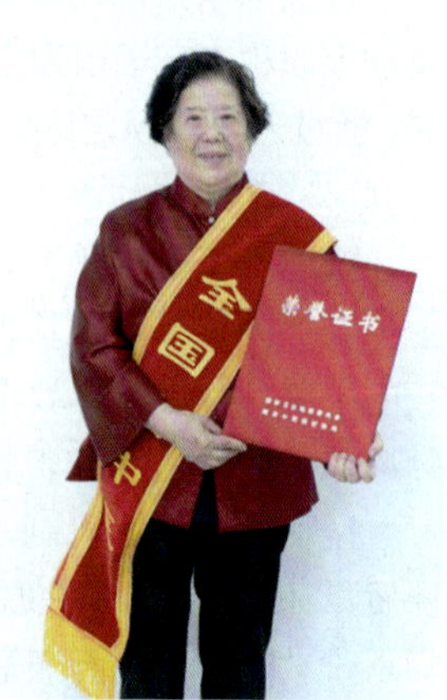

林兰，女，1938 年 8 月生，中共党员，浙江青田人，中国中医科学院广安门医院主任医师、教授、博士研究生导师；第二届全国名中医，首都国医名师，中国中医科学院首席研究员，全国老中医药专家学术经验继承工作指导老师，第四、六批中医药传承博士后导师，享受国务院政府特殊津贴专家；长期担任国家中医药管理局糖尿病专病医疗中心主任，国家中医药管理局内分泌重点学科学术带头人；先后担任中国中西医结合学会糖尿病专业委员会、内分泌专业委员会主任委员，中国民族医药学会内分泌分会会长，国家药品监督管理局药品评审专家，北京市科技成果评审委员会委员，中国中医科学院学位委员会委员、学术委员会委员，中华中医药学会甲状腺疾病专业委员会副主任委员，中华医学会医疗事故技术鉴定专家库成员，北京老医药卫生工作者协会知名专家委员会委员；曾任国务院学位委员会第四届学科评议组成员，中华医学会第二十一届理事会理事，中华医学科技奖第三届评审委员会委员等；兼任《医学研究杂志》《中医杂志》《中医基础医学杂志》《中国中医药杂志》《中国中西医结合杂志》《北京中医药大学学报》等多个杂志的编委和特约编审；荣获全国三八红旗手，中央国家机关优秀女科技工作者，岐黄中医药基金会传承发展奖，中华医药贡献奖，国家中医药管理局直属机关优秀共产党员，中国中医科学院优秀共产党员、优秀研究生指导老师等。

林兰教授出生于书香世家，1957 年考入上海中医药大学，跟随程门雪、金寿山、张伯臾、陆瘦燕、石筱山等著名中医学家学习；1963 年毕业后分配到北京工作，从事以糖尿病为主的内分泌代谢性疾病的中医药临床、科研、教学工作长达 60 余年，在治疗糖尿病及并发症、甲状腺疾病等方面取得了显著成绩，是我国中西医结合内分泌学科的重要奠基人。

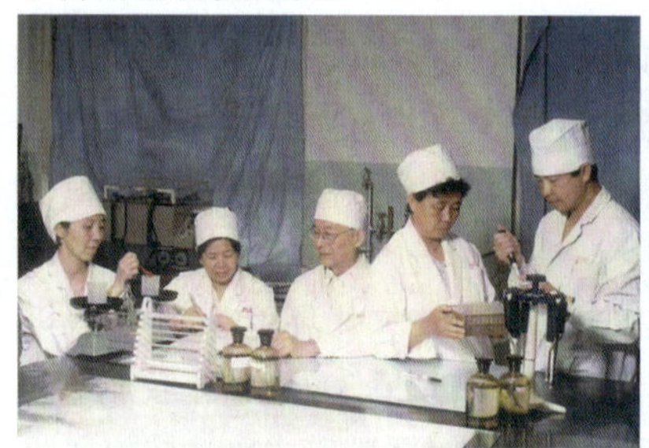

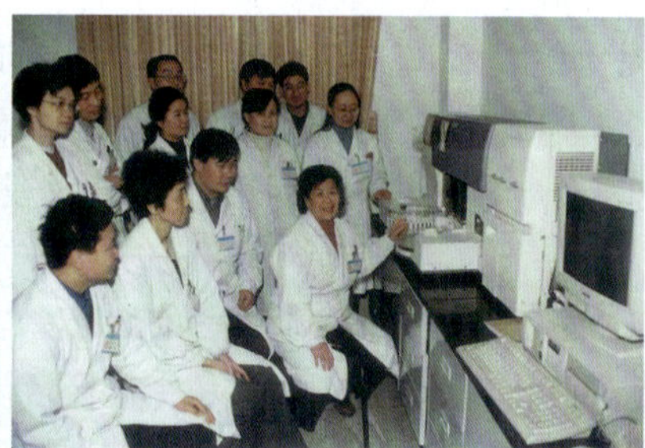

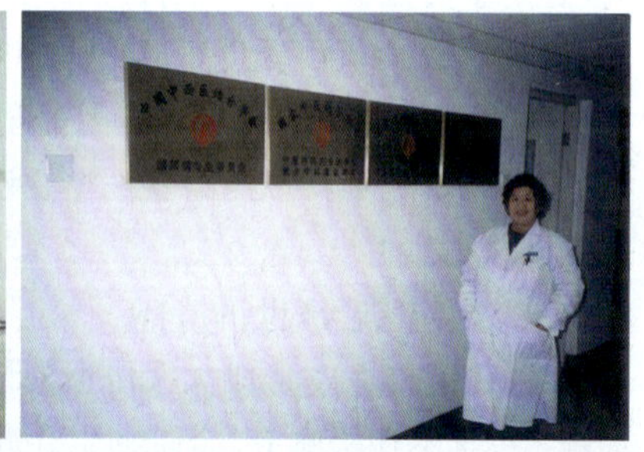

林兰教授成立糖尿病专科，并发展成为集医疗、科研、教育、护理为一体的国内外享有盛誉的国家临床重点专科，国家中医药管理局重点学科、重点研究室、重点实验室，全国中医糖尿病专病中心，国家区域诊疗中心（内分泌）建设单位，国家中医糖尿病临床研究基地，北京市中医管理局“1+X+N”内分泌牵头专科，京津冀中医药协同发展内分泌专科联盟牵头专科，北京市糖尿病中医防治办公室和住院医师规范化培训“三优团队”。林兰教授还是中国中西医结合学会糖尿病专业委员会、内分泌专业委员会，中国民族医药学会内分泌分会等多个国家级内分泌分会的创始人，为中医、中西医结合内分泌学科的建立和发展作出突出贡献。

林兰教授于 20 世纪 70 年代中期创立“糖尿病三型辨证”理论，通过大样本宏观辨证和微观检测将糖尿病分为阴虚热盛、气阴两虚、阴阳两虚 3 种类型，反映了糖尿病早、中、晚 3 个阶段中医辨证规律。该理论 1986 年被国家药政部门纳入《新药（中药）糖尿病（消渴病）临床研究指导原则》并沿用至今，引领糖尿病领域的医疗、科研、新药研制等长达 30 余年。20 世纪 80 年代，林兰教授在国内倡导将益气养阴作为防治糖尿病的基本法则，研制中药新药降糖甲片，对中药复方进行拆方研究，从细胞形态学、分子生物学角度揭示中药降糖作用机制。20

世纪 90 年代，林兰教授提出“益气养阴、活血化瘀”是防治糖尿病血管并发症之大法，揭示了血瘀证与血管病变相关演变规律及其内涵，研制一系列治疗糖尿病并发症的中药制剂，充分体现了中医药在防治糖尿病血管并发症的优势和特色。

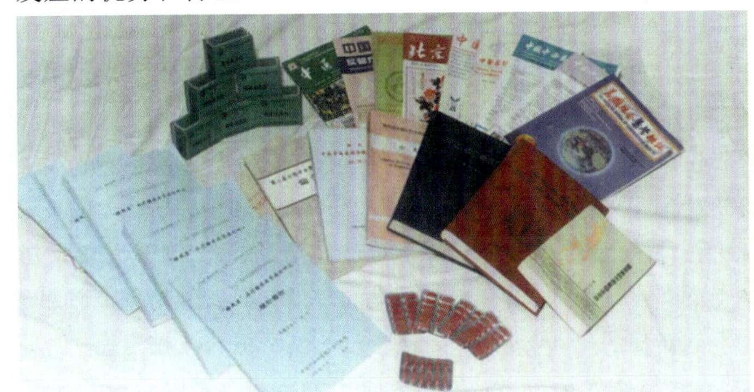

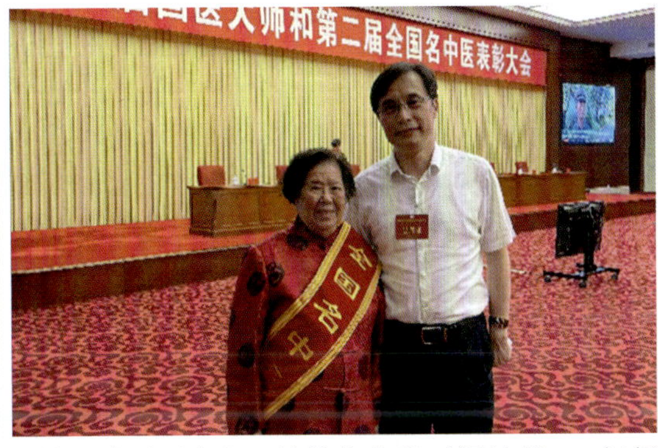

林兰教授心系苍生、医德高尚、济世救人、仁心仁术。为普及糖尿病防治知识，她放弃休息时间连续 15 年每周末义务举办糖尿病健康知识讲座；为守护患者健康，她披星戴月、早出晚归，不计得失地全心投入医疗工作；为服务患者，她年逾八十依然坚守临床一线，以崇高的医德和精湛的医术赢得广大患者的信赖。

林兰教授治学严谨、求真务实、潜心科研、著作等身，主持国家“九五”“十五”“十一五”攻关课题、国家自然科学基金课题等 20 余项；获新药证书 4 项、国家专利 4 项；出版专著 4 部，主编、主审著作 5 部，参编著作 10 余部，在核心期刊发表论文 260 余篇；牵头制定《中西医结合糖尿病诊疗规范》《西太区中医糖尿病治疗指南》等；获国家中医药重大成果乙等奖，国家中医药管理局、北京中西医结合学会、中国中西医结合学会科学技术进步奖等 20 余项。

林兰教授传道授业、诲人不倦、桃李不言、下自成蹊，培养硕士研究生 28 名、博士研究生 26 名、博士后 21 名，国家“210”工程学科带头人 4 名，西部地区人才 2 名，国家及北京市师带徒 16 名、优秀人才项目带徒 8 名，师承徒弟 200 余名。许多学生都成为所在学科的中坚力量，为中医药事业的传承与发展作出重要贡献。

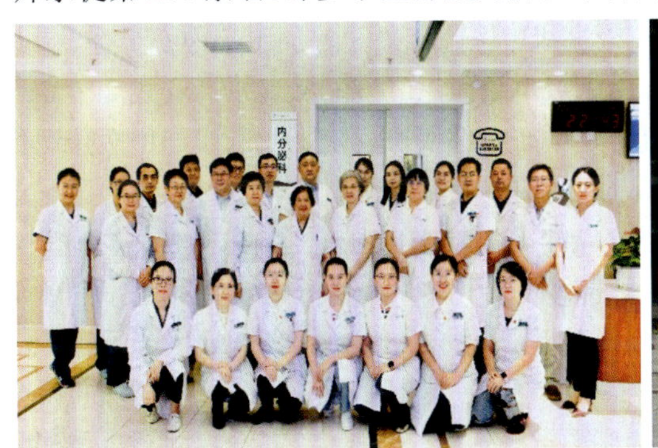

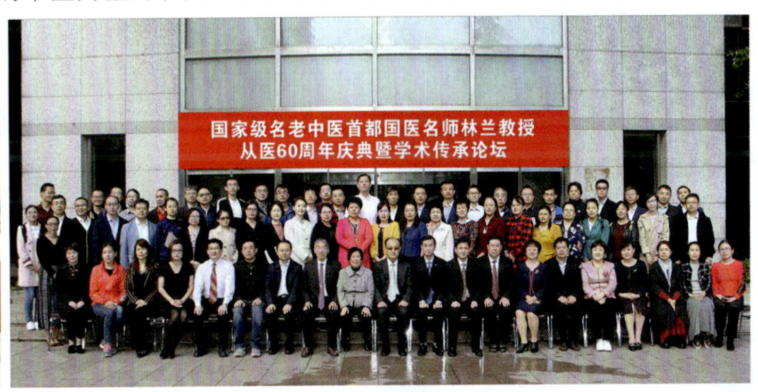

林兰教授一生致力于中医药事业传承发展和中医药文化传播，为增进国际友谊、推进中医药国际化作出积极贡献。她于 1992 年 6 月至 1993 年 4 月前往白俄罗斯，作为中国专家援外医疗队副队长，为切尔若贝利核泄漏灾区居民诊治，得到表彰并获得奖状。作为中央保健会诊专家，她为韩国、卡塔尔、哈萨克斯坦等多个国家领导人执行保健任务。为促进学术交流和中医药传播，她赴美国、加拿大、日本、德国、澳大利亚、韩国、泰国、马来西亚、文莱等国家和地区讲学，赴英国、法国、德国、希腊、意大利、荷兰、奥地利、瑞典、南非、新加坡、新西兰参加世界糖尿病大会、欧洲糖尿病年会、亚太糖尿病会议、澳洲糖尿病年会等。

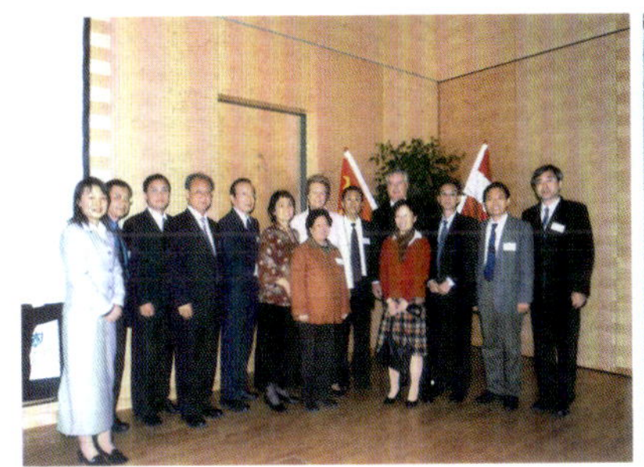

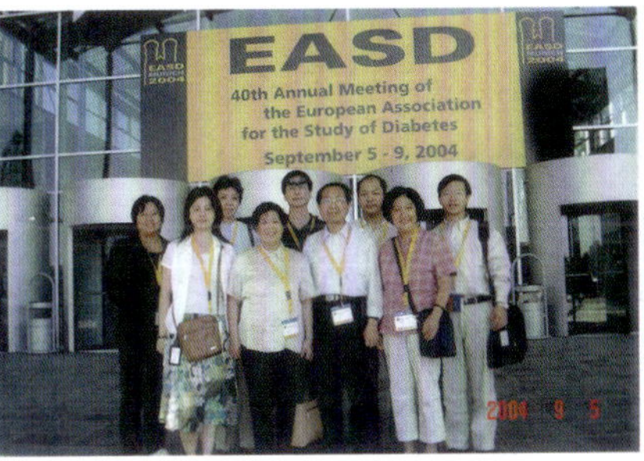

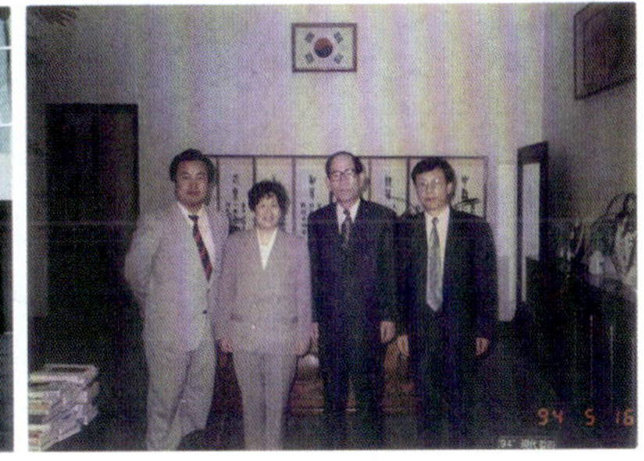

安徽中医药大学

安徽中医药大学创建于1959年，其前身为1952年创立的安徽省中医进修班(学校)。1959年，安徽省人民政府正式批准成立安徽中医学院。2000年，安徽省医药学校并入安徽中医学院。2013年，学校更名为安徽中医药大学，是国家中医临床研究基地、国家中药现代化科技产业(安徽)基地、国家中医药国际合作基地、国家药品临床研究基地、安徽省"地方特色高水平大学"建设高校。2022年，学校有在校生19518人，其中博、硕士研究生3291人。

2022年，学校引进国医大师王琦院士担任名誉校长；现有国家杰出青年科学基金获得者1人、国医大师3人、全国中医药高等学校教学名师2人、全国名中医4人、岐黄学者1人、青年岐黄学者3人、安徽省创新创业领军人才特殊支持计划领军人才10人、享受国务院政府特殊津贴专家27人、享受安徽省人民政府特殊津贴专家12人、安徽省学术与技术带头人23人、安徽省学术和技术带头人后备人选11人、安徽省杰出青年科学基金获得者5人、安徽省优秀青年科学基金获得者4人、青年皖江学者3人、全国老中医药专家学术经验继承工作指导老师56人、博士研究生导师142人、硕士研究生导师782人；建有中医学、中药学两个一级学科博士后科研流动站。

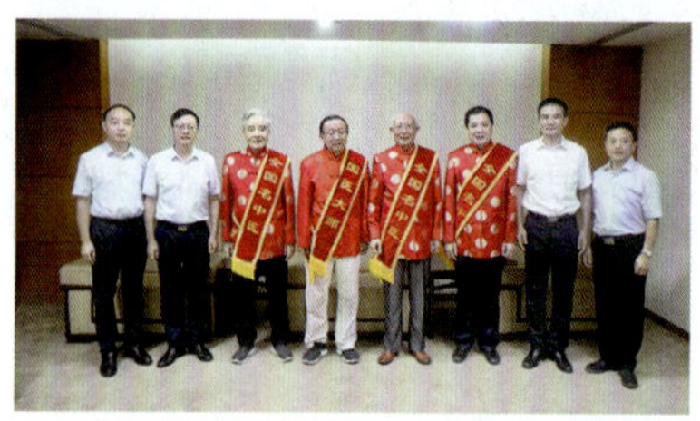

2022年7月，韩明向教授入选第四届国医大师，杨骏教授、胡国俊主任医师、曹恩泽主任医师入选第二届全国名中医

学校有二级学院(部)(含3所直属附属医院)17个、非直属附属医院7所；一级学科博士学位授权点3个，博士专业学位授权点1个；一级学科硕士学位授权点6个，二级学科硕士学位授权点26个、硕士专业学位授权点4个；安徽省高峰学科2个、安徽省高峰培育学科4个、国家中医药管理局高水平中医药重点学科6个、国家中医药管理局重点学科17个、安徽省重点学科13个。学校附属医院有国家区域中医(专科)诊疗中心3个、国家临床重点专科9个、国家中医药管理局重点专科22个、安徽省中医药重点专科34个。

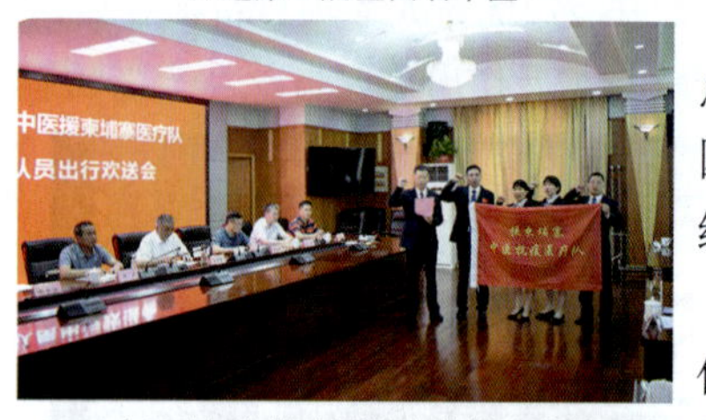

2022年7月，安徽中医药大学第二附属医院派出5名专家组成首批中医援柬埔寨安徽医疗队

学校有本科专业28个、国家级一流专业建设点6个、省级一流专业建设点10个、国家级一流本科课程8门、国家级教学团队2个、省级教学团队29个、国家级实验教学示范中心2个、国家级中医临床教学培训示范中心1个、国家级专业综合改革试点项目1个、国家级卓越医生(中医)教育培养计划2个。

2022年，合肥综合性国家科学中心大健康研究院新安医学与中医药现代化研究所在学校揭牌，获批项目520余项，立项经费6677.9万元，其中国家自然科学基金获批立项资助30项；全年获省部级以上科学技术（人文社科）奖12项，申请专利65项，授权专利37项，转化专利2项；与省内外企事业单位开展合作67项，合同经费达1402.9万元；发表SCI论文191篇。

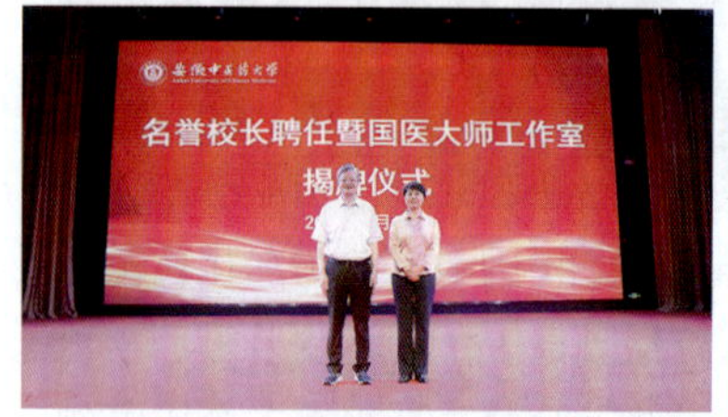

2022年7月，国医大师王琦院士受聘安徽中医药大学名誉校长，图为名誉校长聘任暨国医大师工作室揭牌仪式

学校与黄山、亳州、六安等17个市县政府及知名中医药企业建有50余个产学研合作基地。2022年第一临床医学院选派高水平专家队伍赴西藏、新疆、上海等十余地支援。上海中医药大学附属曙光医院安徽医院依托安徽中医药大学第一附属医院合作共建国家中医区域医疗中心。第一临床医学院与长丰县人民政府合作共建安徽中医药大学第一附属医院北区。第二临床医学院新院区暨中医药传承创新项目如期封顶。医院派出5名专家组成首批中医援柬埔寨安徽医疗队，奔赴当地开展常规医疗援助，执行抗疫医疗任务。

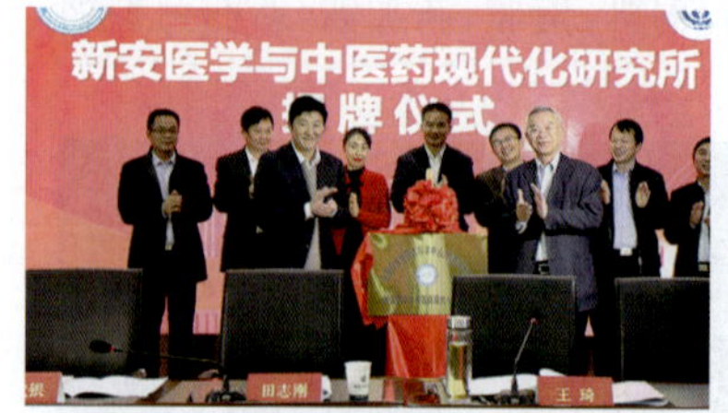

2022年7月，新安医院与中医药现代化研究所揭牌

学校与美国、澳大利亚等26个国家和地区的50个医疗和教育机构建立友好合作关系。2022年与马来西亚国立大学签署合作备忘录；承办世界中医药学会联合会经皮给药专业委员会第八届学术会议、中国(黄山)新安医学发展大会等学术会议；开展对59名留学生教学工作；与韩国中部大学、澳大利亚西悉尼大学开展国际线上师生学术交流活动；开展安徽中医药大学雅典中医药中心远程公益问诊活动。

面向未来，学校将继续坚持"质量立校、人才兴校、科技强校、文化润校、依法治校、开放荣校"六大战略，秉持"北华佗、南新安"办学特色，全面构筑中医药人才培养、科技创新、社会服务、文化传承、对外交流高地，引领安徽中医药事业产业发展，为建设现代化美好安徽、服务人民大众健康作出更大贡献。

云南省中医医院

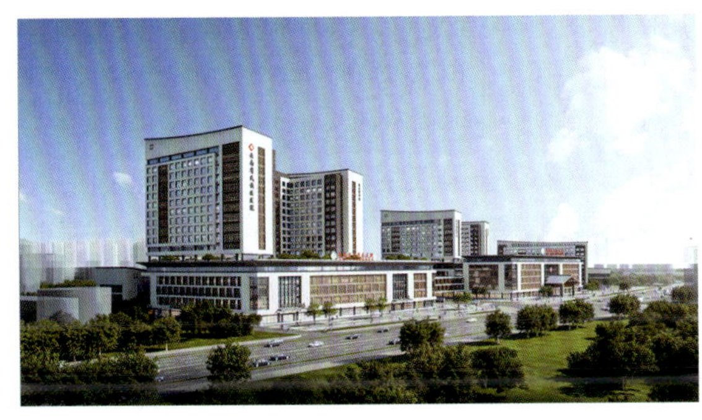

云南省中医医院建院于1947年，1994年被评定为三级甲等中医医院，2007年被评为云南省中医名院，2012年、2017年、2022年分别通过国家中医药管理局三级甲等中医医院复审，是集云南省138家省、州(市)、县(区)中医院和相关单位于一体的云南省中医医疗集团总医院，实行云南省中医医院、云南中医药大学第一附属医院、云南省中医医疗集团总医院、云南省针灸推拿康复医院、云南省中医皮肤病专科医院、云南中医药大学第一临床医学院六块牌子一套班子的管理运行模式。

医院为国家中医临床研究基地建设单位、国家中医药传承创新中心培育单位、国家中医药传承创新工程建设单位、国家药物临床试验机构、国家中医药国际合作基地、中医医院信息化示范单位、中医药文化建设示范单位、中医药标准研究推广基地建设单位、基层常见病多发病中医药适宜技术推广能力建设单位、全国城市社区中医药知识与技能培训示范基地、国家中医药服务出口基地、国家中医临床教学培训示范中心。

医院有建成和在建国家临床重点专科2个，国家中医药管理局重点专科10个，省级中医重点专科28个、专病13个，国家区域中医(专科)诊疗中心3个，云南省区域中医(专科)诊疗中心6个，国家中医药管理局重点学科10个，省级中西医协同协作基地建设项目2个，省级重点学科7个，云南省中医临床医学中心3个，云南省医学临床研究中心1个，国家中医心血管临床医学研究中心分中心1个，国家中医药管理局重点研究室1个，国家级名医工作室20个，全国名中医工作室3个(孟如、张良英、罗铨)，省级名医工作室5个，中医药特色优势学科继续教育基地4个，全国中医学术流派传承工作室1个，中医名科8个；有国家重大疑难疾病中西医临床协作试点项目1个，云南省医疗卫生单位内设研究机构研究所1个、研究中心10个，云南省院士专家工作站8个，云南省科技创新团队2个，云南省高校科技创新团队3个、重点实验室建设项目2个；获云南省科技进步一等奖2项，主持国家自然科学基金、国家科技支撑计划、国家科技攻关计划、国家中医药管理局中医药行业专项项目等科研项目；2017年获批省级博士后科研工作站，2020年获批国家级博士后科研工作站。

医院有光华、滇池两个院区，编制床位1355张，设有科室79个，另设教研室9个；设有能生产13种剂型93个品种的现代化中药制剂中心1个；设有党总支6个，辖63个党支部。

医院有在岗卫生专业技术人员1546人，其中博士学历45人、硕士学历394人，正高级职称149人、副高级职称182人，有国家级、省级等各级各类人才170人。

云南省中医医院启动云南省民族医医院项目建设，建设地点位于昆明市官渡区小板桥街道云秀路与安和路交叉口西南侧，用地面积总和为95.52亩的两个地块。项目分两期建设，建设床位1300张，一期建筑面积约16万平方米，病床规模800张，建设内容包括云南省国家中医疫病防治基地、国家中医药传承创新中心及云南省中医医院(云南省民族医医院)一期医疗综合区项目；二期建筑面积约11万平方米，病床规模为500张。项目将建成临床治疗、科研、教学能力具有明显区域优势特色的现代化中医药、民族医药医院，成为现代化、高水平、全流程闭环的云南省国家中医疫病防治基地及富有民族特色、能助力群众健康、体现传承与创新的国家中医药传承创新中心。

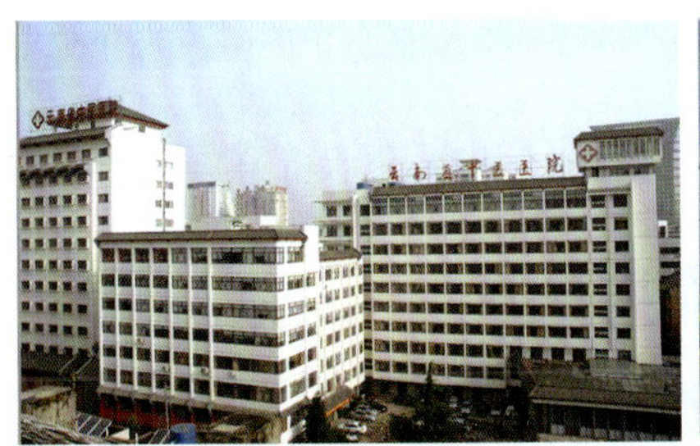

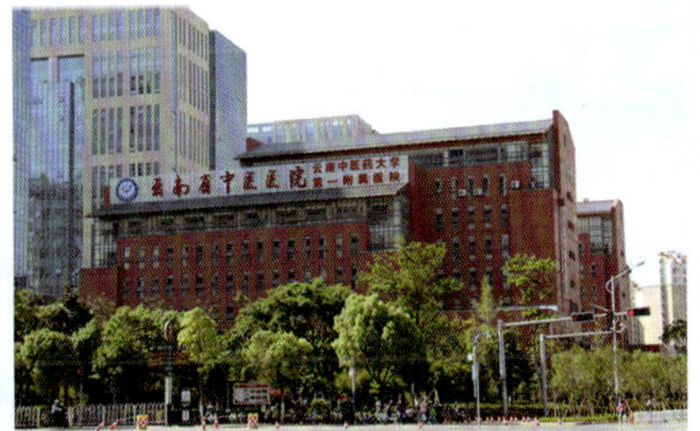

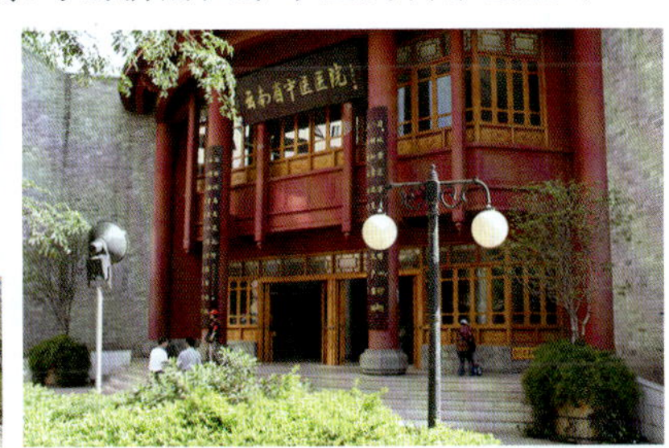

医院发展成为人才荟萃、技术力量雄厚、科室齐全、设备先进、中医和中西医诊疗体系完备，能够为广大人民群众提供不同层次的中医、西医、中西医结合医疗、保健服务的大型综合性中医医院。

贵州中医药大学第一附属医院

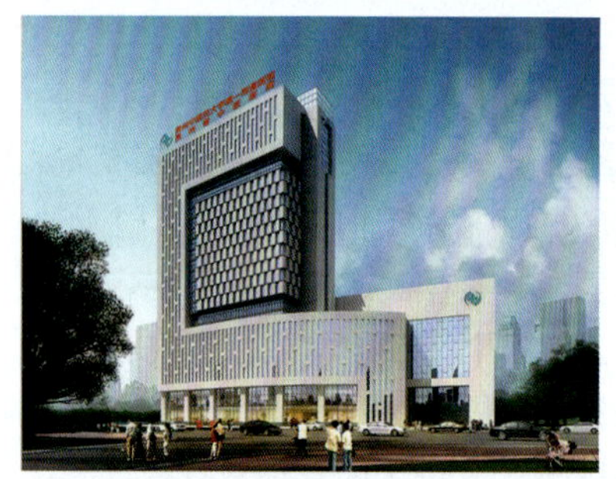
贵州中医药大学第一附属医院新医技住院综合楼投入使用

贵州中医药大学第一附属医院成立于1956年，前身为贵阳市中医医院，1965年成为贵阳中医学院附属医院，1981年更名为贵阳中医学院第一附属医院，2019年更名为贵州中医药大学第一附属医院，现为贵州省集医疗、教学、科研于一体的三级甲等中医医院，曾荣获全国卫生系统先进集体、全国中医药文化宣传教育基地、贵州省医德医风示范医院、贵州省群众最满意医疗卫生单位等。

经贵州省人民政府批准，医院于2019年将省交通医院整体并入，设阳明院区、东山院区、延安路院区，占地面积70亩，总建筑面积77200平方米。全院在岗职工1848人，其中专业技术人员1674人，正高级职称61人、副高级202人；拥有国医大师1名，全国名中医4名，岐黄学者1名，青年岐黄学者1名，全国老中医药专家学术经验继承工作指导老师29名，享受国务院政府特殊津贴专家1名，贵州省名中医29名，全国优秀中医临床研修人才6名，贵州省百层次创新人才1名、千层次创新人才19名，博士后导师2名，博士研究生导师(含师承导师)22名，博士研究生79名，硕士研究生386名。全院编制床位1690张，年门诊98.2万人次(总诊疗126万人次)，年出院4.8万人次，年手术1.9万台次。

医院2012年加挂贵州省中医医院牌子，2017年挂牌成立贵州省苗医医院，设肛肠、针推、脑病、骨伤4个省级专科医院；拥有国家临床重点专科4个，国家中医药管理局重点学科9个、重点专科7个、区域中医(专科)诊疗中心培育单位2个，省级重点学科8个、重点专科17个；有国医大师诊疗中心1个、省级诊疗中心2个、国医大师工作室1个、全国名中医工作室4个、全国名老中医药专家传承工作室17个、中医学术流派传承工作室1个；拥有多台1.5T MRI、超高端螺旋CT、数字化血管减影机、DR、数字化胃肠机、数字化乳腺机、口腔CT等先进仪器设备，具有ISO 15189质量体系医学实验室认证资格。

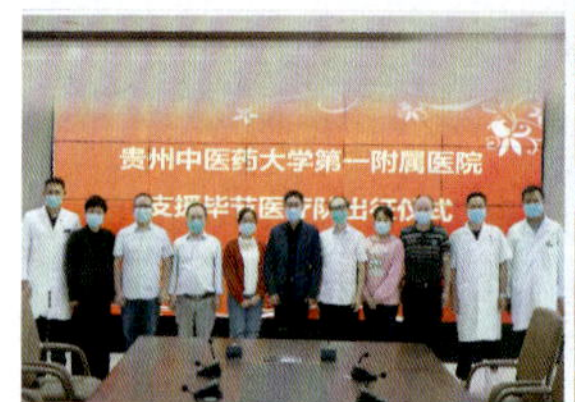
2022年9月，贵州中医药大学第一附属医院第一批医疗队员出征毕节开展疫情防控工作

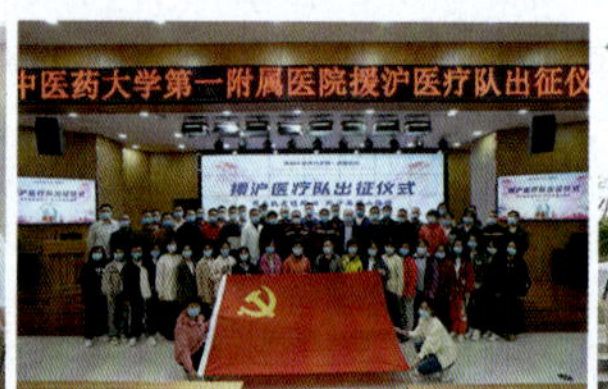
2022年4月，贵州中医药大学第一附属医院援护医疗队出征仪式

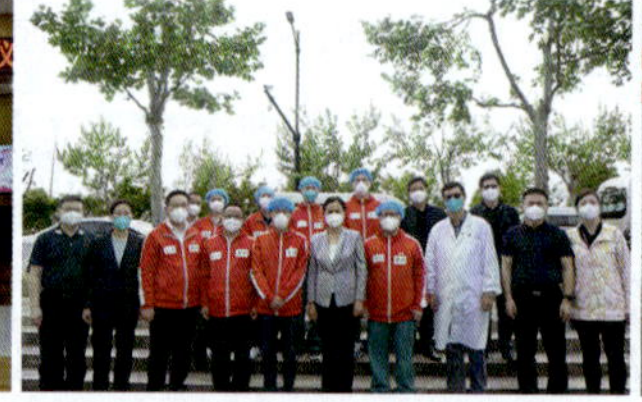
2022年4月，国家卫生健康委党组成员、国家中医药管理局党组书记余艳红赴上海市长宁区绥宁方舱医院调研和慰问，与贵州中医药大学第一附属医院部分医疗队员合影

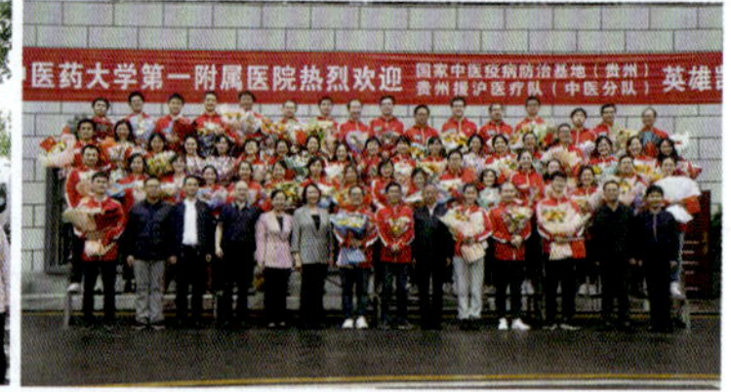
2022年6月，经历了43天的援沪战斗后，贵州中医药大学第一附属医院援沪医疗队员结束隔离顺利凯旋

医院是全省较早获批成立的国家药品监督管理局药物临床试验机构，国家中医药管理局苗医苗药治疗慢性疼痛重点研究室、中医住院医师(全科医生)规范化培训基地、中医临床教学培训示范中心，国家中医药传承创新和中医疫病防治基地项目建设单位，人力资源社会保障部批准设立的博士后科研工作站，贵州省中医临床研究基地、中医全科医生转岗培训基地、继续医学教育基地、紧急医学救援基地、中医医疗监测分中心；拥有省级中医医疗质量控制中心14个，是贵州省中医肿瘤、中医肛肠防治联盟和中医护理联盟牵头单位，内设石学敏院士工作站、夏桂成国医大师工作站、张大宁国医大师工作站。

医院坚持高质量发展主线，大力实施“人才强院、科技兴院、特色立院、文化塑院”战略，传承精华、守正创新，以服务贵州经济社会发展和人民群众身体健康为目标，努力建设中医药特色鲜明的现代化综合性中医医院。

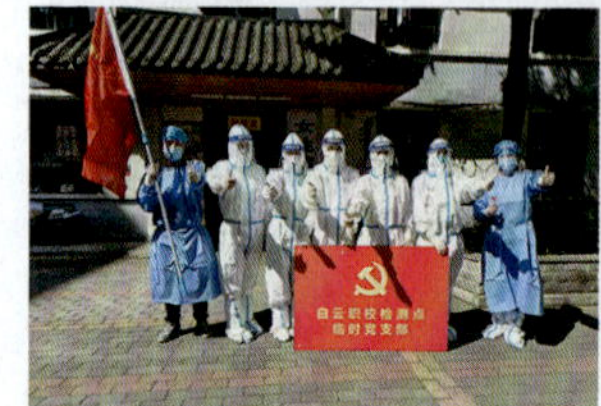
2022年9月，贵州中医药大学第一附属医院医疗队到贵阳市白云区开展全员核酸采集工作

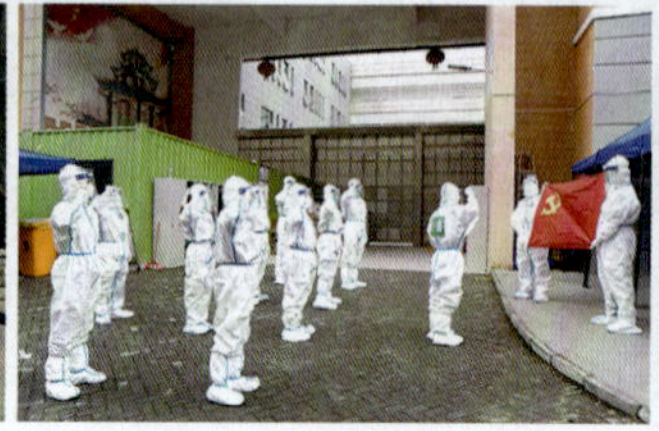
2022年9月，贵阳市方舱医院第三临时党支部开展主题党日活动，重温入党誓词

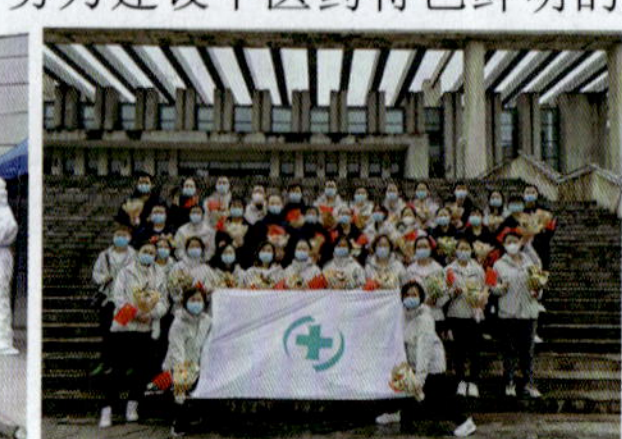
2022年10月，贵州中医药大学第一附属医院援贵阳市方舱医院医疗队完成医疗任务

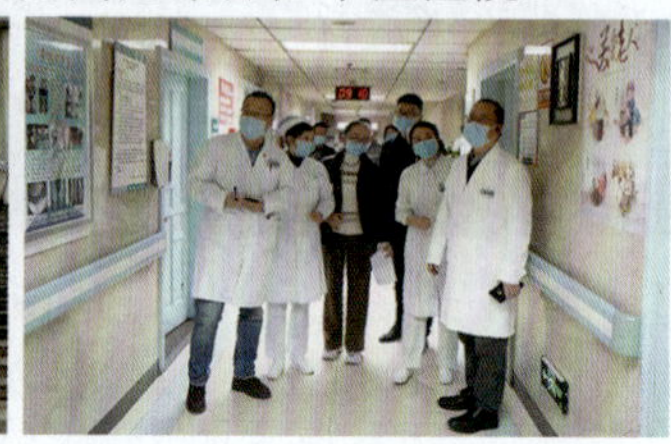
2022年12月，贵州中医药大学第一附属医院院长唐东昕到临床调研

重庆市中医院

重庆市中医院是重庆市集医疗、教学、科研、公益 4 项中心职能于一体的大型三级甲等中医医院。医院分江北区南桥寺院部和渝中区道门口院部，占地 173 亩，建筑面积近 20 万平方米；是国家卫生健康委指定的国际紧急救援中心网络医院、国家爱婴医院、国家药物临床试验机构、国家中医疫病防治队伍及疫病防治基地依托中医医院、首批国家中医药传承创新工程重点中医医院建设单位、国家中医药传承创新中心建设单位，进入国家中医药传承创新项目储备库，也是国家和重庆市中（西）医住院医师规范化培训基地；现为重庆中医药学院第一临床学院。

医院开放床位 2621 张，年门诊量约 277 万人次，年出院病人近 8 万人次；有国家临床重点专科 5 个、国家中医药管理局重点学科和重点专科共 11 个、国家中医药管理局重点研究室 1 个、市级重点实验室 3 个、国家级诊断鉴定机构 1 个、市级重点学（专）科 35 个、重庆市中医名科 9 个，所有中医学（专）科均在全市名列前茅；在三级公立中医医院绩效考核中位列全国前 5%，获 A+ 等级。

医院有在岗职工 3600 余人，其中高级职称 500 余人；有国医大师（全国中医药杰出贡献奖获得者）2 人、全国名中医 3 人、国家青年岐黄学者 2 人、国家卫生健康行业经济管理领军人才 1 人、重庆市首席医学专家 3 人、全国名老中医药专家传承工作室专家 12 人、重庆市名中医传承工作室专家 8 人、享受国务院政府特殊津贴专家 8 人、重庆市有突出贡献中青年专家 1 人、首批重庆市医学领军人才 1 人、重庆市学术技术带头人及后备人选 17 人、市级名中医 42 人、国家和省级师带徒导师 33 人、重庆英才 · 名家名师 3 人、重庆英才 · 创新领军人才 9 人、重庆市首席专家工作室领衔专家 1 人、重庆市市级技能大师工作室 1 个、重庆市中青年医学高端人才 27 人；有硕博士研究生 1000 余人、博士后 95 人、博士和硕士研究生导师 103 人。

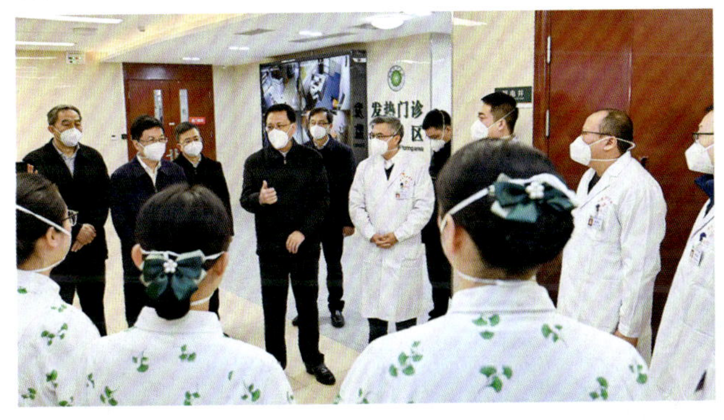

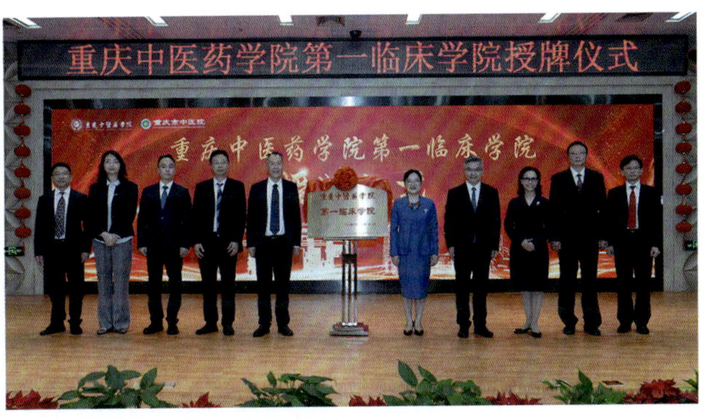

医院是中国 - 新加坡中医药国际合作基地（重庆）和中国 - 巴巴多斯中医药中心、国家区域中医（专科）诊疗中心（皮肤、针灸）、重庆市中医特色诊疗工程技术中心、重庆市院士专家工作站、国家级和重庆市博士后科研工作站（独立招收）、中医药传承博士后工作站、重庆市中医护理临床技术指导中心、重庆市皮肤病临床医学研究中心、重庆市中医临床研究基地、重庆市中医药循证医学中心、国家（重庆）中医康复示范中心、国家（重庆）中药炮制技术传承基地、重庆市中医治未病中心；获国家各级科技成果奖 150 多项，其中“一种治疗更年期综合征的中药复方制剂及制备方法”获中华中医药学会科技发明一等奖。医院研制参麦注射液、丹桃合剂、降糖丸、更年宁心胶囊等多个国家新药，有获得药品监督管理部门生产批文的院内制剂 193 种；承担国家级、省部级和厅局级建设项目和科研项目 1000 余项。

医院荣获全国五一劳动奖状、全国创先争优先进基层党组织、全国文明单位、全国精神文明建设先进单位、全国青年文明号、全国卫生系统先进集体等荣誉 100 多项。2010 年 12 月 6 日，时任中共中央政治局常委、中央书记处书记、国家副主席习近平视察医院，勉励医院继续努力，把工作做得更好。

上海市光华中西医结合医院

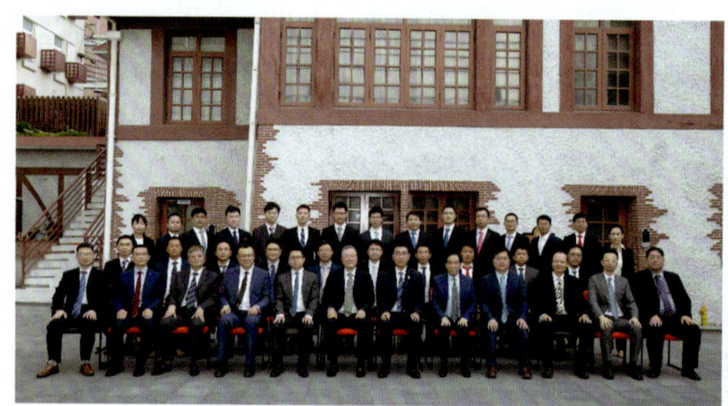

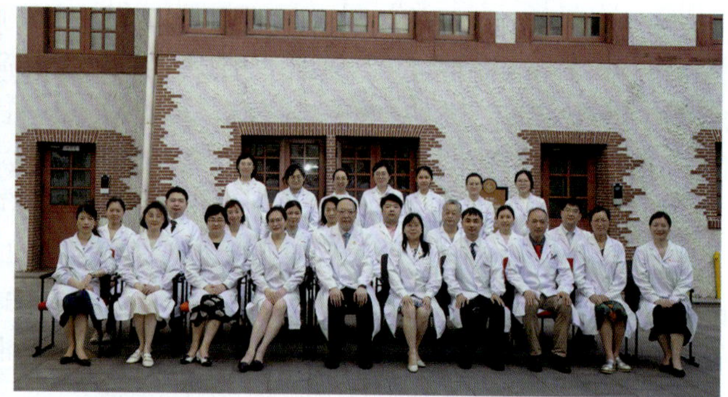

上海市光华中西医结合医院是一所以关节病中西医结合诊治为特色的三级甲等中西医结合医院。医院成立于 1958 年，2013 年 7 月成立上海市中医药研究院中西医结合关节炎研究所，2017 年 3 月成为上海中医药大学附属医院，2017 年 4 月正式更名为上海市光华中西医结合医院（上海市光华医院）。医院为全国中医特色重点医院、国家药物临床试验机构、国家区域关节病诊疗中心、上海市中医住院医师规范化培训基地、上海中医药大学临床医学专业学位实践基地；荣获全国文明单位、上海市文明单位五连冠、全国重点中西医结合医院、上海市五一劳动奖状、长宁区区长质量奖等荣誉，在国家三级中西医结合医院绩效考核中排名全国第十名。

医院有两个院区，分别位于长宁区新华路 568 号和延安西路 1508 号。全院核定床位 400 张，实际开放床位 450 张，关节病床位占医院核定床位数的 81.5%；有职工 565 人，其中正副主任医师 68 人、硕博士学位 157 人、硕博士研究生导师 43 名、享受国务院政府特殊津贴专家 3 人、上海市领军人才 1 人。医院逐步形成专业人员集聚，技术力量雄厚的关节病专科品牌，在国内外享有较高声誉。

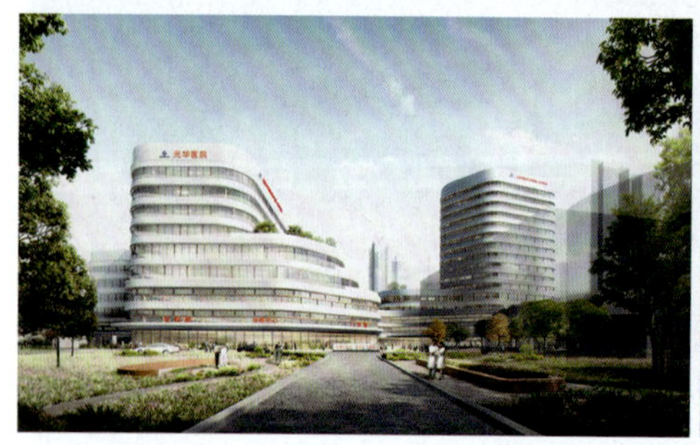

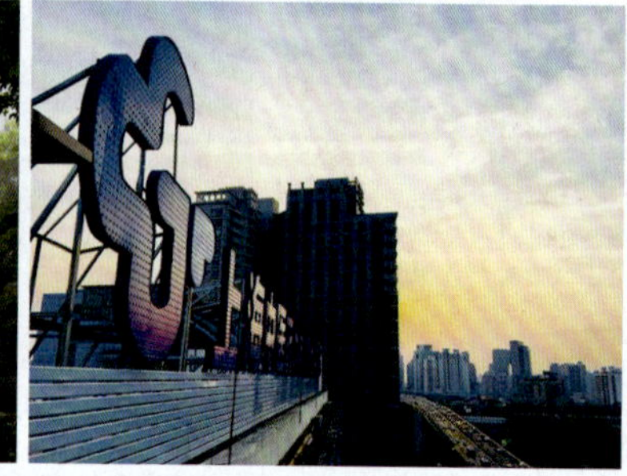

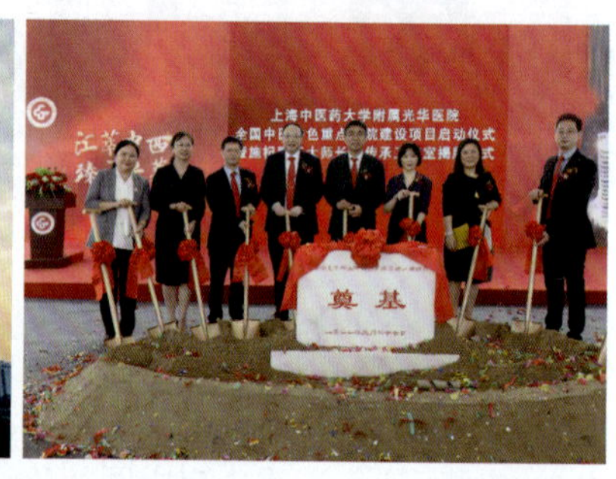

医院以中西医结合诊治类风湿关节炎和其他各类关节病而闻名，经过近几年关节病专科化的建设和发展，医院专科、学科建设成效显著，获得国家、上海市、长宁区等各个级别的专科和专病建设项目，包括国家中医药管理局区域中医（风湿病专科）诊疗中心、“十二五”风湿科重点专科，上海市“十三五”中西医结合骨关节病临床重点专科、中西医结合关节病临床诊疗基地、中医临床优势专科（骨伤科、康复科）、中西医结合关节病专科联盟、中医优势病种培育项目（骨蚀、骨痿、腰椎间盘狭窄症），长宁区名科（关节内科、骨伤科、康复科）、人工膝关节置换重点专科、肩肘关节病特色专科、关节病康复特色专科、关节镜临床技术特色专科、骨质疏松优势专病、中西医结合干眼病专病、痛风优势专病、银屑病关节炎重点专科、强直性脊柱炎特色专科、关节病个体化精准治疗临床实验室。在教学方面，医院与 8 所医学高等院校开展合作，通过理论教学、实践指导的形式联合培养医学人才，形成“5+3+X+ 继续教育”的一体化医学人才培养体系。医院持续培育服务品牌，提升关节病患者的就医感受度，在 2021 年上海市公立医疗机构门诊病人满意度调查中位列三级专科机构第三名。医院蛇制剂弊病疗法入选长宁区非物质文化遗产项目，蠲痹强骨颗粒获上海市药品监督管理局的院内制剂备案审批。

医院秉承“传承、创新、和谐、发展”的宗旨，坚持“以病人为中心，实现科学发展；以员工为根本，建设和谐医院”的理念，肩负着“我们能够为关节病患者提供一流的医疗保健技术和优质服务，我们的服务将使关节病患者、医院员工和整个社会受益”的使命，为“建设关节病特色鲜明的全国一流、世界知名的中西医结合医院”而努力。

上海市中医文献馆

鼓文献研究之劲，立名医传承之志

2022 年，上海市中医文献馆(以下简称文献馆)完成中医文献智慧平台三期建设；完成民国期刊文献《民国医家论眼病》等 7 部著作的资料收集与转录。黄素英工作室完成黄素英全国名老中医药专家传承工作室与黄素英上海市名老中医学术经验研究工作室立项，撰写《黄素英学术经验集》等 3 部著作的部分章节。张仁工作室入选虹口区第二轮“国医强优”3 年行动计划(江湾医院)，并开展眼部按摩仪研发。陈熠工作室完成陈熠上海市名老中医学术经验研究工作室立项。卞嵩京工作室撰写多篇论文。《中医文献杂志》全年收稿 529 篇，比 2021 年同期增长 13.3 个百分点，用稿、投稿比 24.6%。

行文化传播之举，务科普科创之实

文献馆协办国潮文创设计大赛，举办“天地玄黄　宇宙洪荒”系列科创营及两次《海派中医》纪录片推广活动。《草木笔记》《晶石笔记》获第二届全国中医药文创产品设计大赛最佳设计奖(实物类)。

海派中医新场基地落户新场张小乙宅，并启动线上直播；开通微信视频号，开设中医科普短视频“中医说”专栏；微信公众号全年累计粉丝 40769 人，同比增长 24 个百分点；年度高热文章《连花清瘟颗粒剂的正确使用》，点击量 103695 人次。

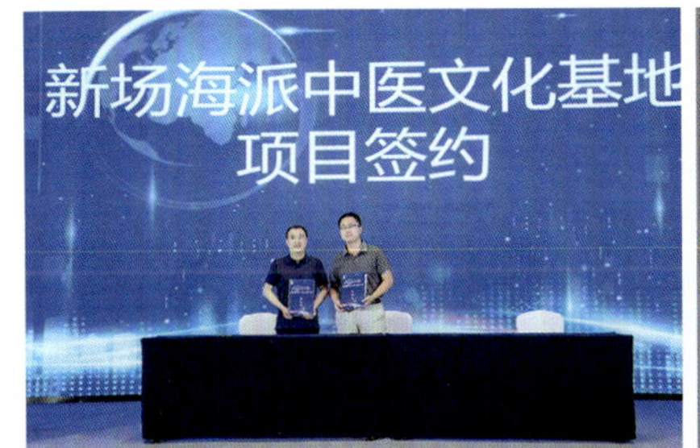

2022 年 9 月 26 日，上海市中医文献馆与新场镇人民政府签约新场海派中医文化基地项目

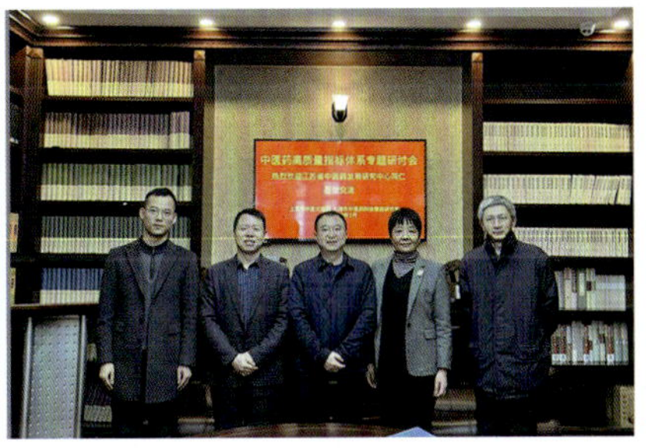
2022 年 2 月 21 日，江苏省中医药发展研究中心主任兼《江苏中医》杂志社社长冯广清来文献馆学习关于中医药高质量发展指数相关内容

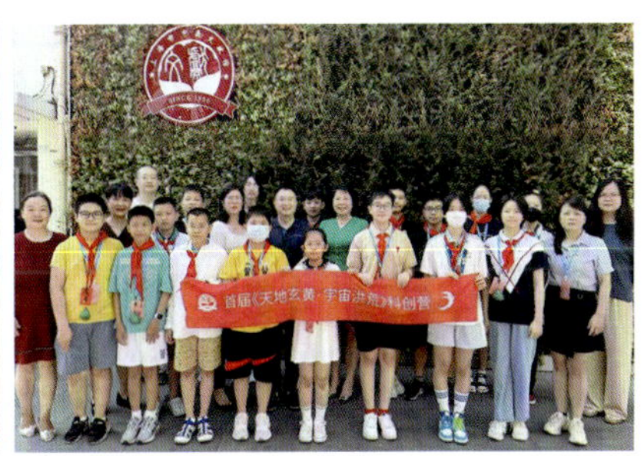
2022 年 8 月 15 日，上海市中医文献馆举办首届“天地玄黄　宇宙洪荒”系列科创营

谋中医智库之策，走融合创新之路

文献馆完成 2022 年度上海卫生健康政策研究报告 2 篇、中医药动态与舆情分析报告 2 份、智库课题报告 10 份；发布智库刊物《中医药智库与决策》4 份；出版国家社会科学基金成果《中医药走向世界研究——从“一带一路”再出发》；与上海市质量与标准化研究院签约，协作建设中医药标准化文献库；完成上海市区域中医药发展规划研制 4 项，发布区域中医药规划建议 2 份。

怀治病救人之心，尽为民惠民之责

文献馆开通门诊自助服务系统，施行门诊全预检进入，取得临方加工丸剂和颗粒剂的医保支付码；联合上海市红十字会设置体外自动除颤器 AED；优化防疫汤八味御正饮，并免费提供给馆内外群众，有关介绍该药的视频在新华网客户端播放量 202 万次；为 10 个坚守一线的兄弟单位调配八味御正饮防疫汤 23820 贴。

汇四面八方之智，聚砥砺奋进之力

文献馆完成 2022 年度上海市财政专项项目；完成上海市社科基金规划项目“‘健康上海 2030’背景下的基层中医药服务优化研究”，并获验收优秀成绩；完成上海市卫生健康委 2022 年度卫生健康政策研究课题 2 项；立项上海市科委“科技创新行动计划”科普领域项目 1 项、市卫生健康委中医药科研项目 2 项，文献馆青杏计划课题 4 项；推进第七批全国老中医药专家学术经验继承工作，上海市遴选导师 49 名、学员 98 人。

2022 年，文献馆新增承担部局级以上科研课题 8 项，发表学术论文 13 篇、科普文章 9 篇，完成研究报告 100 余份，出版主编著作 3 部，获得计算机软件著作权 2 件，带教硕士研究生 1 名。陈熠、黄素英被评为第五届上海市名中医。上海市中医药学会治未病分会获“2021 年度优秀分会”称号。

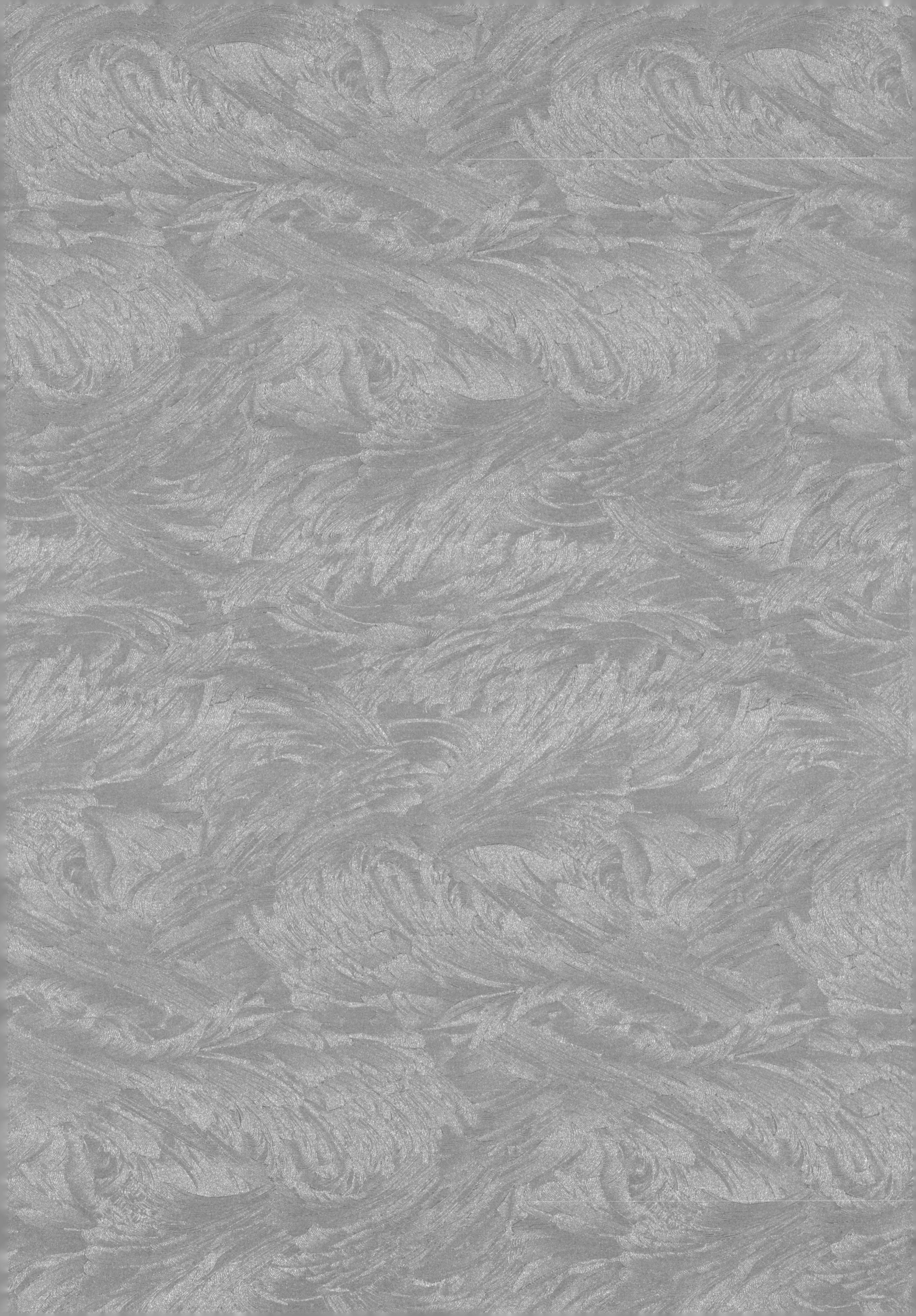